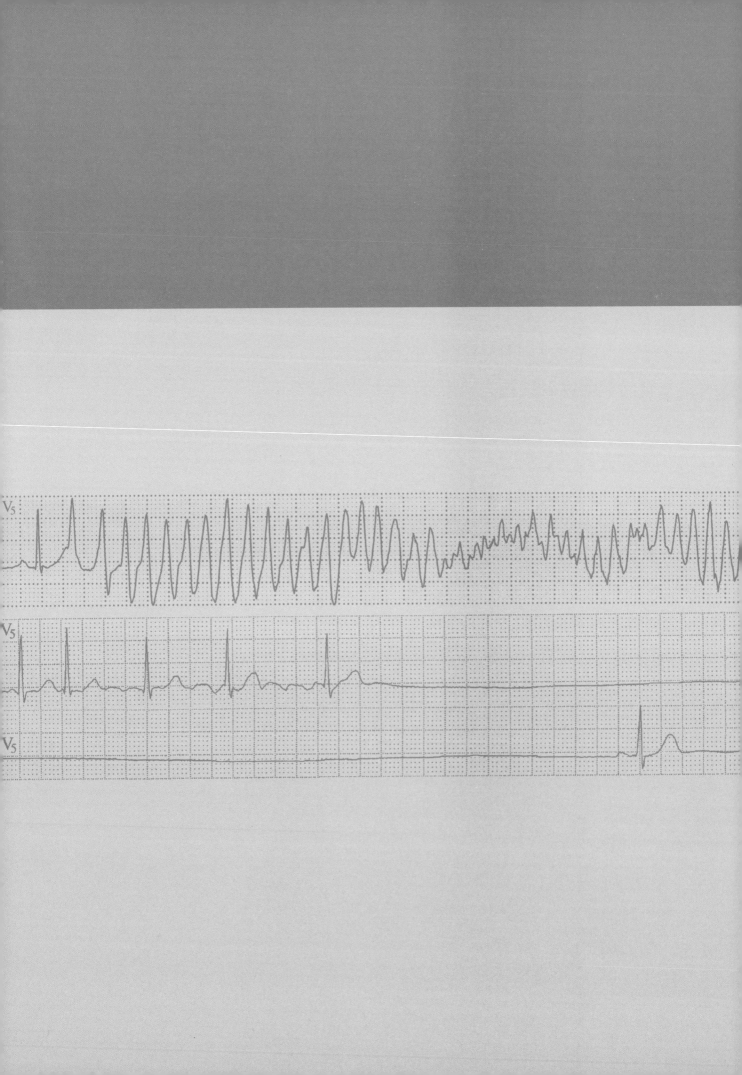

危急重症心电图学

Electrocardiography of
Emergency, Critical and Acute Care

何方田 著

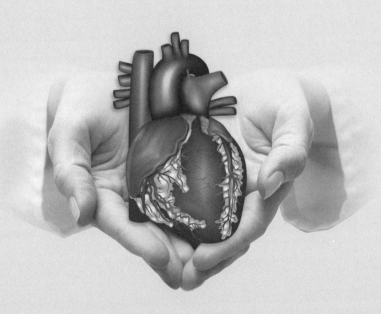

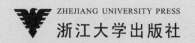

ZHEJIANG UNIVERSITY PRESS
浙江大学出版社

图书在版编目(CIP)数据

危急重症心电图学 / 何方田著. —杭州:浙江大学
出版社,2021.4
ISBN 978-7-308-21173-4

Ⅰ.①危… Ⅱ.①何… Ⅲ.①急性病－心电图－诊断
②险症－心电图－诊断 Ⅳ.①R459.7

中国版本图书馆 CIP 数据核字(2021)第 044541 号

危急重症心电图学

何方田 著

策划编辑	阮海潮(1020497465@qq.com)
责任编辑	阮海潮
责任校对	王元新
封面设计	周 灵
出版发行	浙江大学出版社
	(杭州市天目山路 148 号 邮政编码 310007)
	(网址:http://www.zjupress.com)
排 版	浙江时代出版服务有限公司
印 刷	浙江省邮电印刷股份有限公司
开 本	889mm×1194mm 1/16
印 张	31.25
字 数	946 千
版 印 次	2021 年 4 月第 1 版 2021 年 4 月第 1 次印刷
书 号	ISBN 978-7-308-21173-4
定 价	185.00 元

前　言

　　心源性猝死防不胜防，每年有数百万人因此而痛失生命，给社会和家庭带来不可估量的损失和痛苦。然而，患者猝死发生若干时间前，其心电图或多或少会有蛛丝马迹显露，及时识别、预判和干预，或许能拯救部分生命。为此，笔者充分利用繁忙工作中的点点余暇，凭着锲而不舍的精神，翔实地收集、整理并参阅大量文献，将自己 38 年积累的理论知识与实践经验融合成《危急重症心电图学》这一专著，期望能为防治心源性猝死贡献一点微薄之力。

　　本专著延续了《临床心电图详解与诊断》《起搏心电图学》《临床心电图精典——从分析思路到诊断规范》的写作风格，以传承与拓新并举、普及与提高并重、翔实与精练并存为撰写原则，从心电图危急值专家共识、急性胸痛、严重心律失常、高危型综合征及心电现象、心源性猝死防治这五个方面进行详细而系统的阐述，精心撰写了五篇共 48 章。各章节内容翔实精练、条理清楚、重点突出、图文并茂、兼顾普及与提高。

　　第一篇是专家共识与规范化建议：共 7 章。从中国心电学会、3 个省份心电图危急值专家共识到心肌梗死最新的全球统一定义，从 aVR 导联、笔者积累的小技巧在危急重症诊断中的价值到心律失常分析流程及诊断规范化建议，对危急重症心电图进行了快速解读。

　　第二篇为急性胸痛引发危急重症：共 15 章。从生化标志物到心血管三大致死性疾病、暴发性心肌炎及心包炎，从高危的 ST 段、T 波、U 波改变到胸痛诊治流程，均进行了一一击破。

　　第三篇是严重心律失常引发危急重症：共 16 章。从快速性心律失常到缓慢性心律失常，从宽 QRS 心动过速到窄 QRS 心动过速，从慢快混合型心律失常到窄宽 QRS 心动过速并存，均进行了全面的阐述和解读，是本专著的重点、难点和精华所在。

　　第四篇为高危型综合征、心电现象及常见的心肌病：共 6 章。从高危型综合征到致死性心电现象，从离子通道心肌病到常见三大致死性心肌病，均进行了系统的阐述。

　　第五篇是心源性猝死防治：共 4 章。从心源性猝死心电图预警指标到濒死心电图表现，从心源性猝死防治到心肺复苏最新操作要领，进行了详细的阐述。

　　本专著精选了 767 幅精彩图例，其中多数图例是最近两年所积累，少数图例为体现图文并茂、好学易记而选自既往三本专著和相关文献。每一幅图片均由笔者精心挑选、精心剪贴和精心处理，大多附有简单的临床资料、详尽的心电图特征描述及完整的心电图诊断，部分病例对相关知识进行了温故，部分病例列有笔者的心得体会，部分图片配上精致的梯形图解,以期达到图文并茂、举一反三、快速掌握相关知识点之目的。根据责任编辑阮海潮的提议,将陆续配备部分章节的视频资源以方便读者学习。力求使此专著成为心电学工作者、临床医生日常翻阅的"词典",既能当工具书,又可作为图谱供教学示教及日常阅读分析。

尽力完美、减少差错是笔者所追求和期盼的,但因才疏学浅,加上心电学博大精深、内涵丰富及图例众多,书中难免会出现差错或疏漏,恳请广大读者批评指正,不胜感谢! 联系手机号13588065642,微信号heft01,邮箱heft01@163.com。

衷心感谢家人的理解和付出! 衷心感谢浙江大学出版社阮海潮副编审的大力支持和帮助,并为本书逐字逐句地斧正润色! 衷心感谢浙江时代出版服务有限公司许敏、钱敏女士精心排版,给本专著增色添辉! 衷心感谢湖南省湘西土家族苗族自治州人民医院王福军主任提供《心肌梗死最新的全球统一定义》素材,衷心感谢山西医科大学附属第二医院王红宇教授、福建省立医院心电诊断科王新康主任提供本省心电图危急值资料,衷心感谢为本专著提供精彩图例的同道! 在此,谨向他们致以崇高的敬意和诚挚的谢意!

百年心电,博大精深! 百年心电,魅力无穷! 百年心电,任重道远! 期待年轻人站在笔者肩膀上站得更高、看得更远,撰写出更精彩的心电学专著!

作者微信

浙江大学医学院附属邵逸夫医院

2021 年 2 月 21 日

目 录

第一篇 专家共识与规范化建议

第二篇　急性胸痛引发危急重症

第三篇　严重心律失常引发危急重症

第四篇　高危型综合征、心电现象及常见的心肌病

第五篇　心源性猝死防治

第一篇

专家共识与规范化建议

本篇共 7 章,配备了 163 幅图例。从中国心电学会、3 个省份心电图危急值专家共识到心肌梗死最新的全球统一定义,从 aVR 导联、笔者积累的小技巧在危急重症中诊断价值到心律失常分析流程及诊断规范化建议,对危急重症心电图进行了快速解读。

二维码 1
学习资源

第一章

心电图危急值
——2017 中国心电学会专家共识

近几年,心电图危急值及报告制度正逐步引入中国心电学领域,尽管目前还处于有限的起步阶段,但已使不少患者从中获益。截至目前,已有多个省市的心电图专业委员会邀请了省内相关临床与心电学专家,讨论和制定了本省市的心电图危急值共识。为使中国心电学领域心电图危急值及报告制度更有效、更广泛地推广与应用,以及不断深入完善,中国医药生物技术协会心电学技术分会(简称中国心电学会)邀请了国内13位临床和心电学的知名专家和教授,提出并制定了适合国内广泛应用的心电图危急值及报告程序,经过专家组的多次讨论和修订,最终完成了这一专家共识的定稿。

我们坚信《心电图危急值——2017中国心电学会专家共识》的正式推出,一定能在推广和普及心电图危急值的过程中起到巨大作用。

一、回顾与溯源

1972年,美国Lundber教授提出,当临床医学的各种检验结果符合危急值报告范围时,相关人员必须将检验结果紧急报告给临床医生,同年该建议发表在《美国医学实验观察者》杂志上。最初这一概念及报告制度仅用于临床检验科,但临床实践证实,这一举措大大减少了很多临床危急情况的发生,挽救了不少患者的生命。

随着临床应用的逐步推进,危急值报告制度的范围也逐渐扩大到临床其他辅助科室,其中包括心电图的危急值。危急值也称为紧急值或警告值,顾名思义,这是指患者检验值和检查结果明显异常,若不进行紧急处理,则这些异常改变有可能严重损害患者健康,甚至危及生命。因此,医院各科室一旦发现这些危急值指标,必须紧急上报给相关部门,并进一步紧急采取相关措施。这种危急值报告制度经过多个国家的临床实践,至今已被世界各国广泛采纳与应用。

近年来,医学危急值报告制度已引入国内,危急值报告与管理制度正逐渐受到重视并应用。很多医院管理者、临床医师、护士、医技人员分别从不同的角度对危急值的设立、应用与管理提出了建议,使危急值报告制度在我国进入了新阶段。同样,我国心电图危急值报告制度在很多专家的呼吁倡导下,正在起步并逐渐形成制度。

二、中国心电图危急值制定原则

本次专家委员会讨论和制定心电图危急值基于以下三个理念。

1.力争全面

凡有可能直接或间接引起患者明显的血流动力学障碍,危及健康与生命的危急值尽量包涵在内。

2.便于记忆

心电图各种危急值既有交叉又可能重复出现,为便于临床医生及心电图医生的记忆,提出的危急值尽可能简化,避免重复,利于实际操作。

3.减轻负荷

为减轻医院相关人员不必要的工作负担,本次专家共识对心电图危急值进行了反复论证。考虑到临床实际工作量,对相对安全、发生危急情况概率较低的心电图值未列入本专家共识的危急值范围。

三、中国心电图危急值专家共识

1.疑似急性冠状动脉综合征

(1)首次发现疑似急性心肌梗死的心电图改变。

(2)首次发现疑似各种急性心肌缺血的心电图改变。

(3)再发急性心肌梗死的心电图改变(注意结合既往心电图及临床病史)。

2.严重的快速性心律失常

(1)心室扑动、心室颤动。

(2)室性心动过速:心室率≥150次/min并持续时间≥30.0s,或持续时间<30.0s但伴有血流动力学障碍。

(3)特殊类型的室性心动过速:尖端扭转型、多形性、双向性室性心动过速。

(4)各种类型室上性心动过速(包括心房颤动、心房扑动)的心室率≥200次/min。

(5)心房颤动伴心室预激最短R-R间期≤0.25s。

3.严重的缓慢性心律失常

(1)严重的心动过缓、高度及三度房室阻滞:平均心室率≤35次/min。

(2)长R-R间期:有症状者R-R间期≥3.0s,无症状者R-R间期≥5.0s。

4.其他

(1)提示严重低钾血症的心电图表现:Q-T(U)间期显著延长、出现快速性心律失常,并结合了临床、实验室检查。

(2)提示严重高钾血症的心电图表现:窦室传导,并结合了临床及实验室检查。

(3)疑似急性肺栓塞的心电图表现,并结合了临床症状及相关检查。

(4)Q-T间期延长:Q-Tc≥550ms。

(5)显性T波电交替现象。

(6)Ron-T型室性早搏。

四、中国心电图危急值报告流程的建议

本次专家共识一致呼吁并倡议,应当全面、深入、正式建立符合我国国情的心电图危急值报告制度,而推行这一制度时的几个环节需要重视和落实。

1.充分重视,不能怠慢

要求各级医院的临床医师、心电图医师及监护病房、普通病房的护理人员都要十分熟悉心电图危急值,并充分了解其可能给患者带来的病情急剧变化和险情。

2.及时报告,充分落实

因心电图危急值可随时导致患者严重的血流动力学障碍,甚至危及生命,故临床医务人员、心电图医师一旦发现并核准后,需立即启动心电图危急值上报程序,遵循"谁诊断、谁记录、谁报告"的原则,通知相关科室的主管医师和本科室负责人,登记患者基本信息、心电图危急值内容、报告时间、报告者及主管医师姓名。酌情将相关检查结论和病情告知家属或患者,并安抚患者的情绪。

3.核准医疗一线已采取措施

已进行心电图危急值上报的心电图医师,上报后还应主动了解和落实医疗一线医师对相关患者是否已采取有效措施,防范患者病情恶化。当有危急值患者正在做心电图时,在场医务人员还需

积极协助处理患者。酌情用平车或轮椅陪同家属或主诊医师护送患者至急诊室(抢救室)或所在病区,使患者能在第一时间接受有效的治疗。

五、制定心电图危急值标准及报告制度的意义

1. 及时识别和上报

制定心电图危急值标准有利于临床医师、心电图医师快速了解和识别哪些心电图改变是具有危险性的,并及时进行心电图的危险等级分类和上报,以便尽快实施最佳有效的干预措施或治疗,提高抢救的时效性与成功率,挽救患者的生命,避免意外情况或严重后果的发生。

2. 做好临床医师的左、右手

制定心电图危急值标准能增强医技人员主动参与临床诊断的服务意识,促进临床和医技科室之间的有效沟通与合作,做好临床医师的左、右手。

3. 和谐医疗

制定心电图危急值标准能加强心电图医师与患者、家属、临床医师的沟通,提高心电图医师的责任心和工作的主动性,促进医患关系的和谐发展。

4. 规避风险

制定心电图危急值标准,万一发生医疗纠纷或医疗官司,本专业有章可循,可让心电图诊断医师规避某种程度上的行政风险和法律风险。

六、说明与致谢

本次制定《心电图危急值——2017 中国心电学会专家共识》的专家工作组由全国 13 位心电学和临床专家组成,各位专家对 2017 年厦门、301 医院、浙江省、山西省、辽宁省等起草及施行的《心电图危急值标准》进行了反复充分的讨论。本着"简单明了、实用易记"的原则,整合为"疑似急性冠状动脉综合征、严重的快速性心律失常、严重的缓慢性心律失常及其他"四部分内容,随后提出心电图危急值标准的建议,最终形成《心电图危急值——2017 年中国心电学会专家共识》,以促进和指导各级心电图工作者的应用。

尽管专家工作组对共识意见进行了反复商讨,又经初稿与终稿的多次讨论,但仍难免有疏漏之处,希望广大同道在实践与应用中,对本专家共识提出宝贵意见和建议,以便今后修订,使其更全面、更实用。

此外,在本次专家共识的起草、讨论与定稿的过程中,得到了中国心电学会蓬阳基金会的鼎力支持,在此一并感谢。

《心电图危急值——2017 中国心电学会专家共识》起草专家工作组名单(按姓氏笔画排名):王永权　王红宇　尹彦琳　卢喜烈　刘学义　许原　李学斌　杨晓云　何方田　张海澄　钟杭美　徐金义　郭继鸿

第二章

三省心电图危急值荟萃

本章引用了浙江省、山西省及福建省三省心电图危急值的相关内容,并根据编书格式要求,略作润色,以飨读者。在此,向这三省的专家致以深深的谢意。

一、浙江省心电图危急值(试用版)

心电图危急值是指可导致严重的血流动力学变化甚至危及患者生命的心电图改变。心电图医生发现心电图危急值后应立即通知主管医生,使患者能在第一时间接受有效的治疗,并登记患者基本信息、危急值内容、报告时间及主管医生姓名或工号,并将相关病情告知患者或(和)其家属。

为强调心电图危急值的重要性,在全省心电图专业范围内规范危急值报告标准及流程,浙江省医学会心脏电生理与起搏分会无创心电学组组织省内心电学专家通过多次讨论,对目前各家医院正在使用的心电图危急值进行整合和修订,形成了浙江省心电图危急值(试用版)。

1. 常规心电图

(1)长 R-R 间期≥3.0s。

(2)心动过缓平均心室率<35 次/min。

(3)首次发现三度房室阻滞或三度房室阻滞时平均心室率<40 次/min。

(4)Q-T 间期明显延长(Q-Tc≥550ms)伴 Ron-T 型室性早搏。

(5)室性心动过速心室率≥150 次/min,持续时间≥30.0s。

(6)尖端扭转型室性心动过速、多形性室性心动过速。

(7)心室扑动、心室颤动。

(8)室上性心动过速心室率≥230 次/min。

(9)心房颤动、心房扑动平均心室率≥180 次/min。

(10)心房颤动伴心室预激时,有 δ 波最短 R-R 间期<250ms。

(11)首次发现符合急性心肌梗死的心电图改变:肢体导联或(和)V_4～V_6 导联 ST 段抬高≥0.1mV或(和)V_1～V_3 导联抬高>0.3mV。

(12)陈旧性心肌梗死后再次出现急性梗死的心电图改变:陈旧性心肌梗死 ST 段回落后再次抬高伴急性胸痛,但应排除室壁瘤。

2. 动态心电图

(1)心房颤动时 R-R 间期≥5.0s。

(2)出现 3 次以上 R-R 间期≥3.0s。

(3)Q-T 间期明显延长伴室性心动过速。

(4)室性心动过速心室率≥200 次/min,持续时间≥30.0s。

(5)尖端扭转型室性心动过速、多形性室性心动过速。

(6)心室扑动、心室颤动。

(7)室上性心动过速、心房颤动或心房扑动心室率≥250 次/min。

（8）心房颤动伴心室预激时,有δ波最短 R-R 间期＜250ms。

（9）首次发现符合急性心肌梗死的心电图改变:肢体导联或(和)$V_4 \sim V_6$ 导联 ST 段抬高≥0.1mV或(和)$V_1 \sim V_3$ 导联抬高＞0.3mV。

（10）陈旧性心肌梗死后再次出现急性梗死的心电图改变:陈旧性心肌梗死 ST 段回落后再次抬高伴急性胸痛,但应排除室壁瘤。

（11）符合变异性心绞痛的心电图改变:相关导联出现一过性 ST 段呈损伤型抬高(如弓背向上型、巨 R 型等)。

（主要执笔者:于霞　叶沈锋　何方田　谢玮　李忠杰　审阅者:徐耕　项美香）

二、山西省心电图危急值报警和心电图重大阳性值提示标准(试行)

1.概述

心电图危急值是指心电图记录到可能危及患者生命或引发严重的血流动力学改变的心电图表现。这类心电图包括急性心肌梗死发生过程中严重的心肌缺血和损伤、恶性快速性心律失常、严重缓慢性心律失常造成心室泵血功能障碍等,其虽然少见但非常紧急,需要临床医生尽早救治。对心电图危急值的正确识别、诊断和处理将有助于挽救患者生命。

在"互联网＋"时代,远程网络心电图诊断技术日趋成熟,并逐步推广应用于临床。但目前在远程心电监测过程中,存在着医患分离、临床信息资料不完整等问题。为了防范可能出现的风险,保障患者生命安全,对于具有较高风险(可能随病情进展或在某种诱因下,出现更严重的危及生命的状况)的心电图表现,建议进行心电图重大阳性值提示。

2.心电图危急值标准

（1）首次发现急性心肌梗死的心电图改变:肢体导联和(或)$V_4 \sim V_6$ 导联 ST 段抬高≥0.1mV和(或)$V_1 \sim V_3$ 导联 ST 段抬高≥0.3mV。

（2）既往有陈旧性心肌梗死,再次发生急性梗死的心电图改变:肢体导联和(或)$V_4 \sim V_6$ 导联 ST 段抬高≥0.1mV 和(或)$V_1 \sim V_3$ 导联 ST 段抬高≥0.3mV,但需排除室壁瘤。

（3）持续性室性心动过速、尖端扭转型或多形性室性心动过速、心室扑动或颤动。

（4）室上性心动过速心室率≥180 次/min、心房扑动或心房颤动心室率≥180 次/min,持续时间≥30.0s。

（5）心房颤动伴心室预激,最短 R-R 间期≤250ms(相当于最快心室率 250 次/min)。

（6）Q-Tc 延长伴 Ron-T 型室性早搏。

（7）首次发现三度房室阻滞或三度房室阻滞平均心室率≤40 次/min。

（8）R-R 间期≥3.0s。

（9）平均心室率≤40 次/min。

3.心电图重大阳性值提示标准

（1）室性早搏伴 Ron-T 现象。

（2）频发室性早搏呈现成对、多源、多形性改变。

（3）短阵性室性心动过速。

（4）紊乱性房性心律。

（5）Q-Tc 延长≥500ms 或 Q-Tc 缩短≤300ms。

（6）缺血性 J 波、Brugada 综合征。

（7）QRS 波群和(或)T 波电交替。

（8）起搏器感知或起搏功能障碍、起搏器介导性心动过速。

（9）新发现的双束支、三分支阻滞。

(10)新发现的完全性左束支阻滞。

当发现心电图危急值后,应即刻通知主管医生或急诊值班医生和(或)住院患者护理站值班人员。记录患者一般资料(如姓名、性别、年龄、症状、临床诊断)和心电图危急值,记录通知主管医生或急诊值班医生和(或)住院患者护理站值班人员的时间,以及被通知到并进行临床处置的医务人员的姓名,酌情告知家属并护送患者至可以救治的地方。

当发现心电图重大阳性值后,应进行心电图提示,通知患者或其家属,嘱咐患者及时就医。

(起草人:王红宇 于翠荣 李俊伟 参加修订讨论人员:郭五一 王建理 贾志越 韩姬玲 徐丽英 邓俊萍 郝金花 蒋学琴 许保红 张晋榕 李将萍 王素琴 畅巨颖 吕晓琴 闫日成 冯小勤 任继花 吴胤 景丽萍 蔡红花)

三、福建省心电图危急值

心电图危急值是指可导致严重的血流动力学变化甚至危及患者生命的心电图改变。心电诊断科医师发现心电图危急值后应立即告知主管医师或首诊医师,使患者能在第一时间接受有效的治疗,并登记患者基本信息、危急值内容、报告时间及主管医师姓名或工号,并做好危急值患者报告及随访登记,并将相关病情告知患者或(和)其家属。

为强调心电图危急值的重要性,规范危急值报告标准及流程,福建省立医院心电诊断科经过多次讨论,对国内各大医院正在使用的心电图危急值进行了参考、修改及制定,形成了心电图危急值标准(试用版),并以此作为福建省卫生健康委员会全省心电图危急值诊断质量控制标准。

1. 常规心电图

(1)长 R-R 间期≥3.0s。

(2)心动过缓平均心室率<35 次/min。

(3)首次发现三度房室阻滞或三度房室阻滞时平均心室率<40 次/min。

(4)Q-T 间期明显延长(Q-Tc≥550ms)伴 Ron-T 型室性早搏。

(5)室性心动过速心室率≥150 次/min,持续时间≥30.0s。

(6)尖端扭转型室性心动过速、多形性室性心动过速。

(7)心室扑动、心室颤动。

(8)室上性心动过速心室率≥200 次/min。

(9)心房颤动、心房扑动平均心室率≥180 次/min。

(10)心房颤动伴心室预激最短 R-R 间期<250ms。

(11)心室起搏无效且心室率<50 次/min 或伴长 R-R 间期≥3.0s。

(12)首次发现符合急性心肌梗死的心电图改变:肢体导联或(和)V$_4$～V$_6$ 导联 ST 段抬高≥0.1mV 或(和)V$_1$～V$_3$ 导联抬高>0.3mV。

(13)陈旧性心肌梗死后再次出现急性梗死的心电图改变:陈旧性心肌梗死 ST 段回落后再次抬高伴急性胸痛,但应排除室壁瘤。

(14)T 波高尖、窦室传导,怀疑高钾血症;出现巨大 U 波或 T 波与 U 波融合,怀疑低钾血症。

(15)出现 S$_I$Q$_{III}$T$_{III}$ 心电图改变,高度怀疑急性肺栓塞。

(16)Q-Tc 延长≥500ms 或 Q-Tc 缩短≤300ms。

2. 动态心电图

(1)心房颤动时 R-R 间期≥5.0s。

(2)出现 3 次以上 R-R 间期≥3.0s。

(3)首次发现三度房室阻滞或三度房室阻滞时平均心室率<40 次/min。

(4)心动过缓平均心室率<40 次/min。

（5）Q-T 间期明显延长（Q-Tc≥500ms）伴室性心动过速。

（6）室性心动过速心室率≥150 次/min，持续时间≥30.0s。

（7）尖端扭转型室性心动过速、多形性室性心动过速。

（8）心室扑动、心室颤动。

（9）室上性心动过速、心房颤动或心房扑动心室率≥250 次/min。

（10）心房颤动伴心室预激最短 R-R 间期＜250ms。

（11）心室起搏无效且心室率＜50 次/min 或伴长 R-R 间期（有症状者 R-R 间期≥3.0s，无症状者 R-R 间期≥5.0s）。

（12）首次发现符合急性心肌梗死的心电图改变：肢体导联或（和）V$_4$～V$_6$ 导联 ST 段抬高≥0.1mV 或（和）V$_1$～V$_3$ 导联抬高＞0.3mV。

（13）陈旧性心肌梗死后再次出现急性梗死的心电图改变：陈旧性心肌梗死 ST 段回落后再次抬高伴急性胸痛，但应排除室壁瘤。

（14）符合变异性心绞痛的心电图改变：ST 段一过性呈损伤型抬高（如弓背向上型、巨 R 型等）。

（由福建省立医院心电诊断科王新康主任提供，特此致谢！）

第三章

心肌梗死最新的全球统一定义

一、心肌梗死全球统一定义的新内容

2018 年心肌梗死全球统一定义新版(第 4 版)开门见山地阐明了本次更新要点:提出 5 个新概念、更新多项概念及新增 5 个疾病的内容(表 3-1)。

表 3-1 心肌梗死全球统一定义的新内容

1. 新概念
(1) 区分心肌损伤与心肌梗死。
(2) 强调心脏和非心脏手术后的围术期心肌损伤和围术期心肌梗死的区别。
(3) 在评价心动过速、起搏和频率相关传导异常患者的复极异常时应考虑电重塑(心脏记忆)。
(4) 使用心脏磁共振(CMR)来明确心肌损伤的病因。
(5) 使用冠状动脉 CT 对可疑心肌梗死患者进行诊断。
2. 更新的概念
(1) Ⅰ型心肌梗死:强调斑块破损与冠状动脉粥样硬化血栓形成的因果关系。
(2) Ⅱ型心肌梗死:①与冠状动脉粥样硬化血栓形成无关的氧供需失衡;②自发的冠状动脉夹层形成、微血管功能紊乱;③是否存在冠状动脉疾病与治疗和预后相关区分Ⅱ型心肌梗死和心肌损伤。
(3) Ⅲ型心肌梗死:明确其概念有助于与心源性猝死进行区分。
(4) Ⅳ型、Ⅴ型心肌梗死:强调区分围术期心肌梗死和心肌损伤肌钙蛋白(cTn),强调对 cTn 进行分析解读,强调高敏 cTn(hs-cTn)检测的重要性。
(5) 关注心肌损伤和心肌梗死的快速排除和确诊流程。
(6) 明确 cTn 多次检测结果的动态变化在确诊和排除心肌损伤中的作用。
(7) 关注伴有特异性复极异常改变的非频率相关的新发右束支阻滞(RBBB)的意义。
(8) 伴有特异性复极异常改变的 aVR 导联 ST 段抬高等同于 ST 段抬高型心肌梗死(STEMI)。
(9) 对于埋藏式心脏复律除颤器(ICD)或起搏器术后患者心肌缺血的心电图诊断。
(10) 强调包括 CMR 在内的影像学检查方法对于诊断心肌梗死的价值。
3. 新增加的内容
(1) Takotsubo 综合征。
(2) 冠状动脉非阻塞型心肌梗死(MINOCA)。
(3) 慢性肾脏疾病。
(4) 心房颤动。
(5) 临床研究中对心肌梗死的界定标准。
(6) 无症状未被识别的心肌梗死。

二、心肌损伤和心肌梗死的区别

在临床上心肌损伤并不少见,而且和预后不良有关,正确理解心肌损伤的概念对于临床疾病的诊治非常重要。因此,新定义首先明确区分了心肌损伤与心肌梗死的概念。尽管心肌损伤是急性心肌梗死(AMI)诊断的先决条件,但其本身也是一个完整的概念。

1. 心肌损伤标准

肌钙蛋白值高于正常参考值上限(URL)的第 99 百分位数时定义为心肌损伤。若肌钙蛋白值有上升和(或)下降,则考虑为急性心肌损伤。多种原因均可导致心肌损伤,继而出现肌钙蛋白水平的升高,包括感染、脓毒血症、肾脏疾病、心脏手术(图 3-1)及剧烈运动。对于此类原因导致的心肌损伤,治疗的第一步是明确潜在的原因。

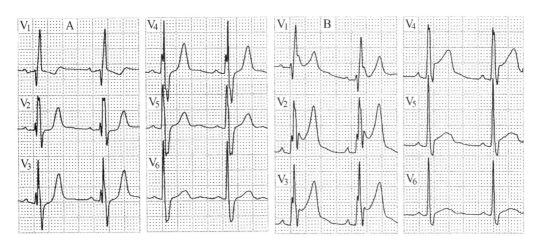

图 3-1　室间隔缺损修补术后出现胸前导联 ST 段抬高

【临床资料】男性,19 岁,临床诊断:先天性心脏病、室间隔缺损修补后第 2 天。【心电图特征】胸前导联图 A、图 B 分别是患者术前、术后第 2 天记录(图 3-1),图 A 仅显示完全性右束支阻滞(QRS 时间 0.13s),ST 段无异常改变。图 B 除显示完全性右束支阻滞外,$V_1 \sim V_6$ 导联 ST 段呈上斜型抬高 0.25~0.50mV,以 $V_2 \sim V_4$ 导联最为明显,V_1 导联 T 波由术前负正双相转为直立,V_2、V_3 导联 T 波高耸。【心电图诊断】①窦性心律;②完全性右束支阻滞;③术后胸前导联出现 ST 段抬高伴部分导联 T 波高耸,提示术后心肌损伤或水肿所致,请结合临床。

实验室检查:高敏肌钙蛋白 I 7.12ng/ml(参考值 0.00~0.11ng/ml),肌酸激酶 893IU/L(参考值 40~200 IU/L),肌酸激酶同工酶 678IU/L(参考值 0~24IU/L)。

【心得体会】①右束支阻滞时,V_1 导联将出现继发性 ST 段压低、T 波倒置,若出现 ST 段抬高、T 波直立,则强烈提示存在原发性 ST 段、T 波改变,需结合临床诊除前间壁 AMI、心肌炎及心肌损伤等。②本例年轻先天性心脏病患者因心脏手术后出现胸前导联 ST 段抬高伴部分导联 T 波高耸及心肌损伤标志物升高,应考虑术后心肌损伤或水肿所致。

2.心肌梗死临床标准

心肌梗死的临床定义:心肌损伤标志物异常升高,同时有急性心肌缺血的临床证据。本次新定义特别制定了心肌损伤和心肌梗死的鉴别流程(图 3-2)。

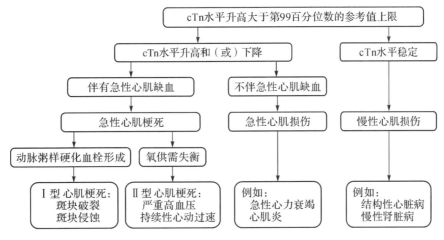

图 3-2　心肌损伤和心肌梗死的鉴别流程

三、心脏手术和非心脏手术围手术期心肌损伤与心肌梗死的区别

1.心脏手术心肌损伤

术前cTn正常的患者,术后肌钙蛋白升高(URL第99百分位数);或术前cTn值超过上限但处于稳定或下降趋势者,术后其值较术前增加>20%。而诊断AMI需在心肌损伤基础上具有急性心肌缺血的临床症状。

2.非心脏手术心肌梗死

因使用麻醉药、镇静或镇痛药,大多数患者围手术期发生心肌梗死时不会出现缺血性症状。检测cTn值升高有助于确定患者术前存在慢性疾病、术中和术后存在高风险。患者术后cTn值升高越明显,心肌损伤风险越大。因此,建议对高风险患者进行cTn检测,并结合术前结果确定急、慢性病因。

除cTn升高之外,因无临床缺血症状,诊断心肌梗死需结合术后相关检查(如心电图ST段动态监测、反复发作的缺氧、低血压、心动过速或影像学证据)。在缺乏急性心肌缺血的证据时,诊断急性心肌损伤更合理。

四、心肌梗死的分型

(一)心肌梗死的分型

新定义仍然延续了既往5型的分类方法,但对原有概念进行了更新(表3-2)。

表3-2　心肌梗死的分型

心肌梗死类型		第三次定义	第四次定义
Ⅰ型心肌梗死		斑块破裂致血栓形成	斑块破损(破裂或侵蚀)致血栓形成
Ⅱ型心肌梗死		冠状动脉痉挛或内皮功能紊乱 冠状动脉固定狭窄基础上的心肌氧供需失衡 单纯的心肌氧供需失衡	冠状动脉痉挛或微血管功能紊乱 冠状动脉固定狭窄基础上的心肌氧供需失衡 非粥样硬化性冠状动脉夹层和(或)壁内血肿 单纯的心肌氧供需失衡
Ⅲ型心肌梗死		存在缺血性胸痛症状伴有新发缺血性ECG变化或新发左束支阻滞(LBBB)的心源性猝死患者,死前未采集心肌损伤标志物或心肌损伤标志物未达到升高的时间窗口	存在缺血性胸痛症状伴有新发缺血性ECG变化或心室颤动的心脏性猝死患者,死前未采集心肌损伤标志物或心肌损伤标志物未达到升高的时间窗口,或尸检证实心肌梗死
Ⅳ型 心肌梗死	Ⅳa型	经皮冠状动脉成形术(PCI)相关的心肌梗死	PCI相关的心肌梗死
	Ⅳb型	支架内血栓相关的心肌梗死	PCI支架内血栓性心肌梗死
	Ⅳc型	—	支架内再狭窄或球囊扩张后再狭窄相关的心肌梗死
Ⅴ型心肌梗死		与冠状动脉旁路移植术(CABG)相关的心肌梗死	—

1.Ⅰ型心肌梗死

Ⅰ型心肌梗死新定义强调了斑块破损(破裂或侵蚀)与冠状动脉粥样硬化血栓形成的因果关系。其病理生理机制为冠状动脉脂质沉积、斑块破裂继而形成血栓并影响冠状动脉血流导致心肌缺血、缺氧。Ⅰ型心肌梗死诊断标准为检出cTn值升高和(或)回落,至少有一次cTn数值>99%URL,并同时伴有下列一项者:①急性心肌缺血的临床症状;②新发的缺血性心电图改变;③出现病理性Q波;④新近存活心肌丢失的影像学证据或新发的节段性室壁运动异常;⑤经冠状动脉造影包括冠状动脉内影像或经尸体解剖确定的冠状动脉血栓。

2. Ⅱ型心肌梗死

新定义对Ⅱ型心肌梗死范围有所拓展:①与冠状动脉粥样硬化血栓形成无关的氧供需失衡,如由呼吸衰竭或严重高血压等其他原因所致。②将自发的冠状动脉夹层(伴或不伴有壁内血肿)纳入其范畴,并将既往的"内皮功能紊乱"拓展为"微血管功能紊乱",包括内皮功能紊乱、血管平滑肌功能紊乱和自主神经调节异常。③强调心肌损伤与Ⅱ型心肌梗死的区别,可通过下列流程对两者进行鉴别:恒定升高的cTn值(波动范围<20%)提示存在慢性疾病;cTn值升高、降低并没有伴随临床心肌缺血的体征和(或)症状,提示急性心肌损伤(如急性心力衰竭、心肌炎);cTn值升高、降低伴随临床心肌缺血症状,提示急性心肌梗死。④强调Ⅱ型心肌梗死时是否合并冠心病与制定治疗方案及预后相关。

3. Ⅲ型心肌梗死

新定义指出证明Ⅲ型心肌梗死有助于鉴别心源性猝死。发生心源性猝死患者,所出现临床症状提示心肌缺血伴有推测的新发缺血性心电图改变或心室颤动。

4. Ⅳ型和Ⅴ型心肌梗死

新定义同样关注Ⅳ型和Ⅴ型心肌梗死与心肌损伤的鉴别,提出术前cTn值正常而术后cTn值升高或术前cTn值升高而术后升高超过20%时,即可诊断为围手术期心肌损伤。而诊断围手术期心肌梗死,则需术前cTn值正常而术后超过第99百分位数的参考值上限的5倍(PCI患者)或10倍(CABG患者)以上,或术前cTn值升高而术后升高超过20%且绝对值达到了上述标准,并且同时存在心肌缺血证据。

(二)肌钙蛋白检测与分析

心肌损伤后cTn释放入血液后,在一定时间内达顶峰后逐渐回落。在发病初期,cTn值检测结果与样本采集时间密切相关。需注意许多并发症也可导致患者cTn值升高(特别是hs-cTn)。此外,围手术期不同时间cTn值的变化情况可用于鉴别急、慢性事件。

(三)不同类型心肌梗死诊断标准的区分

1. Ⅰ型、Ⅱ型、Ⅲ型心肌梗死

当有急性心肌损伤和急性心肌缺血的临床证据时,应使用"急性心肌梗死"这一术语。急性心肌损伤的证据为检测到cTn值的上升和(或)下降,其中至少一个值高于URL第99百分位数;急性心肌缺血的临床证据为至少有下列一项:①缺血症状;②新发的缺血性心电图改变;③出现病理性Q波;④影像学证据显示有新的心肌活力丧失或新发的局部室壁运动异常;⑤冠状动脉造影或尸检证实冠状动脉内有血栓(不适用于Ⅱ型、Ⅲ型心肌梗死)。

2. Ⅳ型、Ⅴ型心肌梗死

Ⅳa型为PCI相关心肌梗死,Ⅳb型为支架内血栓,Ⅳc型为支架内再狭窄;Ⅴ型为CABG相关心肌梗死。诊断与冠状动脉操作相关的心肌梗死,需要满足以下条件:

(1)Ⅳa型心肌梗死术前cTn值正常,术后48h内cTn值上升5倍以上。

(2)Ⅴ型心肌梗死术后cTn值超过10倍。

(3)术前cTn值升高且稳定(波动范围<20%)的患者,除满足Ⅳ型心肌梗死cTn值升高>5倍、Ⅴ型心肌梗死cTn值升高>10倍,且较原基准值升高>20%外,还必须再满足以下条件之一:①新发的缺血性心电图改变(此标准仅与Ⅳa型心肌梗死有关);②新发的病理性Q波;③影像学证据显示有心肌活力丧失或局部室壁运动异常;④血管造影结果与冠状动脉分布等情况相一致。

五、心肌损伤标志物的应用推荐

关于心肌损伤标志物的应用,新定义中强调cTn,尤其是hs-cTn(高敏肌钙蛋白)的重要价值。cTn值的动态变化有助于临床医师确诊急性心肌梗死及与慢性心肌损伤进行鉴别诊断(图3-3)。

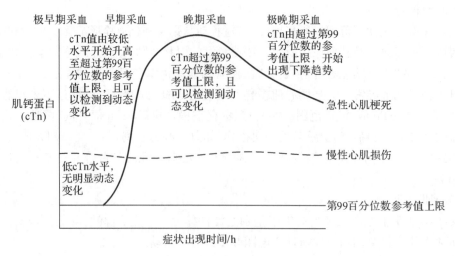

图 3-3　cTn 值动态变化的诊断价值

六、心肌缺血相关的心电图改变

（1）心电图在心肌缺血的诊断中具有重要价值：新定义对既往的心肌缺血心电图诊断标准虽然未加以修改，但增加了部分内容。本次新定义认为心脏记忆是一种心电重塑现象，在异常心室激动（如快速性心律失常、起搏或频率相关束支阻滞）后可出现广泛导联 T 波倒置，强调在上述异常心室除极时出现的复极异常，应考虑心电重塑的可能性（心脏记忆）。此时不能单独将心电图变化作为心肌缺血的诊断依据，而应进一步结合患者的缺血症状、cTn 值的动态变化和其他影像学资料来帮助诊断。

（2）新定义首次增加了两种与前降支闭塞相关的心电现象：①前壁导联 J 点下移、ST 段呈上斜型压低＞0.1mV 伴 T 波对称高尖，多伴有 aVR 导联 ST 段抬高＞0.1mV（笔者注：此心电现象为de Winter 综合征的心电图表现）；②前壁导联 T 波呈对称性倒置，振幅＞0.2mV（笔者注：此心电现象为 Wellens 综合征的心电图表现）。新定义强调了 aVR 导联的临床意义，认为其 ST 段抬高＞0.1mV 可能与前壁或下壁 STEMI 有关，且与 30d 死亡率增加相关。

（3）对存在束支阻滞或心室起搏等情况所致的 ST-T 改变，建议对比既往的心电图表现而加以判断是否存在心肌缺血，同时新定义提出：①左束支阻滞（LBBB）或右室起搏患者存在 ST 段与QRS 主波方向一致性抬高≥0.1mV 时，提示存在急性心肌缺血；②对非起搏器依赖的患者也可进行程控暂停起搏以观察心电图改变，但应注意鉴别是否存在心电重塑现象，即心脏记忆现象（在一段时间内心室除极顺序改变后恢复窦性节律时，所出现的持续性 T 波改变）引发 ST-T 改变。

（4）新定义还首次提出了存在心肌缺血症状患者出现新发的非频率相关 RBBB 与预后不良有关，而心肌梗死溶栓治疗后血流分级（TIMI）为 0～2 级的部分心肌梗死患者也可能出现新发RBBB。

七、心肌损伤和心肌梗死的影像学检查

在影像学方面，新定义强调了 CMR 和钆延迟增强 CMR（LGE-CMR）在鉴别急性心肌梗死、急性心肌损伤和慢性心肌损伤中的价值（图 3-4），还提出冠状动脉 CT 可作为 cTn 值正常患者的诊断方法之一。

八、新增加的疾病

1. Takotsubo 综合征（TTS）

Takotsubo 综合征（TTS）即应激性心肌病。TTS 可类似于急性心肌梗死的临床表现、心电图

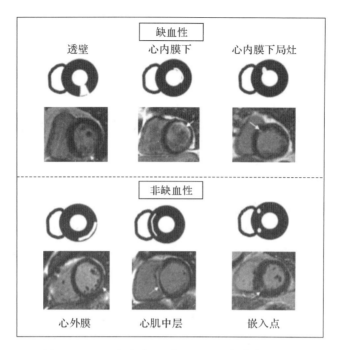

图 3-4　CMR 在鉴别心肌梗死和心肌损伤中的价值

改变及 cTn 值升高,有 1%～2% 的患者误诊为 STEMI。TTS 常由情绪剧烈波动、压力骤增(如丧偶)等因素所诱发,90% 的患者见于绝经后女性。如患者临床表现、心电图改变与 cTn 值升高的程度不成比例,左心室壁运动异常的分布与单支冠状动脉分布不相关时,应高度怀疑 TTS。需行冠状动脉造影和心室造影来明确诊断。

2.冠状动脉非阻塞型心肌梗死(MINOCA)

MINOCA 患者冠状动脉造影显示主要血管其狭窄程度未达到 50%。该诊断需要至少有一个可导致心肌细胞损伤的缺血因素,同时排除非心肌缺血因素,如心肌炎。对此类心肌梗死的认识日益增多,需要关注的是冠状动脉粥样硬化性斑块破裂、冠状动脉血栓形成、冠状动脉痉挛及冠状动脉自发夹层(Ⅱ型心肌梗死)也可能是 MINOCA 的病因。

3.慢性肾脏疾病(CKD)

很多 CKD 患者的 cTn 值升高,且绝大多数终末期肾病患者 hs-cTn 都高于 URL 第 99 百分位数。cTn 值升高机制包括心室压力升高、冠状动脉小血管阻塞、贫血、低血压及尿毒症期有毒的代谢产物对心肌的直接毒性作用。

4.心房颤动

新发的心房颤动患者,不能仅因 cTn 值升高和新发的 ST 段压低诊断为Ⅱ型心肌梗死。在这种情况下,临床有明显的心肌缺血症状、心肌缺血症状与心房颤动发作顺序、cTn 值的动态变化、影像学及血管造影检查结果,均可给心肌梗死诊断提供线索。但是,若没有明确的临床心肌缺血症状,cTn 值升高的原因仍需归类于心肌损伤。

5.无症状或未识别心肌梗死

符合下列任何一项者:①有病理性 Q 波,有或无症状,缺少非心肌缺血病因;②有与心肌缺血病因相一致的存活心肌丢失的影像学证据;③病理发现陈旧性心肌梗死。

(本文引自《实用心电学杂志》2018 年第 6 期并得到作者王福军主任、编辑部顾艳主任的许可,特此致谢! 略有修改)

第四章

aVR 导联在危急重症中的诊断价值

一、在急性冠状动脉综合征中的诊断价值

急性冠状动脉综合征(ACS)患者若 aVR 导联出现 ST 段抬高或压低,则提示存在严重的左冠状动脉主干(简称左主干)病变、前降支近端病变或三支血管病变,意味着梗死面积大,预后较差,需要高度重视,及早干预。

1. ST 段抬高的诊断价值

(1)预示左主干或三支血管病变:①若 aVR 导联 ST 段抬高≥0.1mV 且其幅度大于 V_1 导联 ST 段抬高($ST_{aVR}\uparrow > ST_{V_1}\uparrow$),常伴 Ⅰ、Ⅱ、$V_3$~$V_6$ 导联 ST 段压低,呈现"6+2"现象(图 4-1),则预示左主干病变(敏感性 81%,特异性 80%,准确性 81%)或三支血管病变,其 ST 段抬高越明显,病死率越高。与左主干急性闭塞后,前降支近端血流中断,引发室间隔基底部穿透性缺血,产生指向右上损伤性电流,导致 aVR 导联 ST 段抬高。②若 aVR、aVL 导联 ST 段均抬高≥0.1mV,则预测左主干闭塞也具有较高的特异性。

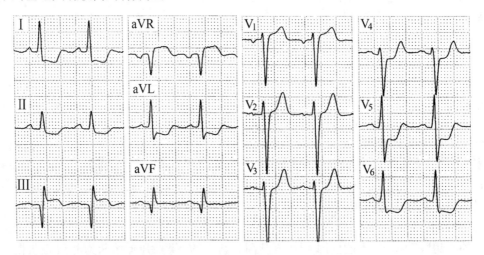

图 4-1 右侧导联(Ⅲ、aVR、V_1)ST 段抬高伴左侧导联(Ⅰ、aVL、V_4~V_6)ST 段显著压低

【临床资料】男性,70 岁。反复胸痛半年余,加重 2d,临床诊断:AMI。【心电图特征】常规心电图(图 4-1)显示 P-P 间期 0.64s,频率 94 次/min,P-R 间期 0.20s;QRS 时间 0.11s,Ⅲ、aVF 导联呈 QR 型,Q 波时间 0.05s,Q 波深度 >1/4R,V_1~V_4 导联均呈 rS 型,但 $r_{V_2} > r_{V_3} > r_{V_4}$ 呈逆递增现象;Ⅲ、aVR、V_1 导联 ST 段呈上斜型抬高 0.15~0.20mV,Ⅰ、Ⅱ、aVL、V_4~V_6 导联 ST 段呈下斜型压低 0.15~0.35mV,呈现"6+3"现象;$T_{V_1,V_2} > T_{V_5,V_6}$。【心电图诊断】①窦性心律;②下壁异常 Q 波、右侧导联(Ⅲ、aVR、V_1)ST 段抬高,提示下壁、右心室 AMI 所致;③前壁 r 波振幅逆递增、高侧壁及前侧壁 ST 段显著压低,提示非 ST 段抬高型 AMI 所致;④侧壁轻度 T 波改变($T_{V_1,V_2} > T_{V_5,V_6}$)。

实验室检查:高敏肌钙蛋白 I 20.2ng/ml(正常值 0.00~0.11ng/ml)。冠状动脉造影:显示左主干开口嵌顿明显呈鸟嘴样改变,约 75%狭窄;前降支、回旋支全程弥漫性病变伴钙化,最重狭窄分别为约 80%、60%;右冠状动脉近端起完全闭塞,远端来自左冠状动脉侧支循环。

（2）预示前降支病变：①若 aVR 导联 ST 段抬高≥0.1mV、V_1 导联 ST 段抬高＞0.25mV 且 $ST_{aVR}\uparrow<ST_{V_1}\uparrow$、新发完全性右束支阻滞、前壁导联（$V_4$、$V_5$）ST 段压低（可伴下壁导联 ST 段压低），则高度提示前降支近端第 1 间隔支开口处闭塞且无侧支循环建立（敏感性 43%，特异性 95%）；②若 aVR 导联 ST 段抬高和前壁导联（V_4、V_5）ST 段压低，而 V_1 导联 ST 段无变化者，则有 81% 的患者冠状动脉存在前降支和右冠状动脉双支病变。

（3）判定回旋支、右冠状动脉病变：下壁 AMI（Ⅱ、Ⅲ、aVF 导联 ST 段抬高）时，若伴 aVR 导联 ST 段抬高≥0.1mV 者，则为回旋支病变所致；若不伴 aVR 导联 ST 段抬高者，则为右冠状动脉病变所致（图 4-2）。

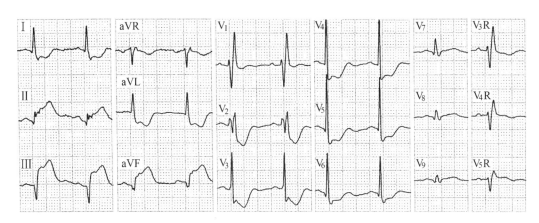

图 4-2　右冠状动脉、回旋支病变引发下后壁和右心室 AMI 及广泛导联 ST 段显著压低

【临床资料】男性，73 岁，反复胸闷、胸痛 1 年，加重 0.5d，临床诊断：AMI。【心电图特征】常规 18 导联心电图（图 4-2）显示基本 QRS 波群呈完全性右束支阻滞图形（时间 0.13s），Ⅱ、Ⅲ、aVF 导联呈 Qrs、QS 型伴 ST 段抬高 0.25～0.50mV，$ST_Ⅲ\uparrow>ST_{aVF}\uparrow>ST_Ⅱ\uparrow$，T 波直立；$V_7$、$V_8$ 导联呈 Qrs 型伴 ST 段抬高 0.05mV；V_1R、V_5R 导联 ST 段抬高 0.05mV；Ⅰ、aVL、V_2～V_6 导联呈下斜型压低 0.30～0.45mV。【心电图诊断】①窦性心律；②下壁异常 Q 波伴 ST 段抬高及后壁、右心室 ST 段轻度抬高，提示右冠状动脉急性闭塞引发 AMI，请结合临床；③广泛前壁 ST 段显著压低，提示非 ST 段抬高型 AMI，请结合临床；④完全性右束支阻滞。

实验室检查：高敏肌钙蛋白 I 14.08ng/ml（正常值 0.00～0.11ng/ml）、CK 值 2204IU/L（正常值 40～200IU/L）、CK-MB 值 508IU/L（正常值 0～24IU/L）。冠状动脉造影：显示右冠状动脉近端全闭、回旋支近端次全闭塞、第 1 对角支近端 75% 狭窄。分别在右冠状动脉和回旋支近端各植入支架 1 枚，TIMI 血流 3 级。

【心得体会】①若Ⅲ导联 ST 段抬高＞Ⅱ导联 ST 段抬高，V_1 和（或）V_4R 导联 ST 段抬高，则提示右冠状动脉近端狭窄或闭塞。②若Ⅲ导联 ST 段抬高＞Ⅱ导联 ST 段抬高，V_1～V_3 导联 ST 段压低，则提示回旋支近端狭窄或闭塞。③本例右冠状动脉和回旋支同时出现严重病变及合并完全性右束支阻滞，aVR、V_1 导联 ST 段改变（抬高或压低）不显得那么典型。

（4）是预测运动试验阳性有用的指标：静息时 aVR 导联 ST 段抬高者，有 44.7% 的患者将会出现运动试验阳性。

2.ST 段压低的诊断价值

（1）预示大面积梗死：前侧壁 AMI 时，若出现 aVR 导联 ST 段压低，则预示有大面积的心肌发生梗死和较差的左心室功能（图 4-3）。

（2）判定病变血管：①下壁 AMI 时，若 aVR 导联 ST 段压低≥0.1mV，则预示右冠状动脉近端闭塞（敏感性 58%，特异性 90%，准确性 63%）；②若 aVR 导联 ST 段压低合并 V_1～V_3 导联 ST 段压低，则提示右冠状动脉远端闭塞；③若 aVR 导联 ST 段无压低，仅 V_1～V_3 导联 ST 段压低，则提示回旋支闭塞。

（3）预示再灌注后心肌受损：下壁 AMI 行心肌再灌注治疗后，若 aVR 导联 ST 段出现明显压低

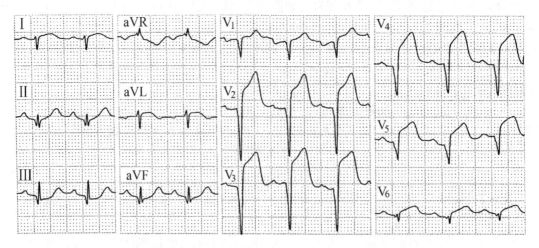

图 4-3　前降支近端急性闭塞引发广泛前壁 AMI、右侧导联(Ⅲ、aVR)ST 段压低

【临床资料】男性,59 岁,胸闷 1d,胸痛伴出汗 3h,临床诊断:AMI。【心电图特征】常规心电图(图 4-3)显示 P-P 间期 0.60s,频率 100 次/min;电轴＋150°,下壁导联出现异常 Q 波伴Ⅲ、aVF 导联 ST 段呈上斜型压低 0.08～0.10mV;aVR 导联 QRS 波群呈 rsr′型伴 ST 段呈下斜型压低 0.1mV;V₁～V₆ 导联 QRS 波群呈 QS 型伴 V₂～V₄ 导联 ST 段呈墓碑型抬高 0.5～0.7mV,V₅、V₆ 导联 QRS 波幅＜0.5mV;Ⅰ、aVL、V₁、V₅、V₆ 导联 ST 段抬高 0.1～0.3mV;V₂～V₄ 导联 T 波高耸。【心电图诊断】①窦性心律;②广泛前壁异常 Q 波伴墓碑型 ST 段抬高及 T 波高耸,符合 AMI 的心电图改变;③下壁异常 Q 波伴轻度 ST 段压低;④电轴右偏＋150°;⑤左胸导联低电压。

实验室检查:高敏肌钙蛋白Ⅰ 17.03ng/ml(正常值 0.00～0.11ng/ml)、CK-MB 值 138IU/L(正常值 0～24 IU/L)、CK 值 2148IU/L(正常值 40～200IU/L)。冠状动脉造影显示前降支近端完全闭塞,植入支架 1 枚,TIMI 血流 3 级。

【温故知新】墓碑型 ST 段抬高是指抬高的 ST 段向上凸起并快速上升可高达 0.8～1.6mV,并与其后高耸 T 波的升支相融合。其临床意义有以下 3 点:①见于 AMI 早期,以老年人多发,均发生于穿壁性 AMI;②易并发急性左心衰竭、严重室性心律失常、完全性房室阻滞等,死亡率显著增高;③可作为判断 AMI 预后的一项独立指标。

(≥0.1mV),是梗死相关动脉成功再通之后心肌再灌注受损的强力指标。

(4)预示较大范围 MI:前壁和(或)下侧壁 AMI 时,若 aVR 导联 ST 段压低,则表明前降支供血区域的心尖部及下侧壁心肌缺血广泛而严重,预示梗死范围较大。

3. 小结

(1)ST_{aVR}↑伴前壁 AMI→左主干或前降支近端病变。

(2)ST_{aVR}↑伴下壁 AMI→回旋支病变。

(3)ST_{aVR}↑伴Ⅰ、Ⅱ、V₃～V₆ 导联 ST 段↓("6＋2"现象)→左主干或三支血管病变。

(4)ST_{aVR}↓伴前壁 AMI→梗死面积大,心力衰竭发生率高。

(5)ST_{aVR}↓伴下壁 AMI→右冠状动脉近端闭塞,梗死面积大,预后差。

(6)ST_{aVR}↓伴前间壁 AMI→右冠状动脉远端闭塞。

二、在急性肺栓塞诊断中的价值

急性肺栓塞心电图除出现窦性心动过速、P 波高尖、S_IQ_ⅢT_Ⅲ 及右束支阻滞等非特异性改变外,在 aVR 导联可出现 ST 段抬高,R 波振幅增高(敏感性 92%),这与肺动脉压力突然升高,右心室收缩期负荷增加,导致右心房扩大、右心室壁张力增高出现局部心肌缺血及 QRS 向量向右前上增大有关。

aVR 导联 R 波振幅的高低能较准确地反映肺动脉压力的高低(图 4-4),ST 段抬高的概率更高,且持续时间较长。系右心室收缩期负荷增加,冠状动脉灌注下降导致心肌缺血所致。

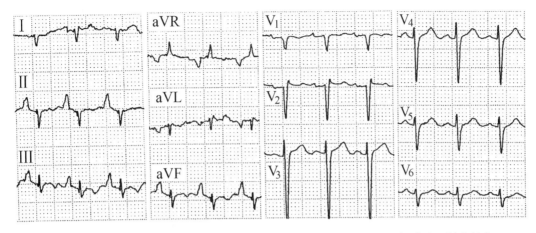

图 4-4　急性肺栓塞引发窦性心动过速、P 波高尖、aVR 导联 R 波幅增高、高度顺钟向转位

【临床资料】男性,70 岁,膝关节置换术后第 3 天突发胸闷、胸痛及呼吸困难,临床诊断:AMI、急性肺栓塞待排。

【心电图特征】常规心电图(图 4-4)胸前导联定准电压 5mm/mV,显示 P-P 间期 0.45s,频率 133 次/min;Ⅱ、Ⅲ、aVF 导联 P 波高尖,振幅 0.35～0.38mV,并出现异常 Q 波,电轴＋210°,呈现 $S_I Q_Ⅲ T_Ⅲ$ 特征;aVR 导联 QRS 波群呈 qR 或 R 型;V_1、V_2 导联呈 QS、Qr 型,V_5、V_6 导联呈 rS、rs 型,r/S(s)<1。【心电图诊断】①窦性心动过速(133 次/min);②P 波高尖,提示右心房负荷过重;③电轴右偏＋210°,aVR 导联 R 波幅增高、高度顺钟向转位,提示右心室收缩期负荷过重,请结合临床;④下壁、局限性前间壁异常 Q 波;⑤符合急性肺栓塞的心电图改变,请结合临床。

三、在急性心包炎诊断中的价值

急性心包炎可波及心包下的心外膜心肌,也可合并心肌炎、心内膜炎,故会出现损伤性和缺血性心电图改变。其 ST 段、PR 段改变具有诊断价值(图 4-5)。

(1)ST 段改变:损伤的 ST 向量指向左前下,故 Ⅰ、Ⅱ、aVF、V_2～V_6 导联 ST 段呈凹面向上型抬高,通常其振幅<0.5mV,以 Ⅱ、V_5、V_6 导联最为明显;而 aVR、V_1 导联 ST 段则压低。

(2)PR 段改变:PR 段偏移方向与 ST 段偏移方向相反,即 ST 段抬高导联(Ⅰ、Ⅱ、aVF、V_2～V_6),其 PR 段多呈水平型压低(0.05～0.15mV);而 ST 段压低导联(aVR、V_1 导联),其 PR 段抬高。PR 段偏移发生在急性心包炎早期,可早于 ST 段抬高,甚至是唯一表现,具有早期特异性诊断价值。与心房肌较薄,较易损伤引发心房复极异常有关。

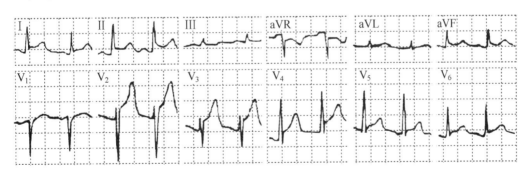

图 4-5　急性心包炎患者出现广泛前壁 ST 段抬高及 aVR 导联 PR 段抬高、ST 段压低(引自文献)

四、在心血管疾病预后评估中的价值

(1)急性左主干闭塞引起的心肌梗死,aVR 导联 ST 段抬高越明显,则病死率越高(ST 抬高>0.15mV,预测死亡危险的敏感性、特异性、准确性均为 75％);若 aVR、aVL 导联 ST 段同时抬高,也是一个重要的预测死亡因子。

（2）急性前侧壁或下壁心肌梗死伴 aVR 导联 ST 段压低,提示心肌梗死面积较大,CK-MB 峰值较高,心功能较差,并发症发生率高(图 4-6)。

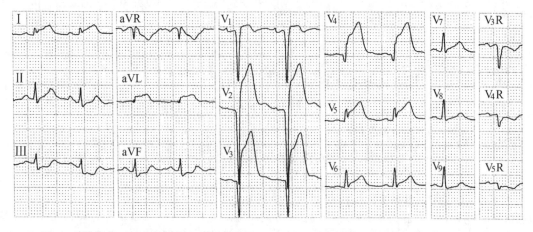

图 4-6　前降支近端急性闭塞引发广泛前壁 AMI、右侧导联(Ⅲ、aVR、V₄R、V₅R)ST 段压低

【临床资料】男性,49 岁,胸痛伴出汗 4h,临床诊断:AMI。【心电图特征】18 导联心电图(图 4-6)显示 P-P 间期 0.65s,频率 92 次/min;V₁～V₄ 导联 QRS 波群呈 QS 型伴 V₂～V₄ 导联 ST 段呈墓碑型抬高 0.7～1.1mV 及 T 波高耸,V₅、V₆ 导联 QRS 波幅<0.5mV,Ⅰ、aVL、V₁、V₅、V₆ 导联 ST 段抬高 0.1～0.3mV,Ⅲ、aVR、aVF 导联 ST 段呈水平型或下斜型压低 0.1～0.2mV,V₄R、V₅R 导联 ST 段呈下斜型压低 0.1mV。【心电图诊断】①窦性心律;②前间壁、前壁异常 Q 波伴墓碑型 ST 段抬高及 T 波高耸,高侧壁、侧壁 ST 段抬高,符合广泛前壁 AMI 的心电图改变;③右侧导联(Ⅲ、aVR、V₄R、V₅R)ST 段压低;④左胸导联 QRS 波幅低电压。

实验室检查:高敏肌钙蛋白Ⅰ 12.16ng/ml(正常值 0.00～0.11ng/ml),CK-MB 值 165IU/L(正常值 0～24 IU/L),CK 值 4295IU/L(正常值 40～200IU/L)。冠状动脉造影显示前降支近端完全闭塞,植入支架 1 枚,TIMI 血流 3 级。

（3）肥厚型心肌病患者,若 aVR 导联有明显的正相 R 波(R 波振幅≥0.3mV),则电生理检查可重复诱发室性心动过速或心室颤动。

（4）服用三环抗抑郁药物时,若 aVR 导联有明显的正相 R 波(R 波振幅≥0.3mV),则是预测三环抗抑郁药物中毒患者出现抽搐或严重室性心律失常敏感指标(敏感性 71%)。

（5）aVR 导联 T 波直立者,心血管病死亡率(24%)显著高于 aVR 导联 T 波倒置者(6.4%),且较 Q 波、QRS 时间、ST 段、Q-T 间期等心电指标具有更强的预测心血管病死亡因子。

五、在宽 QRS 心动过速诊断中的价值

依据 aVR 导联 QRS 波群初始除极向量的方向(指向右上方,表现为初始 R 波)、初始除极延缓(r 波或 Q 波时间>0.04s)及 Vi/Vt 的比值来鉴别。系 2008 年 Vereckei 等提出的简易四步法,具有简单、快捷、准确之优点。对室性心动过速诊断敏感性 96.5%,特异性 75%,准确性 91.5%。

（1）若宽 QRS 波群起始为 R 波(呈 R 型、Rs 型),则诊断为室性心动过速(敏感性 38.9%,特异性 98.2%,准确性 98.6%),表明该室速起源于心尖部、左心室基底侧壁或左心室下壁(中部),心室起始除极或总体除极向量指向右上方,面对探查电极(图 4-7)。

（2）若宽 QRS 波群起始呈 r 波或 Q 波,其时间>0.04s,则为室性心动过速(敏感性 28.8%,特异性 91.8%,准确性 87.8%),表明心室起始除极缓慢,是通过心室肌缓慢传导所致(图 4-8)。

（3）若宽 QRS 波群呈 QS 型,起始部有顿挫,则为室性心动过速(敏感性 19.9%,特异性 95%,准确性 86.5%),表明心室起始除极缓慢,该室性心动过速起源于右心室、左室基底部或室间隔基底部,心室总体除极向量指向左下方,背离探查电极(图 4-9);但需除外心室预激。

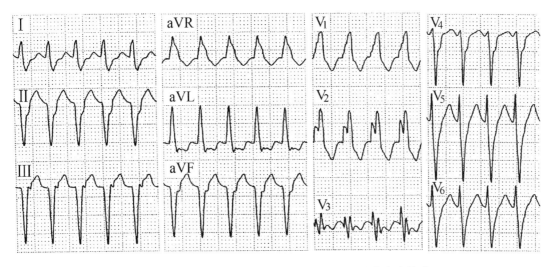

图 4-7 aVR 导联呈 R 型室性心动过速(起源于左后分支或其附近)

【临床资料】男性,32 岁,突发心动过速 0.5d。【心电图特征】常规心电图(图 4-7)显示 QRS 波群宽大畸形呈类右束支、左前分支阻滞图形,时间 0.14s,其 R'-R' 间期 0.32s,频率 188 次/min;Ⅱ、Ⅲ、aVF 导联均呈单相 QS 型,Ⅱ导联 S 波谷时间 0.05s;aVR 导联呈 R 型,V₁ 导联呈 R 型,V₆ 导联呈 RS 型,R/S<1。【心电图诊断】阵发性室性心动过速(188 次/min),提示起源于左后分支或其附近(经射频消融术证实起源于左后分支近左后乳头肌附近)。

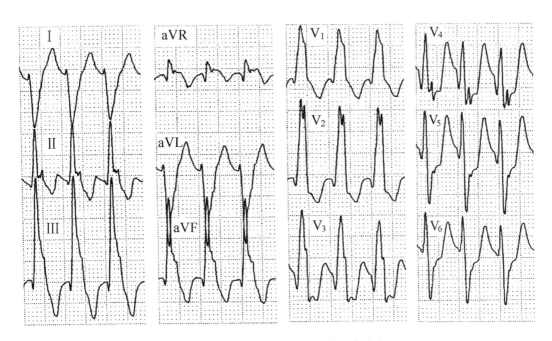

图 4-8 aVR 导联呈 Qrs 型室性心动过速

【临床资料】男性,28 岁,突发心动过速 2h,临床诊断:扩张型心肌病、室性心动过速。【心电图特征】常规心电图(图 4-8)显示 QRS 波群宽大畸形呈类右束支阻滞伴电轴右偏(+115°)图形,时间 0.15s,R'-R' 间期 0.37s,频率 162 次/min;aVR 导联呈 Qrs 型,Q 波时间 0.05s;胸前导联均出现 q 或 Q 波,其中 V₁、V₂ 导联呈 qR 型,R 波呈"左突耳征",V₃、V₄ 导联呈 QRs 型,V₅、V₆ 导联呈 QRS、qRS 型,R/S<1。【心电图诊断】阵发性室性心动过速(162 次/min),提示起源于左前分支或其附近。

(4)若 Vi/Vt≤1,则为室性心动过速(敏感性 90.7%,特异性 95%,准确性 89.3%),表明心室初始 0.04s 除极速度缓慢,致 Vi 值偏低;而心室终末 0.04s 除极速度快,致 Vt 值偏高(图 4-10)。

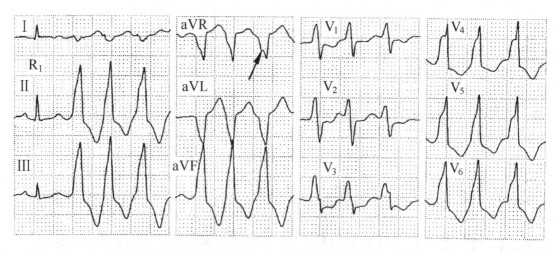

图 4-9　aVR 导联呈 QS 型(起始部顿挫)室性心动过速

【临床资料】女性,57 岁,阵发性心悸、胸闷 1d。【心电图特征】常规心电图(图 4-9)显示Ⅰ、Ⅱ、Ⅲ导联 R_1 为窦性搏动,其余 QRS 波群均宽大畸形呈类左束支阻滞图形,时间 0.13s,R'-R' 间期 0.31～0.49s,频率 122～194 次/min;Ⅱ、Ⅲ、aVF 导联均呈单相 R 型,Ⅱ导联 R 波峰时间 0.08s,aVR、aVL 导联均呈单相 QS 型,下降支顿挫,与下壁导联 QRS′主波方向相反;V_1、V_2 导联呈 rs 或 rS 型,r 波时间 0.06s,r-S(s)间期 0.10s;V_5、V_6 导联呈 R 型,顶峰尖锐。【心电图诊断】阵发性室性心动过速(122～194 次/min),提示起源于左冠状动脉窦。

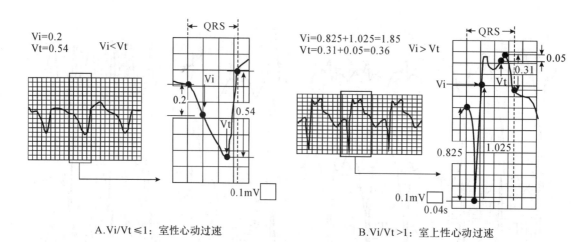

A.Vi/Vt≤1:室性心动过速　　　　　　　　B.Vi/Vt>1:室上性心动过速

图 4-10　aVR 导联 Vi 与 Vt 值测算方法

六、在心房颤动伴室性早搏或心室内差异性传导鉴别诊断中的价值

心房颤动伴提早出现宽 QRS 波群,该宽 QRS 波群是室性早搏还是心室内差异性传导,虽然理论上有 10 条标准,但过于繁琐复杂。若将 aVR 导联四步诊断法用于这两者鉴别,则大大简化了鉴别诊断的步骤。

七、在窄 QRS 心动过速鉴别诊断中的价值

(1)根据 P 波极性判定窄 QRS 心动过速起源或折返部位:①若 aVR 导联 P 波倒置深于 aVL 导联,则为起源于界嵴的局灶性右心房内房性心动过速(敏感性 100%,特异性 93%)(图 4-11);②若 aVR 导联 P 波倒置浅于 aVL 导联,则为起源于左心房上部的房性心动过速(图 4-12);③若 aVR 导联 P 波直立,则可能是房室结或房室折返性心动过速或起源于心房下部心动过速(P^--R 间期≥0.12s)、房室交接性心动过速(P^--R 间期<0.12s 或 R-P^- 间期<0.16s)(图 4-13、图 4-14)。

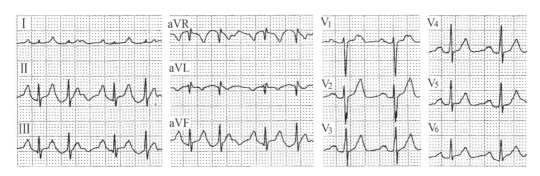

图 4-11 起源于右心房上部房性心动过速(直立型)

【临床资料】男性,39 岁,突发心动过速 1h。【心电图特征】常规心电图(图 4-11)显示 P-P 间期 0.34s,频率 176 次/min,Ⅱ、Ⅲ、aVF 导联 P 波高尖,振幅 0.28~0.32mV,且 $P_Ⅱ > P_{aVF} > P_Ⅲ$,时间 0.10s;Ⅰ、$V_1 \sim V_6$ 均直立,aVR、aVL 倒置。P-R 间期由 0.16s→0.26s→P 波下传受阻 QRS 波群脱漏,房室呈 2:1~3:2 文氏现象;QRS 波形正常。【心电图诊断】①阵发性房性心动过速(176 次/min),提示起源于右心房上部(右上肺静脉附近);②干扰性房室文氏现象,房室呈 2:1~3:2 传导。

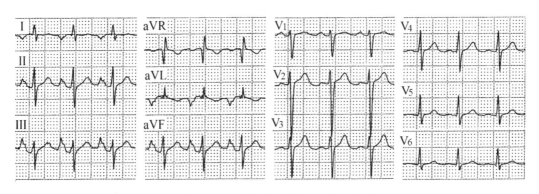

图 4-12 起源于左心房上部的房性心动过速(直立型)

【临床资料】男性,39 岁,心房颤动射频消融术后。【心电图特征】常规心电图(图 4-12)系射频消融术后 1 个月复查时记录,显示 P-P 间期 0.51s,频率 118 次/min,P 波时间 0.10s,在Ⅰ、aVL 导联倒置,Ⅱ、Ⅲ、aVF 导联直立,且其振幅为 $P_Ⅲ > P_{aVF} > P_Ⅱ$,aVR 导联浅倒,$V_1 \sim V_6$ 导联均直立;P-R 间期 0.16s,QRS 时间 0.08s,V_5、V_6 导联 QRS 波幅<1.0mV。【心电图诊断】①房性心动过速(118 次/min),提示起源于左心房后壁上部;②左胸导联低电压。

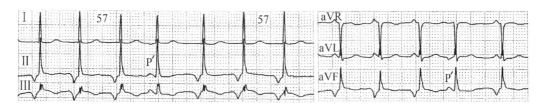

图 4-13 房性心动过速(105 次/min,P^--R 间期 0.12s,起源于心房下部)、房性早搏(P'-R 间期 0.12s)

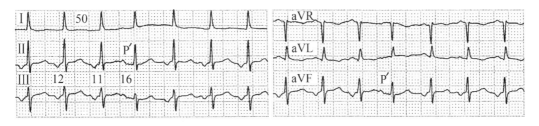

图 4-14 房室交接性心动过速(120 次/min,P^--R 间期 0.11~0.12s)、房性早搏(P'-R 间期 0.16s)

（2）根据 aVR 导联 ST 段是否抬高判定窄 QRS 心动过速折返部位：若 aVR 导联 ST 段抬高，则提示该心动过速是左侧旁道参与的顺向型房室折返性心动过速（敏感性 77％，特异性 38％，准确性 61％），系逆行 P⁻波重叠导致 ST 段畸变所致（图 4-15、图 4-16）。

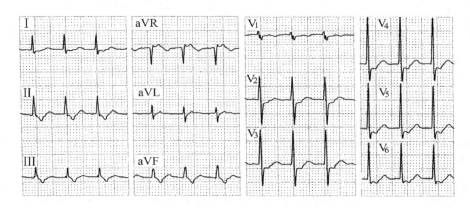

图 4-15　顺向型房室折返性心动过速（左后间隔旁道参与折返）

【临床资料】女性，64 岁，突发心动过速 2h。【心电图特征】常规心电图（图 4-15）未见窦性 P 波，但 ST 段上有逆行 P⁻波跟随，在 Ⅱ、Ⅲ、aVF 导联呈深倒置，aVR 导联直立，Ⅰ、V₄～V₆ 导联浅倒置，V₁ 导联直立，R-P⁻间期 0.09s；QRS 波形正常，R-R 间期 0.42s，频率 143 次/min；Ⅱ、Ⅲ、aVF 导联 ST 段呈下斜型压低 0.05mV，V₂～V₆ 导联 ST 段呈下斜型压低 0.10～0.18mV，aVR 导联 ST 段抬高 0.05mV。【心电图诊断】①顺向型房室折返性心动过速（143 次/min）；②提示左后间隔旁道参与折返；③广泛导联 ST 段改变。

【温故知新】①室上性心动过速发作时，若未见逆行 P⁻波，极有可能逆行 P⁻波重叠在 QRS 波群中而体表心电图难以分辨，应首先考虑慢快型房室结折返性心动过速。②依据 R-P⁻间期的长短，可判定室上性心动过速的发生机制，若逆行 P⁻波出现在 J 点附近，其 R-P⁻间期＜90ms（既往为 R-P⁻间期＜70ms，2015 年美国 ACC/AHA/HRS 成人室上性心动过速诊治指南中更正为 R-P⁻间期＜90ms），则为慢快型房室结折返性心动过速；若逆行 P⁻波出现在 ST 段至 T 波顶峰上，其 R-P⁻间期＞90ms，则为顺向型房室折返性心动过速。③若逆行 P⁻波在 Ⅰ 导联倒置、V₁ 导联直立，则旁道位于左侧；若逆行 P⁻波在 Ⅰ 导联直立、V₁ 导联倒置，则旁道位于右侧；若逆行 P⁻波在 Ⅱ、Ⅲ、aVF 导联呈深倒置，则旁道位于后间隔。

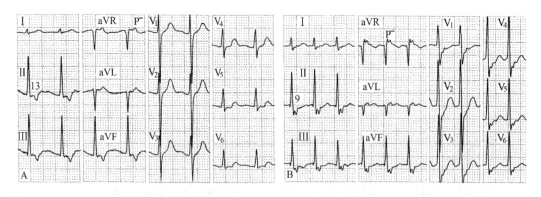

图 4-16　A 图显示顺向型房室折返性心动过速（111 次/min，R-P⁻间期 0.13s，左后间隔旁道参与折返）
B 图显示顺向型房室折返性心动过速（162 次/min，R-P⁻间期 0.09s，左后间隔旁道参与折返）

八、在判定室性心动过速起源部位中的价值

（1）若 aVR 导联 QRS 波幅（绝对值）大于 aVL 导联，则室性心动过速多起源于 RVOT 后侧方。

（2）若 aVR 导联 QRS 波幅（绝对值）小于 aVL 导联，则室性心动过速多起源于 RVOT 前方。

（3）若 aVR、V₄ 导联 QRS 波群呈负相波，则室性心动过速起源于左室心底部。

（4）若 aVR、V₄ 导联 QRS 波群呈正相波，则室性心动过速起源于左室心尖部。

第五章

小技巧在诊断中的价值

一、起卧活动的诊断价值

1.鉴别是真性的显著或严重窦性心动过缓还是2:1二度窦房阻滞引发

当白天窦性P波频率<40次/min,夜间窦性P波频率<30次/min时,应疑存在持续性2:1二度窦房阻滞。可嘱患者起卧活动或静脉注射阿托品1.0~1.5mg后,其心率若呈成倍增加,则此显著或严重的窦性心动过缓为2:1二度窦房阻滞所致(图5-1、图5-2)。

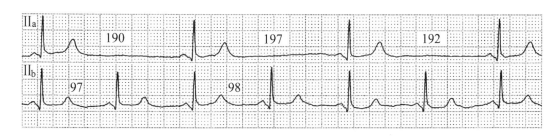

图5-1　持续性2:1二度窦房阻滞引发严重的窦性心动过缓

【临床资料】男性,59岁,临床诊断:病窦综合征。【心电图特征】Ⅱa导联(图5-1)显示窦性P-P间期1.90~1.97s,频率30~32次/min,呈现严重的窦性心动过缓,期间未见下级起搏点发放激动;P-R间期0.14s。Ⅱb导联系患者起卧活动后记录,显示P-P间期0.97~0.98s,频率61~62次/min,较活动前频率呈成倍增加,强烈提示Ⅱa导联严重的窦性心动过缓系持续性2:1二度窦房阻滞所致;P-R间期0.13s,U波浅倒置。【心电图诊断】①严重的窦性心动过缓(30~32次/min),提示由持续性2:1二度窦房阻滞所致;②下级起搏点功能低下,提示双结病;④轻度U波改变;⑤建议24h动态心电图检查。

【温故知新】①国内通常以窦性频率<60次/min作为窦性心动过缓的诊断标准,但2018年美国心脏病协会在《心动过缓诊治指南》中提出窦性心动过缓的频率以<50次/min为标准。②窦性频率≤45次/min为显著的窦性心动过缓;窦性频率≤35次/min为严重的窦性心动过缓,应启动危急值上报程序。

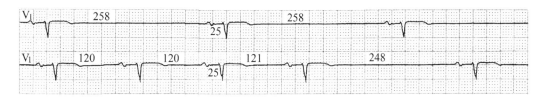

图5-2　上行显示严重的窦性心动过缓(23次/min),提示2:1二度窦房阻滞、一度房室阻滞;下行系起卧活动后记录,显示窦性心动过缓(50次/min)、2:1二度窦房阻滞、一度房室阻滞;下级起搏点功能低下,提示双结病。

2.揭示持续性窦性停搏、加速的房室交接性逸搏心律伴异肌交接区传出2:1阻滞

房室交接性逸搏和逸搏心律属继发性心律失常,需寻找发生逸搏和逸搏心律的始发因素,如窦性心动过缓、窦性停搏、二度以上窦房阻滞或房室阻滞等。此外,貌似房室交接性逸搏心律,也有可能是加速的房室交接性逸搏心律伴异肌交接区传出2:1阻滞所致(图5-3)

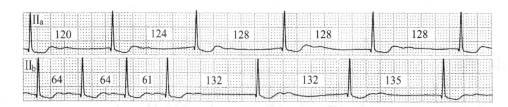

图 5-3　起卧活动揭示持续性窦性停搏、加速的房室交接性逸搏心律伴异肌交接区传出 2∶1 阻滞

【临床资料】女性，67 岁，临床诊断：心动过缓待查。【心电图特征】Ⅱa 导联（图 5-3）未见各种心房波出现，QRS 波形正常，其 R-R 间期 1.20～1.28s，频率 47～50 次/min，为房室交接性逸搏心律；ST 段呈下斜型压低 0.05～0.10mV。Ⅱb 导联系患者起卧活动后记录，仍未显示各种心房波，R-R 间期呈 0.61～0.64s、1.32～1.35s 短长两种（频率 44～98 次/min），长 R-R 间期基本上为短 R-R 间期的 2 倍，强烈提示加速的房室交接性逸搏心律伴异肌交接区传出 2∶1 阻滞。【心电图诊断】①未见窦性 P 波，提示持续性窦性停搏；②加速的房室交接性逸搏心律（94～98 次/min），多伴异肌交接区传出 2∶1 阻滞而呈现房室交接性逸搏心律（44～50 次/min）；③轻度 ST 段改变。

3.辨析真假短 P-R 间期

当窦性 P-P 间期与下级起搏点（房室交接区、心室）的 R-R 间期相等或接近，形成等频性干扰性房室分离时（P 波位于 QRS 波群之前），可引发假性短 P-R 间期。此时，可嘱患者起卧活动 10 次后再重新记录心电图，观察窦性频率增快后 P-R 间期的长短。若 P-R 间期恢复正常，则表明活动前的短 P-R 间期系等频性干扰性房室分离所致的假性短 P-R 间期（图 5-4）。

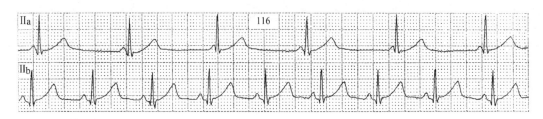

图 5-4　干扰性房室分离引发假性短 P-R 间期（Ⅱa 导联）

【临床资料】男性，46 岁，临床诊断：心动过缓待查。【心电图特征】Ⅱa 导联（图 5-4）显示窦性 P-P 间期 1.12～1.17s，频率 51～54 次/min，P-R 间期 0.07～0.09s，R-R 间期 1.16s，频率 52 次/min，表明 P 波与 QRS 波群无关。Ⅱb 导联系起卧活动后记录，显示窦性 P-P 间期 0.72～0.79s，频率 76～83 次/min，P-R 间期 0.13s，进一步证实了Ⅱa 导联存在干扰性房室分离。【心电图诊断】①窦性心动过缓（51～54 次/min）；②房室交接性逸搏心律（52 次/min）；③完全性干扰性房室分离；④活动后恢复正常心电图。

【温故知新】①若窦房结或心房与房室交接区或心室起搏点发放激动的频率相等或接近，且两者同时传至房室交接区产生一系列的绝对干扰现象，则形成等频性房室分离。②两个起搏点频率相等，可能是偶然的巧合，但更可能是一种特殊的电生理现象——"趋同现象"或"同步化现象"所致，即心脏两个起搏点频率相差<25% 时易出现"趋同现象"或"同步化现象"，频率慢的起搏点逐渐增速，接近于频率快的起搏点直至相等，形成等频率搏动，这是一种正性变时作用的特殊干扰现象。"趋同现象"使随后 P 波固定地出现在 QRS 波群稍前、QRS 波群中、ST 段或 T 波顶峰之前，并持续一定时间（数分钟至数十分钟），呈现等频性完全性干扰性房室分离，此现象又称为"钩拢现象"。③当 P 波固定地出现在 QRS 波群稍前时，便会出现短 P-R 间期，易误为两者是相关联的，即 QRS 波群是由 P 波下传；此时，可通过起卧活动，改变窦性 P 波频率，便会显现"庐山"真面目，如本例患者。

4.确认 2∶1 房室阻滞是二度Ⅰ型还是二度Ⅱ型所致

窦性心律时，若房室持续呈 2∶1 阻滞，是二度Ⅰ型阻滞还是二度Ⅱ型阻滞所致？两者往往难以区分，但对其准确判断，又非常重要，因Ⅰ型、Ⅱ型阻滞的部位和预后迥然不同。可通过起卧活动增加心率和房室传导比例来观察 P-R 间期和阻滞程度，若 P-R 间期逐搏延长或（和）房室阻滞程度减轻,则为二度Ⅰ型阻滞(图 5-5);反之,若 P-R 间期恒定或(和)房室阻滞程度加重,则为二度Ⅱ型阻滞(图 5-6)。

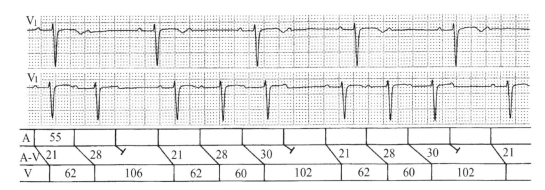

图 5-5　通过起卧活动明确房室 2∶1 阻滞系二度Ⅰ型阻滞所致

【临床资料】男性,18 岁,临床诊断:病毒性心肌炎。【心电图特征】上行 V₁ 导联(图 5-5)显示窦性 P-P 间期 0.67s,频率 90 次/min;P-R 间期 0.21s,房室呈 2∶1 传导或阻滞,心室率 45 次/min。下行 V₁ 导联系患者起卧活动后记录,显示 P-P 间期 0.55s,频率 109 次/min,P-R 间期由 0.21s→0.28s 或由 0.21s→0.28s→0.30s 逐搏延长,直至 P 波下传受阻 QRS 波群脱漏,房室呈 3∶2~4∶3 传导。【心电图诊断】①窦性心律;②长 P-R 间期型二度Ⅰ型房室阻滞引发缓慢心室率(45 次/min),房室呈 2∶1 传导,起卧活动后转为 3∶2~4∶3 传导。

【心得体会】①对 QRS 波群脱漏后第 1 个搏动的 P-R 间期延长者(≥0.21s),是诊断为"一度合并二度Ⅰ型房室阻滞""二度Ⅰ型房室阻滞"还是诊断为"长 P-R 间期型二度Ⅰ型房室阻滞",文献上不是很统一。②刘正湘、吴杰主译的《临床心电图全解——案例分析与学习精要》(科学出版社,2004 年版)第 3 页中指出:二度或高度房室阻滞时,若 P-R 间期>0.20s,是否还要诊断一度房室阻滞?回答是否定的,认为存在更高程度房室阻滞时,不必再诊断一度房室阻滞。③笔者同意此观点,也认为诊断时应按严重的心律失常进行诊断,但为了体现 QRS 波群脱漏后第 1 个搏动的 P-R 间期仍然延长而有别于正常 P-R 间期,故笔者主张诊断为"长 P-R 间期型二度Ⅰ型房室阻滞"更为客观。

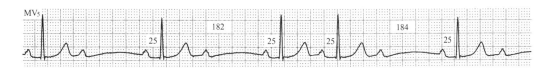

图 5-6　长 P-R 间期型二度Ⅱ型房室阻滞,房室呈 2∶1~3∶2 传导

【临床资料】女性,80 岁,临床诊断:冠心病。【心电图特征】MV₅ 导联(图 5-6)显示窦性 P-P 间期 0.85~0.95s,房室呈 2∶1~3∶2 传导,其 P-R 间期始终为 0.25s;可见 1.82~1.84s 的长 R-R 间期,期间未见各种逸搏出现,平均心室率 45 次/min。【心电图诊断】①窦性心律;②长 P-R 间期型二度Ⅱ型房室阻滞引发缓慢心室率(平均 45 次/min),房室呈 2∶1~3∶2 传导;③提示下级起搏点功能低下;④建议植入双腔起搏器。

【心得体会】①窦性心律时,持续 2∶1 房室阻滞,为二度Ⅰ型或Ⅱ型阻滞的变异,因两者难以区分,故只能统称为二度房室阻滞。②此时可通过起卧活动增加心率和房室传导比例来观察 P-R 间期和阻滞程度,一旦有 3∶2 传导出现,便能显现"庐山"真面目。③二度Ⅰ型房室阻滞多数发生在房室结内(约 72%),其预后一般良好;少数可发生在希氏束(7%)及束支内(21%),但其 P-R 间期逐搏延长的量、递增量和总增量的幅度均很少,易发展为三度房室阻滞,预后较差。④二度Ⅱ型房室阻滞几乎发生在希氏束或束支内,极易发展为三度房室阻滞,预后较差,需植入双腔起搏器。

5.鉴别 ST 段抬高是功能性还是病理性

ST 段抬高可见于 AMI、变异型心绞痛、急性心包炎、急性心肌炎、电击伤、高钾血症等病理性因素及正常人、迷走神经张力过高者等功能性因素,需结合临床加以判定。对于正常人、迷走神经张力过高者所致的 ST 段抬高,若起卧活动后 ST 段抬高程度减轻或恢复正常,则为心室早复极所致（图 5-7），属功能性改变。但对于病理性因素所致 ST 段抬高，如 AMI、变异型心绞痛、急性心包炎、急性心肌炎等不宜行起卧活动，切记！

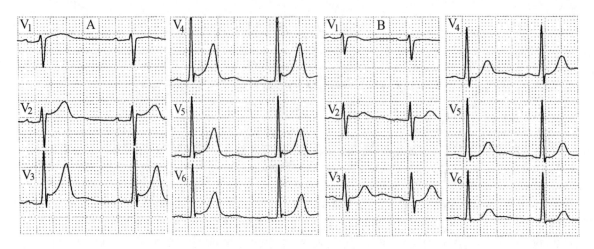

图 5-7　心室早复极引发 ST 段抬高和 T 波高耸

【临床资料】男性，61 岁，临床诊断：腹痛待查。【心电图特征】图 A 为静息时所记录的胸前导联心电图（图 5-7），显示 P-P 间期 1.08～1.10s，频率 55～56 次/min；V$_1$～V$_6$ 导联 J 点抬高、ST 段呈凹面向上型抬高 0.1～0.3mV，以 V$_3$、V$_4$ 导联最为明显伴 T 波高耸。图 B 为起卧活动后所记录的胸前导联心电图，显示 P-P 间期 0.80～0.89s，频率 67～75 次/min，仅 V$_2$ 导联 ST 段抬高 0.1mV，V$_3$～V$_5$ 导联 ST 段恢复正常，V$_6$ 导联 ST 段压低≤0.05mV，T 波振幅也恢复正常。【心电图诊断】①窦性心动过缓（55～56 次/min）；②广泛前壁 ST 段抬高伴前壁 T 波高耸，提示心室早复极（活动后 ST 段恢复正常）。

6.辅助阿托品试验结果的判定

我院术前、无痛胃肠镜检查者，若常规心电图诊断为窦性心动过缓，均需行阿托品试验。一旦阿托品试验阳性，则进一步行平板运动试验、24h 动态心电图检查或第 2 天提高阿托品剂量再次静脉注射。当阿托品试验后最快心率在 85～89 次/min 时，笔者通常让患者起卧活动 10 次后再记录心电图；若心率≥90 次/min，则可认为阿托品试验阴性，因阿托品试验受患者基础心率、体重及对药物敏感性等多种因素的影响。

二、屏气试验的诊断价值

1.明确窦性心律不齐类型

窦性 P-P 间期互差≥0.16s 称为窦性心律不齐，它有 4 种类型，通过屏气试验可明确窦性心律不齐类型。

（1）呼吸性窦性心律不齐：最常见，多见于儿童及年轻人。吸气时交感神经张力增高，心率增快；而呼气时迷走神经张力增高，心率减慢；屏气后 P-P 间期转为规则。

（2）非呼吸性窦性心律不齐：多见于老年人及心脏病患者，其心律不齐与呼吸无关。

（3）室相性窦性心律不齐：多见于二度至三度房室阻滞及室性早搏时。

（4）房性早搏诱发窦性心律不齐。

2.判定阵发性心动过速类型

在阵发性窄 QRS 心动过速中，房性心动过速与房室呈 2∶1 传导的心房扑动有时较难鉴别。可嘱患者深吸气后屏住，再行记录观察。一旦出现房室呈 3∶1 传导，便可明确该心动过速为 2∶1 传导的心房扑动（图 5-8）。若屏气后心动过速突然停止，则可诊断为房室结折返性心动过速或顺向型房室折返性心动过速。

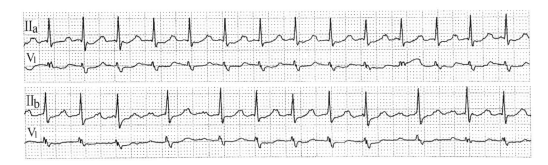

图 5-8 房室呈 2∶1 传导的心房扑动酷似房性心动过速

【临床资料】男性,69 岁,临床诊断:心房颤动射频消融术后。【心电图特征】上行Ⅱa、V₁ 导联(图 5-8)同步记录,Ⅱa 导联显示 T 波顶峰切迹,强烈提示有 P′波或 F 波重叠,QRS 波形正常,其 R-R 间期规则(0.46s),频率 130 次/min。下行Ⅱb、V₁ 导联系患者深吸气屏住后记录,出现了短长两种 R-R 间期,其中长 R-R 间期中显露了 2 个双峰切迹的 P′波或 F 波,其 P′-P′间期(F-F 间期)0.23s,频率 260 次/min,属心房扑动频率。表明上行Ⅱa、V₁ 导联中有 1 个 F 波重叠在 QRS 波群中而难以辨认,极易误诊为房性心动过速。【心电图诊断】心房扑动伴快速心室率(130 次/min),房室呈 2∶1 传导,屏气后房室呈 2∶1～3∶1 传导。

【心得体会】①心房颤动射频消融术后的转归有恢复窦性节律、转为房性心动过速、心房扑动或仍为心房颤动,部分患者恢复窦性节律过一段时间后又转为心房颤动。②对于老年慢性心房颤动患者,因慢性心房颤动有可能是病窦综合征发展的最后阶段,是窦房结严重病变及右心房广泛性病变的结果,行射频消融术后有可能需植入起搏器,这一点需与患者、家属交代清楚。③窦性心动过速多表现为"P-T 分离"现象,即 P 波一般不会重叠在前一搏动 T 波顶峰上,一旦出现"P-T 重叠"现象,即 P 波重叠在前一搏动 T 波顶峰上,强烈提示为房性心动过速或 2∶1 传导的心房扑动。

3.判定下壁异常 Q 波是功能性还是病理性 Q 波

若Ⅲ、aVF 导联出现深而窄 Q 波或呈 QS 型而Ⅱ导联无或有 q 波,则应嘱患者深吸气后屏住,再行记录观察。若此时 Q 波明显变浅或消失,则为呼吸性 Q 波(图 5-9),与膈肌上抬有关,属正常变异;反之,若 Q 波无明显变化,则存在下壁异常 Q 波。

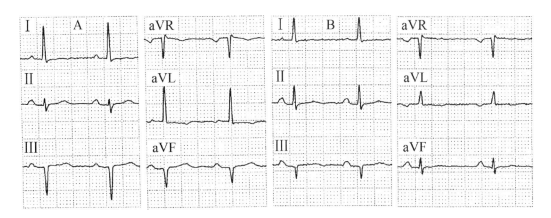

图 5-9 下壁呼吸性 Q 波

【临床资料】男性,74 岁,临床诊断:冠心病。【心电图特征】图 A 肢体导联(图 5-9)为自由呼吸时记录,显示 QRS 波群在Ⅱ导联呈 rs 型,Ⅲ、aVF 导联呈 QS 型,电轴左偏-30°;T 波在Ⅰ导联平坦,aVL 导联浅倒。图 B 系患者深吸气屏住后记录,显示 QRS 波群在Ⅱ导联呈 Rs 型,Ⅲ导联虽然呈 QS 型,但深度明显变浅;aVF 导联呈 qrs 型,电轴左偏-13°;T 波在Ⅰ、aVL 导联平坦或负正双相。【心电图诊断】①窦性心律;②下壁呼吸性 Q 波,与膈肌上抬有关;③高侧壁轻度 T 波改变。

三、加做上一肋间、右胸前导联的诊断价值

1. 判定真假 Brugada 波

当 V_1、V_2 导联 ST 段抬高疑为不典型 Brugada 波时，可将吸球吸在 V_1、V_2 导联上一肋间相应的部位进行记录。若呈现典型 Brugada 波，则可诊断之(图 5-10)；反之，则可排除之(图 5-11)。

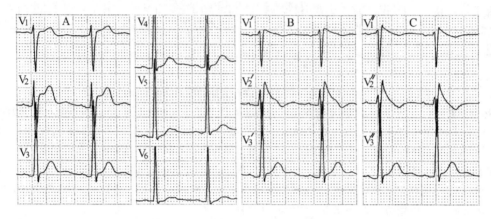

图 5-10　V_1、V_2 导联上一肋间呈现典型 Brugada 波

【临床资料】男性，27 岁，临床诊断：健康体检。【心电图特征】图 A 为胸前导联心电图(图 5-10)，显示 V_5 导联 R 波振幅 2.7mV，V_1、V_2 导联 ST 段分别抬高 0.1、0.4mV；图 B 为 V_1、V_2 导联上一肋间记录，显示 ST 段呈穹隆型抬高达 0.2、0.8mV；图 C 为 V_1、V_2 导联上两肋间记录，显示 ST 段呈穹隆型抬高达 0.2、0.7mV。【心电图诊断】①窦性心律；②左心室高电压；③局限性前间壁 ST 段抬高，提示 Brugada 波。

【温故知新】①Brugada 波是指 V_1～V_3 导联出现 J 波，ST 段抬高，T 波倒置酷似右束支阻滞图形，又称为右胸前导联"三联征"。将 V_1～V_3 导联移至上一肋或两肋记录，可提高 Brugada 波的检出率。Brugada 波可分为 3 种类型。②Ⅰ型以穹隆型 ST 段抬高为特征，表现为 J 波或抬高的 ST 段顶点≥0.2mV，其后 ST 段随即向下倾斜伴 T 波倒置。③Ⅱ型呈马鞍型 ST 段抬高，表现为 J 波抬高≥0.2mV，ST 段呈下斜型抬高(在基线上方仍然≥0.1mV)，紧随正相或双相 T 波。④Ⅲ型呈穹隆型或马鞍型或两者兼有，ST 段抬高<0.1mV。⑤本例因不同位置所记录的 ST 段抬高形态不一致，故统称为 Brugada 波而不进行具体分型。

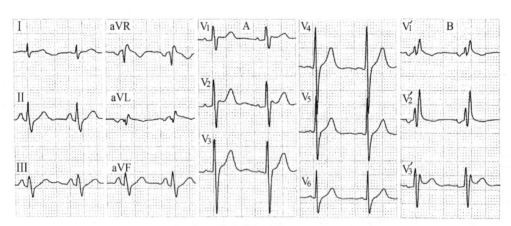

图 5-11　V_1、V_2 导联上一肋间呈现典型的不完全性右束支阻滞图形

【临床资料】男性，38 岁，临床诊断：健康体检。【心电图特征】图 A 为常规心电图(图 5-11)，显示 QRS 时间 0.10s，终末波略宽钝，在 V_1、V_2 导联呈 rsr'、RSr' 型，同时伴 ST 段抬高 0.1～0.2mV。图 B 为 V_1～V_3 导联上一肋间波形，显示典型的不完全性右束支阻滞图形。【心电图诊断】①窦性心律；②隐匿性不完全性右束支阻滞。

2. 隐匿性不完全性右束支阻滞的诊断

当 V_1 导联 QRS 波群出现多个挫折波时，即呈 rSr's' 型或呈 rS 型，S 波挫折，其他导联终末波

较宽钝,QRS 时间≤0.11s,加做 V_3R、V_4R、V_5R 导联或 V_1～V_3 导联上一肋间,若出现 rRr' 型,$r<r'$,则可诊断为隐匿性不完全性右束支阻滞(图 5-11、图 5-12)。

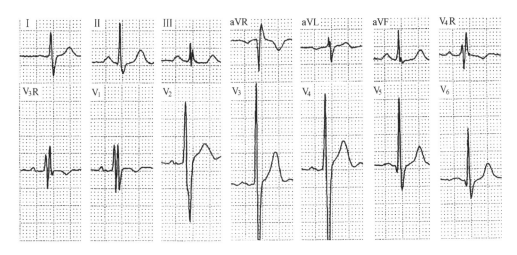

图 5-12　隐匿性不完全性右束支阻滞(QRS 时间 0.11s)

四、重视复检心电图的诊断价值

当临床疑急性冠状动脉综合征(ACS)而心电图检查正常时,应于 0.5、1、2、4h 后复检心电图。笔者于 20 世纪 80 年代就曾遇 1 例 55 岁男性胸闷患者,于就诊 6h 后出现前间壁 AMI 图形。Wellens 综合征患者胸闷、胸痛发作时,其心电图正常或无明显异常改变,但胸闷、胸痛缓解若干时间后,胸前导联将出现特征性 T 波改变(V_2、V_3 或 V_2～V_4 导联 T 波呈深而对称性倒置或呈正负双相),复检心电图显得尤为重要(图 5-13)。

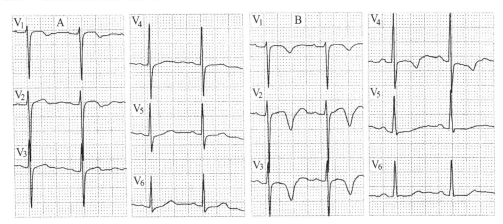

图 5-13　Ⅰ型 Wellens 综合征心电图改变

【临床资料】男性,57 岁,临床诊断:胸痛待查。【心电图特征】图 A 为胸痛时胸前导联心电图(图 5-13),仅显示 V_4 导联 T 波低平,为局限性前壁轻度 T 波改变;图 B 为胸痛缓解后第 2 天复诊时记录,显示 V_1～V_4 导联 T 波倒置,其中 V_2、V_3 导联深达 0.50～0.55mV,V_5 导联 T 波低平。【心电图诊断】①窦性心律;②胸痛缓解后出现前间壁、前壁 T 波改变,提示Ⅰ型 Wellens 综合征,请结合临床。

患者冠状动脉造影显示前降支近端狭窄 95%,于前降支近端植入支架 1 枚,TIMI 血流 3 级。

【温故知新】①Ⅰ型 Wellens 综合征(约占 75%),胸痛缓解后 V_2、V_3 或 V_2～V_4 导联出现深而对称性 T 波倒置;Ⅱ型 Wellens 综合征(约占 25%),上述导联 T 波呈正负双相,部分患者在数小时或数天内可演变为深倒置。②Wellens 综合征属 AMI 的前期,预示前降支近端严重狭窄,应积极治疗;否则,极易发展为前壁 AMI。③Wellens 综合征特征性 T 波改变发生在胸痛缓解期,属"马后炮"型迟发性改变,极易误诊、漏诊,故及时复检心电图非常重要,切记!

五、重视 DCG 的诊断价值

DCG 能捕捉一过性心电变化,对心律失常、心肌缺血的诊断具有独到之处,能鉴别胸闷、胸痛、心悸、黑蒙、晕厥等症状是否由心脏疾病所致,能判明某些小波形成的机制(图 5-14、图 5-15、图 5-16)。

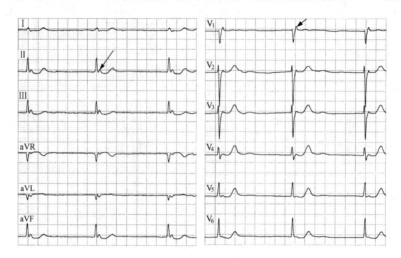

图 5-14　房室交接性逸搏心律伴正相逆行 P⁻ 波

【临床资料】男性,68 岁,临床诊断:心房颤动射频消融术后、心动过缓待查。**【心电图特征】**常规心电图(图 5-14)系静卧时记录,QRS 波群前未见各种心房波(P、P⁻、F 或 f 波),R-R 间期 1.40～1.47s,频率 41～43 次/min,为房室交接性逸搏心律;值得关注的是 J 点处有挫折波重叠,V₁ 导联呈 rSrʹ型,有 4 种可能:①窦性 P 波重叠;②异常 J 波;③不完全性右束支阻滞;④正相逆行 P⁻ 波。通过起卧活动改变频率,观察 J 点处挫折波是窦性 P 波重叠还是始终伴随而进行鉴别诊断。

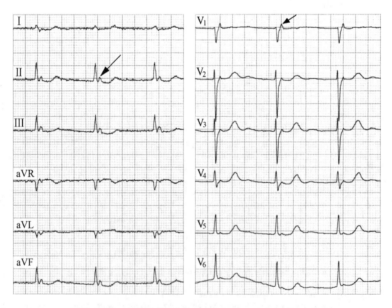

图 5-15　房室交接性逸搏心律伴正相逆行 P⁻ 波

【心电图特征】起卧活动后心电图(图 5-15),显示 QRS 波群前仍未见各种心房波,R-R 间期 0.97s,频率 62 次/min,为加速的房室交接性逸搏心律;J 点处挫折波始终与 QRS 波群伴随,表明该挫折波绝对不是窦性 P 波,这样,就可排除窦性节律与房室交接性节律在房室交接区所形成的等频性干扰性房室分离。但异常 J 波、不完全性右束支阻滞及正相逆行 P⁻ 波仍无法鉴别。只有行 24h 动态心电图检查,观察有无窦性 P 波出现及 P 波下传 QRS 波群的形态如何,方能明确诊断。

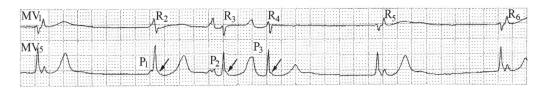

图 5-16　成对窦性搏动、房性早搏、房室交接性逸搏心律伴正相逆行 P^- 波

【心电图特征】MV_1、MV_5 导联(图 5-16)系 DCG 同步记录,显示 P_1、P_2 增宽伴双峰切迹(0.13s),两峰距 0.06s,其 P-P 间期 0.80s,频率 75 次/min,P-R 间期 0.19s;P_3 为提早出现 P'-QRS-T 波群,P'-R 间期 0.27s;值得关注的是:凡是有 P 波出现的,其后 QRS 波群终末部或 J 点处始终是光滑的,如 $R_2 \sim R_4$ 搏动(箭头所指);而没有 P 波出现者,MV_1 导联有 r' 波、MV_5 导联 J 点处始终有挫折波重叠,如 R_5、R_6 搏动,其 R-R 间期 1.64~1.70s,频率 35~37 次/min。表明 J 点处挫折波、MV_1 导联 r' 波为逆行 P^- 波,而不是异常 J 波和不完全性右束支阻滞。鉴于下壁导联、V_5 导联挫折波是直立的,强烈提示该 P 波为正相逆行 P^- 波。【心电图诊断】①偶见成对窦性搏动;②窦性停搏;③P 波增宽伴切迹,提示不完全性左心房内阻滞;④房性早搏伴干扰性 P'-R 间期延长;⑤房室交接性逸搏心律伴正相逆行 P^- 波;⑥提示病窦综合征。

【温故知新】①基本概念:正相逆行 P^- 波是指起源于房室交接区或心室异位起搏点的激动逆传心房时所产生的逆行 P^- 波,在 Ⅱ、Ⅲ、aVF 导联呈直立 P 波。②形成机制:心房内的特殊传导纤维如结间束、James 束(大部分由后结间束组成,少部分由前、中结间束组成)及 Kent 束的存在为正相逆行 P^- 波的解释提供了解剖学基础。③当起源于房室交接区或心室异位起搏点的激动经房室正道逆传受阻时,可从 Janes 束或从出口处位于心房上部的 Kent 束逆传,使心房除极顺序与窦性激动相似而出现直立 P 波。

第六章
心律失常分析流程及诊断规范化建议

十二导联同步心电图对心律失常具有独特的诊断价值,大多数能明确心律失常发生的部位及其性质。为达到准确分析、诊断心律失常之目的,必须做到:①良好的心电图记录;②掌握心律失常分析流程;③借助梯形图进行合乎逻辑的推理和验证;④掌握心律失常诊断原则;⑤密切结合临床及既往心电图改变。

一、良好的心电图记录

1. 正确连接导联、尽量避免伪差波

正确连接导联、尽量避免伪差波是准确分析和诊断心电图的第一步。若左、右手导联线反接,则易误诊为镜像右位心或高侧壁异常 Q 波(曾有医院误诊为高侧壁陈旧性心肌梗死而引发医疗官司,请见第二十一章);若胸前导联错接,则会误诊为 R(r)波幅逆递增或递增不良;若出现伪差波,则有可能误诊为心房颤动或扑动(图 6-1)。

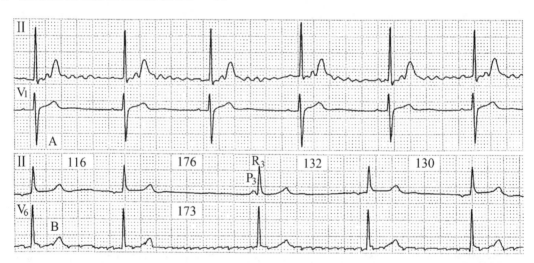

图 6-1　A 图 Ⅱ 导联伪差波酷似心房颤动的 f 波;B 图 V₆ 导联伪差波酷似不纯性心房扑动(F、f 波),Ⅱ 导联显示极缓慢的窦性搏动(P₃,34 次/min)、过缓的成对房性逸搏伴不齐(45～52 次/min)、过缓的房室交接性逸搏(35次/min)、双结病待排,建议动态心电图检查。

2. 选择合适的导联

心房波的检出是准确分析心律失常的关键。若心房波不明显,则心律失常分析、诊断的准确性大打折扣(图 6-2)。分析心律失常首选 Ⅱ、V₁、V₅ 导联同步记录或 Ⅰ、V₁、V₅ 导联同步记录(P 电轴左偏时),因这些导联能清楚地显示 P 波、F 波及 f 波,能确定 QRS 波形是呈左束支阻滞型还是呈右束支阻滞型,有助于判断是心室内差异性传导还是室性早搏。若为后者,则有助于判定是起源于左心室还是起源于右心室(图 6-2)。

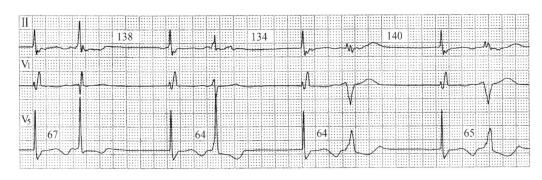

图 6-2　心房颤动(细颤型)、多源性或多形性室性早搏二联律

【临床资料】女性,86 岁,临床诊断:冠心病、病窦综合征。【心电图特征】Ⅱ、V_1、V_5 导联(图 6-2)同步记录,其中 V_1、V_5 导联定准电压 5mm/mV。未见各种心房波(P、P'、P^-、F、f 波),延迟出现(代偿间歇后)QRS 波群呈右束支阻滞图形,时间 0.13s;提早出现 QRS' 波群呈不完全性右束支阻滞型、正常、类左束支阻滞型 3 种形态,偶联间期 0.64~0.67s;平均心室率 60 次/min;V_5 导联 R 波振幅 2.9mV,ST 段呈水平型压低 0.1mV;Ⅱ 导联 T 波平坦,V_5 导联 T 波倒置;Q-T 间期 0.57s(正常最高值 0.50s)。既往心电图显示心房颤动、完全性右束支阻滞。【心电图诊断】①结合既往心电图提示心房颤动(细颤型)伴正常心室率(平均 60 次/min);②频发多源性或多形性室性早搏,呈二联律;③完全性右束支阻滞;④左心室高电压;⑤T 波改变、Q-T 间期延长。

【心得体会】①P 波缺失可见于持续性窦性停搏、三度窦房阻滞、细颤型心房颤动、心房停搏(心房肌失去收缩功能)及高钾血症时窦室传导(心房肌麻痹)。②本例Ⅱ、V_1、V_5 导联均未见 P 波,若无既往心电图作比较,是持续性窦性停搏、三度窦房阻滞,还是细颤型心房颤动、心房停搏所致 P 波缺失,体表心电图难以甄别。③若是窦性停搏、三度窦房阻滞,则延迟出现呈右束支阻滞型 QRS-T 波群,其起搏点可来自房室交接区伴右束支阻滞,也可来自左心室。④QRS 波形正常与否,不取决于起搏点位置,而是取决于左、右心室是否基本同步除极(互差<25ms)。

3. 足够长的记录时间

为了找出紊乱心律内在的规律性,需做较长时间的连续记录,使周期性规律至少能重复 2 个以上。

二、辨析 P 波——确定基本节律、心房肥大或(和)阻滞、早搏或(和)逸搏

分析复杂心律失常时,辨析 P 波是最关键的一步。初看一份心电图,若未见明显 P 波,则要特别关注 T 波的形态,确认有无 P 波重叠在 T 波顶峰上(图 6-3)。一旦判明 P 波存在与否,心律失常诊断与鉴别诊断的范围就大为缩小,也大大提高了诊断的准确性。

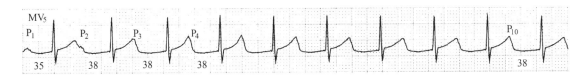

图 6-3　窦性 P 波重叠在 T 波上极易误诊为加速的房室交接性逸搏心律

【临床资料】女性,55 岁,健康体检。【心电图特征】MV_5 导联(图 6-3)显示窦性 P-P 间期 0.70~0.72s,频率 83~86 次/min;P_1-R 间期 0.35s,P_2~P_{10} 波重叠在 T 波降支及顶峰上,其下传 P-R 间期均为 0.38s,若无 P_1、P_2 作佐证,极易误诊为加速的房室交接性逸搏心律。【心电图诊断】①窦性心律;②一度房室阻滞(P-R 间期 0.35~0.38s,);③窦性 P 波重叠在 T 波上酷似加速的房室交接性逸搏心律。

若有 P 波出现,则根据肢体导联(Ⅰ、Ⅱ、aVR 导联)P 波极性,必要时结合 V_4~V_6 导联 P 波极性判定其起源部位(窦房结、心房或房室交接区)。依据 P 波频率、与 QRS 波群的关系判定其发放激动的强度(过速、正常频率、过缓或停搏)及其传导情况等。遇心动过速时,尚需根据 P 波极性、频率高低、P 波所处位置及临床病史进行甄别。

（一）确认窦性P波及窦性心律

依据P波在Ⅰ、Ⅱ导联直立，aVR导联倒置，V₁导联呈正负双相或直立，V₄～V₆导联直立，通常可判定为窦性搏动，偶为高位右心房异位搏动。连续出现3个或3个以上窦性P波，方能称为窦性心律。

1.窦性P波形态

依据Ⅱ导联P波形态，窦性P波可呈直立、低平、高尖、增宽伴双峰切迹、高大及正负双相等7种形态（图6-4A～E、图6-5F～G）。根据其形态、振幅、时间及结合临床判定是否存在心房负荷过重、肥大或（和）心房内阻滞等。

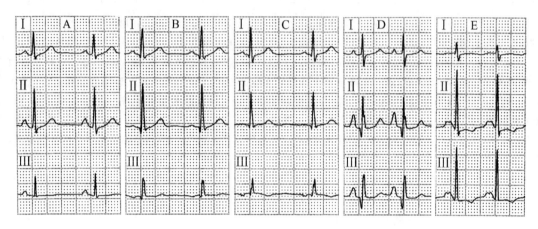

图6-4　Ⅱ导联窦性P波基本形态示意图：图A为正常型，图B、图C为低平型和平坦型（系P电轴左偏所致），图D为高尖型（右心房负荷过重、右心房肥大或右心房内阻滞），图E为增宽伴切迹型P波（左心房负荷过重、左心房肥大或左心房内阻滞）

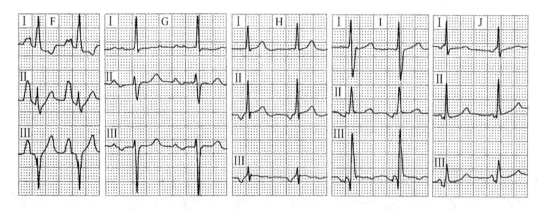

图6-5　Ⅱ导联窦性P波和房性P波基本形态示意图：图F为高大型（双心房肥大或一侧心房肥大伴另一侧心房内阻滞）、图G为正负双相型（上房间束完全阻滞）；图H为倒置型、图I为负正双相型、图J为起源于心房的正负双相型P波）

2.根据窦性P波形态确定相关的诊断

心房负荷过重、肥大或心房内阻滞的心电图改变均表现为P波高尖（右心房负荷过重、肥大或右心房内阻滞）、P波增宽伴切迹（左心房负荷过重、肥大或左心房内阻滞）及P波高大（双心房负荷过重、肥大、阻滞或一侧心房肥大伴另一侧心房内阻滞），其诊断必须密切结合临床和心脏超声检查。但对于间歇性出现P波高尖或（和）增宽伴切迹，则一定是间歇性心房内阻滞所致。

（1）窦房结内游走性心律：起搏点在窦房结头、体、尾部游走不定引发P波形态、频率改变者。频率较快时，P波振幅较高；频率较慢时，P波振幅较低。P波时间、振幅及极性均正常（图6-6）。

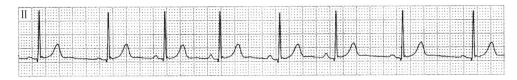

图 6-6　窦房结内游走性心律

（2）P 电轴左偏：①P 波在 Ⅰ、aVL 导联直立，其振幅高于 Ⅱ 导联的 P 波；②Ⅱ 导联 P 波低平或正负双相，Ⅲ、aVF 导联呈正负双相（Ⅲ 导联可浅倒）；③aVR 导联 P 波浅倒或负正双相；④V$_4$～V$_6$导联 P 波直立；⑤P 波时间、振幅多正常；⑥起卧活动后，Ⅱ、Ⅲ、aVF 导联 P 波振幅明显增高（图 6-7）。

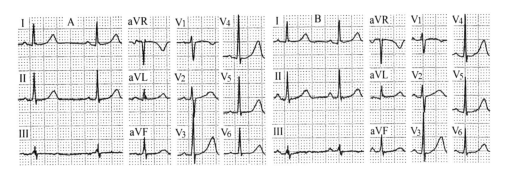

图 6-7　女性，24 岁，健康体检时呈现 P 电轴左偏（图 A）、活动后下壁导联 P 波振幅增高（图 B）

（3）左心房负荷过重：主要表现为 V$_1$ 导联 Ptf 绝对值≥0.04mm・s（图 6-8、图 6-9）。

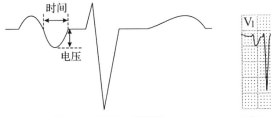

图 6-8　Ptf V$_1$ 值测算

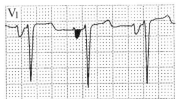

图 6-9　心力衰竭患者出现 Ptf V$_1$ 绝对值明显增大（0.196mm・s）

（4）P 波高尖：①Ⅱ、Ⅲ、aVF 导联 P 波振幅≥0.25mV（图 6-10），可伴胸前导联 P 波振幅≥0.2mV；②低电压时，P 波振幅≥同导联 1/2R 波振幅；③P 波时间多正常。

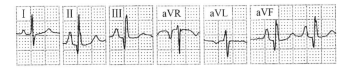

图 6-10　肺心病患者出现 P 波高尖（右心房肥大）、下壁异常 Q 波

（5）P 波增宽伴切迹：①P 波时间≥0.11s，两峰距≥0.04s；②可伴 Ptf V$_1$ 绝对值≥0.04mm・s（多见于风心病二尖瓣狭窄患者）；③P 波振幅正常（图 6-11）。

（6）P 波巨大：P 波既宽又高，即 P 波时间≥0.11s，振幅≥0.25mV（图 6-5F）。见于双心房负荷过重或肥大、一侧心房肥大伴另一侧心房内阻滞、左右心房同时存在阻滞等。

（7）P 波正负双相伴增宽：下壁导联 P 波呈正负双相伴时间≥0.11s（图 6-12）。系上房间束（Bachmann 束）完全阻滞所致，表现为窦性激动在左心房内除极不仅延缓，还从左心房下部向上部

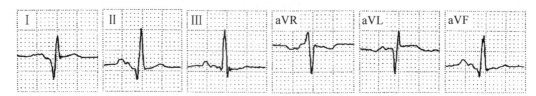

图 6-11　风心病患者出现 P 波增宽伴切迹(左心房肥大)、高侧壁异常 Q 波

除极,形成终末负相 P 波。

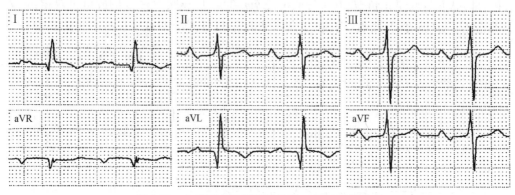

图 6-12　上房间束阻滞引发 P 波正负双相伴增宽

【临床资料】男性,55 岁,临床诊断:扩张型心肌病。【心电图特征】肢体导联(图 6-12)显示 I 导联 P 波直立,增宽伴双峰切迹,时间 0.14s,两峰距 0.09~0.10s,Ⅱ、Ⅲ、aVF 导联 P 波呈正负双相,aVR 导联呈负正双相;P-R 间期 0.30s;I、aVL 导联 QRS 波群呈 QR 型,Q 波时间 0.04~0.05s,深度>1/4R,R_{aVL}>R_I,Ⅱ、Ⅲ、aVF 导联呈 RS 型,$S_Ⅲ$>$S_Ⅱ$>$R_Ⅱ$,电轴-40°,QRS 时间 0.11s;I、aVL 导联 T 波倒置。【心电图诊断】①窦性心律;②P 波正负双相伴增宽,提示上房间束(Bachmann 束)完全阻滞;③一度房室阻滞;④电轴左偏-40°,提示左前分支阻滞;⑤高侧壁异常 Q 波伴 T 波改变,请结合临床。

　　(8)间歇性 P 波高尖或(和)P 波增宽伴切迹:P-P 间期基本规则时,间歇性出现 P 波高尖或(和)增宽伴切迹,可见于:①间歇性右心房或(和)左心房内阻滞(图 6-13);②一侧心房肥大合并另一侧心房内阻滞(图 6-14);③双心房内均存在不同程度阻滞(图 6-15)。

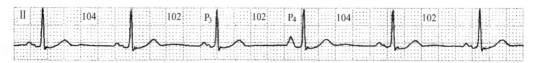

图 6-13　冠心病患者出现间歇性左、右心房内阻滞引发 P 波增宽伴切迹(P_3 等)及高尖(P_4)

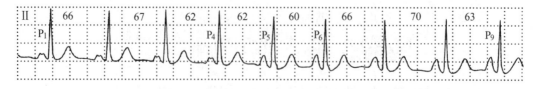

图 6-14　左心房肥大合并间歇性右心房内阻滞引发 P 波高尖

【临床资料】男性,21 岁,临床诊断:风心病、二尖瓣狭窄伴关闭不全。心脏超声及二尖瓣置换术证实左心房、左心室肥大。【心电图特征】Ⅱ 导联(图 6-14)显示窦性 P-P 间期 0.60~0.70s,频率 86~100 次/min,P-R 间期 0.14s;有 3 种 P 波形态:①P_1~P_4 增宽伴切迹,时间 0.11s,两峰距 0.04s,提示左心房肥大;②P_6~P_9 高尖,振幅 0.32~0.35mV,系右心房内阻滞所致;④P_5 也高尖,但形态介于 P_4 与 P_6 之间,振幅 0.28mV,考虑右心房内阻滞程度略轻。P 波形态转变时其 P-P 间期相等。【心电图诊断】①窦性心律;②P 波增宽伴切迹,提示左心房肥大;③间歇性 P 波高尖,系间歇性右心房内阻滞所致。

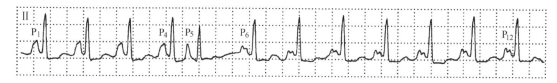

图 6-15　左心房内阻滞合并间歇性右心房内阻滞

【临床资料】男性,73 岁,临床诊断:冠心病。心脏超声检查显示左心室舒张功能减退、二尖瓣轻度反流。【心电图特征】II 导联(图 6-15)显示 P-P 间期 0.52~0.54s,频率 111~115 次/min,P-R 间期 0.14s;窦性 P 波基本上呈两种形态:①高大型 P 波(既宽又高尖),时间 0.12s,振幅 0.4mV,如 P_1~P_4;②增宽伴切迹 P 波,时间 0.12~0.13s,两峰距 0.06s,振幅由 0.20mV 逐搏增高至 0.35mV,发生在房性早搏之后,如 P_6~P_{12}。P_5 系提早出现,其形态高尖(振幅 0.5mV,时间 0.08s),为房性早搏。ST 段呈水平型压低 0.15mV。【心电图诊断】①窦性心动过速(111~115 次/min);②间歇性 P 波高尖、增宽伴切迹,提示持续性左心房内阻滞合并间歇性右心房内阻滞;③房性早搏;④提示房性早搏诱发右心房内韦金斯基现象及文氏现象;⑤ST 段改变,提示心肌缺血。

【心得体会】①P_1~P_4 既宽又高尖,表明左、右心房内均存在不完全性阻滞。②房性早搏后 P 波仍增宽伴切迹,提示左心房内仍存在不完全性阻滞;而右心房内传导组织因房性早搏刺激其传导功能得到暂时性改善,提示房性早搏诱发了右心房内韦金斯基现象;其后 P 波振幅逐搏增高,考虑右心房内出现文氏现象。

(9)频率依赖性 P 波高尖或(和)P 波增宽伴切迹:出现 P 波高尖或(和)P 波增宽伴切迹与 P-P 间期长短有关(图 6-16)。

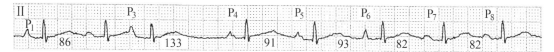

图 6-16　慢频率依赖性左、右心房内阻滞引发窦性 P 波增宽伴切迹及高尖

【临床资料】男性,68 岁,临床诊断:病窦综合征。【心电图特征】II 导联(图 6-16)显示窦性 P 波形态多变,至少有 3 种形态:①略低平,时间 0.11s,如 P_7、P_8,其 P-P 间期 0.82s;②高尖,如 P_1、P_6,其振幅略有高低(0.25~0.30mV),发生在较长 P-P 间期(0.93s);③增宽伴双峰切迹,时间 0.12s,如 P_4、P_5,发生在房性早搏之后。不同形态 P 波下传心室的 P-R 间期均为 0.24s。P_3 为提早出现 P'-QRS-T 波群,呈超完全代偿间歇(P'-P 间期 1.33s),窦房结功能变动时间达 0.45s(代偿间歇-窦性 P-P 间期的均值=1.33-0.88=0.45s)。【心电图诊断】①窦性心律;②间歇性出现 P 波高尖、增宽伴切迹,提示慢频率依赖性(4 相阻滞)右心房、左心房内阻滞;③房性早搏;④一度房室阻滞;⑤窦房结功能变动时间延长。

【温故知新】①本例当 P-P 间期≤0.86s 时,其 P 波形态正常;而 P-P 间期≥0.91s 时,其 P 波高尖、增宽伴切迹,表明存在慢频率依赖性(4 相阻滞)右心房、左心房内阻滞。②根据房性早搏后代偿间歇,可测算窦房结功能变动时间。③正常情况下,房性早搏后代偿间歇(Y)的长度=1 个窦性 P-P 间期(Z)+房窦传导时间(P'-S 时间)+窦房传导时间(S-P 时间),P'-S 时间与 S-P 时间大致相等,故 S-P 时间=(Y-Z)/2,正常值为 0.07~0.16s,测量房性早搏后代偿间歇可大致地反映窦房传导时间及窦房结起搏点的功能。④有学者主张采用窦房结功能变动时间来评估窦房结的起搏功能和窦房传导功能。窦房结功能变动时间=Y-Z,即代偿间歇-窦性 P-P 间期的均值,正常值为 0.14~0.32s。如果正常,可认为窦房结的起搏功能及窦房传导功能大致正常;如大于 0.32s,则窦房结的起搏功能或窦房传导功能有减退,其值愈大,诊断可靠性也愈大。

(10)房性融合波:①其形态介于窦性 P 波与异位 P 波(P'、P^- 波)之间,视其融合程度不同,形态可以多变(图 6-17);②房性融合波出现的时间必须是两个节律点激动应同时或几乎同时出现的时间。

(11)非时相性心房内差异性传导:房性早搏、短阵性房性心动过速等代偿间歇后出现 1 个或连续数个窦性 P 波形态发生改变,其变形的 P 波又是窦性 P 波应出现的位置,且多次重复出现(图 6-18、图 6-19)。

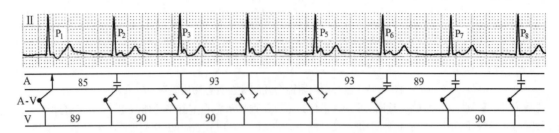

图 6-17 非阵发性房室交接性心动过速伴不同程度房性融合波

【临床资料】女性,69 岁,临床诊断:冠心病。【心电图特征】Ⅱ 导联(图 6-17)显示 P 波落在 ST 段上,其形态多变,P-P 间期 0.85～0.93s,其中 P_1 倒置,为房室交接性异位搏动逆传心房;P_3～P_5 直立,为窦性 P 波;P_2、P_6～P_8 形态介于上述两者之间,为不同程度的房性融合波。R-R 间期 0.89～0.90s,频率 67 次/min。【心电图诊断】①窦性心律;②非阵发性房室交接性心动过速(67 次/min)伴不同程度房性融合波;③不完全性干扰性房室分离。

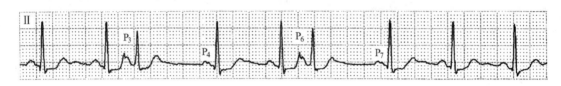

图 6-18 房性早搏后出现非时相性心房内差异性传导

【临床资料】男性,75 岁,临床诊断:冠心病。【心电图特征】Ⅱ 导联(图 6-18)显示房性早搏 P_3、P_6 后第 1 个搏动窦性 P 波(P_4、P_7)呈现增宽伴切迹,ST 段呈水平型压低 0.1mV。【心电图诊断】①窦性心律;②房性早搏伴早搏后 P 波改变,提示非时相性心房内差异性传导(实为慢频率依赖性左心房内阻滞);③ST 段改变。

【温故知新】①非时相性心房内差异性传导与早搏在心房传导组织内发生隐匿性传导、心房内 4 相阻滞有关。②应与窦房结内游走节律、房性逸搏及房性融合波相鉴别。③多见于器质性心脏病患者,具有病理意义。

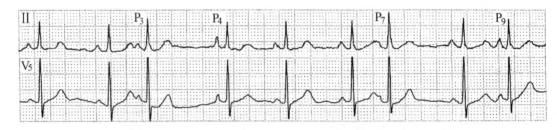

图 6-19 多源性房性早搏(P_3、P_7、P_9)、早搏后出现非时相性心房内差异性传导(P_4)

(12)P 波电交替现象:①窦性 P-P 间期规则或基本规则时,以 R 波为主导联的 P 波形态和(或)振幅每搏呈交替性改变;②其振幅互差≥0.1mV,时间可有轻度互差;③这两种 P 波形态的改变与呼吸、伪差等心外因素无关;④可伴有 QRS 波幅、ST 段、T 波、U 波电交替现象。

3. 根据窦性 P 波频率、节律及其下传心室情况确定相关诊断

(1)窦性心律不齐:P-P 间期互差≥0.16s,有呼吸性、非呼吸性及室相性之分;P-P 间期互差≥0.40s 为显著不齐,是窦房结内活动不稳定的表现。

(2)窦性心动过缓:频率<60 次/min;频率≤45 次/min 为显著过缓;频率≤35 次/min 为严重过缓,需启动危急值上报程序。

(3)窦性心动过速:频率>100 次/min。

(4)窦房阻滞:有二度、二度Ⅰ型、二度Ⅱ型、高度及几乎完全性窦房阻滞之分(一度及三度窦房阻滞体表心电图难以诊断)。

(5)窦性停搏:突发长 P-P 间期白天>1.80s、夜间>2.0s 或长 P-P 间期>短 P-P 间期的 2 倍。

（6）房室干扰现象：不完全性干扰性房室分离、间位型室性早搏时，可出现干扰性 P-R 间期延长或（和）心室内差异性传导。

（7）心室内干扰现象：即室性融合波，多见于室性并行心律、舒张晚期室性早搏等（图 6-20）。

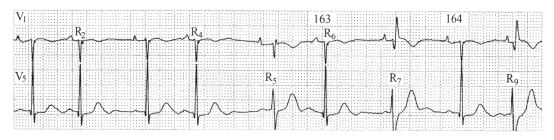

图 6-20　房性早搏二联律、室性并行心律伴室性融合波

【临床资料】女性，78 岁，临床诊断：胆管癌、心律失常待查。【心电图特征】V₁、V₅ 导联（图 6-20）同步记录，显示窦性 P-P 间期 0.83～0.86s，频率 70～72 次/min，P-R 间期 0.19s；R₂、R₄、R₆ 为房性早搏，呈二联律；R₇、R₉ 呈类右束支阻滞图形，其前虽有窦性 P 波，但 P-R′间期（0.13、0.11s）明显短于窦性 P-R 间期，为加速的室性逸搏（65 次/min）、舒张晚期室性早搏；R₅ 形态介于窦性与 R₇ 搏动之间，其 P-R 间期 0.18s，为室性融合波；R₅-R₇ 间期 1.63s，R₇-R₉ 间期 1.64s，呈现两异位搏动间期相等，符合室性并行心律。【心电图诊断】①窦性心律；②频发房性早搏，时呈二联律；③舒张晚期室性早搏、加速的室性逸搏及室性融合波，为室性并行心律。

4. 一过性窦性 P 波消失

一过性窦性 P 波消失常见于窦性停搏、二度至高度窦房阻滞及阵发性三度窦房阻滞等。

（1）窦性停搏：①出现长短不一的长 P-P 间期，且与短 P-P 间期不呈倍数关系（图 6-21）；②长 P-P 间期白天＞1.8s，夜间＞2.0s，或长 P-P 间期大于短 P-P 间期 2 倍以上；③期间可有房性、房室交接性或室性逸搏出现。

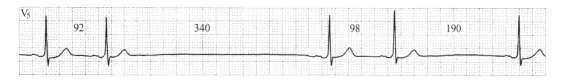

图 6-21　窦性停搏、二度Ⅱ型窦房阻滞、下级起搏点功能低下引发短暂性全心停搏

【临床资料】男性，91 岁，临床诊断：病窦综合征、晕厥待查。【心电图特征】V₅ 导联（图 6-21）显示窦性 P 波略增宽（时间 0.11s）伴双峰切迹，两峰距 0.07s；P-P 间期呈 0.92～0.98（均值 0.95s）、1.90、3.40s 短长 3 种，其中 1.90s 长 P-P 间期为短 P-P 间期均值的 2 倍，存在二度Ⅱ型窦房阻滞，而 3.40s 长 P-P 间期与短 P-P 间期则无倍数关系，提示窦性停搏，期间始终未见各种逸搏出现，符合双结病变，平均心室率 40 次/min，P-R 间期 0.17s。【心电图诊断】①窦性心律伴缓慢心室率（平均 40 次/min）；②短暂性全心停搏（3.40s），提示双结病；③二度Ⅱ型窦房阻滞；④P 波增宽伴切迹，提示不完全性左心房内阻滞，请结合临床；⑤建议植入双腔起搏器。

（2）2：1 二度窦房阻滞：持续性 2：1 二度窦房阻滞极易误诊为显著的、严重的窦性心动过缓（图 5-1），起卧活动或静脉注射阿托品后心率可成倍增加。

（3）二度Ⅰ型窦房阻滞：①P-P 间期逐搏缩短直至出现 1 个长 P-P 间期；②长 P-P 间期＜任何短 P-P 间期的 2 倍；③上述现象必须重复出现 2 个或 2 个以上文氏周期（图 6-22）。需与呼吸性窦性心律不齐相鉴别。

（4）二度Ⅱ型窦房阻滞：长 P-P 间期为短 P-P 间期的 2 倍（图 6-23）。

（5）高度窦房阻滞：连续出现 2、3 个窦性激动不能下传心房（图 6-24），即长 P-P 间期为短 P-P 间期的 3、4 倍，窦房呈 3：1、4：1 传导。

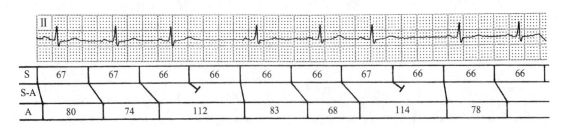

图 6-22　4∶3 窦房文氏现象

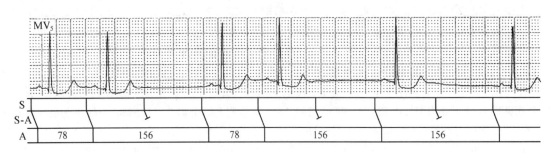

图 6-23　二度 Ⅱ 型窦房阻滞

【临床资料】男性,78 岁,临床诊断:冠心病。【心电图特征】MV_5 导联(图 6-23)显示 P-P 间期呈 0.78、1.56s 短长两种,长 P-P 间期为短 P-P 间期的 2 倍,期间未见各种逸搏出现,平均心室率 50 次/min;ST 段呈下斜型压低 0.10~0.15mV。【心电图诊断】①窦性心律;②频发二度 Ⅱ 型窦房阻滞引发缓慢心室率(平均 50 次/min),窦房呈 2∶1~3∶2 传导;③提示下级起搏点功能低下;④ST 段改变,请结合临床。

(6)几乎完全性窦房阻滞:绝大多数的窦性激动不能下传心房,通常连续出现 4、5 个的窦性激动不能下传心房,即长 P-P 间期为短 P-P 间期的 5、6 倍(图 6-24),窦房呈 5∶1、6∶1 传导。

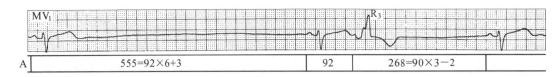

图 6-24　高度至几乎完全性窦房阻滞、下级起搏点功能低下引发短暂性全心停搏

【临床资料】男性,80 岁,临床诊断:病窦综合征、晕厥待查。【心电图特征】MV_1(图 6-24)显示短 P-P 间期 0.92s,长 P-P 间期 5.55、2.68s,分别为短 P-P 间期的 6、3 倍,期间未见各种逸搏出现;R_3 搏动系长短周期后出现呈右束支阻滞图形,为心室内差异性传导所致,平均心室率 24 次/min。【心电图诊断】①窦性心律,偶伴心室内差异性传导;②高度至几乎完全性窦房阻滞、下级起搏点功能低下引发短暂性全心停搏(5.55s)及极缓慢心室率(平均 24 次/min);③提示双结病及心源性晕厥,建议植入双腔起搏器。

(7)阵发性三度窦房阻滞:阵发性三度窦房阻滞需要多少次窦性激动不能经窦房交接区传至心房,各种文献、专著均无论述。通常将窦房 3∶1、4∶1 传导定为高度窦房阻滞,窦房 5∶1、6∶1 传导定为几乎完全性窦房阻滞,故笔者建议将突然出现窦房呈 7∶1 传导及以上者(连续出现 6 个窦性激动下传受阻)拟定为阵发性三度窦房阻滞(图 6-25)。

5.持续性窦性 P 波消失

(1)高钾血症时窦室传导:高钾血症时,心房肌的兴奋性受到明显抑制以致麻痹,出现 P 波消失;而心室肌及心脏传导组织对 K^+ 的敏感性不及心房肌,窦性激动仍能通过结间束、心房传导组织、房室结、希氏束下传心室产生 QRS 波群,这种现象称为窦室传导。高钾血症出现窦室传导时,多表明血钾浓度>8.0mmol/L;此时出现 QRS 波群宽大畸形,极易误诊为室性异位节律,需密切结

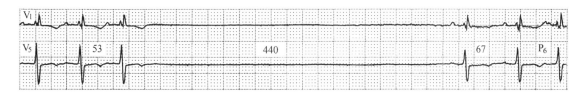

图6-25　阵发性三度窦房阻滞、下级起搏点功能低下引发短暂性全心停搏

【临床资料】男性,56岁,临床诊断:晕厥待查。【心电图特征】V_1、V_5导联(图6-25)同步记录,定准电压5mm/mV。显示窦性P-P间期0.53～0.67s,长P-P间期4.40s,基本上为短P-P间期0.53s的8倍,期间未见各种逸搏出现;P_6系提早出现P'-QRS-T波群;V_1导联QRS波群呈rsR'型,时间0.10s;V_5导联T波浅倒。【心电图诊断】①窦性心律;②阵发性三度窦房阻滞、下级起搏点功能低下引发短暂性全心停搏(4.40s);③房性早搏;④不完全性右束支阻滞;⑤轻度T波改变;⑥提示双结病及心源性晕厥,建议植入双腔起搏器。

合临床加以鉴别。

(2)三度窦房阻滞、持续性窦性停搏或心房停搏:这三者体表心电图难以鉴别。

(二)确认为房性P'波及房性心律

根据其形态、频率、节律及与QRS波群的关系判定其起源部位、发放激动的强度及其传导情况等。

1.房性P'波形态

依据Ⅱ导联P'波形态,房性P'波可呈直立、倒置、负正双相、正负双相及低平等5种形态。

(1)直立型P'波:①若起源于右心房上部,则P'波极性与窦性P波一致,极易误诊为窦性节律,需要结合临床病史和P'波频率予以鉴别(图6-26)。②若起源于左心房上部,则P'波在Ⅱ、Ⅲ、aVF导联直立,且其振幅为P'$_Ⅲ$>P'$_{aVF}$>P'$_Ⅱ$,aVR导联浅倒置,Ⅰ、aVL导联倒置或负正双相图6-27);此型P'波极易误诊为镜像右位心、左右手导联线反接。

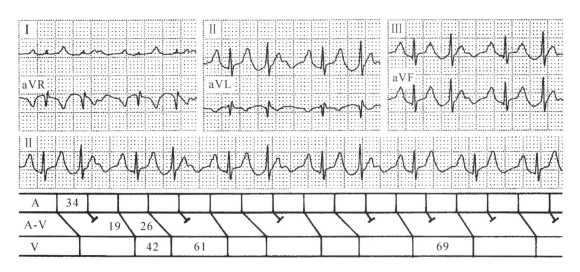

图6-26　阵发性房性心动过速(直立型P'波)

【临床资料】男性,39岁,突发心动过速1h。【心电图特征】常规心电图(图6-26)显示P-P间期0.34s,频率176次/min;Ⅰ导联P波直立,Ⅱ、Ⅲ、aVF导联P波高尖,振幅0.28～0.32mV,aVR、aVL导联P波倒置,P波时间0.10s。长Ⅱ导联P-R间期由0.16s→0.26s→P波下传受阻QRS波群脱漏,房室呈2:1～3:2文氏现象;QRS波形正常。【心电图诊断】①阵发性房性心动过速(176次/min),提示起源于右心房上部(右上肺静脉附近);②干扰性房室文氏现象,房室呈2:1～3:2传导。

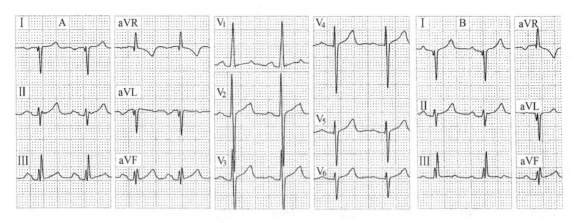

图 6-27　加速的房性逸搏心律(直立型 P′波)

【临床资料】男性,14 岁,临床诊断:先心病,法洛四联症术后。【心电图特征】常规心电图 A(图 6-27)显示 P′-P′间期 0.67～0.75s,频率 80～90 次/min;P′波在 Ⅰ、aVL 导联倒置,Ⅱ、Ⅲ、aVF 导联直立,且其振幅为 P′ₘ>P′ₐᵥF>P′ₘ,aVR 导联浅倒置,P′波增宽伴切迹,时间 0.13s;P′-R 间期 0.20s;QRS 波群在 Ⅰ、aVL 导联呈 qrS 型,aVR 导联呈 qR 型,V₁ 导联呈 Rs 型,R 波振幅 1.55mV,V₅、V₆ 导联呈 qrS 型,r/S<1,Rᵥ₁＋Sᵥ₅＝2.65mV。图 B 系第 2 天记录,显示正常的窦性 P 波极性。【心电图诊断】①加速的房性逸搏心律(80～90 次/min);②高侧壁异常 Q 波;③右心室肥大。

【温故知新】①窦性心律时,无论窦房结起搏点是位于头部还是尾部,Ⅰ 导联 P 波极性总是直立的;一旦出现倒置,见于下列 3 种情况:左右手导联线反接、镜像右位心及左心房心律。②本例肢体导联 P 波极性变化,加上因重度右心室肥大出现高度顺钟向转位致胸前导联 R 波振幅逐渐降低,酷似镜像右位心;但 P 波增宽伴切迹而不是高尖,不符合法洛四联症右心房肥大的心电图特征,而 aVR、胸前导联 QRS 波形却非常符合右心室肥大的心电图特征。

(2)倒置型 P′波(逆行 P⁻波):是指 Ⅱ 导联 P′波倒置,aVR 导联直立,P′-R 间期≥0.12s 或与窦性 P-R 间期基本一致,提示异位起搏点位于心房下部(图 6-28)。

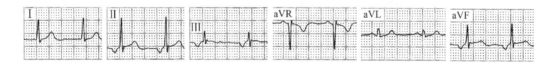

图 6-28　加速的房性逸搏心律(倒置型 P′波,83 次/min,P′-R 间期 0.12s)

(3)负正双相型 P′波:是指 Ⅱ 导联 P′波呈负正双相,aVR 导联呈正负双相(图 6-29A)。

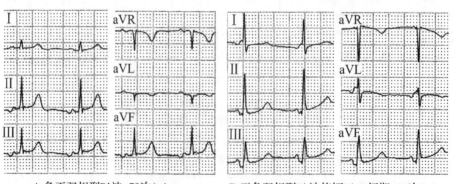

A.负正双相型P′波,79次/min　　　　　　B.正负双相型P′波伴短P′-R间期,79次/min

图 6-29　加速的房性逸搏心律

(4)正负双相型 P'波:是指Ⅱ导联 P'波呈正负双相,aVR 导联呈负正双相,Ⅰ、aVL 导联呈浅倒、负正双相或低平(图 6-29B)而有别于 P 电轴左偏型窦性心律。

(5)低平型 P'波:是指Ⅱ导联 P'波低平或平坦,Ⅲ、aVF 导联呈双相波(正负双相或负正双相)或浅倒,aVR 导联呈双相波(图 6-30)。

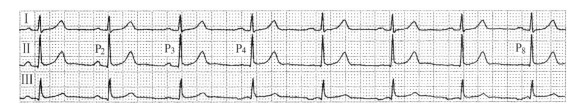

图 6-30　非阵发性房性心动过速(低平型)

【临床资料】女性,44 岁,健康体检。【心电图特征】标准导联(图 6-30)显示Ⅱ导联 P₂ 直立为窦性搏动,其 P-P 间期 0.94s,频率 64 次/min;P₄～P₈ 低平,其 P'-P'间期 0.94～0.98s,频率 61～64 次/min,为非阵发性房性心动过速;P₃ 形态介于上述两者之间,为房性融合波;P-R 间期 0.18s,QRS 时间 0.07s。【心电图诊断】①窦性心律;②非阵发性房性心动过速(61～64 次/min);③房性融合波。

2.根据 P'波频率、节律确定相关诊断

(1)房性心动过速:频率＞100 次/min。

(2)加速的房性逸搏心律:始终未见窦性 P 波,仅出现单一的房性 P'波,频率 61～100 次/min(图 6-28)。

(3)非阵发性房性心动过速:窦性 P 波与房性 P'波频率接近,两者竞争性地控制心房,可出现多种形态的房性融合波,频率 61～100 次/min(图 6-30)。

(4)房性逸搏心律:延迟出现 3 个或 3 个以上 P'波,频率 50～60 次/min。

(5)过缓的房性逸搏心律:延迟出现 3 个或 3 个以上 P'波,频率＜50 次/min。

3.同一导联出现多种 P 波

若同一导联中出现多种 P 波,则需观察是提早出现,还是延迟出现,借以确定是早搏,还是逸搏或房性融合波(图 6-31)。

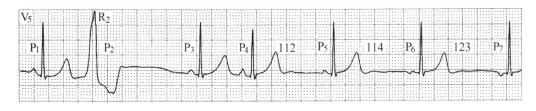

图 6-31　房性早搏后出现房性逸搏心律及房性融合波

【临床资料】男性,72 岁,临床诊断:病窦综合征。【心电图特征】V₅ 导联(图 6-31)显示 P₁～P₃ 为窦性 P 波,其 P-P 间期 1.06s,频率 57 次/min;P₄ 提早出现,为房性早搏,其代偿间歇后 P₅、P₆、P₇ 形态均不一致,P'-P'间期 1.12～1.23s,频率 49～54 次/min,其中 P₅、P₆ 为房性融合波,P₇ 为房性逸搏,R₂ 搏动为室性早搏。【心电图诊断】①窦性心动过缓(57 次/min);②房性早搏;③室性早搏;④房性逸搏心律(49～54 次/min)伴房性融合波。

4.确定房性早搏形成机制及有无房室干扰现象

(1)观察房性早搏的形态、偶联间期是否一致,两异位搏动之间有无倍数关系,借以确定心律失常是由折返(单径路或双径路折返)、异位兴奋性增高还是并行心律或触发所致,是单源性、多源性还是多形性早搏(图 6-32)。

(2)P'波下传心室过程中有无出现房室干扰现象,即未下传(阻滞型、房室结内隐匿性传导)、干扰性 P'-R 间期延长及心室内差异性传导(图 6-32)。

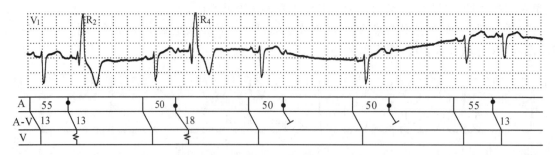

图 6-32　房性早搏二联律伴心房折返径路内双径路传导及房室干扰现象

【临床资料】女性,31 岁,心悸待查。【心电图特征】V₁ 导联(图 6-32)显示每隔 1 个窦性搏动提前出现 1 个 P'波,其形态一致,而偶联间期呈 0.50、0.55s 短长两种;下传的 P'-R 间期 0.13、0.18s,部分 P'波未下传心室,部分下传 QRS 波群呈右束支阻滞图形(R₂、R₄)。【心电图诊断】①窦性搏动;②频发房性早搏伴房室干扰现象(P'波未下传、干扰性 P'-R 间期延长及心室内差异性传导),呈二联律;③偶联间期呈短长两种(0.50、0.55s),提示心房折返径路内存在双径路传导。

(三)确认为逆行 P⁻波及其节律

依据Ⅱ、Ⅲ、aVF 导联 P 波倒置、aVR 导联 P 波直立,可确定该 P 波为逆行 P⁻波。根据其出现部位、频率、节律及与 QRS 波群的关系判定其起源或折返部位、发放激动的强度及其传导情况等,是分析难点之一。

1.起源于(起搏点或折返部位)心房下部

逆行 P⁻波位于 QRS 波群之前,其 P⁻-R 间期≥0.12s 或与窦性 P-R 间期一致。根据频率的高低判定其节律,具体参看上面房性 P'波及房性心律相关内容。

2.起源于(起搏点或折返部位)房室交接区

房室交接区异位激动具有双向传导特性,顺传心室产生 QRS 波群、逆传心房产生逆行 P⁻波:①若逆行 P⁻波位于 QRS 波群之前,则其 P⁻-R 间期<0.12s 或虽然 P⁻-R 间期≥0.12s,但较窦性 P-R 间期短 0.04s 以上;②若逆行 P⁻波出现在 QRS 波群之后,则其 R-P⁻间期<0.16s;③逆行 P⁻波也可重叠在 QRS 波群中而难以分辨。根据频率的高低判定其节律。

(1)房室交接性心动过速:频率>100 次/min(图 6-33A)。

(2)加速的房室交接性逸搏心律:始终未见窦性搏动,持续出现单一的房室交接性异位搏动,频率 61~100 次/min(图 6-33B,图 6-33C)。

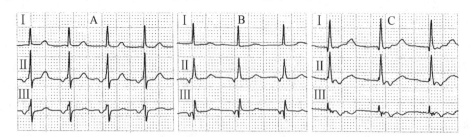

图 6-33　图 A 是房室交接性心动过速(111 次/min,P⁻-R 间期 0.10s);图 B 是加速的房室交接性逸搏心律(95 次/min,P⁻-R 间期 0.07s);图 C 是加速的房室交接性逸搏心律(86 次/min,R-P⁻间期 0.10s)

(3)非阵发性房室交接性心动过速:窦性搏动与房室交接性异位搏动频率接近,两者竞争性地控制心室,频率 61~100 次/min(图 6-34)。

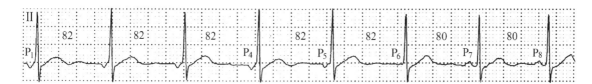

图 6-34　非阵发性房室交接性心动过速伴不同程度房性融合波

【临床资料】病史不详。【心电图特征】Ⅱ导联（图 6-34）显示 P_7、P_8 直立为窦性 P 波，P-P 间期 0.80s，频率 75 次/min，P-R 间期 0.12s；P_1～P_4 倒置，P^--P^- 间期 0.82s，频率 73 次/min，P^--R 间期 0.09s，为非阵发性房室交接性心动过速；P_5、P_6 形态介于上述两者之间，为不同程度的房性融合波。【心电图诊断】①窦性心律；②非阵发性房室交接性心动过速(71 次/min)；③不同程度房性融合波。

（4）房室交接性逸搏心律：延迟出现 3 次或 3 次以上房室交接性异位搏动，频率 40～60 次/min，多发生在窦性心动过缓、窦性停搏、二度以上窦房或房室阻滞(图 6-35)。

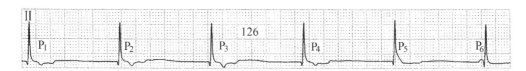

图 6-35　房室交接性逸搏心律伴不同程度房性融合波(P_1、P_2、P_4)

【临床资料】男性，69 岁，临床诊断：病窦综合征。【心电图特征】Ⅱ导联（图 6-35）显示 P_5、P_6 直立为窦性 P 波，P-P 间期 1.13s，频率 53 次/min；P_1～P_4 倒置，落在 ST 段上，P^--P^- 间期 1.26s，其中 P_1、P_2、P_4 形态介于 P_3、P_6 之间，为不同程度的房性融合波；R-R 间期 1.26s，频率 48 次/min，R-P^- 间期 0.14s，为房室交接性逸搏心律；T 波低平。【心电图诊断】①窦性心动过缓(53 次/min)；②房室交接性逸搏心律(48 次/min)；③不同程度房性融合波；④轻度 T 波改变。

（5）过缓的房室交接性逸搏心律：延迟出现 3 次或 3 次以上房室交接性异位搏动，频率＜40 次/min。

3.室上性心动过速引发逆行 P^- 波折返部位的判定

若逆行 P^- 波发生在室上性心动过速中，则依据逆行 P^- 波出现的位置及 R-P^- 间期长短进行判定。

（1）慢快型房室结折返心动过速：逆行 P^- 波位于 QRS 波群终末部，R-P^- 间期＜90ms；要特别关注Ⅱ导联有无出现 S(s)波增深或假性 s 波或 s 波挫折(图 6-36)、V_1 导联有无出现假性 r 波。

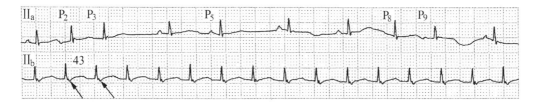

图 6-36　多源性房性早搏、慢快型房室结折返性心动过速

【临床资料】男性，83 岁，临床诊断：心动过速待查。【心电图特征】Ⅱa、Ⅱb 导联（图 6-36）系相隔 3min 记录，Ⅱa 导联显示多源性房性早搏，时呈成对出现(P_2、P_3 及 P_8、P_9)；Ⅱb 导联未见窦性 P 波，R-R 间期 0.43s，频率 140 次/min，终末 s 波明显挫折(箭头所指)，系逆行 P^- 波重叠所致，R-P^- 间期 0.06s。【心电图诊断】①单个、成对窦性搏动；②频发多源性房性早搏，时呈成对出现；③慢快型房室结折返性心动过速(140 次/min)；④房室结双径路传导。

（2）顺向型房室折返性心动过速：逆行 P^- 波位于 ST 段至 T 波顶峰上，R-P^- 间期＞90ms

（图 6-37）；出现房室或室房阻滞，心动过速立即终止是其重要特征。

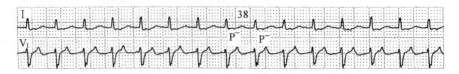

图 6-37 顺向型房室折返性心动过速、左侧旁道参与折返

【临床资料】男性，66 岁，突发心动过速 1h。【心电图特征】Ⅰ、V₁ 导联（图 6-37）同步记录，未见窦性 P 波，R-R 间期 0.38s，频率 158 次/min；Ⅰ 导联 ST 段上有逆行 P⁻ 波重叠（浅倒置），其 R-P⁻ 间期 0.10s，V₁ 导联 T 波上有逆行 P⁻ 波重叠，其 R-P⁻ 间期 0.14s。【心电图诊断】顺向型房室折返性心动过速（158 次/min）、左侧旁道参与折返。

（3）逆行 P⁻ 波位于 QRS 波群之前，R-P⁻ 间期＞P⁻-R 间期：可见于房性心动过速（心房下部）、1：1 或 2：1 下传Ⅰ型心房扑动（图 6-38）、房室交接性心动过速（P⁻-R 间期＜0.12s）、快慢型房室结折返性心动过速（图 6-39）及顺向型房室慢旁道折返性心动过速 5 种情况。长 R-P⁻ 间期型心动过速是窄 QRS 心动过速甄别的难点和热点。

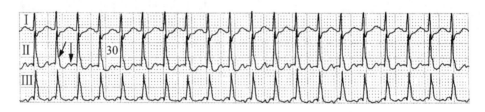

图 6-38 心房颤动射频消融术后出现 2：1 心房扑动伴快速心室率（200 次/min）
酷似房性心动过速（其中一个 F 波重叠在 R 波降支上）

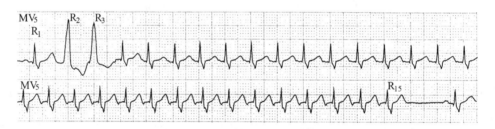

图 6-39 室性早搏诱发快慢型房室结折返性心动过速

【临床资料】女性，35 岁，心动过速待查。【心电图特征】上、下两行 MV₅ 导联（图 6-39）系同时不连续记录（相隔 5min），定准电压 5mm/mV。显示 R₁ 为窦性搏动，其 P-R 间期 0.15s；R₂、R₃ 为成对室性早搏，其中 R₃ 搏动引发了心动过速，其逆行 P⁻ 波落在 T 波终末部，P⁻-P⁻ 间期 0.40s，频率 150 次/min，除 R₃-P⁻ 间期 0.37s 外，其余的 R-P⁻ 间期均为 0.28s，P⁻-R 间期 0.11s；下行 R₁₅ 搏动 T 波终末部未见逆行 P⁻ 波跟随，心动过速自行终止；QRS 波群呈右束支阻滞图形，时间 0.11s。【心电图诊断】①窦性搏动；②成对室性早搏，并诱发快慢型房室结折返性心动过速（150 次/min）；③房室结双径路传导；④不完全性右束支阻滞。

【温故知新】①室性早搏 R₃ 搏动逆传心房时的 R₃-P⁻ 间期 0.37s 是真正代表室房传导时间，而诱发房室结折返性心动过速后，其 R-P⁻ 间期、P⁻-R 间期并不代表室房、房室传导时间，而是折返激动顺传心室和逆传心房的时间差。②室性早搏 R₃ 搏动在房室结慢径路逆传心房过程中又从房室结近端快径路折回心室，并周而复始形成快慢型房室结折返性心动过速。

4.始终未见各种 P 波，包括 T 波上也无 P 波重叠

（1）室上性心动过速：R-R 间期短而规则或短长交替，多为慢快型房室结折返性心动过速，尤其是下壁导联出现假性 s 波（图 6-36），V₁ 导联出现假性 r′波者。

（2）细颤型心房颤动：有时 f 波细小到难以辨认，仅根据 R-R 间期绝对不规则进行诊断（图 6-40）。

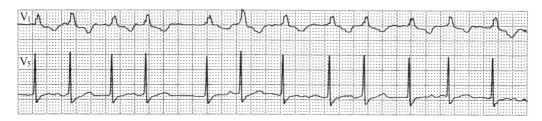

图 6-40 根据 R-R 间期绝对不规则诊断心房颤动

【临床资料】男性,82 岁,临床诊断:冠心病、股骨颈骨折术前。【心电图特征】V₁、V₅ 导联(图 6-40)同步记录,未见明显的 P 波、F 波或 f 波,但 R-R 间期绝对不规则,平均心室率 108 次/min,V₁ 导联 QRS 波群呈 R 型,时间 0.11s;V₅ 导联 T 波有时低平。【心电图诊断】①心房颤动(细颤型)伴快速心室率(平均 108 次/min);②不完全性右束支阻滞;③间歇性轻度 T 波改变。

(3)持续性窦性停搏、三度窦房阻滞:此时仅出现房室交接性或室性逸搏心律(图 5-2)。

(4)高钾血症引发的窦室传导。

(5)心房停搏。

5.出现 F 波

若出现快速而规律的无等电位线锯齿状 F 波,则为心房扑动。心房扑动呈 2∶1 下传时,若 F 波重叠在 QRS 波群或 T 波中,则极易误诊为窦性心动过速、房性心动过速或室上性心动过速等(图 6-41)。若 F 波频率慢至 180～200 次/min,则易诊断为房性心动过速。诊断时需关注有无出现 2.0s 以上长 R-R 间期、房室交接性或室性逸搏及其心律等二度以上房室阻滞(图 6-42),需关注有无出现室性心律失常、心室内差异性传导及心室预激等宽 QRS 波群。

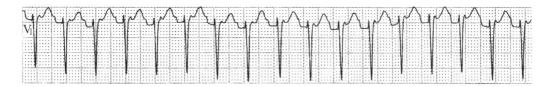

图 6-41 2∶1 心房扑动伴快速心室率(146 次/min,定准电压 20mm/mV)

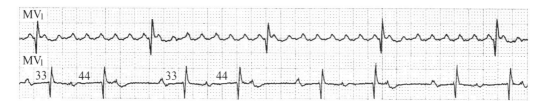

图 6-42 心房扑动伴缓慢心室率(房室呈 8∶1 传导)、二度房室阻滞

【临床资料】男性,62 岁,临床诊断:冠心病、阵发性心房扑动。【心电图特征】上、下两行 MV₁ 导联(图 6-42)系动态心电图 05:28、11:45 记录,上行显示心房扑动,F-F 间期 0.20s,频率 300 次/min;F-R 间期 0.29s,R-R 间期 1.57s,频率 38 次/min,房室呈 8∶1 传导,提示存在二度房室阻滞。下行显示窦性心律,P-R 间期由 0.33s→0.44s→P 波下传受阻 QRS 波群脱漏,呈现二度Ⅰ型房室阻滞;QRS 波群呈 rSR' 型,时间 0.09s。【心电图诊断】①阵发性心房扑动伴缓慢心室率(38 次/min),房室呈 8∶1 传导,提示二度房室阻滞;②窦性心律;③长 P-R 间期型二度Ⅰ型房室阻滞,房室呈 3∶2 传导;④不完全性右束支阻滞。

【温故知新】①心房扑动合并二度房室阻滞的诊断是个难题。②若平均心室率<60 次/min,伴下列 3 种情况之一者,可提示合并二度房室阻滞:窦性心律时就存在二度房室阻滞、F-R 间期固定,房室传导比例≥5∶1、出现明确的房室交接性逸搏或室性逸搏。

6. 出现 f 波

若出现频率、波幅、间距、形态均不等的无等电位线的杂乱无章 f 波,则为心房颤动。有时 f 波细小到难以辨认,仅根据 R-R 间期绝对不规则诊断心房颤动(图 6-40)。诊断时需关注有无出现 2.0s 以上长 R-R 间期、房室交接性或室性逸搏及其心律等二度以上房室阻滞(图 6-43),需关注有无出现室性心律失常、心室内差异性传导及心室预激等宽 QRS 波群(图 6-44)。

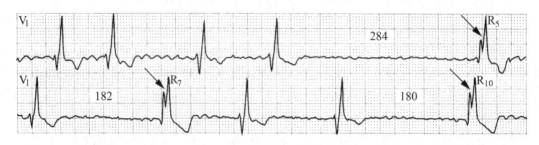

图 6-43　心房颤动、二度房室阻滞、室性逸搏伴不齐

【临床资料】男性,73 岁,临床诊断:冠心病、心房颤动。【心电图特征】上、下两行 V₁ 导联(图 6-43)连续记录,显示基本节律为心房颤动,平均心室率 45 次/min;f 波下传 QRS 波群呈 rSR′型,时间 0.16s,为完全性右束支阻滞;R₅、R₇、R₁₀搏动延迟出现,呈 qR 型,时间 0.20s,其逸搏周期 1.80～2.84s,频率 21～33 次/min。【心电图诊断】①心房颤动伴缓慢心室率(平均 45 次/min);②提示二度房室阻滞;③完全性右束支阻滞;④频发室性逸搏伴不齐(21～33 次/min);⑤建议 DCG 检查。

【温故知新】①心房颤动出现 2.0s 以上长 R-R 间期,可由 f 波在房室结内反复出现隐匿性传导并重整房室交接区逸搏起搏点使其激动难以形成、合并二度以上房室阻滞或下级起搏点功能低下。②1min 内有明确的房室交接性逸搏(如伴非时相性心室内差异性传导)或室性逸搏出现 3 次或 3 次以上,应考虑合并二度房室阻滞。

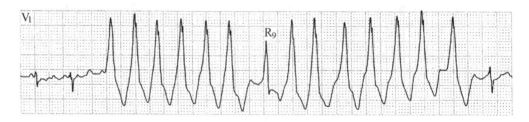

图 6-44　心房颤动伴快速心室率(平均 160 次/min)、间歇性 A 型心室预激

(四)确定房室交接性异位搏动房室传导情况

1. 房室交接区双向传导功能

房室交接区具有双向传导特性,起源于房室交接区异位激动,可有下列心电图表现:

(1)若逆向传导受阻而顺向传导正常,则无 P⁻波出现,仅有 QRS 波群出现。

(2)若逆向传导正常而顺向传导受阻,则仅有 P⁻波出现而无 QRS 波群跟随(图 6-45)。

(3)若逆向、顺向传导均受阻,则形成隐匿性搏动,它所产生的不应期可影响下一个室上性激动的下传,可出现假性一度、二度房室阻滞(图 6-46)。

(4)若逆向、顺向传导均正常,则 P⁻波、QRS 波群均会出现(图 6-47)。

2. 确定房室交接性早搏形成的机制及有无房室干扰现象

(1)判定早搏形成机制:观察早搏偶联期是否一致,两异位搏动之间有无倍数关系,借以确定心律失常是由折返、异位兴奋性增高(图 6-47)还是并行心律(图 6-45、图 6-46)或触发活动所致。

(2)房室干扰现象:早搏有无出现未下传、干扰性 P⁻-R 间期延长及心室内差异性传导(图 6-48)。

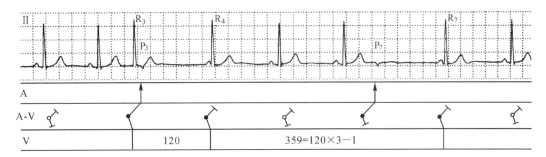

图 6-45　并行心律型房室交接性早搏、逸搏,时伴顺传心室受阻

【临床资料】男性,32 岁,临床诊断:病毒性心肌炎。【心电图特征】Ⅱ 导联(图 6-45)显示 R_3 搏动提早出现,其后有逆行 P^- 波跟随,R-P^- 间期 0.14s,为房室交接性早搏;R_4、R_7 搏动延迟出现为房室交接性逸搏;值得关注的是提早出现的 P_7 波,为逆行 P^- 波,其形态与 P_3 一致,其前、后均无 QRS 波群跟随,系房室交接性早搏顺传心室受阻所致;两异位搏动之间能以 1.20s 测得倍数关系,提示并行心律。【心电图诊断】①窦性心律;②并行心律型房室交接性早搏、逸搏,时伴顺传心室受阻。

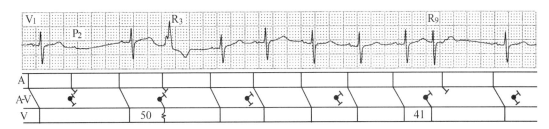

图 6-46　显性、隐匿性房室交接性早搏,时伴心室内差异性传导及假性二度房室阻滞

【临床资料】女性,65 岁,心律不齐待查。【心电图特征】V_1 导联(图 6-46)显示 R_9 搏动提早出现,其形态与窦性 QRS 波群一致,为房室交接性早搏;R_3 搏动提早出现呈右束支阻滞图形,发生在长短周期之后,为房室交接性早搏伴心室内差异性传导;早搏的偶联间期不等,两异位搏动能之间以 1.28s 测得倍数关系;值得关注的是 P_2 下传受阻,貌似二度房室阻滞,实为 P_2 在房室交接区内遇隐匿性房室交接性早搏所产生的绝对不应期而未能下传心室。【心电图诊断】①窦性心律;②频发并行心律型房室交接性早搏,时伴心室内差异性传导;③提示隐匿性房室交接性早搏引发假性二度房室阻滞。

【心得体会】诊断心律失常时,应尽可能用一种机制、一源论进行解释。本例能以房室交接性早搏伴心室内差异性、隐匿性房室交接性早搏引发假性二度房室阻滞得到圆满解释,就不用室性早搏、真性二度房室阻滞等多种机制解释。

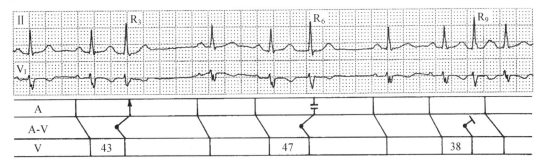

图 6-47　房室交接性早搏伴非时相性心室内差异性传导及房性融合波

【临床资料】女性,54 岁,心律不齐待查。【心电图特征】Ⅱ、V_1 导联(图 6-47)同步记录,显示 R_3、R_6、R_9 搏动提早出现,其形态与窦性 QRS 波群略异,偶联间期不等,两异位搏动之间无倍数关系,为自律性增高型房室交接性早搏伴非时相性心室内差异性传导,其中 R_3 搏动 QRS 终末部有逆行 P^- 波重叠,R_6 搏动 QRS 终末部有 P 波重叠,其形态介于窦性 P 波与逆行 P^- 波之间,为房性融合波,R_9 搏动介于两个窦性搏动之间。【心电图诊断】①窦性心律;②频发自律性增高型房室交接性早搏伴非时相性心室内差异性传导,时呈间位型;③房性融合波。

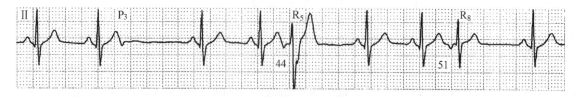

图 6-48　双源性房室交接性早搏三联律,时呈未下传及心室内差异性传导

【临床资料】男性,25 岁,临床诊断:病毒性心肌炎待排。【心电图特征】Ⅱ导联(图 6-48)显示窦性 P-R 间期 0.14s,提早出现 P₃ 波为逆行 P⁻ 波,落在前一搏动 T 波终末部而未下传心室;R₅ 搏动为提早出现 P⁻-QRS-T 波群,其 P⁻-R 间期 0.10s,QRS 波群宽大畸形,为房室交接性早搏伴心室内差异性传导;R₈ 搏动为提早出现 P⁻-QRS-T 波群,P⁻-R 间期 0.10s,QRS 波形正常;偶联间期呈 0.44s、0.51s 短长两种,逆行 P⁻ 波形态两种。【心电图诊断】①成对的窦性搏动;②频发双源性房室交接性早搏,呈三联律,时呈未下传及心室内差异性传导。

(3)房室交接性早搏 QRS 波形特征:①与窦性 QRS 波形一致;②心室内差异性传导(图 6-48);③非时相性心室内差异性传导,其 QRS 波形与窦性略异,表现为波幅略有高低,而时间基本一致(图 6-47),这与起搏点的位置及下传途径有关。

(4)关注隐匿性房室交接性早搏引发假性一度或二度房室阻滞:此时与真正的间歇性一度房室阻滞或房室结慢径路下传及二度Ⅱ型房室阻滞较难鉴别。诊断隐匿性房室交接性早搏,必须在同一份心电图中有显性房室交接性早搏出现方能诊断或借助希氏束电图。多见于房室交接性并行心律(图 6-46)。

三、关注 P-R 间期——确定房室阻滞、干扰、双径路传导及心室预激

在找出 P 波之后,根据 P-R 间期或 R-P⁻ 间期固定与否,确定 P 波与 QRS 波群之间有无关系,也是分析心律失常至关重要的一步。

(一)P-R 间期缩短

P-R 间期缩短或短 P-R 间期仅指窦性 P 波、直立的房性异位 P′ 波的 P(P′)-R 间期≤以下最低值:3 岁以下 0.08s,4～16 岁 0.10s,16 岁以上 0.11s。多表现为 PR 段缩短。

(二)P-R 间期延长

P-R 间期延长是指 P-R 间期超过正常最高值,可表现为持续性或一过性改变,系房室传导延缓、一度房室阻滞、房室结慢径路传导或隐匿性房室交接性早搏等因素所致。

1.持续性 P-R 间期延长

(1)房室传导延缓:P-R 间期 0.201～0.209s(201～209ms)。

(2)一度房室阻滞:P-R 间期≥0.21s 或超过正常最高值(图 6-49Ⅱa)。

(3)房室结慢径路传导:当窦性激动持续地从房室结慢径路下传心室时,其 P-R 间期将呈显著延长,此时若无快径路下传较短的 P-R 间期作比较,则极易诊断为一度房室阻滞(图 6-49Ⅱb)。

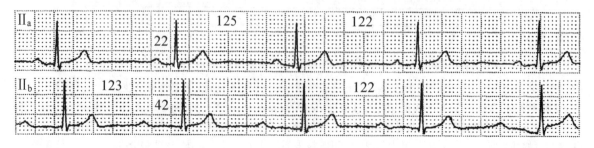

图 6-49　窦性心动过缓(48～49 次/min)、一度房室阻滞、房室结双径路传导(Ⅱa、Ⅱb 相隔 1min 记录)

2.间歇性 P-R 间期延长

间歇性 P-R 间期延长可由间歇性或频率依赖性一度房室阻滞、间歇性房室结慢径路传导或隐匿性房室交接性异位搏动、一度房室阻滞合并间歇性心室预激或舒张晚期室性早搏及间歇性双束支阻滞伴不等速传导等因素所致。

(1)间歇性一度房室阻滞:出现与 P-P 间期长短无关的两种 P-R 间期,且两者互差≥0.05s,其中长 P-R 间期≥0.21s,(图 6-50);但长 P-R 间期不能呈跳跃式或成倍延长,否则,要考虑由房室结慢径路下传。

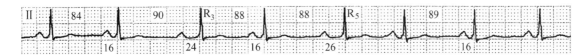

图 6-50　间歇性一度房室阻滞

【临床资料】男性,23 岁,临床诊断:心肌炎后遗症。【心电图特征】Ⅱ 导联(图 6-50)显示 P-P 间期 0.84～0.90s,频率 67～71 次/min;P-R 间期有 0.16、0.24～0.26s 短长两种,与 P-P 间期的长短无明显关系。【心电图诊断】①窦性心律;②间歇性一度房室阻滞,房室结双径路传导待排。

(2)频率依赖性一度房室阻滞:P-R 间期的延长与心率快慢有关,且延长的程度不等,也不能呈跳跃式或成倍延长。①快频率依赖性(3 相)一度房室阻滞:心率增快时出现 P-R 间期≥0.21s;②慢频率依赖性(4 相)一度房室阻滞:心率减慢时出现 P-R 间期≥0.21s(图 6-51)。

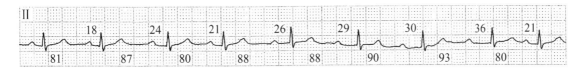

图 6-51　慢频率依赖性(4 相)一度Ⅰ型房室阻滞

【临床资料】女性,48 岁,临床诊断:心肌炎后遗症。【心电图特征】Ⅱ 导联(图 6-51)显示 P-P 间期 0.80～0.81s 时,其 P-R 间期 0.18～0.21s;P-P 间期 0.87～0.93s 时,其 P-R 间期 0.24～0.36s;表明 P-R 间期的长短与 P-P 间期长短有关。【心电图诊断】①窦性心律;②慢频率依赖性(4 相)一度Ⅰ型房室阻滞;③房室结双径路传导伴慢径路内文氏现象待排。

【温故知新】根据 P-R 间期延长情况,一度房室阻滞可分为 3 种类型。①一度Ⅰ型:又称为流产型二度Ⅰ型房室阻滞,P-R 间期在延长的基础上,又逐搏延长,但始终未见 QRS 波群脱漏。②一度Ⅱ型:即通常所说的一度房室阻滞,其 P-R 间期固定延长。③一度Ⅲ型:延长的 P-R 间期长短不一,与迷走神经张力波动有关。

(3)间歇性房室结慢径路传导:P-P 间期基本规则时,表现为 P-R 间期短长两种,且两者呈跳跃式或成倍延长(图 6-52、图 6-53)。

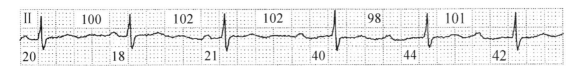

图 6-52　房室结双径路传导(P-R 间期呈 0.18～0.21s、0.40～0.44s 短长两种)

【临床资料】男性,31 岁,临床诊断:心动过速原因待查。【心电图特征】Ⅱ 导联(图 6-52)显示 P-P 间期 0.98～1.02s,频率 59～61 次/min;P-R 间期 0.18～0.21s、0.40～0.44s 短长两种,且呈成倍延长,与 P-P 间期的长短无关,提示房室结存在快、慢双径路传导。【心电图诊断】①窦性心律;②房室结双径路传导。

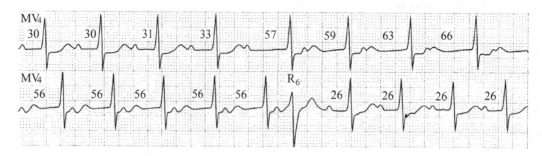

图6-53　房室结双径路传导引发不典型房室文氏现象(上行)

【临床资料】男性,64岁,临床诊断:冠心病。【心电图特征】上、下两行 MV₄ 导联(图6-53)分别于07:12、07:23记录,上行显示窦性 P-P 间期 0.76～0.89s,频率 67～79 次/min;P-R 间期由 0.30s→0.31s→0.33s→突然延长至0.57s→0.59s→0.63s→0.66s,P 波落在 T 波降支上与落在 ST 段上其下传的 P-R 间期仅相差 0.02s(0.57s、0.59s),呈现 R-P 间期与 P-R 间期不呈反比关系的矛盾现象,提示房室结快、慢径路传导,且同时存在不典型文氏现象。下行显示窦性 P-P 间期 0.69～0.71s,频率 85～87 次/min;P-R 间期呈 0.56、0.26s 长短两种;R₆ 搏动为室性早搏,且终止了窦性激动由房室结慢径路下传心室。【心电图诊断】①窦性心律;②房室结双径路传导;③快、慢径路同时存在长 P-R 间期型不典型文氏现象;④室性早搏并终止慢径路传导。

(4)隐匿性房室交接性早搏引发干扰性 P-R 间期延长:隐匿性房室交接性早搏所产生的不应期可影响窦性激动下传,出现 P-R 间期延长酷似间歇性一度房室阻滞、房室结慢径路传导。若同一份心电图上,有显性房室交接性早搏出现,突然发生 P-R 间期延长,则应首先考虑隐匿性房室交接性早搏所致(图6-54)。

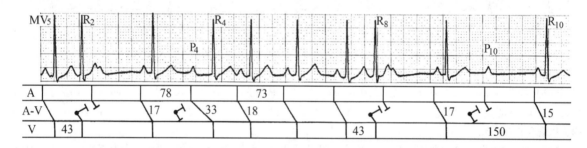

图6-54　隐匿性房室交接性早搏引发干扰性 P-R 间期延长、P 波下传受阻酷似
间歇性一度房室阻滞、房室结慢径路传导及二度房室阻滞(浙江省人民医院蔡卫勋主任供图)

【临床资料】女性,25岁,反复心悸、胸闷半年余。【心电图特征】MV₅ 导联(图6-54)显示窦性 P-P 间期 0.73～0.78s,频率 77～82 次/min;P-R 间期呈 0.15～0.18、0.33s 短长两种;R₂、R₈ 搏动为提早出现 QRS-T 波群,属房室交接性早搏;值得关注的是 R₄ 搏动的 P-R 间期突然延长(P₄-R₄ 间期 0.33s)、P₁₀ 下传受阻,因有显性房室交接性早搏出现,强烈提示 P₄、P₁₀ 在下传心室过程中分别遇隐匿性房室交接性早搏所产生的相对不应期、绝对不应期而引发干扰性 P-R 间期延长和干扰性阻滞,酷似间歇性一度房室阻滞、房室结慢径路传导及二度房室阻滞;至于 R₁₀ 搏动的 P-R 间期(0.15s)较其他搏动短了 0.02s,主要是 PR 段缩短 0.02s,是因 P₁₀ 下传受阻房室结得到充分休息后传导速度加快所致还是 R₁₀ 搏动为房室交接性逸搏有待明确,似以前者可能性为大。【心电图诊断】①窦性心律;②频发显性、隐匿性房室交接性早搏;③隐匿性房室交接性早搏引发假性一度、二度房室阻滞;③房室交接性逸搏待排。

(5)一度房室阻滞合并间歇性心室预激:经房室旁道下传时,其 P-R 间期缩短,有 δ 波,QRS 波群增宽,其 P-J 间期与 P-R 间期延长、QRS 波形正常搏动的 P-J 间期相等。(图6-55)。

(6)一度房室阻滞合并舒张晚期室性早搏:短 P-R 间期者,QRS 波群畸形宽大,ST-T 呈继发性改变,其 P-J 间期与 P-R 间期延长、QRS 波形正常搏动的 P-J 间期不等(图6-56)。

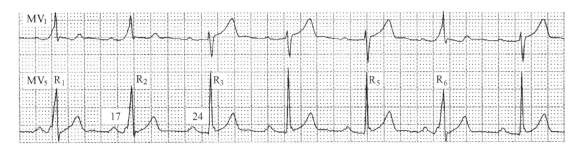

图 6-55　一度房室阻滞合并间歇性心室预激引发长短两种 P-R 间期(0.24、0.17s)

【临床资料】男性,35 岁,健康体检。【心电图特征】MV₁(定准电压 5mm/mV)、MV₅ 导联(图 6-55)同步记录,显示 P-P 间期 0.90~0.96s,频率 63~67 次/min;R₁、R₂、R₆ 搏动的 P-R 间期 0.17s,有 δ 波,QRS 波群增宽;而 R₃~R₅ 搏动的 P-R 间期 0.24s,QRS 波形正常;这两种搏动的 P-J 间期相等(0.31s)。【心电图诊断】①窦性心律;②一度房室阻滞;③间歇性 A 型心室预激,提示由房室慢旁道下传心室。

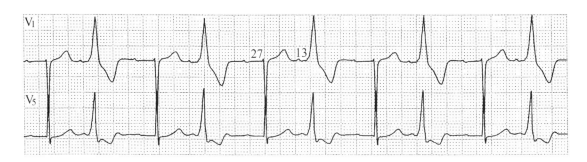

图 6-56　一度房室阻滞(P-J 间期 0.36s)、舒张晚期室性早搏二联律(P-J 间期 0.32s),
不能排除交替性完全性 A 型心室预激(房室慢旁道下传)

(7)间歇性双束支阻滞伴不等速传导:当左、右束支发生间歇性阻滞伴不等速传导时,若一侧束支发生一度阻滞,而另一侧束支发生二度阻滞,则可表现为 P-R 间期呈短、长两种,QRS 波群呈间歇性左、右束支阻滞图形(图 6-57)。

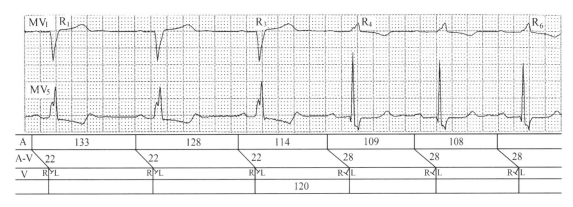

图 6-57　间歇性双束支阻滞伴不等速传导引发短、长两种 P-R 间期

【临床资料】男性,70 岁,临床诊断:冠心病。【心电图特征】MV₁(定准电压 5mm/mV)与 MV₅ 导联(图 6-57)同步记录,当窦性 P-P 间期 1.28~1.33s,频率 47~56 次/min 时,其 P-R 间期 0.22s,QRS 波群呈完全性左束支阻滞图形(发生在心率较慢时),如 R₁~R₃;当 P-P 间期 1.08~1.14s,频率 53~56 次/min 时,其 P-R 间期 0.28s,QRS 波群呈完全性右束支阻滞图形(发生在心率较快时),如 R₄~R₆。【心电图诊断】①窦性心动过缓伴不齐(平均 50 次/min),②间歇性双束支阻滞伴不等速传导(两种 P-R 间期);③慢频率依赖性完全性左束支阻滞合并右束支一度阻滞(P-R 间期 0.22s);④快频率依赖性完全性右束支阻滞合并左束支一度阻滞(P-R 间期 0.28s)。

（三）P-R 间期逐搏延长或固定伴 QRS 波群脱落

1. 二度房室阻滞

房室呈持续 2：1 传导或呈持续 3：1 传导伴逸搏干扰者，因无法区分是二度 Ⅰ 型或二度 Ⅱ 型阻滞，故只能统称为二度房室阻滞（图 6-58、图 6-59）。

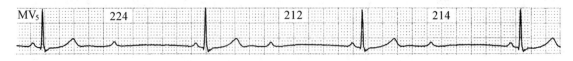

图 6-58　2：1 二度房室阻滞引发极缓慢心室率

【临床资料】男性，71 岁，临床诊断：冠心病。【心电图特征】MV$_5$ 导联（图 6-58）显示 P-P 间期 1.04～1.12s，频率 54～58 次/min，P-R 间期 0.16s，房室呈 2：1 传导，心室率 27～29 次/min；QRS 时间 0.12s，终末 s 波挫折，R-R 间期长达 2.12～2.24s，期间未见房室交接性、室性逸搏出现。【心电图诊断】①窦性心动过缓（54～58 次/min）；②2：1 二度房室阻滞引发极缓慢心室率（27～29 次/min），提示阻滞部位在希氏束以下；③完全性右束支阻滞；④下级起搏点功能低下；⑤建议植入双腔起搏器。

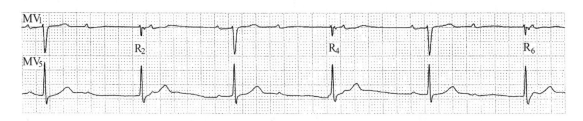

图 6-59　二度房室阻滞，房室 3：1 传导

【临床资料】男性，40 岁，临床诊断：心肌炎后遗症。【心电图特征】MV$_1$、MV$_5$ 导联（图 6-59）同步记录，显示窦性 P-P 间期 0.83～0.98s，频率 61～72 次/min，P-R 间期 0.23s，房室呈 3：1 传导，平均心室率 43 次/min；R$_2$、R$_4$、R$_6$ 搏动延迟出现，其形态与窦性 QRS 波形略异，逸搏周期 1.38～1.40，频率 43 次/min。【心电图诊断】①窦性心律；②二度房室阻滞引发缓慢心室率（平均 43 次/min），房室呈 3：1 传导，提示阻滞部位在希氏束以上；③频发房室交接性逸搏伴非时相性心室内差异性传导。

2. 二度Ⅰ型房室阻滞

二度Ⅰ型房室阻滞又称为房室文氏现象、文氏型房室阻滞、莫氏Ⅰ型房室阻滞。心电图表现为 P-R 间期（正常或延长）逐搏延长，直至 QRS 波群脱漏，R-R 间期呈现渐短突长，周而复始特征（图 6-60）。诊断时应写明房室传导比例。

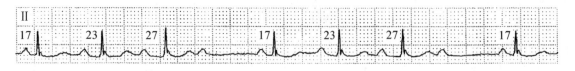

图 6-60　二度Ⅰ型房室阻滞，房室呈 4：3 传导

3. 二度Ⅱ型房室阻滞

二度Ⅱ型房室阻滞又称为莫氏Ⅱ型房室阻滞。心电图表现为 QRS 波群脱漏前、后的 P-R 间期始终是固定的（正常或延长）（图 6-61）。诊断时应写明房室传导比例。

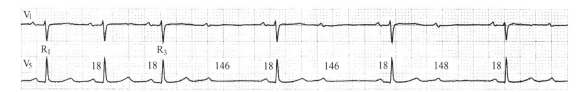

图 6-61　二度Ⅱ型房室阻滞,房室呈 2:1～4:3 传导

【临床资料】女性,35 岁,临床诊断:心肌炎后遗症。【心电图特征】V_1、V_5 导联(图 5-5)系 DCG 同步记录,定准电压 5mm/mV,显示 R_1～R_3 搏动 P-R 间期 0.18s,房室呈 1:1 传导,其后房室呈 2:1 传导;平均心室率 55 次/min。【心电图诊断】①窦性心律;②二度Ⅱ型房室阻滞引发缓慢心室率(平均 55 次/min),房室呈 2:1～4:3 传导。

4.高度房室阻滞

高度房室阻滞是指连续出现 2 个窦性 P 波下传受阻且无逸搏出现(图 6-62)或房室呈 4:1、5:1 传导伴有逸搏出现者(图 6-63)。

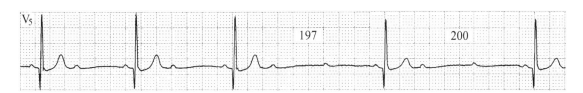

图 6-62　二度至高度房室阻滞

【临床资料】男性,55 岁,临床诊断:晕厥待查。【心电图特征】V_5 导联(图 6-62)为 DCG 记录片段,显示窦性 P-P 间期 0.59～0.71s,频率 85～102 次/min,P-R 间期 0.12s,房室呈 2:1～3:1 传导,平均心室率 45 次/min;QRS 波群呈 QR 型,R-R 间期长达 1.97～2.00s,期间未见房室交接性、室性逸搏出现。【心电图诊断】①窦性心律(85～102 次/min);②二度至高度房室阻滞引发缓慢心室率(平均 45 次/min),房室呈 2:1～3:1 传导,提示阻滞部位在希氏束以下;③下级起搏点功能低下;④异常 Q 波(深而窄),建议心脏超声检查;⑤建议植入双腔起搏器。

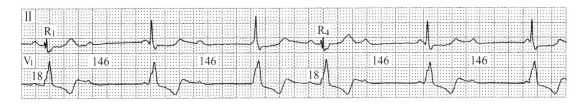

图 6-63　高度房室阻滞(房室呈 5:1 传导伴逸搏干扰)

【临床资料】男性,80 岁,临床诊断:晕厥待查。【心电图特征】Ⅱ、V_1 导联(图 6-63)同步记录,V_1 导联定准电压 5mm/mV。显示窦性 P-P 间期 0.78s,频率 77 次/min;R_1、R_4 搏动为窦性下传,其 P-R 间期 0.18s,QRS 波群呈右束支阻滞图形,时间 0.12s;其余 QRS 波群均延迟出现且形态与窦性略异,其前虽有窦性 P 波,但 P-R 间期明显缩短且不固定,表明该 P 波与 QRS 波群无关,逸搏周期 1.46s,频率 41 次/min;房室呈 5:1 传导,平均心室率 50 次/min。【心电图诊断】①窦性心律;②高度房室阻滞引发缓慢心室率(平均 50 次/min),房室呈 5:1 传导,提示阻滞部位在房室结内;③完全性右束支阻滞;④成对的房室交接性逸搏伴非时相性心室内差异性传导。

5.房室结快、慢径路均呈 3:1 传导

房室呈"3:2 文氏现象"时,第 2 个心搏的 P-R 间期呈成倍延长,应提示房室结存在双径路传导(图 6-64)。

6.房室结快、慢径路呈交替性传导

房室结快、慢径路呈交替性传导时,第 2 个心搏的 P-R 间期呈成倍延长,可引发窦性反复搏动(图 6-65)。

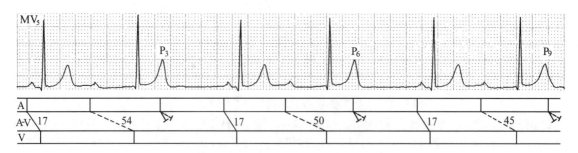

图 6-64　房室结双径路传导,快、慢径路均呈 3∶1 传导

【临床资料】男性,40 岁,临床诊断:心肌炎后遗症。【心电图特征】MV₅ 导联(图 6-64)显示窦性 P-P 间期 0.84s,P-R 间期由 0.17s→0.45~0.54s→P 波落在 T 波顶峰上而下传受阻导致 QRS 波群脱漏,平均心室率 50 次/min。【心电图诊断】①窦性心律;②二度房室阻滞引发缓慢心室率(平均 50 次/min),房室呈 3∶2 传导;③P-R 间期呈成倍延长,提示房室结双径路传导;④快、慢径路均呈 3∶1 传导。

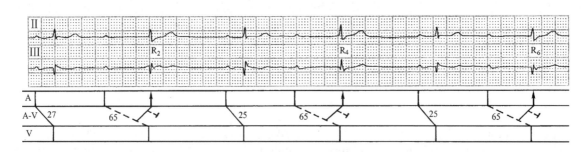

图 6-65　房室结快、慢径路呈交替性传导伴窦性反复搏动

【临床资料】男性,37 岁,反复发作心动过速 2 年余。【心电图特征】Ⅱ、Ⅲ 导联(图 6-65)同步记录,显示窦性 P-P 间期 1.04s,频率 58 次/min;P-R 间期呈 0.25~0.27、0.65s 短长两种交替性出现,当 P-R 间期 0.65s 时,QRS 波群终末部出现明显宽钝 s 波,系逆行 P⁻ 波重叠所致,R-P⁻ 间期约 0.05s。【心电图诊断】①过缓的成对窦性搏动(58 次/min);②一度房室阻滞;③房室结快、慢径路呈交替性传导伴窦性反复搏动。

（四）P-R 间期长短不一

若 P-R 间期长短不一而 R-R 间期固定,则表明 P 波与 QRS 波群无关而呈现房室分离。根据两者频率的高低及 P 波所处的部位,可有阻滞性(三度房室阻滞)、干扰性及混合性房室分离(既有一度、二度房室阻滞因素,又有生理性不应期干扰因素)之分。

1. 三度房室阻滞

若 P(P′)波频率≤135 次/min;R-R 间期长而规则或基本规则,逸搏频率≤45 次/min(逸搏频率 46~59 次/min,可提示三度房室阻滞),P-R 间期长短不一,则为三度房室阻滞(图 6-66)。

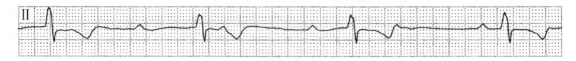

图 6-66　三度房室阻滞、室性逸搏心律

【临床资料】男性,74 岁,临床诊断:冠心病。【心电图特征】Ⅱ 导联(图 6-66)显示 P-P 间期 1.06~1.11s,频率 54~57 次/min;P-R 间期长短不一,QRS 波群呈类左束支阻滞图形(时间 0.14s),R-R 间期 1.90~1.92s,频率 31~32 次/min。【心电图诊断】①窦性心动过缓(54~57 次/min);②三度房室阻滞引发极缓慢心室率(31~32 次/min),提示阻滞部位在希氏束以下或双束支内;③室性逸搏心律(31~32 次/min);④建议植入双腔起搏器。

2. 干扰性房室分离

干扰性房室分离是指窦性或房性激动与房室交接性或室性激动在房室交接区内发生连续 3 次或 3 次以上的绝对干扰所形成的房室分离。心室率快于心房率，P(P′)波出现在房室交接区的生理性绝对不应期内而难以下传心室，但一旦出现在房室交接区的相对不应期、应激期内便能夺获心室（图 6-67）。

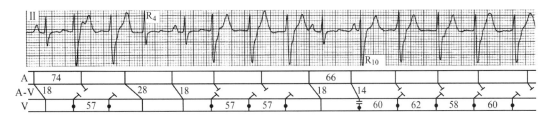

图 6-67　短阵性室性心动过速、不完全性干扰性房室分离

【临床资料】男性，23 岁，临床诊断：病毒性心肌炎。【心电图特征】Ⅱ 导联（图 6-67）显示窦性 P-P 间期 0.66～0.74s，频率 71～91 次/min；基本 P-R 间期 0.18s，R_4 搏动因窦性 P 波落在 T 波顶峰上而出现干扰性 P-R 间期延长（0.28s），R_{10} 搏动 P-R 间期缩短至 0.14s，其形态介于窦性与室性 QRS′波群之间，为室性融合波；可见宽大畸形 QRS-T 波群呈成对、连续 3 次及至少 5 次出现，其 R′-R′间期 0.57～0.62s，频率 97～105 次/min。【心电图诊断】①窦性心律；②成对室性早搏、短阵性室性心动过速；③不完全性干扰性房室分离、窦性夺获时出现干扰性 P-R 间期延长及室性融合波。

3. 混合性房室分离

当出现持续 2∶1 二度房室阻滞且逸搏周期<2 个 P-P 间期时，逸搏可干扰窦性 P 波下传形成混合性房室分离，酷似高度或几乎完全性房室阻滞（图 6-68）。此时，结合此前有 2∶1 房室阻滞及窦性 P 波落在逸搏 QRS 波群之前或其中，多不难识别。或让患者起卧活动，适当提高窦性频率借以观察房室传导情况，若房室传导改善呈 2∶1 传导，则为 2∶1 阻滞伴逸搏干扰；若阻滞程度加重，则为高度或几乎完全性房室阻滞。

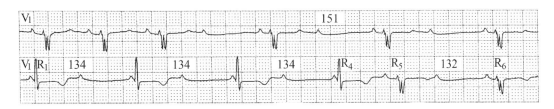

图 6-68　混合性房室分离（2∶1 二度房室阻滞伴逸搏干扰酷似几乎完全性房室阻滞）

【临床资料】男性，62 岁，临床诊断：扩张型心肌病。【心电图特征】上、下两行 V_1 导联（图 6-68）系相隔数分钟记录，定准电压 5mm/mV。上行显示窦性 P-P 间期 0.76s，频率 79 次/min；P-R 间期 0.18s，房室呈 2∶1 传导，QRS 波群呈完全性左束支阻滞图形（时间 0.13s）。下行显示 R_1～R_4 搏动慢而规则，其 R′-R′间期 1.34s，频率 45 次/min，呈 qRs 型（时间 0.08s），其前虽有窦性 P 波，但 P-R 间期明显缩短（0.07s），表明该 P 波与 QRS 波群无关，为加速的室性逸搏心律；R_5、R_6 搏动的 P-R 间期、QRS 波形与上行一致，系窦性搏动，并恢复房室 2∶1 传导。【心电图诊断】①窦性心律；②2∶1 二度房室阻滞（提示发生在右束支内）伴逸搏干扰酷似几乎完全性房室阻滞；③完全性左束支阻滞；④加速的室性逸搏心律（45 次/min）。

四、找出 QRS 波群的规律性

（1）若 QRS 波群均由 P 波下传，且其形态正常，则应注意有无电轴偏移、异常 Q 波、高电压、低电压及 ST 段、T 波、U 波改变等情况。

（2）若 P 波下传的 QRS 波群宽大畸形，则确定是束支阻滞、非特异性心室内阻滞，还是心室预激或心室起搏(VAT方式)。

　　(3)确认提早出现宽大畸形QRS波群其前有无相关P或P'波:若有,则需确认是窦性夺获还是房性早搏伴心室内差异性传导(图6-69、图6-70)、伴心室预激(图6-71)、伴心室起搏(VAT方式);若无,则为室性早搏(图6-72)。

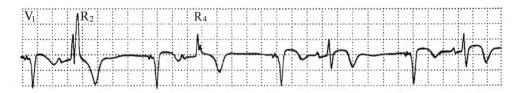

图6-69　心室起搏-窦性夺获二联律,时伴心室内差异性传导

　　【临床资料】女性,78岁,临床诊断:病窦综合征、植入心室起搏器5年。设置的基本起搏周期1000ms,频率60次/min。【心电图特征】V_1导联(图6-69)显示窦性P-P间期1.66~1.80s,频率33~36次/min,窦性夺获的QRS波群呈不同程度的右束支阻滞图形(R_2、R_4)或正常;可见心室起搏脉冲引发的宽大畸形QRS-T波群,其起搏逸搏周期1.02s。【心电图诊断】①显著窦性心动过缓(33~36次/min),提示2:1二度窦房阻滞所致;②心室起搏器,呈心室起搏搏动(VVI模式,60次/min),其功能未见异常;③心室起搏-窦性夺获二联律,时伴心室内差异性传导。

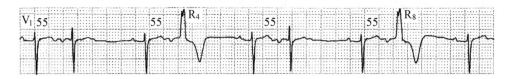

图6-70　房性早搏二联律,时伴心室内差异性传导(R_4、R_8)

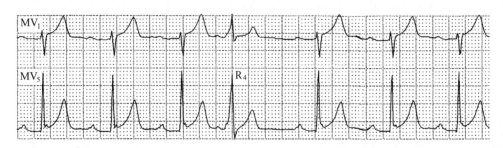

图6-71　房性早搏伴A型心室预激(R_4)、一度房室阻滞(P-R间期0.26s)

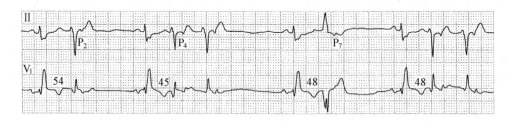

图6-72　完全性右束支阻滞、多源性室性早搏伴逆传心房及房性融合波(P_2、P_4、P_7)

　　【临床资料】男性,71岁,临床诊断:冠心病。【心电图特征】Ⅱ、V_1导联(图6-68)同步记录,显示窦性QRS波群呈完全性右束支阻滞图形(时间0.15s)伴电轴左偏(-35°);每隔1个窦性搏动出现1~2次宽大畸形QRS-T波群,其偶联间期不等(0.45~0.54s),呈3种形态,为多源性室性早搏;其后均有逆行P^-波跟随,R-P^-0.18s,其中P_2、P_4、P_7倒置略浅,考虑为房性融合波(窦性P波与P^-波融合)。【心电图诊断】①窦性心律;②完全性右束支阻滞伴电轴左偏;③频发多源性室性早搏伴逆传心房及房性融合波,时呈成对出现。

　　(4)若形态正常QRS波群与P波无关,则应注意该QRS波群是提早出现,还是延迟出现;是连续 3 次或 3 次以上,还是单个出现。要确定该 QRS 波群是起源于房室交接区还是高位室间隔或正常化室性融合波。若为提早出现,其偶联间期是否相等,两异位搏动之间有无倍数关系;若为延迟出现,则应关注是什么原因所致(窦性心动过缓、窦性停搏、窦房或房室阻滞、早搏后代偿间歇等)。

(5)若宽大畸形 QRS 波群与 P 波无关,则要确定该 QRS 波群是起源于房室交接区伴束支阻滞,还是起源于心室;是提早出现,还是延迟出现。若为延迟出现,是什么原因所致。

(6)心房扑动、颤动时出现宽大畸形 QRS 波群时,要确定该 QRS 波群是室性早搏还是心室内差异性传导、间歇性束支阻滞或心室预激。若连续 3 次或 3 次以上,要确定是室性心动过速、心室内差异性传导还是间歇性束支阻滞或心室预激。

(7)出现窄 QRS、宽 QRS 心动过速时,则应按第二十六、二十九、三十章有关方法进行诊断和鉴别诊断。

(8)遇长 R-R 间期时,要注意 T 波附近有无 P' 或 P⁻ 波重叠(图 6-73、图 6-74),有无窦性停搏、窦房阻滞、房室阻滞及节律重整、隐匿性传导等各种心电现象。

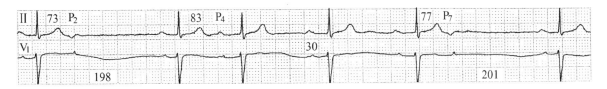

图 6-73　房性早搏未下传引发长 R-R 间期

【临床资料】男性,67 岁,心律不齐待查。【心电图特征】Ⅱ、V₁ 导联(图 6-73)同步记录,显示窦性 P-P 间期 1.21s,频率 50 次/min,P-R 间期 0.30s;可见双源性房性早搏(P₂、P₄、P₇),当其偶联间期≤0.77s 时,P' 波未能下传心室引发 1.98～2.01s 长 R-R 间期,期间未见下级起搏点发放激动。【心电图诊断】①过缓的窦性搏动(50 次/min);②频发双源性房性早搏,时呈未下传(3 相二度房室阻滞);③一度房室阻滞;④下级起搏点功能低下待排,建议动态心电图检查。

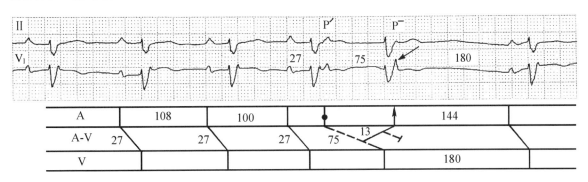

图 6-74　房性早搏揭示房室结双径路传导和隐匿性左侧房室旁道

【临床资料】男性,38 岁,临床诊断:扩张型心肌病。【心电图特征】Ⅱ、V₁ 导联(图 6-74)同步记录,显示窦性 P-P 间期 1.00～1.15s,频率 52～60 次/min,P-R 间期 0.27s;QRS 时间 0.14s,于Ⅱ导联呈 rs 型,V₁ 导联呈 rSr' 型,电轴 −41°;值得关注的是 P' 波落在 ST 段上,出现 P'-QRS-P⁻ 序列,其下传的 P'-R 间期 0.75s,提示由房室结慢径路下传心室;P⁻ 波在Ⅱ、V₁ 导联均直立,其 R-P⁻ 间期 0.13s,考虑由左侧旁道逆传心房;其后出现 1.80s 长 R-R 间期及 P⁻-P 间期 1.44s,期间未见各种逸搏出现。【心电图诊断】①窦性心动过缓(52～60 次/min);②房性早搏伴反复搏动(正相逆行 P⁻ 波),并揭示房室结双径路传导和隐匿性左侧房室旁道;③一度房室阻滞(P-R 间期 0.27s);④电轴左偏 −41°;⑤非特异性心室内阻滞(QRS 时间 0.14s);⑥提示下级起搏点功能低下。

【心得体会】①房室结双径路传导合并房室旁道临床上并不少见。②P(P')波落在 ST 段上通常遇房室结生理性绝对不应期而难以下传心室,若能下传心室,则与该 P(P')波经房室结慢径路下传或房室结 2 相超常期传导有关。③窦性或房性激动伴慢快型房室结反复搏动,其 R-P⁻ 间期<0.09s,而经房室旁道逆传心房,其 R-P⁻ 间期>0.09s,本例 R-P⁻ 间期 0.13s,且 P⁻ 波在Ⅱ、V₁ 导联均直立,强烈提示由左侧旁道参与逆传心房。

五、借助梯形图进行验证

通过以上分析,一般的心律失常多能得到准确的诊断。但疑难复杂的心律失常,必须借助梯形图进行合乎逻辑的推理和验证,使心律失常起源部位、发生机制一目了然。

六、心律失常诊断原则

(1)诊断心律失常时,必须明确起搏点的解剖位置(如窦房结、心房、房室交接区、心室、房室旁道等)、起搏点发放激动的频率强度(如正常、加速的、过速、过缓、早搏、逸搏、停搏等)、激动在各个部位的传导情况(如正常、传导阻滞、超常传导、多径路传导、隐匿性传导、差异性传导等)及其伴随现象(如早搏诱发反复搏动及反复性心动过速、房性早搏诱发快速性房性心律失常、室性早搏诱发快速性室性心律失常及隐匿性传导、节律重整等)。

(2)诊断心律失常时,必须先写原发性心律失常,后写继发性及伴随心律失常。二度以上房室阻滞,其心房和心室频率应分别注明,并写上房室传导比例,尽可能判定阻滞部位。

(3)诊断心律失常时,尽量用最常见的心律失常机制进行解释,少用罕见的心律失常机制来解释。

(4)诊断心律失常时,尽量用"一元论"解释。能用一种心律失常进行解释,则不必用多种心律失常来解释。实在难以圆满解释时,可用多种心律失常及其机制进行解释。

(5)诊断心律失常时,整幅心电图所见的各种现象,都能得到圆满地解释。

(6)诊断心律失常时,要符合目前公认的各种理论及心电现象,各个诊断之间不能自相矛盾。

(7)诊断心律失常时,必须密切结合临床、既往心电图改变及电生理检查等。

(8)诊断心律失常时,诊断顺序可按起搏点的解剖顺序(如房性早搏、室性早搏等)、传导组织先后顺序等书写(如二度Ⅱ型窦房阻滞、一度房室阻滞、右束支阻滞等)或先写原发性心律失常后写继发性心律失常(如三度房室阻滞、房室交接性逸搏心律等)(图6-75)或先写严重心律失常后写次要心律失常。

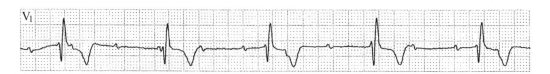

图6-75　窦性心动过速(107次/min)、三度房室阻滞、房室交接性逸搏心律(43次/min)、完全性右束支阻滞

七、诊断规范化建议

1.搏动、心律的诊断

同一起搏点连续出现3次或3次以上激动,方能称为心律。若仅出现1、2次激动,只能称为单个、成对搏动而不能称为心律,如房性早搏二、三联律及某些室性早搏伴反复搏动、房室交接性逸搏心律,只能称为窦性搏动、成对的窦性搏动(图6-76、图6-77)。

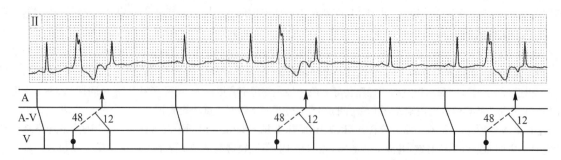

图6-76　成对窦性搏动、频发室性早搏伴反复搏动、房室结双径路传导

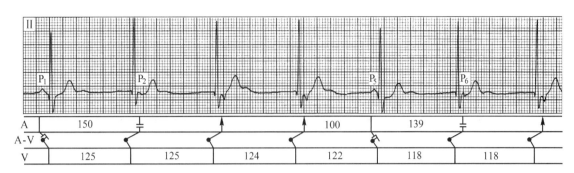

图 6-77　过缓的成对窦性搏动、房室交接性逸搏心律伴房性融合波

【临床资料】男性,72 岁,临床诊断:病窦综合征。【心电图特征】Ⅱ导联(图 6-77)显示 P₁、P₅ 为窦性 P 波,P₂、P₆ 形态介于窦性 P 波与逆行 P⁻ 波之间,为房性融合波,故 P₁-P₂、P₅-P₆ 期间即为窦性的基本周期 1.50、1.39s,频率 40、43 次/min;窦性 P 波与其后 QRS 波群的 P-R 间期长短不一,表明两者无关;QRS 波形正常,其后多有逆行 P⁻ 波跟随,R-R 间期 1.18~1.25s,频率 48~51 次/min,R-P⁻ 间期 0.13s。【心电图诊断】①过缓的成对窦性搏动 (40~43 次/min);②房室交接性逸搏心律(48~51 次/min)伴房性融合波。

2. 与窦性心律失常相关

(1)显著的窦性心律不齐:超过普通窦性心律不齐(P-P 间期互差≥0.16s)的 1.5 倍,即 P-P 间期互差≥0.40s。

(2)窦性停搏:突发长 P-P 间期白天>1.8s,夜间>2.0s,或长 P-P 间期>短 P-P 间期的 2 倍。

(3)显著的窦性心动过缓:窦性 P 波频率≤45 次/min。

(4)严重的窦性心动过缓:窦性 P 波频率≤35 次/min,需启动危急值上报程序。

3. 心室停搏、全心停搏

(1)心室停搏:各种心房波(P、P′、F、f 波)未能下传心室而引发 R-R 间期≥3.0s。

(2)全心停搏:长 R-R 间期≥3.0s,期间始终未见各种心房波出现。

4. 早搏、逸搏

(1)偶发、频发的判定:①10s 心电图中出现 1 次者称为偶发;②10s 心电图中出现 3 次或 3 次以上者称为频发。

(2)早搏二、三联律的判定:出现 3 组或 3 组以上者。

(3)逸搏-夺获二、三联律的判定:出现 3 组或 3 组以上者(图 6-78)。

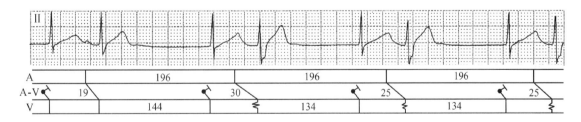

图 6-78　房室交接性逸搏-窦性夺获二联律伴房室干扰现象

【临床资料】男性,58 岁,临床诊断:病窦综合征。【心电图特征】Ⅱ导联(图 6-78)显示窦性 P-P 间期 1.96s,频率 31 次/min;P 波落在前一搏动 T 波终末部或顶峰上,其下传的 P-R 间期 0.19~0.30s;QRS 波群呈右束支阻滞图形;延迟出现 QRS 波形正常,为房室交接性逸搏,其逸搏周期 1.34~1.44s,频率 42~45 次/min。【心电图诊断】①严重的窦性心动过缓(31 次/min),2∶1 窦房阻滞待排;②房室交接性逸搏-窦性夺获二联律伴房室干扰现象(干扰性 P-R 间期延长及心室内差异性传导)。

(4)反复搏动二、三联律的判定:出现 3 组或 3 组以上者(图 6-79)。

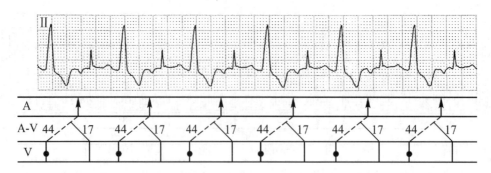

图 6-79　频发室性早搏伴反复搏动二联律、房室结双径路传导

（5）房性早搏未下传心室时，现称为房性早搏未下传，摒弃"阻滞型房性早搏"的诊断用词。

5. 异位性心动过速

异位激动连续出现 3 个或 3 个以上且频率＞100 次/min 者称为异位性心动过速（房性、房室交接性、室性）。

（1）短阵性、持续性心动过速的判定：依据异位搏动连续出现的个数、持续时间的长短进行判定。①连续出现的个数＜100 个或持续时间＜30s 者称为短阵性；②连续出现的个数≥100 个或持续时间≥30s 者称为持续性。

（2）非阵发性心动过速与加速的逸搏心律的判定：部分文献和专著将这两者统称为加速的逸搏心律，笔者认为这两者应有所区别并建议：①始终未见窦性 P 波，仅出现单一的异位心律时，房性频率 61～100 次/min、房室交接性频率 61～100 次/min、室性频率 41～100 次/min 时，便称为加速的房性、房室交接性或室性逸搏心律；②若出现窦性和异位两种节律，两者频率接近并竞争性地控制心房或心室，则应称为非阵发性房性、房室交接性或室性心动过速（符合上述各种加速的逸搏心律的频率）；③摒弃"加速性房性、房室交接性或室性自主心律"的诊断用词。

6. 游走性心律

（1）笔者主张游走性心律仅适用于窦性节律，诊断书写格式为：窦性心律伴窦房结内游走或者直接诊断为窦房结内游走性心律。

（2）建议摒弃"窦房结至心房或房室交接区内游走性心律"的诊断用词，可采用以下诊断书写格式：①窦性心律、非阵发性房性或房室交接性逸搏心律伴房性融合波（61～100 次/min）（图 6-80）；②窦性心动过缓（56 次/min）、房性或房室交接性逸搏心律伴房性融合波（55 次/min）。

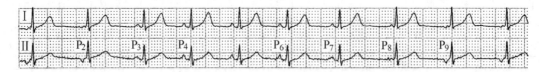

图 6-80　非阵发性房室交接性心动过速伴不同程度房性融合波

【临床资料】女性，36 岁，健康体检。【心电图特征】Ⅰ、Ⅱ导联（图 6-80）同步记录，显示 P 波形态多变：①P_4～P_6 直立，为窦性 P 波，其 P-P 间期 0.68s，频率 88 次/min，P-R 间期 0.13s；②P_2、P_9 等倒置，P^--R 间期 0.08s，为房室交接性异位搏动，P^--P^- 间期 0.76s，频率 79 次/min；③P_3、P_7、P_8 形态多变，为窦性 P 波与房室交接性逆行 P^- 波形成的不同程度房性融合波。【心电图诊断】①窦性心律不齐；②短阵性非阵发性房室交接性心动过速（79 次/min）伴不同程度房性融合波。

7. 短阵性房性、室性异位心律

房性、室性异位兴奋性增高引起的心律失常，因异位灶自律性强度的改变，其连续发放 3 次或 3 次以上激动有时以早搏、加速的逸搏或逸搏形式出现，此时的心电图既不能诊断为心动过速，又不能诊断为逸搏心律,那怎么办? 可诊断为由早搏、加速的逸搏、逸搏组成的短阵性异位心律(图 6-81)。

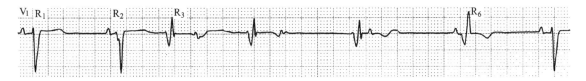

图 6-81　由室性早搏、加速的室性逸搏组成的短阵性室性异位心律

【临床资料】男性,67 岁,临床诊断:病窦综合征。【心电图特征】V₁ 导联(图 6-81)显示窦性 P-P 间期 1.10s,频率 55 次/min;R₂ 搏动为室性融合波,R₃～R₆ 为室性异位搏动,其 R′-R′间期 0.64～1.40s,频率 43～94 次/min,连续出现 4 个 P 波落在其 QRS-T 波群不同部位上而未能下传心室。【心电图诊断】①窦性心动过缓(55 次/min);②由室性早搏、加速的室性逸搏组成的短阵性室性异位心律(43～94 次/min);③室性融合波;④不完全性干扰性房室分离。

8.二度以上房室阻滞

诊断二度以上房室阻滞时,应分别注明心房和心室的频率及房室传导比例;应先写原发性心律失常,后写继发性及伴随心律失常;应尽可能确定阻滞部位,因其对临床更有价值。

(1)二度Ⅰ型或Ⅱ型房室阻滞时,QRS 波群脱漏后第 1 个搏动的 P-R 间期≥0.21s,建议书写格式为:长 P-R 间期型二度Ⅰ型或Ⅱ型房室阻滞(图 6-82)。摒弃"一度房室阻滞+二度Ⅰ型或Ⅱ型房室阻滞"的诊断用词。

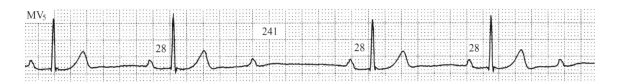

图 6-82　长 P-R 间期型二度Ⅱ型房室阻滞

【临床资料】女性,73 岁,临床诊断:病窦综合征。【心电图特征】MV₅ 导联(图 6-82)显示窦性 P-P 间期 1.10～1.46s,频率 41～55 次/min,P-R 间期 0.28s,P 波下传受阻 QRS 波群脱漏前、后的 P-R 间期固定,房室呈 3:2 传导;可见长达 2.41s 的 R-R 间歇,期间未见各种逸搏出现,平均心室率 40 次/min。【心电图诊断】①窦性心动过缓伴不齐(41～55 次/min);②长 P-R 间期型二度Ⅱ型房室阻滞引发缓慢心室率(平均 40 次/min),房室呈 3:2 传导,提示阻滞部位在希氏束以下;③下级起搏点功能低下,双结病待排;④建议植入双腔起搏器。

(2)如何诊断房室 3:1 传导:①若连续出现 2 个窦性 P 波下传受阻且无房室交接性或室性逸搏干扰者,则诊断为高度房室阻滞;②若有房室交接性逸搏或室性逸搏干扰窦性 P 波下传而出现 3:1 传导者,则宜诊断为二度房室阻滞(图 6-83)。

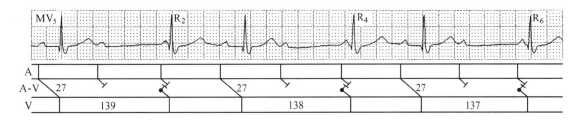

图 6-83　长 P-R 间期型二度房室阻滞,房室呈 3:1 传导伴逸搏干扰

【临床资料】男性,39 岁,临床诊断:心肌炎后遗症。【心电图特征】MV₁、MV₅ 导联(图 6-83)同步记录,定准电压 5mm/mV,显示窦性 P-P 间期 0.78s,频率 77 次/min;P-R 间期 0.27s,房室呈 3:1 传导;R₂、R₄、R₆ 搏动延迟出现,其前虽有窦性 P 波,但 P-R 间期明显缩短且不固定,表明该 P 波与 QRS 波群无关,逸搏周期 1.37～1.39s,频率 43～44 次/min,平均心室率 50 次/min。心电图诊断:①窦性心律;②长 P-R 间期型二度房室阻滞引发缓慢心室率(平均 50 次/min),房室呈 3:1 传导,提示阻滞部位在希氏束以上;③完全性右束支阻滞;④房室交接性逸搏。

(3)如何诊断阵发性三度房室阻滞：通常将2：1、3：1(有逸搏干扰)传导诊断为二度房室阻滞(图6-83)，3：1(无逸搏干扰)、4：1传导(伴有逸搏干扰)诊断为高度房室阻滞，5：1、6：1传导诊断为几乎完全性房室阻滞，故建议将≥7：1传导(连续出现6个P波下传受阻)诊断为阵发性三度房室阻滞。

9.植入起搏器后房室阻滞的诊断

植入双腔起搏器后，因其有AAI、VAT、DDD等多种工作方式，原本存在的房室阻滞可能会继续呈现或被掩盖，根据心电图表现，可酌情诊断房室阻滞的程度。

(1)呈心房起搏心律(AAI方式)时，其A-R间期≥0.25s(因心房脉冲经电极与心内膜交接区传出约需0.04s)，可诊断为一度房室阻滞(图6-84)。

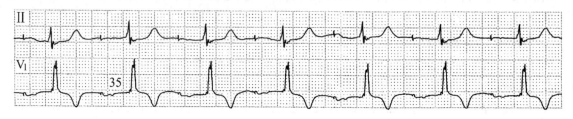

图6-84 心房起搏心律(AAI方式，60次/min)、一度房室阻滞(A-R间期0.35s)、完全性右束支阻滞

(2)呈心室起搏心律(VAT方式)时，P-V间期≥0.21s，因无法判定是一度、二度还是三度房室阻滞，可诊断为至少存在一度房室阻滞(图6-85)；房室阻滞不予诊断，也无妨。

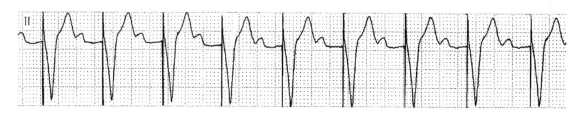

图6-85 窦性心律、双腔起搏器，呈心室起搏心律(VAT方式)、至少存在一度房室阻滞(P-V间期0.29s)

(3)既有AAI起搏，又有DDD起搏时，可诊断为二度以上房室阻滞(图6-86)。

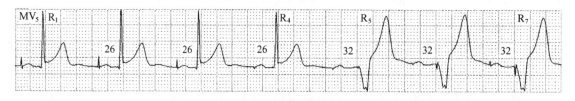

图6-86 双腔起搏器，呈心房、房室顺序起搏心律(AAI、DDD方式，60次/min)、
长A-R间期型高度房室阻滞(R₅~R₇搏动呈房室顺序起搏心律)

(4)呈房室顺序起搏心律(DDD模式)时，A-V间期≥0.21s，因无法判定是一度、二度还是三度房室阻滞，房室阻滞可以不诊断。

10.完全性左束支阻滞合并电轴偏移

完全性左束支阻滞合并电轴偏移时，此时仅作出完全性左束支阻滞伴电轴左偏或右偏的诊断，不再诊断合并左前分支或左后分支阻滞。

11.房室阻滞合并束支或分支阻滞

房室阻滞合并束支或分支阻滞时，其诊断顺序为房室阻滞在先，束支、分支阻滞在后，酌情提示双束支或三支阻滞。示范举例：

（1）窦性心律（70 次/min）、二度Ⅱ型房室阻滞引发缓慢心室率（平均 53 次/min），房室呈 4∶3 传导、完全性左束支阻滞伴电轴左偏（－50°）、提示双束支阻滞（其中右束支呈二度Ⅱ型阻滞）。

（2）窦性心律（70 次/min）、二度房室阻滞引发缓慢心室率（平均 53 次/min），房室呈 2∶1 传导、完全性右束支阻滞、左前分支阻滞、提示三支阻滞（其中左后分支呈二度阻滞）（图 6-87）。

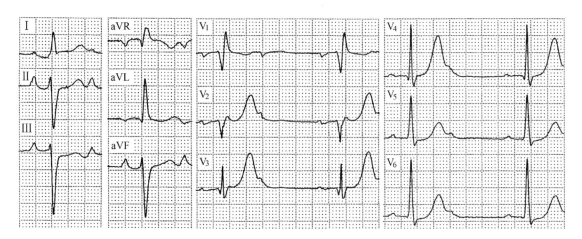

图 6-87　三分支阻滞（完全性右束支阻滞合并左前分支阻滞及左后分支呈 2∶1 二度阻滞）

【临床资料】男性，78 岁，临床诊断：冠心病、陈旧性心肌梗死。【心电图特征】常规心电图（图 6-87）显示窦性 P-P 间期 0.72s，频率 83 次/min；下壁导联 P 波高尖，振幅 0.25～0.30mV；P-R 间期 0.23s，房室呈 2∶1 传导，心室率 42 次/min；QRS 时间 0.15s，呈完全性右束支阻滞和左前分支阻滞图形，在 V₁ 导联呈 rsR′ 或 QR 型，V₂ 导联呈 rsr′ 或 Qr 型，V₃、V₄ 导联呈 QRs、qRs 型；V₂ 导联 ST 段抬高 0.05mV，V₅、V₆ 导联 ST 段呈水平型压低 0.1mV，V₂～V₄ 导联 T 波高大，Q-T 间期 0.49s。【心电图诊断】①窦性心律（83 次/min）；②下壁导联 P 波高尖，提示不完全性右心房内阻滞；③长 P-R 间期型二度房室阻滞引发缓慢心室率（42 次/min），房室呈 2∶1 传导；④三分支阻滞（完全性右束支阻滞合并左前分支阻滞及左后分支呈 2∶1 二度阻滞）；⑤前间壁、前壁异常 Q 波，提示陈旧性心肌梗死所致；⑥前间壁、前壁 T 波高大、侧壁 ST 段改变，请进一步做心肌损伤标志物检测；⑦Q-T 间期延长。

第七章

快速解读危急重症心电图

现结合《心电图危急值——2017 中国心电学会专家共识》、三省心电图危急值标准对危急重症心电图进行快速而详细的解读,以期抛砖引玉,降低医疗风险,造福患者。

一、概述

1.基本概念

危急重症心电图是指起病急、进展快、死亡率高,常引发严重的血流动力学障碍而危及患者生命的心电图改变。

2.常见类型

危急重症心电图包括与冠状动脉严重病变相关的综合征(如急性冠状动脉综合征、Wellens 综合征及 de Winter 综合征)、变异型心绞痛、严重的快速性心律失常和缓慢性心律失常、心脏以外疾病但能从心电图中显示某些特征性改变(如严重的低钾或高钾血症、急性肺栓塞等)及起搏器功能异常引发的心室停搏或频率奔放现象等。

3.处理流程

(1)报告制度:一旦发现和诊断危急重症心电图,应立即启动危急值上报程序,遵循"谁诊断、谁记录、谁报告"的原则,通知相关科室的主管医师和本科室负责人,登记患者基本信息、危急重症心电图内容、报告时间、报告者及主管医师的姓名。

(2)告知义务:酌情将相关检查结论和病情如实告知家属或(和)患者,并进行安抚。

(3)酌情处置:用平车(床)或轮椅陪同家属护送患者至急诊室(抢救室)或所在病区,使患者能及时地接受有效的治疗。

(4)及时随访:及时了解患者救治情况、病情转归,必要时复查心电图。

二、与冠状动脉严重病变相关的综合征

1.急性冠状动脉综合征(ACS)

ACS 包括 ST 段抬高型和非 ST 段抬高型 AMI、不稳定性心绞痛及由急性心肌缺血引发的猝死。心电图改变具有出现时间早,并能进行定性、定位、分期、评估病情及判断预后等优势和价值。

(1)ST 段抬高型 AMI:面对损伤区部位有两个或两个以上导联 ST 段呈上斜型、弓背向上型、单相曲线型、墓碑型或巨 R 型等形态抬高≥0.1mV(图 7-1、图 7-2、图 7-3),可同时伴有 T 波高耸或高大(图 7-4、图 7-5)。ST 段抬高是冠状动脉急性闭塞早期的心电图表现,是早期干预的标志。

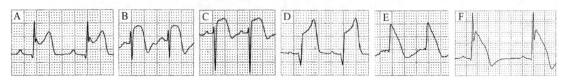

图 7-1　ST 段抬高形态

A:上斜型　B:弓背向上型　C:单相曲线型　D:墓碑型　E:巨 R 型　F:下斜型或 J 波型

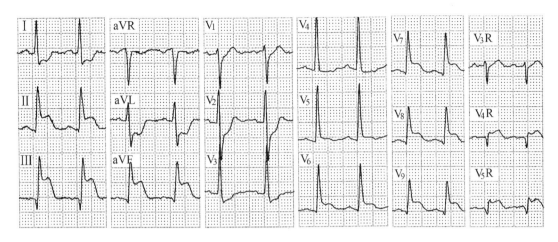

图 7-2　下壁、侧后壁及右心室 ST 段抬高型 AMI

【临床资料】男性,40 岁,急性胸痛伴大汗淋漓 2h 余,临床诊断:AMI 待排。【心电图特征】常规心电图(图 7-2)显示 P 波在 Ⅰ、Ⅱ、aVL 导联直立,Ⅲ 导联浅倒,aVR 导联倒置,aVF 导联低平;P-P 间期 0.51～0.64s,频率 94～118 次/min,P-R 间期 0.17s;ST 段在 Ⅱ、Ⅲ、aVF 导联抬高 0.40～0.65mV(ST$_Ⅲ$↑>ST$_{aVF}$↑>ST$_Ⅱ$↑),Ⅰ、aVL、V$_2$、V$_3$ 导联压低 0.20～0.45mV(ST$_{aVL}$↓>ST$_Ⅰ$↓),V$_6$～V$_9$ 导联抬高 0.2～0.3mV,V$_4$R、V$_5$R 导联抬高 0.15～0.20mV;T 波在 V$_3$～V$_5$ 导联低平。【心电图诊断】①窦性心律伴 P 电轴左偏,时呈心动过速(118 次/min);②下壁、侧后壁及右心室 ST 段呈损伤型抬高,符合 AMI 的心电图改变;③高侧壁、前间壁及前壁 ST 段压低;④前壁轻度 T 波改变(T 波低平)。

实验室检查:高敏肌钙蛋白 Ⅰ 10.14ng/ml(正常值 0.00～0.11ng/ml),肌酸激酶 210IU/L(正常值 40～200IU/L),肌酸激酶同工酶 42IU/L(正常值 0～24IU/L)。急诊冠状动脉造影显示右冠状动脉近端完全闭塞。植入支架 1 枚,TIMI 血流 3 级。

【心得体会】①2013 年欧洲、美国心脏病学会对测量 ST 段抬高或压低进行了重新界定:以 J 点为准,基准线以 PR 段终点为准,对 ST 段抬高的形态不作要求;此规定虽然较传统测量方法(J 点后 0.04～0.08s 作一水平线与基准线之间的距离)ST 段压低或抬高的程度会相应减轻,但不会出现人为的测量误差。②下壁 AMI 时,若 Ⅲ 导联 ST 段抬高大于 Ⅱ 导联(ST$_Ⅲ$↑>ST$_Ⅱ$↑),一定要关注有无合并右心室、后壁 AMI,一定要做 18 个导联心电图(加做右胸前、后壁导联)。③下壁 AMI 时,其病变血管右冠状动脉(RCA)约占 80%,回旋支(LCX)约占 20%;若 Ⅲ 导联 ST 段抬高大于 Ⅱ 导联(ST$_Ⅲ$↑>ST$_Ⅱ$↑),aVL 导联压低大于 Ⅰ 导联(ST$_{aVL}$↓>ST$_Ⅰ$↓),则多为 RCA 近端闭塞所致,且常合并右心室、后壁 AMI;若 Ⅲ 导联 ST 段抬高小于Ⅱ导联(ST$_Ⅲ$↑<ST$_Ⅱ$↑),aVL 导联不压低或抬高,则几乎为 LCX 闭塞所致。④下壁 AMI 时,需要排除主动脉夹层,可做心脏超声、D-二聚体检测,必要时进行主动脉造影。

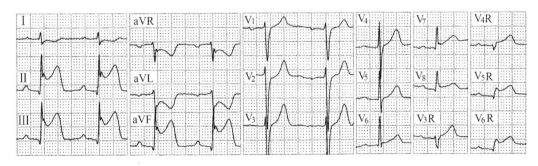

图 7-3　下壁、侧后壁及右心室 ST 段抬高型 AMI(冠状动脉造影显示右冠状动脉近端完全闭塞)

【临床资料】男性,61 岁,胸痛 1h,临床诊断:AMI 待排。【心电图特征】常规心电图(图 7-3)显示 P-R 间期 0.23s;Ⅱ、Ⅲ、aVF 导联出现缺血性 J 波,ST 段呈上斜型抬高 0.5～0.6mV(ST$_Ⅲ$↑>ST$_Ⅱ$↑),V$_6$～V$_8$ 及 V$_3$R～V$_6$R 导联 ST 段呈上斜型抬高 0.08～0.20mV;Ⅰ、aVR、aVL 导联 ST 段呈下斜型压低 0.08～0.25mV;【心电图诊断】①窦性心律;②下壁、侧后壁及右心室 ST 段抬高,提示 AMI(超急性期),请结合临床;③一度房室阻滞;④高侧壁 ST 段改变。

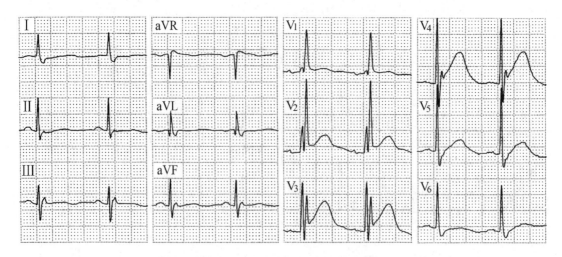

图 7-4　前间壁、前壁 ST 段抬高型 AMI

【临床资料】女性,84 岁,腰背痛 3h。【心电图特征】常规心电图(图 7-4)显示 P-P 间期 0.80~0.89s,频率 67~75 次/min,P-R 间期 0.16s;QRS 波群在 V₁ 导联呈 rsR′型,时间 0.13s,其他导联终末波宽钝;V₁~V₄ 导联 ST 段呈水平型、上斜型抬高 0.1~0.3mV,T 波直立、宽大,Ⅰ、Ⅱ、V₆ 导联 T 波低平。【心电图诊断】①窦性心律;②前间壁、前壁 ST 段抬高伴 T 波宽大,提示 AMI 所致,请结合临床及心肌损伤标志物检测;③完全性右束支阻滞;④下壁、侧壁轻度 T 波改变(T 波低平)。

实验室检查:高敏肌钙蛋白Ⅰ9.16ng/ml(正常值 0.00~0.11ng/ml),肌酸激酶 1010IU(正常值 40~200IU/L),肌酸激酶同工酶 116IU(正常值 0~24IU/L)。急诊冠状动脉造影显示前降支近端发出对角支后完全闭塞,对角支中段狭窄 70%,RCA、LCX 散在斑块。于前降支近端植入支架 1 枚,TIMI 血流 3 级。

【心得体会】①对胸痛、腹痛、肩颈痛、莫名其妙的牙疼、左上肢痛或气急等患者,应行常规心电图检查。有报道 AMI 以头疼作为首发症状而就诊神经内科,本例是以腰背痛而就诊骨科。②冠状动脉急性闭塞后相关导联将出现 T 波高耸或宽大、ST 段抬高及心律失常等,而 T 波高耸或高大持续时间极为短暂,约数分钟至数小时,心电图不易记录到。③前间壁 AMI 时,右束支阻滞的继发性 ST 段压低将会影响 AMI 原发性 ST 段抬高的程度,使其抬高程度减轻或回到基线形成伪善性改变,T 波振幅也会受到不同程度的影响。④T 波高耸或宽大,ST 段抬高是冠状动脉急性闭塞早期的心电图表现,是实施 PCI、溶栓等早期治疗的标志,为拯救濒死的心肌细胞赢得宝贵时间。⑤通常按照 P 波、P-R 间期、QRS 波群、J 点(J 波)、ST 段、T 波、Q-T 间期、U 波的顺序进行诊断,若遇危急重症心电图改变需要急诊处理的,如 AMI、快速性心律失常、较长时间心室停搏等特殊情况,则应将此类诊断放在第 2 条。

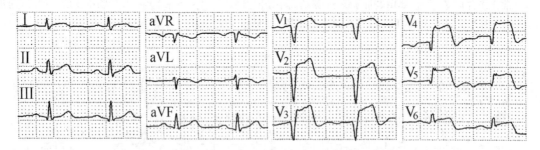

图 7-5　广泛前壁异常 Q 波(含等位性 Q 波)伴 ST 段呈上斜型显著抬高,提示 AMI(胸前导联
定准电压 5mm/mV,冠状动脉造影显示前降支中段原植入支架处完全闭塞、第一对角支次全闭塞)

(2)非 ST 段抬高型 AMI:既往称为急性心内膜下 MI,不出现异常 Q 波。胸痛发作时,心电图表现为 ST 段显著压低和(或)T 波倒置,且呈动态演变:①相关导联突发 ST 段呈水平型、下斜型显著而持久地压低≥0.1mV 或在原有压低基础上增加 0.1mV 以上,持续时间≥24h(图 7-6);②T 波呈对称性倒置(冠状 T 波)或巨大倒置伴 Q-T 间期延长(图 7-7)。诊断时,必须密切结合临床和心肌损伤标志物升高。

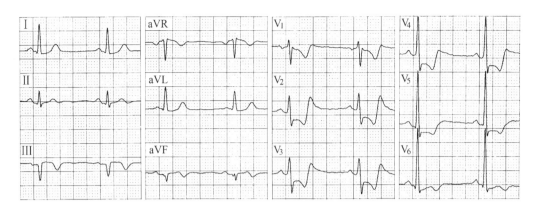

图 7-6　前间壁、前壁非 ST 段抬高型 AMI(陕西省定边县中医院宋淑秀供图)

【临床资料】男性,70 岁,胸痛 0.5d,临床诊断:冠心病、胸痛待查。【心电图特征】常规心电图(图 7-6)显示 P-P 间期 1.03s,频率 58 次/min,P-R 间期 0.16s;QRS 波群在 Ⅱ 导联呈 qrs 型,Ⅲ 导联呈 QS 型,aVF 导联呈 QS 型(起始部顿挫)或 qrs 型;ST 段在 Ⅲ 导联抬高 0.05mV,Ⅰ、aVL 导联呈水平型或近水平型压低 0.05～0.10mV,V₂～V₅ 导联呈下斜型压低 0.25～0.30mV,V₆ 导联呈上斜型或近水平型压低 0.15mV;T 波在 V₃、V₄ 导联呈负正双相,V₅ 导联浅倒置,V₆ 导联呈正负双相。【心电图诊断】①窦性心动过缓(58 次/min);②前间壁、前壁 ST 段显著压低,提示非 ST 段抬高型 AMI 所致,请结合临床及心肌损伤标志物检测;③提示下壁异常 Q 波,由陈旧性 MI 所致,请结合临床;④前壁、侧壁 T 波改变。

实验室检查:高敏肌钙蛋白 Ⅰ 5.0ng/ml(正常值 0.0～0.5ng/ml),肌红蛋白 114.0ng/ml(正常值 0.0～100.0ng/ml),葡萄糖 9.23mmol/L(正常值 2.89～6.11mmol/L),肌酸激酶、肌酸激酶同工酶正常。

【心得体会】①遇下壁可疑异常 Q 波时,应嘱患者深吸气后屏住呼吸再行记录,若 Ⅲ、aVF 导联 Q 波变小或消失,则该 Q 波与呼吸引发膈肌上抬有关,属功能性改变。②缺少 PCI 医疗条件时,应与上级医院胸痛中心联系,在病情许可情况下,及时转送,切勿耽搁。③AMI 发生后,黄金急救时间只有 120min(2h),12h 是 AMI 急救时间的底线。

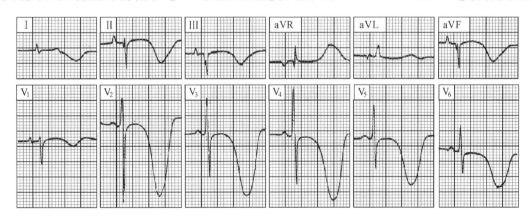

图 7-7　下壁、广泛前壁非 ST 段抬高型 AMI(巨倒 T 波)

【临床资料】男性,72 岁,突发昏迷,临床诊断:高血压病、脑出血、陈旧性 MI。【心电图特征】常规心电图(图 7-7)显示 Ⅱ、Ⅲ、aVF 导联 QRS 波群呈 QrS 或 QS 型伴 T 波倒置;Ⅰ、V₁ 导联 T 波浅倒置,V₂～V₆ 导联 T 波巨倒,深达 1.15～2.35mV;Q-T 间期 0.71s。【心电图诊断】①窦性心律;②下壁异常 Q 波,符合陈旧性 MI 的心电图改变;③下壁、广泛前壁 T 波改变(部分导联呈巨倒 T 波),提示非 ST 段抬高型 AMI 所致,请结合临床及心肌损伤标志物检测;④Q-T 间期显著延长。

实验室检查:高敏肌钙蛋白 Ⅰ 13.54ng/ml(正常值 0.00～0.11ng/ml),肌酸激酶 910IU(正常值 40～200 IU/L),肌酸激酶同工酶 108IU(参考值 0～24IU/L)。

【心得体会】①本例患者出现巨倒 T 波和 Q-T 间期显著延长系交感神经过度兴奋释放大量儿茶酚胺刺激下丘脑星状交感神经节及冠状动脉痉挛导致急性心肌缺血,使心室肌复极过程明显受到影响有关。②脑出血患者出现巨倒 T 波,预示颅内出血量大,预后不良。

2. Wellens 综合征

Wellens 综合征又称为左前降支 T 波综合征,是指不稳定型心绞痛患者在胸痛发作缓解后数小时或数天内出现 V_2、V_3 或 V_2～V_4 导联 T 波呈深而对称性倒置(Ⅰ型,占 75%)或呈正负双相(Ⅱ型),有时波及 V_1～V_6 导联(图 7-8、图 7-9)。继而 T 波逐渐变浅直至恢复直立。此征属 AMI 的前期,预示左冠状动脉前降支近端严重狭窄,应积极治疗。否则,极易发展为前壁 AMI。

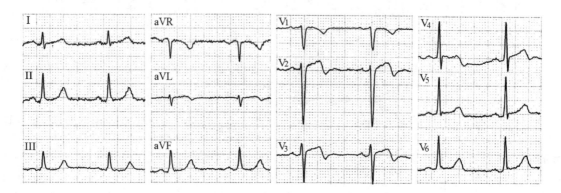

图 7-8　Wellens 综合征患者,胸痛缓解后 V_2～V_4 导联出现 T 波呈正负双相(金华市中心医院包丽芳主任供图)

【临床资料】男性,50 岁,胸闷、胸痛 4h 急诊入院,临床诊断:AMI。【心电图特征】常规心电图(图 7-8)仅显示 V_2～V_4 导联出现 T 波呈正负双相。【心电图诊断】①窦性心律;②前间壁、局限性前壁 T 波改变,符合Ⅱ型 Wellens 综合征,请结合临床。

实验室检查:肌钙蛋白 I 8.19ng/ml(正常值 0.0～0.2ng/ml),脑钠肽前体 193pg/ml(正常值 0～125pg/ml)。入院后患者反复发作室性心动过速、心室颤动,给予电击除颤 8 次。病情略平稳后行急诊冠状动脉造影,显示左前降支近端狭窄 90%,可见血栓影,左回旋支散在斑块。于左前降支近端植入支架 1 枚,TIMI 血流 3 级。

【心得体会】前间壁出现 T 波正负双相或倒置,临床上还是比较常见,可见于童稚型 T 波、饱餐后等功能性 T 波改变,也见于前间壁心肌缺血、Wellens 综合征等冠心病患者,应注意密切结合临床及随访观察。

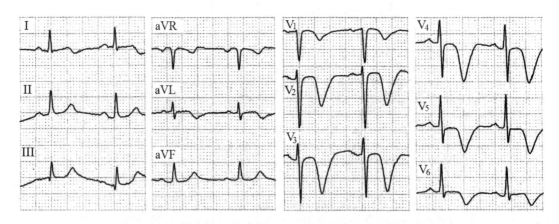

图 7-9　Wellens 综合征患者,PCI 术后出现前间壁、前壁 T 波深倒置

【临床资料】与图 7-8 系同一患者,PCI 术后第 2 天记录。【心电图特征】常规心电图(图 7-9)显示 T 波在Ⅰ导联呈正负双相,aVL 导联浅倒置,V_2～V_6 导联倒置,深达 0.4～1.1mV,Q-T 间期 0.50s(正常最高值 0.40s)。【心电图诊断】①窦性心律;②广泛前壁 T 波改变(深倒置为主),呈现Ⅰ型 Wellens 综合征 T 波特征;③Q-T 间期延长。

【温故知新】①深倒置 T 波是指倒置的 T 波深达 0.5～1.0mV,巨大倒置 T 波是指 3 个或 3 个以上导联倒置 T 波的深度＞1.0mV,多见于冠心病(冠状 T 波)、非 ST 段抬高型 AMI(心内膜下梗死性巨倒 T 波)、肥厚型心肌病(劳损型 T 波)、Ⅰ型 Wellens 综合征、脑血管意外及嗜铬细胞瘤(Niagara 瀑布样 T 波)等疾病;②Ⅱ型 Wellens 综合征部分患者在胸痛发作后数小时或数天内可由正负双相演变为深倒置,如本例患者。

3. de Winter 综合征

de Winter 综合征是超急期心肌梗死一种特殊的心电图表现形式。主要表现为 V_1～V_6 导联 J 点下移、ST 段呈上斜型压低≥0.1mV，T 波高尖或高耸（图 7-10）。常预示左前降支近端急性闭塞或次全闭塞（图 7-11），具有重要的定位和定性价值。

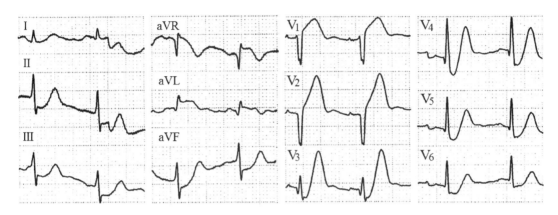

图 7-10　de Winter 综合征的心电图改变（金华市中心医院包丽芳主任供图）

【临床资料】男性，39 岁，突发胸痛 2d，再发 1d，临床诊断：急性冠状动脉综合征。【心电图特征】常规心电图（图 7-10）显示 P 波在 Ⅰ、aVL 导联直立，Ⅱ、aVF 导联低平，Ⅲ、aVR 导联浅倒置；QRS 波群在 V_1 导联呈 rS 型，V_2 导联呈 QS 型，V_3 导联呈 Qrs 型，V_4、V_5 导联呈 qR 型；Ⅱ、Ⅲ、aVF、V_6 导联 ST 段呈近水平型压低 0.2mV，T 波直立；aVR、aVL 导联 ST 段抬高 0.10～0.15mV；V_1、V_2 导联 ST 段呈上斜型抬高 0.20～0.25mV，T 波直立；V_3～V_5 导联 J 点下移，ST 段呈上斜型压低 0.20～0.35mV，T 波高耸。【心电图诊断】①窦性心律伴 P 电轴左偏；②前间壁、局限性前壁异常 Q 波伴 ST-T 改变（ST 段抬高、压低，T 波高耸），下壁及侧壁 ST 段压低，符合 AMI 及 de Winter 综合征的心电图改变。

实验室检查：肌钙蛋白 I 12.93ng/ml（正常值 0.0～0.2ng/ml），脑钠肽前体 732pg/ml（正常值 0～125pg/ml），血 K^+ 3.79mmol/L（正常值 3.5～5.3mmol/L）。急诊冠状动脉造影显示左前降支近中段次全闭塞，左回旋支中段斑块，未见明显狭窄。于左前降支近中段处植入支架 1 枚，TIMI 血流 3 级。

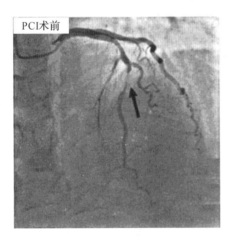
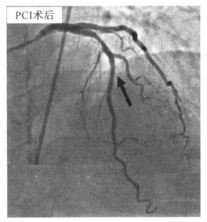

图 7-11　冠状动脉造影显示左前降支近中段次全闭塞，植入支架后 TIMI 血流 3 级

三、左主干或三支血管严重病变

左冠状动脉主干（简称左主干）病变、左前降支近端病变或三支血管病变累及第一间隔支，将引发室间隔底部透壁性缺血，导致 aVR 导联 ST 段抬高。故 aVR 导联 ST 段抬高对诊断左主干病变有重要价值。常规心电图、平板运动试验出现以下改变时，应怀疑左主干或三支血管病变。

（1）aVR 导联 ST 段抬高幅度大于 V₁ 导联，对判断左主干病变（阻塞）的敏感性为 81%，特异性为 80%。

（2）前壁 AMI 合并 aVR 导联 ST 抬高≥0.1mV，提示左主干或左前降支近端病变。

（3）aVR、V₁ 导联 ST 段抬高≥0.1mV，同时伴 I、Ⅱ、V₃～V₆ 导联 ST 段呈水平型或下斜型压低≥0.1mV，呈现"6+2"现象，即 6 个导联 ST 段压低，2 个导联 ST 段抬高，强烈提示左主干或三支血管病变（图 7-12）。

（4）5 个或 5 个以上导联 ST 段呈水平型或下斜型压低≥0.1mV，对左主干病变具有重要的诊断价值，且导联数越多，诊断越肯定。

（5）平板运动试验时，出现 ST 段呈下斜型或水平型压低≥0.3mV 者，往往属于左主干病变或三支血管病变。

（6）平板运动试验时，左胸导联出现 U 波倒置者，是左前降支严重狭窄的标志，具有高度特异性。

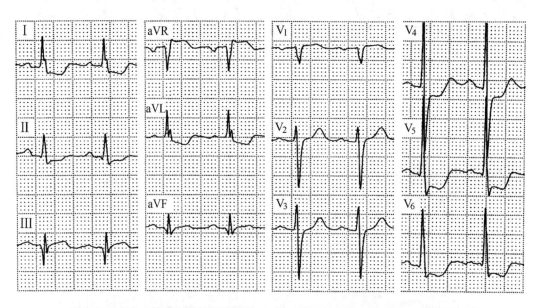

图 7-12　多支血管病变引发广泛导联 ST 段显著压低及 aVR、V₁ 导联 ST 段抬高

【临床资料】男性，75 岁，胸痛 0.5d，临床诊断：AMI。【心电图特征】常规心电图（图 7-12）显示 QRS 波群在 Ⅱ 导联呈 qRs 型；Ⅲ、aVF 导联呈 Qrs 型；ST 段在 I、Ⅱ、aVL、V₄～V₆ 导联呈下斜型或水平型压低 0.10～0.35mV，在 aVR 导联呈水平型抬高 0.15～0.18mV，V₁ 导联抬高 0.08mV；V₅、V₆ 导联 T 波低平。【心电图诊断】①窦性心律；②高侧壁、前侧壁 ST 段显著压低，符合非 ST 段抬高型 AMI 的心电图改变；③ST 段改变呈"6+2"现象，提示三支血管病变所致；④下壁可疑异常 Q 波；⑤侧壁 T 波低平。

实验室检查：高敏肌钙蛋白 I 8.45ng/ml（正常值 0.00～0.11ng/ml），肌酸激酶 917IU/L（正常值 40～200 IU/L），肌酸激酶同工酶 99IU/L（正常值 0～24IU/L）。急诊冠状动脉造影显示左主干狭窄 60%，前降支近端狭窄 90%，回旋支狭窄 95%，对角支弥漫性病变，右冠状动脉狭窄 95%。

【温故知新】①急性胸痛伴突发 ST 段呈水平型、下斜型压低≥0.1mV，经治疗后 20min 内胸痛未能缓解、ST 段未能恢复正常者，应按 AMI 处理。②心电图呈现"6+2"现象时，即 I、Ⅱ、V₃～V₆ 导联 ST 段呈水平型或下斜型压低≥0.1mV，aVR、V₁ 导联 ST 段抬高≥0.1mV，常为左主干或三支血管病变所致。

四、变异型心绞痛

要特别关注变异型心绞痛发作时出现显著的 ST 段抬高（≥0.5mV）伴 T 波高耸、巨 R 型或墓碑型 ST 段抬高及缺血型 J 波（图 7-13）。经临床积极治疗后，若 20min 内胸痛不能缓解、抬高的 ST 段未能下降或恢复正常者，应按 AMI 处理。

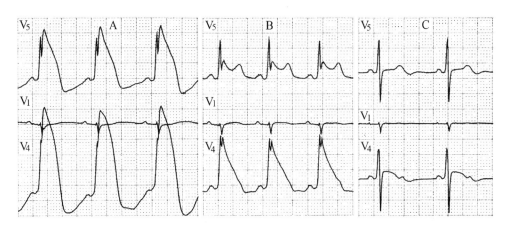

图 7-13　变异型心绞痛引发巨 R 型 ST 段抬高

【临床资料】男性,65 岁,间歇性胸痛 1 周,临床诊断:冠心病、心绞痛。【心电图特征】图 A、B、C 系患者分别于15:47、15:49、15:50 所记录的 MV_5、MV_1、MV_4 导联同步动态心电图的片段(图 7-13)。图 A 显示 MV_5、MV_4 导联ST 段呈巨 R 型抬高约 1.7、2.7mV,T 波浅倒置;图 B 显示 MV_5 导联 ST 段呈凹面向上型抬高约 0.55mV,T 波直立,而 MV_4 导联 ST 段呈巨 R 型抬高约 1.4mV,ST 段与 T 波融合;图 C 显示 MV_5 导联 ST 段、T 波基本恢复正常,而 MV_4 导联 ST 段呈下斜型抬高约 0.2mV,T 波浅倒、切迹。【心电图诊断】①窦性心律;②前壁 ST 段呈巨 R 型一过性显著抬高,符合变异型心绞痛的心电图改变。

冠状动脉造影显示左前降支中段狭窄 80%,中远段狭窄 30%,对角支近端狭窄 40%,余无殊。于左前降支中段植入支架 1 枚。

【温故知新】①巨 R 型 ST 段抬高表现为 QRS 波群与 ST 段、T 波融合在一起,J 点消失,R 波降支与 ST 段、T波融合成一斜线,致使 QRS 波群和 ST 段及 T 波形成峰尖、边直、底宽类似三角形的宽波,难以辨认各波段的交接处,酷似巨 R 型波形,也难以准确测量其抬高的幅度。②巨 R 型 ST 段抬高常呈一过性改变,仅持续数分钟,心肌缺血一旦改善或恶化即可消失。

五、严重的快速性心律失常

心脏对心律失常频率的代偿范围为 40～150 次/min,一旦持续出现频率<40 次/min 或>150次/min 时,将出现心脏代偿机制的障碍,极易引发血流动力学改变而危及生命。

1. 心室扑动、心室颤动

心室扑动、心室颤动是最严重的心律失常,心室呈蠕动或不协调的乱颤状态,已丧失了有效的整体收缩能力。多由室性早搏落在心室易颤期上而诱发室性心动过速,继而转为心室扑动或(和)心室颤动(图 7-14、图 7-15),若不及时进行电击复律,患者将很快全心停搏而死亡。常见于各种严重的心脏病或其他疾病的临终期。

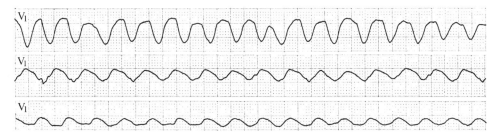

图 7-14　心室扑动(上、中、下三行 V_1 导联系同一患者相隔数分钟记录)

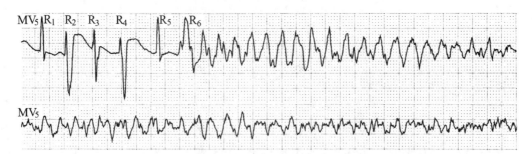

图 7-15　Ron-T 型室性早搏诱发多形性室性心动过速、心室颤动而猝死

【临床资料】女性，63 岁，临床诊断：扩张型心肌病、心房颤动、多源性室性早搏。【心电图特征】上、下两行 MV_5 导联（图 7-15）系动态心电图连续记录，显示基本节律为心房颤动（细颤型），R_1、R_5 搏动由 f 波下传，其 T 波浅倒；$R_2 \sim R_4$ 搏动为提前出现宽大畸形 QRS-T 波群，其中 R_3 搏动形态介于 R_1 与 R_2 搏动之间，为室性融合波，频率 158～162 次/min；R_6 搏动为另一源室性早搏落在前一搏动 T 波顶峰附近而诱发了极速型室性心动过速（R'-R' 间期 0.22～0.24s，频率 250～273 次/min），其形态多变并围绕基线扭转，继而很快转为心室颤动。【心电图诊断】①心房颤动（细颤型）伴快速心室率；②短阵性室性心动过速伴室性融合波；③Ron-T 型室性早搏诱发多形性室性心动过速（250～273 次/min）、心室颤动而猝死；④轻度 T 波改变（浅倒）。

【温故知新】①心房易颤期通常相当于在 R 波降支和 S 波处，但在病理情况下可延伸至 T 波，落在心房易颤期内的房性早搏易诱发房性心动过速、心房扑动或颤动。②心室易颤期相当于在 T 波顶峰前及后 30～40ms 处，历时 60～80ms；据我们观察，落在 T 波降支的室性早搏极易诱发室性心动过速、心室扑动或颤动；故室性早搏或其他搏动落在前一搏动的 T 波上是极其危险的，又称为 Ron-T 现象。③特早型室性早搏（偶联间期＜0.43s）或提早指数（R-R' 间期/Q-T 间期）＜0.90 时，易诱发严重的室性心律失常而危及生命。

2. 严重的室性心动过速

持续性单形性、多形性、尖端扭转型、双向性及多源性室性心动过速均属危重型心律失常，绝大部分伴发于器质性心脏病患者，易导致血流动力学改变，出现心源性休克，甚至引发心室扑动或颤动而猝死。大多需要药物或电击复律使其终止。

（1）持续性单形性室性心动过速：QRS' 波形一致，频率≥150 次/min 并持续时间≥30s 或连续出现室性 QRS' 波群数目≥100 个的室性心动过速（图 7-16）。

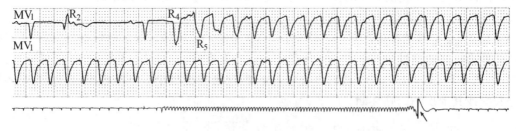

图 7-16　Ron-T 型室性早搏诱发单形性室性心动过速

【临床资料】女性，66 岁，反复晕厥 1 周，临床诊断：扩张型心肌病。【心电图特征】上、中两行 MV_1 导联（图 7-16）系连续记录，定准电压 5mm/mV。显示窦性 P-P 间期 0.81s，频率 74 次/min，P-R 间期 0.20s；R_2、R_4、R_5 搏动为提前出现宽大畸形 QRS-T 波群，其形态和偶联间期均不一致，为多源性室性早搏，其中 R_5 搏动落在前一搏动 T 波顶峰上而诱发室性心动过速，其 QRS' 形态一致，R'-R' 间期 0.24s，频率 250 次/min，持续出现 89 个搏动后被电击复律所终止；下行为 1min 记录压缩图，箭头所指之处系进行电击复律，后转为窦性心律。【心电图诊断】①窦性心律；②频发多源性室性早搏，其中一源呈 Ron-T 现象诱发单形性室性心动过速（250 次/min）；③电击复律后转为窦性心律。

【温故知新】对持续性室性心动过速的紧急处理，2015 年 ESC（欧洲心脏病学会）在指南中提出了如下建议：①若患者出现血流动力学不稳定（心源性休克），则应进行直接电击复律；②若患者低血压但尚有意识，则应在电击复律前给予快速镇静；③对血流动力学稳定的宽 QRS 心动过速患者，应首选电击复律；④对伴有心力衰竭或疑似心肌缺血患者，选用药物治疗时可考虑静脉应用胺碘酮；⑤对单形性室性心动过速患者，静脉应用利多卡因效果一般。

（2）多形性室性心动过速：Q-T间期正常时，同一导联室性QRS′波形至少有3种，且呈连续性变化，多围绕基线扭转，频率多＞250次/min（图7-17）。

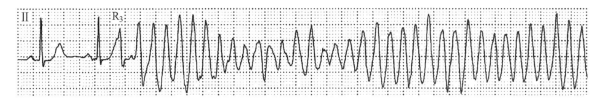

图7-17　Ron-T型室性早搏诱发多形性室性心动过速

【临床资料】女性，54岁，反复晕厥1周。【心电图特征】Ⅱ导联（图7-17）显示窦性P-P间期0.75s，频率80次/min，Q-T间期正常（0.36s）；R_3搏动为室性早搏，落在T波顶峰上并诱发了多形性室性心动过速，其R′-R′间期0.16～0.25s，频率240～375次/min。【心电图诊断】①窦性心律；②Ron-T型室性早搏诱发多形性室性心动过速（240～375次/min）。（该患者后来转为心室颤动，电击除颤后转为窦性心律，最终植入ICD）。

（3）尖端扭转型室性心动过速：Q-T间期延长时（可伴U波增高），其QRS′主波每隔3～10个搏动围绕基线扭转，常由长短周期后Ron-T型室性早搏所诱发（图7-18）。

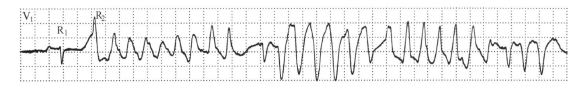

图7-18　Ron-U室性早搏诱发尖端扭转型室性心动过速

【临床资料】男性，33岁，四肢无力1d，临床诊断：周期性瘫痪、低钾血症（血钾浓度3.0mmol/L）。【心电图特征】V_1导联（图7-18）显示R_1为窦性搏动，其U波振幅明显增高；R_2搏动为室性早搏，落在窦性搏动的U波上并诱发了室性心动过速，其QRS′波形多变且围绕基线扭转，R′-R′间期0.23～0.53s，频率113～261次/min。【心电图诊断】①窦性心律；②Ron-U室性早搏诱发尖端扭转型室性心动过速（113～261次/min）；③U波明显增高；④符合低钾血症的心电图改变。

【温故知新】①多形性室性心动过速与尖端扭转型室性心动过速的心电图表现类似，其QRS′主波围绕基线扭转，所不同的是前者Q-T间期正常，而后者Q-T间期延长，多伴U波增高。②心律失常的发生机制有折返、自律性增高、并行心律及触发活动4种。③触发活动包括早期后除极和延迟后除极，早期后除极是指发生在动作电位2相平台期或3相早期的振荡性电位变化，相当于T波顶峰之前，可产生Ron-T的室性早搏而诱发尖端扭转型或多形性室性心动过速，用Ca^{2+}拮抗剂治疗较为有效；延迟后除极是指复极完成之后或终末时所产生的膜电位振荡，当该振荡电位达到阈电位水平时，便可触发激动形成室性早搏或室性心动过速，图7-17可能由心室早期后除极所致，图7-18可能由延迟后除极高大U波所引发。

（4）双向性室性心动过速或双向性心动过速：由两种方向相反的QRS′波群交替出现而组成（图7-19），其R′-R′间期规则或长短交替。多见于洋地黄中毒、器质性心脏病及低温麻醉等，均可诱发心室颤动而危及生命，故预后不良。

（5）双形性或双源性室性心动过速：QRS′波形两种，若其R′-R′间期相等，则提示为双形性室性心动过速；若R′-R′间期呈短、长两种，则提示为双源性室性心动过速。

（6）多源性室性心动过速：QRS′波形3种或3种以上，其R′-R′间期不等。

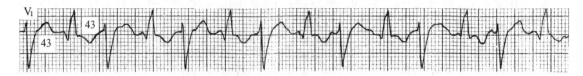

图 7-19 双向性室性心动过速

【临床资料】男性,75 岁,临床诊断:冠心病、心房颤动、长期服用地高辛。【心电图特征】V_1 导联(图 7-19)未见明显的窦性 P 波,似有 f 波,QRS 波群呈交替性类左束支和右束支阻滞图形,其 R-R 间期 0.43s,频率 140 次/min。【心电图诊断】①心房颤动(细颤型);②双向性室性心动过速(140 次/min);③完全性房室分离;④提示洋地黄中毒。

【温故知新】双向性心动过速形成的机制有 5 种:①起源于左、右心室的双源性室性早搏呈交替性发放激动,致 QRS' 波形呈交替性类右束支、左束支阻滞图形。②起源于左前分支、左后分支的双源性分支型室性早搏呈交替性发放激动,致 QRS' 波形呈类似右束支阻滞伴交替性电轴右偏、左偏图形。③房室交接性心动过速伴交替性左、右束支阻滞。④房室交接性心动过速伴交替性左前分支、左后分支阻滞,可同时合并持续性右束支阻滞图形。⑤房室交接性早搏伴心室内差异性传导与室性早搏呈交替性发放激动。

3.严重的室上性心动过速

室上性心动过速的心室率≥200 次/min 伴有血流动力学改变者(图 7-20)。

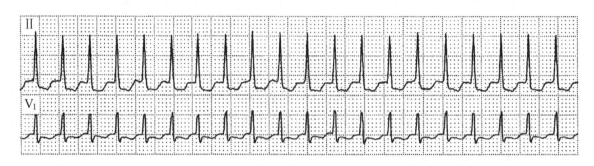

图 7-20 阵发性室上性心动过速

【临床资料】女性,69 岁,突发心动过速 1h。【心电图特征】Ⅱ、V_1 导联同步记录(图 7-20),未见各种 P 波,QRS 波形正常,在 V_1 导联呈 Rs 型,其 R-R 间期 0.29s,频率 207 次/min;Ⅱ 导联 ST 段呈下斜型压低 0.18mV,T 波低平。【心电图诊断】①阵发性室上性心动过速(207 次/min),提示慢快型房室结折返性心动过速所致;②逆钟向转位;③ST-T 改变。

【心得体会】①QRS 波群前、ST 段、T 波上未显现逆行 P^- 波的阵发性室上性心动过速,往往见于慢快型房室结折返性心动过速,此时的逆行 P^- 波重叠在 QRS 波群中而难以辨认,有时在 Ⅱ、V_5 导联形成假性 s 波或 s 波加深,V_1 导联形成假性 r' 波;偶尔在 Ⅱ、V_5 导联形成假性 q 波或 q 波加深。②食管调搏检查既能终止心动过速起到治疗作用,又能明确心动过速的发生机制,值得推广和应用。③阵发性室上性心动过速的治疗包括刺激迷走神经、药物、食管调搏及电击复律,一种最新刺激迷走神经方法(Lancet 刺激法)能有效终止心动过速,不妨一试,即患者取半卧位或坐位,取一付 10～20ml 注射器(压力约 40mmHg)让患者在注射口一端用力吹 15s 将活塞一端推出一段距离后,立即让其仰卧位并抬高双下肢 45°～90°维持 45s。④静脉注射维拉帕米或胺碘酮时,需将药物溶于 10ml 生理盐水中,在心电监护下缓慢推注,并做好心脏骤停抢救准备,我院曾遇数例静脉注射维拉帕米或胺碘酮后引发心脏骤停的患者。

4.心房颤动、扑动伴极速心室率

(1)心房颤动、扑动的平均心室率≥200 次/min(图 7-21)。

(2)快速型心房颤动合并心室预激:平均心室率≥200 次/min 或(和)有 δ 波最短 R-R 间期≤0.25s(图 7-22)。

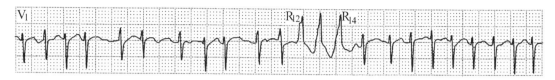

图 7-21　心房颤动伴极速心室率(平均 210 次/min)

【临床资料】女性,65 岁,临床诊断:冠心病、心房颤动。【心电图特征】V_1 导联(图 7-21)未见窦性 P 波,似见纤细的 f 波,R-R 间期绝对不规则,平均心室率 210 次/min;值得关注的是提前出现的 $R_{12}\sim R_{14}$ 搏动,呈类右束支阻滞图形(R 型),其 R-R 间期 0.23s,频率 261 次/min,强烈提示为短阵性室性心动过速。【心电图诊断】①心房颤动(细颤型)伴极速心室率(平均 210 次/min);②短阵性室性心动过速(261 次/min)。

【温故知新】①心房颤动是慢性心律失常(是指病程持续时间长)中最具有严重危害性的异位心律,属高致残性心脏疾病之一,主要表现为快速而不规则的心室率造成血流动力学障碍、增加血栓栓塞的机会及心房肌的电重构。②持续性或永久性心房颤动药物治疗主要是控制心室率(静息时心室率<80 次/min 是合理的)和卒中预防(抗凝治疗、左心耳封堵)。③左心房-肺静脉区域是目前心房颤动消融治疗的重点部位,有射频消融、冷冻消融、激光消融及超声消融等,我院心内、心外科已联合开展对心房颤动进行消融治疗。

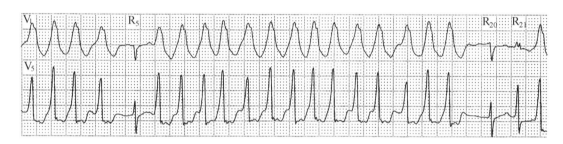

图 7-22　心房颤动伴极速心室率(平均 190 次/min)及 A 型预激综合征

【临床资料】男性,63 岁,A 型心室预激、突发心悸 3h。【心电图特征】V_1、V_5 导联(图 7-22)同步记录,定准电压 5mm/mV。显示基本节律为心房颤动,平均心室率 190 次/min,QRS 波形呈完全性预激(QRS 时间 0.16s)、部分性预激(R_{21})及正常形态(R_5、R_{20})3 种,最短 R-R 间期 0.25s,V_5 导联正常 QRS 波群呈 RS 型,R/S<1。【心电图诊断】①心房颤动(细颤型)伴极速心室率(平均 190 次/min);②A 型心室预激,提示预激综合征;③顺钟向转位。

【温故知新】①心房颤动合并心室预激除具有心房颤动的基本特征外,QRS 波形多样化(呈完全性预激、部分性预激及正常波形),是心房颤动合并心室预激的特征性改变。②心房颤动合并心室预激可分为房室旁道顺传优势型、房室正道顺传优势型及中间型(介于上述两型之间)。③对于房室旁道顺传优势型其平均心室率≥200 次/min 或(和)有 δ 波最短 R-R 间期≤0.25s 者,可首选低能量电击复律或选用普罗帕酮溶于 10ml 生理盐水中静脉缓慢推注。④房室旁道射频消融术是根治预激综合征最有效的手段。

六、严重的缓慢性心律失常

1.长 R-R 间期≥3.0s 伴有症状者(如头晕、晕厥等)

引发长 R-R 间期≥3.0s 常见的原因有以下 6 种情况,均同时伴随下级起搏点功能低下而出现心室停搏现象,易引发血流动力学改变,甚至阿斯综合征发作。

(1)窦性停搏:突发白天 P-P 间期>1.8s,夜间 P-P 间期>2.0s 或长 P-P 间期大于短 P-P 间期 2 倍以上且与短 P-P 间期无倍数关系(图 7-23)。

(2)高度至几乎完全性窦房阻滞:①高度窦房阻滞是指连续 2 个或 2 个以上窦性激动不能下传心房,窦房常呈 3∶1,4∶1 或 5∶1 传导;②几乎完全性窦房阻滞是指绝大多数的窦性激动不能下传心房,通常连续出现 5 个或 5 个以上的窦性激动不能下传心房,即长 P-P 间期为短 P-P 间期的 6 倍或 6 倍以上(图 7-24)。

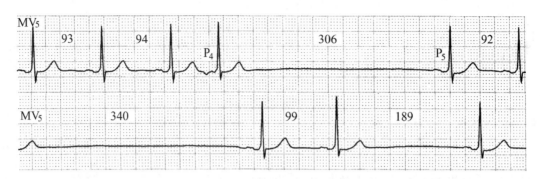

图 7-23　窦性停搏、二度Ⅱ型窦房阻滞、下级起搏点功能低下引发短暂性全心停搏

【临床资料】男性，91 岁，临床诊断：病窦综合征、晕厥待查。【心电图特征】上、下两行 MV$_5$ 导联（图 7-23）连续记录，显示窦性 P 波增宽（时间 0.11s）伴双峰切迹，两峰距 0.07s；P-P 间期呈 0.92～0.94、1.89、3.40s 短长 3 种，其中 1.89s 长 P-P 间期为短 P-P 间期的 2 倍，存在二度Ⅱ型窦房阻滞，而 3.40s 长 P-P 间期与短 P-P 间期则无倍数关系，期间始终未见各种逸搏出现，提示存在双结病；P$_4$ 为房性早搏，其后代偿间歇（P$_4$-P$_5$ 间期）长达 3.06s；平均心室率约 45 次/min，P-R 间期 0.17s。【心电图诊断】①窦性心律伴缓慢心室率（平均 45 次/min）；②频发窦性停搏、下级起搏点功能低下引发短暂性全心停搏（3.06、3.40s）；③二度Ⅱ型窦房阻滞；④P 波增宽伴切迹，提示不完全性左心房内阻滞，请结合临床；⑤房性早搏；⑥提示双结病及心源性晕厥，建议植入双腔起搏器。

【心得体会】①当窦性 P-P 间期互差≥0.40s 时，便称为显著的窦性心律不齐，它反映了窦房结电活动的不稳定。②有关 P-P 间期长至多少方能诊断窦性停搏，国内文献及各种专著均没有明确的具体量化指标，仅仅指出长 P-P 间期与短 P-P 间期无倍数关系，诊断时让人倍感困惑；幸好在刘正湘、吴杰主译《临床心电图全解—案例分析与学习精要》中提及长 P-P 间期＞1.6～2.0s 可诊断为窦性停搏（科学出版社，2004 年第 1 版第 484 页）；2018 年美国心脏病协会《心动过缓指南》中提出将 P-P 间期≥3.0s 作为诊断窦性停搏的标准，笔者认为此标准有待商榷（要求太高）；故笔者结合 38 年临床经验提出了上述量化指标，供参考。③若同时出现房室交接性逸搏频率＜35 次/min、房室交接性停搏或房室传导阻滞，则为双结病变。④双结病患者是植入双腔起搏器的绝对指征。

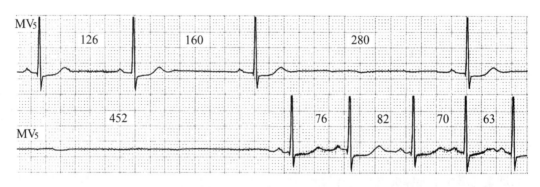

图 7-24　二度Ⅱ型至几乎完全性窦房阻滞伴短暂性全心停搏

【临床资料】男性，68 岁，临床诊断：晕厥待查。【心电图特征】上、下两行 MV$_5$ 导联（图 7-24）连续记录，显示短 P-P 间期 0.63～0.82s，长 P-P 间期分别为 1.26、1.60、2.80、4.52s，为部分短 P-P 间期的 2、4、6 倍，期间未见下级起搏点发放激动；ST 段呈水平型压低 0.1mV。【心电图诊断】①窦性心律不齐；②二度Ⅱ型至几乎完全性窦房阻滞伴短暂性全心停搏，窦房呈 2∶1～6∶1 传导；③下级起搏点功能低下，提示双结病及心源性晕厥，建议植入双腔起搏器；④轻度 ST 段改变（水平型压低 0.1mV）。

【心得体会】①有窦性心律不齐时，二度Ⅱ型至几乎完全性窦房阻滞与窦性停搏如何鉴别？笔者通常采用长 P-P 间期与部分短 P-P 间期呈倍数关系或长 P-P 间期为相邻的数个短 P-P 间期之和，即可诊断为二度Ⅱ型窦房阻滞、高度窦房阻滞或几乎完全性窦房阻滞；若均无倍数关系，则诊断为窦性停搏。②无论是二度Ⅱ型及以上窦房阻滞，还是窦性停搏，均为病窦综合征的心电图表现。

　　(3)慢快综合征:是指原发性窦房结功能障碍(严重的窦性心动过缓、窦性停搏及二度Ⅱ型以上窦房阻滞)伴继发性快速性心律失常(房性心动过速、心房扑动及心房颤动),两者波形多呈间歇性或交替性出现(图 7-25)。

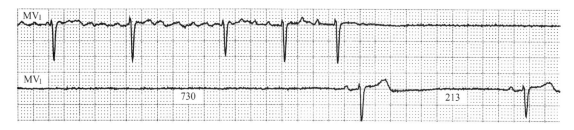

图 7-25　慢快综合征引发短暂性全心停搏

　　【临床资料】女性,73 岁,临床诊断:冠心病、晕厥待查。【心电图特征】上、下两行 MV₁ 导联(图 7-25)连续记录,显示不纯性心房扑动终止后出现7.38s 长 F-P 间期及 7.30s 长 R-R 间期,期间未见下级起搏点发放冲动,其后出现 2.13s 窦性 P-P 间期,频率 28 次/min,平均心室率约 30 次/min。【心电图诊断】①不纯性心房扑动伴极缓慢心室率(平均 30 次/min);②严重的窦性心动过缓(28 次/min);③短暂性全心停搏(7.30s);④下级起搏点功能低下,符合慢快综合征及双结病的心电图改变;⑤提示心源性晕厥,建议立即植入双腔起搏器。

　　【温故知新】①慢快综合征"慢"是因窦房结动脉被脂肪沉积导致其血液供应不足,使窦结起搏细胞(P 细胞)减少而引发自律性降低、窦房结周围被纤维组织所包绕而出现二度Ⅱ型以上窦房阻滞。②慢快综合征"快"是因病变同时累及心房和房室交接区导致心房自律性增高、触发活动及心房不应期缩短而引发折返性心律失常。③"慢"是始发因素,"快"是一种继发性代偿反应,一旦快速性心律失常终止时,将出现短暂性全心停搏,是植入起搏器的绝对指征。

　　(4)快慢综合征:是指无器质性心脏病、窦房结功能正常的预激综合征患者或阵发性房性心动过速、心房颤动或扑动患者,在快速性心律失常终止后出现一过性严重的窦性心动过缓(≤35 次/min)、二度Ⅱ型以上窦房阻滞、窦性停搏或短暂性全心停搏等缓慢性心律失常(图 7-26)。

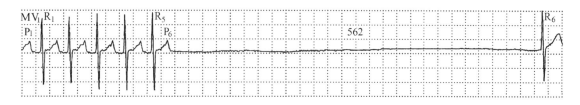

图 7-26　快慢综合征引发短暂性全心停搏

　　【临床资料】男性,28 岁,反复发作心动过速伴晕厥待查。【心电图特征】MV₁ 导联(图 7-26)显示 P′(P⁻)波重叠在前一搏动 T 波上,下传的 P′-R 间期 0.19s,R-P′间期 0.23s;P′-P′间期 0.40s,频率 150 次/min;最后 1 个 P′(P₆)波未能下传心室,其心动过速立即终止,而后出现 5.62s 长 R-R 间期,期间未见窦性 P 波出现,延迟出现的 QRS 波形正常,频率 11 次/min。【心电图诊断】①阵发性房性心动过速或顺向型房室折返性心动过速(150 次/min);②心动过速终止后引发短暂性全心停搏(5.62s);③极缓慢的房室交接性逸搏(11 次/min);④下级起搏点功能低下;⑤提示快慢综合征及心源性晕厥,请结合临床。

　　【温故知新】①慢快综合征、快慢综合征这两种综合征的心电图均表现为快速性房性心律失常终止后,出现严重的窦性心动过缓、二度Ⅱ型以上窦房阻滞、窦性停搏或短暂性全心停搏等缓慢性心律失常,但其发生的本质和治疗方案却截然不同。②快慢综合征"快"系原发性快速型房性心律失常,是始发因素,"慢"是一种继发性、一过性窦房结功能障碍所致。③慢快综合征需植入双腔起搏器,而快慢综合征需行射频消融术阻断房室旁道或肺静脉肌袖电隔离术可以得到根治,故不需植入起搏器。

　　(5)阵发性高度至三度房室阻滞:①阵发性高度房室阻滞是指突然发生连续 2 个或 2 个以上窦

性 P 波下传受阻且无逸搏干扰者,房室常呈 3 : 1、4 : 1 或 5 : 1 传导;②阵发性三度房室阻滞是指突然发生的持续数秒至数天所有窦性 P 波均不能下传心室,多伴有短暂性心室停搏(图 7-27)。

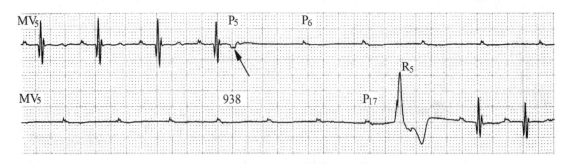

图 7-27　阵发性三度房室阻滞伴心室停搏

【临床资料】男性,59 岁,反复晕厥 1 个月。【心电图特征】上、下两行 MV₅ 导联(图 7-27)连续记录,显示窦性P-P间期 0.60~0.76s,频率 79~110 次/min,P₅ 为房性早搏未下传,并诱发了 12 个窦性 P 波(P₆~P₁₇)未能下传心室,心室停搏长达 9.38s;基本 P-R 间期 0.21s;QRS 波群呈 QRSr′型,R₅ 为延迟出现宽大畸形 QRS-T 波群,属室性逸搏并诱发了房室交接区韦金斯基现象,房室传导得以恢复,其后 P-R 间期 0.22~0.24s。【心电图诊断】①窦性心律不齐(79~100 次/min);②房性早搏未下传并诱发阵发性三度房室阻滞伴短暂性心室停搏(9.38s);③一度房室阻滞(P-R 间期 0.21~0.24s);④极缓慢的室性逸搏并诱发了房室交接区韦金斯基现象;⑤下级起搏点功能低下;⑥异常Q 波(深而窄),请结合常规心电图;⑦提示心源性晕厥,建议植入双腔起搏器。

【心得体会】①阵发性三度房室阻滞需要多少个窦性 P 波连续受阻方能诊断,各种文献、专著均无统一定论。通常将房室呈 2 : 1、3 : 1(有逸搏干扰)传导定为二度房室阻滞,3 : 1(无逸搏干扰)、4 : 1、5 : 1 传导定为高度房室阻滞,6 : 1 传导定为几乎完全性房室阻滞,故建议将房室呈 7 : 1 或 7 : 1 以上传导(连续出现 6 个 P 波下传受阻且无逸搏干扰)拟定为阵发性三度房室阻滞。②阵发性三度房室阻滞,其阻滞部位多数发生在希氏束、束支或分支内,常伴随低位逸搏起搏点激动形成障碍而出现较长时间的心室停搏,导致晕厥或阿斯综合征发作而危及生命,是植入起搏器的绝对指征。

(6)心房颤动伴长 R-R 间期(图 7-28)。

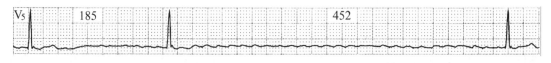

图 7-28　心房颤动伴长 R-R 间期

【临床资料】男性,81 岁,临床诊断:冠心病、心房颤动、晕厥待查。【心电图特征】V₅ 导联(图 7-28)显示基本节律为心房颤动,平均心室率 30 次/min;可见 1 次 4.52s 长 R-R 间期;V₅ 导联 T 波低平。【心电图诊断】①心房颤动伴极缓慢心室率(平均 30 次/min);②二度房室阻滞、下级起搏点功能低下引发短暂性心室停搏(4.52s);③轻度 T波改变;④提示心源性晕厥,建议植入心室起搏器。

【心得体会】①心房颤动出现长 R-R 间期多与房室交接区存在二度以上阻滞、f 波在房室结内隐匿性传导影响后续 f 波下传及反复重整房室交接区逸搏节律点等因素有关。②心房颤动伴反复出现长 R-R 间期者,我院心内科会酌情选择心房颤动射频消融术、房室结消融术加左束支区域起搏(心房电极植入左束支区域、心室电极植入右侧低位室间隔作为备用)或心室单腔起搏器等。③心房颤动是慢性心律失常中最具有严重危害性的异位心律,主要表现为快速而不规则的心室率造成血流动力学障碍、增加血栓栓塞的机会及心房肌的电重构。

2.心动过缓平均心室率≤35 次/min

引发心动过缓平均心室率≤35 次/min,也称为极缓慢心室率,常见于下列 3 种情况:

(1)严重的窦性心动过缓(图 7-29)。

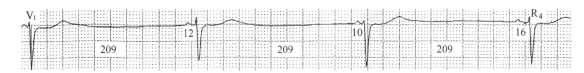

图 7-29 严重的窦性心动过缓、缓慢的房室交接性逸搏心律

【临床资料】男性,68 岁,临床诊断:病窦综合征。【心电图特征】V₁ 导联(图 7-29)显示窦性 P-P 间期 2.06～2.13s,频率 28～29 次/min;P-R 间期长短不一,而 R-R 间期固定 2.09s,频率 29 次/min,表明 P 波与 QRS 波群无关,QRS 波形正常,形态略异,可能与呼吸影响有关。【心电图诊断】①严重的窦性心动过缓(28～29 次/min),不能排除 2:1 窦房阻滞所致;②极缓慢的房室交接性逸搏心律(29 次/min);③完全性干扰性房室分离;④提示双结病,建议植入双腔起搏器。

【心得体会】①当白天窦性频率<40 次/min 时,应疑存在 2:1 二度窦房阻滞,可嘱患者起卧活动或静脉注射阿托品 1.0～2.0mg 后,其心率若成倍增加,则可诊断为 2:1 二度窦房阻滞。②需与房性早搏未下传二联律相鉴别,应特别关注 T 波形态有无变形,本例 T 波形态光滑,无 P′波重叠。③窦性频率≤45 次/min 时,属显著的窦性心动过缓,有可能是病窦综合征的最早期表现;窦性频率≤35 次/min 时,为严重的窦性心动过缓,需启动危急值上报程序。

(2)持续 2:1 二度窦房阻滞(图 7-30)。

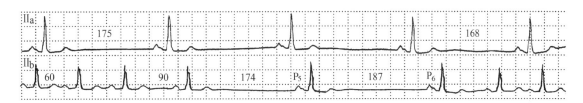

图 7-30 持续 2:1 二度窦房阻滞引发严重的窦性心动过缓、慢频率依赖性左心房内阻滞(4 相阻滞)

【临床资料】男性,72 岁,临床诊断:冠心病、病窦综合征。【心电图特征】Ⅱa 导联(图 7-30)显示 P 波增宽伴切迹,时间 0.13s,两峰距 0.05s,P-P 间期 1.68～1.75s,频率 34～36 次/min;ST 段呈水平型压低 0.05mV。Ⅱb 导联系静脉注射阿托品 2.0mg 后记录,显示 P 波形态两种:①直立低平,其 P-P 间期 0.60～0.90s,频率 67～100 次/min;②P 波增宽伴切迹(P₅、P₆),延迟出现,其 P-P 间期 1.74～1.87s,频率 32～34 次/min,接近部分短 P-P 间期的 2 倍,强烈提示存在二度窦房阻滞及慢频率依赖性左心房内阻滞,期间未见房室交接性、室性逸搏出现;ST 段呈下斜型压低 0.05mV。【心电图诊断】①严重的窦性心动过缓(34～36 次/min),提示 2:1 二度窦房阻滞所致;②提示慢频率依赖性左心房内阻滞;③静脉注射阿托品后出现窦性心律不齐、二度Ⅱ型窦房阻滞、慢频率依赖性左心房内阻滞;④下级起搏点功能低下,提示双结病,建议植入双腔起搏器;⑤轻度 ST 段改变。

(3)过缓的窦性搏动伴未下传房性早搏二联律(图 7-31)、未下传成对房性早搏三联律(图 7-32)。

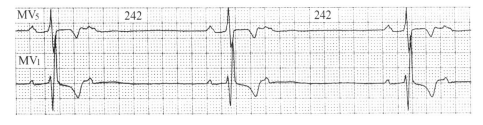

图 7-31 未下传房性早搏二联律引发极缓慢心室率

【临床资料】男性,69 岁,临床诊断:冠心病。【心电图特征】MV₅、MV₁ 导联(图 7-31)同步记录,显示每隔 1 个窦性搏动提前出现 1 次 P′波,其后无 QRS 波群跟随,代偿间歇 P′-P 间期 1.64s;P-R 间期 0.26s,QRS 波群呈完全性右束支阻滞型(时间 0.13s),R-R 间期 2.42s,频率 25 次/min;MV₅ 导联 T 波倒置。【心电图诊断】①过缓的窦性搏动(36 次/min);②频发未下传房性早搏二联律引发极缓慢心室率(25 次/min),提示存在快频率依赖性(3 相)二度房室阻滞;③一度房室阻滞;④完全性右束支阻滞;⑤提示下级起搏点功能低下;⑥T 波改变。

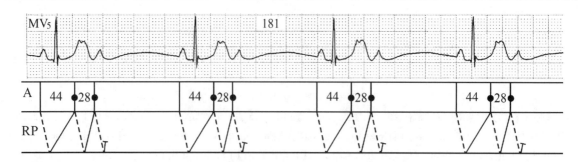

图 7-32　未下传房性早搏三联律引发极缓慢心室率

【临床资料】女性,71 岁,临床诊断:心房颤动射频消融术后。【心电图特征】MV₅ 导联(图 7-32)显示每隔 1 个窦性搏动提前出现成对的 P′波,其后均无 QRS 波群跟随,P-P′、P′-P′间期由 0.44s→0.28s→P′波消失,表明折返激动在心房折返径路内的传导速度逐搏加快,直至落在折返径路内不应期而中断,呈折返径路内 3∶2 反向文氏现象,代偿间歇 P′-P 间期 1.10s,R-R 间期 1.81s,频率 33 次/min,未见下级起搏点发放激动。【心电图诊断】①过缓的窦性搏动(55 次/min);②频发成对性早搏未下传引发极缓慢心室率(33 次/min),呈三联律;③提示心房折返径路内 3∶2 反向文氏现象。

【心得体会】①折返性心律失常大多系同一折返环路等速折返,所形成早搏的偶联间期相等、波形一致;少数表现为折返径路内递减性传导而呈文氏现象,偶尔可表现为折返径路内递速性传导而呈反向文氏现象,如本例。②R-R 间期长达 1.81~1.86s 未见下级起搏点发放激动,与 P′波在房室交接区内发生隐匿性传导重整交接区逸搏起搏点节律或下级起搏点功能低下有关。

3.二度Ⅱ型至三度房室阻滞时,平均心室率≤35 次/min

二度Ⅱ型至三度房室阻滞多见于器质性心脏病、电解质紊乱、药物中毒等。若阻滞部位发生在房室结内,逸搏起搏点位置较高且频率较快者,则预后相对较好;若阻滞部位发生在希氏束、束支内,逸搏 QRS 波群宽大畸形、频率≤35 次/min,则预后较差,应及时植入双腔起搏器。

(1)窦性心律出现持续 2∶1、3∶1 二度房室阻滞(图 7-33、图 7-34)。

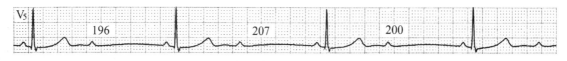

图 7-33　2∶1 二度房室阻滞引发极缓慢心室率

【临床资料】男性,71 岁,临床诊断:冠心病。【心电图特征】V₅ 导联(图 7-33)显示窦性 P-P 间期 0.93~1.05s,频率 57~65 次/min,P-R 间期 0.16s,房室呈 2∶1 传导,R-R 间期 1.96~2.07s,期间未见房室交接性、室性逸搏出现,心室率 29~31 次/min。【心电图诊断】①窦性心律(57~65 次/min);②2∶1 二度房室阻滞引发极缓慢心室率(29~31 次/min);③提示下级起搏点功能低下。

【心得体会】①二度Ⅰ型房室阻滞的部位多位于房室结,而二度Ⅱ型房室阻滞几乎发生在希氏束或束支内,极易发展为三度房室阻滞,是植入双腔起搏器指征。②持续 2∶1 传导的二度房室阻滞是较难区分二度Ⅰ型或二度Ⅱ型阻滞,可根据 P-R 间期、QRS 波形的特征加以鉴别:若 P-R 间期明显延长伴正常 QRS 波群,则考虑为二度Ⅰ型阻滞;若 P-R 间期正常或轻度延长伴 QRS 波群呈束支阻滞型,则考虑为二度Ⅱ型阻滞。也可通过起卧活动或静脉注射阿托品方法增加心率和房室传导比率来观察 P-R 间期和阻滞程度:一旦出现 3∶2 室传导即可明确是二度Ⅰ型还是二度Ⅱ型阻滞,若 P-R 间期逐搏延长或(和)房室阻滞程度减轻,则为二度Ⅰ型阻滞;若 P-R 间期恒定或(和)房室阻滞程度加重,则为二度Ⅱ型阻滞。

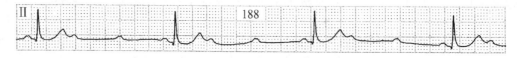

图 7-34　高度房室阻滞(房室呈 3∶1 传导)引发极缓慢心室率(32 次/min)、提示下级起搏点功能低下

（2）各种节律（窦性、心房颤动或扑动）出现高度房室阻滞伴下级起搏点功能低下（图 7-35）或传出阻滞。

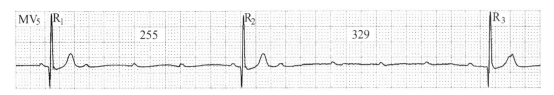

图 7-35　高度至几乎完全性房室阻滞引发极缓慢心室率

【临床资料】男性，55 岁，晕厥原因待查。【心电图特征】MV₅ 导联（图 7-35）显示窦性 P-P 间期 0.56～0.71s，频率 85～107 次/min，R₁、R₂ 搏动 P-R 间期 0.13s，为窦性下传；可见连续出现 3、5 个窦性 P 波下传受阻，出现 R-R 间期长达 2.55、3.29s；R₃ 搏动延迟出现，为房室交接性逸搏，其逸搏周期 3.29s，频率 18 次/min，平均心室率 30 次/min；QRS 波群呈 QR 型，Q>1/4R，时间 0.02s。【心电图诊断】①窦性心律（85～107 次/min）；②高度至几乎完全性房室阻滞引发极缓慢心室率（平均 30 次/min）；③短暂性心室停搏（3.29s）；④过缓的房室交接性逸搏；⑤下级起搏点功能低下，建议植入双腔起搏器；⑥异常 Q 波（深而窄），请结合常规心电图。

（3）各种节律（窦性、心房颤动或扑动）出现三度房室阻滞伴下级起搏点功能低下或传出阻滞（图 7-36、图 7-37）。

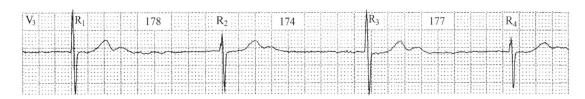

图 7-36　心房颤动、三度房室阻滞、缓慢的双源性房室交接性逸搏及其心律

【临床资料】女性，33 岁，长期服用小剂量地高辛，临床诊断：风心病、心房颤动。【心电图特征】V₃ 导联（图 7-36）显示基本节律为心房颤动，R-R 间期长而基本规则，为 1.74～1.78s，频率 34 次/min；QRS 波形、时间均正常，但有两种形态。【心电图诊断】①心房颤动（细颤型）；②三度房室阻滞引发极缓慢心室率（34 次/min）；③缓慢的双源性房室交接性逸搏及其心律（34 次/min），其中一源伴非时相性心室内差异性传导；④提示洋地黄中毒。

【温故知新】①非时相性心室内差异性传导仅见于房室交接性逸搏或早搏，它的发生与激动出现的时相无关，主要与异位起搏点的位置（房室交接区的边缘区或下部）及其激动下传心室的途径有关（激动沿着房室交接区、希氏束内解剖上或功能上纵向分离的径路下传，先通过希氏束的一部分传导纤维到达心室肌的特定部位使其提早除极，然后再通过浦氏纤维的快速传导径路到达心室的其他部分，导致其 QRS 波形与窦性 QRS 波形不一致，通常仅表现为 QRS 波幅略有高低，但时间仍在正常范围）。②根据其 QRS 波形与窦性或房性下传 QRS 波形不一致的特征，有助于识别和诊断心房颤动时的房室交接性逸搏。

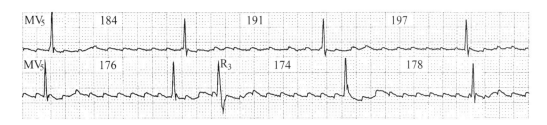

图 7-37　心房扑动伴极缓慢心室率、三度房室阻滞、室性早搏、缓慢的房室交接性
逸搏心律（30～34 次/min）、轻度 T 波改变（上、下两行 MV5 导联系不连续记录）

（4）各种节律（窦性、心房颤动或扑动）出现三度房室阻滞伴室性逸搏心律（图7-38）。

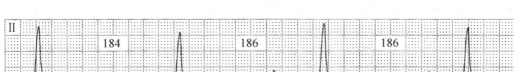

图 7-38　三度房室阻滞引发极缓慢心室率

【临床资料】男性，74 岁，临床诊断：冠心病、高血压病。【心电图特征】Ⅱ、V₁导联（图7-38）同步记录，显示窦性 P-P 间期 0.68s，频率 88 次/min，P 波时间 0.13s，呈双峰切迹，两峰距 0.06s，PtfV₁ 值约－0.07mm·s；P-R 间期长、短不一，QRS 波群宽大畸形（时间 0.14s），R-R 间期 1.84～1.86s，频率 32～33 次/min。【心电图诊断】①窦性心律（88 次/min）；②P 波增宽伴切迹、Ptf V₁绝对值增大，提示左心房肥大或不完全性左心房内阻滞，请结合临床；③三度房室阻滞引发极缓慢心室率（32～33 次/min）；④室性逸搏心律（32～33 次/min）；⑤建议植入双腔起搏器。

【心得体会】①P 波增宽伴切迹，见于左心房负荷过重、左心房肥大、不完全性房间隔阻滞或左心房内阻滞，而 Ptf V₁ 绝对值增大则多见于左心房负荷过重、左心房肥大，故诊断时需密切结合临床及心脏超声检查。②出现室性逸搏心律，虽然其本身是一种生理性保护机制，但表明房室交接区起搏点功能低下或三度阻滞部位在希氏束远端、束支或分支组织内，多见于严重的心脏病患者。③因室性逸搏起搏点的自律性较低且极不稳定，易发生停搏而出现心室停搏，故其属严重心律失常的范畴，应及时植入双腔起搏器。

七、快、慢混合型心律失常

快、慢混合型心律失常见于慢快综合征（图7-39）和快慢综合征（图7-26），这两种综合征的心电图均表现为在快速性房性心律失常终止后，出现严重的窦性心动过缓、二度Ⅱ型至几乎完全性窦房阻滞、窦性停搏或短暂性全心停搏等缓慢性心律失常，可引起一过性急性脑缺血，出现晕厥、阿斯综合征发作，甚至猝死。但这两种综合征发生的本质和治疗方案却截然不同。

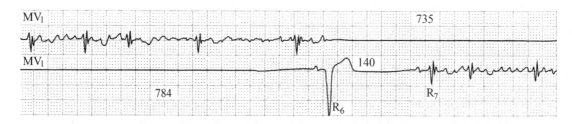

图 7-39　慢快综合征引发短暂性全心停搏

【临床资料】男性，77 岁，冠心病。【心电图特征】上、下两行 MV₁ 导联（图7-39）连续记录，显示基本节律为阵发性不纯性心房颤动，当其自行终止后，于 7.35s 后出现窦性 P 波，P-P 间期 1.40s，频率 43 次/min；7.84s 后延迟出现 1 次宽大畸形 QRS-T 波群（R₆ 搏动），其前虽然有窦性 P 波，但 P-R 间期（0.15s）较窦性 P-R 间期（0.17s）缩短 0.02s，故 R₆ 搏动为极缓慢室性逸搏（8 次/min）或伴室性融合波；R₇ 搏动终末部有 P′波重叠，并引发了不纯性心房扑动；平均心室率 36 次/min。【心电图诊断】①阵发性不纯性心房颤动、心房扑动；②缓慢的成对窦性搏动（43 次/min），属窦性逸搏范畴；③短暂性全心停搏（7.84s）；④房性早搏诱发不纯性心房扑动；⑤慢快综合征、双结病引发缓慢心室率（平均 36 次/min）；⑥极缓慢的室性逸搏（8 次/min）或伴室性融合波；⑦建议植入双腔起搏器。

【温故知新】①心房易颤期通常相当于在 R 波降支及 S 波时间内，但在病理情况下可延伸至 T 波内，落在心房易颤期内的房性早搏易诱发房性心动过速、心房扑动或颤动。②窦性逸搏是指在两阵快速异位性心动过速终止后间歇期内，延迟出现 1～2 次窦性搏动，其 P 波形态与窦性 P 波完全相同，当其频率＜60 次/min 时，便称为过缓的窦性逸搏。③慢快综合征患者只有在植入双腔起搏器保驾下，方能进行抗心律失常药物治疗或射频消融术。

八、Q-T 间期显著延长伴 Ron-T 型室性早搏

(1)Q-T 间期显著延长:是指所测得 Q-T 间期较正常最高值延长≥25％或 Q-Tc≥550ms。无论是原发性还是继发性 Q-T 间期延长,均易诱发室性心律失常(图 7-40)。

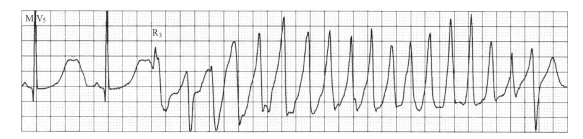

图 7-40　先天性长 Q-T 间期综合征(LQT1 型)患者 Ron-T 型室性早搏诱发尖端扭转型室性心动过速

【临床资料】男性,33 岁,临床诊断:先天性长 Q-T 间期综合征。【心电图特征】MV$_5$ 导联(图 7-40)显示 P-P 间期 1.0s,频率 60 次/min;T 波宽大伴切迹,Q-T 间期达 0.78s(正常最高值 0.43s);R$_3$ 搏动提前出现落在窦性搏动 T 波降支上诱发了尖端扭转型室性心动过速,频率 146～222 次/min。【心电图诊断】①成对的窦性搏动;②Ron-T 型室性早搏诱发尖端扭转型室性心动过速(146～222 次/min);③T 波形态改变及 Q-T 间期显著延长(0.78s);④符合先天性长 Q-T 间期综合征(LQT1 型)的心电图改变。

【温故知新】①LQT1 型心电图表现为 T 波宽大,系 I$_{ks}$(缓慢激活的延迟整流钾离子流)外流缓慢所致。②LQT2 型:心电图表现为 T 波低平或双峰切迹,系 I$_{kr}$(快速激活的延迟整流钾离子流)外流缓慢所致。③LQT3 型:心电图表现为 ST 段水平延长,T 波高尖,系 I$_{Na}$ 持久缓慢外流所致。

(2)心室易颤期:位于 T 波顶峰前及后 30～40ms 处,共历时 60～80ms。据笔者观察,落在 T 波降支上的室性早搏极易诱发室性心动过速或心室颤动。故室性早搏或其他搏动落在前一搏动的 T 波上是极其危险的,又称为 Ron-T 现象。

(3)Ron-T 型室性早搏(Ron-T 现象):有狭义和广义之分。狭义的 Ron-T 型室性早搏是指室性早搏 QRS′波群落在前一搏动的 T 波上并引发严重的室性心律失常(图 7-41),而广义的 Ron-T 型室性早搏是指室性早搏 QRS′波群落在前一搏动的 T 波上,但尚未引发严重的室性心律失常。

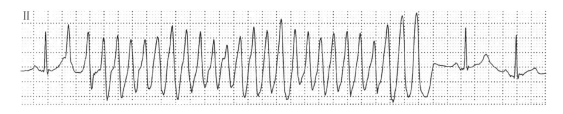

图 7-41　Ron-T 型室性早搏诱发多形性室性心动过速(207～300 次/min)

九、严重的低钾和高钾血症

严重的低钾和高钾血症通常检验科会进行危急值上报。心电图室在遇低钾血症引发快速型室性心律失常、高度至三度房室阻滞伴极缓慢心室率(≤35 次/min)或 Q-T 间期显著延长伴 Ron-T 型室性早搏、频发多源性或多形性室性早搏或出现 T 波、U 波电交替现象等,高钾血症引发窦室传导伴非特异性心室内阻滞(QRS 时间≥0.16s)、极缓慢心室率(≤35 次/min)或快速型室性心律失常等应及时启动危急值上报程序(图 7-42、图 7-43)。

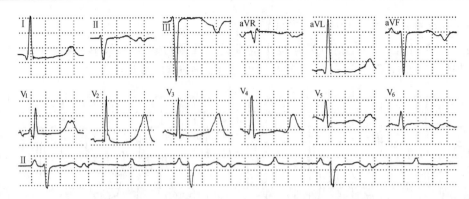

图 7-42　低钾血症引发高度房室阻滞(三分支阻滞所致)、Q-T 间期延长、U 波显著增高

【临床资料】男性,52 岁,临床诊断:周期性瘫痪、低钾血症(血钾浓度 2.6mmol/L)。【心电图特征】常规心电图(图 7-42)显示 P-P 间期 0.64～0.71s,频率 85～94 次/min,P-R 间期 0.17s,房室呈 3:1 传导,心室率 30 次/min;电轴-49°,呈左前分支阻滞图形,$R_I+S_{III}=3.4mV$,$R_{aVL}=1.7mV$;V_1 导联 QRS 波群呈 rsR'型,时间 0.13s;多数导联 ST 段呈水平型延长达 0.32s,T 波平坦或低平,U 波振幅增高或显著增高,Q-U 间期 0.73s。【心电图诊断】①窦性心律;②高度房室阻滞引发极缓慢心室率(30 次/min),房室呈 3:1 传导;③提示三分支阻滞(完全性右束支阻滞、左前分支阻滞及左后分支高度阻滞呈 3:1 传导);④左心室高电压(肢体导联);⑤ST 段呈水平型延长,请做血钙检测以诊除低钙血症;⑥T 波低平、U 波显著增高及 Q-U 间期延长,符合低钾血症的心电图改变;⑦下级起搏点功能低下,必要时请植入双腔起搏器。

【心得体会】①中、重度低钾血症时,细胞膜对 K^+ 的通透性降低,心肌细胞的静息电位负值减小。一方面与阈电位的距离缩短,引发心肌细胞自律性和兴奋性均增高,加上 Q-T 间期延长,极易引发各种室性心律失常;另一方面使 0 相除极化速度和幅度下降,可引发不同部位传导阻滞。②本例在完全性右束支阻滞、左前分支阻滞基础上出现了高度房室阻滞,理论上该阻滞部位可发生在房室结、希氏束或左后分支内,若发生在左后分支内,则预后较差,易引发心脏停搏,故诊断时应往严重部位考虑。③经补钾等各种措施治疗后,若未能消除高度房室阻滞,则应考虑植入双腔起搏器以防心脏停搏。

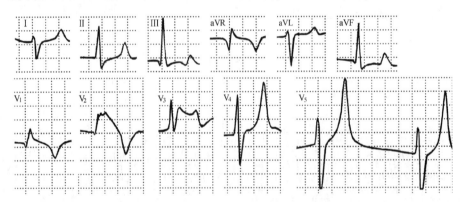

图 7-43　高钾血症引发窦室传导、非特异性心室内阻滞及缓慢心室率

【临床资料】男性,68 岁,临床诊断:尿毒症、高钾血症(血钾浓度 8.6mmol/L)。【心电图特征】常规心电图(图 7-43)未见窦性 P 波,R-R 间期 1.50s,频率 40 次/min,QRS 时间 0.17s,电轴由原来+58°增至+107°,V_1、V_2 导联呈 QR(r)、qR 型,V_5 导联呈 RS 型,R/S<1;V_1～V_3 导联 ST 段呈下斜型抬高 0.1～0.7mV,T 波倒置、正负双相;V_4、V_5 导联 T 波高尖呈帐篷状,Q-T 间期 0.66s(正常最高值 0.52s)。【心电图诊断】①提示显著的窦性心动过缓(40 次/min)伴窦室传导;②局限性前间壁异常 Q 波伴前间壁 ST 段抬高及 T 波倒置,提示高钾血症诱发 Brugada 波;③不能排除 AMI,请做心肌损伤标志物检测;④左后分支阻滞;⑤非特异性心室内阻滞;⑥前壁 T 波高耸;⑦Q-T 间期延长;⑧符合高钾血症的心电图改变;⑨室性逸搏心律待排。经治疗后随着血钾恢复正常,心电图亦恢复正常。

【心得体会】①异常 Q 波常由心肌组织坏死、纤维化所致,也可因急性心肌缺血、炎症或高钾血症引起心肌细胞膜电位降至阈电位以下而出现心肌顿抑现象,前两种情况呈现永久性异常 Q 波,而后 3 种情况经及时治疗心肌细胞膜电位恢复正常后,异常 Q 波可消失。②本例局限性前间壁异常 Q 波伴前间壁 ST 段抬高及 T 波倒置,需首先排除 AMI,若临床上无胸闷、胸痛症状,无心肌损伤标志物异常升高,可考虑由高钾血症引起。③当血 K^+>8.0mmol/L 时,心房肌将出现麻痹而呈现窦室传导,所以出现非特异性心室内阻滞极易误诊为室性异位心律。

十、急性肺栓塞

急性肺栓塞具有误诊率高、漏诊率高和病死率高三大临床特点。临床上约50%的患者出现具有诊断意义的心电图特征,如 $S_1Q_{III}T_{III}$ 型或 S_1Q_{III} 型、aVR 导联 R 波振幅增高伴 ST 段抬高、新发右束支阻滞、V_1～V_3 导联 T 波倒置等(图 7-44),但应密切结合临床。

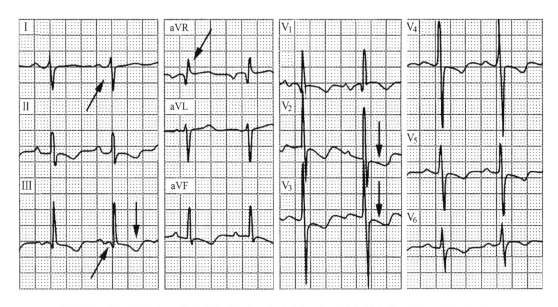

图 7-44　急性肺栓塞患者出现 $S_1Q_{III}T_{III}$、右束支阻滞、顺钟向转位及广泛导联 T 波浅倒置

【临床资料】急性肺栓塞患者(引自文献)。【心电图特征】常规心电图(图 7-44)显示 P-P 间期 0.78s,频率 77 次/min,P-R 间期 0.22s。QRS 时间 0.10s,在 I 导联呈 rS 型,III 导联呈 qR 型,电轴+129°;aVR 导联呈 QR 型,Q/R<1;V_1 导联呈 qRs 型,V_5、V_6 导联呈 RS 型,R/S<1。ST 段在 II、III、aVF 及 V_2～V_6 导联呈下斜型压低 0.05～0.18mV,T 波在上述导联均呈浅倒置。【心电图诊断】①窦性心律;②一度房室阻滞;③出现 $S_1Q_{III}T_{III}$、不完全性右束支阻滞、顺钟向转位;④广泛导联 ST-T 改变;⑤符合急性肺栓塞的心电图改变。

【心得体会】①急性冠状动脉综合征(ACS)、主动脉夹层(AAD)、急性肺栓塞(APE)是胸痛中心最常见的 3 种突发性致命性疾病,一旦误诊、漏诊将危及患者生命。②急性肺栓塞的心电图诊断,一定要结合既往心电图和临床病史、D-二聚体、心肌损伤标志物检测、心脏超声及肺部 CT 检查。

十一、起搏器功能严重异常

对于高度依赖起搏器患者,若出现严重的起搏器功能异常,则会危及患者的生命。

(1)连续出现心室失夺获伴下级起搏点功能低下(图 7-45、图 7-46):见于电极导线完全脱位或断裂、电能耗竭、电极与起搏器插口连接处松动等。

(2)感知功能过度抑制起搏脉冲发放伴下级起搏点功能低下(图 7-47)。

(3)感知功能不足出现竞争性起搏时,若起搏脉冲(搏动)落在心室易颤期,则会引发严重的室性心律失常(室性心动过速、心室扑动或颤动)而危及患者的生命。

(4)出现高频度、持续较长时间的起搏器介导性心动过速并引发血流动力学改变者:现代起搏器具有自动确认和终止起搏器介导性心动过速(PMT)的功能,加上设置了高限频率(通常≤130 次/min),一般不至于发生严重的血流动力学改变。

(5)出现频率奔放现象:现代起搏器具有独立的起搏频率奔放现象保护电路,将最高起搏频率限制在 130～150 次/min,防止快速的心室起搏。

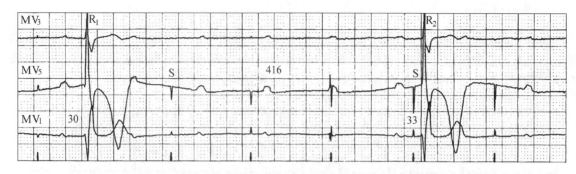

图7-45　三度房室阻滞、起搏功能异常引发短暂性心室停搏

【临床资料】男性,78岁,临床诊断:冠心病、三度房室阻滞、完全性右束支阻滞、植入心室起搏器7年。设置的起搏周期1000ms,频率60次/min,心室不应期300ms。【心电图特征】MV₃、MV₅、MV₁导联(图7-45)同步记录,显示窦性P-P间期0.81~0.85s,频率71~74次/min,P-R间期不固定(0.30、0.33s),表明P波均未能下传心室;R₁、R₂呈束支阻滞图形,为过缓的房室交接性逸搏(14次/min);所有起搏脉冲均未能夺获心室,在长达4.16ss后出现了房室交接性逸搏(R₂),S脉冲仍按固定型发放,系R₂搏动落在S脉冲后心室不应期内所致;MV₅导联ST段呈下斜型压低0.12mV,T波巨倒。【心电图诊断】①窦性心律;②三度房室阻滞;③短暂性心室停搏(4.16s)、下级起搏点功能低下;④极缓慢的成对房室交接性逸搏(14次/min);⑤完全性右束支阻滞;⑥心室起搏器,其起搏功能异常,提示电能耗竭所致;⑦ST段、T波改变。

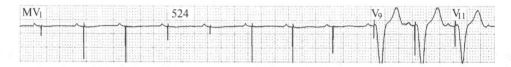

图7-46　三度房室阻滞、下级起搏点功能低下及心室起搏功能异常引发短暂性心室停搏(吴旭燕主任供图)

【临床资料】男性,68岁,程控后反复出现晕厥1d,临床诊断:冠心病、三度房室阻滞、植入双腔起搏器2年、晕厥待查。【心电图特征】MV₁导联(图7-46)显示窦性P-P间期0.58~0.64s,频率94~103次/min;所有P波均未能下传心室,P-V间期0.13s,仅V₉~V₁₁脉冲后跟随起搏QRS'波群,其余V脉冲后均无起搏QRS'波群跟随,也未见下级起搏点发放激动,以致出现5.24s心室停搏。【心电图诊断】①窦性心律;②三度房室阻滞、下级起搏点功能低下及心室起搏功能异常引发短暂性心室停搏(5.24s);③双腔起搏器,呈心室起搏心律(VAT方式),间歇性心室起搏功能异常;④请立即程控调高起搏电压。经程控将起搏电压从1.5V调至2.5V,V脉冲均能夺获心室。

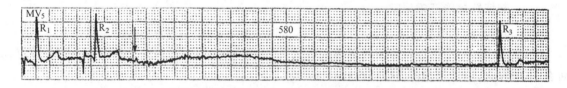

图7-47　起搏器感知功能过度(感知肌电波)抑制脉冲发放引发心室停搏(引自郭继鸿)

【临床资料】女性,70岁,病窦综合征、植入心房起搏器4年。设置的起搏周期860ms,频率70次/min。【心电图特征】MV₅导联(图7-47)显示R₁、R₂搏动为心房起搏,之后突然出现5.80s的长R-R间期,R₃搏动其前无A脉冲或相关的P波,为极缓慢的房室交接性逸搏,频率10次/min;出现长R-R间期与心房电极感知了肌电波导致起搏器输出功能抑制(箭头所示)及心脏各级起搏点功能低下有关。【心电图诊断】①心房起搏器,呈成对的心房起搏(AAI模式,70次/min);②短暂性全心停搏(5.80s),系起搏器感知功能过度(感知肌电波)、各级起搏点功能低下所致;③极缓慢的房室交接性逸搏(10次/min);④提示双结病;⑤请立即程控调低心房感知灵敏度。

【心得体会】起搏器感知功能过度的主要原因是感知灵敏度设置过高所致(数值设置太低),其心电图改变主要表现为起搏周期延长、起搏暂停,这对于起搏器依赖患者(双结病、三度房室阻滞伴下级起搏点功能低下)是极其危险的,如本例患者出现5.80s长R-R间期。

第二篇

急性胸痛引发危急重症

　　本篇共15章,配备了136幅图例。从生化标志物到心血管三大致死性疾病、暴发性心肌炎及心包炎,从高危的ST段、T波、U波改变到胸痛诊治流程,均进行了一一击破。

二维码2
学习资源

第八章

解读与危急重症有关的生化标志物

一、心肌损伤标志物

心肌损伤标志物是指心肌细胞因缺血、炎症等因素受损后原本存在于细胞质、线粒体或细肌丝上的物质经破裂细胞膜外漏至细胞间质及外周血液中。心肌损伤标志物升高有一定的时间窗口，一类是早期标志物（指心肌损伤后 6h 内血清标志物开始升高），如肌红蛋白(Mb)、肌钙蛋白(cTn)、肌酸激酶同工酶(CK-MB)，另一类是确定标志物（指心肌损伤 6～9h 后血清标志物升高并持续数天，对心肌损伤的敏感性和特异性均较高），如肌酸激酶(CK)、肌钙蛋白等。因 cTn、CK-MB 在心肌损伤后出现时间早，对心肌细胞坏死具有高度的敏感性和特异性，故对 AMI、暴发性心肌炎等具有极高的早期诊断价值。各级医疗单位采取不同的检测试剂和方法，其正常参考值有所不同，但通常认为心肌损伤标志物超过正常最高值的 2 倍才具有诊断意义。以下标志物的正常参考值是我院检验科所采用的数值，供参考。

1. 肌红蛋白(Mb)

肌红蛋白存在于骨骼肌和心肌细胞中，健康人血液中含量极低。血清肌红蛋白动态检测可作为早期 AMI 诊断最灵敏的指标。

(1)升高时间：因肌红蛋白分子量相对较小且存在于细胞质内，故肌肉(骨骼肌和心肌细胞)损伤时，2～3h 后血液中肌红蛋白即可升高，7～12h 达高峰，持续 24～30h。

(2)正常参考值：酶联免疫吸附法 50～85ng/ml，放射免疫分析法 6～85ng/ml。

(3)临床意义：肌红蛋白升高见于 AMI、肌肉损伤、休克及肾功能衰竭等，需结合临床及第 2 次动态检测加以判断。若第 2 次检测的值明显高于第 1 次检测，则具有极高的诊断价值。

2. 肌钙蛋白(cTn)

肌钙蛋白分子量较小，绝大部分以复合物的形式存在于心肌细胞的细肌丝上，约 6% 以游离的形式存在于心肌细胞的胞质中，它由肌钙蛋白 T、肌钙蛋白 I、肌钙蛋白 C 三个亚基构成，其中前两者是心肌损伤的特异性确定标志物。采用高敏感方法检测者称为高敏肌钙蛋白(hs-cTn)，能检出非常微小的心肌损伤，具有高敏感性和高特异性，为众多指南所推荐。

(1)升高时间：①肌钙蛋白 T 于心肌损伤 3～6h 后即可升高，12～48h 达高峰，持续 5～14d；②肌钙蛋白 I 于心肌损伤 4～6h 后开始升高，24h 达高峰，持续 5～10d。

(2)正常参考值：肌钙蛋白 T 参考值 0.02～0.13ng/ml，检测值＞0.2ng/ml 为临界值，检测值＞0.5ng/ml 具有诊断价值；肌钙蛋白 I 参考值 0.00～0.11ng/ml。

(3)临床意义：肌钙蛋白升高可见于下列情况。①AMI：能检测小灶性心肌损伤、坏死，也可用于心肌再灌注后疗效的判断；②心肌炎、心包炎；③心力衰竭：肌钙蛋白升高的程度与心力衰竭的严重程度及预后相关；④肺栓塞：肌钙蛋白升高与右心室功能受损有关，10h 内达峰值，72h 基本恢复正常；⑤慢性阻塞性肺部疾病(COPD)：随低氧血症的加重而升高，其值的高低对心肌损伤、疗效及疾病预后的判断具有重要意义；⑥肾功能衰竭；⑦脑卒中：机体应激反应引发儿茶酚胺大量分泌导致冠状动脉、心内膜下血管收缩和痉挛,出现急性心肌损伤,肌钙蛋白升高预示临床预后不良;⑧主动脉夹层:约18%主动脉夹层患者其肌钙蛋白升高,易误诊为AMI而延误对主动脉夹层的诊断;⑨感染、脓毒血症及败血症;⑩其他:药物对心脏的毒副作用(如化疗药物、心脏手术或创伤、低血压、电击复律、癫痫持续状态等。

3.肌酸激酶同工酶(CK-MB)

肌酸激酶同工酶(CK-MB)主要分布于心肌细胞,对AMI的敏感性和特异性均高于肌酸激酶(CK)。

(1)升高时间:①于心肌损伤3~4h后即可升高,24h达高峰,持续24~36h。

(2)正常参考值:0~24IU/L。

(3)临床意义:肌酸激酶同工酶升高见于下列情况:①AMI后CK-MB持续处于高水平状态,表明心肌梗死还在继续;若下降后又升高,则提示梗死部位在扩展或又有新的梗死出现。②心肌炎、心包炎。③心脏手术或创伤、电击复律。④药物对心脏的毒副作用。

3.肌酸激酶(CK)

肌酸激酶(CK)主要分布于心肌、骨骼肌及脑细胞中,是能量调节酶。

(1)升高时间:①于心肌损伤6~8h后升高,18~24h达高峰,持续36~48h。

(2)正常参考值:50~310IU/L。

(3)临床意义:①诊断AMI,AMI后CK持续处于高水平状态,表明心肌梗死还在继续;若下降后又升高,则提示梗死部位在扩展或又有新的梗死出现。②心肌炎、心包炎。③心脏手术或创伤、电击复律。④药物对心脏的毒副作用。⑤多发性肌炎。⑥挤压综合征。⑦大面积颅脑损伤。⑧剧烈运动。

4.丙氨酸氨基转移酶(AST)

丙氨酸氨基转移酶(AST)又称为谷草转氨酶(GOT),主要分布于心肌、骨骼肌、肝脏及肾脏。

(1)升高时间:于心肌损伤8~10h后升高,18~24h达高峰,持续3~5d。

(2)正常参考值:15~40IU/L。

(3)临床意义:AST升高可见于心肌、骨骼肌、肝脏及肾脏损伤或坏死,单纯的AST升高不能诊断为心肌损伤或坏死。

5.乳酸脱氢酶(LDH)

乳酸脱氢酶(LDH)主要分布于心肌、骨骼肌、肝脏、脾脏、脑及红细胞等。

(1)升高时间:于心肌损伤12~14h后升高,24~48h达高峰,持续10~14d。

(2)正常参考值:120~250IU/L。

(3)临床意义:LDH升高可见于心肌、骨骼肌、肝脏、脾脏损伤或溶血等,对于就诊较晚CK已恢复正常的AMI患者有一定的参考价值。

二、心肌损伤标志物特点及临床意义

为了方便学习和记忆,现将心肌损伤标志物的特点及临床意义以表格形式进行汇总,请见表8-1。有关心肌损伤标志物开始上升时间、达峰时间及持续时间各个文献、专著表述不是很一致,本表引用了全国卫生专业技术资格考试专家委员会编写的《心电学技术》中级职称考试用书的内容。

表 8-1　心肌损伤标志物的特点及临床意义

名称	主要存在部位	升高意义	开始上升时间	达峰时间	持续时间
肌红蛋白(Mb)	骨骼肌和心肌	肌肉损伤、AMI	2～3h	7～12h	24～30h
肌钙蛋白(cTn)I	心肌	心肌炎症、损伤、坏死	4～6h	24h	5～10d
肌钙蛋白(cTn)T	心肌	心肌炎症、损伤、坏死及肾功能衰竭	3～6h	12～48h	5～14d
肌酸激酶同工酶(CK-MB)	心肌	心肌炎症、损伤、坏死	3～4h	24h	1～1.5d
肌酸激酶(CK)	心肌、骨骼肌及脑细胞	心肌炎症、损伤、坏死、心脏手术或创伤、电击复律、肌炎等	6～8h	18～24h	1～2d
丙氨酸氨基转移酶(AST)	心肌、骨骼肌、肝脏及肾脏	心肌、骨骼肌、肝脏及肾脏损伤或坏死	8～10h	18～24h	3～5d
乳酸脱氢酶(LDH)	心肌、骨骼肌、肝脏、脾脏、脑及红细胞	心肌、骨骼肌、肝脏、脾脏损伤或溶血	12～14h	24～48h	10～14d

三、心力衰竭标志物

1. B 型利钠肽(BNP)

B 型利钠肽(BNP)是由心室肌细胞分泌,具有强大的排钠、利尿、扩血管和抑制交感神经活性作用。当心室压力增高或心室扩张时,将刺激心室肌细胞分泌 BNP。故心力衰竭时 BNP 值将明显升高。

临床意义:①BNP<100ng/L,心力衰竭的可能性极小,其阴性预测值为 90%;②BNP>500 ng/L,心力衰竭的可能性极大,其阳性预测值为 90%;③BNP 值在 100～500ng/L,可见于肺栓塞、慢性阻塞性肺部疾病、心力衰竭代偿期等,需结合临床加以判断。

2. NT-proBNP

NT-proBNP 为 N 段前脑钠肽,是诊断心力衰竭比较可靠的一个指标,其升高程度与心力衰竭严重程度呈正相关。临界值<300pg/ml,50 岁以下其值<450pg/ml,50～75 岁其值<900pg/ml,75 岁以上其值<1800pg/ml。大多数医疗单位采用的是 NT-proBNP(真正起生物学作用的是 BNP,而检测的是 NT-proBNP),BNP 与 NT-proBNP 的区别请见表 8-2。

表 8-2　BNP 与 NT-proBNP 的区别

	BNP	NT-proBNP
①肽链长度	32 肽	76 肽
②半衰期	18min	60～120min
③生物活性	有	无
④稳定性	较差(送样时间较短)	较好(送样时间充分)
⑤代谢途径	受肾脏、C 型利钠肽受体影响	肾脏,清除途径单一
⑥年龄影响	其值基本不受年龄影响	其值随年龄增加而增高

临床意义:NT-proBNP 值升高见于心力衰竭、肺栓塞、慢性阻塞性肺部疾病、贫血、睡眠呼吸暂停综合征、败血症、脑卒中及肾功能异常等,需根据患者病情作出综合性评价。

3. 肌钙蛋白(cTn)

近年来,越来越多的证据表明 cTn 是心力衰竭另一个重要的标志物,并且 cTn 升高的程度与心力衰竭的严重程度及预后相关;但应注意鉴别 cTn 升高是 AMI 所致的心力衰竭综合征还是非缺血性心力衰竭的继发性改变所致。

四、出凝血标志物

D-二聚体是纤维蛋白降解后的特异性产物,主要用于检测纤维蛋白的溶解功能,只要机体血管内有活化的血栓形成或有纤维蛋白溶解活动,D-二聚体就会升高,如 AMI、脑梗死、肺栓塞、主动脉夹层、静脉血栓形成、弥漫性血管内凝血、感染等。正常参考值<0.5mg/L。

五、胸痛相关炎性标志物

AMI 时 C 反应蛋白(CRP)峰值可持续 48h,且高峰值与心肌梗死面积的大小有关。CRP 值>7.9mg/L时,还预示着 AMI 后心脏收缩和舒张功能障碍,左心室充盈压力升高,远期心力衰竭发生率及病死率均增高。

六、生化标志物的联合应用

所有非创伤急性胸痛患者,若存在高危胸痛的危险因素和发病特征,且出现以下 3 种情况之一者:血流动力学不稳定、心电活动不稳定或心力衰竭,除及时对症处理外,应尽早同时检测心肌损伤标志物、心力衰竭标志物及出凝血标志物,必要时进行数次动态检测,根据检测结果以明确病因、危险分层和预后判断(表 8-3)。

表 8-3 AMI 三项标志物联合判读

cTnI	CK-MB	Mb	结果判读
+	+	+	基本上可诊断为 AMI 或(和)心肌损伤,发病时间在 12~24h 内
+	+	−	基本上可诊断为 AMI 或(和)心肌损伤,病时间>24h
+	−	−	AMI 或(和)心肌损伤发病时间已达 72~96h(3~4d),建议数小时后复查
+	−	+	AMI 或(和)心肌损伤患者,血清检测时间可能超过胸痛症状 3d,且患者发生再次损伤或梗死面积在扩大
−	+	+	早期 AMI 或(和)心肌损伤,建议 4~8h 内复查 cTnI
−	−	+	①早期 AMI 或(和)心肌损伤,建议 4~8h 内复查 cTnI;②可能是其他损伤类疾病引起,如创伤、骨骼肌损伤、肝肾疾病
−	+	−	①心肌微小损伤,cTnI、Mb 下降较快,建议 4~8h 内复查;②可能不是心肌损伤类疾病引起,且检测时间已过 Mb 窗口期
−	−	−	基本上可排除 AMI 或(和)心肌损伤,若高度怀疑,建议 2~4h 内复查

第九章

心电图对急性心肌梗死(AMI)的诊断价值

一、心脏的血液供应

1.左冠状动脉

左冠状动脉起源于主动脉根部的左 Valsalva 窦,左主干长约 5～10mm。分为前降支和回旋支,前降支主要分支为对角支和间隔支,回旋支主要分支为钝缘支,少数人对角支直接从左主干发出,称为中间支。左心室 80％的血液由其供应(图 9-1)。

(1)前降支(左心室 50％的血液由其供应):①对角支:供应左心室前壁、侧壁心肌;②间隔支:供应室间隔前上 2/3 部分、希氏束、左右束支及左前分支、左中隔分支等。

(2)回旋支(左心室 30％的血液由其供应):①钝缘支:供应左心室侧壁、后壁(下壁近心房部)、后乳头肌;②左心房支:供应左心房。

2.右冠状动脉

右冠状动脉起源于右 Valsalva 窦,在房室交接处作 U 字形弯曲,称为 U 袢。主要分支包括圆锥支、窦房结支、锐缘支、后降支、左心室后支等。左心室 20％的血液及右心房、大部分右心室由其供应。

(1)窦房结支:供应窦房结和右心房。

(2)右室支和锐缘支:分别供应右心室前壁、侧壁。

(3)后降支:供应室间隔后下 1/3 部分、左心室下壁、后壁。

(4)左室后支:供应左心室膈面。

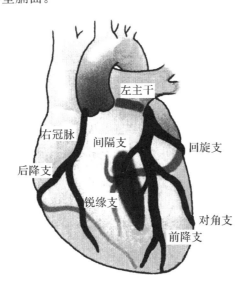

图 9-1　心脏的血液供应

3.传导系统的血液供应

(1)窦房结:绝大多数由单支血管供应,即由窦房结动脉供血,约 2/3 发自右冠状动脉的近端,1/3 发自左冠状动脉回旋支近端。窦房结动脉亦供应心房肌,房间隔的大部分及心房内传导组织。

(2)房室结:由多支血管供血,血源丰富,主要由房室结动脉供血,绝大部分起源于右冠状动脉远端的 U 祥,少部分发自左冠状动脉的回旋支;此外,房室结尚接受回旋支等动脉供血。

(3)希氏束、束支:由房室结动脉、前室间隔支双重血管供应。AMI 时如发生左束支阻滞,提示左、右冠状动脉均有病变。

(4)分支:①左前分支、左中隔分支由前室间隔支供应,若前室间隔支发生阻塞,则可引起左前分支、左中隔分支阻滞;②左后分支由前室间隔支、后降支双重供血,故单纯性左后分支阻滞或右束支合并左后分支阻滞少见。

二、定位诊断与病变血管的判断

根据心电图相关导联出现的特征性 T 波改变、ST 段改变、异常 Q 波及传导阻滞类型(房室阻滞、束支阻滞),可对心肌梗死进行定位和判定相关病变的血管(表 9-1)(图 9-2、图 9-3)。

表 9-1　心肌梗死部位、心电图相关导联与病变血管的关系

梗死部位	相关导联	传导阻滞类型	病变血管
高侧壁	Ⅰ、aVL		回旋支的钝缘支
下壁	Ⅱ、Ⅲ、aVF	一度至三度房室阻滞	右冠状动脉锐缘支远端或后降支
下壁+侧壁+正后壁	Ⅱ、Ⅲ、aVF、(V₅)、V₆、V₇、V₈、(V₉)	一度至三度房室阻滞	回旋支近端
下壁+右心室	Ⅱ、Ⅲ、aVF、V₃R、V₄R、V₅R	一度至三度房室阻滞	右冠状动脉近端
前间壁	V₁、V₂、(V₃)	右束支阻滞	间隔支近端
前壁	V₃、V₄、(V₅)	双束支、三度房室阻滞	前降支中段
前侧壁	V₄、V₅、V₆、(Ⅰ)、(aVL)		前降支发出对角支之前
侧壁	(V₅)、V₆、Ⅰ、(aVL)		回旋支近端
正后壁	V₇、V₈、(V₉)		回旋支远端或钝缘支
广泛前壁	Ⅰ、aVL、V₁~V₆	双束支、三度房室阻滞	左主干或分出前降支、回旋支之前
右心室	V₃R、V₄R、V₅R		右冠状动脉的锐缘支起始部

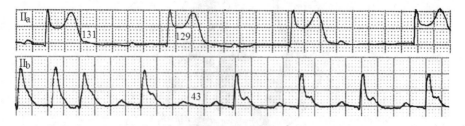

图 9-2　Ⅱa 显示下壁合并右心室 AMI 引发窦性心动过缓(46~47 次/min,可能存在 2∶1 二度窦房阻滞)、三度房室阻滞、房室交接性逸搏心律(39 次/min)及 ST 段抬高、T 波直立宽大(冠状动脉造影显示右冠状动脉近端完全闭塞);Ⅱb 植入支架、静脉注射阿托品后记录,显示窦性心动过速(140 次/min)、长 P-R 间期型二度房室阻滞(P-R 间期 0.29s),房室呈 2∶1~4∶3 传导(多呈 2∶1 传导)、ST 段及 T 波明显回落。

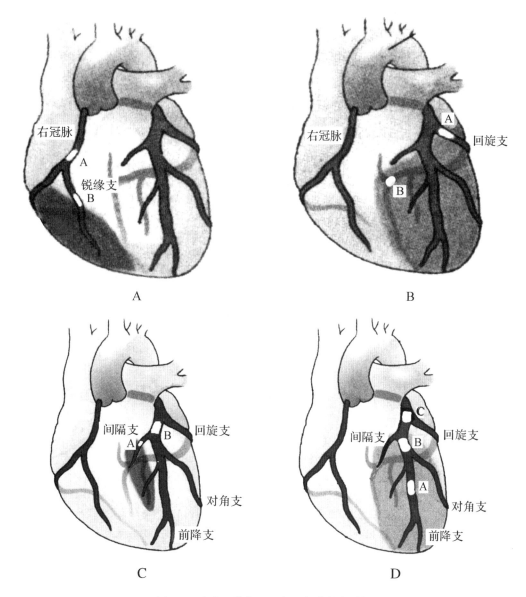

图 9-3　病变血管与心肌梗死部位的相关性

图 A 为右冠状动脉优势型时，下壁合并右心室梗死（右冠状动脉近端 A 点），单纯的下壁梗死（锐缘支远端 B 点或后降支）；图 B 为左冠状动脉优势型时，下壁合并侧壁、正后壁梗死（回旋支近端 A 点），单纯的下壁梗死（左心室后支 B 点）；图 C 为前间壁梗死（间隔支近端 A 点）、前间壁合并前壁梗死（前降支 B 点）；图 D 为前壁梗死（前降支 A 点）、前侧壁梗死（前降支 B 点）；广泛前壁梗死（C 点）。

三、AMI 分类方法

20 世纪 80 年代初至 90 年代末，根据有无出现 Q 波将心肌梗死分为有 Q 波和无 Q 波 AMI。进入 21 世纪后为了早诊断、早干预、早治疗，将 AMI 分为 ST 段抬高型和非 ST 段抬高型。

1. ST 段抬高型 AMI

目前国内、外对心肌梗死均采用 ST 段抬高型（STEMI）和非 ST 段抬高型（NSTEMI）分类法，使心肌梗死诊断的时间大为提前，为早干预、早治疗，挽救濒死心肌细胞赢得了宝贵时间，极大地改善了患者的预后，突出了早期干预的重要性和"时间就是心肌"的诊治理念。

急性胸痛持续时间≥20min伴有两个或两个以上导联出现ST段呈损伤型抬高≥0.1mV是ST段抬高型AMI(STEMI)心电图特征性改变(图9-4),是溶栓、PCI治疗的指征。

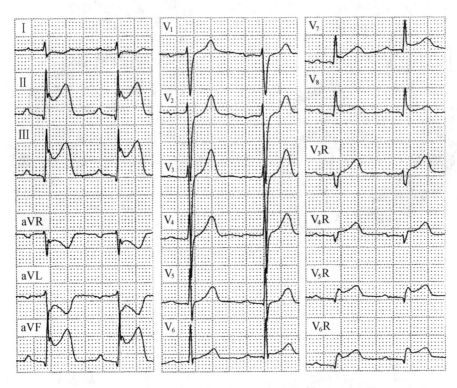

图9-4　下壁、侧后壁及右心室ST段抬高型AMI

【临床资料】男性,61岁,胸痛1h,临床诊断:冠心病、AMI待排。【心电图特征】常规心电图(图9-4)显示P-P间期0.79~0.84s,频率71~76次/min,P-R间期0.23s;QRS时间0.10s,Ⅱ、Ⅲ、aVF导联出现缺血型J波,其ST段呈凹面向上型抬高达0.5~0.6mV,Ⅲ导联ST抬高>Ⅱ导联ST抬高,T波直立;Ⅰ、aVR、aVL导联ST段呈下斜型压低0.08~0.25mV;$V_3R~V_6R$导联ST段上斜型抬高0.1~0.2mV,$V_6~V_8$导联ST段抬高0.05~0.10mV。【心电图诊断】①窦性心律;②下壁出现缺血型J波伴ST段抬高及T波直立、侧后壁及右心室ST段抬高(上斜型),提示AMI(超急性期)所致,请结合临床;③一度房室阻滞;④高侧壁ST段改变(下斜型压低)。

实验室检查:高敏肌钙蛋白Ⅰ0.98ng/ml(正常值0.00~0.11ng/ml),肌酸激酶152IU/L(正常值40~200IU/L),肌酸激酶同工酶76IU/L(正常值0~24IU/L)。急诊冠状动脉造影显示:右冠状动脉近端完全闭塞,前降支狭窄50%,回旋支未见狭窄,于右冠状动脉近端植入支架1枚,TIMI血流3级。

【温故知新】①心肌损伤标志物的升高有一定时间窗口,如肌红蛋白2~3h,肌钙蛋白T3~6h,肌钙蛋白Ⅰ4~6h,磷酸肌酸激酶同工酶(CK-MB)3~4h,磷酸肌酸激酶(CK)6~8h,乳酸脱氢酶(LDH)12~14h,丙氨酸氨基转移酶(AST)8~10h。②肌钙蛋白T、肌钙蛋白Ⅰ及CK-MB在心肌损伤后出现时间早,对心肌损伤、坏死具有高度敏感性和特异性,对AMI具有极高的诊断价值。

2. 非ST段抬高型AMI

非ST段抬高型AMI既往又称为心内膜下AMI,不出现异常Q波,心电图主要表现为ST段和(或)T波的动态演变:①相关导联突发ST段呈水平型、下斜型显著而持久地压低(压低≥0.1mV或在原有压低基础上增加0.1mV以上,持续时间≥24h)(图9-5);②T波呈对称性倒置(冠状T波)或巨大倒置伴Q-T间期延长(图9-6)。诊断时,必须密切结合临床有急性胸痛或胸闷和心肌损伤标志物升高。但需注意排除左主干或回旋支病变所引发的多个导联出现ST段呈水平型或下斜型压低≥0.1mV。

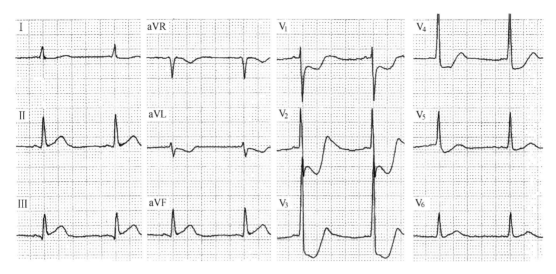

图 9-5 非 ST 段抬高型 AMI 引发前间壁、前壁 ST 段呈下斜型显著压低

【临床资料】男性,54 岁,胸痛 1d,临床诊断:冠心病。【心电图特征】常规心电图(图 9-5)显示 V₁~V₄ 导联 ST 段呈下斜型压低 0.3~0.7mV;Ⅱ、Ⅲ、aVF 导联 ST 段呈上斜型抬高 0.05~0.15mV,以Ⅲ导联抬高为明显。【心电图诊断】①窦性心律;②前间壁、前壁 ST 段显著压低,提示非 ST 段抬高型 AMI 所致,请做心肌损伤标志物检测;③下壁 ST 段轻度抬高,右心室 AMI 待排。

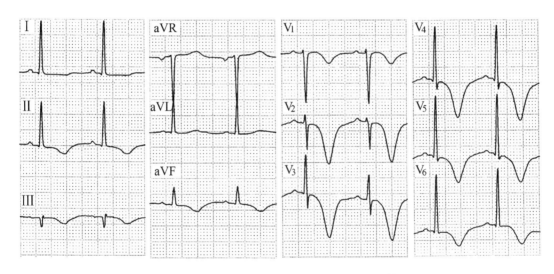

图 9-6 非 ST 段抬高型 AMI 引发广泛导联 T 波倒置

【临床资料】女性,54 岁,胸闷、胸痛 2d,临床诊断:冠心病、糖尿病、高脂血症。【心电图特征】常规心电图(图9-6)显示 P-P 间期 0.81s,频率 74 次/min;Ⅰ、Ⅱ、V₂~V₆ 导联 ST 段呈水平型、弓背向上型压低 0.05~0.10mV,Ⅰ导联 T 波负正双相,Ⅱ、Ⅲ、aVF、V₁~V₆ 导联 T 波倒置,其中 V₂~V₄ 导联 T 波倒置深达 1.2~1.3mV;Q-T 间期 0.48s(正常最高值 0.39s)。【心电图诊断】①窦性心律;②广泛导联轻度 ST 段改变(压低)、T 波倒置,非 ST 段抬高型 AMI 待排,请结合临床及心肌损伤标志物检测;③Q-T 间期延长。

实验室检查:血糖 10.09mmol/L(正常值 3.33~6.11mmol/L)、甘油三酯 4.61mmol/L(正常值 0.34~1.69mmol/L)、高敏肌钙蛋白 I 1.24ng/ml(正常值 0.00~0.11ng/ml)、CK-MB 值 208IU/L(正常值 0~24IU/L)、CK 值 745IU/L(正常值 40~200IU/L)。

【心得体会】①若 T 波倒置的深度<0.5mV,则称为 T 波浅倒置;若 T 波倒置的深度达 0.5~1.0mV,则称为 T 波深倒置;若常规心电图中有 3 个或 3 个以上导联 T 波倒置的深度>1.0mV,则称为 T 波巨大倒置,多见于冠心病、非 ST 段抬高型 AMI、肥厚型心肌病、脑血管意外及嗜铬细胞瘤等疾病。②本例患者存在冠心病易患因素,胸痛 2d 并出现广泛导联 T 波倒置及心肌损伤标志物升高,应考虑非 ST 段抬高型 AMI。

3.有 Q 波和非 Q 波 AMI

出现 Q 波,意味着心肌细胞已坏死,不能满足临床早诊断、早干预、挽救濒死心肌的需求。但由于该分类方法简单明确,且两者在临床和预后上均有很大差异,故这一分类方法对临床仍有一定参考价值。无 Q 波心肌梗死者,其冠状动脉新形成的血栓较少、侧支循环较丰富、心肌损伤标志物水平较低,心肌灌注缺损不均匀较轻,心室壁运动异常程度较轻,心力衰竭发生率及近期死亡率均较低,但再梗死发生率高;而有 Q 波心肌梗死者,则刚好相反。

四、AMI 最新分型

2018 年心肌梗死全球统一定义新版(第 4 版),仍然延续了第 3 版 5 型的分类方法,但对原有概念进行了更新。

(一)第 3 版心肌梗死分型

1.Ⅰ型——自发性心肌梗死

由于动脉粥样斑块破裂、溃疡、裂纹、糜烂或夹层,引起一支或多支冠状动脉血栓形成,导致心肌血流减少或远端血小板栓塞伴心肌坏死。患者大多有严重的冠状动脉病变,少数患者冠状动脉仅有轻度狭窄甚至正常。

2.Ⅱ型——继发于心肌氧供需失衡的心肌梗死

除冠状动脉病变外的其他情形引起心肌需氧与供氧失衡,导致心肌损伤和坏死,如冠状动脉内皮功能异常、冠状动脉痉挛或栓塞、心动过速或过缓性心律失常、贫血、呼吸衰竭、低血压、高血压伴或不伴左心室肥厚。

3.Ⅲ型——心脏性猝死

心脏性猝死伴心肌缺血症状和新发的缺血性心电图改变或左束支阻滞,但无心肌损伤标志物检测结果。

4.Ⅳ型——PCI 相关的心肌梗死

(1)Ⅳa 型——经皮冠状动脉介入治疗(PCI)相关心肌梗死:术前心脏肌钙蛋白(cTn)正常的患者在 PCI 后 cTn 升高超过正常上限 5 倍;或术前 cTn 增高的患者,PCI 术后 cTn 升高≥20%,然后稳定下降。同时发生:①心肌缺血症状;②心电图缺血性改变或新发的左束支阻滞;③造影显示冠状动脉主支或分支阻塞或持续性慢血流或无复流或栓塞;④新的存活心肌丧失或节段性室壁运动异常的影像学表现。

(2)Ⅳb 型——支架血栓形成引起的心肌梗死:冠状动脉造影或尸检发现支架植入处血栓性阻塞,患者有心肌缺血症状和(或)至少 1 次心肌损伤标志物高于正常上限。

5.Ⅴ型——外科冠状动脉旁路移植术(CABG)相关心肌梗死

术前 cTn 正常患者,CABG 后 cTn 升高超过正常上限 10 倍,同时发生:①新的病理性 Q 波或左束支阻滞;②血管造影提示新的桥血管或自身冠状动脉阻塞;③新的存活心肌丧失或节段性室壁运动异常的影像学证据。

(二)第 4 版心肌梗死分型

1.Ⅰ型心肌梗死

对Ⅰ型心肌梗死新定义强调了斑块破损(破裂或侵蚀)与冠状动脉粥样硬化血栓形成的因果关系。其病理生理机制为冠状动脉脂质沉积、斑块破裂继而形成血栓并影响冠状动脉血流导致心肌缺血、缺氧。Ⅰ型心肌梗死诊断标准为检出 cTn 值升高和(或)回落,至少有一次 cTn 数值>99% URL,并同时伴有下列一项者:①急性心肌缺血的临床症状;②新发的缺血性心电图改变;③出现病理性 Q 波;④新近存活心肌丢失的影像学证据或新发的节段性室壁运动异常;⑤经冠状动脉造影包括冠状动脉内影像或经尸体解剖确定的冠状动脉血栓。

2. Ⅱ型心肌梗死

新定义对Ⅱ型心肌梗死范围有所拓展：①与冠状动脉粥样硬化血栓形成无关的氧供需失衡，如由呼吸衰竭或严重高血压等其他原因所致。②将自发的冠状动脉夹层（伴或不伴有壁内血肿）纳入其范畴，并将既往的"内皮功能紊乱"拓展为"微血管功能紊乱"，包括内皮功能紊乱、血管平滑肌功能紊乱和自主神经调节异常。③强调心肌损伤与Ⅱ型心肌梗死的区别，可通过下列流程对两者进行鉴别：恒定升高的 cTn 值（波动范围＜20％）提示存在慢性疾病；cTn 值升高、降低并没有伴随临床心肌缺血的体征和（或）症状，提示急性心肌损伤（如急性心力衰竭、心肌炎）；cTn 值升高、降低伴随临床心肌缺血症状，提示急性心肌梗死。④强调Ⅱ型心肌梗死时是否合并冠心病与制订治疗方案及预后相关。

3. Ⅲ型心肌梗死

新定义指出证明Ⅲ型心肌梗死有助于鉴别心源性猝死。发生心源性猝死患者，所出现临床症状提示心肌缺血伴有推测的新发缺血性心电图改变或心室颤动。

4. Ⅳ型和Ⅴ型心肌梗死

新定义同样关注Ⅳ型和Ⅴ型心肌梗死与心肌损伤的鉴别，提出术前 cTn 值正常而术后 cTn 值升高或术前 cTn 值升高而术后升高超过 20％时，即可诊断为围手术期心肌损伤。而诊断围手术期心肌梗死，则需术前 cTn 值正常而术后超过第 99 百分位数的参考值上限的 5 倍（PCI 患者）或 10 倍（CABG 患者）以上，或术前 cTn 值升高而术后升高超过 20％且绝对值达到了上述标准，并且同时存在心肌缺血证据。

五、AMI 诊断新标准

2013 年欧洲、美国心脏病学会修订了 AMI 的诊断新标准（1＋1 模式），即有典型的心肌损伤标志物（cTn 或 CK-MB）的升高与回落，同时伴有下列 1 项者，即可诊断为 AMI：

（1）有心肌缺血症状。

（2）有新发的心肌缺血性心电图改变。

（3）出现病理性 Q 波。

（4）影像学证实有新发的局部室壁运动异常或新发的心肌活力丧失。

六、新发心肌缺血性改变的新定义

2013 年欧洲、美国心脏病学会对既往新发心肌缺血性心电图改变的定义进行了重新界定，测量 ST 段抬高或压低以 J 点为准，基准线以 PR 段终点为准，对 ST 段抬高的形态不作要求。

（1）新发的左束支阻滞。

（2）新发的 ST 段抬高：①V_2、V_3 导联 ST 段抬高≥0.2mV（男性≥40 岁）或≥0.25mV（男性＜40 岁），女性 ST 段抬高≥0.15mV；②其他导联 ST 段抬高≥0.1mV（无左心室肥大和左束支阻滞）；③aVR 导联 ST 段抬高≥0.1mV，并伴 2 个连续的对应导联 ST 段压低≥0.05mV；④右胸 V_3R、V_4R 导联 ST 段抬高≥0.05mV（男性＜30 岁，ST 段抬高≥0.1mV）。

（3）新发的 ST 段压低：①两个相邻导联 ST 段呈水平型或下斜型压低≥0.05mV；②V_1～V_3 导联 ST 段呈水平型或下斜型压低≥0.1mV，伴 T 波直立。

（4）新发的 T 波倒置（1 个月内出现）：在以 R 波为主或 R/S＞1 的两个相邻导联（胸前导联多见）T 波倒置≥0.1mV，伴或不伴有 ST 段改变。此现象又称为危险性 T 波倒置（笔者注：此 T 波倒置为 Wellens 综合征的心电图表现），是急性心肌缺血的重要标准之一。

七、病理性 Q 波和等位性 Q 波

1. 病理性 Q 波（异常 Q 波）的诊断标准

（1）旧标准：①Q 波时间≥0.04s；②Q 波深度≥1/4R；③呈 QS 型，起始部挫折；④出现胚胎型

r 波,即呈 qrS 型或 QrS 型。

(2)新标准:相邻的两个导联 Q 波时间≥0.03s、深度≥0.1mV,但不包括Ⅲ、aVR 导联。

2. 病理性 Q 波(异常 Q 波)形成的条件

(1)心肌梗死范围:梗死区直径>2.0cm 时,将产生病理性 Q 波。若梗死区直径<2.0cm,累及左心室≤10%,则不会出现病理性 Q 波,仅出现小 q 波或等位性 Q 波。

(2)心肌梗死深度:梗死厚度>0.5cm,累及左心室厚度的 50%以上时,将产生病理性 Q 波。人的心内膜厚度约占心室壁的 50%,若梗死厚度<50%,则不会出现病理性 Q 波,仅引起 QRS 波形改变,如顿挫、切迹、R 波振幅降低等。

(3)心肌梗死部位:出现病理性 Q 波,除了心肌梗死范围足够大、深度足够深外,梗死区还必须是在 QRS 起始 0.04s 部位。否则,不会出现病理性 Q 波,如基底部梗死,仅引起 QRS 终末 0.04s 处切迹、顿挫或 S 波加深。

3. 等位性 Q 波

等位性 Q 波是指因梗死面积较少或局限于基底部、心尖部或梗死早期尚未充分发展等原因,未形成典型的病理性 Q 波,仅产生各种特征性 QRS 波形改变,这些伴随临床症状出现的特征性 QRS 波形改变与病理性 Q 波有等同的诊断价值,故称为等位性 Q 波,但必须结合临床及同导联 ST-T 改变情况。

(1)部分 q 波:当梗死面积较小,虽位于 QRS 起始 0.04s 除极部位,但不能形成典型的病理性 Q 波,仅出现 q 波:①V_1~V_6 导联均出现 q 波(图 9-7);②V_3~V_6 导联 q 波宽于和深于下一个胸前导联 q 波,即 q_{V_3}>q_{V_4}>q_{V_5}>q_{V_6};③右胸导联出现 q 波,而左胸导联 q 波消失,能排除右心室肥大、左前分支阻滞,即 V_1、V_2 导联出现 q 波而 V_5、V_6 导联未见 q 波;④Ⅱ导联有 q 波,Ⅲ导联呈 Q 波,aVF 导联 q 波时间 0.03s 左右,深度接近 1/4R。

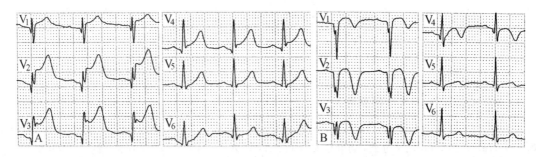

图 9-7　图 A 显示前间壁异常 Q 波、局限性前壁等位性 Q 波伴 ST 段抬高型 AMI(男性,66 岁,胸痛 1h,冠状动脉造影显示前降支近端完全闭塞);图 B 系植入支架 1 个月后记录,显示前间壁、前壁异常 Q 波伴 T 波改变(倒置)

(2)QRS 波群起始部切迹、顿挫:V_4~V_6 导联 QRS 起始部 r 波后出现≥0.05mV 负相波,即呈 rsR′型,与心尖部心肌梗死或前壁小面积心肌梗死有关。

(3)进展性 Q 波:同一患者在相同体位、部位进行动态观察,原有 q 波进行性增宽、加深,或原无 q 波的导联出现新的小 q 波。

(4)R 波电压变化:①动态观察,同一导联 R 波振幅进行性降低,又称为 R 波丢失;②胸前导联 R 波振幅逆递增,如 r_{V_2}>r_{V_3}>r_{V_4};③胸前导联 R 波振幅递增不良,如 V_1~V_4 导联,r 波振幅递增量<0.1mV(图 9-8);④右胸前导联 V_3R、V_1、V_2 导联 R 波振幅增高伴 T 波高耸,呈镜像改变,表明存在正后壁心肌梗死,应加做 V_7、V_8、V_9 导联;⑤Ⅱ导联有 Q 波,Ⅲ、aVF 导联未见 q 波或 Q 波,但其 QRS 波群振幅≤0.25mV,或Ⅱ导联 R 波振幅≤0.25mV 伴Ⅲ、aVF 导联有 Q 波;⑥新消失的室间隔 q 波,即Ⅰ、aVL、V_5、V_6 导联 q 波消失。

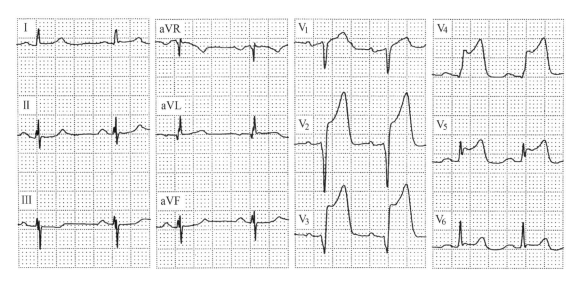

图 9-8　前间壁等位性 Q 波、前壁异常 Q 波伴 ST 段呈墓碑型抬高及 T 波高耸

【临床资料】男性，64 岁，胰腺癌、胸闷 3h，胸痛伴出汗 1h，临床诊断：AMI 待排。【心电图特征】胸前导联（图 9-8）显示 QRS 波群在 V_1～V_3 导联呈 rS 型，r 波振幅递增量<0.1mV，V_4 导联呈 qR 型，V_5、V_6 导联 QRS 波幅<1.0mV；ST 段在 V_2～V_4 导联呈墓碑型抬高 0.65～0.85mV，V_5、V_6 导联抬高 0.08～0.30mV；V_2～V_4 导联 T 波高耸。【心电图诊断】①窦性心律；②前间壁、前壁等位性 Q 波（r 波振幅递增不良、出现 q 波及 R 波幅降低）伴墓碑型 ST 段抬高及 T 波高耸，提示 AMI（超急性期）所致，请结合临床；③左胸导联 QRS 波幅低电压。

实验室检查：血糖 15.94mmol/L（正常值 3.33～6.11mmol/L）、高敏肌钙蛋白 I 1.02ng/ml（正常值 0.00～0.11ng/ml）、CK-MB 值 38IU/L（正常值 0～24IU/L）、CK 值 108IU/L（正常值 40～200IU/L）。心脏超声显示左心室前壁、前间隔节段性运动减弱。冠状动脉造影显示：前降支中段于对角支分叉处起完全闭塞，可见巨大血栓影，对角支开口 99％ 狭窄，回旋支、右冠状动脉未见明显狭窄。冠状动脉内注射欣维宁 15ml，再反复抽吸血栓，行 OCT 检查见前降支近段斑块破裂，复查造影显示血流通畅，未植入支架。

【温故知新】墓碑型 ST 段抬高是指抬高的 ST 段向上凸起并快速上升可高达 0.8～1.6mV，凸起的 ST 段顶峰高于其前的 r 波（r 波矮小），抬高的 ST 段与其后 T 波上升支相融合，且 T 波常直立高耸。其临床意义有以下 3 点：①见于 AMI 早期，以老年人多发，均发生于穿壁性心肌梗死；②易并发急性左心衰竭、严重室性心律失常、三度房室阻滞等，死亡率显著增高；③可作为判断 AMI 预后的一项独立指标。

八、AMI 心电图改变"三联症"

现因对 AMI 实行早诊断、早干预、早治疗，极大地缩短了病程，在一定程度上改变了 AMI 的心电图演变规律（无病理性 Q 波出现）。但若诊治不及时，则有可能出现心肌梗死心电图改变"三联症"：缺血型 T 波改变、损伤型 ST 段改变及坏死型 QRS 波群改变（图 9-9）。

1.缺血型 T 波改变

缺血型 T 波改变是冠状动脉急性闭塞后最早出现的改变。首先表现为 T 波高耸，振幅可高达 2.0mV，对早期诊断 AMI 具有重要的临床价值。但数分钟至数小时后，T 波很快由高耸转为倒置。

（1）心内膜下心肌缺血：通常缺血最早发生在心内膜下心肌层，面对缺血区导联出现 T 波高耸。

（2）心外膜下心肌缺血：随着缺血进一步加重，出现心外膜下心肌缺血，面对缺血区导联的 T 波两支呈对称性倒置，表现为冠状 T 波。

（3）穿壁性心肌缺血：倒置的 T 波进一步加深，伴 Q-T 间期延长。

2.损伤型 ST 段改变

随着心肌缺血进一步加重，将出现损伤型 ST 段改变，表现为面对损伤区导联出现 ST 段抬高或压低，为 AMI 早期的另一种心电图表现。ST 段抬高的形态、程度及其动态演变对诊断 AMI 和

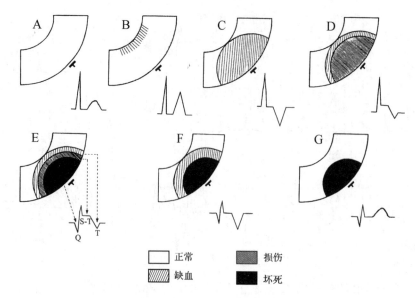

图 9-9　AMI 心电图改变"三联症"模式图

A:心肌血供正常时 QRS-T 波群　B:心内膜下心肌急性缺血时出现 T 波高耸(超急期)　C:心外膜下心肌急性缺血时出现冠状 T 波　D:心外膜下心肌急性损伤和缺血并存时出现 ST 段抬高和 T 波倒置(急性期)　E:心外膜下心肌坏死、损伤和缺血并存时出现异常 Q 波、ST 段抬高和 T 波倒置(急性期)　F:心外膜下心肌坏死和缺血并存时出现异常 Q 波和 T 波倒置(亚急性期)　G:心外膜下心肌坏死后由纤维组织替代时出现异常 Q 波(陈旧性期)

预后判断均具有极重要的临床价值。

(1)心内膜下心肌损伤:面对损伤区导联 ST 段呈水平型、下斜型压低≥0.1mV。

(2)心外膜下心肌损伤:面对损伤区导联 ST 段呈上斜型或斜直型(图 9-10)、弓背向上型或单相曲线型、墓碑型、巨 R 型及水平型抬高≥0.1mV(图 9-11)。

(3)穿壁性心肌损伤:ST 段抬高更加明显,多>0.5mV。

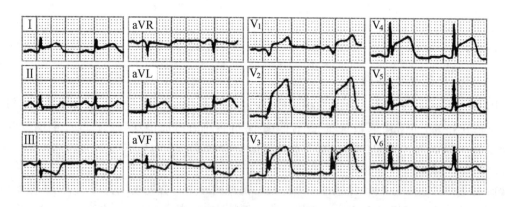

图 9-10　高侧壁、前间壁及前壁 ST 段抬高型 AMI(引自文献)

【临床资料】男性,71 岁,胸痛数小时,临床诊断:AMI。【心电图特征】常规心电图(图 9-10)显示 QRS 波群在 V₁ 导联呈 QS 型,V₂ 导联呈 qR 型;Ⅰ、aVL、V₁~V₅ 导联 ST 段呈上斜型抬高 0.1~0.7mV,以 V₂~V₄ 导联最为明显,而Ⅱ、Ⅲ、aVF 导联 ST 段呈水平型或下斜型压低 0.05~0.15mV;V₂、V₃ 导联 T 波直立,振幅达 1.0~1.2mV。【心电图诊断】①窦性心律;②局限性前间壁异常 Q 波;③高侧壁、前间壁及前壁 ST 段呈上斜型抬高,符合 AMI(超急性期)的心电图改变;④下壁 ST 段压低。冠状动脉造影显示前降支近端闭塞,植入支架 1 枚。

【心得体会】前壁 AMI 伴任一导联 ST 段压低者,患者心肌梗死后发生再梗死、心力衰竭、室性心律失常等心脏事件增多,其远期病死率明显增高。

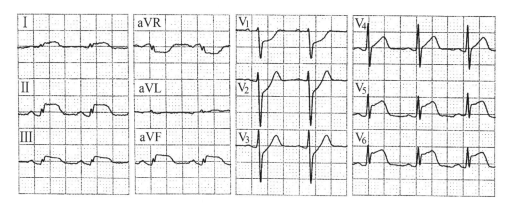

图 9-11　下壁、前侧壁 ST 段抬高型 AMI(浙江省宁波市鄞州区第二人民医院赵洁主任供图)

【临床资料】男性,55 岁,胸痛 2h,临床诊断:AMI。【心电图特征】常规心电图(图 9-11)显示肢体导联 QRS 波幅均<0.5mV,V_5、V_6 导联 QRS 波幅<1.0mV;Ⅰ、V_4~V_6 导联 ST 段呈上斜型抬高 0.1~0.4mV,Ⅱ、Ⅲ、aVF 导联 ST 段呈水平型抬高 0.28~0.38mV($ST_Ⅱ$↑>$ST_Ⅲ$↑),aVR 导联 ST 段呈水平型压低 0.05~0.10mV,V_1~V_3 导联 ST 段呈上斜型压低 0.15~0.38mV。【心电图诊断】①窦性心律;②下壁、前侧壁 ST 段呈损伤型抬高,符合 AMI 的心电图改变;③前间壁 ST 段改变(压低);④肢体导联、左胸导联 QRS 波幅低电压。

【温故知新】①下壁 AMI 绝大多数由右冠状动脉或回旋支病变所致,少数可由主动脉夹层累及冠状动脉而诱发,其中右冠状动脉病变约占 80%,回旋支病变约占 20%。②若Ⅲ导联 ST 段抬高大于Ⅱ导联($ST_Ⅲ$↑>$ST_Ⅱ$↑),一定要关注有无合并右心室、后壁 AMI,一定要做 18 个导联心电图(加做右胸前、后壁导联)。③下壁 AMI 时,若Ⅲ导联 ST 段抬高大于Ⅱ导联($ST_Ⅲ$↑>$ST_Ⅱ$↑),aVL 导联压低大于Ⅰ导联(ST_{aVL}↓>$ST_Ⅰ$),则多为右冠状动脉近端闭塞所致,且常合并右心室、后壁 AMI。④若Ⅱ导联 ST 段抬高大于Ⅲ导联($ST_Ⅱ$>$ST_Ⅲ$↓),aVL 导联不压低或抬高,则几乎为回旋支闭塞所致。

3. 坏死型 QRS 波群改变

持续而严重的心肌缺血、损伤,将导致心肌坏死,出现病理性 Q 波或 QRS 波幅显著降低。病理性 Q 波可由心肌细胞组织学上的坏死和电学上的"电静止"所致,后者是由于心肌细胞膜电位负值降至阈电位以下,暂时丧失了电活动能力,出现心肌顿抑现象,供血改善后,病理性 Q 波可消失。多数患者在 AMI 发生后 6~14h 出现病理性 Q 波。

九、AMI 演变规律

AMI 发生后,随着心肌缺血、损伤、坏死的发展和恢复,其心电图呈现一定的演变规律,相关导联将依次表现为"五步曲":①T 波高耸;②抬高的 ST 段与高耸的 T 波形成单向曲线;③QRS 波幅降低,继而出现异常 Q 波;④ST 段逐渐降低直至恢复正常;⑤T 波由直立转为倒置,由浅变深,以后又逐渐变浅直至恢复正常。

十、AMI 分期

(一)传统分期

传统的心肌梗死心电图可分为超急性期(早期)、急性期(充分发展期)、亚急性期(演变期或新近期)及陈旧性期(慢性稳定期)4 期。但随着对心肌梗死实行早诊断、早干预及早治疗,其各期病程持续时间明显缩短。

1. 超急性期(早期)

超急性期为 AMI 最早期阶段,在冠状动脉闭塞后立即出现,持续时间极为短暂,约数分钟至数小时。心电图表现为相关导联 T 波高耸、ST 段抬高及心律失常等。

(1)T 波高耸呈帐篷状改变:如不及早干预治疗,异常 Q 波将出现在 T 波高耸的导联上。可伴 U 波倒置(图 9-12)。

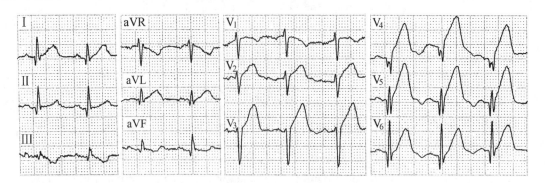

图 9-12　AMI 引发广泛前壁等位性 Q 波、异常 Q 波伴 ST 段上斜型抬高及 T 波高耸和 U 波倒置

　　(2)ST 段呈上斜型或斜直型抬高:出现在 T 波高耸的导联上。

　　(3)急性损伤性阻滞:与损伤区域心肌组织传导延缓有关,表现为 QRS 波群轻度增宽(0.11～0.12s)、振幅略增高。该现象持续时间较短,发生在异常 Q 波和 T 波倒置之前。

　　(4)可出现各种心律失常:前壁 AMI 多出现室性心律失常,下壁 AMI 多出现不同程度房室阻滞(图 9-2、图 9-4、图 9-13),与损伤区域心肌处于严重的电生理紊乱状态有关。

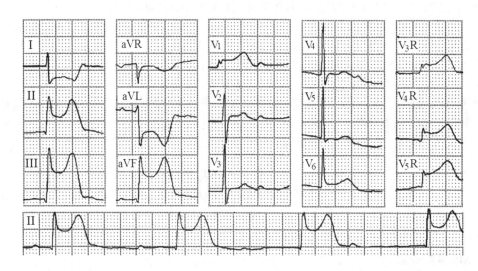

图 9-13　下壁、右心室 ST 段抬高型 AMI 合并三度房室阻滞(引自刘仁光老师)

　　【临床资料】女性,55 岁,心前区压榨性疼痛 4h 入院。血压 80/60mmHg,心率 39 次/min。临床诊断:AMI、心源性休克。【心电图特征】常规心电图(图 9-13)长 Ⅱ 导联显示 P-P 间期 1.29s,频率 47 次/min,P-R 间期长短不一,QRS 波形正常,其 R-R 间期 1.53s,频率 39 次/min,呈现窦性心动过缓、三度房室阻滞及房室交接性逸搏心律;Ⅱ、Ⅲ、aVF 导联 ST 段呈水平型抬高达 0.55～0.80mV,Ⅲ 导联 ST 段抬高＞Ⅱ 导联 ST 段抬高,T 波直立;Ⅰ、aVL 导联 ST 段呈水平型压低 0.35～0.65mV,T 波负正双相或倒置;aVR 导联 ST 段呈水平型压低 0.1mV;V₁～V₃、V₃R～V₅R 导联 ST 段呈水平型或上斜型抬高 0.10～0.35mV,其中 V₁ 导联 ST 抬高＞V₂ 导联 ST 抬高＞V₃ 导联 ST 抬高,V₆ 导联 ST 段呈水平型抬高 0.08mV。【心电图诊断】①窦性心动过缓(47 次/min);②下壁、侧壁及右心室 ST 段显著抬高(水平型、上斜型)伴 T 波直立,提示 AMI(超急性期)所致,请结合临床;③高侧壁 ST 段显著改变(下斜型压低);④三度房室阻滞;⑤房室交接性逸搏心律(39 次/min);⑥尚需加做后壁导联。

　　【心得体会】①临床上怀疑 AMI,一定要做 18 个导联心电图(加做后壁、右胸前导联),尤其是下壁Ⅲ导联 ST 段抬高＞Ⅱ导联 ST 段抬高。②本例虽然 V₁、V₂ 导联 ST 段抬高,但 V₁ 导联 ST 段抬高＞V₂、V₃ 导联 ST 段抬高,不是前间壁 AMI 所致,而是右心室 AMI 所致;反之,若 V₂、V₃ 导联 ST 段抬高＞V₁ 导联 ST 段抬高,则为前间壁 AMI 所致。③因窦房结、房室结绝大部分由右冠状动脉供血,故一旦右冠状动脉近端完全闭塞,就会出现窦性停搏、窦房阻滞及不同程度的房室阻滞;此外,部分与"Ben-Zold-Jarisch 反射"引发迷走神经过度兴奋有关,因心脏迷走神经感受器多位于后下壁,心肌缺血后所产生的代谢产物刺激迷走神经末梢导致乙酰胆碱大量释放。

2.急性期(充分发展期)

从超急性期过度到急性期,在异常 Q 波尚未出现前,心电图可出现一过性假性正常化波形。急性期发生在梗死后数小时至数天内。

(1)出现异常 Q 波:梗死区相关导联出现异常 Q 波,与心肌细胞组织学上坏死或心肌顿抑现象即"电静止"有关,后者经积极治疗后,异常 Q 波可消失。

(2)损伤型 ST 段抬高:可呈上斜型、弓背向上型、单向曲线型、墓碑型、巨 R 型抬高(图 9-14)。

(3)冠状 T 波:高耸的 T 波逐渐下降并呈对称性倒置。

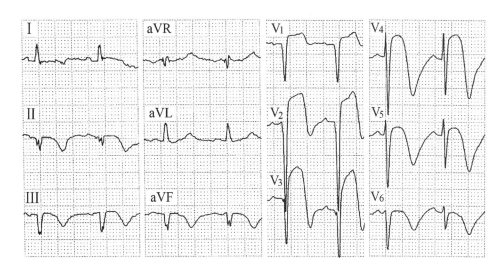

图 9-14 前间壁、前壁 AMI(充分发展期)呈现"三联症"(异常 Q 波、ST 段抬高及 T 波倒置)

【临床资料】男性,56 岁,胸痛 2d,加重 0.5d,临床诊断:冠心病、AMI。【心电图特征】常规心电图(图 9-14)显示 P-P 间期 0.65~0.77s,频率 78~92 次/min,P 波在 I、aVL 导联直立,Ⅱ 导联直立低平,Ⅲ、aVF 导联正负双相;P-R 间期 0.14s;QRS 波群在 Ⅱ、Ⅲ、aVF 导联呈 QS 型,V₁~V₃ 导联呈 QS 型,V₄ 导联呈 RS 型,V₅、V₆ 导联呈 rS 型;V₁~V₅ 导联 ST 段呈弓背向上型抬高 0.2~0.7mV,T 波在 I、Ⅱ、Ⅲ、aVF、V₄~V₆ 导联倒置,V₁、V₂ 导联正负双相;Q-T 间期 0.46s(正常最高值 0.38s)。【心电图诊断】①窦性心律伴 P 电轴左偏;②前间壁异常 Q 波伴 ST 段损伤型抬高、前壁 ST 段抬高和 T 波改变(正负双相或倒置),符合 AMI(充分发展期)的心电图改变;③侧壁 r 波振幅逆递增伴 ST 段抬高、T 波改变(倒置);④下壁异常 Q 波伴 T 波改变(倒置),提示陈旧性 MI 所致,请结合临床;⑤Q-T 间期延长。

实验室检查:高敏肌钙蛋白 I 14.27ng/ml(正常值 0.00~0.11ng/ml)、CK-MB 值 65IU/L(正常值 0~24 IU/L)、CK 值 1295IU/L(正常值 40~200IU/L),LDH 值 911IU/L(正常值 120~250IU/L),NT-proBNP 值 5352pg/ml(正常值<900pg/ml)。心脏超声显示 EF 40%,左心室前壁节段性运动异常伴收缩功能减低,左室心尖部室壁瘤形成趋势。冠状动脉造影显示:前降支分出第一对角支后闭塞,植入支架 1 枚。

3.亚急性期(演变期或新近期)

持续时间约数周至数月。

(1)相对稳定的异常 Q 波或 R 波幅降低。

(2)抬高的 ST 段逐渐回落至等电位线或呈稳定性抬高(与室壁瘤形成有关)。

(3)T 波动态演变:T 波逐渐加深,又逐渐变浅(图 9-15)转为低平或直立,也可呈恒定性 T 波倒置。

4.陈旧性期(慢性稳定期)

临床上规定 AMI 发病 1 个月后,即称为陈旧性期。一般情况以超过 3 个月即为陈旧性期。

(1)异常 Q 波很少有变化或转为 QR、Qr 型或转为 q 波或 Q 波消失。

(2)ST 段恢复正常、压低或呈稳定性抬高(与室壁瘤形成有关)(图 9-16)。

(3)T 波恢复正常或低平、倒置(图 9-17)或呈恒定性冠状 T 波(图 9-18)。

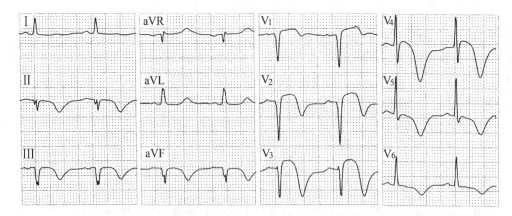

图 9-15　前间壁、前壁亚急性期心肌梗死的心电图改变（异常 Q 波、ST 段抬高及 T 波倒置）

【心电图特征】常规心电图（图 9-15）系图 9-14 患者植入支架 1 周后记录，显示 QRS 波群在 V_1、V_2 导联仍呈 QS 型，V_3 导联由 QS 型转为 rS 型，V_4、V_5 导联呈 Rs 型，S 波明显变浅，V_6 导联呈 R 型；ST 段在 $V_1 \sim V_4$ 导联呈弓背向上型抬高 $0.1 \sim 0.3$mV，较 1 周前明显回落，V_5、V_6 导联压低 $0.05 \sim 0.10$mV；T 波在 V_2、V_3 导联倒置加深，$V_4 \sim V_6$ 导联倒置相对变浅；下壁导联仍呈 QS 型、T 波倒置，无明显变化；Q-T 间期 0.52s（正常最高值 0.39s）。【心电图诊断】①窦性心律伴 P 电轴左偏；②前间壁异常 Q 波伴 ST 段损伤型抬高、前壁 ST 段抬高和 T 波改变（倒置），符合亚急性期心肌梗死的心电图改变，建议心脏超声检查诊除室壁瘤形成（超声证实心尖部室壁瘤形成）；③下壁异常 Q 波伴 T 波改变（倒置），提示陈旧性 MI 所致；④侧壁 ST-T 改变；⑤Q-T 间期延长。

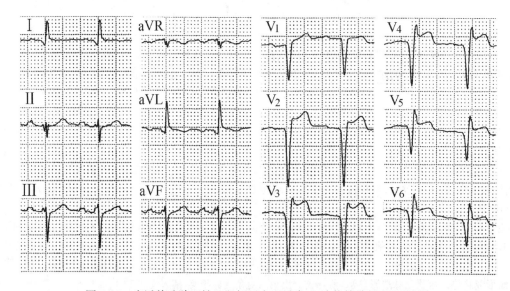

图 9-16　广泛前壁陈旧性心肌梗死出现异常 Q 波伴持续性 ST 段抬高

【临床资料】男性，62 岁，AMI 植入支架半年余。【心电图特征】常规心电图（图 9-16），显示 QRS 波群在 Ⅰ、aVL 导联呈 QR 型，$R_{aVL} > R_1$；Ⅱ、Ⅲ、aVF 导联呈 rS 型，$S_Ⅲ > S_Ⅱ$，电轴$-45°$；V_1、V_2 导联呈 QS 型，$V_3 \sim V_6$ 导联呈 Qr 型；$V_2 \sim V_5$ 导联 ST 段抬高 $0.1 \sim 0.2$mV；Ⅰ、aVL 导联 T 波平坦、浅倒。【心电图诊断】①窦性心律；②广泛前壁异常 Q 波伴持续性 ST 段抬高，提示陈旧性心肌梗死合并室壁瘤形成，建议心脏超声检查（超声证实前壁室壁瘤形成）；③左前分支阻滞；④高侧壁轻度 T 波改变。

【心得体会】①有 Q 波型前壁或广泛前壁 AMI 后，极易形成室壁瘤。②一旦有室壁瘤形成，将严重地影响患者生活质量甚至危及生命，因其一方面影响心脏功能导致心排血量降低而出现难治性心力衰竭，另一方面则易引发室性心律失常。③室壁瘤按病理解剖可分为真性室壁瘤（梗死的心肌组织被纤维结缔组织所替代形成薄弱的疤痕区）、假性室壁瘤（AMI 致心室壁破裂，其破口周围有血栓堵塞或粘连，瘤壁由心包膜组织）；按病程分为急性室壁瘤（常在 AMI 后 24h 内形成，易发生心脏破裂）、慢性室壁瘤（多发生在 AMI 两周后），心脏超声检查可明确诊断之。

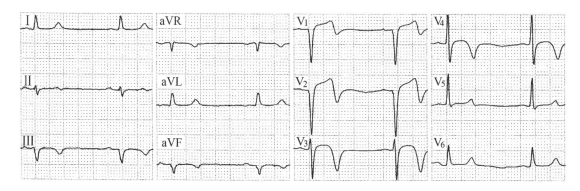

图 9-17　陈旧性心肌梗死后部分导联出现持续性 T 波倒置、部分导联恢复正常

【心电图特征】常规心电图(图 9-17)系图 9-14 患者植入支架 1 个月后记录,显示 P-P 间期 1.14s,频率 53 次/min;Ⅲ、aVF、V₁、V₂ 导联仍呈 QS 型,V₃ 导联 r 波振幅有所增高;ST 段在 V₁～V₄ 导联呈上斜型、弓背向上型抬高 0.1～0.2mV;T 波在Ⅲ、aVF、V₂～V₄ 导联倒置深度变浅,V₅、V₆ 导联转为直立;Q-T 间期 0.42s(正常最高值 0.46s)。【心电图诊断】①窦性心动过缓(53 次/min);②下壁、局限性前间壁异常 Q 波,符合陈旧性心肌梗死的心电图改变;③前间壁、前壁 ST 段抬高,符合心尖部室壁瘤形成的心电图改变;④下壁、前间壁、前壁 T 波改变。

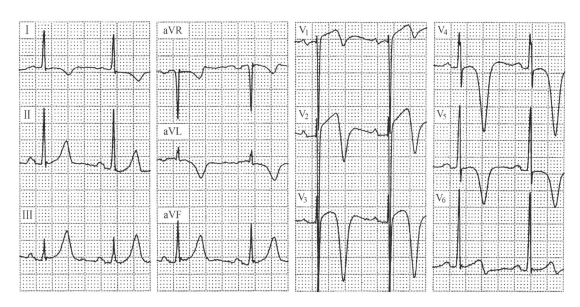

图 9-18　陈旧性心肌梗死后出现恒定性冠状 T 波

【临床资料】男性,73 岁,临床诊断:冠心病、高血压病。【心电图特征】常规心电图(图 9-18)系患者左前降支近端植入支架半年后复诊时记录,显示 V₁～V₃ 导联 QRS 波群呈 qrS、qRS 型,$R_{V_5}+S_{V_1}=4.6mV$;Ⅰ、aVL 导联 ST 段呈水平型压低 0.05～0.10mV,V₁～V₃ 导联 ST 段呈上斜型或弓背向上型抬高 0.2～0.4mV,Ⅰ、aVL、V₂～V₅ 导联 T 波倒置或呈冠状 T 波,V₆ 导联呈正负双相。【心电图诊断】①窦性心律;②前间壁等位性 Q 波;③左心室高电压;④前间壁 ST 段抬高,请做心脏超声检查诊除心尖部室壁瘤形成;⑤高侧壁 ST 段轻度改变(水平型压低);⑥广泛前壁 T 波改变,部分导联呈冠状 T 波。

【心得体会】出现持续性恒定型冠状 T 波与心肌缺血或缺血型心肌病形成有关,若是突发性出现冠状 T 波伴胸闷、胸痛者,则要高度关注是否发生了非 ST 段抬高型 AMI,需动态检测心肌损伤标志物及复查心电图。

(二)最近分期

近年来,有学者将心肌梗死分为急性期、亚急性期及慢性期 3 期,其中急性期又分为 3 个亚期:超急性期(T 波改变期)、进展期或急性早期(ST 段改变期)、心肌梗死确定期(Q 波及非 Q 波期)。

现仅对急性期的 3 个亚期进行解读。笔者认为还是以传统分期容易记忆和掌握。

(1)超急性期(T 波改变期):是指冠状动脉闭塞后出现 T 波高耸,但尚未出现 ST 段抬高或压低。

(2)进展期或急性早期(ST 段改变期):是指出现 ST 段抬高或压低。

(3)确定期(Q 波及非 Q 波期):是指出现病理性 Q 波。

十一、提高对再发性 AMI 的警惕性

原发生过心肌梗死患者,若又出现不能缓解的胸痛或不明原因的心力衰竭、心源性休克,有以下心电图改变者,应高度警惕再发性 AMI 的可能。

(1)新出现 q 波或 Q 波伴 ST 段抬高。

(2)QRS 波幅降低、切迹增多、时间增宽伴 ST 段抬高。

(3)原有 Q 波增深、增宽或由 q 波转为 Q 波、QS 波伴 ST 段抬高。

(4)原有 ST-T 改变突然发生改变,甚至出现伪善性"正常"图形。

(5)心电轴改变。

(6)新出现房室阻滞、束支阻滞、室性心律失常或 Ptf V_1 绝对值增大。

十二、关注下壁 AMI

下壁 AMI 时,右冠状动脉病变(RCA)约占 80%,此时Ⅲ导联 ST 段抬高＞Ⅱ导联 ST 段抬高;回旋支动脉(LCX)病变约占 20%,此时Ⅱ导联 ST 段抬高＞Ⅲ导联 ST 段抬高;少数为绕过心尖部的前降支动脉病变。下壁 AMI 时,易并发不同程度的房室阻滞(图 9-4、图 9-13)。

右冠状动脉优势者,若右冠状动脉近端或锐缘支发出前的部位发生阻塞,则下壁、下后壁心肌梗死会有 40%~50%的患者合并右心室梗死。故下壁 AMI 时,一定要关注是否合并正后壁(图 9-19)或(和)右心室 AMI(图 9-4)。

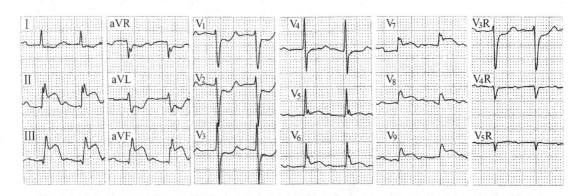

图 9-19　下壁、侧壁及后壁 AMI(ST 段呈损伤型抬高)(安徽省池州市人民医院汪品矜供图)

【临床资料】男性,59 岁,突发胸痛 2h。【心电图特征】常规心电图(图 9-19)显示 P-P 间期 0.58s,频率 103 次/min,P-R 间期 0.24s;Ⅱ、Ⅲ、aVF 导联 ST 段呈上斜型抬高达 0.4~0.5mV,$ST_Ⅲ ↑ ＞ST_Ⅱ ↑$,T 波直立;Ⅰ、aVL、V_3R、V_1~V_3 导联 ST 段呈下斜型压低 0.10~0.25mV;V_5~V_9 导联 ST 段抬高 0.05~0.20mV,V_4R、V_5R 导联 ST 段正常。【心电图诊断】①窦性心动过速(103 次/min);②下壁、侧壁及后壁 ST 段呈损伤型抬高,提示 AMI 所致,请结合临床及心肌损伤标志物检测;③高侧壁、前间壁 ST 段压低;④一度房室阻滞。

实验室检查:高敏肌钙蛋白Ⅰ2.3ng/ml(正常值 0.00~0.11ng/ml)、CK 值 218IU/L(正常值 40~200IU/L)、CK-MB 值 56IU/L(正常值 0~24IU/L)。冠状动脉造影显示右冠状动脉近端狭窄 70%、远端完全闭塞,植入支架 1 枚,TIMI 血流 3 级。

1.右心室 AMI

(1)概述:单纯性右心室 AMI 是罕见的,往往是下壁或下后壁 AMI 波及右心室而出现。故对下壁、前间壁 AMI 患者,必须加做 V_3R、V_4R、V_5R、(V_6R)及 V_7、V_8、(V_9)导联,以免漏诊后壁、右心室 AMI。

(2)右心室心肌梗死的心电图表现:①V_3R～V_6R 导联 ST 段抬高≥0.1mV,出现较早,且发病后 24h 内大多降至基线,以 V_4R 导联 ST 段抬高敏感性和特异性最高;②QRS 波群在 V_1 导联呈 rS 型,在 V_3R～V_6R 导联呈 QS 型,但不具诊断价值;③V_1～V_3 导联 ST 段呈损伤型抬高,但其抬高程度逐渐减轻且无异常 Q 波出现或 V_1 导联 ST 段抬高,V_2 导联 ST 段压低,极易误诊为前间壁 AMI(图 9-13)。

2.下壁 AMI 时,强烈提示合并右心室 AMI 的心电图征象

(1)Ⅲ 导联 ST 段抬高>Ⅱ 导联 ST 段抬高,且 $ST_{Ⅱ、Ⅲ}$↑≥0.1mV,诊断价值仅次于 V_3R～V_6R 导联 ST 段抬高,诊断符合率达 72%～100%(图 9-4、图 9-13)。

(2)V_1～V_3 导联 ST 段抬高,且抬高程度逐渐减轻(图 9-13)或 V_1 导联 ST 段抬高≥0.1mV,而 V_2 导联 ST 段压低。

(3)V_2 导联 ST 段压低幅度与 aVF 导联 ST 段抬高幅度的比值≤0.5 者,其敏感性约 80%,特异性 90%。

(4)Ⅰ、aVL 导联 ST 段压低>0.2mV 者(图 9-4、图 9-13)。

(5)出现电轴右偏、左侧导联(Ⅰ、aVL、V_5、V_6)Q 波消失,因室间隔 Q 波消失与右冠状动脉病变引起右心室缺血具有高度的相关性。

(6)出现急性右心衰竭或窦性心动过缓、窦性停搏、房性心律失常(可能合并心房梗死)、房室阻滞及右束支阻滞等。

十三、心电图检查对判断 AMI 病情严重性及预后的价值

常规心电图检查具有便捷、经济、无创及可反复检查等优点,不仅可以确定 AMI 的诊断,还能判断梗死部位,并进行分期和预后判断。根据心电图演变情况可对患者的病情及预后进行评估,指导临床治疗。

1.提示 AMI 患者病情重、预后差的心电图改变

(1)墓碑型 ST 段抬高(图 9-8):是 AMI 近期预后险恶的独立指标。

(2)出现新发的左束支阻滞、心室内阻滞或房室阻滞:预示着病情在进展、梗死面积在扩大。

(3)前壁 AMI 伴新发的右束支阻滞(图 9-20):为大面积心肌梗死的表现,常伴有心力衰竭、三度房室阻滞、心室颤动和高死亡率。

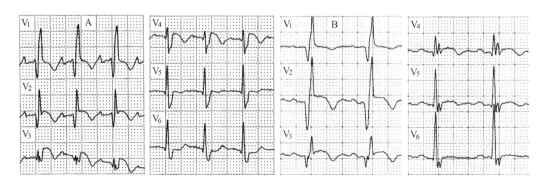

图 9-20　前间壁、前壁 AMI 引发完全性右束支阻滞或完全性右束支阻滞合并前间壁、前壁 AMI

(4)前壁 AMI 伴任一导联 ST 段压低(图 9-10):梗死后发生再梗死、心力衰竭、室性心律失常等心脏事件增多,其远期病死率高。

(5)前壁 AMI 伴 ST 段持续抬高、T 波直立(图 9-16)。

(6)前侧壁 AMI 伴 aVR 导联 ST 段压低:提示心肌梗死面积较大。

(7)下壁 AMI 伴左胸导联(V_4～V_6)ST 段压低:多伴有前降支病变,且右冠状动脉近端阻塞及合并三支冠状动脉病变发生率高,为冠状动脉病变严重而广泛且侧支循环差的表现。

(8)下壁 AMI 伴 aVR 导联 ST 段压低(图 9-4、图 9-11):表明心肌梗死面积较大。

(9)广泛导联出现宽而深的异常 Q 波:表明梗死范围广、厚度深呈透壁性梗死,易形成室壁瘤或心脏破裂而猝死,如广泛前壁心肌梗死(图 9-16)。

(10)出现持续性或进行性 ST 段抬高:早期见于梗死灶延伸、毗邻梗死区再梗死或再灌注性损伤,提示病情进展或进行性加重;若 ST 段持续抬高 2 周以上,则提示室壁瘤形成(图 9-15、图9-16),容易导致心功能不全、恶性室性心律失常、血栓形成等多种并发症,严重威胁患者的生命。

(11)AMI 半年后 T 波仍持续倒置(图 9-18):预示透壁性坏死,左心室功能恢复差,远期预后差。

(12)再灌注治疗后出现 ST 段再次持续性抬高:是心肌再次损伤的标志,见于冠状动脉再闭塞、梗死面积扩大、再灌注损伤及侧支循环较差等情况。

(13)再发性 AMI。

(14)AMI 伴 T 波电交替:发生致命性室性心律失常的危险性增加 14 倍。

(15)AMI 伴发复杂性室性早搏(多源性、多形性、特宽型、特矮型及 Ron-T 的室性早搏)、严重的快速性心律失常或(和)缓慢性心律失常。

2.提示 AMI 预后较好的心电图改变

(1)前壁 AMI(6h 内)伴 V_4～V_6 导联 U 波倒置:约 30％前壁 AMI 患者出现 V_4～V_6 导联U 波倒置,与无 U 波倒置患者比较,前者心肌坏死面积较少,左心室功能较好,故前壁 AMI 时出现 U 波倒置是预后较好的一个心电图指标,与侧支循环较丰富有关。

(2)前壁 AMI 伴 V_4～V_6 导联巨倒 T 波:前壁 AMI 如 5 天后 V_4～V_6 导联出现巨倒 T 波(深度＞1.0mV),则预示有 R 波重现可能和较好的左心室功能,预后较佳。

(3)AMI 早期再灌注治疗后 2h 内抬高 ST 段快速回落≥50％或完全回落(回落≥70％或 ST 段抬高＜0.1mV),是心肌组织水平再灌注的客观指标,ST 段快速回落或完全回落所需时间愈短,回落幅度愈大,则心肌组织水平再灌注愈好,左心室收缩功能恢复愈佳,近、远期死亡率愈低。

(4)再灌注治疗后 ST 段抬高导联未出现异常 Q 波或 q 波较小较浅。

(5)再灌注治疗后 24h 内 ST 段抬高导联出现早期 T 波倒置:是心肌组织再灌注成功的心电图表现,是梗死相关动脉再通的独立指标,并与住院期间存活率相关;T 波倒置愈深,提示有较多的心肌获救,心功能恢复较好,是慢性期左心室壁运动异常恢复的预测指标。

(6)AMI 后,倒置 T 波转为直立的时间越早,则左心室功能恢复越好,预后越佳。

第十章

急性冠状动脉综合征

一、基本概念

(1)急性心肌梗死(AMI):是指各种原因导致冠状动脉血流量急剧减少或中断而引发相应部位的心肌急性缺血、损伤直至坏死,呈现特征性 T 波、ST 段及 QRS 波群动态改变和临床症状。其中约95%由冠心病所致(如冠状动脉粥样硬化引起管腔严重狭窄、斑块脱落或破裂形成新的血凝块或血栓形成),约 5%由冠状动脉炎(如川崎病)、冠状动脉严重而持久的痉挛、冠状动脉栓塞等原因所致。

(2)急性冠状动脉综合征(ACS):包括 ST 段抬高型和非 ST 段抬高型 AMI、不稳定性心绞痛及由急性心肌缺血引发的猝死。

(3)不稳定型心绞痛:是指近 3 个月内心绞痛发作的诱因有明显变化、发作次数增加、疼痛性质改变和持续时间延长者,是介于稳定型心绞痛与 AMI 之间的过渡类型。Wellens 综合征、de Winter 综合征属高危的不稳定型心绞痛。

(4)Wellens 综合征:是指不稳定型心绞痛患者胸痛发作时其心电图未见明显异常,而胸痛缓解若干时间后在 V_2、V_3 或 $V_2 \sim V_4$ 导联 T 波呈现深而对称性倒置(Ⅰ型)或正负双相(Ⅱ型)。多见于前降支近端严重狭窄者。

(5)de Winter 综合征:是指胸痛发作时 $V_1 \sim V_6$ 导联 J 点下移、ST 段呈上斜型压低≥0.1mV伴 T 波高尖。系前降支近端急性闭塞或次全闭塞引发超急期心肌梗死一种特殊征象。

(6)心源性猝死(SCD):是指各种已知或潜在的心脏病发作而出乎意料地在 1h 内突然死亡。冠心病是公认的 SCD 最常见的病因(>80%)。引起 SCD 最常见的直接原因是心电活动异常(80%~90%由快速性室性心律失常、10%~20%由缓慢性心律失常或心室停搏引起)和心室功能异常(急性心力衰竭)。其院外抢救成功率很低,生存率<5%。

二、黄金急救时间和诊治理念

(1)AMI 发生后,黄金急救时间只有 120min(2h),12h 是 AMI 急救时间的底线!

(2)打造 AMI 急救网络和中心:做好院前(120 急救中心)和院中(入院到血管开通控制在90min 内)的急救工作和配合,开通绿色通道。

(3)AMI 诊治理念:对 AMI 要突显"时间就是心肌"的诊治理念,实施早诊断、早干预、早治疗,拯救濒死的心肌细胞,缩小梗死范围,缩短病程,改善预后,提高生活质量。

三、ST 段抬高型 AMI

目前国内、外对心肌梗死均采用 ST 段抬高型(STEMI)和非 ST 段抬高型(NSTEMI)分类法,使心肌梗死诊断的时间大为提前,为早干预、早治疗,挽救濒死心肌细胞赢得了宝贵时间,极大地改善了患者的预后,突出了早期干预的重要性和"时间就是心肌"的诊治理念。

急性胸痛持续时间≥20min 伴有两个或两个以上导联出现 ST 段呈损伤型抬高≥0.1mV 是 ST 段抬高型 AMI(STEMI)心电图特征性改变(图10-1、图10-2、图10-3),是溶栓、PCI(经皮冠状动脉介入术)治疗的指征。

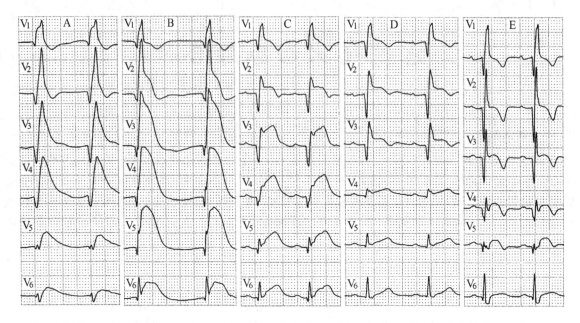

图 10-1　广泛前壁 AMI 不同时间段出现下斜型、巨 R 型、上斜型、水平型及弓背向上型 ST 段抬高

【临床资料】男性,64 岁,胸痛伴恶心呕吐 0.5d 来院急诊,临床诊断:AMI 待排。就诊过程中(02:12)突发心脏呼吸骤停,紧急行 CPR、电击除颤及气管插管。【心电图特征及诊断】胸前导联(图 10-1)A 图 V₁～V₆ 导联系心肺复苏后于02:35同步记录,未见窦性 P 波,QRS 波群呈完全性右束支阻滞图形(时间 0.17s),R-R 间期0.77s,频率 78 次/min,为加速的房室交接性逸搏心律伴完全性右束支阻滞;V₁ 导联呈 qR 型,V₂～V₄ 导联呈 QR 型,V₅、V₆ 导联呈 Qrs 型,波幅<0.5mV,呈现左胸导联低电压;V₂～V₆ 导联 ST 段呈下斜型抬高 0.2～1.3mV,以 V₃、V₄ 导联抬高最为明显,提示广泛前壁 AMI;Q-T 间期 0.36s。B 图于 02:50 记录,仍显示加速的房室交接性逸搏心律(62 次/min)伴完全性右束支阻滞(时间 0.13s),前间壁、前壁异常 Q 波伴广泛前壁 ST 段抬高 0.5～1.7mV(其中 V₂ 导联呈下斜型抬高,V₃～V₅ 导联呈巨 R 型抬高,V₆ 导联呈弓背向上型抬高)。C 图系前降支植入 1 枚支架后于 05:42记录,显示窦性心律(86 次/min)、完全性右束支阻滞(时间 0.13s),前间壁、前壁异常 Q 波伴广泛前壁 ST 段抬高 0.20～0.55mV(其中 V₂ 导联呈水平型抬高,V₃～V₆ 导联呈上斜型抬高)。D 图于 19:34 记录,显示 V₁～V₃ 导联呈 QR 型,ST 段呈水平型抬高 0.10～0.28mV;V₄～V₆ 导联 q 波明显变小,ST 段抬高 0.05～0.10mV。E 图于 3 个月后复查时记录,显示窦性心律(86 次/min)、完全性右束支阻滞(时间 0.13s)、局限性前间壁 r 波振幅递增不良、前壁异常 Q 波伴广泛前壁 ST 段呈弓背向上型抬高 0.05～0.10mV,T 波倒置、低平,心脏超声显示前壁室壁瘤形成。

辅助检查:高敏肌钙蛋白 I 10.36ng/ml(正常值 0.00～0.11ng/ml),心脏超声显示左心室壁节段性运动异常,EF 值 30%。急诊冠状动脉造影显示前降支近端完全闭塞,钝缘支近端 80% 狭窄。于前降支近端植入支架 1 枚,TIMI 血流 3 级。

【心得体会】①对于急性胸痛患者,应在首次医疗接触(120 急救车或急诊室)后 10min 内先进行常规心电图检查,若无 ST 段异常改变(ST 段抬高或压低)或(和)T 波异常改变(T 波高耸或巨倒),应在 10～30min 后复查心电图,必要时 1～2h 后再复查。②AMI 发生后,黄金急救时间只有 120min(2h),12h 是 AMI 急救时间的底线。③对 AMI 要突显"时间就是心肌"的诊治理念,实施早诊断、早干预、早治疗。④右冠状动脉近端闭塞易出现一度至三度房室阻滞,而前降支近端闭塞则易出现室性心律失常、双束支阻滞及三度房室阻滞;⑤本例患者心肺复苏后显示了广泛前壁 AMI 心电图特征及新发完全性右束支阻滞,能抢救成功,实属万幸;⑥能记录到下斜型、巨 R 型、上斜型、水平型及弓背向上型 5 种形态的 ST 段抬高,实属非常少见。

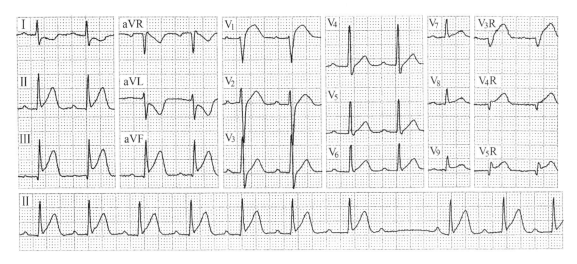

图 10-2　下壁、侧后壁及右心室 ST 段抬高型 AMI（ST 段呈上斜型抬高伴 T 波直立）

【临床资料】男性,53 岁,突发胸闷、胸痛 3h,临床诊断:AMI 待排。【心电图特征】常规心电图(图 10-2)长Ⅱ导联显示 P-P 间期 0.69～0.80s,频率 75～87 次/min,P-R 间期由 0.22s→0.29s→P 波下传受阻 QRS 波群脱漏,或由 0.22s→0.27s 逐渐延长,呈现二度Ⅰ型房室阻滞。Ⅱ、Ⅲ、aVF 导联 ST 段呈上斜型抬高达 0.10～0.25mV,$ST_Ⅲ$↑＞$ST_Ⅱ$↑,T 波直立;Ⅰ、aVL 导联 ST 段呈下斜型压低 0.1～0.2mV,T 波倒置;$V_5～V_9$ 导联 ST 段抬高 0.05～0.10mV,V_1、$V_3R～V_5R$ 导联 ST 段抬高 0.1～0.3mV。【心电图诊断】①窦性心律;②下壁、侧后壁及右心室 ST 段呈损伤型抬高伴 T 波直立,提示下壁、侧后壁及右心室 AMI 所致,请结合临床及心肌损伤标志物检测;③高侧壁 ST-T 改变;④长 P-R 间期型二度Ⅰ型房室阻滞,房室时呈 8:7 传导。

实验室检查:高敏肌钙蛋白Ⅰ 2.01ng/ml(正常值 0.00～0.11ng/ml)、CK 值 214IU/L(正常值 40～200IU/L)、CK-MB 值 108IU/L(正常值 0～24IU/L)。冠状动脉造影:显示右冠状动脉近端狭窄 98%,植入支架 1 枚,TIMI 血流 3 级。

【心得体会】①若Ⅲ导联 ST 段抬高＞Ⅱ导联 ST 段抬高,V_1 和(或)V_4R 导联 ST 段抬高,则为右冠状动脉近端狭窄或闭塞;②若Ⅲ导联 ST 段抬高＞Ⅱ导联 ST 段抬高,$V_1～V_3$ 导联 ST 段压低,则为回旋支近端狭窄或闭塞。

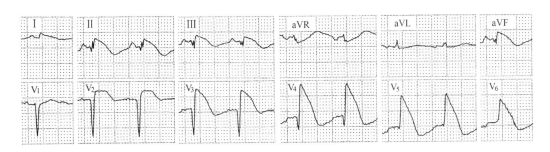

图 10-3　下壁、广泛前壁 ST 段抬高型 AMI（其中前侧壁 ST 段呈巨 R 型抬高）

四、非 ST 段抬高型 AMI

非 ST 段抬高型 AMI 既往又称为心内膜下 AMI,不出现异常 Q 波,心电图主要表现为 ST 段和(或)T 波的动态演变:①相关导联突发 ST 段呈水平型、下斜型显著而持久地压低(压低≥0.1mV 或在原有压低基础上增加≥0.1mV,持续时间≥24h)(图 10-4);②T 波呈对称性倒置(冠状 T 波)或巨大倒置伴 Q-T 间期延长。诊断时,必须密切结合临床和心肌损伤标志物升高。

另需关注左主干或回旋支闭塞时,尽管心电图显示多导联 ST 段呈水平型或下斜型压低≥0.1mV,但切勿随意诊断为非 ST 段抬高型 AMI,此时需结合临床和动态检测心肌损伤标志物。

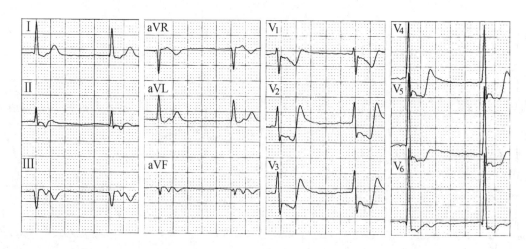

图 10-4　广泛前壁非 ST 段抬高型 AMI(ST 段呈下斜型显著压低)(陕西省定边县中医院宋淑秀供图)

【临床资料】男性,70 岁,胸痛 0.5d,临床诊断:冠心病、胸痛待查。【心电图特征】常规心电图(图 10-4)未见窦性 P 波,R-R 间期 1.03s,频率 58 次/min,ST 段上有逆行 P⁻ 波跟随,R-P⁻ 间期 0.14s;QRS 波群在 Ⅱ 导联呈 qrs 型,Ⅲ 导联呈 QS 型,aVF 导联呈 QS 型(起始部顿挫)或 qrs 型;ST 段在 Ⅰ、aVL 导联呈水平型或近水平型压低 0.05~0.10mV,V₁~V₅ 导联呈下斜型压低 0.1~0.4mV,V₆ 导联呈水平型压低 0.15mV;T 波在 Ⅲ、aVF 导联浅倒置,V₂~V₅ 导联呈负正双相,以正相为主,V₅ 导联低平,V₆ 导联呈正负双相。【心电图诊断】①房室交接性逸搏心律(58 次/min);②广泛前壁 ST 段显著压低,提示非 ST 段抬高型 AMI 所致,请结合临床及心肌损伤标志物检测;③提示下壁异常 Q 波伴 T 波改变,陈旧性心肌梗死待排,请结合临床;④前壁、侧壁轻度 T 波改变。

实验室检查:肌钙蛋白 Ⅰ 5.0ng/ml(正常值 0.0~0.5ng/ml),肌红蛋白 114.0ng/ml(正常值 0.0~100.0 ng/ml),葡萄糖 9.23mmol/L(正常值 2.89~6.11mmol/L),肌酸激酶、肌酸激酶同工酶正常。因当地医疗条件有限,患者转上级医院进一步治疗。

五、不稳定型心绞痛

1. 基本概念

不稳定型心绞痛是指近 3 个月内心绞痛发作的诱因有明显变化(活动耐量减少)、发作次数增加、疼痛性质改变和持续时间延长者,是介于稳定型心绞痛与 AMI 之间的过渡类型。Wellens 综合征、de Winter 综合征属高危不稳定型心绞痛,若不尽早干预治疗(PCI),则极易发展为 AMI。

2. 类型

(1)进行性心绞痛:是指同等程度劳累所诱发心绞痛发作次数、程度及持续时间进行性加重,又称为恶化型劳累性心绞痛。

(2)新发的心绞痛:是指近 3 个月内出现的心绞痛。

(3)中间型心绞痛:是指近 1 个月内病情恶化,疼痛剧烈,反复发作,硝酸甘油不能缓解,但心肌损伤标志物正常。

(4)心肌梗死后心绞痛:是指急性心肌梗死后 1 个月内发生的心绞痛。

3. 心电图特征

(1)R 波振幅可突然降低或增高,与既往图形不相符合。

(2)ST-T 改变:ST 段呈水平型、下斜型压低,T 波倒置;亦可出现 ST 段呈损伤型抬高,T 波高耸。

(3)一过性心律失常:以室性早搏多见。

(4)左胸前导联 U 波倒置(图 10-5)。

(5)如病情进一步发展而发生 AMI,其梗死部位与原不稳定型心绞痛发作时 ST-T 改变的导联所反映的部位相一致。

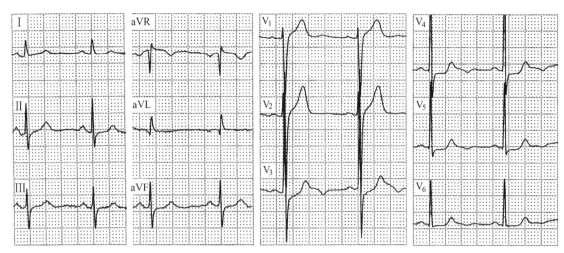

图 10-5　冠心病患者出现前壁、侧壁 U 波倒置

【临床资料】男性,65 岁,临床诊断:冠心病。【心电图特征】常规心电图(图 10-5)显示 $V_4 \sim V_6$ 导联 ST 段呈水平型压低 0.05~0.10mV,$V_3 \sim V_6$ 导联 U 波倒置。【心电图诊断】①窦性心律;②前侧壁轻度 ST 段改变;③前壁、侧壁 U 波改变,提示心肌缺血所致,请结合临床。

【温故知新】①不稳定型心绞痛发作时左胸前导联出现双相型或倒置型 U 波是发生 AMI 先兆的独立预测指标之一,需引起高度重视,尽早干预;②平板运动试验时,左胸前导联出现 U 波倒置者,是左前降支严重狭窄的标志,具有高度特异性;③双相型 U 波(负正双相或正负双相)尚见于高血压病、左心室肥大、左心室舒张功能不全及老年患者等,需结合临床判定其价值。

六、急性心肌缺血引发猝死

房室结主要由房室结动脉供血,绝大部分起源于右冠状动脉远端的 U 袢,此外尚接受回旋支等动脉供血。故下壁 AMI 时,极易并发不同程度的房室阻滞。若并发三度房室阻滞,则会出现较缓慢房室交接性逸搏心律或室性逸搏心律而影响血流动力学。

前壁或广泛前壁 AMI 时,极易引发严重的室性心律失常(多源性室性早搏、室性心动过速,甚至心室颤动)、急性心力衰竭而危及患者的生命,如图 10-1 患者就在就诊过程中发生室性心动过速、心室颤动而引发心源性晕厥(猝死),幸好及时抢救转危为安。

七、鉴别诊断

请见第十八章巧辨 ST 段异常改变。

八、救治原则(再灌注治疗策略选择)

一旦确诊为 ST 抬高型 AMI,应尽早进行再灌注治疗,如 PCI、溶栓。

1. PCI 治疗

若 120min(2h)内能转运至胸痛中心并完成直接 PCI 治疗,则应首选 PCI 治疗。

2. 溶栓治疗

若 120min 内不能转运至胸痛中心并完成直接 PCI 治疗,则应先进行溶栓治疗(需排除禁忌证),然后再转运至具有直接 PCI 治疗能力的医院,根据溶栓治疗效果进行后续处理。溶栓治疗必须符合以下 4 个条件:

(1)急性胸痛持续 30min 以上,但未超过 12h。

(2)相邻 2 个或 2 个以上导联 ST 抬高,在肢体导联抬高≥0.1mV,胸前导联抬高≥0.2mV 或新发的左束支阻滞或右束支阻滞。

(3)年龄≤75 周岁。

(4)不能在 120min 内完成急诊 PCI。

3. 溶栓＋PCI 治疗

对于发病时间＜6h、预计 PCI 时间延迟≥60min 或首次医疗接触至导丝通过病变血管时间≥90min 的 ST 抬高型 AMI 患者,应考虑半量阿替普酶治疗后行常规冠状动脉造影,并对梗死相关动脉(病变血管)进行 PCI 治疗,较直接 PCI 治疗可获得更好的心肌血流再灌注。

九、再灌注治疗对 AMI 转归的影响

随着对 AMI 的早期诊断、早期干预,实施溶栓、PCI 等再灌注治疗,大多数患者将会缩小梗死面积、减少异常 Q 波发生率、缩短病程、改善预后,但少数患者反而出现再灌注损伤和心律失常导致病情加重,甚至危及生命,需特别关注。

1. 再灌注治疗心肌血供改善有效性的心电图改变

再灌注治疗后,早期(3h 内)主要观察 ST 段是否快速回落。随后的 12～24h 内,则主要观察 T 波变化。

(1)抬高 ST 段快速回落:再灌注治疗开始后 2h 内或相隔 0.5h,抬高 ST 段快速回落≥50%,或者 ST 段回落＞0.2mV,或者再灌注 3h 内 ST 段回落＞25%,以上改变均属 ST 段早期快速回落。3～24h 之间仍有一部分 ST 段缓慢回落,72h 达较稳定水平。ST 段早期快速回落是心肌再灌注成功的指标,若 ST 段完全回落(早期回落≥70%或 ST 段抬高＜0.1mV)所需时间愈短、幅度愈大,则预后愈好。

(2)不出现异常 Q 波或 Q 波消失或变小:成功的再灌注治疗,约有 1/3 的患者 ST 段抬高导联不出现异常 Q 波,部分 Q 波消失或变小。

(3)加速 T 波演变:成功的再灌注治疗将加速 T 波演变,可使 T 波出现 2 次加深的演变。①直立高耸的 T 波振幅明显降低;②24h 内 ST 段抬高导联出现早期 T 波倒置,为心肌再灌注成功的表现,是梗死相关动脉再通的独立指标;③两次 T 波倒置加深演变,第 1 次最深出现在再灌注后 48～72h,提示有较多心肌细胞获救,变浅几天后再加深,第 2 次最深出现在梗死后 2～4 周;④以后 T 波倒置深度又逐渐变浅直至恢复正常,预示梗死区"冬眠"心肌功能恢复,T 波转为直立时间越早,左心室功能恢复越好。

(4)原有的心律失常减轻或消失。

2. 再灌注性损伤

(1)基本概念:再灌注性损伤是指心肌严重缺血持续一段时间再恢复血液灌注后,反而出现缺血性损伤进一步加重的病理现象,表现为心肌结构破坏和心功能损害更为明显,将显著影响治疗效果,甚至危及患者生命,是治疗过程中所出现的一种严重的矛盾性病理现象。

(2)发生机制:缺血性损伤是再灌注损伤发生、发展的基础,再灌注后恢复血供所产生大量氧自由基、细胞内 Ca^{2+} 超载、白细胞炎性反应及高能磷酸化合物缺乏等原因直接引发心肌细胞损伤、死亡及微循环出现无复流现象加重心肌缺血性损伤。

(3)影响因素。①缺血时间:再灌注损伤易发生在缺血性心肌可逆性损伤期内(一般在缺血 15～45min 后发生的再灌注)。②侧支循环:心肌急性梗死后,如易于建立侧支循环,则不易发生再灌注损伤。③再灌注条件:如低压、低温(25℃)、低 pH 值、低钠、低钙液灌流,可使再灌注损伤减轻、心功能迅速恢复,反之,则可诱发或加重再灌注损伤。④缺血范围:当缺血面积＞20%时,再灌注损伤发生率高。⑤再灌注的血流速度:当血流速度快,冲洗作用强时,其发生率就高。⑥再灌注区可逆性心肌细胞数量:当可逆性心肌细胞数量多时,其发生率就高。

(4)临床及心电图特征:①临床症状(如胸痛等)持续加重或缓解后出现反弹和加重、心肌损伤标志物持续增高;②ST 段持续性抬高、进行性抬高或回落后再次抬高(＞0.1mV);③出现再灌注性心律失常;④心肌坏死面积增加导致异常 Q 波出现的导联数增多,再灌注治疗后 6h 或第 1 天的死亡率增加。

3.再灌注性心律失常

(1)类型:再灌注性心律失常的发生率高达80%,以心肌血供中断15～45min后的再灌注,特别是再灌注后的5min内,心律失常发生率最高。①快速性心律失常:以非阵发性室性心动过速(或加速的室性逸搏心律)、成对室性早搏、短阵性室性心动过速多见,严重者可发生心室颤动而死亡;②缓慢性心律失常:可出现窦性心动过缓、窦性停搏及不同程度房室阻滞等。

(2)发生机制:①可逆性心肌细胞与正常心肌细胞之间电生理异常引发折返;②再灌注时的冲洗现象,使堆积的乳酸、儿茶酚胺入血,引发自律性增高;③细胞内Ca^{2+}超载,引起触发活动。

4.持续性ST段抬高的临床意义

(1)再灌注治疗早期ST段未能快速回落,持续在较高水平,是心肌细胞未得到有效再灌注的表现。

(2)ST段进行性抬高伴临床症状加重,提示病情进展,可能存在梗死灶延伸、毗邻梗死区再梗死或再灌注性损伤。

(3)24h后ST段再抬高,应警惕再梗死的发生。

(4)ST段持续抬高2周以上,应警惕室壁瘤形成的可能(图10-6)。

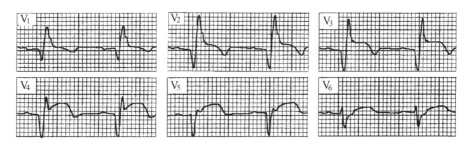

图10-6　前间壁及前壁陈旧性心肌梗死伴室壁瘤形成

【临床资料】女性,84岁,临床诊断:冠心病、陈旧性心肌梗死1年余。【心电图特征】胸前导联(图10-6)QRS波群在V_1～V_5呈QR、Qrs型,V_6导联呈rs型,终末波宽钝,QRS时间0.14s,V_5、V_6导联QRS波幅<1.0mV;ST段呈水平型或弓背向上型抬高0.05～0.22mV,以V_1～V_5导联为明显;V_2、V_3导联T波倒置深于V_1导联。【心电图诊断】①窦性心律;②前间壁、前壁异常Q波伴ST段抬高及T波改变,符合陈旧性心肌梗死伴室壁瘤形成的心电图改变(心脏超声检查证实);③完全性右束支阻滞;④高度顺钟向转位;⑤左胸导联低电压。

十、AMI并发症的心电图改变

AMI后所出现的并发症主要包括急性心力衰竭、心源性休克、心律失常、梗死后综合征、心脏破裂及室壁瘤形成等,本文着重讨论后4种并发症的心电图改变。

1.心律失常

(1)缺血性心律失常(冠状动脉闭塞性心律失常):可分为梗死后早期心律失常(冠状动脉闭塞后数分钟至0.5h内发生)和后期心律失常(冠状动脉闭塞后4～48h内发生),而冠状动脉闭塞后0.5～4.0h内很少有心律失常发生,称为寂静期。早期心律失常以折返机制为主,晚期以自律性增高为主,多表现为室性早搏、短阵性室性心动过速,并易恶化为心室颤动,部分患者可表现为房性早搏、短阵性房性心动过速、心房颤动等房性心律失常和缓慢性心律失常(如窦性心动过缓、窦性停搏)及传导阻滞(如房室阻滞、心室内阻滞等)。

(2)再灌注性心律失常:前面标题中已叙述。

2.梗死后综合征

(1)基本概念:梗死后综合征是指AMI后坏死的心肌和心包的抗原与抗体免疫系统产生自身免疫反应,引起心包腔内无菌性炎症伴液体渗出。通常发生在梗死后2～3周内。

(2)心电图改变:①多数导联又出现 ST 段突然抬高,但程度较轻;②原倒置 T 波可转为直立或双向;③可出现 PR 段抬高;④心包大量积液时,将出现 QRS 波幅低电压,可伴有 QRS 波幅、ST 段、T 波电交替现象。

3.心脏破裂

心脏破裂是 AMI 最严重的并发症之一,常发生在透壁性 AMI 的第 1 周内,尤其是第 1 天内最为常见,严重者可引发猝死。

(1)左心室游离壁破裂:常发生急性心包填塞而猝死。

(2)室间隔穿孔:见于室间隔透壁性梗死,如穿孔较小,仅表现为前间壁急性梗死图形;如穿孔较大,可出现右心室容量负荷增加的心电图改变。

(3)乳头肌断裂:可造成二尖瓣关闭不全,出现左心室容量负荷增加的心电图改变。

4.室壁瘤形成

(1)基本概念:室壁瘤形成是指梗死面积较大的急性透壁性心肌梗死灶愈合过程中被结缔组织所取代,受心室腔压力的作用,梗死区心室壁向外呈袋状、囊状或不规则状膨出。发生率为 10%～30%,能引发心功能不全、恶性室性心律失常、血栓形成等多种并发症,严重威胁患者的生命。

(2)形成原因:①梗死面积大;②透壁性梗死;③梗死区血管完全闭塞而无侧支循环形成。

(3)分类:有两种分类方法。

按病理解剖分类:①真性室壁瘤,梗死灶被结缔组织所取代形成薄弱的瘢痕区,心脏收缩呈反向运动(矛盾运动);②假性室壁瘤,心肌梗死急性期时,心室壁已破裂,破口周围由血栓堵塞或粘连,瘤壁由心包膜组成。

按病程分类:①急性室壁瘤,是指心肌梗死发病后 24h 内形成的室壁瘤(实为坏死区坏死组织在心脏收缩向外膨出),易发生心脏破裂;②慢性室壁瘤,是指心肌梗死发生 15 天后由结缔组织所取代而形成的室壁瘤。

(4)心电图改变:急性室壁瘤体表心电图难以诊断,而慢性室壁瘤体表心电图具有重要的预测和诊断价值,符合下列条件越多,则诊断准确性越高:①至少有 4 个导联出现 ST 段抬高;②V_1～V_3 导联 ST 段抬高≥0.2mV,V_4～V_6 导联或(和)以 R 波为主的肢体导联 ST 段抬高≥0.1mV 持续 1 个月,或 ST 段抬高≥0.2mV 持续 15 天;③ST 段抬高的导联有异常 Q 波;④运动试验时,在原有异常 Q 波导联上出现 ST 段呈弓背向上抬高≥0.1mV;⑤前壁心肌梗死后 V_3～V_5 导联出现持续性 ST 段抬高伴 V_1 导联 T 波直立或低平,对诊断心尖部室壁瘤有较高特异性和准确性(图 10-7)。

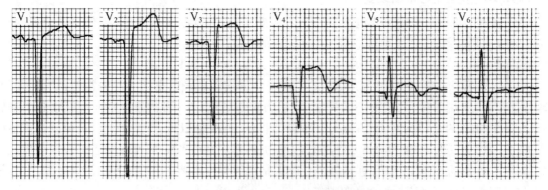

图 10-7　前间壁及前壁陈旧性心肌梗死伴室壁瘤形成

【临床资料】男性,70 岁,临床诊断:冠心病、陈旧性心肌梗死 3 年。【心电图特征】胸前导联(图 10-7)QRS 波群在 V_1～V_4 呈 QS、Qr 型,V_5、V_6 导联呈 qRS 型,QRS 时间 0.11s;ST 段呈上斜型抬高 0.10～0.45mV,以 V_3、V_4 导联为明显;V_1、V_2 导联 T 波直立,V_3～V_6 导联 T 波正负双相或浅倒置。【心电图诊断】①窦性心律;②前间壁、前壁异常 Q 波伴 ST 段抬高及 T 波改变,符合陈旧性心肌梗死伴心尖部室壁瘤形成的心电图改变(心脏超声检查证实)。

十一、个人经验和心得体会

（1）对胸痛、腹痛、肩颈痛、腰背痛、莫名其妙的牙疼、左上肢痛、气急等患者，应行常规心电图检查。

（2）下壁 AMI 时，若 ST 段抬高程度在Ⅲ导联＞aVF 导联＞Ⅱ导联，一定要关注有无并发右心室、后壁 AMI，必须加做 $V_3R\sim V_5R$、$V_7\sim V_9$ 导联。

（3）胸痛患者出现 ST 段抬高或压低，经治疗后在 20min 内胸痛不能缓解、ST 段改变不能恢复正常者，高度提示发生了 AMI，应按 AMI 处理。

（4）对心电图检查正常而临床症状明显者，应留院观察而不能轻易放其回家！

（5）临床疑 AMI 患者，为避免"隐蔽性部位"（后壁、右心室）心肌梗死的漏诊，一定要做 18 导联心电图，并每隔 $0.5\sim 1.0h$ 复查心电图。

（6）遇心电图符合 AMI 改变，需立即启动危急值上报程序，马上联系主管医生或首诊医生，同时安抚患者和家属，用轮椅或推床将患者交给主管医生或护送至急诊科或病房，切勿让患者走动。

（7）无论是 AMI 还是陈旧性心肌梗死，均为临床医生诊断用词。心电图医生仅进行"描述性"诊断加"符合性"或"提示性"诊断，而不能直接诊断为 AMI，如：①前壁 ST 段呈上斜型抬高伴 T 波高耸，符合超急性期心肌梗死的心电图改变或提示超急性期心肌梗死所致，请结合临床及心肌损伤标志物检测。②前侧壁 ST 段显著改变（压低），提示非 ST 段抬高型 AMI 所致，请结合临床及心肌损伤标志物检测。

第十一章

AMI 遇上宽 QRS 波群时诊断之道

一、概述

出现宽 QRS 波群意味着心室除极异常,见于右束支或左束支阻滞、心室预激、室性异位心律(室性逸搏心律、加速的室性逸搏心律或室性心动过速)及心室起搏心律等。此时合并 AMI 时,除了右束支阻滞不掩盖大部分 AMI 的坏死型异常 Q 波、损伤型 ST 段抬高及缺血型 T 波改变外,其余均会不同程度地掩盖 AMI 的典型图形,给诊断带来困难。然而,AMI 是心电学和临床危急重症之一,及时诊断和及早干预对于挽救濒死心肌、改善患者预后甚至对拯救生命至关重要。现将相关内容阐述如下。

二、AMI 遇上右束支阻滞

右束支阻滞时,其心室初始除极向量与正常一致(室间隔除极从左侧中下 1/3 向右上方进行),仅右心室除极延迟且缓慢,表现为终末 S 波或 R 波宽钝挫折;而心肌梗死则主要影响初始向量,表现为宽而深的 Q 波,损伤型 ST 段抬高多不受影响(前间壁 AMI 除外)。故 AMI 与右束支阻滞图形多能同时显现。但前间壁 AMI 时,右束支阻滞的继发性 ST 段压低将会影响 AMI 原发性 ST 段抬高的程度,使其抬高程度减轻或回到基线形成伪善性改变,T 波振幅也会受到不同程度的影响(图 11-1、图 11-2)。

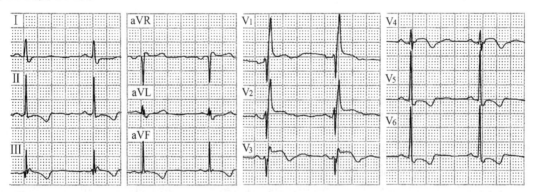

图 11-1　前间壁、前壁 AMI 遇上完全性右束支阻滞

【临床资料】女性,54 岁,临床诊断:高血压性心脏病、冠心病、胸痛 1d。【心电图特征】常规心电图(图 11-1)显示窦性 P-P 间期 0.98～1.08s,频率 56～61 次/min;QRS 波群在 V₁、V₂ 导联呈 rSR′型,时间 0.15s,V₃ 导联呈 rSr′型,但 V₃ 导联 r 波振幅<V₂ 导联 r 波振幅,V₄ 导联呈 qRs 型;ST 段在 V₁～V₄ 导联呈水平型或弓背向上型抬高 0.1～0.3mV,尤以 V₂、V₃ 导联最为明显,V₅、V₆ 导联呈弓背向上型压低 0.05～0.10mV;T 波在 V₁、V₂ 导联低平或直立,V₃ 导联呈正负双相以负相为主或倒置,V₄～V₆ 及 Ⅱ、Ⅲ、aVF 导联倒置。【心电图诊断】①窦性心动过缓(平均 58 次/min);②前壁等位性 Q 波及前间壁、前壁 ST 段抬高,提示 AMI 所致,请结合临床;③完全性右束支阻滞;④侧壁 ST-T 改变及下壁、前壁 T 波改变。

实验室检查:CK 值 1902IU/L(正常值 40～200IU/L),CK-MB 值 512IU/L(正常值 0～24IU/L),高敏肌钙蛋白 I 3.87ng/ml(正常值 0.00～0.11ng/ml)。冠状动脉造影显示前降支近端狭窄达 99%,植入支架 1 枚,TIMI 血流 3 级。

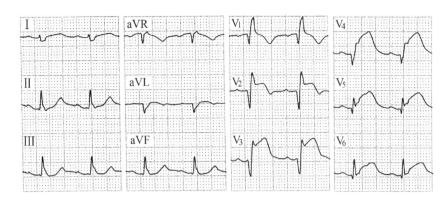

图 11-2　广泛前壁 AMI 遇上完全性右束支阻滞

【临床资料】男性,61 岁,临床诊断:冠心病、胸痛 0.5d。【心电图特征】常规心电图(图 11-2)显示 QRS 波群在 V$_1$～V$_4$ 导联呈 QR、Qr 型;V$_5$、V$_6$ 导联呈 Qrs、qRs 型,振幅＜1.0mV;QRS 时间 0.13s,终末波宽钝挫折;ST 段在 V$_2$～V$_6$ 导联呈上斜型抬高 0.25～0.60mV;V$_3$～V$_6$ 导联 T 波直立。【心电图诊断】①窦性心律;②前间壁、前壁异常 Q 波伴广泛前壁 ST 段抬高,提示 AMI 所致,请结合临床;③完全性右束支阻滞;④左胸导联低电压。

实验室检查:CK 值 1447IU/L(正常值 40～200IU/L),CK-MB 值 876IU/L(正常值 0～24IU/L),高敏肌钙蛋白 I 10.4ng/ml(正常值 0.00～0.11ng/ml)。冠状动脉造影显示前降支近端狭窄达 99%,植入支架 1 枚。

AMI 出现新发右束支阻滞时,其心力衰竭发生率和院内死亡率均显著增高,系引发 AMI 的病变血管发生了完全性阻塞,是大面积心肌梗死的表现,需高度重视并及时进行 PCI 或溶栓治疗。

三、AMI 遇上左束支阻滞

左束支阻滞时,心室初始除极向量就已发生改变(室间隔除极从右下方向左上方进行),左心室除极延迟并缓慢,而心肌梗死也是影响 QRS 初始向量。故两者并存时,相应导联不会出现异常 Q 波;左束支阻滞出现的继发性 ST-T 改变会掩盖或降低 AMI 原发性损伤型 ST 段抬高程度,给 AMI 的诊断带来困难,但这又是一个对治疗、预后都非常重要的问题。此时,心电图主要依据 ST 段改变及其动态演变进行 AMI 的诊断,ST 段改变导联即是梗死的部位。

(一)依据 ST 段由继发性改变转为原发性改变诊断合并 AMI

1. Sgarbossa 标准

1996 年 Sgarbossa 等通过对 131 例 AMI(依据 CK-MB 升高)合并左束支阻滞患者的研究,提出了以 ST 段改变为切入点 3 条独立的高特异性的心电图诊断标准。

(1)ST 段同向性(与 QRS 主波方向一致)抬高≥0.1mV(5 分)。

(2)V$_1$～V$_3$ 导联中任何一个导联出现 ST 段压低≥0.1mV(3 分)。

(3)ST 段异向性(与 QRS 主波方向相反)抬高≥0.5mV(2 分)。

若评分≥3 分,则诊断合并 AMI 的特异性高达 90%(图 11-3、图 11-4);若仅有第 3 条(2 分),则需进一步检查(动态观察 12 导联或 18 导联心电图、心肌损伤标志物、超声心动图及冠状动脉造影)加以明确。Sgarbossa 标准虽然特异性很高(90%),但敏感性较低(30%～42%)。

2. Smith 标准

2012 年 Smith 等基于冠状动脉造影研究资料提出了左束支阻滞合并 AMI(前降支闭塞)的诊断标准:V$_1$～V$_4$ 导联中任何一个导联出现 ST 段抬高幅度≥同导联 S 波深度的 1/4,即 ST/S ≥0.25。Smith 标准诊断左束支阻滞合并 AMI 的特异性 97%,敏感性 92%。

3. 巴塞罗那新标准

2020 年巴塞罗那新标准:①任一导联出现 ST 段同向性偏移≥0.1mV;②任一导联存在 ST 段异向性偏移≥0.1mV(要求该导联 R 波或 S 波振幅≤0.6mV)。该标准简单易记,敏感性高达

95%,特异性达 89%。

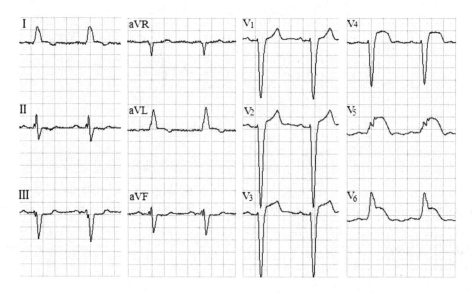

图 11-3　前侧壁 AMI 遇上完全性左束支阻滞

【临床资料】男性,85 岁,临床诊断:冠心病、2 型糖尿病。【心电图特征】常规心电图(图 11-3)显示窦性 P-P 间期 0.86s,频率 70 次/min,P-R 间期 0.22s;QRS 波群在 Ⅰ、aVL、V_5、V_6 导联呈 R 型,$V_1 \sim V_4$ 导联呈 rS 型,时间 0.15s;ST 段在 Ⅰ 导联呈弓背向上型抬高 0.05mV,$V_4 \sim V_6$ 导联呈弓背向上型抬高 0.40~0.45mV。【心电图诊断】①窦性心律;②前侧壁 ST 段呈损伤型抬高,提示 AMI 所致,请结合临床和心肌损伤标志物检测;③一度房室阻滞,提示发生在右束支内;④完全性左束支阻滞伴电轴左偏;⑤前壁 r 波振幅逆递增

实验室检查:CK 值 2632IU/L(正常值 40~200IU/L),CK-MB 值 657IU/L(正常值 0~24IU/L),高敏肌钙蛋白 Ⅰ 5.29ng/ml(正常值 0.00~0.11ng/ml)。冠状动脉造影显示前降支近端狭窄达 99%,植入支架 1 枚,TIMI 血流 3 级。

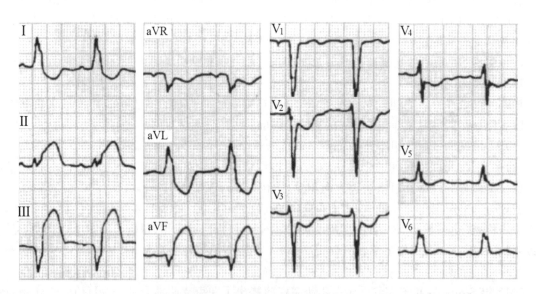

图 11-4　下壁、前间壁、前壁 AMI 遇上完全性左束支阻滞(引自马虹主任)

【临床资料】不详。【心电图特征】常规心电图(图 11-5)显示 QRS 波群呈完全性左束支阻滞伴电轴左偏图形(时间 0.16s),在 Ⅱ 导联呈 rs 型,其 ST 段呈同向性抬高 0.4mV;Ⅲ、aVF 导联 QRS 波群呈 QS 型,其 ST 段呈上斜型抬高(异向性抬高)0.45~0.65mV;$V_2 \sim V_4$ 导联 QRS 波群呈 rS 型,其 ST 段呈下斜型压低(同向性压低)0.25~0.40mV。【心电图诊断】①窦性心律;②下壁、前间壁、局限性前壁 ST 段损伤型改变(抬高、压低),提示 AMI 所致,请结合临床和心肌损伤标志物检测;③完全性左束支阻滞伴电轴左偏。

（二）依据室性异位搏动出现损伤型 ST 段抬高和缺血型 T 波倒置诊断合并 AMI

少数 AMI 患者，在室性异位搏动（室性早搏或逸搏）QRS' 波群中却呈 QR、QRs、qR 型，ST 段呈损伤型抬高伴 T 波高尖或倒置，显现 AMI 的图形特征（图 11-5）。

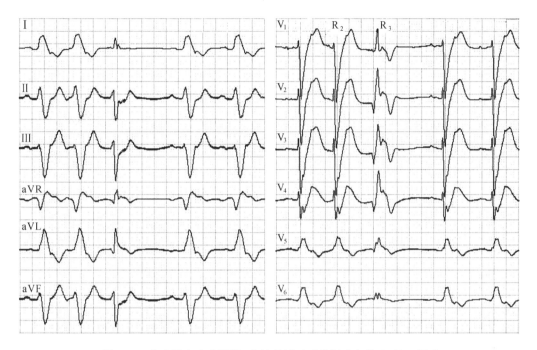

图 11-5　完全性左束支阻滞、室性早搏显示前间壁和前壁 AMI 图形

【临床资料】男性，45 岁，腹痛 2h。患者就诊过程中突发意识丧失、心脏呼吸骤停，紧急行 CPR、电击除颤及气管插管。【心电图特征】常规心电图系予以 5 次电击除颤后恢复窦性节律时所记录（图 11-5），显示 P-R 间期 0.22s，R_2 搏动为房性早搏；基本 QRS 波群呈完全性左束支阻滞伴电轴左偏，V_4 导联 r 波振幅 < V_3 导联 r 波振幅，ST 段在 V_2～V_4 导联呈上斜型抬高（异向性抬高）0.55～0.70mV，V_5 导联抬高 0.05mV；值得关注的是 R_3 搏动，其前无相关 P（P'）波，QRS 波形相对变窄，在 V_2～V_5 导联呈 QRs、QR 型，为室性早搏，ST 段呈损伤型抬高 0.15～0.50mV，T 波倒置，尤其是 V_2～V_4 导联最为明显。【心电图诊断】①电击除颤后转为窦性心律；②室性早搏显示前间壁、前壁 AMI 波形特征；③前间壁、前壁 ST 段明显抬高，提示 AMI 所致；④房性早搏；⑤完全性左束支阻滞伴电轴左偏。正在做 PCI 术前准备工作，患者再次发作心室颤动，又予以反复电击除颤，最终未能挽救患者的生命。最后临床诊断：前间壁和前壁 AMI 引发心室颤动及心源性猝死。

【心得体会】①急性冠状动脉综合征（ACS）第 4 种类型是由急性心肌缺血引发的心源性猝死（SCD），冠心病是国内外公认的 SCD 最常见的病因（>80%），引发 SCD 的直接原因通常是快速性室性心律失常（心室颤动、极速型室性心动过速），占 80%～90%。②由 ACS 引发快速性室性心律失常，处理时需要标本兼治，在治疗快速性室性心律失常的同时，应积极创造条件进行 PCI，尽快开通血管恢复血供。③图 10-1、图 11-5 这两例患者均是就诊过程中突发意识丧失、心脏呼吸骤停，紧急行 CPR、电击除颤等治疗，其中图 10-1 病例及时行 PCI 术后抢救成功。

（三）依据新发的左束支阻滞酌情诊断 AMI

对于有基础心脏病的老年患者，若突然出现低血压、心力衰竭、气急等病症，心电图检查显示新发的左束支阻滞，则应高度怀疑患者发生 AMI 的可能，需及时检测心肌损伤标志物或进行急诊冠状动脉造影，切勿漏诊。

（四）AMI 合并新发左束支阻滞的临床意义

若 AMI 出现新发的左束支阻滞，则意味着左心室前壁和前降支受累、梗死还在发展和面积在扩大，患者的预后严重不良。其死亡率可增加 40%～60%，心源性休克的发生率高达 70% 以上，需引起高度重视。

:

四、AMI 遇上心室预激

心室预激影响 QRS 初始向量,正向 δ 波将掩盖心肌梗死的 Q 波,而负向 δ 波则酷似心肌梗死的 Q 波。以下 3 点可提示或疑有心室预激合并 AMI。

(1)以 R 波为主导联出现 ST 段抬高≥0.1mV。

(2)以 S 波为主导联出现 ST 段压低≥0.1mV 或 T 波深倒置。

(3)ST-T 有动态演变。

急性损伤性 ST-T 动态演变(具有定位意义)、结合临床症状、心肌损伤标志物检测是确诊心室预激合并 AMI 的主要依据(图 11-6、图 11-7)。

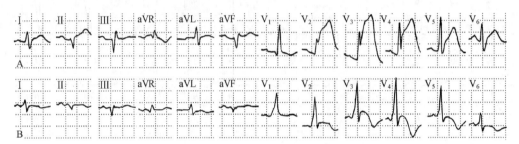

图 11-6　图 A 为广泛前壁 AMI(超急性期)遇上右束支阻滞

图 B 为广泛前壁 AMI 遇上 A 型心室预激并存右束支阻滞

【临床资料】男性,65 岁,胸痛 1h。临床诊断:AMI。【心电图特征】图 A 系患者急诊时所记录的 12 导联心电图(图 11-6),显示窦性心律,P-R 间期 0.20s,QRS 波群在 Ⅱ 导联呈 rs 型,Ⅲ、aVF 导联呈 Qr 型,电轴-54°;V₁ 导联呈 rsR′型,时间 0.11s;Ⅰ、Ⅱ、aVL、aVF、V₆ 导联 ST 段呈上斜型抬高 0.05～0.15mV,V₂～V₅ 导联 ST 段呈上斜型抬高 0.5～1.6mV,T 波高耸。【心电图诊断】①窦性心律;②广泛前壁 ST 段抬高伴部分导联 T 波高耸,符合超急性期心肌梗死的心电图改变;③下壁异常 Q 波伴轻度 ST 段抬高,陈旧性心肌梗死所致? 请结合临床;④电轴左偏-54°;⑤完全性右束支阻滞。

【心电图特征】图 B 系入院后第 2 天记录,显示窦性心律,P-R 间期 0.11s,QRS 波群增宽,时间 0.14s,P-J 间期 0.28s,起始部有 δ 波,V₁～V₆ 导联 δ 波、QRS 主波均向上;V₂～V₄ 导联 ST 段呈弓背向上斜抬高 0.15～0.30mV,T 波倒置;V₅、V₆ 导联 ST 段压低 0.1mV,T 波倒置。【心电图诊断】①窦性心律;②前间壁、前壁 ST 段抬高伴 T 波倒置,符合急性期心肌梗死的心电图改变;③A 型心室预激并存右束支阻滞。

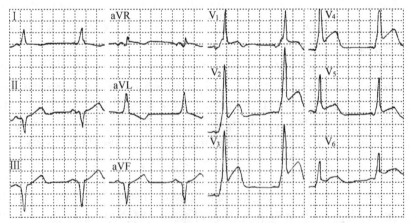

图 11-7　广泛前壁 AMI 遇上 A 型心室预激(引自刘仁光老师)

【临床资料】不详。【心电图特征】常规心电图(图 11-7)显示 P-P 间期 1.07～1.10s,频率 55～56 次/min;P-R(δ)间期 0.11s,有 δ 波,QRS 时间 0.17s(V₃ 导联),胸前导联 δ 波、QRS 主波均向上,为 A 型心室预激;值得关注的是 V₁～V₆ 导联 ST 段呈水平型、上斜型抬高(同向性)0.12～0.65mV;T 波在 V₁ 导联呈正负双相,V₂～V₆ 导联直立。【心电图诊断】①窦性心动过缓(55～56 次/min);②广泛前壁 ST 段抬高,提示 AMI 所致,请结合临床及心肌损伤标志物检测;③A 型心室预激。

五、AMI 遇上室性异位心律

主要依据室性异位搏动(室性早搏或逸搏)出现同向性 ST 段抬高或压低诊断合并 AMI(图 11-8、图 11-9)。

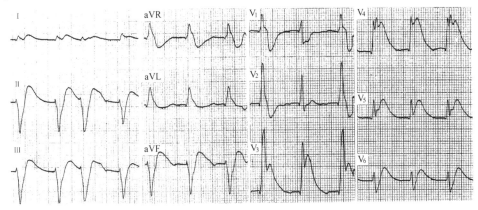

图 11-8 加速的室性逸搏心律揭示 AMI 图形

【临床资料】男性,72 岁,突发胸痛 6h,临床诊断:AMI。【心电图特征】常规心电图(图 11-8)系急诊时记录,各导联似有 P 波,在 Ⅱ、Ⅲ、aVF 导联浅倒,aVR、aVL 导联直立,V₃、V₄ 导联负正双相,P-P 间期 0.64~0.70s,频率 86~94 次/min,为加速的房性逸搏心律;P-R 间期长短不一,即使 P-R 间期长达 0.28s 也未能下传心室;QRS 波群宽大畸形,在 Ⅰ、Ⅱ、Ⅲ 导联可见 1 次提早出现 QRS-T 波群,呈等周期代偿,考虑为室性早搏;在 V₁~V₃ 导联呈两种形态,其 R′-R′ 间期 0.68s,频率 88 次/min,为双源性加速的室性逸搏;值得关注的是 V₃~V₅ 导联 ST 段抬高 0.35~1.20mV,尤以 V₃、V₄ 导联最为明显。【心电图诊断】①加速的房性逸搏心律(86~94 次/min);②双源性加速的室性逸搏心律(88 次/min)伴前壁 ST 段显著抬高,提示 AMI 所致,请结合临床及心肌损伤标志物检测;③混合性房室分离(至少存在一度房室阻滞);④室性早搏。

实验室检查:CK 值 1589IU/L,CK-MB 值 296IU/L,高敏肌钙蛋白 Ⅰ 2.91ng/ml(正常值 0.00~0.11ng/ml)。急诊冠状动脉造影显示左前降支近端完全闭塞,左回旋支近端狭窄约 50%。即行左前降支近端植入药物支架 1 枚。

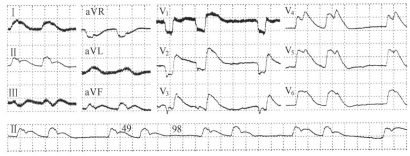

图 11-9 室性心动过速伴异肌交接区 3∶2 二度 Ⅱ 型传出阻滞
并揭示广泛前壁 AMI(余杭三院何华晔主任供图)

【临床资料】男性,87 岁,临床诊断:心房颤动,脑梗死。患者住院期间突发胸闷恶心,数分钟后意识丧失,心脏呼吸骤停。【心电图特征】常规心电图(图 11-9)系心肺复苏后记录,未见各种心房波(P、F、f 波),QRS 波群宽大畸形,时间 0.14s,R-R 间期呈 0.49、0.98s 短长交替出现,长 R-R 间期为短 R-R 间期的 2 倍,平均心室率 90 次/min,提示室性心动过速(122 次/min)伴异肌交接区 3∶2 二度 Ⅱ 型传出阻滞;肢体导联波幅<0.5mV,胸前导联波幅<1.0mV;ST 段在 Ⅰ、Ⅱ 导联抬高 0.12~0.15mV,V₂~V₆ 导联 ST 段抬高 0.25~0.55mV,尤以 V₄~V₆ 导联最为明显。【心电图诊断】①室性心动过速(122 次/min)伴异肌交接区 3∶2 二度 Ⅱ 型传出阻滞;②广泛导联 ST 段抬高,提示广泛前壁 AMI 所致;③QRS 波幅全导联低电压。患者经抢救无效死亡。

【心得体会】①本例系高龄老年心房颤动患者,心肺复苏后心电图显示 QRS 波群宽大畸形,R-R 间期有规律短长交替出现且长 R-R 间期为短 R-R 间期的 2 倍,显然 QRS 波群不是房颤波下传,而是室性心动过速伴异肌交接区 3∶2 二度 Ⅱ 型传出阻滞。②广泛导联出现 ST 段抬高,是 AMI 所致还是继发于心脏骤停后心肌损伤所致,尚难确定,根据此患者年龄大、发病急、病情重,应首先考虑广泛前壁 AMI 引发心脏呼吸骤停,但也不能排除急性肺栓塞引发心脏呼吸骤停。

六、AMI 遇上心室起搏心律

既往无论是心室单腔起搏器还是双腔起搏器，心室电极大多植入在右室心尖部，少数植入在右室流出道，现部分植入在室间隔部，其起搏 QRS' 波形均呈类左束支阻滞图形，故 Sgarbossa 等拟定的左束支阻滞合并 AMI 心电图诊断标准也适用于心室起搏心律合并 AMI。心室起搏心律时，若出现以下心电图改变，尤其是 ST-T 改变呈动态改变时，诊断 AMI 价值更大（图 11-10）。

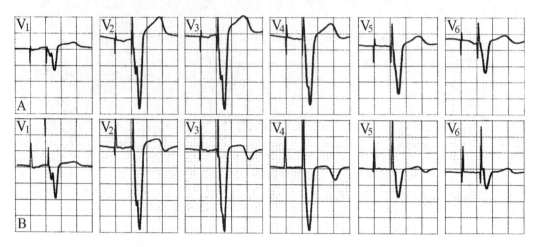

图 11-10　房室顺序起搏心律合并前间壁、前壁 AMI(引自牟延光主任)

图 A 显示房室顺序起搏心律，其 ST 段、T 波呈正常形态；图 B 显示房室顺序起搏心律，其 ST 段抬高程度减轻，T 波由直立转为倒置(V₃、V₄ 导联)或正负双相(V₂、V₅、V₆ 导联)，结合老年男性患者(72 岁)出现胸痛、肌钙蛋白升高，强烈提示前间壁、前壁发生了 AMI。

(1)以 R 波为主导联出现 ST 段抬高≥0.1mV 或伴 T 波高耸(图 11-11)。

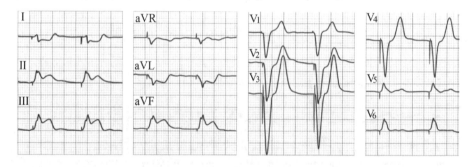

图 11-11　心室起搏心律合并下壁 AMI(引自牟延光主任)

【临床资料】女性，57 岁，冠心病、病窦综合征、植入心室起搏器 5 年、胸痛 2h。【心电图特征】常规心电图(图11-11)显示起搏 QRS 波群呈类左束支阻滞图形，Ⅱ、Ⅲ、aVF 导联 QRS 主波向上，其 ST 段呈上斜型抬高 0.20～0.35mV，Ⅲ导联 ST 段抬高＞Ⅱ导联 ST 段抬高，T 波直立，Ⅰ、aVL、V₂ 导联 ST 段压低 0.15～0.25mV。【心电图诊断】①心室起搏器，呈心室起搏心律(VVI模式，70 次/min)，其起搏功能未见异常；②下壁 ST 段抬高伴 T 波直立，提示下壁、右心室 AMI 所致，请做心肌损伤标志物检测；③高侧壁、局限性前间壁 ST 段改变(压低)；④请加做右胸前及后壁导联，以诊除右心室、后壁 AMI。冠状动脉造影显示右冠状动脉近端血栓形成。

(2)以 S 波为主导联出现 ST 段抬高≥0.5mV 伴 T 波高耸(图 11-12)，敏感性 53%，特异性 88%。

(3)以 S 波为主导联 ST 段压低≥0.1mV 或伴 T 波倒置，敏感性 29%，特异性 82%。

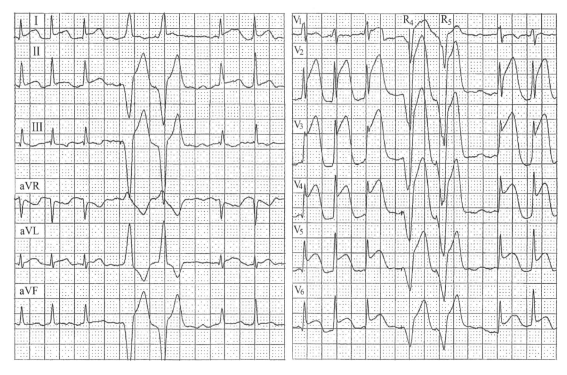

图 11-12　广泛前壁 AMI 时,心室起搏显示 ST 段显著抬高(新疆自治区人民医院贾邢倩主任供图)

【临床资料】女性,75 岁,临床诊断:病窦综合征、植入起搏器 5 年、胸痛 1h。起搏器设置的基础起搏周期 1100ms,频率 55～130 次/min。【心电图特征】常规心电图(图 11-12)显示基本节律为心房颤动,平均心室率 120 次/min;基本 QRS 波形正常,但 Ⅰ、Ⅱ、aVL 导联 ST 段呈上斜型抬高 0.05～0.10mV,V₂～V₆ 导联呈上斜型抬高 0.3～1.2mV,伴 T 波高耸或直立;R₄、R₅ 搏动为心室起搏,频率 118～130 次/min,可能与起搏器开启心室率稳定程序有关,其 ST 段在 Ⅰ 导联呈上斜型抬高 0.05～0.10mV,V₂～V₆ 导联呈上斜型抬高 0.5～1.7mV,T 波高耸。【心电图诊断】①心房颤动伴快速心室率(平均 120 次/min);②广泛前壁 ST 段抬高伴 T 波高耸,提示超急性期心肌梗死所致,请结合临床及心肌损伤标志物检测;③心室起搏器,呈成对的心室起搏搏动(VVI 模式,118～130 次/min),提示起搏器开启心室率稳定程序;④起搏器功能未见异常。

七、心得体会

1. ST 段抬高型或压低型 AMI 的心电图诊断

若左束支阻滞、心室预激、室性异位心律及心室起搏心律合并 ST 段抬高型或压低型 AMI,则可依据 Sgarbossa 标准进行诊断,但需密切结合临床及心肌损伤标志物检测。为了方便记忆,现将 Sgarbossa 标准简化为以下 3 条。

(1)同向性抬高:以 R 波为主导联 ST 段抬高≥0.1mV(5 分)。

(2)同向性压低:以 S 波为主导联 ST 段压低≥0.1mV(3 分)。

(3)异向性抬高:以 S 波为主导联 ST 段抬高≥0.5mV(2 分)。

2. T 波倒置或高耸型 AMI 的心电图诊断

若左束支阻滞、心室预激、室性异位心律及心室起搏心律合并 T 波倒置或高耸型 AMI,则需特别注意。通常心室除极异常时,其复极 T 波与 QRS 主波方向相反,即以 R 波为主导联其 T 波倒置,以 S 波为主导联其 T 波直立。反之,若以 R 波为主导联其 T 波高耸(图 11-13),以 S 波为主导联其 T 波倒置(图 11-14),则应警惕是否合并 AMI,需 0.5～1.0h 后复查心电图进行随访或动态观察,并建议心肌损伤标志物检测。

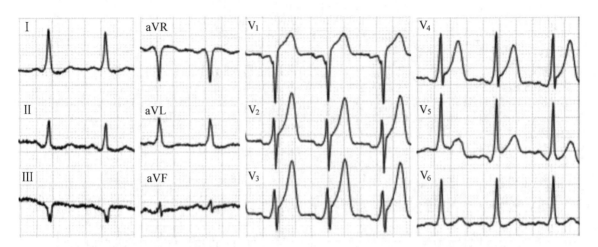

图 11-13　B 型心室预激合并前间壁、前壁 AMI(浙江省宁波市妇女儿童医院成玉娣主任供图)

【临床资料】男性,37 岁,突发胸痛 0.5h。【心电图特征】常规心电图(图 11-13)系急诊时记录,显示 P-P 间期 0.65～0.70s,频率 86～92 次/min;P-R 间期 0.13s,有 δ 波,QRS 时间 0.12s,V₁、V₂ 导联主波向下,V₅、V₆ 导联主波向上,提示 B 型心室预激;值得关注的是 V₃、V₄ 导联以 R 波为主而 ST 段呈上斜型抬高 0.2～0.4mV,T 波高耸,振幅达 1.3～1.8mV,V₂ 导联 ST 段呈上斜型抬高 0.3mV,T 波高耸达 1.4mV。【心电图诊断】①窦性心律;②B 型心室预激(房室慢旁道?);③前间壁、前壁 ST 段抬高伴 T 波高耸,提示 AMI 所致,请结合临床。

急诊冠状动脉造影显示:前降支近端全闭,TIMI 血流 0 级;回旋支中远端多发斑块及轻度狭窄,TIMI 血流 3 级;右冠状动脉全段弥漫性斑块,中段 95% 狭窄,TIMI 血流 3 级。于前降支植入支架 1 枚,TIMI 血流 3 级。

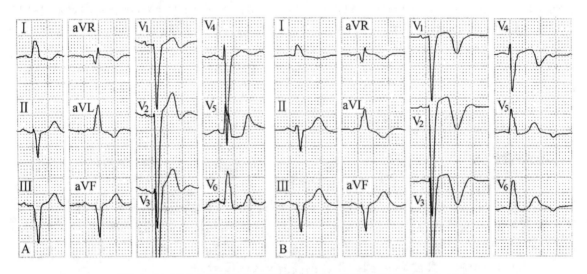

图 11-14　不完全性左束支阻滞合并前间壁、前壁非 ST 段抬高型 AMI

【临床资料】女性,85 岁,胸闷不适 2h。【心电图特征】常规心电图 A(图 11-14)系既往心电图(2020 年 2 月 11 日),显示不完全性左束支阻滞伴电轴左偏(QRS 时间 0.10～0.12s),V₄ 导联 T 波振幅低于 V₃、V₅ 导联。心电图 B 系胸闷不适时记录(2020 年 2 月 14 日记录),显示 V₁～V₄ 导联 T 波由既往直立转为倒置,深达 0.5～1.0mV;Q-T 间期 0.51s(正常最高值 0.36s,心率 90 次/min);V₄～V₆ 导联 U 波倒置。【心电图诊断】①窦性心律;②不完全性左束支阻滞伴电轴左偏;③前间壁、前壁 T 波改变(倒置),提示非 ST 段抬高型 AMI,请结合临床;④前侧壁 U 波改变(倒置);⑤Q-T 间期延长。

第十二章

心绞痛型冠心病

　　心绞痛型冠心病常有发作性胸骨后疼痛,多为一过性心肌供血不足所致。由体力劳动、运动等其他增加心肌耗氧量情况下所诱发的短暂性胸痛发作,经休息或含服硝酸甘油后,疼痛迅速缓解者,称为劳累性心绞痛;若胸痛发作与心肌耗氧量增加无明显关系者,则称为自发性心绞痛,这种胸痛一般持续时间较长,程度较重,不易被硝酸甘油所缓解,但心肌损伤标志物检测正常。心绞痛型冠心病一般分为稳定型心绞痛、不稳定型心绞痛、变异型心绞痛及混合型心绞痛 4 种类型,现予以阐述如下。

　　一、稳定型心绞痛

　　1.基本概念

　　稳定型心绞痛又称为典型心绞痛,在 3 个月内,心绞痛发作的诱因、次数、疼痛性质和程度及持续时间均无明显变化者。

　　2.心电图特征

　　心绞痛发作时,立即出现下列一项或数项改变,症状缓解后,马上恢复原状。

　　(1)ST 段呈水平型、下斜型压低:缺血部位所对应的导联 ST 段呈水平型、下斜型压低 ≥0.1mV(图 12-1);若原有 ST 段压低者,则在原有基础上再下降≥0.1mV;若原有 ST 段抬高者,则 ST 段可回复到正常或程度减轻,出现"伪善性"改变而易被误诊或漏诊。

　　(2)T 波改变:有 ST 段压低的导联会出现一过性 T 波低平、双相或倒置,甚至出现"冠状 T 波"(图 12-1)。

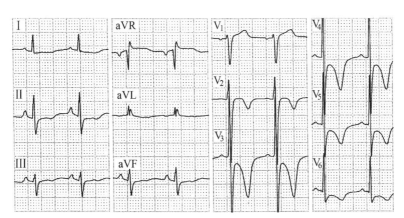

图 12-1　心绞痛发作时出现前壁、侧壁 ST 段呈下斜型压低及 aVR 导联抬高、前壁 T 波巨倒

　　【临床资料】男性,67 岁,反复发作胸闷 1 年,临床诊断:冠心病。【心电图特征】常规心电图(图 12-1)系患者入院心内科后突发胸痛时记录,显示 ST 段在 Ⅰ、Ⅱ、V₃~V₆ 导联呈水平型、下斜型压低 0.08~0.30mV,在 aVR、V₁ 导联抬高 0.1mV;T 波在 Ⅰ、Ⅱ、Ⅲ、aVF 导联浅倒置,在 V₂~V₆ 导联倒置,其中 V₃、V₄ 导联类冠状 T 波。【心电图诊断】①窦性心律;②前壁、侧壁 ST 段显著压低伴 T 波倒置及右侧导联(aVR、V₁)抬高,下壁轻度 ST 段压低(6+2现象),提示三支血管病变引发急性心肌缺血;③非 ST 段抬高型 AMI 待排(心肌损伤标志物检测正常范围)。

　　冠状动脉造影显示三支血管严重病变,收入心脏外科施行冠状动脉搭桥术。

(3)一过性 Q-T 间期延长。

(4)U 波改变:左胸前导联 U 波倒置,偶见 U 波增高。

(5)一过性心律失常,以室性早搏多见。

二、不稳定型心绞痛

请见第十章急性冠状动脉综合征(五、不稳定型心绞痛)。

三、变异型心绞痛

1.基本概念

(1)变异型心绞痛:是指心绞痛发作与心肌耗氧量增加无明显关系,主要由冠状动脉一过性痉挛引发急性心肌缺血、透壁性损伤,心电图多表现为一过性损伤型 ST 段抬高和 T 波高耸(图12-2),少数为缺血性 J 波,可伴有心律失常发生。该心绞痛发作往往无明确诱因,有定时发作倾向,以夜间、凌晨多见,发作时疼痛程度较重、持续时间较长,含服硝酸甘油不能缓解,而用钙离子拮抗剂防治效果好。属自发性心绞痛范畴。

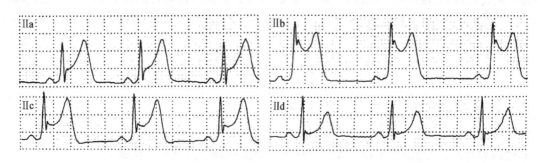

图 12-2　变异型心绞痛患者出现一过性 ST 段抬高和 T 波高耸

【临床资料】男性,70 岁,临床诊断:冠心病。【心电图特征】Ⅱ 导联(图 12-2)系 DCG 不同时间所记录,Ⅱa 为05:17 胸痛发作时显示 P-P 间期 0.96s,频率 62 次/min,ST 段呈上斜型抬高 0.35mV,T 波高耸;Ⅱb 系 05:19 记录,显示 P-P 间期 1.10～1.19s,频率 50～55 次/min,R 波降支顿挫呈现缺血性 J 波,ST 段呈凹面向上型抬高 0.8mV,T 波高耸;Ⅱc 为 05:22 记录,显示 ST 段呈凹面向上型抬高 0.5mV,T 波高耸;Ⅱd 系 05:23 胸痛缓解时记录,显示抬高的 ST 段明显回落,仅抬高 0.1mV。【心电图诊断】①窦性心律,时呈心动过缓(50～55 次/min);②与胸痛发作相关的一过性缺血性 J 波及显著 ST 段抬高伴 T 波高耸,提示急性心肌缺血;③符合变异型心绞痛的心电图改变。

(2)缺血性 J 波:严重的急性心肌缺血(如 AMI、冠状动脉痉挛等)引发 J 点从基线明显偏移后形成一定的幅度(≥0.1mV)和持续一定的时间(≥20ms),并呈圆顶状或驼峰状特殊形态时,称为缺血性 J 波或 Osborn 波,相关导联的 ST 段呈下斜型抬高(图 12-3)。它出现的导联与心肌缺血的部位密切相关,是心肌严重缺血时伴发的一种超急性期的心电图改变。系心肌急性缺血引发心室外膜心肌细胞的 I_{to} 电流增加,并与心内膜心肌细胞出现 1 相和 2 相的复极电位差而形成缺血性 J 波。

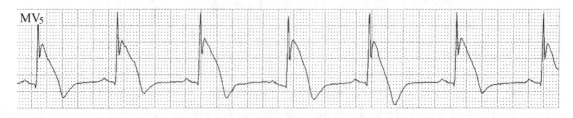

图 12-3　变异型心绞痛引发缺血性 J 波、下斜型 ST 抬高及 T 波倒置

【临床资料】男性,56 岁,临床诊断:冠心病。【心电图特征】MV₅ 导联(图 12-3)系患者 22:50 胸痛发作时记录,显示窦性 P-P 间期 1.02～1.12s,频率 54～59 次/min,P-R 间期 0.18s;出现明显的异常 J 波伴 ST 段呈下斜型抬高约 1.3mV,T 波倒置;约持续 5min 后异常 J 波消失,ST 段恢复正常。【心电图诊断】①窦性心动过缓(54～59 次/min);②缺血性 J 波、下斜型 ST 抬高及 T 波倒置,提示急性心肌缺血;③符合变异型心绞痛的心电图改变。

2.心电图特征

(1)ST 段呈损伤型抬高(上斜型、凹面向上型、弓背向上型、单向曲线型、巨 R 型及 J 波型等)：面对缺血区导联 ST 段呈一过性损伤型抬高,振幅常达 0.5mV 左右(图 12-4),而对应导联 ST 段则相应压低;若原有 ST 段压低者,则可出现"伪善性"改变而易误诊。

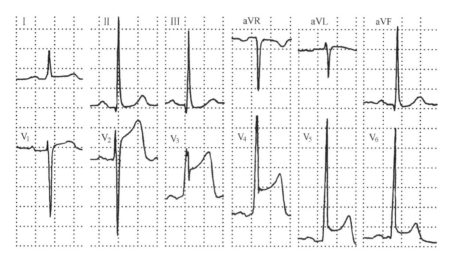

图 12-4　变异型心绞痛发作时出现 ST 段抬高伴 T 波高耸

【临床资料】男性,69 岁,临床诊断:高血压病、冠心病。【心电图特征】常规心电图(图 12-4)系患者胸痛发作时记录,显示 $R_{II}=2.5mV,R_{V_5}=3.2mV,R_{V_6}=2.75mV,R_{V_5}+S_{V_1}=5.0mV;V_2\sim V_6$ 导联 ST 段呈上斜型、水平型抬高 0.15~0.75mV,$V_2\sim V_4$ 导联 T 波高耸,振幅达 1.1~1.2mV。【心电图诊断】①窦性心律;②广泛前壁 ST 段抬高伴前间壁、前壁 T 波高耸,提示急性心肌缺血;③需排除超急性期心肌梗死(患者经治疗后胸痛很快缓解,故符合变异型心绞痛的心电图改变);④左心室高电压,提示左心室肥大,请结合临床。

(2)T 波高耸:ST 段抬高导联 T 波直立高耸;若原有 T 波倒置者,则可出现 T 波直立或倒置程度减轻而呈"伪善性"改变。

(3)出现急性损伤阻滞图形:其特征是 QRS 波群轻度增宽、室壁激动时间延长及 R 波振幅增高和 S 波变浅(图 12-5)。

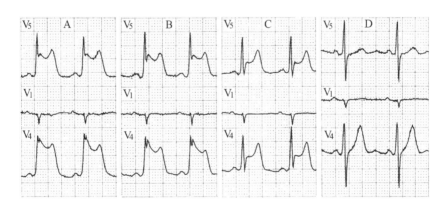

图 12-5　变异型心绞痛发作时出现 R 波振幅增高和 S 波变浅、ST 段抬高和 T 波增高

【临床资料】男性,56 岁,间歇性胸痛 1 周,临床诊断:冠心病、心绞痛。【心电图特征】V_5、V_1、V_4 导联系动态心电图不同时间同步记录的片段(图 12-5)。图 A(05:40)、图 B(05:42)系患者胸痛发作时记录,显示 V_5、V_4 导联 R 波振幅 1.4~1.6mV,R 波降支顿挫呈现缺血性 J 波,S 波消失,ST 段呈凹面向上型 0.65~0.85mV,T 波增高。图 C(05:45)显示缺血性 J 波消失,出现 s 波,ST 段呈水平型抬高 0.45~0.50mV。图 D(05:48)系胸痛缓解后记录,显示 R 波振幅略降低,为 1.0~1.1mV;S 波明显加深,达 0.85~1.10mV;ST 段和 T 波恢复正常。【心电图诊断】①窦性心律;②与胸痛发作相关的一过性 QRS 波幅改变、缺血性 J 波及显著 ST 段抬高和 T 波增高,提示急性心肌缺血、损伤所致;③符合变异型心绞痛的心电图改变。冠状动脉造影显示左前降支中段狭窄 90%,植入支架 1 枚。

（4）一过性心律失常：若急性心肌缺血、透壁性损伤发生在前壁（左前降支动脉痉挛），则以快速型室性心律失常多见（图12-6）；若发生在下壁（右冠状动脉痉挛），则以缓慢型心律失常、房室阻滞多见。

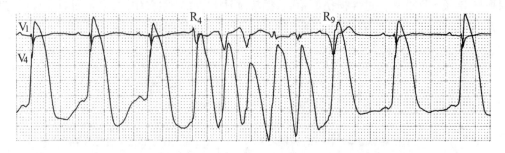

图12-6　变异型心绞痛引发巨R型ST段抬高、短阵性室性心动过速

【临床资料】男性，65岁，间歇性胸痛1周，临床诊断：冠心病、心绞痛。【心电图特征】V1、V4导联（图12-6）系患者胸痛发作时动态心电图同步记录，显示R4～R9搏动为多源性室性早搏组成的短阵性室性心动过速，频率143～176次/min，V4导联ST段呈巨R型抬高约1.95mV，T波浅倒置。【心电图诊断】①窦性心律；②短阵性室性心动过速（由多源性室性早搏组成）；③ST段呈巨R型显著抬高，提示急性心肌缺血或损伤。

（5）左胸前导联U波倒置，偶见U波增高。

（6）少数患者可出现QRS波幅、ST段、T波电交替现象。

（7）疼痛缓解后，上述图形改变可恢复原状。若进一步发展为心肌梗死，则梗死部位与ST段抬高、T波高耸的导联相吻合。

4.鉴别诊断

请见第十八章巧辨ST段异常改变。

5.心得体会

（1）DCG检测中发现相关导联ST段呈损伤型显著抬高（≥0.2mV），尤其是呈巨R型、缺血型J波，应及时启动危急值上报。

（2）心绞痛患者经临床处理治疗后，若20min内胸痛未能缓解、ST段及T波异常改变未能恢复正常者，则应按AMI处理。

6.诊治策略——"六步骤""三要点"

（1）六步骤：①当患者发病具有"易发时间"和"时间周期性"特征时，应疑变异型心绞痛；②心电图捕获到一过性ST段抬高和T波高耸，即可诊断为变异型心绞痛；③根据ST段抬高和T波高耸出现的导联，可初步作出痉挛血管的分型（如左冠状动脉型、右冠状动脉型及多支冠状动脉痉挛型）；④进行冠状动脉造影，有助于确定痉挛血管的靶部位（局限性痉挛，是指发生在一个单独的冠状动脉节段内，可以在同一支冠状动脉的上段、中段或下段；弥漫性痉挛是指发生在2个或2个以上相邻的冠状动脉内）；⑤通过OCT和（或）IVUS等影像学检查，揭示痉挛血管部位的病变性质；⑥阐明变异型心绞痛病因，有助于决策治疗方案，即病因治疗、钙通道阻滞剂应用及介入处理等。

（2）三要点：先明确靶血管、靶部位和靶病变，再决定治疗策略。

四、混合型心绞痛

混合型心绞痛是指患者同时存在劳累型和自发型或变异型心绞痛，即心绞痛发作时，同时存在有心肌耗氧量增加和冠状动脉供血减少这两种因素参与者。

（1）劳累型合并变异型心绞痛：早已确诊为劳累型心绞痛，但近来胸痛多在夜间、凌晨发作，含服硝酸甘油不能缓解。

（2）劳累型合并自发型心绞痛：劳累后或休息时均有心绞痛发作，心电图显示缺血部位相同，白天以劳累型为主，夜间为自发型发作。

第十三章

预示前降支、左冠状动脉主干或
三支血管严重病变的心电图特征

  根据心电图相关导联出现特征性 ST 段、T 波改变,可初步判定相关病变的血管。有些心电图改变能预示前降支、左冠状动脉主干(简称左主干)或三支血管严重病变,认识这些心电图改变,可避免患者进一步做平板运动试验而引发 AMI 或(和)严重心律失常的潜在风险,直接进行 PCI 术以确保安全。

一、Wellens 综合征

1. 基本概念

  Wellens 综合征又称为前降支 T 波综合征,是指不稳定型心绞痛患者胸痛发作时其心电图未见明显异常,而胸痛缓解若干时间后在 V_2、V_3 或 $V_2 \sim V_4$ 导联(偶尔在 $V_1 \sim V_6$ 导联)T 波呈现深而对称性倒置或正负双相。多见于前降支近端严重狭窄的患者。

2. 分型

  (1)Ⅰ型:多见,约占 75%。上述导联 T 波呈深而对称性倒置(图 13-1)。

  (2)Ⅱ型:较少见,约占 25%。上述导联 T 波呈正负双相(图 13-2),部分患者在数小时或数天内可演变为深倒置(图 13-3)。

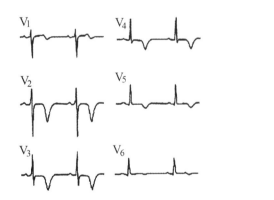 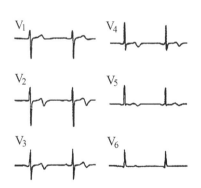

图 13-1　Ⅰ型 Wellens 综合征的心电图改变(引自黄元铸)　　图 13-2　Ⅱ型 Wellens 综合征的心电图改变

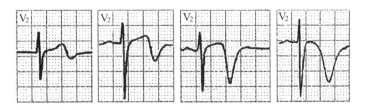

图 13-3　Wellens 综合征患者胸痛发作后 V_2 导联 T 波由正负双相演变为深倒置

3. 发生机制

(1)确切机制尚不清楚,可能与心肌顿抑、冬眠或心肌组织水肿有关。

(2)多数学者认为左室前壁心肌严重缺血时,心肌复极改变而引发 T 波改变。

(3)T 波演变反映心脏缺血区被顿抑、冬眠的心肌功能得到恢复。

(4)部分患者出现心肌损伤标志物轻度增高,表明心肌细胞有少量坏死但不足以引发异常 Q 波和 ST 段损伤型抬高,仅引发特征性 T 波改变。

4. 心电图特征

(1)无病理性 Q 波和胸前导联 r 波递增不良。

(2)ST 段正常或轻度抬高。

(3)胸痛发作时 T 波未见明显异常改变。

(4)胸痛缓解若干时间后在 V_2、V_3 或 $V_2 \sim V_4$ 导联(偶尔在 $V_1 \sim V_6$ 导联)T 波呈现深而对称性倒置(图 13-4)或正负双相 T 波,继而演变为深倒置(图 13-5、图 13-6)或逐渐变浅直至恢复直立。

5. 临床意义

Wellens 综合征属 AMI 的前期,预示前降支近端严重狭窄,应积极治疗。否则,极易发展为前壁 AMI。该特征性 T 波改变具有重要的诊断和预后价值。

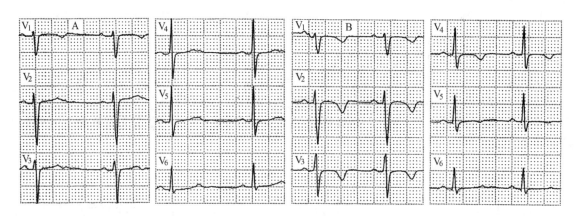

图 13-4　Ⅰ型 Wellens 综合征的心电图改变

【临床资料】女性,65 岁,临床诊断:冠心病。【心电图特征】图 A、B(图 13-4)定准电压 5mm/mV,图 A 为既往记录的心电图,显示 $V_3 \sim V_5$ 导联 T 波切迹或伴振幅低平。图 B 系胸痛 0.5d 后记录,显示 $V_2 \sim V_4$ 导联 T 波倒置,深达 $0.35 \sim 0.70$mV,V_5 导联浅倒。【心电图诊断】①窦性心律;②前间壁、前壁 T 波改变,符合 Wellens 综合征的心电图改变,请结合临床。经冠状动脉造影证实前降支近端狭窄 98%。植入支架 1 枚,TIMI 血流 3 级。

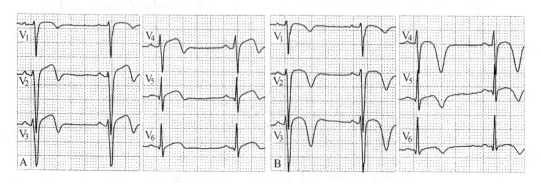

图 13-5　Ⅱ型 Wellens 综合征患者胸痛发作后 $V_2 \sim V_4$ 导联 T 波由正负双相(图 A)演变为深倒置或倒置(图 B)

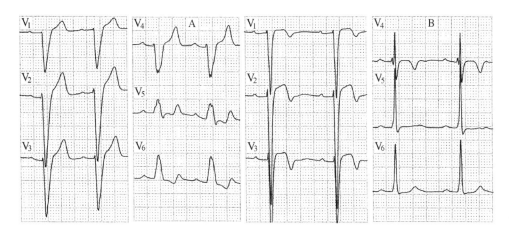

图 13-6　Ⅱ型 Wellens 综合征的心电图改变

【临床资料】男性,64 岁,临床诊断:冠心病、心绞痛。【心电图特征】图 A 为患者心绞痛发作时记录(图 13-6),定准电压 5mm/mV,显示 P-P 间期 0.77s,频率 78 次/min,P-R 间期 0.21s;QRS 波群呈完全性左束支阻滞(时间 0.17s);前壁 r 波振幅逆递增($rV_2＞rV_3＞rV_4$)。图 B 系患者治疗后第 2 天复查时记录,显示 P-P 间期 0.98s,频率 61 次/min,P-R 间期 0.21s,QRS 时间 0.13s,$rV_2＞rV_3$,V_4 导联呈 rsR′S′型,$RV_5＋SV_1＝4.6$mV;V_2、V_3 导联 ST 段呈上斜型抬高 0.22～0.30mV,伴 T 波正负双相以负相为主;V_6 导联 ST 段呈近水平型压低 0.08mV;V_4 导联 T 波倒置,V_5 导联 T 波低平。【心电图诊断】①窦性心律;②一度房室阻滞;③心绞痛发作时出现完全性左束支阻滞;④前壁 r 波振幅逆递增;⑤心绞痛缓解后左束支阻滞消失,呈现左心室高电压、非特异性心室内阻滞;⑥前间壁 ST-T 改变、侧壁轻度 ST 段改变、前壁 T 波改变,符合Ⅱ型 Wellens 综合征的心电图改变,建议冠状动脉造影(经造影证实前降支近端狭窄约 95%,植入支架 1 枚,TIMI 血流 3 级)。

二、de Winter 综合征

1. 基本概念

de Winter 综合征系 de Winter 于 2008 年提出前降支近端急性闭塞或次全闭塞引发超急期心肌梗死一种特殊的心电图表现形式。

2. 心电图特征

(1)主要表现:$V_1～V_6$ 导联 J 点下移、ST 段呈上斜型压低≥0.1mV(0.1～0.3mV)伴 T 波高尖(图 13-7)。

(2)次要表现:①aVR 导联 J 点抬高,可达 0.2mV;②下壁导联可出现 J 点下移、ST 段呈上斜型压低;③QRS 时间正常或轻度延长。

(3)临床意义:是超急期心肌梗死一种特殊心电图表现,常提示前降支近端急性闭塞或次全闭塞,具有重要的定位和定性价值。

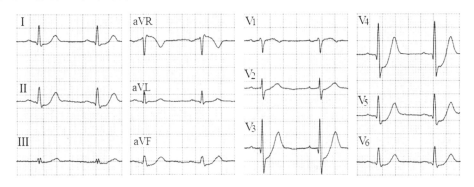

图 13-7　de Winter 综合征的心电图表现(引自文献)

三、"6＋2"现象

左主干急性闭塞因其心电图常表现为非 ST 段抬高型心肌梗死而容易遗漏。但左主干完全或次全闭塞时，患者发生致命性左心室功能不全和恶性室性心律失常的危险性极度增高。故及时识别和正确处理左主干闭塞显得尤为重要。若常规心电图 ST 段出现"6＋2"现象，则强烈提示左主干病变(图 13-8、图 13-9)或三支血管病变。

"6＋2"现象是指 Ⅰ、Ⅱ、V₃～V₆ 这 6 个导联出现 ST 段呈水平型或下斜型压低≥0.1mV，以 V₄～V₆ 导联压低最为明显；aVR、V₁ 这 2 个导联 ST 段抬高≥0.1mV，且 aVR 导联 ST 段抬高程度大于 V₁ 导联(图 13-10)。

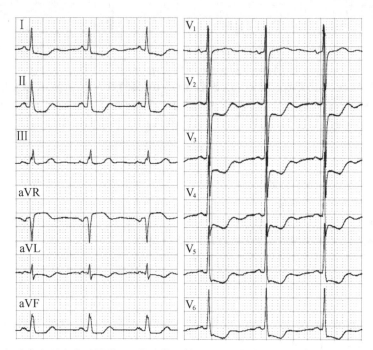

图 13-8　左主干病变引发广泛导联 ST 段显著压低及 aVR 导联 ST 段抬高(浙大一院赵力主任供图)

【临床资料】女性，81 岁，因左侧背部酸痛 2d 就诊，临床诊断：冠心病。【心电图特征】常规心电图(图 13-8)显示 ST 段在 Ⅰ、Ⅱ、aVL、aVF、V₂～V₆ 导联呈下斜型或水平型压低 0.10～0.40mV，以胸前导联为明显，在 aVR 导联呈水平型抬高 0.15～0.20mV；V₄～V₆ 导联 T 波低平。【心电图诊断】①窦性心律；②广泛导联 ST 段显著改变("9＋1"现象)，提示左主干或三支血管病变所致，非 ST 段抬高型 AMI 待排，请做心肌损伤标志物检测；③前侧壁轻度 T 波低平。冠状动脉造影显示左主干次全闭塞(图 13-9，植入支架 1 枚，TIMI 血流 3 级)。

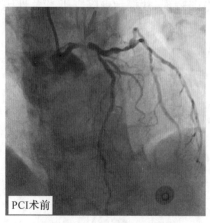
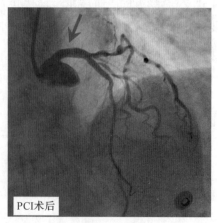

图 13-9　冠状动脉造影显示左主干次全闭塞，植入支架后血流恢复正常

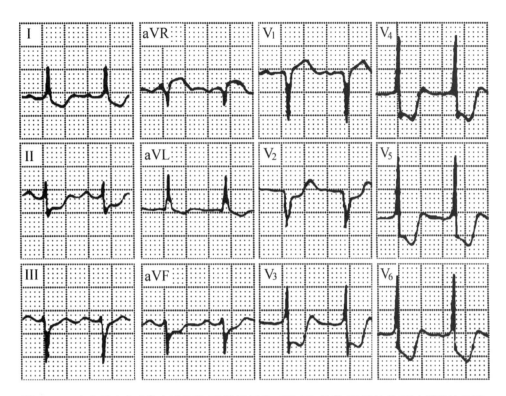

图 13-10　左主干病变引发广泛导联 ST 段压低伴 aVR、V_1 导联 ST 段抬高(引自郭继鸿教授)

【临床资料】女性,71 岁,反复发作性胸痛数月。【心电图特征】常规心电图(图 13-10)显示 V_1、V_2 导联 QRS 波群呈 QS 型,Ⅰ、Ⅱ、aVL、aVF、V_2～V_6 导联 ST 段呈下斜型压低 0.05～0.50mV,以 V_3～V_6 导联尤为显著,aVR、V_1 导联 ST 段抬高 0.1mV;Ⅰ、aVL 导联 T 波浅倒,V_3～V_6 导联 T 波负正双相。【心电图诊断】①窦性心律;②广泛导联 ST 段显著改变("9+2"现象),提示左主干或三支血管病变所致,非 ST 段抬高型 AMI 待排,请做心肌损伤标志物检测;③局限性前间壁异常 Q 波;④高侧壁、前壁、侧壁轻度 T 波改变。患者经冠状动脉造影证实左主干次全闭塞(狭窄 95%)。

四、aVR 导联 ST 段抬高

左主干、前降支近端病变或三支血管病变累及第一间隔支,将引发室间隔底部透壁性缺血,导致 aVR 导联 ST 段抬高。故 aVR 导联 ST 段抬高对诊断左主干病变有重要价值。若急性冠状动脉综合征患者出现以下心电图改变,应高度怀疑左主干或三支血管病变,需及早干预。

(1)aVR 导联 ST 段抬高≥0.1mV,且其幅度大于 V_1 导联 ST 段抬高,对判断左主干病变(阻塞)的敏感性为 81%,特异性为 80%,准确性 81%。其 ST 段抬高越明显,病死率越高。系左主干急性闭塞后导致前降支近端血流中断,引起室间隔基底部穿透性缺血,产生指向右上损伤性电流,出现 aVR 导联 ST 段抬高。

(2)前壁 AMI 合并 aVR 导联 ST 抬高≥0.1mV,提示左主干或前降支近端病变。

五、平板运动试验出现 ST 段显著压低或 U 波倒置

(1)平板运动试验时,出现 ST 段呈下斜型或水平型压低≥0.3mV 者或呈现"6+2"现象,往往属于左主干或三支血管病变(图 13-11、图 13-12)。

(2)平板运动试验时,左胸导联(V_4～V_6 导联)出现 U 波倒置者,是前降支严重狭窄的标志(图 13-13、图 13-14),具有高度特异性。

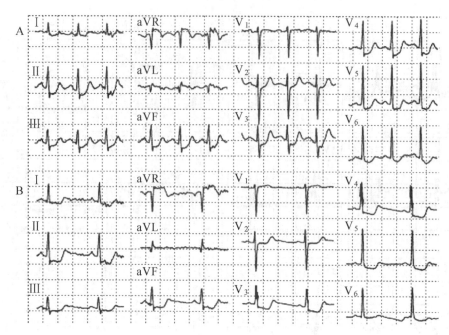

图 13-11　平板运动试验出现 8 个导联 ST 段压低、aVR 导联 ST 段抬高（浙大一院陈瑶主任供图）

【临床资料】男性，65 岁，发作性胸痛 1 月余。【心电图特征】运动前常规心电图正常，图 A（图 13-11）系患者运动至 3min 诉胸闷、胸痛时记录，显示Ⅰ、Ⅱ、Ⅲ、aVF、$V_3 \sim V_6$ 导联 ST 段呈下斜型或近水平型压低 0.10～0.25mV，aVR 导联 ST 段呈弓背向上型抬高 0.15～0.20mV。立即予以终止运动并含服硝酸甘油。图 B 系终止运动 3min 后记录，显示上述导联 ST 段仍压低 0.1～0.2mV 或抬高 0.1mV。【心电图诊断】①窦性心律；②运动前心电图正常；③平板运动试验阳性，提示存在左主干病变。冠状动脉造影显示左主干中段狭窄约 85％（图 13-12）。

【心得体会】平板运动试验是心电诊断科最具高风险的检查项目，具有下列风险：①引发心源性猝死；②引发 AMI；③引发迷走神经性晕厥，终止运动后数分钟内可引发迷走神经性反射，出现一过性心率减慢、血压下降甚至晕厥发作；④摔倒引发外伤等。故运动中需注意下列事项：①运动中严密观察患者心电图、血压、呼吸、神态、面色、步态等；②告知患者运动中出现胸痛、胸闷或乏力、头晕等不能坚持时需立即告诉医生；③每 3min 运动速率改变时，需提前数秒钟告知患者；④要经常询问患者有无不适和体力情况；⑤一旦达到终止运动指征时，需及时终止。

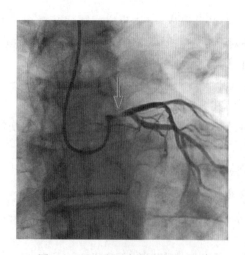

图 13-12　左主干中段狭窄约 85％

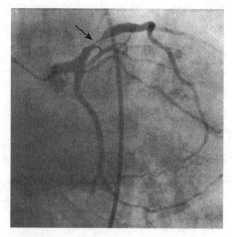

图 13-13　左前降支近端狭窄约 90％

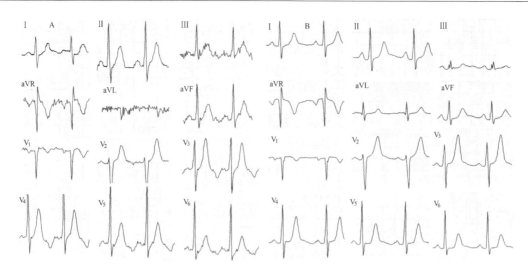

图 13-14　平板运动试验出现前壁、侧壁 U 波倒置(浙大一院陈瑶主任供图)

【临床资料】男性,56 岁,胸闷、胸痛 1 周余。【心电图特征】运动前常规心电图正常,图 A(图 13-14)系患者运动至 4min 时诉左肩关节至左手指尖酸痛明显,心电图显示 $V_3 \sim V_6$ 导联出现 U 波倒置,深达 0.1~0.4mV,立即终止运动。U 波倒置持续 3min 后恢复正常(图 B),患者左肩酸痛症状有所缓解。【心电图诊断】①窦性心律;②运动前心电图正常;③提示平板运动试验阳性和前降支病变。冠状动脉造影显示前降支近端狭窄约 90%(图 13-13)。

六、ST 段电交替现象

1. 心电图特征

(1)ST 段抬高与压低、抬高与正常或正常与压低等交替性改变(图 13-15)。

(2)持续时间较短,一般仅持续数秒至数分钟,呈一过性改变。

(3)随着 ST 段抬高而加剧,抬得越高,其电交替越明显。

(4)可同时伴有 QRS 波群、T 波、U 波的电交替。

(5)多见于胸前导联,与前降支严重病变有关。

(6)与心外因素无关,如呼吸、体位、心包积液、胸腔积液等。

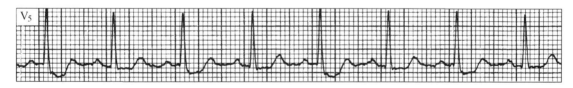

图 13-15　61 岁可疑冠心病男性患者,平板运动试验终止后出现 ST 段压低及电交替现象

(冠状动脉造影显示前降支近端狭窄约 90%,植入支架 1 枚)

2. 发生机制

与心肌缺血导致心肌有效不应期明显延长且呈交替性改变有关。即当 ST 段压低时,其有效不应期较长;当 ST 段抬高时,其有效不应期较短。有效不应期长短交替的程度与 ST 段电交替呈正相关关系,提示两者存在因果关系。

3. 临床意义

(1)心率正常时出现 ST 段电交替,常是心肌严重缺血的佐证,与室性心律失常发生有密切关系,是出现室性心律失常的前兆。而心动过速时(>150 次/min)出现 ST 段电交替,多无临床价值。

(2)心率正常时出现 ST 段电交替,多见于前降支痉挛或狭窄;对变异型心绞痛的诊断具有高度特异性,且仅出现在穿壁性心肌缺血时;是变异型心绞痛电不稳定的表现。

第十四章

急性肺栓塞

一、概述

急性肺栓塞(APE)又称为急性肺源性心脏病,是由内源性或外源性栓子突然阻塞肺动脉某支血管引发急性肺循环障碍的临床综合征。常因肺动脉反射性痉挛,导致右心室急剧扩大和急性右心衰竭,严重者可发生休克或猝死。急性肺栓塞是目前公认的三大突发性致死性心血管疾病(急性冠状动脉综合征、急性主动脉夹层及急性肺栓塞)之一,具有高发病率、高误诊率、高漏诊率和高死亡率等临床特点。临床上约50%的患者出现具有诊断意义的心电图特征,但应密切结合临床。故心电图检查对肺栓塞的诊断、鉴别诊断、病情严重程度和进展的评估及疗效观察均具有重要价值。

二、病因

(1)内源性因素:血流缓慢、血液粘稠度增高、血管内皮损伤等原因引发血栓形成并脱落随血流进入肺动脉及其分支。

(2)外源性因素:脂肪、羊水、空气、肿瘤癌栓等进入血管随血液流至肺动脉及其分支。

三、易患因素

(1)强易患因素:重大创伤、外科手术、下肢或骨盆骨折、膝关节或髋关节置换术、脊髓损伤、3个月内发生过心肌梗死或心力衰竭、心房颤动或扑动等。

(2)中等易患因素:膝关节镜手术、自身免疫性疾病、炎症性肠道疾病、慢性心力衰竭、瘫痪、恶性肿瘤、口服避孕药等。

(3)弱易患因素:久坐或久卧不动、静脉曲张、糖尿病、高脂血症、高血压、肥胖、吸烟等。

四、病理、生理及血流动力学改变

解剖学上将肺动脉分为肺动脉干、左右主肺动脉、6个叶间动脉和20个段肺动脉。当两个主肺动脉栓塞、3个或3个以上叶间肺动脉栓塞或肺动脉血管床闭塞面积>49%时,就称为大面积肺栓塞,可导致患者心输出量急剧降低而引发晕厥或猝死。

急性肺栓塞的血流动力学改变取决于:①栓子的大小;②堵塞的部位;③堵塞的速度;④神经激素的释放;⑤基础心肺疾病。肺动脉突然栓塞及同时出现的神经体液异常,导致肺动脉压力骤然升高,引发急性右心室收缩期负荷增加,出现右心室和右心房扩大、心脏顺钟向转位的心电图改变。此外,右心室壁张力增高可引起局部心肌缺血,出现ST-T改变。急性肺栓塞严重程度与心电图系列变化呈明显的正相关。

五、临床表现

胸痛、咯血和呼吸困难是急性肺栓塞常见的三联征。

(1)突然出现难以解释的呼吸困难、气急、发绀等症状。

(2)可出现咯血、心绞痛样胸痛、心动过速。

(3)严重者可出现休克或晕厥,甚至心脏、呼吸骤停及猝死。

（4）可有下肢肿胀、疼痛等静脉血栓形成的表现。

六、心电图表现

70％以上急性肺栓塞患者可出现心电图异常改变，主要是由右心室收缩期负荷过重所引发。多在发病后即刻出现，常呈一过性，并有动态变化，但无特异性，故心电图改变必须密切结合临床方可作出正确诊断。其心电图有以下表现：

（1）窦性心动过速：为最常见的心律失常，心率多在 101～125 次/min，与低氧血症、心输出量降低及交感神经兴奋等因素有关。临床上若心率>90 次/min，即对诊断有帮助。

（2）P 波高尖、PR 段压低：Ⅱ导联 P 波振幅≥0.25mV，可能与右心房负荷过重、右心房扩大及心动过速有关。约 1/3 患者出现 PR 段压低。

（3）$S_I Q_{III} T_{III}$ 型：即Ⅰ导联出现较明显的 S 波（>0.15mV），Ⅲ导联出现较明显的 Q 波（多呈 qR型，其时间多<0.04s，深度<1/4R）伴 T 波倒置，为急性肺栓塞较常见而典型的心电图特征（图 14-1）。多见于肺动脉干或左右主肺动脉栓塞。反映了急性右心室扩大和（或）一过性左后分支阻滞。

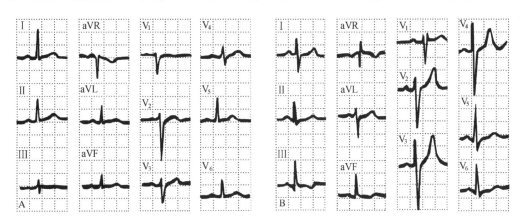

图 14-1 急性肺栓塞心电图改变（$S_I Q_{III} T_{III}$、右束支阻滞）

【临床资料】男性，68 岁，直肠癌术后 6d，患者突发胸痛、气急、呼吸困难。临床诊断：急性肺栓塞。【心电图特征】术前常规心电图（图 14-1A）显示正常，术后第 6 天患者突发胸痛、气急、呼吸困难，急诊心电图（图 14-1B）显示电轴右偏+100°，呈 $S_I Q_{III} T_{III}$ 型，aVR 导联出现较高的 R 波，不完全性右束支阻滞（QRS 时间 0.10s）。【心电图诊断】①窦性心律；②突发性电轴右偏+100°、$S_I Q_{III} T_{III}$、不完全性右束支阻滞；③符合急性肺栓塞的心电图改变。

【心得体会】①AMI、主动脉夹层（AAD）、急性肺栓塞（APE）是胸痛中心最常见的 3 种突发性致命性疾病，一旦误诊、漏诊将危及患者生命。②急性肺栓塞的心电图改变，诊断一定要结合既往心电图和临床病史、D-二聚体、心肌损伤标志物检测、心脏超声及肺部 CT 检查。

（4）电轴右偏：多在+90°～+100°或较发病前右偏 20°以上。

（5）aVR 导联 R 波振幅增高伴 ST 段抬高：aVR 导联 R 波振幅的高低能较准确地反映肺动脉压力的高低，ST 段抬高的阳性率更高，且持续时间较长，这与右心室收缩期负荷增加、冠状动脉灌注下降引发心肌缺血有关。

（6）新发右束支阻滞：呈不完全性或完全性右束支阻滞图形。约 80％的肺动脉主干堵塞会出现右束支阻滞。这与急性肺栓塞引发肺动脉高压、右心室扩大有关。

（7）高度顺钟向转位：移行区左移至 V₅ 导联或 V₁～V₆ 导联均呈 rS 型。反映早期右心室扩大，为较敏感的心电图改变，于起病后不久即可出现（图 14-2）。

（8）非特异性 ST-T 改变：Ⅰ、Ⅱ、V₅、V₆ 导联 ST 段轻度压低，Ⅲ、aVR、V₁～V₃ 导联 ST 段轻度抬高；胸前导联 T 波倒置亦是急性肺栓塞常见的心电图改变之一，尤其是大面积肺栓塞早期（24h 内），有时可表现为对称性巨倒 T 波（图 14-3）。

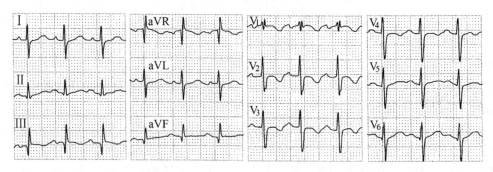

图 14-2　急性肺栓塞心电图改变($S_I Q_{III} T_{III}$、高度顺钟向转位)

【临床资料】男性,68 岁,左下肢胫腓骨骨折后突发胸闷、气急、咳嗽。临床诊断:急性肺栓塞。【心电图特征】常规心电图(图 14-2)显示 P-P 间期 0.53s,频率 113 次/min;QRS 电轴右偏+112°、呈现 $S_I Q_{III} T_{III}$ 型、V_1 导联呈 rsr′型(时间 0.09s)、V_5、V_6 导联 R/S<1;$V_1 \sim V_4$ 导联 T 波浅倒。【心电图诊断】①窦性心动过速(113 次/min);②电轴右偏+112°、$S_I Q_{III} T_{III}$、高度顺钟向转位;③前间壁、前壁轻度 T 波改变;④符合急性肺栓塞的心电图改变。

辅助检查:CTPA(肺动脉增强 CT)显示右上肺动脉栓塞,B 超显示左下肢深静脉血栓形成;D-二聚体 6.1mg/L(正常参考值<0.5mg/L),ProBNP 1268pg/ml(正常值<900pg/ml)。

(9)可出现各种房性心律失常:以心房颤动、扑动多见,常为一过性。

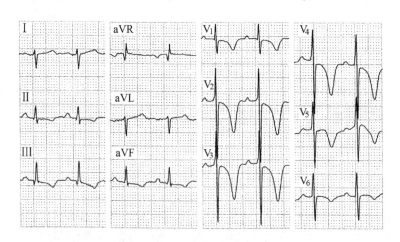

图 14-3　急性肺栓塞心电图改变(电轴右偏、$S_I Q_{III} T_{III}$、
高度顺钟向转位、胸前部分导联 T 波呈对称性巨倒)

【临床资料】女性,70 岁,右膝关节置换术后突然出现胸痛、气急、呼吸困难。临床诊断:急性肺栓塞。【心电图特征】常规心电图(图 14-3)显示 P-P 间期 0.64s,频率 94 次/min;QRS 电轴+130°、呈 $S_I Q_{III} T_{III}$ 型、aVR 导联 Q/R<1、V_1 导联呈 qRS 型、V_5、V_6 导联 R/S<1;$V_1 \sim V_5$ 导联 ST 段呈弓背向上型压低 0.05~0.12mV;下壁及胸前导联 T 波倒置,其中 $V_2 \sim V_4$ 导联 T 波呈对称性倒置达 1.20~1.35mV;Q-T 间期 0.42s(正常最高值 0.35s)。【心电图诊断】①窦性心律;②电轴右偏+130°、$S_I Q_{III} T_{III}$、高度顺钟向转位;③前间壁、前壁轻度 ST 段改变;④下壁、广泛前壁 T 波改变(部分导联呈巨倒 T 波);⑤Q-T 间期延长;⑥符合急性肺栓塞的心电图改变,提示大面积肺栓塞。

辅助检查:CTPA 显示右肺动脉主干及其分支栓塞、左肺下叶肺动脉多发栓塞、右下肢深静脉血栓形成;D-二聚体 6.57mg/L(正常参考值<0.5mg/L),ProBNP 25000pg/ml(正常参考值<900pg/ml),高敏肌钙蛋白 I 1.1ng/ml(正常参考值 0.00~0.11ng/ml)。

【心得体会】①胸前导联出现对称性巨倒 T 波,多见于大面积急性肺栓塞。②需与非 ST 段抬高型 AMI 相鉴别。③一旦确诊,需立即进行溶栓治疗。

七、心电图检查价值

(1)心电图是急性肺栓塞最快捷简易的检查方法,具有简便、可重复性等优点,目前已作为急性肺栓塞诊治中的一项重要检测手段。

（2）虽然心电图检查对急性肺栓塞的诊断有一定的局限性，但可通过前后心电图表现的对比分析，对肺栓塞病情严重的程度和进展的评估及疗效观察还是具有重要的价值。

（3）正确掌握肺栓塞常见的心电图改变可以减少肺栓塞的误诊和漏诊。

（4）Daniel 等建立了一个简易的心电图评分标准，评价其与大面积急性肺栓塞的关联性（表14-1）。评分≥10分提示存在严重的肺动脉高压，评分≥5分提示将有血流动力学影响。

表 14-1　Daniel 对急性肺栓塞的心电图评分标准

心电图表现	评分标准
①窦性心动过速（>100 次/min）	2
②右束支阻滞：完全性	3
不完全性	2
③Ⅲ导联：出现 Q 波	1
出现 T 波倒置	1
出现 $S_I Q_{Ⅲ} T_{Ⅲ}$	2
④$V_1 \sim V_4$ 导联 T 波倒置：V_1 导联倒置 0.1～0.2mV	1
V_1 导联倒置>0.2mV	2
V_2 导联倒置<0.1mV	1
V_2 导联倒置 0.1～0.2mV	2
V_2 导联倒置>0.2mV	3
V_3 导联倒置<0.1mV	1
V_3 导联倒置 0.1～0.2mV	2
V_3 导联倒置>0.2mV	3
$V_1 \sim V_4$ 导联全部倒置	4

八、鉴别诊断

因急性肺栓塞临床上可出现胸痛、呼吸困难，心电图出现 $S_I Q_{Ⅲ} T_{Ⅲ}$ 型及 $V_1 \sim V_3$ 导联 ST 段抬高、T 波倒置，应与下壁、前间壁 AMI 相鉴别。

对有上述急性肺栓塞易患因素患者，出现突发性胸痛、呼吸困难、晕厥、烦躁、咯血等，临床医生和心电图医生在思想上需高度警惕此病，再结合既往心电图、D-二聚体、心肌损伤标志物检测、心脏超声及肺部 CT 或肺动脉造影检查加以甄别。

九、救治原则

急性肺栓塞病情凶险且进展迅速，是目前公认的三大突发性致死性心血管疾病之一，一旦确诊，需采取以下措施。

（1）一般处理：卧床、吸氧、镇痛及监测患者的生命体征（血压、心电、氧饱和度及呼吸等）。

（2）中低危者：抗凝治疗（低分子肝素、华法林、利伐沙班可酌情选用）是治疗肺栓塞的基石，其目的是防止深静脉血栓进一步形成，降低血栓的复发率，以免加重肺栓塞。

（3）中高危者：抗凝、溶栓治疗（尿激酶、链激酶、组织纤溶酶等可酌情选用），但溶栓治疗有出血风险，需掌握适应证、禁忌证，用药后需严密观察。

（4）高危者：存在溶栓治疗绝对禁忌证或溶栓治疗失败者，可酌情考虑经导管介入治疗（经导管肺动脉内溶栓术、经导管血栓抽吸术、经导管碎栓术及覆膜支架植入术）。

（5）寻找血栓的源头，必要时植入下腔静脉过滤器以挡住血栓：70%的血栓来源于下肢静脉，可通过超声、造影寻找血栓的源头，必要时植入下腔静脉过滤器，以防止血栓回流到肺动脉。

（6）关注抗凝、溶栓治疗后出血等并发症。

第十五章

暴发性心肌炎

一、基本概念

(1)心肌炎:由感染性(病毒、细菌、支原体等微生物感染)、过敏或变态反应、化学、物理或药物等因素引发心肌内局部性或弥漫性炎症性病变而导致心脏功能受损(收缩、舒张功能降低)或(和)心律失常。临床上以病毒性心肌炎多见。

(2)暴发性心肌炎:又称为急性重症心肌炎,为最严重而凶险的一种特殊类型心肌炎,是指起病急骤、病情进展迅速,很快出现多系统功能衰竭(循环、呼吸及肝肾功能衰竭)及严重的快速性或(和)缓慢性心律失常。主要由病毒感染引起。

(3)急性心肌炎:以心肌炎症、损伤为主,无或仅有轻微纤维化;临床上短时间内发生急性心力衰竭和各种心律失常,多在6个月内死亡或痊愈。

(4)亚急性心肌炎:有少量心肌损害灶,出现广泛的心肌纤维化和愈合性心肌损害灶;临床上可交替出现心功能代偿和心力衰竭,多伴有心律失常出现,病程6个月至数年。

(5)慢性心肌炎:病程缓慢,达3年以上,临床上表现为心脏扩大,可遗留程度不等的心力衰竭症状及各种心律失常,呈现扩张型心肌病特点。

(6)心肌炎后遗症:曾有过心肌炎病史,心脏功能未见明显受损或影响,仅心电图检查存在各种心律失常或(和)ST-T异常改变者。

二、病因及发病机制

(1)病因:病毒感染是暴发性心肌炎的主要病因,多由柯萨奇病毒、腺病毒、流感病毒及新型冠状病毒等所致。

(2)发病机制:病毒感染心肌后,病毒对心肌细胞直接损伤和(或)通过自身免疫反应引发以心肌细胞变性和坏死为主的多器官损伤的全身性疾病。

(3)病理特征:心肌弥漫性炎症细胞浸润、变性→心肌细胞大量坏死及可能伴有浆液纤维素性心包炎。

三、临床表现

(1)可发生在任何年龄,以儿童、青壮年多见,男、女发病无明显差异,春冬季易发。

(2)病毒感染前驱症状:发病前1～3周内有上呼吸道或消化道感染症状,如全身酸痛、发热、流涕、腹泻等,为诊断病毒性心肌炎重要线索。

(3)心肌受损症状:出现心慌、气急、胸闷、胸痛及纳差等症状,为患者就诊的主要原因。72%的患者出现气急或呼吸困难,32%的患者出现胸闷、胸痛。

(4)血流动力学障碍引发的症状:出现不同程度心源性休克、急性心功能不全表现,如精神萎靡、呼吸急促、乏力明显、面色极度苍白、出虚汗,可在极短时间内发生阿斯综合征。

(5)其他器官受累、受损表现:如呼吸、肝、肾功能及凝血功能异常的相应表现。

(6)生命体征:①部分患者体温升高;②血压降低;③呼吸急促(频率>30次/min)或缓慢(严重

时频率＜10次/min）、氧饱和度降低（＜90％）；④心率增快＞120次/min或减慢＜50次/min。

（7）心脏体征：听诊心率增快、心音低钝、可闻第3音或（和）奔马律等。

（8）其他体征：休克时可出现皮肤湿冷、神智淡漠或烦躁甚至昏迷，肝肾功能受损时可出现黄疸、少尿等。

四、心电图表现

（1）窦性心律失常：以窦性心动过速多见，若炎症累及窦房结，则可出现显著的窦性心动过缓、二度以上窦房阻滞及窦性停搏，呈现病窦综合征的心电图特征。

（2）房性、室性心律失常：以早搏及短阵性心动过速多见。

（3）传导阻滞：以一度、二度房室阻滞及心室内阻滞多见，大多数是可逆的，约有30％的患者迅速进展为三度房室阻滞。

（4）QRS波幅低电压：约占12％。

（5）非特异性ST-T改变。

（6）Q-T间期延长：约占30％。

（7）少数重症患者可出现异常Q波、ST段呈损伤型抬高酷似AMI图形（图15-1），预示心肌损害较严重。

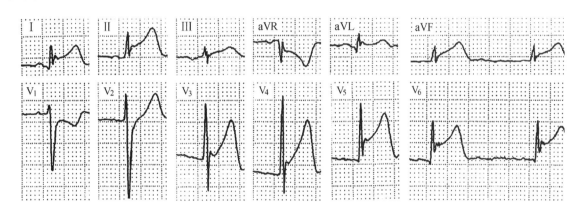

图15-1　急性心肌炎引发ST段抬高及T波高耸

【临床资料】男性，17岁，临床诊断：急性心肌炎、心包炎。【心电图特征】常规心电图（图15-1）显示窦性P-P间期1.03s，频率58次/min；Ⅰ、Ⅱ、Ⅲ、aVL、aVF、V₃～V₆导联ST段呈上斜型抬高0.1～0.4mV，aVR导联ST段呈下斜型压低0.28mV；Ⅰ、Ⅱ、aVF、V₂～V₆导联T波高耸或宽大。【心电图诊断】①窦性心动过缓（58次/min）；②广泛导联出现ST段抬高伴T波高耸或宽大，符合急性心肌炎、心包炎的心电图改变。

五、心电图诊断标准

心电图诊断急性心肌炎敏感性较高，但特异性低，应多次重复检查比较其动态变化。心电图检查对急性心肌炎的诊断具有一定的价值，并能指导制订治疗方案和预后判定。

急性上呼吸道、消化道感染后1～3周内新出现下列心电图改变。

（1）窦房、房室或（和）束支阻滞。

（2）两个或两个以上以R波为主导联ST段呈水平型或下斜型压低＞0.05mV或多个导联ST段异常抬高或有异常Q波。

（3）频发多形性、多源性单发或（和）成对各种早搏或（和）短阵性心动过速等。

（4）两个或两个以上以R波为主的导联T波低平或倒置。

（5）频发单源性单发房性或室性早搏。

具有（1）～（3）任何一项，即可考虑诊断急性心肌炎；具有（4）或（5）项，无明显病毒感染史者，需要补充左心室收缩功能减弱、病程早期有心肌损伤标志物增高这两个条件。

六、临床诊断标准

暴发性心肌炎早期临床表现常不典型,极易产生误诊和漏诊。其起病急骤、病情进展迅速、预后凶险,故应尽早确立暴发性心肌炎的诊断。诊断时需结合病史、临床表现、心电图改变、实验室检查及影像学检查加以综合分析,必要时进行心肌活检。

(1)有病毒感染前驱症状和病史。

(2)有心慌、气急、胸闷、胸痛、纳差等临床症状及听诊心率快、心音低、奔马律等体征。

(3)病情进展迅速,出现循环、呼吸、肝、肾功能受损或衰竭的临床表现。

(4)心电图检查:出现各种心律失常、传导阻滞及 ST-T 改变(图 15-2)。

(5)实验室检查:显示心肌酶谱、肌钙蛋白、B 型利钠肽(BNP)或 N 末端 B 型利钠肽原(NT-proBNP)显著增高及肝、肾功能受损指标异常。

(6)影像学检查:心脏超声检查可见弥漫性室壁运动减弱,部分患者心脏扩大;心脏磁共振 T2 加权像显示心肌水肿和(或)心肌延迟强化扫描呈强化信号。

(7)病原学检测:分离到病毒或病毒核酸检测阳性或特异性病毒抗体阳性。

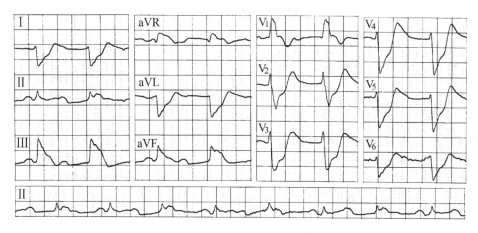

图 15-2　暴发性心肌炎引发加速的室性逸搏心律伴同向性 ST 段异常改变
(新疆独山子石化医院庞燕主任供图)

【临床资料】男性,3 岁,临床诊断:暴发性病毒性心肌炎。【心电图特征】常规心电图、长 II 导联(图 15-2)同时记录,显示窦性 P 波增宽,时间 0.13s,P-P 间期 0.49s,频率 122 次/min;P-R 间期长短不一;QRS 波群宽大畸形呈类完全性右束支阻滞伴电轴右偏图形(时间 0.14s),R'-R' 间期 0.74s,频率 81 次/min,为加速的室性逸搏心律;值得关注的是 III、aVF、V₁ 导联 ST 段呈同向性抬高约 0.05~0.28mV,I、aVL、V₂~V₆ 导联 ST 段呈同向性压低约 0.3~0.6mV。【心电图诊断】①窦性心动过速(122 次/min);②P 波增宽,提示不完全性左心房内阻滞;③完全性房室分离,提示三度房室阻滞;④加速的室性逸搏心律(81 次/min),提示起源于左前分支附近;⑤广泛导联 ST 段呈同向性改变(抬高或压低),提示心肌损伤所致。

七、鉴别诊断

(1)AMI:暴发性心肌炎可引起酷似 AMI 样心电图改变(异常 Q 波、ST 段抬高或压低、T 波高耸或倒置)和心肌损伤标志物升高(心肌酶谱、肌钙蛋白),极需与 AMI 相鉴别,尤其是年龄较大者。暴发性心肌炎多见于年轻人,常无冠心病易患因素,近期有感冒史,出现与体温升高程度不相称的窦性心动过速;心电图多呈一过性广泛导联 ST-T 改变(图 15-3);心肌损伤标志物升高明显,但可很快恢复正常或持续很长时间。而 AMI 多见于中老年患者,常合并高血压、糖尿病等危险因素,可有心绞痛发作史;ST-T 改变导联与冠状动脉供血呈区域性分布,且有其特定的演变规律;心肌损伤标志物的升高与回落也符合 AMI 的演变规律,持续时间约为 2~3W;冠状动脉造影有助于两者的鉴别。

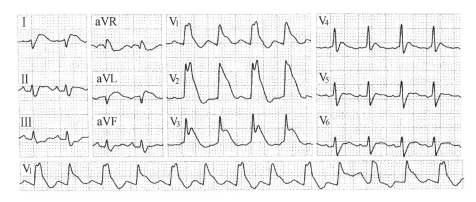

图 15-3　暴发性心肌炎引发前间壁巨 R 型 ST 段抬高及 ST 段、T 波电交替现象

【临床资料】女性,30 岁,临床诊断:暴发性病毒性心肌炎。【心电图特征】常规心电图、长 V₁ 导联(图 15-3)同时记录,显示窦性 P-P 间期 0.50s,频率 120 次/min,P-R 间期 0.16s;QRS 波群呈完全性右束支阻滞图形(时间 0.12s),电轴＋150°,肢体导联 QRS 波幅＜0.5mV,V₁~V₃ 导联波形呈交替性改变,V₅、V₆ 导联 QRS 波幅 ＜1.0mV;值得关注的是Ⅰ、Ⅱ、aVL 导联 ST 段抬高 0.18~0.20mV,V₁~V₃ 导联 ST 段呈巨 R 型抬高 0.20~ 0.65mV;V₁~V₃ 导联 ST 段、T 波呈电交替现象。【心电图诊断】①窦性心动过速(120 次/min);②前间壁 ST 段呈巨 R 型显著抬高伴 ST-T 电交替现象、高侧壁 ST 段抬高;③电轴＋150°,右心室肥大待排;④肢体导联、左胸导联低电压;⑤完全性右束支阻滞。

(2)应激性心肌病:又称为心尖球形综合征,患者可出现胸痛和呼吸困难、异常 Q 波及 ST 段抬高、心脏超声检查显示左室心尖和前壁下段运动减弱或消失、心肌损伤标志物升高、EF 值降低酷似 AMI,但应激性心肌病多见于老年绝经期后的女性,发病前有不良精神刺激因素,心肌损伤标志物轻度升高,心功能常在短时间内恢复正常,预后一般良好。

(3)急性心包炎:急性心包炎患者有发热、胸痛及心动过速等;心包大量积液时,可出现体循环瘀血的症状和体征;心电图显示广泛导联 ST-T 改变,心肌损伤标志物可有轻度升高,需与暴发性心肌炎相鉴别,心脏超声检查对两者鉴别有重要价值。

八、预后

暴发性心肌炎是急性心肌炎中最为严重而特殊的一种类型,早期病死率极高(约 70%)。值得注意的是暴发性心肌炎病死率虽高,但患者一旦度过急性危险期后,其远期预后通常良好。

九、救治原则

实行"以生命支持为依托的综合救治方案",主要包括以下五个部分。

(1)严密监护生命体征的各项指标:①心电、呼吸、血压及血氧饱和度等;②血常规、心肌损伤标志物、电解质、血气、肝肾功能及出凝血功能等各项生化指标。

(2)积极对症治疗及加强支持疗法:①绝对卧床休息、吸氧;②饮食清淡、易于消化、富有营养及少食多餐;③高热者,酌情用物理降温或糖皮质激素;④补液、饮水应量出为入;⑤改善心肌能量代谢、补充维生素;⑥酌情使用胃酸分泌抑制剂。

(3)酌情选用抗病毒、抗感染药物治疗。

(4)免疫调节疗法:糖皮质激素、免疫球蛋白。

(5)生命支持疗法:①循环支持,如球囊反搏治疗(LABP)、体外膜肺氧合治疗(ECMO);②呼吸支持,如无创呼吸机辅助通气、气管插管和人工机械通气;③血液净化及肾脏替代等超滤疗法(CRRT)。

第十六章

急性主动脉夹层

急性主动脉夹层(AD)是目前公认的三大突发性致死性心血管疾病(急性冠状动脉综合征、急性主动脉夹层及急性肺栓塞)之一,虽然该疾病归属于心胸外科危急重症之列,但因其发病时有急性胸痛或背痛、心电图检查可有下壁 ST 段抬高类似 AMI 样改变等,且临床处理与 AMI 截然不同,一旦误诊和漏诊,将危及患者的生命,故有必要在此进行阐述。

一、基本概念

(1)主动脉夹层:是指主动脉管腔内血液从主动脉内膜撕裂(破裂)处进入主动脉中膜使内膜和中膜分离,并沿主动脉长轴方向扩展形成主动脉壁的真、假两腔而出现夹层状态。简言之,即内膜撕裂导致主动脉血管层分离。

(2)超急性主动脉夹层:是指出现初始临床表现(胸背部疼痛)24h 内形成的主动脉夹层。

(3)急性主动脉夹层:是指出现初始临床表现(胸背部疼痛)1~14d 内形成的主动脉夹层。

(4)亚急性主动脉夹层:是指出现初始临床表现(胸背部疼痛)15~90d 内形成的主动脉夹层。

(5)慢性主动脉夹层:是指出现初始临床表现(胸背部疼痛)90d 以上形成的主动脉夹层或体检中偶然发现的无症状主动脉夹层。

(6)主动脉壁间血肿:是指局限于主动脉中膜层的积血,且无可识别的内膜撕裂。它可为急性主动脉夹层的前期病变,且可能与穿透性主动脉溃疡有关。主动脉壁间血肿也可由医源性(如主动脉内球囊反搏)或创伤性(如机动车事故)主动脉损伤所致。主动脉壁间血肿更常累及降主动脉。

(7)不伴血肿的内膜撕裂:是指内膜呈星状或线状撕裂,暴露该处的中膜或外膜。

(8)穿透性主动脉溃疡:是指主动脉内膜破损,病变在主动脉壁中扩张至不同深度。大多数穿透性主动脉溃疡位于降主动脉。

(9)主动脉周围血肿:是指主动脉破裂后流出的血液被周围软组织包裹而成。

二、分型

有 Stanford 和 DeBakey 两种分型。以 Stanford 分型更为简明、实用。

(1)Stanford 分型:根据主动脉夹层累及范围而分为 A 型和 B 型。①A 型:主动脉夹层累及升主动脉,不论初始内膜撕裂的位置;②B 型:未累及升主动脉其他所有的动脉夹层(如降主动脉及腹主动脉)。

(2)DeBakey 分型:根据主动脉夹层破口和累及范围而分为Ⅰ型、Ⅱ型、Ⅲ型。①Ⅰ型:主动脉夹层起源于升主动脉并至少扩展至主动脉弓;②Ⅱ型:主动脉夹层仅累及升主动脉;③Ⅲ型:主动脉夹层起源于胸降主动脉,向下未累及腹主动脉者称为Ⅲa 型,累及腹主动脉者称为Ⅲb 型。

DeBakey 分型中Ⅰ型、Ⅱ型相当于 Stanford 分型中 A 型,DeBakey 分型中Ⅲ型相当于 Stanford 分型中 B 型。

自发性升主动脉夹层的发生率几乎是降主动脉夹层的两倍。

三、分级

主动脉壁黏膜下出血、壁间血肿形成及主动脉壁硬化斑块的溃疡形成,可能是夹层形成的早期阶段,或者是主动脉夹层的一种亚型。故提出了主动脉夹层的5级分类方法。

1. Ⅰ级(典型的主动脉夹层,有破裂撕脱的内膜片将主动脉分为真、假两腔)

主动脉夹层发病的特征性病理改变是主动脉内膜与中膜撕裂,将主动脉管腔分为真、假两个腔,由于两腔压力不同,假腔常大于真腔,真腔与假腔经内膜的破裂口处相交通。然而在有些主动脉夹层患者中并未发现内膜破裂口,这在临床上不常见,但尸检报告有4%～12%未发现内膜破裂口。夹层病变可从内膜破裂口处开始向近端或远端发展,病变累及主动脉的分支时可导致相应并发症的发生。

2. Ⅱ级(主动脉中膜变性,有内膜下血肿形成或内膜下出血)

主动脉壁内血肿形成可能是主动脉中层变性后的早期表现,主动脉外膜和内膜的弹性系数不同可能是主动脉壁内出血的另一原因。影像学检查中发现Ⅱ级夹层约占夹层的10%～30%。主动脉壁内血肿形成或内膜下出血的患者中有28%～47%发展为主动脉夹层,21%～47%的患者发生主动脉破裂,10%的患者可以自愈。Ⅱ级夹层又可分为两个亚型。

(1)Ⅱa级:表现为主动脉内壁光滑,主动脉直径≤3.5cm,主动脉壁厚≤0.5cm。在超声检查中约1/3的该型患者可发现主动脉壁内低回声区,低回声区内无血流信号,血肿的平均长度约11cm。

(2)Ⅱb级:发生于主动脉粥样硬化的患者,主动脉内壁有粗糙的粥样斑块及钙化区,主动脉直径>3.5cm,主动脉壁厚平均约1.3cm,约70%的该型患者可在超声检查中发现低回声区。

3. Ⅲ级(局限于内膜破裂口附近的小面积偏心性主动脉壁肿胀)

Ⅲ级是指微小的主动脉壁内膜破损且有附壁血栓形成,此病变有两种转归:①若破损疤痕愈合则称为不完全的微小夹层;②若破损扩大,血流进入已破坏的中膜,则形成典型的夹层。

4. Ⅳ级(主动脉附壁斑块破裂形成的主动脉壁溃疡)

主动脉粥样硬化斑块破裂所形成的溃疡在CTA、MRA及腔内超声等检查中均可清楚地显现,这种病变主要影响降主动脉和腹主动脉,一般较局限且不影响主动脉的主要分支,溃疡病变的持续发展可导致主动脉破裂、假性动脉瘤或主动脉夹层形成。

5. Ⅴ级(医源性或创伤性的主动脉夹层)

主动脉的钝性创伤、心导管检查、主动脉球囊反搏、主动脉钳夹阻断等均可引起主动脉夹层。导管操作所造成的夹层常为逆行撕裂,此夹层通常会逐渐缩小直至血栓形成,多数不需要手术治疗。

四、高危因素及病因

(1)男性多于女性2～3倍,好发于50～70岁。

(2)高血压引发急性主动脉夹层占70%以上,因其使主动脉壁受到更大压力,为急性主动脉夹层最重要的促发因素。

(3)动脉粥样硬化。

(4)结缔组织病:如Marfan综合征、Loeys-Dietz综合征等。

(5)先天性血管畸形(如动脉瘤)、二叶式主动脉瓣畸形。

(6)急性外伤、医源性损伤:主动脉的钝性创伤、心脏或主动脉手术史、心导管检查、主动脉球囊反搏及主动脉钳夹阻断等。

五、病理、生理改变与临床表现关联性

急性主动脉夹层可从起始撕裂口向近端或远端扩展,累及主动脉瓣、冠状动脉或者胸主动脉、腹主动脉的分支。这种扩展可引发主动脉夹层的多种临床特征。

(1)急性胸痛或腰背痛、神经症状。

(2)缺血性改变:假腔中平均压力更高时可动态或静态压迫真腔,并使其闭塞导致主动脉分支灌注不良,引发终端器官缺血,如冠状动脉、脑、脊髓、四肢和内脏缺血。

(3)若夹层向近端蔓延累及主动脉瓣或心包腔,则会发生主动脉瓣关闭不全、冠状动脉缺血和心包填塞。

(4)因 A 型急性主动脉夹层的原始破裂口常位于升主动脉右前方,故右侧冠状动脉较左侧更易被累及而引发下壁 AMI 或伴右心室、后壁 AMI。

六、临床表现

(1)剧烈疼痛:80%~90%的患者有突发胸部、腰背部、腹部撕裂样或刀割样剧痛,难以忍受;A 型或Ⅰ型、Ⅱ型、Ⅲa 型主动脉夹层出现胸部剧痛,B 型或Ⅲb 型主动脉夹层出现腰背部或腹部剧痛(Ⅲb 型);疼痛迁移或扩展方向预示夹层进展的途径。

(2)休克及血压异常:①患者因剧烈疼痛而呈休克貌,表现为面色苍白、心率加快、大汗淋漓、焦虑不安等;②血压常不低或增高,若动脉外膜破裂出血,则血压降低;③两上肢或两下肢血压及上、下肢血压存在明显差异。

(3)心血管症状:①如夹层向近端蔓延累及冠状动脉,则可引发心肌缺血,甚至 AMI;②如累及心包腔,则会出现心包填塞症状;③如累及主动脉瓣,则会发生主动脉瓣关闭不全、急性心力衰竭。

(4)压迫其他血管而引发症状:主动脉夹层所累及的血管受压或扩张的假腔压迫真腔引发相应终端器官缺血或灌注不良。①颈总动脉受压引发神智改变、定向障碍或昏迷等;②喉返神经受压引发声音嘶哑;③肾动脉受压引发腰痛、少尿、急性肾功能衰竭及肾性高血压等;④髂动脉受压导致股动脉灌流减少而引发下肢缺血。

七、辅助检查

(1)CT 血管造影:是血流动力学稳定患者的首选诊断性影像学检查,具有很高的敏感性和特异性,检查范围应包括整个主动脉、腹主动脉、髂动脉及股动脉。

(2)心脏超声:对于血流动力学不稳定的患者,心脏超声(如普通或经食管超声)均可识别主动脉瓣关闭不全、出血性心包积液和心包填塞及节段性室壁运动异常。

(3)常规心电图:对于胸痛患者,接诊后必须在 10min 内先行常规心电图检查进行筛选,必要时0.5~1.0h 后再复查心电图,可初步判定有无缺血性心电图改变等。对于出现下壁或伴右心室、后壁 ST 段抬高型 AMI 者,诊断时尚需关注是否由主动脉夹层撕裂并累及右冠状动脉的可能。

(4)血液生化检测:心肌损伤标志物(心肌酶谱、高敏肌钙蛋白、肌红蛋白等)、D-二聚体显著增高;若 D-二聚体低于 0.5mg/L,则有助于排除急性主动脉夹层。

(5)必要时可行磁共振(MRI)血管造影。

(6)胸痛 CT 三联扫描(TRO-CT):为改良的冠状动脉 CT 血管造影方案,扩大了胸部扫描的覆盖范围,更有利于在急诊科中或胸痛中心为胸痛患者甄别冠心病以外的危重疾病,如急性主动脉夹层、急性肺栓塞或应激性心肌病等。

八、诊断与鉴别诊断

对于突发胸部、腰背部、腹部撕裂样或刀割样剧烈疼痛伴有大汗淋漓、血压异常、休克等表现的患者,需高度警惕急性主动脉夹层的可能,尤其是中老年高血压男性患者,应密切结合上述相关辅助检查对急性冠状动脉综合征(ACS)、急性主动脉夹层、急性肺栓塞或应激性心肌病进行甄别。

九、危险分层

对于疑诊主动脉夹层的急性胸痛患者,可按下表进行危险评分(表 16-1)。总分 0 分为低度可疑,1分为中度可疑,2~3分为高度可疑。中、高度可疑的患者,应及时行影像学检查确诊。

表 16-1　主动脉夹层危险评分

条目	评分(分)
(1)高危病史	
Marfan 综合征等结缔组织病	1
主动脉疾病家族史	1
主动脉瓣疾病	1
胸主动脉瘤	1
主动脉介入或外科手术史	1
(2)高危胸痛特点	
突发疼痛	1
剧烈疼痛,难以忍受	1
撕裂样、刀割样尖锐痛	1
(3)高危体征	
动脉搏动消失或无脉	1
四肢血压差异明显	1
局灶性神经功能缺失	1
新发主动脉瓣杂音	1
低血压或休克	1

十、救治原则

(1)严密监护生命体征的各项指标:①心电、呼吸、血压及血氧饱和度等;②血常规、心肌损伤标志物、电解质、血气、肝肾功能及出凝血功能等各项生化指标。

(2)积极对症治疗:①绝对卧床休息、吸氧;②对于疼痛严重者,予以吗啡类镇痛药;③对于呼吸困难者,可立即给予呼吸机插管通气治疗。

(3)严格控制血压与心率:联合应用 β 受体阻断剂和血管扩张剂,能够很快地降低血管阻力、血管壁张力及心室收缩力,有助于将血压及心率控制在正常范围内(收缩压 100~120mmHg、心率 60~80 次/min)。

(4)心内科、心胸外科联合评估:符合植入支架指征者,可行主动脉支架植入术(腔内隔绝术);如不符合心内科治疗指征,则由心胸外科进行手术治疗。

第十七章

急性心包炎与心包填塞

一、概述

心包为双层囊袋结构。脏层心包为浆膜，与纤维壁层之间形成的心包腔内有 15～50ml 浆膜液起润滑作用。心包对肺部和胸腔感染的扩散能起到一定的阻隔作用。

二、基本概念

急性心包炎是指除了心包脏层和壁层间的渗出性炎症外，心包下的心外膜心肌也受到波及而引发弥漫性炎症性反应，出现损伤性和缺血性心电图改变。它可单独存在或同时合并心肌炎、心内膜炎，也可继发于某种全身性疾病累及心包时的表现。

若心包内有积液，则心肌产生的电流会发生短路现象而出现 QRS 波幅低电压。

三、病理、生理改变与临床表现关联性

(1)急性纤维蛋白性心包炎：急性心包炎早期，在心包腔中由纤维蛋白、白细胞和内皮细胞组成的渗出物覆盖在心包的壁层和脏层，称为急性纤维蛋白性心包炎。此时，患者可出现以下症状和体征。①胸痛：胸前区、胸骨后或剑突下出现刺痛、钝痛、胀痛、尖锐痛或剧痛等，并放射到左肩、左颈部和左上臂，疼痛可随体位而改变，仰卧、深呼吸或咳嗽时加重，坐位或前倾时减轻；②发热：多为轻、中度发热；③摩擦音：心前区听诊可闻心包摩擦音(呈抓刮样粗糙的高频音)，以胸骨左缘第 3、4 肋间最为明显，具有诊断价值；④心电图出现较特异性 ST-T 改变。

(2)心包积液：当病变发展到渗出性心包炎时，心包内将有较多液体渗出并积聚。此时：①胸痛症状将会减轻或缓解；②听诊时心音低钝，心包摩擦音消失，叩诊时心界扩大；③QRS 波幅低电压。

(3)心包填塞(心脏压塞)：大量心包积液并压迫心脏而出现心包填塞三联征(Beck 三联征)。①听诊心音低钝、遥远；②颈静脉充盈、怒张；③低血压、奇脉。心电图可出现窦性心动过速、低电压、QRS-T 波幅电交替现象。一旦出现心包填塞三联征，需紧急处理。否则，患者可随时出现心跳骤停及猝死。

四、心电图特征

因急性心包炎可波及心包下的心外膜心肌，也可合并心肌炎、心内膜炎，故会出现损伤性和缺血性心电图改变。若心包内有积液，则心肌产生的电流会发生短路现象而出现 QRS 波幅低电压。

(1)窦性心动过速。

(2)广泛导联 ST 段呈凹面向上型抬高：发病早期，即胸痛发生后数小时，Ⅰ、Ⅱ、aVF、$V_2 \sim V_6$ 导联 ST 段呈凹面向上型抬高，通常其振幅<0.5mV，以Ⅱ、V_5、V_6 导联最为明显；而 aVR、V_1 导联 ST 段压低。ST 段改变约持续数小时至数天，便可回到等电位线。与炎症累及心外膜下浅层心肌产生损伤性电流有关(图 17-1)。

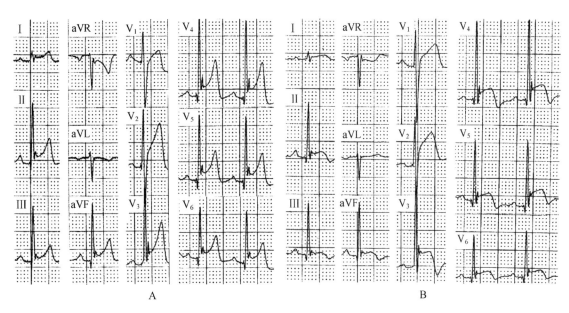

图 17-1　急性心包炎引发 ST 段呈上斜型、凹面向上型抬高

【临床资料】男性,19 岁,发热、胸痛 1d,临床诊断:急性心包炎。【心电图特征】图 A(图 17-1)系初诊时记录,显示窦性 P-P 间期 0.55s,频率 109 次/min,Ⅱ、Ⅲ、aVF 及 $V_2 \sim V_6$ 导联 ST 段呈上斜型、凹面向上型抬高 0.1∼0.4mV,T 波直立或高耸。图 B 系入院 2d 后记录,显示下壁导联 ST 段抬高程度减轻(0.05∼0.10mV),而 $V_1 \sim V_5$ 导联 ST 段呈上斜型、单相曲线型抬高程度加重(0.3∼0.4mV)伴 $V_3 \sim V_6$ 导联 T 波正负双相。【心电图诊断】①窦性心动过速(109 次/min);②广泛导联 ST 段抬高伴 T 波高耸,并出现动态改变,符合急性心包炎的心电图改变。

(3)T 波改变:以 R 波为主的导联 T 波低平或倒置(深度<0.5mV),多发生在 ST 段回到等电位线后。与心外膜下心肌缺血有关。

(4)PR 段偏移:PR 段偏移方向与 ST 段偏移方向相反,即 ST 段抬高导联,其 PR 段多呈水平型压低 0.05∼0.15mV。PR 段偏移发生在急性心包炎早期,可早于 ST 段抬高,甚至是唯一表现,具有早期特异性诊断价值。与心房肌较薄,较易损伤引起心房复极异常有关。

(5)QRS 波幅低电压:与心包积液有关(图 17-2)。

(6)出现 QRS 波幅、ST 段及 T 波等波段电交替现象,提示存在心包大量积液或心包填塞。

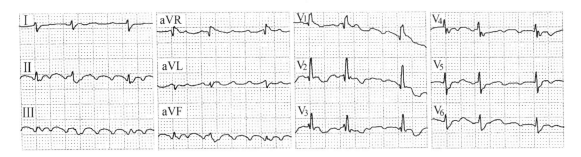

图 17-2　心包积液引发全导联低电压

【临床资料】女性,19 岁,低热半月余,临床诊断:急性结核性心包炎。【心电图特征】常规心电图(图 17-2)显示基本节律为心房扑动,F 波频率 273 次/min,房室呈 2∶1∼4∶1 传导,平均心室率 100 次/min;肢体导联 QRS 波幅<0.5mV,胸前导联 QRS 波幅<1.0mV;V_1 导联 QRS 波群呈 Qr 型,时间 0.10∼0.11s。【心电图诊断】①心房扑动伴正常心室率(平均 100 次/min),房室呈 2∶1∼4∶1 传导;②全导联 QRS 波幅低电压;③不完全性右束支阻滞。

五、分期

急性心包炎典型的心电图改变,可分为 4 期(表 17-1)。其中 Ⅰ 期的 PR 段压低和 ST 段抬高为急性心包炎特征性改变,具有诊断价值。

表 17-1　急性心包炎心电图改变

分期	持续时间	心电图改变
Ⅰ期	数小时至数天	Ⅰ、Ⅱ、Ⅲ、aVF、$V_2 \sim V_6$ 导联 PR 段多呈水平型压低,ST 段呈凹面向上型抬高,aVR、V_1 导联 PR 段呈水平型抬高,ST 段压低
Ⅱ期	1 至 3 周	抬高的 ST 段逐渐恢复正常,T 波振幅逐渐降低、变平
Ⅲ期	3 周至数周	T 波倒置
Ⅳ期	数周至数月	倒置的 T 波逐渐恢复正常、低平或持续倒置

六、鉴别诊断

急性心包炎患者早期有胸痛、ST 段呈凹面向上型抬高,需与 AMI、心室早复极相鉴别(表 17-2)。

表 17-2　急性心包炎与 AMI、心室早复极的心电图鉴别

鉴别要点	急性心包炎	AMI(急性心肌梗死)	心室早复极
①ST 段抬高形态	凹面向上型	单向曲线型、弓背向上型	凹面向上型
②PR 段偏移	有	无	无
③异常 Q 波	无	有	无
④T 波倒置	于 ST 段恢复后出现倒置	T 波倒置伴随 ST 段抬高	无(T 波呈直立高耸)
⑤导联分布	广泛导联	梗死部位相应导联	以 R 波为主导联(左胸前导联、下壁导联)
⑥ST/T 振幅比值	>0.25	不适用	<0.25
⑦心率	窦性心动过速多见	不一定	窦性心动过缓多见
⑧演变时间	数天至数周	数小时至数天	可持续数年不变,活动后 ST 段抬高程度减轻或恢复正常

七、临床诊断

(1)听到心包摩擦音,急性心包炎的诊断即可确立。

(2)胸痛、心动过速、心脏扩大、体循环瘀血、吸气时颈静脉怒张和奇脉。

(3)心电图显示广泛导联轻度 ST-T 改变、PR 段偏移(抬高或压低)。

(4)心脏超声显示心包腔内含液性暗区。

(5)胸部 X 线:显示心脏外形呈烧瓶样,其底部随体位而变化。

八、救治原则

救治原则包括对症和支持治疗、病因治疗及解除心脏压塞。

(1)对症和支持疗法:①卧床休息,加强营养,维持水和电解质的平衡;②胸痛明显时,酌情使用镇痛剂;③体温明显升高时,酌情使用退热药或物理降温。

（2）病因治疗：急性心包炎常见的病因是结核性、化脓性、非特异性和肿瘤性。治疗主要应针对病因，如结核性、化脓性心包炎经有效彻底地治疗可避免发生缩窄性心包炎。

（3）解除心脏压塞：①酌情使用糖皮质激素，以促使心包积液吸收；②心包积液过多引发心脏压塞时，需立即行心包穿刺引流放液。

（4）顽固性复发性心包炎或伴严重胸痛患者可考虑外科心包切除术。

第十八章

巧辨 ST 段异常改变

一、概述

ST 段代表心室早期缓慢复极,受心肌血供、损伤、电解质、药物及心脏自主神经等多种因素的影响。故分析 ST 段偏移时应注意动态观察其形态、幅度、持续时间及与症状的关系,并结合 T 波改变、临床病史及心肌损伤标志物检测等进行甄别。要特别关注由心脏危急重症所引发的 ST 段异常抬高或压低。

1.ST 段测量方法

2013 年欧洲、美国心脏病学会对 ST 段测量进行了重新界定:ST 段抬高或压低以 J 点为准,基准线以 PR 段终点为准,借以避免人为的测量误差。

2.ST 段正常值

(1)ST 段压低:以 R 波为主导联 ST 段压低≤0.05mV,但Ⅲ、aVL 导联可压低≤0.1mV。

(2)ST 段抬高:以 R 波为主导联 ST 段抬高≤0.1mV,但胸前导联 $V_1 \sim V_4$ 导联可抬高 0.2～0.4mV,尤其是青壮年、运动员等身体素质较好者。

(3)ST 段时间:0.05～0.15s。

二、ST 段抬高类型及其意义

1.上斜型(斜直型)抬高

(1)心电图特征:ST 段与 T 波正常连接角消失,导致两者不易区分且间接地使 T 波变宽,继之,ST 段直线向上升高并倾斜地与高耸宽大的 T 波相连(图 18-1)。

(2)临床意义:见于超急期心肌梗死、变异型心绞痛及迷走神经张力过高者等。

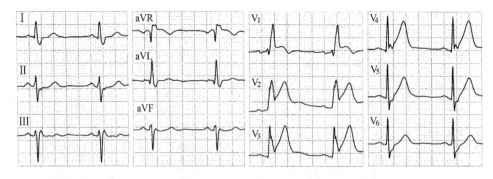

图 18-1　前间壁、前壁超急期心肌梗死引发 ST 段呈上斜型抬高伴 T 波高耸宽大

【临床资料】男性,57 岁,突发胸痛 1h。临床诊断:AMI 待排。【心电图特征】常规心电图(图 18-1)显示 P-P 间期 1.03s,频率 58 次/min;P-R 间期 0.16s;QRS 时间 0.14s,在Ⅰ、aVL 导联呈 qRs 型,$R_{aVL} > R_{I}$,Ⅱ、Ⅲ、aVF 导联呈 rS、rSr′型,$S_{Ⅲ} > S_{Ⅱ}$,电轴 -59°,V_1 导联呈 rsR′型;值得关注的是 $V_1 \sim V_5$ 导联 ST 段呈上斜型抬高 0.15～0.40mV,V_1 导联 T 波呈正负双相,$V_2 \sim V_5$ 导联 T 波高耸宽大;Q-T 间期 0.41s。【心电图诊断】①窦性心动过缓(58 次/min);②前间壁、前壁 ST 段抬高伴 T 波高耸,提示超急期心肌梗死所致,请结合临床;③双分支阻滞(完全性右束支阻滞合并左前分支阻滞)。(绍兴市中心医院骆海明主任供图)

2. 弓背向上型或单相（向）曲线型抬高

(1)心电图特征：抬高的 ST 段其凸面向上形似弓背状，并与 T 波前支平滑地连接，两者无明确界限，构成一条凸起在基线以上的弓状曲线，称为单相（向）曲线(图 18-2)。

(2)临床意义：见于 AMI、变异型心绞痛、心室壁运动异常或室壁瘤形成等。

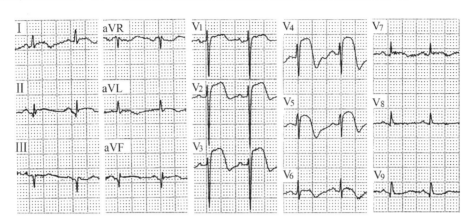

图 18-2　广泛前壁 AMI 出现弓背向上型或单相曲线型 ST 段抬高

【临床资料】男性，74 岁，突发胸痛 0.5d。【心电图特征】常规心电图(图 18-2)显示 P-P 间期 0.56～0.60s，频率 100～107 次/min；QRS 波群在Ⅱ、Ⅲ、aVF 导联呈 qrs、Qr 型，V₁～V₅ 导联呈 rS 型，但 V₃ 导联 r 波幅＜V₂ 导联 r 波幅，V₅ 导联 r 波幅＜V₄ 导联 r 波幅，V₅、V₆ 导联 QRS 波幅＜1.0mV；Ⅰ、V₂～V₆ 导联 ST 段呈弓背向上型或单相曲线型抬高 0.05～0.50mV，T 波正负双相或倒置。【心电图诊断】①窦性心动过速(100～107 次/min)；②广泛前壁 ST 段抬高及 T 波倒置，提示 AMI 所致，请结合临床；③下壁异常 Q 波；④前壁 r 波振幅逆递增；⑤左胸导联 QRS 波幅低电压。

3. 墓碑型抬高

(1)心电图特征：ST 段向上凸起并快速上升高达 0.8～1.6mV，凸起的 ST 段顶峰高于其前的 r 波，r 波矮小持续时间短暂，通常＜0.04s，抬高的 ST 段与其后 T 波上升支相融合，难以单独辨认 T 波，且 T 波常直立高耸(图 18-3)。

(2)临床意义：①见于 AMI 早期，以老年人多发，均发生于穿壁性心肌梗死；②易并发急性左心衰竭、严重室性心律失常、三度房室阻滞等，死亡率显著增高；③可作为判断 AMI 预后的一项独立指标。

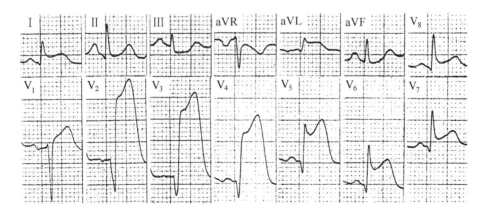

图 18-3　AMI 引发墓碑型、上斜型 ST 段抬高

【临床资料】男性，78 岁，胸痛 0.5d，临床诊断：AMI。【心电图特征】14 导联心电图(图 18-3)显示 QRS 波群在 V₁ 导联呈 rS 型，V₂～V₄ 导联呈 QS 型，V₅ 导联呈 QR 型，V₂～V₅ 导联 ST 段呈墓碑型抬高 0.65～1.55mV 伴 T 波高耸，Ⅰ、aVL、V₆～V₈ 导联 ST 段呈上斜型抬高 0.15～0.35mV。心电图诊断：①窦性心律；②前间壁、前壁异常 Q 波伴 ST 段呈墓碑型显著抬高及 T 波高耸，高侧壁、侧壁及后壁 ST 段呈上斜型抬高，符合广泛前壁、后壁 AMI 的心电图改变。

4.巨 R 型抬高

(1)心电图特征:①QRS 波群与 ST-T 融合在一起,J 点消失,R 波下降支与 ST-T 融合成一斜线,致使 QRS 波群、ST 段与 T 波形成峰尖、边直、底宽类似三角形的宽波,难以辨认各波段的交界,酷似巨 R 型波形(图 18-4);②巨 R 型 ST 段常出现在 ST 段抬高最明显的导联;③ST 段抬高程度与 S 波减少成正比,凡 ST 段抬高最明显的导联,其 S 波减少也最明显甚至消失,但 QRS 波群起始向量不变;④QRS 波群可略增宽,Q-T 间期可轻度延长;⑤巨 R 型 ST 段常呈一过性改变,仅持续数分钟,心肌缺血一旦改善或恶化即可消失。

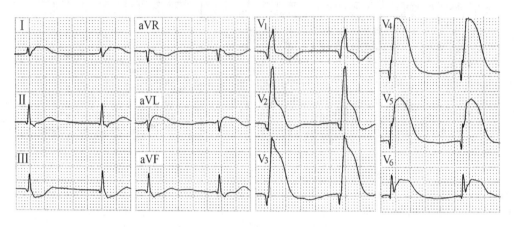

图 18-4 广泛前壁 AMI、心肺复苏后出现巨 R 型 ST 段抬高

【临床资料】男性,64 岁,胸痛伴恶心呕吐 0.5d 来院急诊,临床诊断:AMI 待排。就诊过程中突发心脏呼吸骤停,紧急行 CPR、电击除颤及气管插管。【心电图特征】常规心电图(图 18-4)于 02:50 记录,未见窦性 P 波,QRS 波群呈完全性右束支阻滞图形(时间 0.13s),与既往心电图一致,R-R 间期 0.97～1.02s,频率 59～62 次/min,为房室交接性逸搏心律;V₁ 导联呈 qR 型,V₂～V₅ 导联呈 QR 型,V₆ 导联呈 qRs 型;ST 段在 I、aVL 导联呈水平型、下斜型抬高 0.2mV,在 V₂ 和 V₆ 导联呈下斜型抬高、V₃～V₅ 导联呈巨 R 型抬高 0.5～1.7mV,以 V₃～V₅ 导联抬高最为明显。【心电图诊断】①正常频率及加速的房室交接性逸搏心律(频率 59～62 次/min);②前间壁、前壁异常 Q 波伴广泛前壁 ST 段显著抬高(呈巨 R 型和下斜型),提示 AMI 所致;③完全右束支阻滞。冠状动脉造影显示前降支近端完全闭塞,植入支架 1 枚。

(2)形成机制:与心肌缺血、损伤引发急性损伤性阻滞有关。即性心肌缺血、损伤引发心肌细胞膜对 K⁺ 通透性增高→细胞内 K⁺ 逸出至细胞外→心肌细胞静息膜电位减小→影响快 Na⁺ 通道开放→0 相除极速率和幅度减小→传导速度减慢→损伤区心肌组织除极缓慢、延迟,并迟于正常心肌组织,其所产生向量不被抵消→引发 R 波振幅增高和终末增宽。

(3)临床意义:①多见于较大的冠状动脉(左前降支、左回旋支、右冠状动脉)急性闭塞或痉挛引发大面积严重的急性心肌缺血、损伤,如前壁、广泛前壁、下壁超急期或急性期心肌梗死、不稳定型心绞痛及变异型心绞痛等;②可见于急性重症心肌炎(暴发性心肌炎)、电击伤、心脏除颤等;③偶见于颅脑损伤患者;④因巨 R 型形成与急性损伤性阻滞有关,故易引发严重的室性心律失常;⑤心室率增快时,因 P 波重叠在 T 波中,极易误诊为室性心动过速。

5.J 波型抬高

(1)心电图特征:J 点从基线明显偏移后形成一定的幅度(≥0.1mV)和持续一定的时间(≥20ms),并呈圆顶状或驼峰状特殊形态,相关导联的 ST 段呈下斜型抬高(图 18-5)。

(2)发生机制:系心肌急性缺血引发心室外膜心肌细胞的 I_{to} 电流增加,并与心内膜心肌细胞出现 1 相和 2 相的复极电位差而形成缺血性 J 波。

(3)临床意义:①缺血性 J 波所出现导联与心肌缺血的部位密切相关,是心肌严重缺血时伴发的一种超急期的心电图改变,见于严重的急性心肌缺血,如 AMI、变异型心绞痛及 PCI 术中等,有

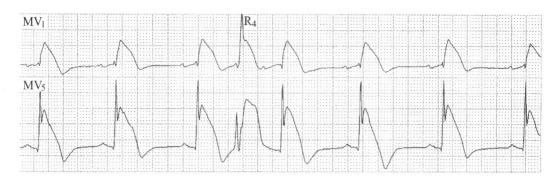

图 18-5 变异型心绞痛引发 J 波型、下斜型 ST 段抬高

【临床资料】男性,56 岁,临床诊断:冠心病、变异型心绞痛。【心电图特征】MV_1、MV_5 导联(图 18-5)系患者 22:48 胸痛发作时同步记录,显示窦性 P-P 间期 1.02～1.12s,频率 54～59 次/min,P-R 间期 0.18s;R_4 为间位型高位室性早搏,其 ST 段显著抬高;窦性搏动的 ST 段在 MV_1 导联呈下斜型抬高约 0.6mV,在 MV_5 导联出现明显的异常 J 波伴 ST 段呈下斜型抬高约 1.3mV,T 波倒置;约持续 5min 后异常 J 波消失,ST 段恢复正常。【心电图诊断】①窦性心动过缓(54～59 次/min);②间位型高位室性早搏;③缺血性 J 波、下斜型 ST 抬高及 T 波倒置,提示急性心肌缺血、损伤所致;④符合变异型心绞痛的心电图改变。

时是 AMI 早期唯一的心电图改变;②缺血性 J 波提示心肌存在明显而严重的复极离散度,预示心电极不稳定,易发生恶性室性心律失常而猝死。

6.凹面向上型抬高

(1)心电图特征:ST 段呈凹面向上型抬高者多伴有 T 波直立(图 18-6)。

(2)临床意义:见于 AMI、变异型心绞痛、急性心包炎、心室早复极、电击复律后、高钾血症及左心室舒张期负荷过重等。

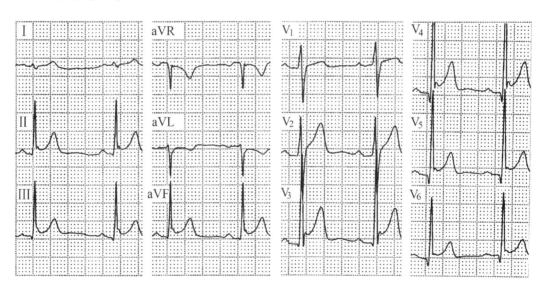

图 18-6 心室早复极引发 ST 段呈凹面向上型抬高伴 T 波直立

【临床资料】男性,29 岁,健康体检。【心电图特征】常规心电图(图 18-6)显示 Ⅱ、Ⅲ、aVF、V_3～V_6 导联 R 波降支顿挫、切迹,并形成 J 波,ST 段呈凹面向上型抬高 0.10～0.25mV,T 波直立。【心电图诊断】①窦性心律;②下壁、前壁及侧壁出现 J 波及 ST 段呈凹面向上抬高,提示心室早复极所致。

7.穹隆型或马鞍型抬高

(1)穹隆型 ST 段抬高:V_1～V_3 导联表现为 J 波或抬高的 ST 段顶点≥0.2mV,其 ST 段随即向下倾斜伴 T 波倒置(图 18-7)。

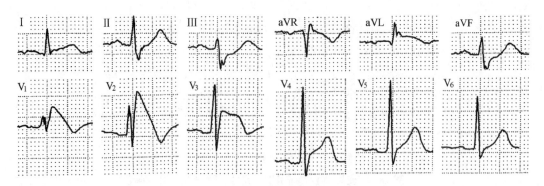

图 18-7　V₁～V₃ 导联 ST 段呈穹隆型抬高(Ⅰ型 Brugada 波)

【临床资料】男性,32 岁,健康体检。【心电图特征】常规心电图(图 18-7)显示 QRS 时间 0.11s,在 V₁ 导联呈 rsr′型,其他导联终末波较宽钝;V₁～V₃ 导联 ST 段呈穹隆型抬高 0.45～1.05mV,伴 T 波倒置。【心电图诊断】①窦性心律;②不完全性右束支阻滞;③前间壁 ST 段呈穹隆型抬高,符合Ⅰ型 Brugada 波。

(2)马鞍型 ST 段抬高:V₁～V₃ 导联表现为 J 波抬高≥0.2mV,ST 段呈下斜型抬高(在基线上方仍然≥0.1mV),紧随正相或双相 T 波(图 18-8)。

上述心电图改变又称为 Brugada 波。若患者心脏结构无明显异常,有反复发作多形性室性心动过速或心室颤动及有家族性史,则可诊断为 Brugada 综合征。

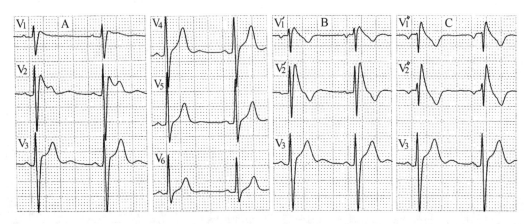

图 18-8　V₁、V₂ 导联 ST 段呈马鞍型抬高(Ⅱ型 Brugada 波)

【临床资料】男性,32 岁,健康体检。【心电图特征】胸前导联心电图 A(图 18-8)显示 QRS 时间 0.10s,在 V₁、V₂ 导联呈 rsr′型,其他导联终末波略宽钝;ST 段在 V₁ 导联呈下斜型抬高 0.1mV,V₂ 导联呈马鞍型抬高约 0.6mV,伴 T 波直立,V₃ 导联抬高 0.3mV。图 B、图 C 分别为 V₁、V₂ 导联上一肋、上两肋记录,ST 段呈下斜型压低伴 T 波倒置,呈现Ⅰ型 Brugada 波特征。【心电图诊断】①窦性心律;②不完全性右束支阻滞;③前间壁 ST 段呈马鞍型抬高,符合Ⅱ型 Brugada 波;④上一肋间呈现Ⅰ型 Bragada 波(呈穹隆型抬高)。

8.下斜型抬高

ST 段呈下斜型抬高,往往伴随巨 R 型、缺血性 J 波及 Brugada 波而出现,如图 18-4、图 18-5、图 18-7、图 18-8 所示。

9.水平型抬高

此型少见,多见于 AMI、变异型心绞痛、室壁瘤形成等(图 18-9)。

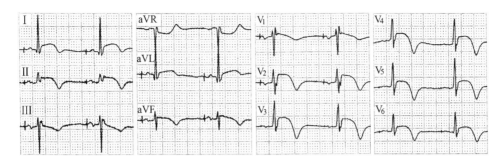

图 18-9　AMI 引发 ST 段呈弓背向上型、水平型抬高

【临床资料】男性，66 岁。胸痛 0.5d，临床诊断：病窦综合征、植入双腔起搏器 4 年、胸痛待查。【心电图特征】常规心电图（图 18-9）显示心房起搏心律，频率 60 次/min；QRS 波群在 V_1 导联呈 $rSr's'$ 型，时间 0.10s；ST 段在 Ⅰ、Ⅱ、aVF、V_1～V_6 导联呈弓背向上型或水平型抬高 0.10～0.30mV，T 波倒置；aVR 导联 ST 段呈下斜型压低 0.18mV。【心电图诊断】①双腔起搏器，呈心房起搏心律（AAI 方式，60 次/min）；②下壁、广泛前壁 ST 段呈损伤型抬高和 T 波倒置，提示 AMI 所致，请结合临床及心肌损伤标志物检测；③不完全性右束支阻滞。

　　【心得体会】植入双腔起搏器后，若长时间呈房室顺序起搏心律（DDD 起搏），突然转为心房起搏心律或窦性心律，则有可能因心室电张调整性改变而影响 AMI 原发性 ST 段、T 波改变的程度和形态，需特别注意。如分辨不了，则按原发性 ST 段、T 波改变报告，并进行动态跟踪观察。

三、由心脏危急重症引发 ST 段抬高

1. ST 段抬高型 AMI

　　急性胸痛持续时间≥20min 伴有两个或两个以上导联出现 ST 段呈损伤型抬高≥0.1mV 是 ST 段抬高型 AMI（STEMI）心电图特征性改变（图 18-10），是溶栓、PCI（经皮冠状动脉介入术）治疗的指征。

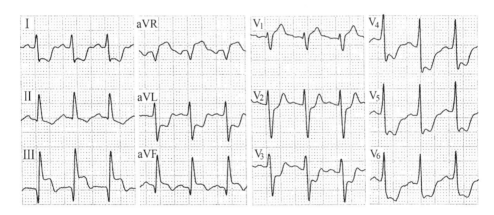

图 18-10　部分导联 ST 段抬高伴广泛导联 ST 段显著压低

【临床资料】男性，69 岁。反复胸闷、胸痛 2 月余，加重 2h，临床诊断：AMI。【心电图特征】常规心电图（图18-10）系急诊时记录，显示 P-P 间期 0.51s，频率 118 次/min，P-R 间期 0.17s；QRS 波群在 Ⅱ 导联呈 qR 型，Ⅲ、aVF 导联呈 QR 型，Q 波时间 0.04～0.05s，Q 波深度＞1/4R，V_1 导联呈 qrs 型；ST 段在 Ⅲ 导联呈近水平型抬高 0.30～0.35mV，aVF 导联呈水平型抬高 0.10～0.12mV，aVR、V_1 导联呈上斜型抬高分别为 0.20、0.15mV，在 Ⅰ、Ⅱ、aVL、V_2～V_6 导联呈下斜型压低 0.05～0.65mV；T 波在 Ⅰ、Ⅱ、Ⅲ、aVF、V_4～V_6 导联倒置，aVL、V_3 导联负正双相。【心电图诊断】①窦性心动过速（118 次/min）；②下壁、右胸导联异常 Q 波及 ST 段抬高，提示下壁、右心室 AMI 所致；③广泛前壁显著 ST 段压低及 T 波倒置，提示非 ST 段抬高型 AMI，左主干病变或三支血管病变所致。心电图记录后不久，患者突发心脏、呼吸骤停，经抢救无效死亡。

　　【心得体会】①本例患者 Ⅲ 导联 ST 段抬高大于 aVF 导联、aVR 导联 ST 段抬高大于 V_1 导联，强烈提示右冠状动脉近端发生阻塞引发下壁、右心室 AMI，应加做右胸及后壁导联（此图系急诊科护士所做）。②本例 ST 段呈现"8＋4"现象，即 8 个导联 ST 段压低，4 个导联抬高，极有可能在左主干病变或三支血管病变基础上发生了 ST 段抬高型 AMI（下壁、右心室）和非 ST 段抬高型 AMI（广泛前壁）。

2. 变异型心绞痛

患者有胸痛、硝酸甘油不能缓解，ST 段抬高伴 T 波高耸，酷似 AMI。但变异型心绞痛的损伤型 ST 段抬高和 T 波高耸呈一过性改变，有定时发作倾向，以夜间、凌清晨多见（图 18-11），用 Ca^{2+} 拮抗剂治疗有效，随着症状缓解，ST-T 改变逐渐恢复正常，心肌损伤标志物正常范围。若经过治疗 20min 内胸痛不能缓解、抬高 ST 段未能恢复正常者，则应按 AMI 处理。

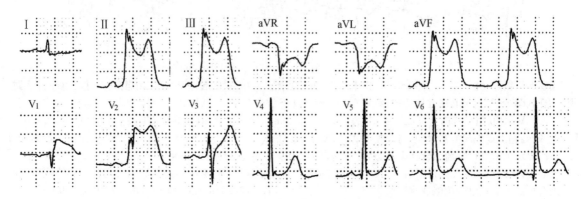

图 18-11　变异型心绞痛引发下壁、前间壁 ST 段抬高及 T 波高耸

【临床资料】男性，64 岁，临床诊断：冠心病。【心电图特征】12 导联心电图系动态心电图清晨 5 时胸痛发作时记录（图 18-11），显示 P-P 间期 0.85～1.10s，频率 55～71 次/min；Ⅱ、Ⅲ、aVF、V_2 导联 ST 段呈凹面向上型抬高 0.8～0.9mV 伴 T 波高耸，$ST_Ⅲ > ST_Ⅱ$，V_1 导联 ST 段呈下斜型抬高 0.35mV，V_3 导联呈上斜型抬高 0.25mV，aVR、aVL 导联 ST 段呈下斜型压低 0.35～0.40mV。经及时治疗后胸痛缓解，抬高的 ST 段、高耸的 T 波恢复正常。【心电图诊断】①窦性心律不齐(55～71 次/min)；②下壁、前间壁 ST 段显著抬高伴 T 波高耸，aVR、aVL 导联 ST 段显著压低，符合变异型心绞痛发作的心电图改变。冠状动脉造影显示右冠状动脉近端 90％阻塞、间隔支 95％ 狭窄，分别植入支架 1 枚。

3. 暴发性心肌炎（急性重症心肌炎）

少数暴发性心肌炎患者起病急骤，病情凶险，出现异常 Q 波、ST 段呈损伤型抬高、心肌损伤标志物增高酷似 AMI（图 18-12）。一般地说，年轻患者，发病前有病毒感染史，既往无心脏病史，以暴发性心肌炎可能性为大，冠状动脉造影有助两者的鉴别。

4. 急性心包炎

急性心包炎患者常有胸痛、ST 段抬高、T 波倒置，需与 AMI 相鉴别。但急性心包炎多伴有发热症状，广泛导联 ST 段呈凹面向上型抬高，通常<0.5mV，以 Ⅱ、V_5、V_6 导联为明显（图 17-1）；PR 段抬高或压低，与 ST 段偏移方向相反，常发生在急性心包炎早期，具有早期特异性诊断价值；T 波低平或浅倒置（深度<0.5mV）。

5. 急性肺栓塞

急性肺栓塞患者可出现胸痛、呼吸困难，心电图出现 $S_ⅠQ_ⅢT_Ⅲ$ 型及 $V_1～V_3$ 导联 ST 段抬高、T 波倒置（图 14-3），应与急性下壁、前间壁心肌梗死相鉴别。但急性肺栓塞常出现窦性心动过速、P 波高尖、电轴右偏、顺钟向转位及一过性右束支阻滞，且 ST 段抬高程度较轻，心肌损伤标志物正常或轻度升高，而 AMI 其 ST 段明显抬高，心肌损伤标志物明显升高。

6. 急性心脏外伤

急性心脏外伤可由电击伤、外伤等因素所致，也可由心脏手术所致（图 3-1），有临床病史可追溯，不难鉴别。

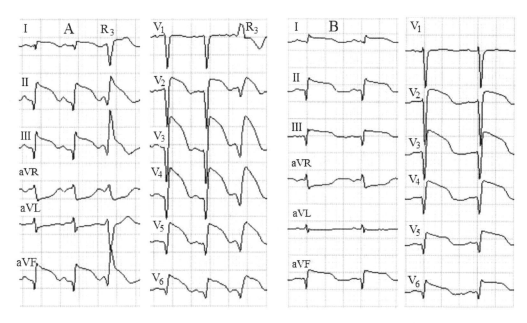

图 18-12　暴发性心肌炎引发异常 Q 波、巨 R 型 ST 段抬高(温州医科大学附属一院冯霞飞主任供图)

【临床资料】女性,65 岁,临床诊断:肺癌术后、暴发性心肌炎、心源性休克、急性肾功能不全。【心电图特征】常规心电图 A(图 18-12)系入院时记录,显示 P-P 间期 0.42s,频率 143 次/min,P-R 间期 0.12s;QRS 波群在 I、II、III、aVF 均呈 Qr 型,$V_1 \sim V_3$ 导联呈 rS 或 QS 型,$V_4 \sim V_6$ 导联呈 QS 型,V_5、V_6 导联 QRS 波幅<0.5mV;R_3 搏动略提早出现,呈类右束支、左后分支阻滞图形,为舒张晚期室性早搏,其 ST 段在多数导联呈下斜型抬高;I、II、III、aVF、$V_2 \sim V_6$ 导联 ST 段呈下斜型抬高 0.1~0.9mV,以 V_3、V_4 导联最为明显。【心电图诊断】①窦性心动过速(143 次/min);②下壁、广泛前壁异常 Q 波(含等位性 Q 波)伴 ST 段显著抬高,符合暴发性心肌炎的心电图改变;③舒张晚期分支型室性早搏(起源于左前分支或其附近);④左胸导联低电压。图 B 系入院后第 3 天记录,QRS 波形与图 A 类似,ST 段仍呈下斜型抬高 0.10~0.65mV,但程度有所减轻。

实验室检查:高敏肌钙蛋白 I 27.58ng/ml(正常值 0.00~0.11ng/ml)。转归:存活,转为扩张型心肌病。

【温故知新】①本例为老年女性患者,出现广泛导联异常 Q 波(含等位性 Q 波)伴显著 ST 段抬高,需与 AMI 相鉴别,但 AMI 同时出现下壁、广泛前壁梗死相对少见;②暴发性心肌炎早期死亡率极高(约 70%),但一旦度过危险期后,其远期预后良好,而本例转为扩张型心肌病,可能与患者年龄较大有关。

四、由心脏普通因素引发 ST 段抬高

1. 应激性心肌病

应激性心肌病患者可出现胸痛和呼吸困难、异常 Q 波及 ST 段抬高(0.2~0.6mV)、心脏超声检查显示左室心尖和前壁下段运动减弱或消失、心肌损伤标志物升高、EF 值降低酷似 AMI,但应激性心肌病多见于老年绝经期后的女性,发病前有不良精神刺激因素,心肌损伤标志物轻度升高,心功能常在短时间内恢复正常,预后一般良好。

2. 肥厚型心肌病伴室壁瘤形成

部分肥厚型心肌病患者出现异常 Q 波、显著 ST 段压低及 T 波倒置类似冠状 T 波,酷似非 ST 段抬高型 AMI,但肥厚型心肌病的异常 Q 波多表现为深而窄,常出现左心室高电压,心肌损伤标志物正常,心脏超声波检查可资鉴别。少数患者合并室壁瘤形成时,可出现持续性 ST 段抬高、T 波倒置酷似 AMI(图 18-13),但心肌损伤标志物正常,心脏超声波检查可资鉴别。

3. 心脏肿瘤

较大的心脏肿瘤其所对应的导联可出现异常 Q 波、ST 段抬高,酷似 AMI,心肌损伤标志物检测、心脏超声及磁共振检查可资鉴别(图 18-14)。

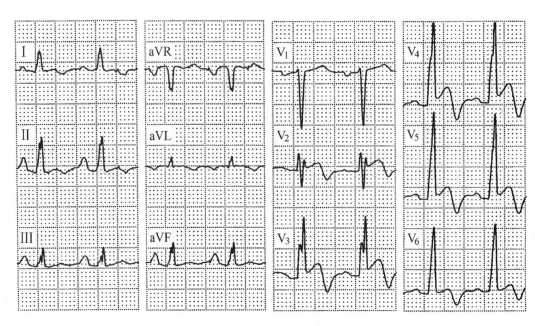

图 18-13　肥厚型心肌病引发胸前导联持续性 ST 段抬高、T 波倒置

【临床资料】男性,77 岁,临床诊断:慢性阻塞性肺气肿、肥厚型心肌病、胸闷待查。【心电图特征】常规心电图(图 18-13)显示 P-P 间期 0.60s,频率 100 次/min;Ⅱ、aVF 导联 P 波高尖,振幅 0.25～0.28mV;V₂～V₆ 导联 ST 段呈上斜型抬高 0.05～0.20mV,T 波倒置或正负双相以负相为主。Ⅰ、Ⅱ、aVL 导联 T 波浅倒置;Q-T 间期 0.37s(正常最高值 0.34s)。【心电图诊断】①窦性心律;②P 波高尖,提示右心房肥大;③前间壁、前壁 ST 段抬高伴广泛导联 T 波倒置,请做心肌损伤标志物检测(经检测正常)和心脏超声检查(显示心尖部室壁瘤形成)。

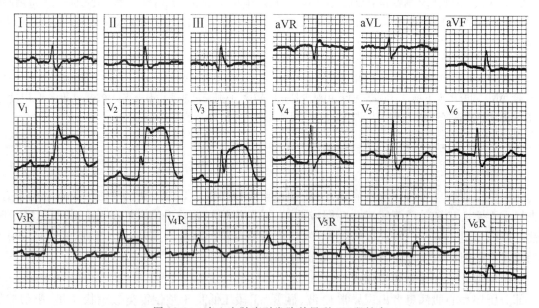

图 18-14　右心室肿瘤引发胸前导联 ST 段抬高

【临床资料】女性,70 岁,子宫颈癌,术前心脏超声诊断右心室肿瘤。【心电图特征】16 导联心电图(图 18-14)显示 P-R 间期 0.22s,QRS 波群时间 0.11s,在 V₁ 导联呈 R 型,其他导联终末波宽钝;V₃R～V₆R、V₁～V₄ 导联 ST 段呈弓背向上型抬高 0.05～1.10mV,以 V₁～V₃、V₃R 导联最为明显,V₅、V₆ 导联 ST 段呈水平型压低 0.1mV。【心电图诊断】①窦性心律;②一度房室阻滞;③不完全性右束支阻滞;④前间壁、前壁及右胸前导联 ST 段抬高,请做心肌损伤标志物检测诊除 AMI(经检测正常);⑤侧壁 ST 段呈水平型压低。

4.心肌梗死后室壁瘤形成

心肌梗死后室壁瘤形成(图 9-16)可根据病史、心脏超声检查、心脏磁共振及心肌损伤标志物检测不难鉴别。

5.心室早复极

心室早复极患者有 ST 段抬高伴 T 波高耸,若伴有其他原因引起的胸痛,有时易误诊为变异型心绞痛或 AMI,但心室早复极多见于年轻身体素质良好者,平时心率较慢,活动或心率增快后 ST 段抬高程度减轻或恢复正常,心肌损伤标志物检测正常(图 18-6)。

6.Brugada 综合征或 Brugada 波

Brugada 综合征或 Brugada 波 V₁~V₃ 导联 ST 段呈穹隆型或马鞍型抬高伴 T 波倒置或正负双相酷似前间壁 AMI(图 18-15),但 Brugada 综合征或 Brugada 波有家族性遗传特点,多见于年轻人,一般情况尚好,心肌损伤标志物检测正常可资鉴别。

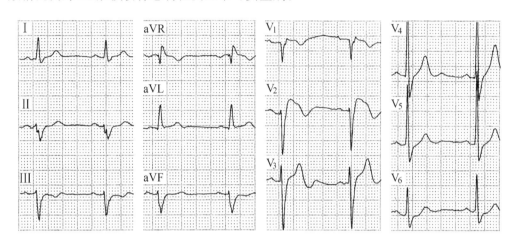

图 18-15　Ⅰ型 Brugada 波酷似前间壁 AMI 波形

【临床资料】男性,28 岁,生育咨询体检。【心电图特征】常规心电图(图 18-15)显示电轴−40°,Ⅱ导联 QRS 时间 0.12s,终末 S(s)波或 r 波较宽钝;V₁、V₂ 导联 ST 段呈下斜型抬高 0.10~0.45mV,T 波倒置。【心电图诊断】①窦性心律;②电轴左偏−40°,提示左前分支阻滞;③非特异性心室内阻滞(QRS 时间 0.12s),以终末传导延缓为主;④前间壁 ST 段抬高伴 T 波倒置,提示Ⅰ型 Brugada 波。

五、由心外因素引发 ST 段抬高

高钾血症(图 18-16)、颅内出血、颅脑损伤、急腹症(如急性重症胰腺炎等)、气胸、主动脉夹层破裂、膈肌过度上抬等均可引发 ST 段抬高。

六、ST 段压低类型及其意义

ST 段压低可为短暂性、较久性或持续性,其形态可呈水平型、下斜型、弓背向上型、近水平型、上斜型及鱼钩样。ST 段压低大多是非特异性的,需密切结合临床加以判断。

(1)ST 段呈水平型、下斜型压低:可见于心肌缺血、心肌炎、高血压病、肥厚型心肌病及 β 受体功能亢进等。若胸痛发作伴突发的持续性 ST 段显著压低(≥0.1mV),则应高度警惕非 ST 段抬高型 AMI(既往称为心内膜下心肌梗死)的可能(图 18-17)。

(2)ST 段呈弓背向上型压低:较少见,可见于心肌缺血、心肌梗死陈旧性期、急性肺栓塞恢复期、心肌炎及高血压病等(图 18-18)。

(3)ST 段呈近水平型压低:其价值较水平型、下斜型改变为低,需结合压低程度及与临床症状的关系加以判断。

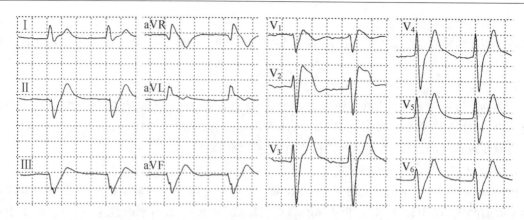

图 18-16　高钾血症引发前间壁 ST 段抬高(Brugada 波)酷似 AMI 心电图改变

(浙江省萧山区第三人民医院金利琴主任供图)

【临床资料】男性,36 岁,临床诊断:尿毒症、高钾血症(血钾浓度 8.1mmol/L)。【心电图特征】常规心电图(图 18-16)显示各导联 P 波振幅较低,其中 V₁~V₄ 导联 P 波呈负正双相,其 P-P 间期 0.75~0.84s,频率 71~80 次/min,考虑为加速的房性逸搏心律;P-R 间期 0.26s;QRS 波群宽大畸形,时间 0.15s,呈非特异性心室内阻滞;电轴-60°,呈左前分支阻滞图形特征;肢体导联与左胸导联 ST 段缩短,V₁ 导联 ST 段呈穹隆型抬高 0.25mV,V₂ 导联 ST 段呈马鞍型抬高 0.7mV,V₃ 导联 ST 段呈上斜型抬高 0.25mV,Q-T 间期 0.37s(正常值 0.34~0.38s)。【心电图诊断】①加速的房性逸搏心律(71~80 次/min);②左前分支阻滞;③非特异性心室内阻滞(QRS 时间 0.15s);④前间壁 ST 段抬高,提示高钾血症诱发了 Brugada 波;⑤ST 段缩短,符合高钾血症的心电图改变。

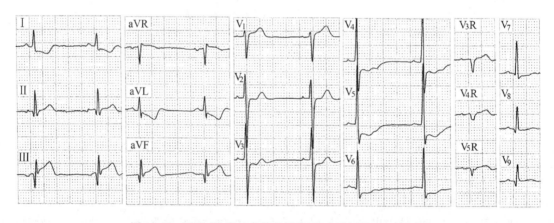

图 18-17　下壁 ST 段抬高伴高侧壁、前壁及侧壁 ST 段压低

【临床资料】男性,53 岁。上腹部隐痛伴烧心感 2d 就诊于消化科门诊,临床诊断:胃炎待排。【心电图特征】常规心电图(图 18-17)显示 P 波在 Ⅰ、aVL 导联直立,Ⅱ 导联负正双相,Ⅲ、aVF 导联浅倒,aVR 导联正负双相,P-P 间期 0.98~1.02s,平均频率 60 次/min,为房性逸搏心律,P-R 间期 0.13s;QRS 波群在 Ⅱ、Ⅲ、aVF 导联呈 QRs 型,Q 波时间 0.03~0.04s,Q 波深度>1/4R;ST 段在 Ⅱ、Ⅲ、aVF 导联呈上斜型抬高 0.05~0.20mV,以 Ⅲ 导联抬高明显,aVR、V₁ 导联呈近水平型抬高 0.10mV,V₃R~V₅R 导联抬高约 0.05mV;在 Ⅰ、aVL、V₃~V₇ 导联呈下斜型压低 0.10~0.40mV;V₄~V₈ 导联 T 波低平。【心电图诊断】①房性逸搏心律(平均 60 次/min);②下壁异常 Q 波、右侧导联(Ⅲ、aVR、V₁~V₅R)ST 段抬高,提示下壁、右心室 AMI 所致;③广泛导联 ST 段压低(高侧壁、前壁、侧壁、后壁),提示存在三支血管病变;④前侧壁、后壁轻度 T 波改变。

实验室检查:高敏肌钙蛋白 I 3.0ng/ml(正常值 0.00~0.11ng/ml)。冠状动脉造影:显示右冠状动脉近端完全闭塞、左前降支开口起完全闭塞、回旋支中段狭窄 80%、高位钝缘支狭窄 70%,有侧支循环逆传至右冠状动脉和左前降支远端。

【温故知新】①"6+2"现象是指 Ⅰ、Ⅱ、V₃~V₆ 这 6 个导联出现 ST 段呈水平型或下斜型压低≥0.1mV,以 V₄~V₆ 导联压低最为明显;aVR、V₁ 这 2 个导联 ST 段抬高≥0.1mV,且 aVR 导联 ST 段抬高程度大于 V₁ 导联。②若常规心电图 ST 段出现"6+2"现象,则强烈提示左主干病变或三支血管病变,因其心电图表现酷似非 ST 段抬高型心肌梗死而易漏诊,需借助心肌损伤标志物检测进行甄别,但无论如何,冠状动脉造影是必要的。

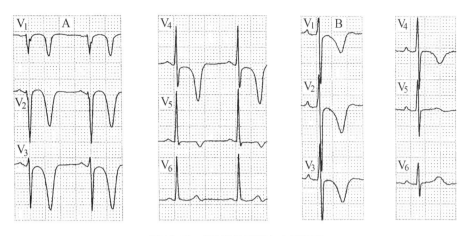

图 18-18　ST 段呈弓背向上型压低

【临床资料】男性,52 岁,临床诊断:陈旧性心肌梗死、支架植入术后 8 个月。胸前导联心电图 A(图 18-18)显示 $V_1 \sim V_3$ 导联 QRS 波群呈 rS 型,但 V_2 导联 r 波振幅递增量<0.1mV;V_1、V_2 导联 ST 段呈弓背向上型抬高 0.05mV,V_3、V_4 导联 ST 段呈弓背向上型压低 0.05~0.10mV;$V_1 \sim V_4$ 导联 T 波倒置,其中 $V_2 \sim V_4$ 导联呈冠状 T 波,深达 1.1~1.3mV,V_5、V_6 导联 T 波呈正负双相,分别以负相、正相为主。【心电图诊断】①窦性心律;②局限性前间壁 r 波振幅递增不良;③前间壁、前壁 ST-T 改变,符合陈旧性心肌梗死的心电图改变;④侧壁轻度 T 波改变。

【临床资料】女性,70 岁,临床诊断:急性肺栓塞。【心电图特征】胸前导联心电图 B(图 18-18)系溶栓治疗 1 周后记录,显示 $V_1 \sim V_3$ 导联 ST 段呈弓背向上型压低 0.05~0.10mV,$V_1 \sim V_4$ 导联 T 波倒置,V_5 导联 T 波低平。【心电图诊断】①窦性心律;②前间壁轻度 ST 段改变;③前间壁、前壁 T 波改变。

(4)ST 段呈上斜型压低:单独出现多无临床价值,若合并 T 波高耸,则见于 de Winter 综合征(图 18-19)

(5)ST 段鱼钩样压低:多见于洋地黄影响。

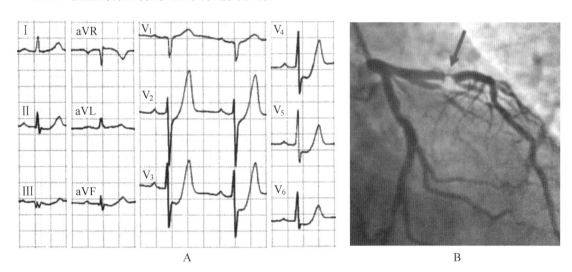

图 18-19　de Winter 综合征引发 ST 段呈上斜型、下斜型压低伴 T 波高耸(引自文献)

【临床资料】引自文献,临床资料不详。【心电图特征】常规心电图 A(图 18-19)显示 Ⅱ、aVF 导联 ST 段呈下斜型压低 0.05mV,aVR 导联 ST 段抬高 0.05mV;V_2 导联 ST 段呈上斜型压低 0.2mV,伴 T 波高耸;$V_3 \sim V_6$ 导联 ST 段呈下斜型压低 0.10~0.45mV,伴 T 波高耸或直立,以 V_3、V_4 导联为明显。【心电图诊断】①窦性心律;②前间壁、前壁、侧壁显著 ST 段改变(压低)伴 T 波高耸,符合 de Winter 综合征的心电图改变;③下壁轻度 ST 段改变。冠状动脉造影显示左前降支近端狭窄 98%(图 B)。

七、ST 段延长

当 ST 段时间≥0.16s 时，便称为 ST 段延长。见于低钙血症、心内膜下心肌缺血、Q-T 间期延长综合征、三度房室阻滞伴缓慢心室率及阿斯综合征发作后等(图 18-20)。

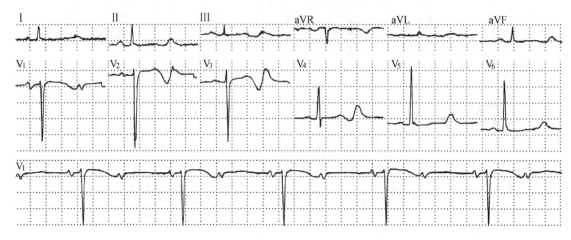

图 18-20　低钙、低钾血症引发 ST 段水平型延长及 U 波增高

【临床资料】女性，65 岁，临床诊断：慢性肾功能不全、低钙(血钙浓度 1.4mmol/L)及低钾血症(血钾浓度 2.4mmol/L)。【心电图特征】常规心电图及长 V₁ 导联(图 18-20)显示 P-P 间期 0.65s，频率 92 次/min；Ptf V₁ 绝对值 0.05mm·s；房室呈 2∶1 传导，R-R 间期 1.30s，心室率 46 次/min；Ⅱ、aVF、V₅、V₆ 导联 ST 段呈水平型延长达 0.46s；V₂～V₄ 导联 T 波倒置，其他导联 T 波低平；Ⅱ、aVF、V₃～V₆ 导联 U 波增高。【心电图诊断】①窦性心律；②PtfV₁ 绝对值略增大，请结合临床；③二度房室阻滞引发缓慢心室率(46 次/min)，房室呈 2∶1 传导；④ST 段呈水平型延长、T 波改变及 U 波增高，符合低钙、低钾血症的心电图改变。

八、ST 段缩短

当 ST 段时间<0.05s 时，便称为 ST 段缩短。ST 段代表心室肌动作电位 2 相平台期，具有心率依赖性，受儿茶酚胺、细胞外钙离子浓度、心肌病变及药物等因素的影响。凡是使用儿茶酚胺类及洋地黄类药物、高钙血症、心肌急性缺血、缺氧、损伤时致细胞膜受损引起钙离子持续内流，均可使 ST 段缩短或消失。此外，早复极综合征、心电-机械分离、特发性短 Q-T 间期综合征等也可导致 ST 段缩短或消失(图 18-21)。

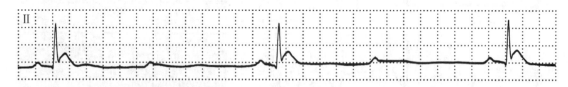

图 18-21　心肺复苏患者出现 ST 段消失、继发性短 Q-T 间期

【临床资料】不详。【心电图特征】Ⅱ 导联(图 18-21)系心肺复苏过程中记录，显示 P-P 间期 1.33～1.36s，频率 44～45 次/min，P-R 间期 0.23s，房室呈 2∶1 传导，R-R 间期 2.68～2.72s，心室率 22 次/min，期间未见房室交接性、室性逸搏出现；T 波上升支重叠在 R 波降支上，未见明显的 ST 段，Q-T 间期 0.27s。【心电图诊断】①显著的窦性心动过缓(44～45 次/min)；②长 P-R 间期型二度房室阻滞引发极缓慢心室率(22 次/min)，房室呈 2∶1 传导；③下级起搏点功能低下；④ST 段消失、继发性短 Q-T 间期；⑤提示心脏电-机械分离。

九、ST 段电交替现象

心率正常时出现 ST 段电交替(图 18-22)，常是心肌严重缺血的佐证，与冠状动脉痉挛性病变有关，多见于左前降支，对变异型心绞痛的诊断具有高度特异性；此外，ST 段电交替与室性心律失常发生有密切关系,常是出现室性心律失常的前兆。

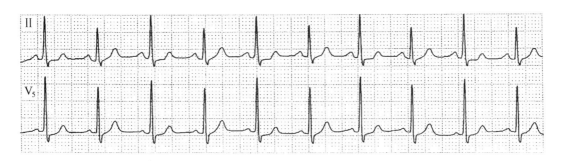

图 18-22 QRS 波幅、ST 段、T 波呈电交替现象

【临床资料】男性,65 岁,临床诊断:冠心病、糖尿病。【心电图特征】Ⅱ、V₅ 导联同步记录(图 18-22)显示 P-P 间期 0.59s,频率 102 次/min;Ⅱ 导联 R 波幅 1.25、0.90mV 高低交替改变,ST 段呈水平型压低 0.05mV,正常交替改变,T 波振幅 0.18～0.22、0.30～0.35mV 低高交替改变;V₅ 导联 R 波幅、ST 段、T 波呈类似改变。【心电图诊断】①窦性心动过速(102 次/min);②QRS 波幅、ST 段、T 波呈电交替现象。

十、家族性广泛导联 ST 段压低综合征

1. 概述

家族性广泛导联 ST 段压低综合征于 2018 年提出的一个新的心源性猝死综合征。患者最早出现的是不明原因(冠状动脉造影、遗传基因学等检查均为正常)又无任何症状的广泛导联 ST 段压低,若干年后可发生各种心律失常,其中 50% 以上患者因发生室性心动过速、心室颤动而植入 ICD。

2. 心电图特征

(1)ST 段呈现"7+1"现象:持续出现不明原因 7 个或 7 个以上导联 ST 段呈凹面向上型压低≥0.1mV,aVR 导联 ST 段抬高≥0.1mV(图 18-23)。

(2)运动可使上述心电图改变加重。

(3)出现不明原因有症状的快速性房性、室性心律失常:房性心动过速、心房颤动、室性心动过速或心室颤动等,有较高猝死发生率。

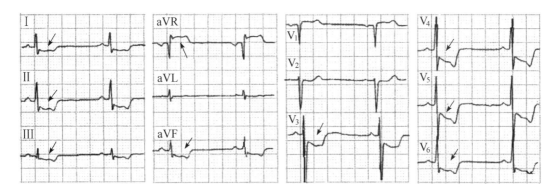

图 18-23 家族性广泛导联 ST 段压低综合征的心电图改变(引自文献)

【临床资料】不详。【心电图特征】常规心电图(图 18-23)显示 P-P 间期 1.07～1.12s,频率 54～56 次/min;QRS 波群在 V₁ 导联呈 QS 型,V₂ 导联呈 rS 型;Ⅰ、Ⅱ、Ⅲ、V₃～V₆ 导联 ST 段呈凹面向上型或下斜型压低0.10～0.35mV 伴 T 波倒置,aVR 导联 ST 段抬高 0.15mV 伴 T 波直立。【心电图诊断】①窦性心动过缓(54～56 次/min);②局限性前间壁等位性 Q 波;③下壁、前壁及侧壁 ST-T 改变。

3.临床特征

(1)多数患者有左心室轻度扩大或功能轻度受损,少数为左心室功能中度受损。

(2)存在常染色体显性遗传规律:①患者子女受累几率50%;②发病成员不隔代,即代代均有患者;③家系中正常者的后代也正常;④发病者男、女性别无差异,且男性患者可遗传给男性。

4.鉴别诊断

主要与左冠状动脉主干病变相鉴别。因左主干病变其 ST 段改变呈"6+2"现象,与家族性广泛导联 ST 段压低综合征患者类似,可从发病年龄、冠心病易患因素、临床症状、冠状动脉 CT 或造影检查不难鉴别。

第十九章

高危型 T 波改变

一、危急值

(1)Q-T 间期延长:Q-Tc≥550ms。

(2)显性 T 波电交替现象。

二、概述

1. T 波的临床意义

T 波代表心室肌复极,反映左、右心室晚期复极过程中的电位和时间变化。T 波的形态、极性和振幅受心肌血供、炎症、心室肥大、电解质紊乱、药物及心脏自主神经等多种因素影响,故判定 T 波改变的意义需密切结合临床。

心室易颤期相当于在 T 波顶峰前及后 30～40ms 处,历时 60～80ms。故室性早搏或起搏 QRS′波群落在 T 波上(顶峰、降支)极易诱发严重的室性心律失常(室性心动过速或心室颤动)而危及生命,此现象称为 Ron-T 现象,属危急心电图改变之一。

2. T 波改变的类型

(1)根据 T 波的极性、形态分为:高耸或高尖(T 波振幅＞1.0mV)、倒置(T 波振幅＜0.5mV 为浅倒置,T 波振幅 0.5～1.0mV 为深倒置,T 波振幅＞1.0mV 为巨倒)、双相、低平或切迹。

(2)根据与心室除极的关系分为:①原发性 T 波改变,即心室除极正常而复极异常者;②继发性 T 波改变,即心室除极异常而导致复极异常者;③电张调整性 T 波改变,即心室异常除极消除后恢复正常除极一段时间内仍存在明显的 T 波改变者。

(3)根据病变性质分为:器质性 T 波改变(病理性)和良性 T 波改变(功能性)。

三、T 波高耸

若常规心电图中有 3 个或 3 个以上导联 T 波的振幅＞1.0mV 或以 R 波为主导联 T 波振幅高于同导联 QRS 波群的振幅,则称为 T 波高耸或高尖。如该 T 波两支不对称、基底部增宽,就称为 T 波高耸;如该 T 波两支对称、基底部狭窄呈箭头状,就称为 T 波高尖或帐篷状 T 波。上述 T 波改变常见于下列情况。

1. 超急期心肌梗死

T 波高耸是 AMI 最早的心电图征象,往往出现在 ST 段升高之前。胸痛发生后数分钟至数小时内,梗死相关导联即可出现 T 波高耸。该 T 波两支不对称,基底部增宽,伴 Q-T 间期延长,ST 段呈上斜型或斜直型抬高(图 19-1)。之后出现异常 Q 波及 ST-T 动态演变。其 T 波高耸与急性心肌缺血引发心室早复极及舒张期除极有关。

2. 变异型心绞痛

变异型心绞痛发作时,相关导联 ST 段呈上斜型或弓背向上型抬高,T 波高耸,两支不对称,基底部增宽,伴 Q-T 间期延长(图 19-2)。经及时治疗后,随着胸痛的缓解,抬高的 ST 段、高耸的 T 波将恢复正常。若 20min 内胸痛不缓解,ST 段、T 波没有恢复正常者,则需高度警惕 AMI 的可能。

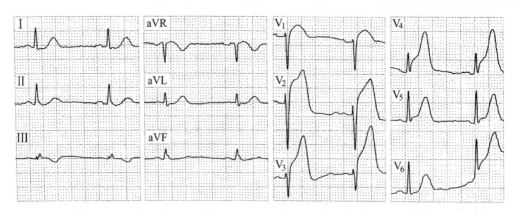

图 19-1　前间壁、前壁超急期心肌梗死引发 ST 段上斜型抬高伴 T 波高耸

【临床资料】男性,62 岁,胸痛 2h,恶心呕吐 3 次,临床诊断:AMI 待排。【心电图特征】常规心电图(图 19-1)显示 P-P 间期 0.97~1.05s,频率 57~62 次/min,P-R 间期 0.15,$r_{V_3} < r_{V_2}$;V_1~V_5 导联 ST 段呈上斜型抬高 0.15~0.65mV,V_2~V_4 导联 T 波高耸,振幅达 1.20~1.75mV。【心电图诊断】①窦性心动过缓(57~62 次/min);②前间壁、前壁 ST 段抬高伴 T 波高耸,提示超急期心肌梗死所致;③局限性前壁 r 波振幅逆递增。

实验室检查:肌钙蛋白 I 1.9ng/ml(正常值 0.00~0.11ng/ml)。心脏超声显示左心室壁节段性运动异常。冠状动脉造影显示左前降支近端完全闭塞,可见血栓影并予以抽吸,复查造影显示左前降支近中段弥漫性病变,残余处狭窄 90%,植入支架 1 枚,TIMI 血流 3 级。

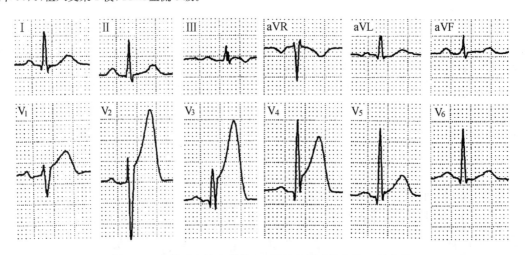

图 19-2　变异型心绞痛引发 ST 段呈上斜型抬高伴 T 波高耸

【临床资料】男性,71 岁,胸痛 10min,临床诊断:冠心病、变异型心绞痛。【心电图特征】常规心电图(图 19-2)显示 V_1~V_5 导联 ST 段呈上斜型抬高 0.1~0.5mV,V_2~V_4 导联 T 波高耸,振幅 1.35~1.90mV。【心电图诊断】①窦性心律;②前间壁、前壁 ST 段抬高伴 T 波高耸,符合变异型心绞痛的心电图改变。

3. de Winter 综合征

de Winter 综合征的心电图特征为 V_1~V_6 导联 J 点下移、ST 段呈上斜型压低≥0.1mV,T 波高尖或高耸(图 19-3)。是超急期心肌梗死一种特殊的心电图表现,常提示左前降支近端急性闭塞或次全闭塞,具有重要的定位和定性价值。

4. 部分脑血管意外

部分脑血管意外患者可出现上斜型 ST 段抬高、高而宽的 T 波,多伴有 Q-T 间期延长,以 V_3~V_6 导联最为显著(图 19-4),与机体出现应激反应、儿茶酚胺分泌增加而引发心脏血管收缩有关,但需进一步做心肌损伤标志物检测以诊除 AMI。动物实验证明若刺激左侧星状神经节,则出现 T 波高耸;若刺激右侧星状神经节,则出现 T 波巨大倒置。

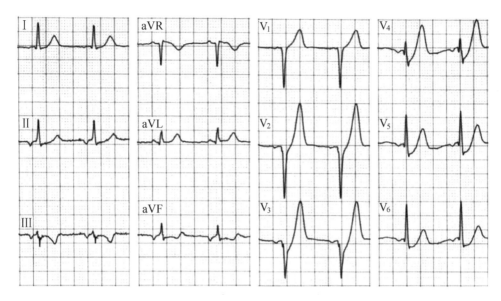

图 19-3 de Winter 综合征引发 ST 段上斜型压低伴 T 波高尖或高耸

【临床资料】引自文献,临床资料不详。【心电图特征】常规心电图(图 19-3)Ⅰ、Ⅱ、Ⅲ、aVF、V₁~V₆ 导联 P 波倒置,P⁻-P⁻ 间期 0.81s,频率 74 次/min,P⁻-R 间期 0.13s;V₁~V₃ 导联 QRS 波群呈 QS 型,起始部挫折,V₄ 导联呈 Qrs 型;Ⅱ、Ⅲ、aVF 导联 ST 段呈上斜型或水平型压低 0.1mV,V₂~V₆ 导联 J 点下移,ST 段呈上斜型压低 0.1~0.4mV,V₂、V₃ 导联 T 波高尖或高耸,振幅达 1.4~1.5mV。【心电图诊断】①加速的房性逸搏心律(74 次/min);②前间壁、前壁异常 Q 波;③广泛前壁 ST 段呈上斜型压低伴部分导联 T 波高尖或高耸,符合 de Winter 综合征的心电图改变;④下壁轻度 ST 段改变。

【温故知新】浙江省常规心电图诊断规范中指出广泛前壁包括两种情况:Ⅰ、aVL、V₁~V₆ 导联或 V₁~V₆ 导联。

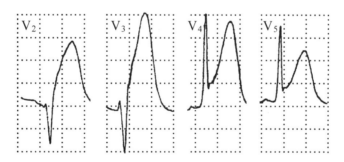

图 19-4 脑出血患者出现 ST 段上斜型抬高伴 T 波高耸

【临床资料】男性,78 岁,临床诊断:高血压病、脑出血。【心电图特征】V₂~V₅ 导联 ST 段呈上斜型抬高 0.3~0.6mV,T 波高耸,振幅达 1.1~2.2mV,Q-T 间期 0.41s。【心电图诊断】①窦性心律;②前间壁、前壁 ST 段呈上斜型抬高伴 T 波高耸,请进一步做心肌损伤标志物检测诊除 AMI。

5. 高钾血症

高钾血症的 T 波两支对称,基底部狭窄呈箭头状,常称为帐篷状 T 波;以胸前导联最为显著,常伴 Q-T 间期缩短。T 波高、尖、窄及两支对称是高钾血症最早的特征性心电图征象(图 19-5)。

6. 特发性短 Q-T 间期综合征

特发性短 Q-T 间期综合征中 A 型表现为 ST 段、T 波时间均缩短,同时伴有 T 波高尖,近似于对称,尤以胸前导联为明显(图 19-6)。易发生房性和室性心律失常。

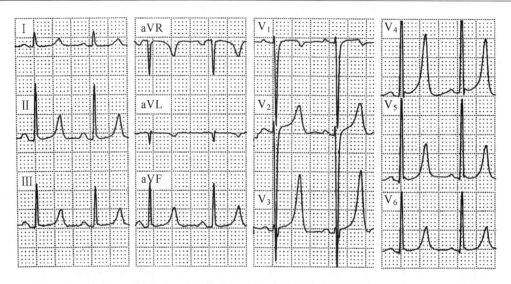

图 19-5　高钾血症引发 T 波高尖(帐篷状 T 波)

【临床资料】女性,46 岁,临床诊断:慢性肾炎、尿毒症。【心电图特征】常规心电图(图 19-5)显示 P-P 间期 0.64s,频率 94 次/min;V_3 导联的 r 波振幅<V_2 导联的 r 波振幅,$R_{V_5}+S_{V_1}=2.15+2.2=4.35$mV;Ⅱ、Ⅲ、aVF、$V_2$~$V_6$ 导联 T 波顶峰变尖,基底部变窄,两支基本对称,其中 V_3、V_4 导联呈帐篷状 T 波;Q-T 间期 0.36s(正常最低值 0.31s)。【心电图诊断】①窦性心律;②局限性前壁 r 波振幅逆递增;③左心室高电压;④前壁 T 波高尖,请进一步做血钾检测以诊除高钾血症(经检测血钾浓度 6.9mmol/L)。

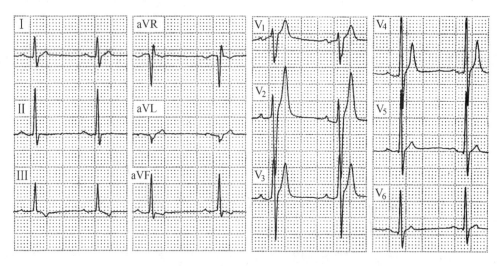

图 19-6　特发性短 Q-T 间期综合征引发前间壁、前壁 T 波高尖

【临床资料】男性,53 岁,临床诊断:特发性短 Q-T 间期综合征。【心电图特征】常规导联心电图(图 19-6)显示 ST 段近乎消失,T 波明显变窄,其中 V_2~V_4 导联 T 波高尖,振幅达 0.95~1.55mV,Ⅱ 导联平坦,Ⅲ、aVF 导联浅倒,V_6 导联低平,Q-T 间期 0.25s。【心电图诊断】①窦性心律;②ST 段近乎消失、T 波改变(高尖、低平及浅倒)及 Q-T 间期缩短,符合特发性短 Q-T 间期综合征的心电图改变。

7. 先天性长 Q-T 间期综合征(LQT3 型)

LQT3 型先天性长 Q-T 间期综合征表现为 Q-T 间期延长、ST 段水平延长、T 波高尖,系 I_{Na} 持久缓慢外流所致。

8. 少数 Brugada 波

少数年轻男性患者,在右胸前导联(V_1、V_2 导联)出现 Brugada 波时,可在左胸导联(V_4~V_6 导联)呈现 T 波高尖或高耸(图 19-7),其临床价值有待评估。

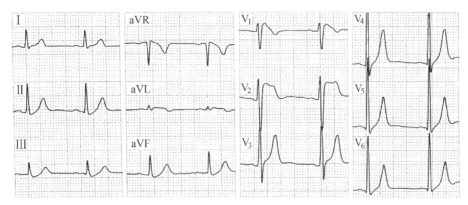

图 19-7　Ⅱ型 Brugada 波合并前壁、侧壁 T 波高尖

　　【临床资料】男性,30 岁,健康体检。【心电图特征】常规心电图(图 19-7)显示 P-P 间期 0.90～0.94s,频率 64～67 次/min,QRS 时间 0.10s,V$_5$ 导联 R 波振幅 2.6mV;ST 段在 Ⅱ、Ⅲ、aVF 导联呈上斜型压低 0.1mV,在 V$_1$ 导联呈穹隆型抬高 0.3mV,V$_2$ 导联呈马鞍型抬高 0.65mV,V$_3$ 导联抬高 0.18mV;V$_3$～V$_6$ 导联 T 波高尖呈帐篷状改变,振幅达 1.0～1.3mV。【心电图诊断】①窦性心律;②左心室高电压;③前间壁 ST 段呈穹隆型、马鞍型抬高,提示Ⅱ型 Brugada 波;④前壁、侧壁 T 波高尖。

9.左心室舒张期负荷过重

　　左心室舒张期负荷过重的主要病理变化是左心室扩大,其心电图特征为左胸前导联 R 波振幅增高,ST 段轻度抬高,T 波高耸,两支可基本对称或不对称,基底部较宽或略窄。见于二尖瓣关闭不全、主动脉瓣关闭不全(图 19-8A)及室间隔缺损等(图 19-8B)。

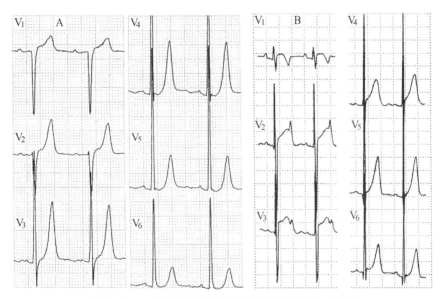

图 19-8　左心室舒张期负荷过重引发 T 波高尖或高耸

　　【临床资料】图 A 为男性,59 岁,临床诊断:风心病、二尖瓣狭窄伴关闭不全、主动脉瓣关闭不全。心脏超声显示左心房、左心室增大。【心电图特征】胸前导联心电图(图 19-8A)显示 P 波增宽(时间 0.14s)伴双峰切迹,两峰距 0.08s;V$_1$、V$_2$ 导联 QRS 波群呈 QS,rS 型,R$_{V_5}$ =5.05mV,R$_{V_6}$ =3.15mV,R$_{V_5}$ +S$_{V_1}$ =7.25mV;V$_2$～V$_5$ 导联 T 波高尖呈帐篷状改变,振幅达 1.2～2.1mV。【心电图诊断】①窦性心律;②P 波增宽伴切迹,提示左心房肥大;③局限性前间壁等位性 Q 波;④左心室高电压,提示左心室肥大;④前间壁、前壁 T 波高尖,符合左心室舒张期负荷过重的心电图改变。

　　【临床资料】图 B 为男性,15 岁,临床诊断:先心病、室间隔缺损。【心电图特征】胸前导联心电图(图 19-8B)显示 R$_{V_5}$ =5.2mV、R$_{V_6}$ =3.9mV;V$_1$～V$_3$ 导联 ST 段呈上斜型抬高 0.15～0.40mV,V$_2$、V$_3$ 导联 T 波呈现圆顶-尖角状;V$_4$～V$_6$ 导联 ST 段呈上斜型抬高约 0.1～0.2mV,T 波高耸,振幅达 1.1～1.5mV。【心电图诊断】①窦性心律;②左心室高电压,提示左心室肥大;③前侧壁 ST 段抬高伴 T 波高耸,符合左心室舒张期负荷过重的心电图改变;④前间壁呈现圆顶-尖角状 T 波。

10. 早期急性心包炎

急性心包炎发病早期,即胸痛发生后数小时,Ⅰ、Ⅱ、aVF、$V_2 \sim V_6$ 导联 ST 段呈上斜型、凹面向上型抬高(通常<0.5mV),可伴 T 波高耸或高尖,类似超急期心肌梗死或变异型心绞痛的心电图改变(图 17-1A),需注意甄别。

11. 心室早复极

心室早复极表现为以 R 波为主导联 J 点抬高、ST 段呈凹面向上型或上斜型抬高 0.1～0.4mV,T 波高耸,两支不对称,基底部较宽(图 19-9),可伴有 R 波降支粗钝或挫折;运动后抬高的 J 点、ST 段恢复正常或减轻。系迷走神经张力增高引起心室肌不同步提前复极所致。多见于运动员、年青体力劳动者等健壮人,多属正常变异,极少数可能与心源性猝死有关。

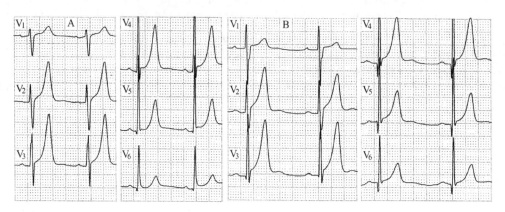

图 19-9　心室早复极引发 T 波高耸

【临床资料】图 A 为男性,44 岁,健康体检。【心电图特征】胸前导联心电图(图 19-9A)显示 R_{V_5}＝2.9mV,$V_2 \sim V_6$ 导联 ST 段呈上斜型抬高 0.1～0.2mV,$V_2 \sim V_5$ 导联 T 波高耸,振幅达 1.30～2.05mV。【心电图诊断】①窦性心律;②左心室高电压;③广泛前壁轻度 ST 段抬高伴前间壁、前壁 T 波高耸,提示心室早复极所致。

【临床资料】图 B 为男性,30 岁,健康体检。【心电图特征】胸前导联心电图(图 19-9B)显示 P-P 间期 1.12s,频率 54 次/min,P-R 间期 0.19s;$V_1 \sim V_6$ 导联 ST 段呈上斜型抬高 0.10～0.25mV,$V_2 \sim V_5$ 导联 T 波高耸,振幅达1.2～2.2mV。【心电图诊断】①窦性心动过缓(54 次/min);②广泛前壁轻度 ST 段抬高伴前间壁、前壁 T 波高耸,提示心室早复极所致。

12. 部分健康男性胸前导联呈现持续性 T 波高耸或高尖

部分健康男性胸前导联可呈现持续性 T 波高耸或高尖(图 19-10),其临床价值有待评估。

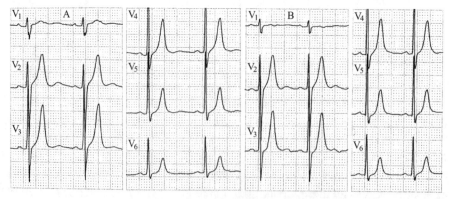

图 19-10　前间壁、前壁呈现持续性 T 波高尖

【临床资料】男性,50 岁,健康体检。【心电图特征】胸前导联心电图 A(图 19-10)系 2012 年 2 月记录,显示 P-P 间期 0.90s,频率 67 次/min,P-R 间期 0.15s;$V_2 \sim V_5$ 导联 T 波高尖,两支对称、基底较窄,振幅达 0.99～1.75mV。图 B 系 2020 年 1 月记录,显示 P-P 间期 0.72～0.77s,频率 78～83 次/min,P-R 间期 0.15s;$V_2 \sim V_5$ 导联 T 波高尖与图 A 类似,振幅达 1.0～1.6mV。【心电图诊断】①窦性心律;②前间壁、前壁呈现持续性 T 波高尖,提示正常变异。

四、T 波巨倒

若常规心电图中有 3 个或 3 个以上导联倒置 T 波的深度>1.0mV,则称为 T 波巨大倒置(简称巨倒)。如该 T 波两支对称、基底部较窄及波谷尖锐,就称为冠状 T 波;如该 T 波两支明显不对称、基底部宽阔、前支或后支向外膨出或向内凹陷使 T 波不光滑有切迹,就称为 Niagara(尼加拉)瀑布样 T 波。T 波巨倒多见于冠心病、非 ST 段抬高型 AMI、肥厚型心肌病、Wellens 综合征、大面积急性肺栓塞、应激性心肌病、脑血管意外及嗜铬细胞瘤等疾病。

1. 冠状 T 波

冠状 T 波又称为缺血性 T 波倒置、箭头状 T 波,因多见于冠心病而命名。其倒置的 T 波两支对称、基底部较窄、波谷尖锐(图 19-11),常伴 Q-T 间期延长,可伴有异常 Q 波出现,真正反映了透壁性心肌缺血。见于陈旧性或亚急性期心肌梗死、慢性冠状动脉供血不足、缺血性心肌病等。若心电图无左心室肥大表现而出现持续性冠状 T 波,则对冠心病尤其是冠心病合并心肌病变有独特的预测价值。

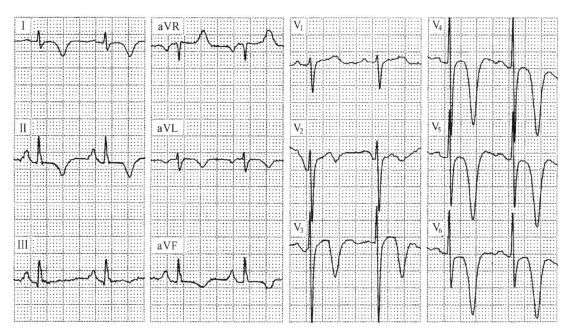

图 19-11　冠心病患者出现前壁、侧壁冠状 T 波

【临床资料】男性,65 岁,临床诊断:慢性支气管炎、肺心病、冠心病。【心电图特征】常规心电图(图19-11)显示 P-P 间期 0.82s,频率 73 次/min,Ⅱ、Ⅲ、aVF 导联 P 波高尖,振幅 0.20～0.28mV;V5、V6 导联 QRS 波群呈 RS 型;Ⅰ、Ⅱ、aVL、aVF 导联 T 波倒置,V3～V6 导联呈冠状 T 波,深达 1.0～2.0mV;Q-T 间期 0.45s(正常最高值 0.39s)。【心电图诊断】①窦性心律;②P 波高尖,提示右心房肥大;③广泛导联 T 波改变,其中前壁、侧壁呈冠状 T 波,提示心肌缺血,请结合临床;④Q-T 间期延长。

2. Niagara(尼加拉)瀑布样 T 波

脑血管意外、阿斯综合征发作后及有交感神经兴奋性异常增高的急腹症等患者出现一种特殊形态的巨倒 T 波,酷似美国与加拿大交界的 Niagara 瀑布,故被命名为 Niagara 瀑布样 T 波(图 19-12),亦称为交感神经介导性巨倒 T 波。

(1)心电图特征:①巨倒 T 波基底部宽阔、两支明显不对称、前支或后支向外膨出或向内凹陷使 T 波不光滑有切迹;②巨倒 T 波的振幅多>1.0mV,偶可>2.0mV,常出现在 V3～V6 导联,也可出现在肢体导联,而在 aVR、V1 等导联则可出现宽而直立的 T 波;③巨倒 T 波演变迅速,持续数日后自行消失;④Q-T 间期显著延长;⑤U 波振幅可增高;⑥常伴有快速性室性心律失常发生。

（2）发生机制：系交感神经过度兴奋释放大量儿茶酚胺刺激下丘脑星状交感神经节及冠状动脉痉挛造成急性心肌缺血，使心室肌复极过程明显受到影响而出现巨倒 T 波和 Q-T 间期显著延长。

（3）临床意义：常见于脑血管意外、颅脑损伤、脑肿瘤、阿斯综合征发作后及伴发交感神经过度兴奋其他疾病，如各种急腹症、神经外科手术后、肺动脉栓塞等。出现巨倒 T 波，死亡率增加 22%。巨倒 T 波若发生在脑血管意外患者中，则提示颅内、蛛网膜下腔出血量大或脑梗死面积广泛，预后不良。

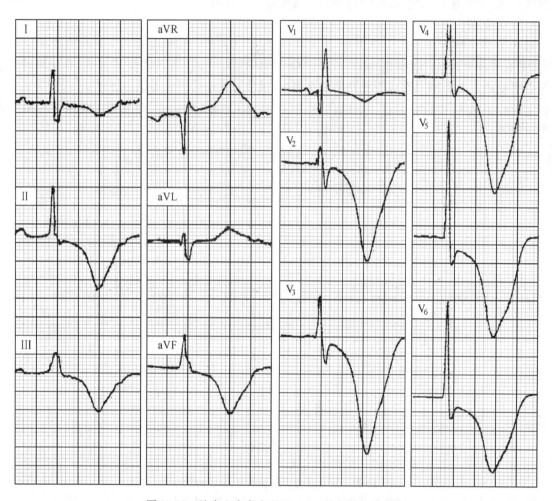

图 19-12　脑出血患者出现 Niagara 瀑布样 T 波改变

【临床资料】男性，75 岁，临床诊断：高血压病、脑出血。【心电图特征】常规心电图（图 19-12）显示 P-R 间期长、短不一，V₁ 导联 QRS 波群呈 rsR′型，其他导联终末波宽钝，QRS 时间 0.13s，V₅ 导联 R 波振幅 3.2mV；Ⅰ、Ⅱ、Ⅲ、aVF、V₂～V₆ 导联 ST 段呈下斜型压低 0.1～0.4mV，T 波巨倒呈 Niagara 瀑布样改变，其中最深达 3.15mV，如 V₃、V₄ 导联；Q-T 间期长达 0.79s。【心电图诊断】①窦性心律；②三度房室阻滞；③房室交接性逸搏心律；④完全性右束支阻滞；⑤左心室高电压；⑥下壁、广泛前壁 ST 段压低伴 Niagara 瀑布样 T 波改变，请做心肌损伤标志物检测；⑦Q-T 间期显著延长。

3.非 ST 段抬高型 AMI

非 ST 段抬高型 AMI 曾称为心内膜下心肌梗死，以 R 波为主导联 ST 段呈下斜型或水平型显著压低，或出现巨倒 T 波，其两支基本对称、基底部可宽可窄、波谷较尖锐或较圆钝，常伴有 Q-T 间期延长（图 7-7、图 9-6、图 19-13A～D），但不出现异常 Q 波，诊断非 ST 段抬高型 AMI（心内膜下 AMI）需密切结合临床及心肌损伤标志物检测。

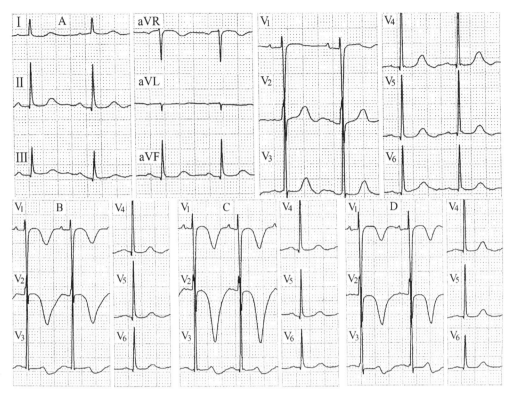

图 19-13　A 系术前常规心电图,显示左心室高电压、前侧壁 U 波改变(负正双相);B~D 显示术后胸痛、气急时出现前间壁 T 波倒置

【临床资料】女性,85 岁,临床诊断:膀胱癌。【心电图特征及心肌生化标志物】常规心电图(图 19-13A)系术前检查时记录,显示 $R_{V_5}+S_{V_1}=4.05mV$,V_4~V_6 导联 U 波呈负正双相。图 B 系术后第 3 天患者出现胸痛、气急时急诊记录,P-P 间期 0.66s,频率 91 次/min,肢体导联心电图未见异常,仅 V_1、V_2 导联显示 T 波基底部增宽、倒置深达 0.55~1.05mV,Q-T 间期 0.45s(正常最高值 0.35s);高敏肌钙蛋白 I 0.39ng/ml(正常值 0.00~0.11ng/ml),CK-MB 值 29IU/L(正常值 0~24IU/L),D-二聚体 1.52mg/L(正常值<0.5mg/L),NT-proBNP 值 235pg/ml(75 岁以上其值<1800pg/ml)。图 C 系术后第 4 天复查时记录,P-P 间期 0.65s,频率 92 次/min,肢体导联心电图未见异常,V_1、V_2 导联显示 T 波基底部增宽、倒置深达 0.7~1.9mV,Q-T 间期 0.43s(正常最高值 0.35s);高敏肌钙蛋白 I 0.25ng/ml,CK-MB 值 20IU/L,D-二聚体 2.89mg/L,NT-proBNP 值明显增高达 3621pg/ml。图 D 系术后第 5 天复查时记录,P-P 间期 0.72s,频率 83 次/min,肢体导联心电图未见异常,V_1、V_2 导联显示 T 波基底部增宽、倒置深达 0.4~1.1mV,Q-T 间期 0.43s(正常最高值 0.38s);高敏肌钙蛋白 I 0.02ng/ml,CK-MB 值 15IU/L,D-二聚体 2.69mg/L,NT-proBNP 值明显增高达 3083pg/ml。【心电图诊断】①窦性心律;②左心室高电压;③前侧壁 U 波改变(负正双相);④术后第 3~5 天出现局限性前间壁 T 波改变(深倒置)伴 Q-T 间期延长,急性肺栓塞、非 ST 段抬高型 AMI 或 I 型 Wellen 综合征待排,请结合临床。

【心得体会】本例系高龄膀胱癌患者,术后第 3 天出现胸痛、气急时心电图至第 5 天心电图,仅出现局限性前间壁 T 波倒置由较深→很深→变浅,高敏肌钙蛋白 I 由高→低(0.39ng/ml→0.02ng/ml)、D-二聚体轻度由低→高(1.52mg/L→2.69mg/L),NT-proBNP 由正常→升高(235pg/ml→3621pg/ml→3083pg/ml),急性肺栓塞、非 ST 段抬高型 AMI 有待明确,心内科会诊倾向诊断为急性肺栓塞,患者家属拒绝行冠状动脉造影。I 型 Wellen 综合征的前间壁 T 波倒置往往是滞后性出现。对于此患者的心电图诊断,先进行描述性诊断,后将所考虑到疾病也罗列上去,请结合临床,以规避风险。

4. 劳损型 T 波倒置

左胸前导联或伴肢体导联 R 波振幅明显增高,ST 段呈下斜型、水平型、弓背向上型压低,左胸前导联 T 波巨倒,两支不对称,前支下降较缓慢、后支上升较快,基底部较窄,为左心室肥大或肥厚性心肌病的特征性心电图改变。见于左心室收缩期负荷过重的疾病,如高血压性心脏病、主动脉瓣狭窄、梗阻型肥厚性心肌病及心尖肥厚型心肌病等(图 19-14)。

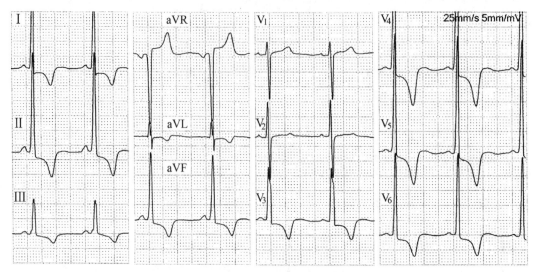

图 19-14　梗阻型肥厚性心肌病患者出现巨倒 T 波

【临床资料】男性,37 岁,临床诊断:梗阻型肥厚性心肌病。【心电图特征】常规心电图(图 19-14)胸前导联定准电压 5mm/mV,显示 $R_I = 2.1mV$,$R_{II} = 3.35mV$,$R_{aVF} = 2.25mV$,$R_{V_5} = 8.0mV$,$R_{V_6} = 5.6mV$,$R_{V_5} + S_{V_1} = 11.2mV$;I、II、aVF、$V_3 \sim V_6$ 导联 ST 段呈水平型或下斜型压低 0.1～0.5mV,T 波倒置,其中 $V_3 \sim V_6$ 导联 T 波倒置深达 1.1～2.5mV,U 波浅倒置。【心电图诊断】①窦性心律;②左心室高电压,提示左心室肥大;③广泛导联显著 ST-T 改变;④轻度 U 波改变;⑤符合梗阻型肥厚性心肌病的心电图改变。

5.急性大面积肺栓塞

大面积肺栓塞早期(24h 内),在胸前导联可表现为对称性巨倒 T 波(图 19-15A),经及时溶栓治疗后,倒置的 T 波可变浅或恢复正常(图 19-15B)。

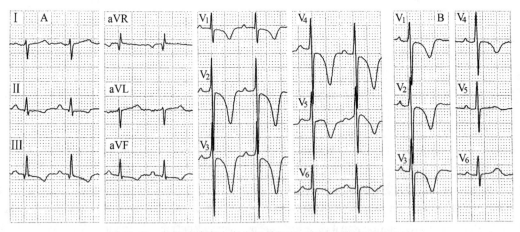

图 19-15　急性肺栓塞患者出现前间壁、前壁对称性巨倒 T 波

【临床资料】女性,70 岁,右膝关节置换术后突然出现胸痛、气急、呼吸困难。临床诊断:急性肺栓塞。【心电图特征】常规心电图 A(图 19-15)显示 QRS 电轴右偏＋130°,呈 $S_I Q_{III} T_{III}$ 型,aVR 导联 Q/R<1、V_1 导联呈 qRS 型,V_5、V_6 导联 R/S<1;$V_1 \sim V_5$ 导联 ST 段压低 0.05～0.12mV;下壁及胸前导联 T 波倒置,其中 $V_2 \sim V_4$ 导联 T 波呈对称性倒置达 1.20～1.35mV。图 B 系患者溶栓治疗 1 周后记录,显示 $V_1 \sim V_4$ 导联 ST 段压低 0.05mV,除 V_1 导联 T 波倒置略加深外,其余倒置 T 波变浅或恢复正常。【心电图诊断】①窦性心律;②电轴右偏＋130°、$S_I Q_{III} T_{III}$、高度顺钟向转位;③前间壁、前壁轻度 ST 段改变;④广泛导联 T 波改变,其中前间壁、前壁呈对称性巨倒 T 波;⑤符合急性肺栓塞的心电图改变。

6. Wellens 综合征

Wellens 综合征患者胸痛缓解若干时间后在 V₂、V₃ 或 V₂～V₄ 导联(偶尔在 V₁～V₆ 导联)其 T 波可呈巨倒或呈深而对称性倒置(图 7-9、图 13-1)。

7. 应激性心肌病

约半数应激性心肌病患者在急性期和亚急性期(2～18d)T 波逐渐由直立转为倒置。当 T 波出现深倒置时,是患者处于恢复期的心电图特征性表现(图 19-16)。

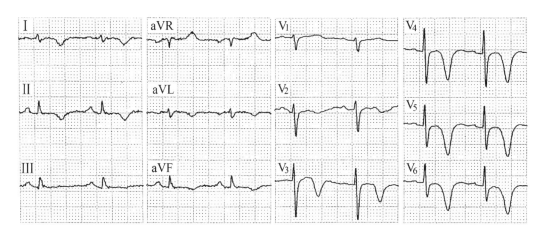

图 19-16　应激性心肌病恢复期出现 T 波倒置

【临床资料】女性,56 岁,获悉独生子意外身亡而突然出现胸痛、气急、呼吸困难,急送当地医院抢救,拟诊为应激性心肌病。【心电图特征】常规心电图(图 19-16)系患者 1 周后来本院就诊时记录,显示肢体导联 QRS 波幅 <0.5mV,Ⅰ、Ⅱ、aVL、aVF、V₃～V₆ 导联 T 波倒置,其中 V₄～V₆ 导联深达 0.80～0.95mV,Q-T 间期 0.42s(正常最高值 0.39s)。【心电图诊断】①窦性心律;②肢体导联 QRS 波幅低电压;③广泛导联 T 波改变;④Q-T 间期延长。患者冠状动脉 CT、心脏 MR 检查均未见明显异常,心脏超声显示左心室舒张功能减退、EF 值 55%。

8. AMI 再灌注治疗后

(1)AMI 再灌注治疗后 24h 内 ST 段抬高导联出现早期 T 波倒置:这是心肌组织再灌注成功的心电图表现,是梗死相关动脉再通的独立指标,并与住院期间存活率相关;T 波倒置愈深,提示有较多的心肌获救,心功能恢复较好,是慢性期左心室壁运动异常恢复的预测指标。

(2)前壁 AMI 伴 V₄～V₆ 导联巨倒 T 波:前壁 AMI 如 5d 后 V₄～V₆ 导联出现巨倒 T 波(深度 >1.0mV),则预示有 R 波重现可能和较好的左心室功能,预后较佳。

(3)AMI 半年后仍持续出现巨倒 T 波:预示左心室功能恢复差,远期预后差(图 9-18、图 19-17)。

9. 运动员心脏综合征

过度的运动训练可使心脏外形增大、心室壁增厚,心脏重量增加。其中耐力运动员(如长跑)心脏表面积横径增大,以心室腔扩大为主,少数伴心室壁增厚,呈现离心性扩大;力量型运动员(如举重)以心室壁增厚为主,心室腔无明显扩大,呈现向心性肥大。心电图表现为左心室高电压、ST 段压低及 T 波倒置,甚至出现巨倒 T 波(图 19-18)。

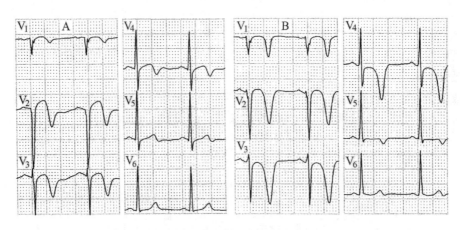

图 19-17　前间壁 AMI 后持续出现冠状 T 波

【临床资料】男性,52 岁,胸痛 2d,临床诊断:AMI(高敏肌钙蛋白 I 13.09ng/ml,proBN 1855pg/ml,前降支近段狭窄 85%,间隔支近段狭窄 85%,分别植入支架 1 枚)。【心电图特征】常规心电图 A(图 19-17)显示 V_1、V_2 导联 QRS 波群呈 QS 型,V_2 导联 ST 段呈单向曲线型抬高 0.1mV,$V_2 \sim V_4$ 导联 T 波倒置,V_5 导联呈正负双相,呈现前间壁亚急性心肌梗死心电图特征。图 B 系植入支架 8 个月后记录,显示 $V_1 \sim V_3$ 导联 QRS 波群呈 rS 型;V_2 导联 ST 段呈弓背向上型抬高 0.05mV,V_3、V_4 导联 ST 段呈弓背向上型压低 $0.05 \sim 0.10mV$;$V_1 \sim V_4$ 导联 T 波倒置,其中 $V_2 \sim V_4$ 导联呈冠状 T 波,深达 $1.1 \sim 1.3mV$,V_5、V_6 导联 T 波呈正负双相,分别以负相、正相为主。【心电图诊断】①窦性心律;②局限性前间壁异常 Q 波(图 A)或 r 波振幅递增不良(图 B);③前间壁、前壁 ST-T 改变,符合亚急性(图 A)、陈旧性心肌梗死(图 B)的心电图改变;④侧壁轻度 T 波改变。

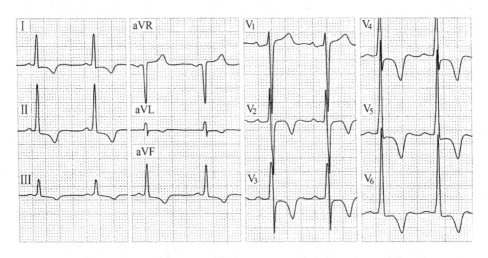

图 19-18　长跑运动员出现左心室高电压、ST 段压低及 T 波倒置

【临床资料】男性,50 岁,长跑运动员。【心电图特征】常规心电图(图 19-18)显示 QRS 时间 0.11s,$R_{V_5} + S_{V_1} = 5.9mV$,$R_{V_6} = 3.1mV$;Ⅰ、Ⅱ、aVF、$V_3 \sim V_6$ 导联 ST 段呈 $0.08 \sim 0.15mV$;高侧壁、下壁导联及 $V_2 \sim V_6$ 导联 T 波均倒置,最深达 0.9mV,如 V_4、V_5 导联。【心电图诊断】①窦性心律;②左心室高电压,提示左心室肥大;③广泛导联 ST 段及 T 波改变。

辅助检查:心脏超声显示左心室壁不均匀增厚,以心尖部较为明显;冠状动脉造影显示前降支中段 $30\% \sim 40\%$ 狭窄,第一对角支近中段 40% 狭窄,右冠状动脉、回旋支无明显狭窄。

10.心动过速型心肌病或扩张型心肌病

心动过速型心肌病或扩张型心肌病心电图异常改变以异位搏动和异位心律最为常见,其次为传导阻滞和非特异性 ST-T 改变。少数患者可出现巨倒或(和)深倒 T 波(图 19-19)。

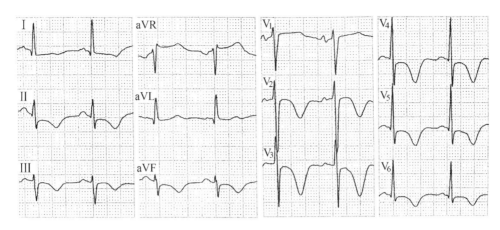

图 19-19　心动过速型心肌病出现广泛导联 T 波倒置

【临床资料】男性,44 岁,反复发作心动过速数年,临床诊断:心动过速型心肌病。【心电图特征】常规心电图(图 19-19)显示 P-P 间期 0.85s,频率 71 次/min;Ⅱ、aVF、V_3～V_6 导联 ST 段呈水平型压低 0.05～0.18mV;Ⅰ、Ⅱ、Ⅲ、aVF、V_2～V_6 导联 T 波倒置,最深达 1.1mV,如 V_3 导联;Q-T 间期 0.52s(正常最高值 0.40s)。【心电图诊断】①窦性心律;②广泛导联 ST-T 改变;③Q-T 间期延长。

五、T 波电交替现象

1. 基本概念

T 波电交替现象是指同一起搏点节律(通常为窦性节律),心脏自身复极过程中所出现的 T 波形态、振幅甚至极性发生交替性改变,可伴有 QRS 波幅交替变化,通常每隔 1 次心搏出现 1 次改变(图 19-20),并排除呼吸、体位、胸腔或心包积液等心外因素。

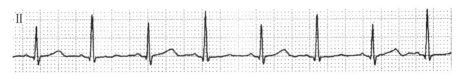

图 19-20　QRS 波幅、T 波呈电交替现象

2. 心电图特征

(1)主导节律恒定,多为窦性,其 QRS 波形、振幅通常一致。

(2)T 波交替性改变的幅度较明显(振幅≥0.1mV),发生在以 R 波为主导联价值大。

(3)心动过缓时出现比心动过速时出现 T 波电交替价值大。

(4)常伴有 Q-T 间期延长或同时伴 Q-T 间期长、短交替(图 19-21)。

(5)与心外因素无关,如呼吸、体位、心包积液、胸腔积液等。

(6)可伴有 ST 段、U 波甚至 P 波、QRS 波幅电交替。

3. 发生机制

T 波电交替可能与电解质紊乱(低钙、低镁、低钾血症)、心肌缺血缺氧、支配心脏的植物神经失衡等因素有关。

4. 临床意义

心率正常时出现显著的 T 波电交替现象,是心室复极不一致、心电活动不稳定的表现,易诱发严重的室性心律失常而猝死。多见于长 Q-T 间期综合征、心肌缺血、心功能不全及电解质紊乱等患者(图 19-22)。有 T 波电交替者,发生致命性室性心律失常的危险性增加 14 倍。T 波电交替目前已成为识别心源性猝死高危患者的一个重要而非常直观的指征。

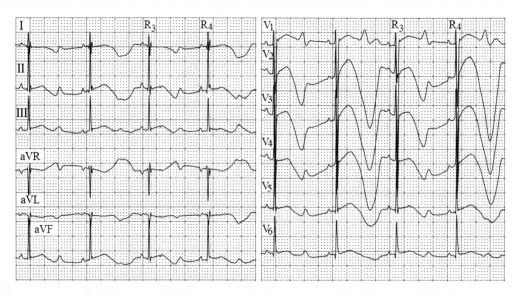

图 19-21　显著的 T 波电交替伴 Q-T 间期长、短交替现象（引自网络）

【临床资料】引自网络，临床资料不详。【心电图特征】常规心电图（图 19-21）显示 P-P 间期 0.85s，频率 71 次/min（Q-T 间期正常最高值 0.40s），P-R 间期 0.12s；T 波形态、振幅呈交替性改变，T 波倒置较浅者，其 Q-T 间期 0.47s，如 R₃ 搏动；而 T 波巨倒（V₂ 导联最深达 2.7mV）或宽钝者，其 Q-T 间期 0.67s，如 R₄ 搏动。【心电图诊断】①窦性心律；②广泛导联 T 波改变；③显著的 T 波电交替伴 Q-T 间期长、短交替现象；④Q-T 间期延长。需启动危急值上报程序。

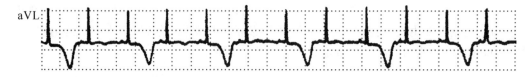

图 19-22　低镁血症（血镁浓度 0.61mmol/L）患者出现窦性心动过速（143 次/min）、T 波电交替现象（引自郭继鸿）

六、迟发型 T 波改变

迟发型 T 波改变多见于 Wellens 综合征患者（又称为左前降支 T 波综合征），是指不稳定型心绞痛患者在胸痛发作时其心电图未见明显异常，而胸痛缓解后数小时或数天内出现 V₂、V₃ 或 V₂～V₄ 导联 T 波呈深而对称性倒置（Ⅰ型，占 75%）或呈正负双相（Ⅱ型），有时波及 V₁～V₆ 导联（图 19-23），部分患者可演变为深倒置（图 19-24），继而 T 波逐渐变浅直至恢复直立。此征属 AMI 的前期，预示左冠状动脉前降支近端有严重狭窄，应积极治疗。否则，极易发展为前壁 AMI。

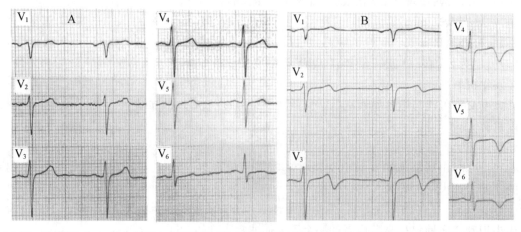

图 19-23　Ⅱ型 Wellens 综合征的心电图改变（图 A 为胸痛时记录，图 B 为胸痛缓解后记录）（引自文献或网络）

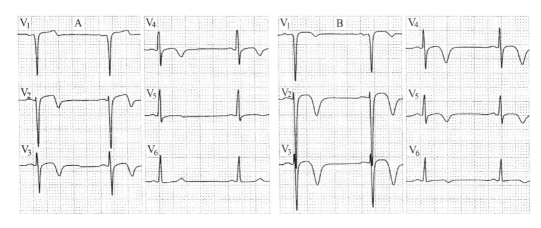

图 19-24　Ⅱ型 Wellens 综合征患者 T 波演变为深倒置

【临床资料】男性,62 岁,胸痛 2h,临床诊断:AMI 待排。【心电图特征】常规心电图 A(图 19-24)系急诊时记录,显示 P-P 间期 1.09~1.14s,频率 53~55 次/min;T 波在 V$_2$ 导联呈正负双相,V$_3$、V$_4$ 导联浅倒置,V$_5$ 导联正负双相。图 B 系患者左前降支近端(狭窄 98%)植入 1 枚支架后第 2 天记录,显示 P-P 间期 1.12s,频率 54 次/min;V$_2$~V$_4$ 导联 T 波呈深倒置达 0.6~0.8mV,V$_1$、V$_5$、V$_6$ 导联 T 波浅倒置。【心电图诊断】①窦性心动过缓(53~55 次/min);②前间壁、前壁 T 波改变,提示Ⅱ型 Wellens 综合征;③植入支架后前间壁、前壁 T 波演变为深倒置。

七、功能性 T 波倒置

1. 童稚型 T 波

(1)概述:童稚型 T 波又称为幼年型、幼稚型 T 波,常见于婴幼儿,少数人 T 波倒置可一直持续到成人。

(2)心电图特征:①倒置的 T 波仅见于 V$_1$~V$_4$ 导联,且以 V$_2$、V$_3$ 导联倒置最深;②倒置的深度多<0.5mV,肢体导联及 V$_5$、V$_6$ 导联 T 波正常(图 19-25A)。

(3)发生机制:可能与无肺组织覆盖"心切迹"区有关。

(4)临床意义:属正常变异。但年轻者易误诊为心肌炎、心尖肥厚型心肌病;年长者易误诊为前间壁心肌缺血。深吸气或口服钾盐可使倒置的 T 波转为直立可资鉴别。

2. 电张调整性 T 波改变

在右心室起搏、宽 QRS 心动过速、间歇性左束支阻滞、间歇性心室预激患者中,心室异常除极消除后恢复正常除极一段时间内,仍存在明显的 T 波改变,其极性与异常除极时 QRS 主波方向一致,Rosenbaum 称之为电张调整性 T 波改变(图 19-25B)。是介于原发性与继发性 T 波改变之间的第 3 种 T 波改变,不具有病理性意义,是一种正常的电生理现象,但需通过与原来图片比较或随访观察借以排除原发性 T 波改变。电张调整性 T 波改变往往持续一段时间,这与心脏记忆现象和积累作用有关(图 19-26)。多数病例尚同时存在 ST 段压低,会随着 T 波极性的恢复而恢复。

3. 与心动周期长短有关的深倒和宽大 T 波

与心动周期长短有关的深倒和宽大 T 波又称为与慢心率相关的频率依赖性 T 波改变,仅发生在较长 R-R 间期后(图 19-27)。随着运动或给予阿托品、异丙基肾上腺素使心率增快,则倒置的 T 波恢复正常。可能系迷走神经反射所致。有学者认为长间歇可使心室充盈期延长,其舒张容积增加,导致心室复极改变或与长间歇后心肌收缩性的改变有关,或长间歇使心室内压力升高,影响冠状动脉血流量导致心内膜下心肌缺血,或心室内血流动力学改变引起心肌纤维的伸展等,这些因素均可造成 T 波改变。

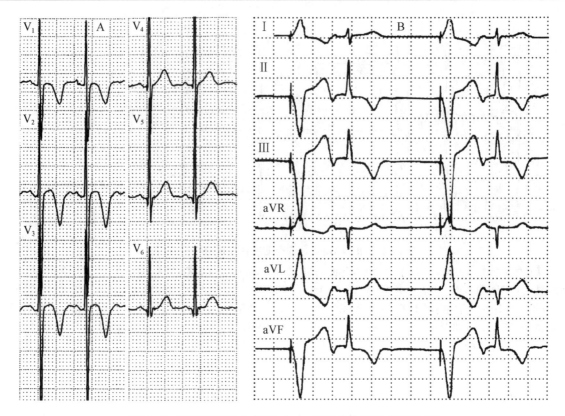

图 19-25　童稚型 T 波改变(图 A)、电张调整性 T 波改变(图 B)

【临床资料】女性,7 岁,临床诊断:上呼吸道感染。【心电图特征】胸前导联心电图 A(图 19-25)显示窦性 P-P 间期 0.52s,频率 115 次/min;$R_{V_1}=1.8$mV,$R_{V_5}=2.75$mV;$V_1 \sim V_3$ 导联 T 波倒置,以 V_2、V_3 导联倒置最深,达 0.85mV。【心电图诊断】①窦性心动过速(115 次/min);②左、右心室高电压,建议心脏超声检查;③前间壁 T 波倒置,提示童稚型 T 波改变。

【临床资料】男性,80 岁,临床诊断:病窦综合征、植入心室起搏器 5 年。【心电图特征】肢体导联心电图 B(图 19-25)呈现心室起搏 QRS'-P^--正常 QRS 波群序列,为心室起搏伴反复搏动,R'-P^- 间期 0.41s,P^--R 间期 0.16s,P^--P^- 间期 1.52s,期间未见窦性 P 波出现,起搏逸搏周期 0.95s,频率 63 次/min;反复搏动的 ST 段在 Ⅱ、Ⅲ、aVF 导联呈水平型压低约 0.1mV,T 波呈浅倒置。【心电图诊断】①提示窦性停搏;②心室起搏器,呈心室起搏伴反复搏动(VVI 模式),频率 65 次/min),其功能未见异常;③房室结双径路传导;④下壁 ST-T 改变,可能由心室电张调整性改变所致,请结合临床及既往心电图。

4.孤立性负 T 综合征

孤立性负 T 综合征又称为心尖现象,倒置的 T 波多发生在 V_4 导联,偶见于 V_4、V_5 导联;右侧卧位时,可使倒置的 T 波恢复直立。可能系心尖与胸壁之间的接触干扰了心肌的复极程序所致。多见于瘦长型的健康青年,属正常变异,但易误诊为心肌炎、心尖肥厚型心肌病。

5."两点半"综合征

(1)基本概念:当额面 QRS 电轴指向＋90°(相当于钟表的长针指向 6 字),而 T 电轴指向－30°(相当于钟表短针指向 2 字),T-QRS 电轴类似于钟表的两点半。

(2)心电图特征:①Ⅰ导联 QRS 波幅的代数和为零;②Ⅱ、Ⅲ、aVF 导联 QRS 主波向上,而 T 波倒置,其中Ⅲ导联倒置最深、aVF 导联次之;③口服钾盐或运动可使 T 波恢复正常。

(3)临床意义:多见于瘦长型健康人。发生在年轻者易误诊为心肌炎,年长者易误诊为心肌缺血。

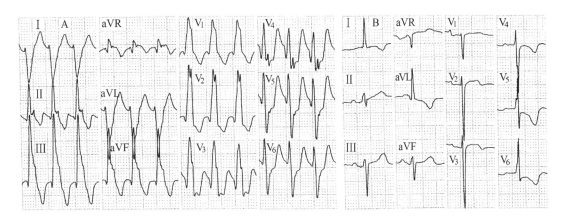

图 19-26　室性心动过速终止后出现电张调整性 T 波改变

【临床资料】男性,27 岁,突发心动过速 2h,临床诊断:阵发性室性心动过速。【心电图特征】图 A(图 19-26)系急诊时记录,显示 QRS 波群宽大畸形呈类右束支阻滞伴电轴右偏图形(时间 0.15s),在 V₁、V₂ 导联呈 qR 型,R 波呈"左突耳症",V₃、V₄ 导联呈 QRs 型,V₅、V₆ 导联呈 qRS 型,R/S<1,R'-R'间期 0.37s,频率 162 次/min,为起源于左前分支附近的室性心动过速。图 B 系射频消融术数小时后记录,显示 I、aVL、V₄~V₆ 导联 ST 段呈弓背向上型或下斜型压低 0.05~0.18mV,T 波倒置,2 周后复查心电图正常。【心电图诊断】①阵发性室性心动过速(162 次/min),提示起源于左前分支附近;②恢复窦性心律后出现高侧壁、前侧壁 ST-T 改变,提示电张调整性改变所致。

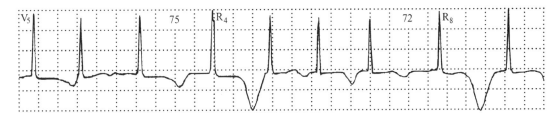

图 19-27　与心动周期长短有关的深倒和宽大 T 波

【临床资料】男性,67 岁,临床诊断:冠心病、心房颤动。【心电图特征】V₅ 导联(图 19-27)未见明显的心房波(P、f 波),但 R-R 间期绝对不规则,平均心室率 108 次/min;ST 段呈水平型延长达 0.20s 且压低 0.05~0.10mV;T 波形态随 R-R 间期的长短而多变:双相、浅倒及深倒,当其前 R-R 间期 0.75、0.72s 时,其后搏动(R₄、R₈)出现 T 波深倒置,基底部明显增宽,Q-T 间期最长达 0.60s(正常最高值 0.37s)。【心电图诊断】①心房颤动(细颤型)伴快速心室率(平均 108 次/min);②ST 段改变(水平型延长和压低);③与心动周期长短有关的深倒和宽大 T 波;④Q-T 间期延长。

6.站立性 T 波改变

T 波极性和形态随着体位的改变而改变,多发生在 II、III、aVF 导联。站立位或深吸气时,可使 II、III、aVF 导联 T 波倒置加深,或者由平卧位转为站立位时 T 波由直立转为倒置;反之,可使倒置 T 波转为直立。多见于心脏神经官能症、瘦长型女性患者。口服普萘洛尔可使此 T 波异常转为正常。

7.过度通气性 T 波改变

过度通气在健康人可引起一过性 T 波倒置。以胸前导联多见,多伴有 Q-T 间期延长,口服普萘洛尔可防止这种改变。可能与交感神经兴奋早期引起心室肌复极非同步性缩短有关。

8.饱餐后 T 波改变

饱餐后 30min 内,即可出现 T 波倒置,以 I、II、V₂~V₄ 导联明显,空腹时 T 波恢复正常。如餐中加服钾盐,可防止这种异常 T 波的产生。可能与餐后糖类吸收使血钾暂时性降低有关。

八、高危型 T 波

绝大多数"顶天(高耸或高尖)立地(深倒置或巨倒)"T 波及正常心率时出现的 T 波电交替现象,均为高危型 T 波,需多加小心。

九、诊断原则

(1)T 波"顶天(高耸或高尖)立地(深倒置或巨倒)"多见于器质性心脏病,但也见于电解质异常(高钾血症)、功能性改变等。

(2)诊断"顶天立地"T 波时,首先进行描述性诊断,同时密切结合临床,先往器质性心脏病考虑,后考虑功能性改变,必要时建议心脏超声、心肌损伤标志物检测。

第二十章

高危型 U 波改变

一、概述

(1)U 波形成机制:尚不清楚,但机械-电耦联所引发的后电位学说得到关注,即心室肌的伸展能够激活心肌细胞机械敏感的离子通道而形成后电位;也可能由 M 细胞复极延迟或由浦氏纤维细胞、乳头肌复极延迟所致。

(2)正常 U 波:U 波是在 T 波后 0.02~0.04s 处出现的小而圆钝的波,与 T 波方向一致,振幅 <0.2mV,不超过同导联 T 波的 1/4,在 V_2~V_4 导联最为明显;时间 0.16~0.25s,均值 0.20s。

(3)与心率快慢的关系:心率较慢时,U 波增高;而心率较快时,U 波降低,甚至消失。

二、U 波增高

1.基本概念

(1)U 波增高:U 波振幅≥0.2mV 或高于同导联 T 波振幅的 1/2。

(2)U 波显著增高:U 波振幅>0.5mV。

2.U 波增高的常见原因

(1)电解质紊乱:低钾血症、高钙血症等(图 20-1)。

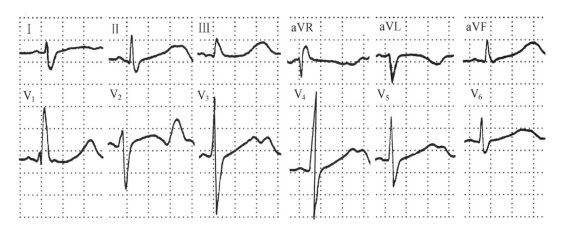

图 20-1　低钾血症引发 T 波宽钝切迹、U 波增高及 Q-T 间期延长

【临床资料】男性,26 岁,临床诊断:周期性瘫痪、低钾血症(血钾浓度 3.1mmol/L)。【心电图特征】常规心电图(图 20-1)显示电轴＋132°,V_1 导联 QRS 波群呈 rsR′型,时间 0.13s;Ⅱ、V_3~V_6 导联 T 波宽钝切迹,Q-T 间期 0.59s;V_2、V_3 导联 U 波振幅增高,部分导联 T 波与 U 波融合。【心电图诊断】①窦性心律;②电轴右偏(＋132°);③完全性右束支阻滞;④T 波、U 波改变及 Q-T 间期延长,符合低钾血症的心电图改变。

(2)药物影响:抗心律失常药物影响(如胺碘酮等)、洋地黄、肾上腺素、钙剂、抗精神病药物等(图 20-2)。

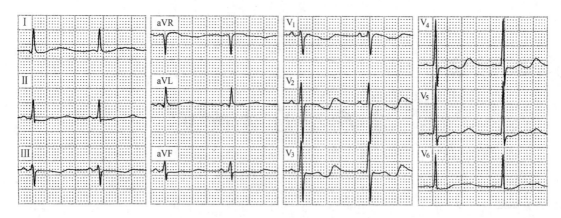

图 20-2　服用胺碘酮后引发 U 波增高

【临床资料】女性，61 岁，心房颤动射频消融术后服用胺碘酮。【心电图特征】常规心电图（图 20-2）显示 P-P 间期 0.94s，频率 64 次/min；V_5、V_6 导联 ST 段呈水平型压低 0.05～0.08mV；T 波在 V_1、V_2 导联浅倒置，V_3、V_4 导联正负双相，V_5 导联低平，Ⅰ、V_6 导联宽钝切迹；各导联 U 波与 T 波融合，Ⅱ、V_2～V_5 导联 U 波增高，且高于 T 波振幅，Q-T 间期 0.46s（正常最高值 0.44s）。【心电图诊断】①窦性心律；②ST 段、T 波及 U 波改变；③Q-T 间期延长；④符合服用胺碘酮后的心电图改变。

（3）三度房室阻滞、缓慢性心律失常长 R-R 间歇后、早搏代偿间歇后等（图 20-3、图 20-4）。

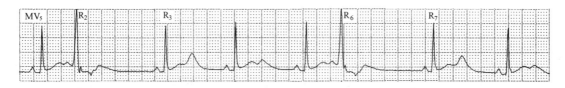

图 20-3　室性早搏后第 1 个窦性搏动的 U 波高大

【临床资料】男性，19 岁，临床诊断：病毒性心肌炎。【心电图特征】MV_5 导联（图 20-3）显示窦性 P-P 间期 1.04～1.08s，频率 56～58 次/min；R_2、R_6 搏动为提前出现宽大畸形 QRS-T 波群，其后有逆行 P^- 波跟随；代偿间歇后第 1 个窦性搏动的 U 波高大，其余窦性搏动的 T 波增宽、T 波与 U 波融合且 U 波略高于 T 波；Q-U 间期 0.60s（正常最高值 0.64s）。【心电图诊断】①窦性心动过缓（56～58 次/min）；②室性早搏伴逆传心房；③早搏后第 1 个窦性搏动的 U 波高大；④T 波、U 波改变。

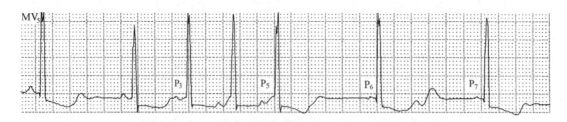

图 20-4　短阵性房性心动过速后第 1 个搏动 U 波高大

【临床资料】男性，58 岁，临床诊断：冠心病。【心电图特征】MV_5 导联（图 20-4）显示窦性 P-P 间期 1.10s，频率 55 次/min，P_3～P_5 搏动为提早出现 P'-QRS-T 波群；P_6 呈负正双相且延迟出现，其逸搏周期 1.24s，频率 48 次/min；P_7 低平，形态介于窦性 P 波与 P_6 之间，为房性融合波，P_6-P_7 间期 1.24s；ST 段呈下斜型压低 0.20～0.25mV，T 波呈负正双相，Q-T 间期 0.55s（正常最高值 0.45s）；短阵性房性心动过速后第 1 个搏动的 U 波明显高大。【心电图诊断】①窦性心动过缓（55 次/min）；②短阵性房性心动过速；③过缓的成对房性逸搏伴房性融合波（48 次/min）；④ST 段、T 波改变；⑤Q-T 间期延长；⑥短阵性房性心动过速后第 1 个搏动的 U 波高大。

（4）急性脑血管意外：出血性比缺血性脑血管疾病更为常见，尤其是蛛网膜下腔出血者（图 20-5）。

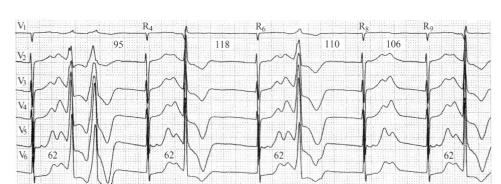

图 20-5　脑出血患者出现 U 波增高

【临床资料】男性，60 岁，临床诊断：冠心病、高血压病、脑出血。【心电图特征】胸前导联心电图（图 20-5）未见明显的心房波（P、F、f 波），根据室性早搏后代偿间歇（R′-R 间期）长短不一（0.95～1.18s），仍可确定基本节律为心房颤动（细颤型），平均心室率 80 次/min；可见频发室性早搏，除成对出现外，其偶联间期相等而形态不一致，考虑为双形性室性早搏；f 波下传的搏动（R₄、R₆、R₈、R₉）V₆ 导联 ST 段呈近水平型压低 0.05～0.10mV，V₂～V₆ 导联 U 波增高，且与 T 波融合；Q-U 间期 0.62s。【心电图诊断】①心房颤动（细颤型）伴正常心室率（平均 80 次/min）；②频发双形性室性早搏，偶呈双（多）源性及成对出现；③U 波增高并与 T 波融合。

【温故知新】若 U 波增高与 T 波融合，则测量 Q-U 间期。若 Q-U 间期大于 Q-T 间期正常最高值加 U 波时间均值 0.20s，则为延长，意义同 Q-T 间期延长，甚至更为严重。本例根据 R₈-R₉ 间期 1.06s，频率 57 次/min，其 Q-T 间期正常最高值 0.44s，加上 U 波时间均值 0.20s，故本例 Q-U 间期正常最高值为 0.64s。

（5）迷走神经张力过高、低温及各种脑病颅内压增高致心率减慢时。

（6）心绞痛发作或运动试验时出现胸前导联 U 波增高：见于回旋支或（和）右冠状动脉狭窄 75% 以上（敏感性 70%，特异性 98%）。

（7）下后壁 AMI：约 60%～72% 的患者左胸前导联出现 U 波增高。

3.U 波增高的临床价值

（1）协助低钾血症的诊断（图 20-6），指导抗心律失常药物使用。

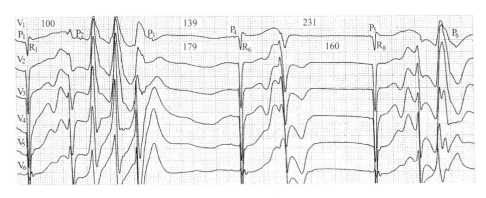

图 20-6　扩张型心肌病、低钾血症患者长 R-R 间期后出现 U 波高大

【临床资料】男性，57 岁，心悸、胸闷、乏力 5d，临床诊断：扩张型心肌病。【心电图特征】胸前导联（图 20-6）显示窦性 P-P 间期 1.00～2.31s，频率 26～60 次/min；R₁、R₆、R₈ 其前虽有 P 波，但 P-R 间期长短不一，为房室交接性逸搏，逸搏周期 1.60～1.79s，频率 34～38 次/min；QRS 时间 0.12s，在 V₁ 导联呈 Qr 型，V₂～V₅ 导联呈 QS 或 rS 型，V₆ 导联呈 rsr′s′型；可见频发多源性室性早搏，时呈成对、连续 4 个出现；逸搏的 T 波宽钝，U 波高大，Q-U 间期 0.74s。【心电图诊断】①窦性心律伴显著不齐（26～60 次/min），提示窦性停搏；②多源性室性早搏，时呈成对出现及短阵性室性心动过速（158 次/min）；③过缓的房室交接性逸搏伴不齐（34～38 次/min）；④非特异性心室内阻滞；⑤完全性干扰性房室分离；⑥广泛前壁异常 Q 波和等位性 Q 波；⑦T 波增宽、U 波高大；⑧Q-U 间期延长；⑨低钾血症待排，建议血钾检测（血钾浓度 3.08mmol/L）。

（2）与心肌缺血相关：心绞痛发作、运动时及下后壁 AMI 出现 U 波增高与右冠状动脉或回旋支病变有关(图 20-7)。

（3）与室性心律失常相关：①若服用可引起 Q-T 间期延长及尖端扭转型室性心动过速药物后，U 波增高的临床价值超过 Q-T 间期延长,需酌情减量或停药；②在高大的 U 波之后常出现室性早搏(图 20-8),甚至是尖端扭转型室性心动过速,这可能与延迟后除极引起触发激动有关(图 20-9)。

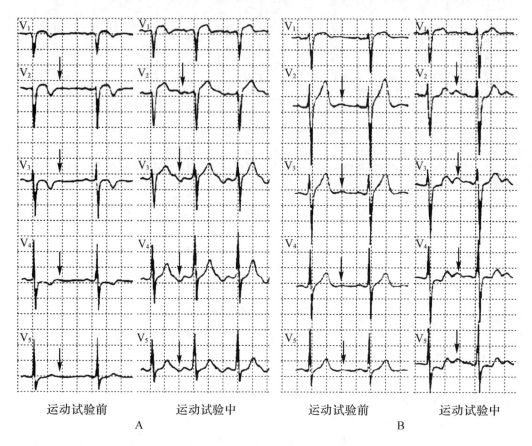

运动试验前　　　　　运动试验中　　　　　　　　运动试验前　　　　　运动试验中

A　　　　　　　　　　　　　　　　　　　B

图 20-7　平板运动试验中出现 U 波倒置、增高(引自陈琪,箭头所指为 U 波)

【临床资料】男性,62 岁,既往有前间壁陈旧性心肌梗死病史,临床诊断：冠心病、劳力型心绞痛。【心电图特征】胸前导联心电图 A(图 20-7)显示平板运动试验前 V₁ 导联 QRS 波群呈 QS 型,V₂ 导联呈 QS 或 rS 型；V₂、V₃ 导联 T 波倒置深于 V₁ 导联,V₄ 导联 T 波呈负正双相,V₅ 导联 T 波低平；运动中 ST 段未见异常改变,V₁～V₅ 导联 T 波极性由倒置或负正双相转为直立、振幅由低平转为正常,而 V₂～V₅ 导联 U 波却出现倒置。【心电图诊断】①窦性心律；②局限性前间壁异常 Q 波或等位性 Q 波伴前间壁、前壁 T 波改变,符合陈旧性心肌梗死的心电图改变；③平板运动试验出现 T 波极性改变、U 波倒置,提示平板运动试验阳性。

【临床资料】男性,47 岁,临床诊断：冠心病、劳力型心绞痛。【心电图特征】胸前导联心电图 B(图 20-7)显示平板运动试验前心电图正常,运动中 V₃～V₅ 导联 ST 呈下斜型压低 0.10～0.15mV,V₂～V₅ 导联 U 波增高。【心电图诊断】①窦性心律；②运动前心电图正常；③平板运动试验出现 ST 段压低、U 波增高,提示平板运动试验阳性。

【温故知新】运动中或终止后出现下列心电图改变之一者,可判定平板运动试验阳性：①以 R 波为主导联 ST 段呈水平型或下斜型压低≥0.1mV 或在原有基础上再压低≥0.1mV,持续≥1min；②以 R 波为主导联出现 ST 段呈损伤型抬高≥0.2mV,持续≥1min；③ST 段呈上斜型压低≥0.2mV 伴 aVR 导联 ST 段抬高≥0.1mV；④出现一过性 T 波异常高耸伴对应导联 T 波倒置；⑤以 R 波为主导联出现 U 波倒置或增高(注：笔者建议增加此条款,浙江省制定的诊断规范中将 U 波倒置归入可疑阳性标准)；⑥出现血压下降≥10mmHg 并伴全身反应(低血压休克)；⑦心率较运动前或前一级运动下降≥20 次/min 并伴随心肌缺血征象。可疑阳性标准：①以 R 波为主导联出现或在原有基础上 ST 段呈水平型或下斜型压低≥0.05mV,但＜0.1mV,持续≥1min；②低负荷运动量时(METs＜5.0),出现频发室性早搏、室性心动过速、房室阻滞、窦房阻滞、心房颤动或扑动；③运动中较运动前或前一级运动时收缩压下降≥10mmHg。④心率恢复异常,即从运动峰值心率到终止后 2min 心率的变化≤12 次/min。

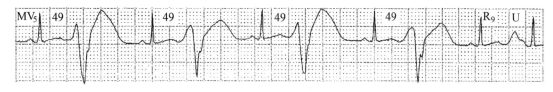

图 20-8　可能由高大 U 波引发的室性早搏

【临床资料】男性,70 岁,临床诊断:冠心病、低钾血症(血钾浓度 3.1mmol/L)。【心电图特征】MV_5 导联(图 20-8)定准电压 5mm/mV,显示窦性 P-P 间期 0.62s,频率 97 次/min;每隔 1 个窦性搏动提早出现 1 次室性早搏,其偶联间期(0.49s)、形态均一致;T 波浅倒、U 波高大,如 R_9 搏动;室性早搏均落在高大 U 波顶峰上,可能由心室延迟后除极所致,即由高大 U 波触发所引起舒张期振荡波;Q-U 间期 0.55s(正常最高值 0.55s)。【心电图诊断】①窦性心律;②频发室性早搏,呈二联律;③T 波、U 波改变;④符合低钾血症的心电图改变。

【温故知新】①触发活动是引起心律失常的重要机制之一。它产生于前一心肌动作电位后所形成的膜电位振荡,若该电位达到阈电位水平时,便能形成 1 次早搏。该早搏的形成必须由前一动作电位所触发,故称为触发活动。这种在前一动作电位基础上产生的提前于下一个动作电位的振荡膜电位,称为后除极,它包括早期后除极(EAD)和延迟后除极(DAD)。②早期后除极是指发生在动作电位 2 相平台期或 3 相早期的振荡性电位变化。它出现在动作电位完全复极之前,相当于 ST 段、T 波顶峰之前,产生 Ron-T 现象的室性早搏。早期后除极多发生在基础频率缓慢时,呈现慢频率依赖性特征,由 Ca^{2+} 内流增加或(和)K^+ 外流减少引起,故 Ca^{2+} 拮抗剂、提高细胞外 K^+ 和 Mg^{2+} 浓度可有效地抑制早期后除极的形成。③延迟后除极是指复极完成之后或终末时所产生的膜电位振荡。它多发生在基础频率较快时,呈现快频率依赖性特征。延迟后除极产生原因可能与细胞内 Ca^{2+} 超载使细胞膜对 Na^+ 通透性增高有关。

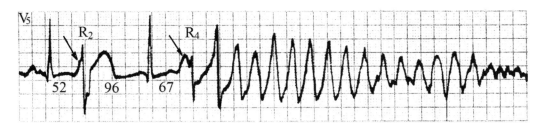

图 20-9　短长短周期现象及 Ron-U 现象诱发尖端扭转型室性心动过速、心室颤动

【临床资料】引自郭继鸿教授,临床资料不详。【心电图特征】V_5 导联(图 20-9)显示窦性搏动 T 波低平,U 波增高,Q-U 间期 0.68s;R_2、R_4 搏动为双源性室性早搏,分别落在前一搏动 U 波顶峰及降支上,其中落在降支上(R_4)诱发了尖端扭转型室性心动过速、心室颤动,呈现短长短周期现象及 Ron-U 现象。【心电图诊断】①窦性心律;②双源性室性早搏;③短长短周期现象及 Ron-U 现象诱发尖端扭转型室性心动过速、心室颤动;④T 波、U 波改变及 Q-U 间期延长。

三、U 波倒置

在以 R 波为主导联,U 波不应该倒置。若出现 U 波倒置,则见于下列情况。

(1)AMI:前壁梗死发生率约 10%～60%,下壁梗死发生率约 30%～33%,多见于 ST-T 改变和异常 Q 波出现之前,而在冠状动脉介入治疗或急性期后数小时至 24h 内消失。

(2)心肌缺血:尤其是左冠状动脉前降支病变所引起的心肌缺血(图 20-10)。若运动试验后出现 U 波倒置,则是心肌缺血的佐证,为运动试验阳性标准之一,常提示左前降支近端或左主干病变(图 13-14、图 20-7)。

(3)高血压病:其倒置程度随着血压升高而加深,随着血压降低和恢复正常而变浅或直立,可作为判断病情和疗效的参考指标之一(图 20-11)。

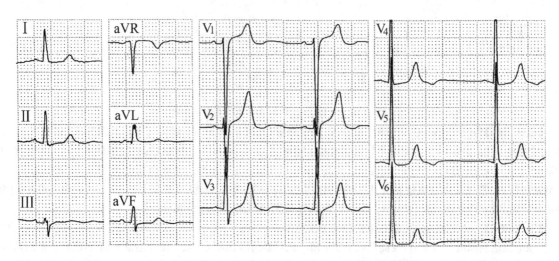

图 20-10　高血压病、冠心病引发前侧壁 U 波倒置

【临床资料】男性,69 岁,临床诊断:高血压病、冠心病、糖尿病。【心电图特征】常规心电图(图 20-10)显示 P-P 间期 1.08～1.20s,频率 50～56 次/min;R_{V_5}＝3.1mV,R_{V_5}＋S_{V_1}＝5.8mV;Ⅱ、V_5、V_6 导联 ST 段压低 0.05mV;Ⅱ、aVF、V_3 导联 U 波负正双相,V_4～V_6 导联 U 波倒置。【心电图诊断】①窦性心动过缓(50～56 次/min);②左心室高电压,提示左心室肥大;③下壁、前壁及侧壁 U 波改变,提示左心室劳损或心肌缺血,请结合临床。

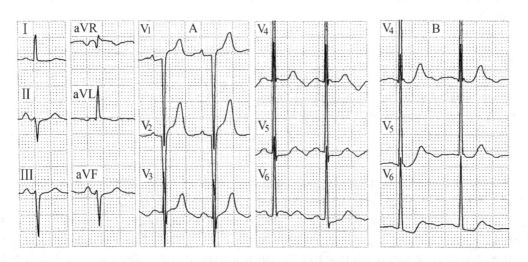

图 20-11　高血压病、尿毒症引发前壁、侧壁 U 波倒置

【临床资料】男性,79 岁,临床诊断:高血压病、尿毒症。【心电图特征】常规心电图 A(图 20-11)显示 P-P 间期 0.62s,频率 97 次/min;肢体导联 QRS 波群呈左前分支阻滞图形(电轴－50°),V_1、V_2 导联呈 QS 型,R_{V_5}＋S_{V_1}＝6.4mV;V_4、V_5 导联 ST 段呈水平型、近水平型压低 0.08～0.10mV;V_3～V_5 导联 U 波倒置,深达 0.1～0.2mV。图 B 系半年后复查时记录,显示 P-P 间期 0.75s,频率 80 次/min;R_{V_5}＝3.45mV;V_4～V_6 导联 ST 段呈水平型、下斜型压低 0.05～0.10mV,U 波浅倒置(0.05～0.10mV)。【心电图诊断】①窦性心律;②左前分支阻滞;③左心室高电压,提示左心室肥大;④局限性间隔壁异常 Q 波,与左心室肥大引发心肌纤维化或(和)左前分支阻滞有关;⑤侧壁轻度 ST 段改变;⑥前壁、侧壁 U 波改变(倒置)。

【温故知新】心率较慢时,U 波增高;而心率较快时,U 波降低,甚至消失(心率＞90 次/min 时,U 波往往消失)。本例图 A 心率 97 次/min 时,V_4、V_5 导联 U 波倒置较深;而图 B 心率 80 次/min 时,V_4、V_5 导联 U 波倒置变浅,与前述理论相矛盾,提示该 U 波变化可能与血压的高低有关。

(4)左心室劳损:左心室肥大、负荷过重时,除 U 波倒置外,常合并 ST-T 改变。

（5）老年人。

（6）可能是普通人群全因死亡率增加的独立预测因素：2017 年欧洲心脏病学会议报道 U 波倒置与全因死亡风险和心源性猝死风险增加相关，可作为独立预测因素之一。

（7）前壁 AMI(6h 内)伴 $V_4 \sim V_6$ 导联 U 波倒置：约 30% 前壁 AMI 患者出现 $V_4 \sim V_6$ 导联 U 波倒置，与无 U 波倒置患者比较，前者心肌坏死面积较少，左心室功能较好，故前壁 AMI 时出现 U 波倒置是预后较好的一个心电图指标，与侧支循环较丰富有关。

（8）近期前壁 AMI 患者平板运动试验诱发 $V_4 \sim V_6$ 导联 U 波倒置：意味着梗死区域侧支循环较好，提示梗死区域内存在着活性的心肌细胞(敏感性 67%，特异性 88%)，是个简便特异的判定标志。

四、U 波双相

（1）负正双相型：见于高血压病、左心室肥大、左心室舒张功能不全及老年患者等(图 20-12)。

（2）正负双相型：见于心肌缺血、冠心病等，但笔者从医近 40 年尚未遇正负双相型 U 波。

（3）不稳定型心绞痛发作时左胸前导联出现双相型 U 波是发生 AMI 的独立预测指标之一，应高度重视，及早干预。

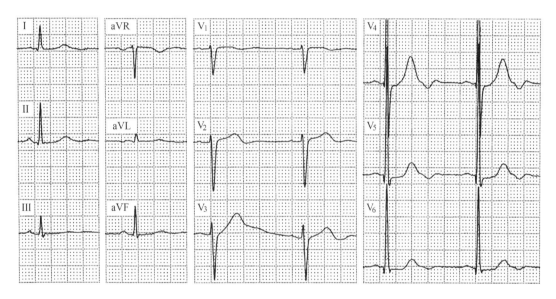

图 20-12　高血压病患者出现前侧壁 U 波负正双相

【临床资料】男性，71 岁，临床诊断：高血压病。【心电图特征】$V_1 \sim V_3$ 导联定准电压 5mm/mV，常规心电图(图 20-12)显示 P-P 间期 1.13～1.15s，频率 52～53 次/min，$R_{V_5} = 4.0mV$，$R_{V_6} = 2.5mV$，$R_{V_5} + S_{V_1} = 5.6mV$；$V_4 \sim V_6$ 导联 ST 段呈水平型压低 0.05～0.10mV；U 波在 V_4、V_5 导联呈负正双相，以负相为主，在 V_6 导联呈浅倒置。【心电图诊断】①窦性心动过缓(52～53 次/min)；②左心室高电压，提示左心室肥大；③前侧壁 ST 段、U 波改变。

五、U 波电交替现象

1. 心电图特征

（1）同一导联上直立的 U 波，其振幅呈高低交替(图 20-13)；或者倒置的 U 波，其深浅程度交替；或者直立与倒置呈交替发生(图 20-14)。

（2）常伴 Q-T 间期或 Q-T$_c$ 延长，标志着心室复极延迟。

（3）心率缓慢或长间歇之后 U 波增高，易发生电交替现象。

（4）早搏之后或室性心动过速之前，U 波往往增高伴电交替，有人称为舒张期振荡波，U 波越高，越易诱发室性心律失常(图 20-8、图 20-9)。

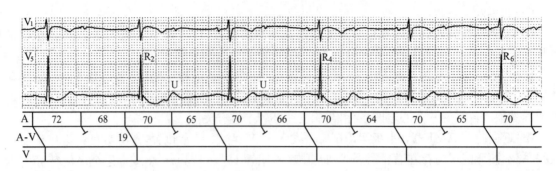

图 20-13　冠心病患者出现 ST 段、T 波、U 波电交替现象

【临床资料】男性,72 岁,临床诊断:冠心病。【心电图特征】V_1、V_5 导联同步记录(图 20-13),显示夹有 QRS 波群的 P-P 间期略长,为 0.70~0.72s,而无 QRS 波群的 P-P 间期略短,为 0.64~0.68s,房室呈 2∶1 传导,心室率 43~44 次/min;V_5 导联偶数搏动(R_2、R_4、R_6)的 ST 段压低明显、T 波倒置、U 波增高,呈电交替现象。【心电图诊断】①窦性心律;②二度房室阻滞引发缓慢心室率(43~44 次/min),房室呈 2∶1 传导;③ST 段、T 波、U 波呈电交替现象。

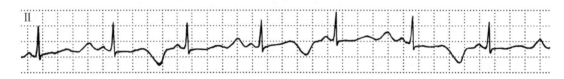

图 20-14　先天性长 Q-T 间期综合征患者呈现 U 波电交替现象(直立与倒置交替)

【临床资料】女性,36 岁,临床诊断:先天性长 Q-T 间期综合征、反复晕厥待查。【心电图特征】Ⅱ 导联(图 20-14)显示 P-P 间期 0.99s,频率 60 次/min,T 波略低平和宽钝,Q-T 间期 0.56s(正常最高值 0.46s),U 波增高与倒置呈交替性改变;24h 动态心电图显示频发尖端扭转型室性心动过速。【心电图诊断】①窦性心律;②T 波改变;③Q-T 间期延长;④U 波呈现电交替现象(增高与倒置);⑤符合先天性长 Q-T 间期综合征的心电图改变。

2.发生机制

U 波振幅电交替与心输出量交替性改变有关,并非心电活动异常所致。心室容量越大、心室收缩越强,其 U 波振幅越高大。而 U 波极性电交替,则可能与心肌损害有关。

3.临床意义

(1)U 波电交替常合并交替脉,是提示左心功能不全有意义的征象。

(2)高大 U 波伴电交替是心肌兴奋性增高的表现,常是严重室性心律失常的前兆。

(3)U 波电交替见于低钾、低钙、低镁血症及胺碘酮中毒、脑外伤等。

(4)U 波电交替和长间歇后胸前导联 U 波由倒置转为直立,与儿茶酚胺敏感性室性心动过速发生有关。

第二十一章

4起医疗官司给我们的警示

一、概述

本章所阐述的4起医疗官司,其中1起系笔者受某司法鉴定中心委托参与讨论、3起系省内外3家医院心电图室当事医生传真相关资料并咨询。这4起医疗官司由左右手导联线反接误诊为高侧壁异常Q波、漏诊下壁Q波和浅倒T波及下壁ST段抬高虽然在正常范围内但忽视 $ST_{Ⅲ}↑$ ＞ $ST_{Ⅱ}↑$ 而引发。撰写此内容,目的是以期引起重视,避免重蹈覆辙。

二、病例介绍及教训剖析

1. 左右手导联线反接误诊为高侧壁异常Q波

【相关资料】 病例1 男性,55岁,因"左眼被'石子'击伤致视力下降伴疼痛1h",于2012年11月11日在当地医院急诊行"左眼角膜穿通伤修补术"。第2天转诊某眼视光专科医院,诊断为"左眼内眼炎,左眼球内异物,左眼外伤性白内障,左眼角膜穿通伤清创缝合术后",进行术前检查时发现心电图异常(图21-1):①窦性心律;②QRS电轴右偏,右室肥大可能;③陈旧性高侧壁心肌梗死可能;④T波倒置或低平,侧壁心肌缺血。考虑手术复杂并存在心脏疾病等因素,建议患者前往综合性医院救治。第3家综合性医院因床位紧张未能收入住院及时手术治疗,数天后入院在局麻下行"左眼球内异物取出＋后段玻璃体切割＋人工晶状体植入术",于2012年11月26日出院。患者因"左眼球内异物取出术后视物模糊1月"再次住入第3家医院,于12月12日局麻下行"左眼视网膜复位术",术中发现左眼视网膜挛缩呈团块状,无法进一步复位,终止手术。因左眼视网膜挛缩失明,患者及其家属上诉法院,控告某眼视光专科医院、第3家综合性医院。

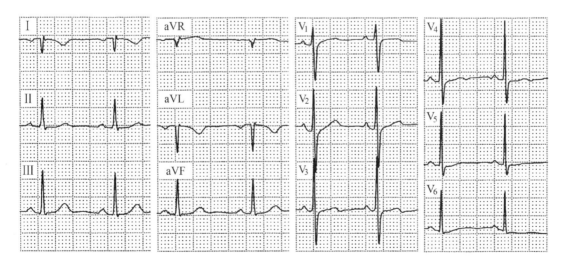

图21-1　患者术前常规心电图(该院心电图医生诊断为:①窦性心律;②QRS电轴右偏,右室肥大可能;③陈旧性高侧壁心肌梗死可能;④T波倒置或低平,侧壁心肌缺血)

【司法鉴定】 经某司法鉴定中心鉴定:认为眼视光专科医院心电图室医生错接了左右手的导联线,而作出了错误的诊断结论,但患者的心电图表现并不完全属于眼部手术的禁忌证范围,仍然可考虑实施眼部手术,却把患者转诊到综合性医院而延误了手术治疗是不恰当的。建议眼视光专科医院和第3家医院(没有及时收住)分别承担25%和5%的责任,请法庭酌情考虑。

【教训剖析】 ①左右手导联线错接→误诊为高侧壁异常Q波;②过度诊断→唬住临床医生;③临床医生不作为→转诊→延误手术时机→被告;④过度诊断:不能将临床诊断用词用于心电图诊断报告中!异常Q波≠陈旧性心肌梗死,T波倒置、低平≠心肌缺血。

【心得体会】 ①当Ⅰ导联P-QRS-T波群均呈倒置时,首先应排除有无左右手导联线错接,其次关注是否存在镜像右位心,最后才考虑左房心律伴高侧壁异常Q波、电轴右偏及T波改变;Ⅰ导联P波倒置,绝不是窦性心律。②异常Q波、ST段、T波改变,因其常缺乏特异性,不一定能明确为某一特定疾病所致,建议采用描述性"心电图诊断名词"——所见的心电现象,后描述该心电现象所提示的临床意义或建议进一步做哪些检查以明确诊断;如本例前壁、侧壁轻度T波改变,请结合临床。③异常Q波可见于心肌梗死、重症心肌炎、心肌纤维化、肥厚型心肌病(窄深Q波伴高R波)、高钾血症、肺心病(前间壁出现QS型)及传导阻滞(左前分支阻滞、左中隔分支阻滞、左束支阻滞时前间壁可出现QS型或Q、q波)等,需结合临床病史、ST段及T波改变等情况而加以客观地判定。

2.漏诊下壁Q波和浅倒T波

【相关资料】 病例2　男性,48岁,因患皮肤癌在当地县级医院进行手术治疗,术后使用氨甲苯酸、酚磺乙胺止血药,一周后患者突发下壁、前间壁AMI,经抢救无效而死亡。术前该患者心电图(图21-2)诊断为:窦性心律、心电图正常范围。患者家属诉至法院要求赔偿。

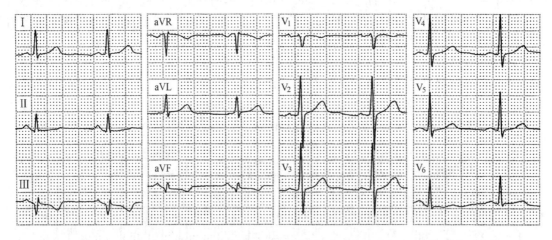

图21-2　患者术前常规心电图(该院心电图室医生诊断为窦性心律、心电图正常范围)

【司法鉴定】 鉴定专家认为术前心电图诊断漏诊了"Ⅲ、aVF导联异常Q波和T波倒置"(图21-2),以致临床医生未能针对心电图异常而进一步进行心脏超声、24h动态心电图及平板运动试验等检查评估心脏功能,未能发现患者存在心血管疾病的可能,未能考虑选用其他止血药或减少氨甲苯酸的药量,医方未尽谨慎注意和合理诊疗义务,存在不足。

【教训剖析】 ①本例患者术前心电图漏诊"Ⅲ、aVF导联异常Q波和T波倒置"→误诊为正常心电图;②误诊、漏诊→未引起临床医生重视;③误诊、漏诊→未进一步检查→盲目使用止血药;④引发下壁、前间壁AMI→死亡→被告;⑤本例正确诊断:窦性心律、提示下壁异常Q波伴T波改变,陈旧性心肌梗死所致? 请结合临床。

【心得体会】 ①正常人在Ⅲ、aVL导联可出现Q波,判定此Q波时,需结合临床病史及其相邻导联(Ⅱ、aVF 导联或 Ⅰ 导联)波形的改变,并让患者屏气试验。②若深吸气后屏气,Ⅲ、aVF 导联 Q 波深度变浅或消失,则为呼吸性 Q 波(图 5-9),属功能性改变;若无明显改变,则应提示下壁异常 Q 波。仅Ⅲ导联出现 Q 波,此 Q 波不需诊断。③若深吸气后屏气,Ⅰ、aVL 导联 Q 波深度变浅或消失,则为呼吸性 Q 波,属功能性改变,此 Q 波不需诊断。若无明显改变,则应提示高侧壁异常 Q 波。仅 aVL 导联出现 Q 波,此 Q 波不需诊断。

【相关资料】　病例 3　男性,51 岁,因患结肠癌在全麻下行根治术,在复苏室时,发现监护导联出现 ST 段抬高伴 T 波高耸,呼叫心电图室行急诊心电图检查(图 21-3B),显示:①窦性心动过缓(47 次/min);②下壁 ST 段抬高伴 T 波宽大,提示超急期心肌梗死所致;③高侧壁及前间壁 ST 段改变、高侧壁 T 波改变;④一度房室阻滞(P-R 间期 0.28s)。患者短时间内出现三度房室阻滞、心脏骤停,经抢救无效而死亡。患者家属诉至法院要求赔偿。

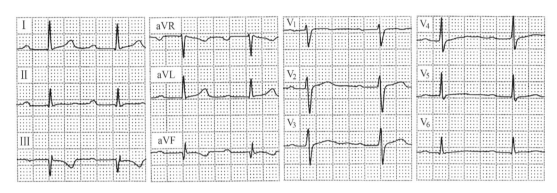

图 21-3A　患者术前常规心电图,胸前导联定准电压 5mm/mV(该院心电图室
医生诊断为窦性心律、一度房室阻滞、下壁及前侧壁轻度 T 波改变)

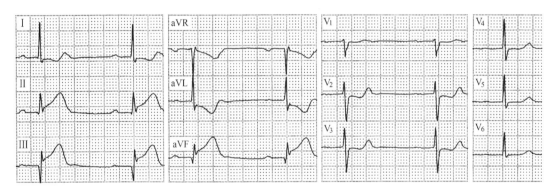

图 21-3B　急诊记录心电图(胸前导联定准电压 5mm/mV)显示下壁 ST 段抬高、前间壁 ST 段压低

【司法鉴定】　鉴定专家认为术前心电图(图 21-3A)仅诊断为"一度房室阻滞、下壁和前侧壁轻度 T 波改变",而漏诊了"下壁异常 Q 波",以致临床医生未能针对心电图异常而进一步做平板运动试验、冠状动脉 CT 等检查评估心脏功能,未能发现患者存在冠心病的可能,医方未尽谨慎注意和防范风险,存在不足。

【教训剖析】　①患者术前心电图改变与病例 2 类似,漏诊了"下壁异常 Q 波",下壁及前侧壁 T 波改变也未引起临床医生的足够重视而进一步去评估患者的心脏功能、冠状动脉等情况。②术后急诊心电图(图 21-3B)心率降低(47 次/min),下壁 Q 波无明显变化,但 ST 段呈上斜型抬高伴 T 波高大,且 $ST_Ⅲ↑>ST_{aVF}↑>ST_Ⅱ↑$,Ⅰ、aVL、V_2、V_3 导联 ST 段呈下斜型压低 0.05~0.20mV,出现远离梗死区部位 ST 段压低(V_2、V_3 导联),强烈提示发生了下壁合并右心室超急期心肌梗死,下壁极有可能发生了再梗死,应考虑右冠状动脉近端闭塞所致,故不难理解该患者出现窦性心动过缓、由一度转为三度房室阻滞直至心脏停搏。

　　【温故知新】　①下壁急性心肌梗死 65%～70% 由右冠状动脉闭塞引起,30%～35% 由左回旋支闭塞所致。②因窦房结、房室结绝大多数由右冠状动脉供血,故下壁 AMI 时可出现显著的窦性心动过缓、一度至三度房室阻滞;此外,也与左心室下、后壁缺血刺激迷走神经末梢引发 Bezold-Jarisch(左心室内化学性、机械性刺激感受器)反射有关。③若回旋支闭塞致下壁心肌梗死者,则很少发生显著的窦性心动过缓。

　　3.忽视 $ST_{Ⅲ}↑>ST_{Ⅱ}↑$

　　【相关资料】　病例 4　女性,63 岁,因胸痛 1h 来院急诊就医。常规心电图系患者急诊时记录(图 21-4),心电图室医生诊断为:窦性心律、心电图正常。急诊医生对症治疗后让其回家。夜间患者突发猝死,第 2 天家属来院吵闹。

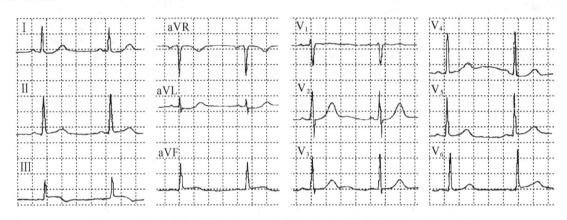

图 21-4　患者急诊时常规心电图(心电图室医生诊断为窦性心律、正常心电图)

　　【院方判定】　急诊科、心电图室各承担 2/3 和 1/3 赔偿责任。

　　【教训剖析】　①本例心电图室医生需吸取的教训:诊断时没有关注到 $ST_{Ⅲ}↑>ST_{aVF}↑$,Ⅲ、aVF 导联 ST 段抬高 0.05～0.10mV,虽然其抬高程度在"正常范围"内,但对于胸痛患者,此时一定要加做右胸前导联和后壁导联,排除右心室、后壁 AMI。②急诊科医生应吸取的教训:应进一步做心肌损伤标志物检测及留院观察,隔 0.5～1.0h 复查 18 导联心电图。③患者夜间突发猝死,极有可能由右冠状动脉近端闭塞所致,出现严重的缓慢性心律失常(严重的窦性心动过缓、三度房室阻滞)直至心脏停搏。

　　三、规避心电图诊断风险

　　1.规避急性冠状动脉综合征的诊断风险

　　采用诊断"三步法",即先描述现象、提示或待排或可疑(对临床医生具有导向性意义)、请结合临床并进一步检查。如前壁 ST 段抬高(弓背型)伴 T 波倒置,提示 AMI 所致(或 AMI 待排),请结合临床并进一步做心肌损伤标志物检测。

　　2.规避宽 QRS 心动过速的诊断风险

　　因 80% 宽 QRS 心动过速由室性心动过速所致,故当宽 QRS 心动过速通过各种方法(请见第二十六章诊断宽 QRS 心动过速简易新方法)仍不能明确诊断时,可按以下顺序进行诊断:提示室性心动过速,但不能排除室上性心动过速合并束支阻滞或心室预激。

　　3.规避窄、宽并存 QRS 心动过速的诊断风险

　　遵循"就窄不就宽"的诊断原则,诊断为室上性心动过速伴心室内差异性传导。

　　4.规避起搏心电图的诊断风险

　　(1)起搏心电图诊断报告涉及四方利益(临床医生、患者、心电图室医生及厂家),当遇起搏器功

能异常或可能异常时,为避免医患之间发生不必要的矛盾或纠纷:①应及时与心内科医生沟通并共同确认诊断报告! ②选用温和的诊断用词(如起搏功能不良或失夺获、感知功能不足或过度)! ③避免使用"起搏器故障"的诊断用词!

(2)当起搏心电图出现特殊现象或表现时,若能明确是某种特殊功能所致,则可直接诊断之;若无法明确判断,则进行描述性诊断,并建议程控检测。

(3)舍弃"起搏器功能正常"的诊断用词,改用"起搏器功能未见异常",万一发生医疗纠纷时给自己留下回旋余地。

5.规避下壁异常 Q 波、T 波改变的诊断风险

(1)若 QRS 波群在Ⅱ导联 qR 型,Ⅲ导联呈 QS 或 QR 型,aVF 导联呈 QR 型,Q 波≥1/4R,即使时间<0.03s,也应诊断为下壁异常 Q 波。

(2)若 QRS 波群在Ⅱ导联 R(r)波振幅较低或呈 rs 型,Ⅲ导联呈 QS 或 QR 型,aVF 导联呈 QR 型,Q 波≥1/4R,即使时间<0.03s,也应提示下壁异常 Q 波。

(3)最好让患者深吸气后屏住再进行记录,若Ⅲ、aVF 导联 Q 波变小或消失,则可诊断为呼吸性下壁异常 Q 波,属功能性改变(图 5-9)。

(4)若Ⅱ导联 T 波直立,振幅>1/10R,aVF 导联 T 波低平或平坦,Ⅲ导联 T 波浅倒置,可考虑该 T 波属于正常范围。

(5)若Ⅱ导联 T 波直立,振幅>1/10R,aVF 导联 T 波浅倒置或双相,Ⅲ导联 T 波倒置,则提示下壁轻度 T 波改变。

(6)若Ⅱ导联 T 波低平,aVF 导联 T 波浅倒置或双相,Ⅲ导联 T 波倒置,则诊断为下壁轻度 T 波改变。

四、警惕心室除极异常合并 AMI

1.右束支阻滞合并 AMI

右束支阻滞时,基本上不影响 AMI 的心电图诊断。但前间壁 AMI 时,右束支阻滞的继发性 ST 段压低将会影响急性心肌梗死 ST 段抬高的程度,使其抬高程度减轻或回到基线形成伪善性改变。

2.左束支阻滞、心室预激、室性异位或起搏心律合并 AMI

左束支阻滞合并 AMI 的心电图诊断,可借助 Sgarbossa 标准、Smith 标准及巴塞罗那新标准进行诊断,心室预激、室性异位或起搏心律合并 AMI 也可酌情参考上述 3 个标准进行诊断。

(1)可根据 Sgarbossa 等提出的 3 条高特异性标准进行诊断:①ST 段同向性(与 QRS 主波方向一致)抬高≥0.1mV(5 分);②$V_1 \sim V_3$ 导联中任何一个导联出现 ST 段同向性压低≥0.1mV(3 分);③ST 段异向性(与 QRS 主波方向相反)抬高≥0.5mV(2 分)。若评分≥3 分,诊断合并 AMI 的特异性高达 90%;若仅有第 3 条(2 分),则需进一步检查。笔者将其简化为以下 3 条:①以 R 波为主导联 ST 段抬高≥0.1mV(5 分);②以 S 波为主导联 ST 段压低≥0.1mV(3 分);③以 S 波为主导联 ST 段抬高≥0.5mV(2 分)。

(2)Smith 标准:Smith 等基于冠状动脉造影研究资料提出了 LBBB 合并 AMI(前降支闭塞)的诊断标准:$V_1 \sim V_4$ 导联中任何一个导联出现 ST 段抬高幅度≥同导联 S 波深度的 1/4,即 ST/S≥0.25。Smith 标准诊断 LBBB 合并 AMI 的特异性为 97%,敏感性为 92%。

(3)巴塞罗那新标准:①任一导联出现 ST 段同向性偏移≥0.1mV;②任一导联存在 ST 段异向性偏移≥0.1mV(要求该导联 R 波或 S 波振幅≤0.6mV)。该标准于 2020 年提出,简单易记,均由冠状动脉造影证实,敏感性高达 95%,特异性达 89%(图 21-5)。

五、提高对再发性 AMI 的警惕性

原发生过心肌梗死患者,若又出现不能缓解的胸痛或不明原因的心力衰竭、心源性休克,有以

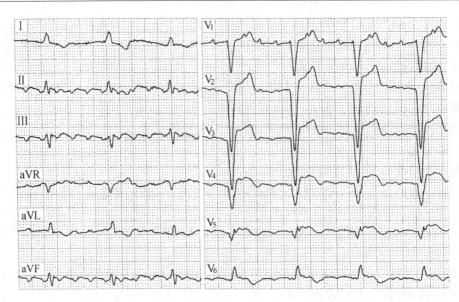

图 21-5　心房扑动、完全性左束支阻滞合并前壁、侧壁急性或亚急性心肌梗死

　　【临床资料】男性,69 岁,胸闷不适 3d。临床诊断:冠心病。【心电图特征】常规心电图(图 21-5)显示基本节律为心房扑动,F-F 间期 0.24s,频率 250 次/min,房室呈 4∶1 传导,心室率 63 次/min,F-R 间期 0.24s。QRS 波群呈完全性左束支阻滞图形,时间 0.15s,V_1 导联呈 rS 型,$V_2 \sim V_4$ 导联呈 QS 型,V_5 导联呈 Qrs 型,V_6 导联呈 Qr 型。ST 段在 V_4 导联抬高 0.3mV,大于 S 波的 1/4(QS 波深度 0.8mV);V_5 导联抬高 0.2mV,大于 S 波的 1/4(Q 波深度 0.25mV);V_6 导联 ST 段抬高 0.08～0.15mV;符合左束支阻滞合并 AMI 的诊断标准(Smith、巴塞罗那新标准)。Q-T 间期 0.45s。【心电图诊断】①心房扑动伴正常心室率(63 次/min);②完全性左束支阻滞;③前间壁、前壁、侧壁异常 Q 波伴前侧壁原发性 ST 段抬高,提示 AMI 或亚急性 MI 所致,请结合临床。

　　实验室检查:高敏肌钙蛋白 I 5.8ng/ml(正常值 0.00～0.11ng/ml),肌酸激酶 152 IU/L(正常值 40～200 IU/L),肌酸激酶同工酶 75IU/L(正常值 0～24IU/L)。急诊冠状动脉造影显示:前降支近端狭窄约 98%,右冠状动脉近端狭窄约 30%、回旋支未见明显狭窄,于前降支近端植入支架 1 枚,TIMI 血流 3 级。

下心电图改变者,应高度警惕再发性 AMI 的可能。

　　(1)新出现 q 波或 Q 波伴 ST 段抬高。

　　(2)QRS 波幅降低、切迹增多、时间增宽伴 ST 段抬高。

　　(3)原有 Q 波增深、增宽或由 q 波转为 Q 波、QS 波伴 ST 段抬高。

　　(4)原有 ST-T 改变突然发生变化,甚至出现伪善性"正常"图形。

　　(5)新出现房室阻滞、束支阻滞、室性心律失常或 Ptf V_1 绝对值增大。

六、胸痛疑 AMI 时应注意的若干问题

　　(1)应进行 18 个导联记录和心肌损伤标志物检测:加做 V_7、V_8、V_9、V_3R、V_4R、V_5R 导联,借以排除有无后壁、右心室 AMI。

　　(2)每隔 0.5～1.0h 再行心电图检查。

　　(3)下壁 AMI 时,若 $ST_{III}\uparrow > ST_{aVF}\uparrow > ST_{II}\uparrow$,则一定要关注有无并发右心室、后壁 AMI。

　　(4)胸痛患者出现 ST 段抬高或压低,经治疗后在 20min 内不能缓解者,高度提示发生了 AMI,应按 AMI 处理。

　　(5)对心电图检查正常而临床症状明显者,应留院观察而不能轻易放其回家!

　　(6)对腹痛、肩颈痛麻、莫名其妙的牙疼、左上肢痛麻、气急等患者,应行常规心电图检查。

　　(7)遇心电图符合 AMI 改变,需立即上报危急值,马上联系主管医生或首诊医生,同时安抚患者和家属,用轮椅或推床将患者交给主管医生或护送至急诊科或病房,切勿让患者自行走动。

第二十二章
建立胸痛中心和诊治流程

一、建立胸痛中心

急性胸痛是临床上最具挑战性和重要意义的病症,是以胸痛为主要表现的一组异质性疾病群,约占内科急诊量的5%～20%。具有临床表现不一、病情变化迅速、危险性差异悬殊、预后与疼痛程度不完全相关、救治时间依赖性强的特征。对于急性胸痛患者应实行"早期诊断、危险分层、正确分流、科学救治"的指导方针。为此,各地的三甲医院相继成立了由急诊科、心内科、心外科、超声科、放射科、心电科(室)等多学科医护人员组成的胸痛中心。由中华医学会急诊医学分会联合中国医疗保健国际交流促进会胸痛分会组织撰写的《急性胸痛急诊诊疗专家共识》、由中华医学会等组织撰写的《胸痛基层诊疗指南(2019年)》也相继正式发布,为急性胸痛患者早期诊治流程优化、快速准确鉴别及高效救治提供了指导性意见。

二、胸痛的定义(部位、性质)

凡是在胸廓、肩膀、咽颈部、下颌部、面颊、后背部、腰部、上肢或上腹部(图22-1)出现撕裂样或刀割样剧痛、闷胀痛、针刺痛、烧灼感、紧缩感、压榨感、沉重感、酸胀、麻木等症状统称为胸痛。

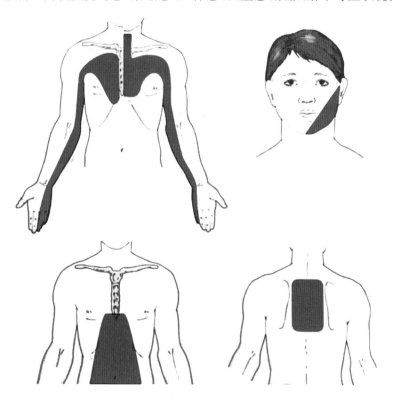

图22-1 胸痛部位所包括的范围

三、疼痛部位与疾病的关联性

疼痛部位与其所在部位脏器的疾病有一定的关联性(图 22-2),但因存在牵涉痛或放射痛,并不能完全等同,这一点需特别注意。

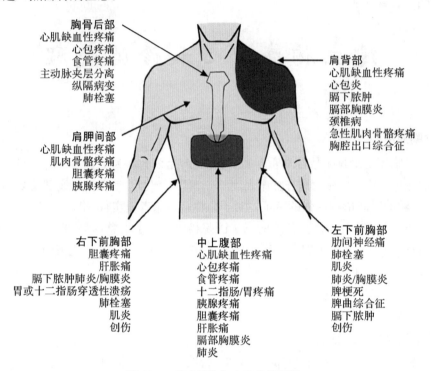

胸骨后部
心肌缺血性疼痛
心包疼痛
食管疼痛
主动脉夹层分离
纵隔病变
肺栓塞

肩背部
心肌缺血性疼痛
心包炎
膈下脓肿
膈部胸膜炎
颈椎病
急性肌肉骨骼疼痛
胸腔出口综合征

肩胛间部
心肌缺血性疼痛
肌肉骨骼疼痛
胆囊疼痛
胰腺疼痛

右下前胸部
胆囊疼痛
肝胀痛
膈下脓肿肺炎/胸膜炎
胃或十二指肠穿透性溃疡
肺栓塞
肌炎
创伤

中上腹部
心肌缺血性疼痛
心包疼痛
食管疼痛
十二指肠/胃疼痛
胰腺疼痛
胆囊疼痛
肝胀痛
膈部胸膜炎
肺炎

左下前胸部
肋间神经痛
肺栓塞
肌炎
肺炎/胸膜炎
脾梗死
脾曲综合征
膈下脓肿
创伤

图 22-2 疼痛部位与疾病的关联性

四、胸痛的分类及病因

胸痛的病因涵盖多个系统(图 22-3),有多种分类方法,其中从急诊处理和临床实用角度,胸痛分为致命性胸痛(高危胸痛)和非致命性胸痛(低危胸痛),并进一步按病因分为心源性和非心源性胸痛两类。

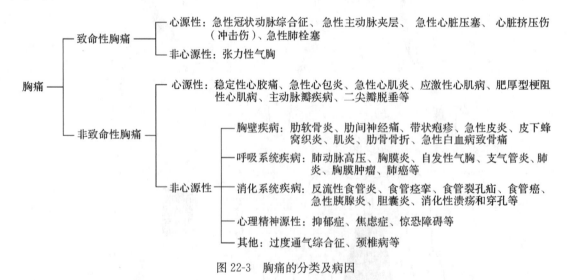

胸痛
- 致命性胸痛
  - 心源性:急性冠状动脉综合征、急性主动脉夹层、 急性心脏压塞、 心脏挤压伤(冲击伤)、急性肺栓塞
  - 非心源性:张力性气胸
- 非致命性胸痛
  - 心源性:稳定性心绞痛、急性心包炎、急性心肌炎、应激性心肌病、肥厚型梗阻性心肌病、主动脉瓣疾病、二尖瓣脱垂等
  - 非心源性
    - 胸壁疾病:肋软骨炎、肋间神经痛、带状疱疹、急性皮炎、皮下蜂窝织炎、肌炎、肋骨骨折、急性白血病致骨痛
    - 呼吸系统疾病:肺动脉高压、胸膜炎、自发性气胸、支气管炎、肺炎、胸膜肿瘤、肺癌等
    - 消化系统疾病:反流性食管炎、食管痉挛、食管裂孔疝、食管癌、急性胰腺炎、胆囊炎、消化性溃疡和穿孔等
    - 心理精神源性:抑郁症、焦虑症、惊恐障碍等
    - 其他:过度通气综合征、颈椎病等

图 22-3 胸痛的分类及病因

(1)致命性胸痛(高危胸痛):包括急性冠状动脉综合征、急性肺栓塞、急性主动脉夹层、急性心脏压塞、张力性气胸等。

（2）非致命性胸痛（低危胸痛）：包括循环系统（稳定性心绞痛、急性心包炎等）、胸壁疾病（如肋间神经痛、肋软骨炎、带状疱疹等）、呼吸系统疾病（如支气管炎、肺炎、胸膜炎、肺癌等）、纵隔疾病、消化系统疾病（如反流性食管炎、胃炎、胃十二指肠溃疡、胆囊炎、胆石症等）、心理精神源性等。

五、胸痛危险度的判定

1. 根据症状判定

（1）胸痛持续时间≥20min而不能缓解。

（2）难以忍受的撕裂样、刀割样剧烈疼痛。

（3）胸痛伴面色苍白、心率增快、大汗淋漓。

（4）胸痛伴血压异常（增高或降低）。

（5）首次在静息状态或轻度活动后出现的胸痛。

（6）胸痛伴严重的呼吸困难或意识障碍。

（7）低氧血症（血氧饱和度<90%）。

2. 根据疾病判定

（1）致命性胸痛：急性冠状动脉综合征、急性肺栓塞、急性主动脉夹层、急性心脏压塞、张力性气胸等。

（2）较重的器质性病变：急性心包炎、主动脉瓣关闭不全或狭窄、肥厚型梗阻性心肌病、肺炎、胸膜炎、肺癌、纵隔肿瘤、肺动脉高压、食管裂孔疝、食管癌、胆石症、急性胆囊炎及急性胰腺炎等。

（3）相对较轻的器质性病变：肋骨软骨炎、肋间神经炎、带状疱疹、颈胸综合征、风湿痛、痛风等。

（4）精神心理疾病：自主神经功能紊乱、抑郁症、焦虑症等。

六、根据伴随症状初判胸痛起源

（1）伴面色苍白流汗、心率增快、血压异常：多见于急性冠状动脉综合征、急性肺栓塞、急性主动脉夹层、心脏压塞及主动脉窦破裂等。

（2）伴呼吸困难：多见于急性肺栓塞、自发性气胸、肺炎及渗出性胸膜炎等。

（3）伴发热、咳嗽、咳痰：多见于急性支气管或肺部炎症、急性胸膜炎、急性心包炎等。

（4）伴咯血：多见于急性肺栓塞、支气管肺癌、大叶性肺炎、急性左心衰竭等。

（5）伴吞咽困难：多见于反流性食管炎、食管癌等。

七、辅助检查

对于急性胸痛患者，辅助检查可按以下顺序进行，最好有医护人员陪同前往。

（1）常规心电图：对于胸痛患者，接诊后必须在10min内先行常规心电图检查进行筛选，必要时0.5~1.0h后再复查心电图，可初步判定有无缺血性心电图改变等。

（2）血液生化检测：心肌损伤标志物（心肌酶谱、高敏肌钙蛋白、肌红蛋白等）、D-二聚体、血气分析、肝肾功能等。

（3）超声检查：心脏超声可识别节段性室壁运动异常、心脏增大、瓣膜关闭情况、EF值降低、心包积液、肺动脉高压、升主动脉根部的增宽及内膜片状影等，可初步判定有无AMI、急性主动脉夹层、急性肺栓塞、心脏压塞等致命性疾病；腹部B超可判定有无胆囊炎、胆石症、急性胰腺炎等；血管超声可判定有无下肢深静脉血栓形成等。

（4）胸片：可判定有无自发性气胸。

（5）CT血管造影：对急性主动脉夹层、急性肺栓塞的诊断具有很高的敏感性和特异性。

（6）胸痛CT三联扫描（TRO-CT）：为改良的冠状动脉CT血管造影方案，扩大了胸部扫描的覆盖范围，更有利于在急诊科或胸痛中心为胸痛患者甄别冠心病以外的危重疾病，如急性主动脉夹层、急性肺栓塞或应激性心肌病等。

（7）必要时可行磁共振（MRI）血管造影。

八、致命性胸痛的鉴别诊断

致命性胸痛起病急、变化快，致残、致死率高，早期识别、早期治疗能显著降低死亡率，改善远期预后。及时准确地诊断与鉴别诊断是急诊处理的难点和重点。致命性胸痛的鉴别诊断应根据病史与症状、体征、辅助检查这三个方面进行。

1.急性冠状动脉综合征（ACS）

（1）危险因素：中老年、男性、高脂血症、高血压、吸烟、糖尿病、肥胖及有冠心病家族史等。

（2）胸痛部位：胸骨后或左侧胸部，可放射至颈、左侧肩或上臂、手的尺侧。

（3）胸痛性质：压迫感、烧灼感、压榨感、沉重感、憋闷感等。

（4）持续时间：不稳定性心绞痛（UA）胸痛持续时间通常＜20min；若胸痛持续时间≥20min而未缓解者，需高度警惕 AMI。

（5）伴随症状：呼吸困难、出汗、恶心、呕吐等。

（6）诱发因素：运动、寒冷、劳累及情绪激动等因素易诱发，但 ACS 常不一定有特殊诱因。

（7）体征：早期可出现一过性血压增高，病程中有血压下降，严重者可有低血压性休克。

（8）心电图：相关导联出现 ST 段抬高伴 T 波高耸或 ST 段显著压低、T 波倒置，并有动态演变。

（9）心脏超声：节段性室壁运动异常。

（10）实验室：心肌损伤标志物明显增高、D-二聚体可增高。

（11）冠状动脉造影：是诊断 ACS 金标准。

2.急性肺栓塞

（1）危险因素：Virchow 三要素，即任何可能导致静脉血流淤滞、静脉系统内皮损伤和血液高凝状态的因素。

（2）三联征：突发胸痛、咯血和呼吸困难是急性肺栓塞常见的三联征。

（3）晕厥或意识丧失可以是部分急性肺栓塞患者唯一或首发的症状。

（4）体征：主要有呼吸急促、发绀、心动过速、严重者可出现低血压或休克等，部分患者可有深静脉血栓体征（患肢肿胀、压痛）。

（5）心电图：70％以上急性肺栓塞患者可出现各种心电图异常改变。①窦性心动过速；②P 波高尖；③$S_IQ_{III}T_{III}$；④电轴右偏；⑤aVR 导联 R 波振幅增高伴 ST 段抬高；⑥新发右束支阻滞；⑦高度顺钟向转位；⑧非特异性 ST-T 改变等。但必须密切结合临床加以判断。

（6）心脏超声：急性右心室收缩期负荷增加征象，如肺动脉高压、右心室和右心房扩大等。

（7）实验室：D-二聚体明显增高、心肌损伤标志物可轻度增高、血气异常、血氧饱和度降低等。

（8）肺部 CT 或肺动脉造影：是诊断急性肺栓塞金标准。

3.急性主动脉夹层

（1）危险因素：主要是高血压、动脉粥样硬化、中老年男性等，其次为医源性损伤、主动脉内造影剂注射误伤内膜等。

（2）症状：突发胸部、腰背部、腹部撕裂样或刀割样剧烈疼痛，难以忍受，疼痛可有迁移和扩展。

（3）体征：①休克貌，表现为面色苍白、心率加快、大汗淋漓、焦虑不安等；②血压多增高，且两上肢血压及上、下肢血压存在明显差异等。

（4）心电图：少数患者可出现下壁或伴右心室、后壁 ST 段抬高型 AMI 改变。

（5）心脏超声：普通超声或经食管超声均可识别有无主动脉瓣关闭不全、出血性心包积液和心包填塞及节段性室壁运动异常。

（6）实验室：D-二聚体显著增高（D-二聚体低于 0.5mg/L 有助于排除急性主动脉夹层）等。

（7）CT 血管造影：具有很高的敏感性和特异性，检查范围应包括整个主动脉、腹主动脉、髂动脉及股动脉。

4.心脏压塞（心包填塞）

（1）危险因素：急性渗出性心包炎、癌性心包炎、广泛前壁穿透性 AMI、心室电极移位进入心包腔等。

（2）症状：出现心力衰竭相关症状。

（3）体征：Beck 三联征。①听诊心音低钝、遥远；②颈静脉充盈、怒张；③低血压、奇脉。叩诊时心界扩大。

（4）心电图：可出现窦性心动过速、低电压、QRS-T 波幅电交替现象。

（5）心脏超声：显示心包腔内含液性暗区。

（6）胸部 X 线：显示心脏外形呈烧瓶样，其底部随体位而变化。

九、胸痛临床评估与诊治流程

胸痛临床评估与诊治流程分别引自中华医学会急诊医学分会联合中国医疗保健国际交流促进会胸痛分会组织撰写的《急性胸痛急诊诊疗专家共识》（图 22-4）及中华医学会等组织撰写的《胸痛基层诊疗指南（2019 年）》（图 22-5）和文献（图 22-6），供参考。

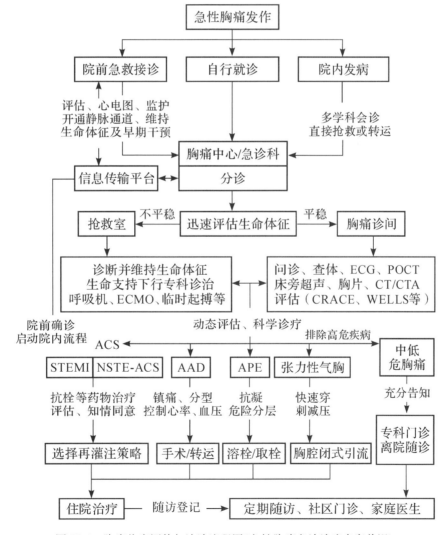

图 22-4　胸痛临床评估与诊治流程图（急性胸痛急诊诊疗专家共识）

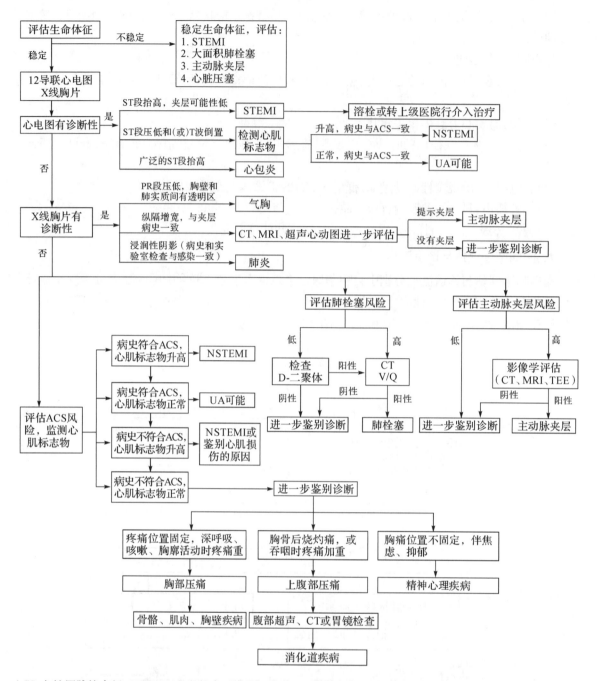

ACS:急性冠脉综合征;STEMI:ST段抬高型心肌梗死;NSTEMI:非ST段抬高型心肌梗死;UA:不稳定性心绞痛;
V/Q:通气/灌注扫描;TEE:经食管超声心动图

图22-5　胸痛临床评估与诊治流程图(胸痛基层诊疗指南,2019年)

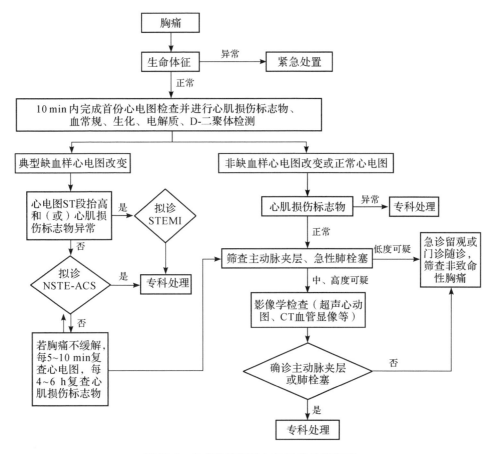

图 22-6　胸痛临床评估与诊治简易流程图

十、基层医院诊治胸痛时应注意的问题

1. 详细询问病史

对于生命体征稳定的胸痛患者,详细询问病史、了解胸痛特点是病因诊断的关键。

(1)发病年龄、性别:①青少年多见于自发性气胸、病毒性心肌炎、急性心包炎等;②青壮年多见于自发性气胸、急性胸膜炎、肺炎、病毒性心肌炎、AMI 等;③中老年男性多见于心绞痛、AMI、急性主动脉夹层、肺癌等,中老年女性还见于应激性心肌病。

(2)起病缓急:①骤然起病多见于急性主动脉夹层、自发性气胸等;②突然起病多见于 AMI、急性肺栓塞等;③慢性起病多见于肺炎、胸膜炎、肺癌、心肌炎、心包炎等。

(3)胸痛部位:①心前区多见于心绞痛、AMI、心包炎、心肌炎、主动脉夹层等;②胸骨后多见于心绞痛、AMI、心包炎、心肌炎、食管或纵隔疾病等;③一侧胸痛多见于肺炎、胸膜炎、肺癌、气胸等;④后背痛多见于脊柱疾病、主动脉夹层、胆囊炎、胆石症等;⑤放射痛多见于心绞痛、AMI、主动脉夹层等。

(4)胸痛性质:①撕裂样或刀割样剧烈疼痛多见于主动脉夹层等;②闷胀痛、紧缩感、压榨样痛、沉重感多见于心绞痛、AMI 等;③持续性疼痛多见于 AMI、主动脉夹层等。

(5)胸痛时间:①10min 内多见于心绞痛;②10～30min 多见于不稳定性心绞痛;③超过 30min 多见于 AMI、心包炎、心肌炎、主动脉夹层、带状疱疹等。

(6)诱因和缓解因素:①劳累、饱食、激动诱发者多见于心绞痛、AMI 等;②突然用力诱发者多见于主动脉夹层、心绞痛、AMI 等;③与咳嗽、呼吸有关者多见于胸膜炎、心包炎;④吞咽诱发者多见于食管、纵隔疾病等;⑤休息或含服硝酸甘油能缓解者多见于心绞痛;⑥运动后减轻者多见于功能性胸痛,如心脏神经官能症、精神心理疾病。

(7)伴随症状:请见本章(六、根据伴随症状初判胸痛起源)。

2.判定胸痛性质与风险评估

(1)判定胸痛次序:胸痛的病因繁多,风险各不相同,处理也因病而异。因此,基层医生需迅速判定胸痛性质、准确评估风险,以确保高危胸痛患者得到及时有效的治疗。判定时需先考虑致命性胸痛,后考虑非致命性胸痛。

(2)胸痛三联征:致命性胸痛中,ACS高居致命性胸痛病因的首位。急性肺栓塞与主动脉夹层虽然发生率较低,但临床中易漏诊和误诊。这3种疾病在急性胸痛中最为凶险,临床上常将这3种疾病合称"胸痛三联征"。

3.关注胸痛高危征象

诊治每例胸痛患者,均需优先排查致命性胸痛。对于胸痛患者,最重要的是快速查看患者的生命体征:神志、呼吸、心率、血压等。需马上紧急处理的胸痛高危征象包括:①神志模糊或意识丧失;②面色苍白;③大汗淋漓及四肢厥冷;④低血压(血压<90/60mmHg);⑤呼吸急促或困难;⑥低氧血症(血氧饱和度<90%)。

4.抢救、求助、转院

对危急重症患者在抢救的同时,尽量明确病因,并取得所属医共体或医联体上级医院胸痛中心的会诊和指导。在条件许可情况下迅速转院,切勿耽搁、延误病情。

十一、重视胸痛5个环节

欧洲心脏病学会胸痛工作组认为胸痛患者获得医疗救助过程中有5个重要环节:患者、社区首诊医生、120、急救车和急诊科。各个环节均可影响胸痛患者的诊疗效率,某个环节上"救治延缓"会导致严重后果。首诊医生接诊危急重症胸痛患者后须立即联系本院胸痛中心医疗团队或与上级医院胸痛中心联系,并让其开通救治绿色通道,确保及时、有效"无缝隙衔接"。

十二、胸痛处置原则

致命性胸痛需立即进入抢救流程,中危胸痛需动态评估与监测,低危胸痛需合理分流。

1.胸痛伴下列之一者,应立即进入监护室或抢救室

(1)意识改变。

(2)动脉血氧饱和度低(<90%)或呼吸衰竭。

(3)血压显著异常。

(4)影响血流动力学的严重心律失常。

(5)既往有冠心病史,此次发作使用硝酸酯类药物不缓解。

(6)既往有马凡综合征,伴有严重高血压。

(7)伴呼吸困难,患侧胸廓饱满。

2.胸痛伴下列之一者,应尽快进行监护,并完善相关检查

(1)长期卧床、长途旅行者,突发胸痛且持续不缓解或伴咯血。

(2)确诊肿瘤、下肢静脉血栓者突发胸痛且持续不缓解或伴咯血。

(3)既往无冠心病史,突发胸痛伴有喘憋。

(4)近4周内有手术,并有制动史。

(5)合并多种心血管病高危因素或长期高血压控制不佳。

3.可常规就诊的低危胸痛者

对不伴有上述情况的低危胸痛者,如有胸壁压痛、超过1周的轻度胸痛等可行常规就诊。

第三篇

严重心律失常引发危急重症

本篇共 16 章, 配备了 358 幅图例。从快速性心律失常到缓慢性心律失常, 从宽 QRS 心动过速到窄 QRS 心动过速, 从慢快混合型心律失常到窄宽 QRS 心动过速并存, 均进行了全面的阐述和解读, 是本专著的重点、难点和精华所在。

二维码 3
学习资源

第二十三章

快速性室性心律失常的分类及其特征

一、危急值指标

（1）心室扑动、心室颤动。

（2）室性心动过速：心室率≥150 次/min 并持续时间≥30.0s，或持续时间＜30.0s 但伴有血流动力学障碍。

（3）特殊类型的室性心动过速：尖端扭转型、多形性、双向性室性心动过速。

（4）Ron-T 型室性早搏。

二、概述

1. 基本概念

（1）室性心动过速：是指起源于（即异位起搏点或折返环的位置）希氏束分叉部以下的宽大畸形 QRS-T 波群、连续出现 3 次或 3 次以上、频率＞100 次/min 的心动过速。若其频率≥200/min，则称为极速型室性心动过速（图 23-1）。

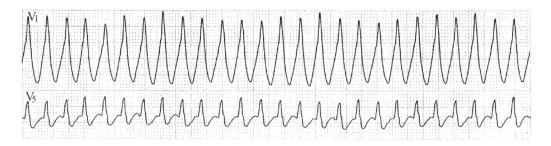

图 23-1　极速型室性心动过速（240 次/min，定准电压 5mm/mV）

（2）心室扑动：是指介于室性心动过速与心室颤动之间的一种快速而严重的室性心律失常，表现为 QRS 波群和 T 波难以分辨，类似"正弦曲线"，频率可快可慢，多在 180～250 次/min。

（3）心室颤动：是指 QRS-T 波群消失，代之以波形、波幅及时距均不等的小圆钝波，频率 250～500 次/min 的极速型室性心律失常。

（4）无脉性室性心动过速：是指出现快速致命性室性心动过速，不能启动心脏机械收缩，心排血量为零或接近为零，以致触摸不到大动脉搏动，患者意识丧失、呼吸停止。

（5）非阵发性室性心动过速：是指室性异位搏动的频率 61～100 次/min 与窦性频率接近，两者竞争性地控制心室，且连续出现 3 次或 3 次以上，呈现干扰性房室分离，可出现不同程度的室性融合波（图 23-2）。

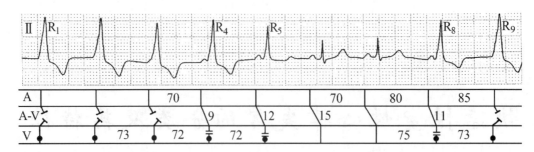

图 23-2　非阵发性室性心动过速伴不同程度的室性融合波

【临床资料】男性,73 岁,临床诊断:高血压病。【心电图特征】Ⅱ 导联(图 23-2)定准电压 5mm/mV,显示窦性 P-P 间期 0.70～0.85s,频率 71～86 次/min;R_1～R_5、R_8、R_9 为宽大畸形 QRS-T 波群,其 R′-R′间期 0.72～0.75s,频率 80～83 次/min,其中 R_4、R_5、R_8 为不同程度室性融合波。【心电图诊断】①窦性心律;②短阵性非阵发性室性心动过速伴不同程度室性融合波(80～83 次/min);③不完全性干扰性房室分离。

【温故知新】产生室性融合波必须是两个起搏点激动应几乎同时出现或其周期互差≤60ms,因室上性激动下传房室结后经希氏束传至心室约需 55ms(H-V 间期)、起源于心室最远处异位起搏点的激动经传导组织逆传至房室结约需 60ms。与窦性激动融合时,其心电图表现:①室性融合波的 QRS 波群之前必有窦性 P 波;②其 P-R 间期较窦性 P-R 间期短0～60ms;③其 QRS 波形、时间介于窦性 QRS 波群与室性 QRS′波群之间,且易变性较大。

(6)加速的室性逸搏心律:是指连续出现 3 次或 3 次以上单一的室性异位搏动(未见窦性 P 波或 P 波未能下传心室),其频率41～100 次/min(图 23-3、图 23-4、图 23-5)。部分文献和专著将非阵发性室性心动过速归入加速的室性逸搏心律范畴之列。

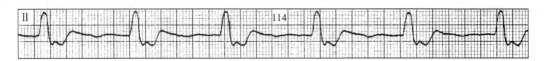

图 23-3　心肺复苏后出现窦性停搏(未见 P、P′、P⁻、F、f 波出现)、加速的室性逸搏心律(53 次/min)

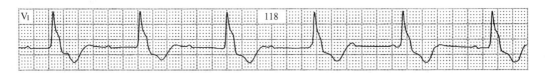

图 23-4　三度房室阻滞、加速的室性逸搏心律

【临床资料】男性,77 岁,临床诊断:冠心病。【心电图特征】V_1 导联(图 23-4)定准电压 5mm/mV,显示窦性 P-P 间期 0.54s,频率 111 次/min,P-R 间期长短不一,QRS 波群宽大畸形呈"左突耳征",其 R′-R′间期规则 1.18s,频率 51 次/min。【心电图诊断】①窦性心动过速(111 次/min);②三度房室阻滞;③加速的室性逸搏心律(51 次/min)。

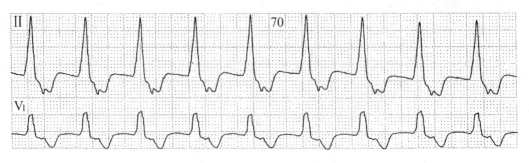

图 23-5　加速的室性逸搏心律伴 1∶1 室房逆传(86 次/min)

2.室性心动过速的心电图特征

(1)绝大部分 QRS′波群宽大畸形,时间≥0.12s;少部分 QRS′波群正常(如起源于希氏束分叉部附近)或略宽大畸形,时间≤0.12s(如起源于左前分支、左后分支或其附近部位,图 23-6)。

(2)上述 QRS′波群连续出现 3 次或 3 次以上。

(3)频率>100 次/min,多数在 150～200 次/min,少数可达 250 次/min 以上,其 R′-R′间期规则或略不规则。

(4)约 50%存在干扰性房室分离,其中体表心电图约 25%能显现房室分离(图 23-7);约 50%发生室房逆传,其中 1∶1 逆传约占 30%、文氏型逆传约占 20%。

(5)出现窦性夺获或(和)室性融合波,具有诊断意义。

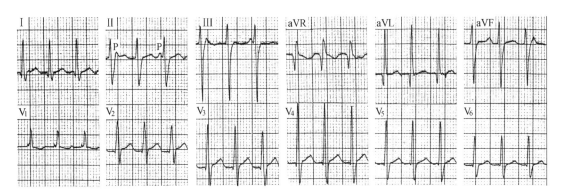

图 23-6 分支型室性心动过速(起源于左后分支或其附近)

【临床资料】男性,29 岁,反复发作心动过速半年余。【心电图特征】常规心电图(图 23-6)显示 Ⅱ、Ⅲ、aVF 导联有窦性 P 波重叠在 QRS-T 波群不同部位上,其 P-P 间期 0.61s,频率 98 次/min;QRS′波群呈类右束支、左前分支阻滞图形,时间 0.10s,其 R′-R′间期 0.37s,频率 162 次/min。【心电图诊断】①窦性心律;②阵发性分支型室性心动过速(162 次/min),提示起源于左后分支或其附近;③干扰性房室分离。

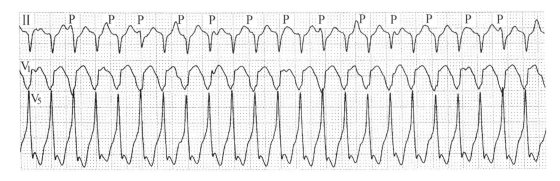

图 23-7 窦性心动过速(125 次/min)、极速型室性心动过速(200 次/min)及干扰性房室分离

3.常见病因

(1)约 90%的室性心动过速发生在器质性心脏病、电解质异常、酸碱平衡失调或药物中毒者,如冠心病尤其是 AMI、各类心肌病、急性心力衰竭、高血压性心脏病、风湿性心脏病、长 Q-T 间期综合征、低钾或高钾血症及洋地黄中毒等。

(2)约 10%的室性心动过速无明显器质性心脏病的病因,称为特发性室性心动过速。

4.临床意义

室性心动过速发作时,因患者的基础心脏病、心功能状态、频率快慢及持续时间长短等不同情况,其临床表现和预后有很大的差异。持续性室性心动过速,尤其是多形性、尖端扭转型及频率

≥150 次/min者是一种严重而危急的心律失常。绝大部分室性心动过速伴发于器质性心脏病患者,极易导致血流动力学改变,不仅使心功能恶化,还可引发心电紊乱,出现心室扑动或心室颤动而猝死。故治疗时应进行标本兼治,在积极治疗室性心动过速的同时,也应积极治疗原发病及去除诱因。

三、发生机制

(1)折返及环行运动:有微折返和巨折返引发的环行运动,如浦氏纤维与心室肌连接处之间的微折返、分支参与的折返、束支间的巨折返等。

(2)心室异位起搏点自律性中度增高:当心室异位起搏点发放冲动的频率>100 次/min,且连续发放 3 次或 3 次以上搏动,便可形成室性心动过速。

(3)后除极及触发活动:后除极又称为振荡性后电位,当该电位达到阈电位水平时,便能形成 1 次早搏,但该早搏的形成必须由前一动作电位所触发,故称为触发活动。它包括早期后除极与延迟后除极(图 23-8)。①早期后除极是指发生在动作电位 2 相平台期或(和)3 相早期的振荡性电位变化,多发生在基础频率缓慢时,呈现慢频率依赖性特征,由 Ca^{2+} 内流增加或(和)K^+ 外流减少引起,与尖端扭转型室性心动过速发生有关;②延迟后除极是指复极完成之后或终末时所产生的膜电位振荡,多发生在基础频率较快时,呈现快频率依赖性特征,可能与细胞内 Ca^{2+} 超载使细胞膜对 Na^+ 通透性增高有关,与洋地黄中毒引发的室性心动过速有关。

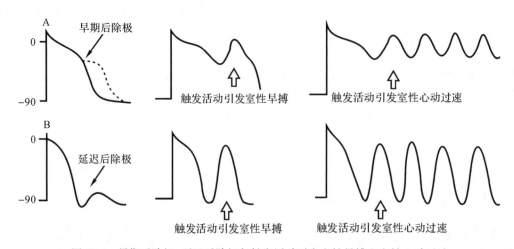

图 23-8　早期后除极、延迟后除极与触发活动引发室性早搏和室性心动过速

四、易发情况

(1)易发生在严重的器质性心脏病患者:如 AMI、各类心肌病、急性心力衰竭等。

(2)易发生在电解质紊乱、酸碱平衡失调及药物中毒:如低钾血症、洋地黄中毒等。

(3)易发生在高危型电生理异常综合征患者:如长 Q-T 间期综合征、短 Q-T 间期综合征、异常 J 波、Brugada 综合征、旁道顺传优势型预激综合征合并心房颤动(其最短 R-R 间期<0.25s 者)等。

(4)易发生在 T 波电交替患者。

(5)Ron-T 型室性早搏:即室性早搏落在 T 波上,遇心室的易颤期(位于 T 波顶峰前后 0.03～0.04s,历时约 0.06～0.08s)而诱发严重室性心律失常(图 23-9)。

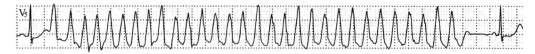

图 23-9　Ron-T 型室性早搏诱发短阵性极速型室性心动过速(300 次/min)

（6）Ron-P 室性早搏：即室性早搏落在 P 波上而诱发室性心动过速，与舒张晚期心室肌纤维呈舒张状态引发缺血的心肌应激性增高有关。

（7）易发生在心室晚电位阳性患者。

（8）易发生在长短周期、短长短周期后所出现的室性早搏（图 23-10）。

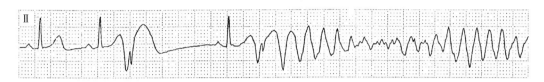

图 23-10　短长短周期后 Ron-T 型室性早搏诱发多形性室性心动过速（最快 333 次/min）

五、分类及其特征

根据室性心动过速持续时间长短、QRS′波形特征、发生机制、起源部位、治疗对策与预后、诱发因素、有无器质性心脏病等而有众多分类方法，现阐述如下。

（一）根据持续时间长短分类

1. 短阵性室性心动过速

绝大多数室性心动过速属于此型。部分患者有心脏病基础，死亡率约 9%，猝死率约 5%。其心电图有以下特征：

（1）多由连续 3~10 个室性早搏组成，频率＞100 次/min，其 R′-R′间期规则或略不规则（图 23-11、图 23-12）或由短→长或由长→短→心动过速终止（图 23-13）。

（2）室性心动过速常由室性早搏诱发，特别是成对室性早搏，其 QRS′波形一致。

（3）每次发作时第 1 个室性早搏的偶联间期固定，终止后有明显的代偿间歇。

（4）大多自行发作，自行终止，约持续数秒钟。

（5）持续时间较长，频率≥150 次/min 者，易引发血流动力学改变。

（6）儿茶酚胺敏感型室性心动过速，常发生在运动中心率加快到一定程度时诱发室性心动过速，而心率减慢或夜间睡眠时室性心动过速消失。

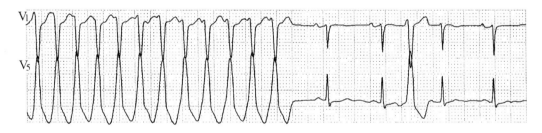

图 23-11　短阵性极速型室性心动过速（207~214 次/min）、间位型室性早搏

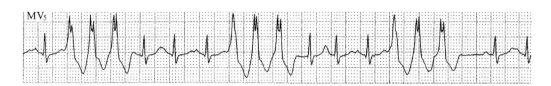

图 23-12　窦性心动过速（143 次/min）、Ron-T 型室性早搏引发短阵性室性心动过速（194 次/min）

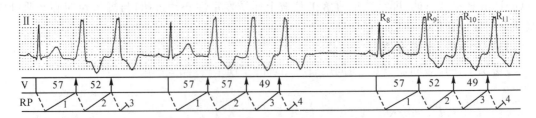

图 23-13　成对室性早搏、短阵性室性心动过速(105～122 次/min)

伴心室折返径路内 3∶2～4∶3 反向文氏现象

【临床资料】男性,38 岁,临床诊断:心肌炎后遗症。【心电图特征】Ⅱ 导联(图 23-13)显示每隔 1 个窦性搏动连续出现 2～3 次室性早搏而形成成对室性早搏、短阵性室性心动过速(105～122 次/min),其偶联间期相等(0.57s),R-R′、R′-R′间期由 0.57s→0.52s→室性早搏消失或由 0.57s→0.57、0.52s→0.49s→室性早搏消失,表明心室折返径路内存在 3∶2～4∶3 反向文氏现象,即窦性 R₈ 搏动先进入心室折返径路内的传入支(梯形图 RP 行中斜虚线条),后由传出支(梯形图 RP 行中斜实线条)折回心室形成偶联间期 0.57s 室性早搏 R₉,该 R₉ 搏动又进入心室折返径路内的传入支,再经传出支折回心室形成 R₁₀搏动,其 R₉-R₁₀间期 0.52s,R₁₀搏动也进入心室折返径路内的传入支,再由传出支折回心室形成 R₁₁搏动,其 R₁₀-R₁₁间期 0.49s,R₁₁搏动又进入心室折返径路内的传入支,但在传出支发生传导中断,室性心动过速自行终止,根据其 R′-R′间期由 0.57s→0.52s→0.49s→室性早搏消失,表明折返激动在心室折返径路传出支的传导速度是逐渐加快的,属反向文氏现象。【心电图诊断】①窦性心律;②成对室性早搏、短阵性室性心动过速(105～122 次/min);③心室折返径路内 3∶2～4∶3 反向文氏现象。

2.持续性室性心动过速

室性心动过速持续时间＞30.0s 或连续出现室性 QRS′波群数目＞100 个。大多不能自行终止,需要药物或电击使其终止(图 23-14)。常见于器质性心脏病患者,易诱发心力衰竭、心源性休克,常进展为心室颤动,属危重型心律失常。死亡率约 57%,猝死率约 24%。

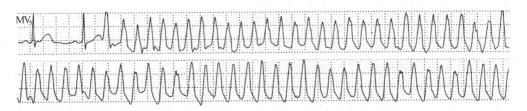

图 23-14　Ron-T 型室性早搏诱发持续性极速型室性心动过速(300 次/min)

(与图 23-9 系同一患者不同时间 MV₅ 导联连续记录)

3.无休止性室性心动过速

(1)具有短阵性室性心动过速的心电图表现,但每次发作的持续时间相对略长(图 23-15)。

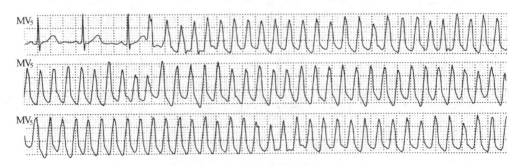

图 23-15　Ron-T 型室性早搏诱发无休止性极速型室性心动过速(300 次/min)

(与图 23-9、图 23-14 系同一患者不同时间 MV₅ 导联连续记录)

（2）一部分具有突然发作、突然停止，大多不能自行终止，需要药物或电击使其终止。

（3）各阵速之间有少量窦性心搏出现，24h 中室性心动过速的时间占 50% 以上。

（二）根据 QRS′波形特征分类

1. 单形性或单源性室性心动过速

室性 QRS′波形始终是一致的，且与单个及成对室性早搏 QRS′波形相同，其偶联间期固定，R′-R′间期相等或呈现文氏现象（图 23-16、图 23-17）。

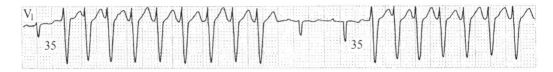

图 23-16　短阵性单形性室性心动过速（182～200 次/min）

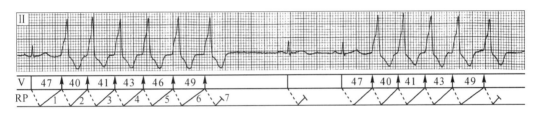

图 23-17　短阵性单形性室性心动过速（122～150 次/min）伴心室折返径路内 6：5～7：6 文氏现象

（梯形图中 RP 行斜虚线条代表心室折返径路的传入支，斜实线条代表心室折返径路的传出支）

2. 多形性室性心动过速

Q-T 间期正常时，同一导联室性 QRS′波形至少有 3 种，且呈连续性变化，多围绕基线扭转，频率多＞200 次/min（图 23-10）。

3. 尖端扭转型室性心动过速

Q-T 间期延长时（可伴 U 波增高），室性 QRS′主波每隔 5～12 个搏动围绕基线扭转，常由长短周期后 Ron-T 型室性早搏所诱发，为多形性室性心动过速的一种特殊类型（图 23-18）。

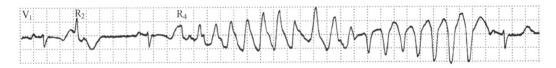

图 23-18　Ron-T 型室性早搏诱发尖端扭转型室性心动过速

【临床资料】男性，33 岁，四肢无力 1d，临床诊断：周期性瘫痪、低钾血症（血钾浓度 3.0mmol/L）。【心电图特征】V_1 导联（图 23-18）显示窦性 P-P 间期 0.77～0.81s，频率 74～78 次/min；R_2、R_4 为提早出现形态不一、偶联间期不等的双源性室性早搏，分别落在前一搏动 U 波或 T 波降支上，短长短周期后室性早搏（R_4 搏动）诱发了短阵性室性心动过速，其 QRS′波形多变并围绕基线扭转，R′-R′间期 0.23～0.28s，频率 214～261/min；Q-T 间期 0.50～0.54s。【心电图诊断】①窦性心律；②双源性 Ron-T(U) 室性早搏诱发尖端扭转型室性心动过速（214～261 次/min）；③不完全性干扰性房室分离；④Q-T 间期延长；⑤符合低钾血症的心电图改变。

4. 双向性室性心动过速

在同一导联中每个 QRS′主波方向呈向上与向下有规律地交替性改变，频率多在 140～180 次/min，R′-R′间期相等或长短交替出现（图 23-19）。

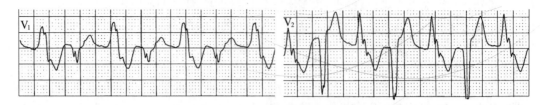

图 23-19 双向性室性心动过速

【临床资料】男性,72 岁,临床诊断:冠心病、慢性心房颤动。【心电图特征】V_1、V_2 导联(图 23-19)未见窦性 P 波或 f 波,QRS 波群宽大畸形呈类右束支阻滞(左突耳征)、左束支阻滞图形且交替出现,R′-R′间期呈 0.46、0.49s 短长交替,频率为 130、122 次/min。【心电图诊断】①提示心房颤动(细颤型);②双向性室性心动过速(122～130 次/min);③完全性房室分离。

5.多源性室性心动过速

由多源性室性早搏构成,其 QRS′波形至少有 3 种,其 R′-R′间期不等(图 23-20)。

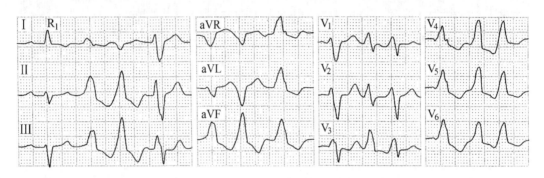

图 23-20 由多源性室性早搏组成的短阵性室性心动过速

【临床资料】男性,62 岁,临床诊断:扩张型心肌病。【心电图特征】常规心电图(图 23-20)定准电压 5mm/mV,显示标准导联(Ⅰ、Ⅱ、Ⅲ)R_1 为窦性搏动,其 P-R 间期 0.25s,QRS 时间 0.12s,电轴−45°,符合左前分支阻滞及非特异性心室内阻滞图形特征;其余搏动为短阵性室性心动过速,其形态不一致,R′-R′间期 0.33～0.54s,频率 111～182 次/min。【心电图诊断】①窦性心律;②一度房室阻滞(P-R 间期 0.25s);③由多源性室性早搏组成的短阵性室性心动过速(111～182 次/min);④左前分支阻滞;⑤非特异性心室内阻滞(QRS 时间 0.12s)。

(三)根据发病机制分类

1.折返型室性心动过速

绝大部分室性心动过速是由心室内环行折返所致,其心电图特征如下:

(1)发作前常有室性早搏特别是成对室性早搏出现或由其诱发。

(2)心动过速的 QRS′波群宽大畸形,时间≥0.12s。

(3)频率>100 次/min,多在 150～200 次/min。

(4)R′-R′间期大多规则,若 R′-R′间期由短→长或由长→短,直至折返中断室性心动过速终止,则为心室折返径路内出现文氏现象(图 23-17)、反向文氏现象(图 23-21)。

(5)绝大多数室性心动过速持续时间较短,由 3 个至数 10 个 QRS′波群组成,历时数秒钟至数分钟,自行发作,自行终止,常呈短阵性发作。

(6)存在干扰性房室分离(出现 1:1 室房逆传时除外),可有心室夺获或室性融合波出现。

(7)若出现多径路连续折返,则可引发多形性室性心动过速。

2.自律性增高型室性心动过速

心室内异位起搏点自律性中度增高时(频率>100 次/min),连续出现 3 次或 3 次以上搏动,称为短阵性室性心动过速;若持续时间较长,则称为阵发性或持续性室性心动过速。常见于器质性心

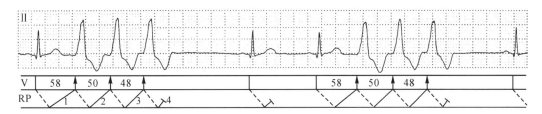

图 23-21　短阵性室性心动过速(120～128 次/min)伴心室折返径路内 4：3 反向文氏现象

(梯形图中 RP 行斜虚线条代表心室折返径路的传入支,斜实线条代表心室折返径路的传出支)

脏病、洋地黄过量及低钾血症等患者。其心电图特征为:

(1)心动过速 QRS′波群宽大畸形,时间≥0.12s。

(2)频率多在 101～150 次/min,可有起步现象。

(3)多呈短阵性反复发作,历时数秒钟,由 3～10 个 QRS′波群组成,多自行发作,自行终止。

(4)心动过速常由室性早搏诱发,两者形态多一致。

(5)可有窦性夺获、室性融合波出现。

(6)常出现不完全性干扰性房室分离(图 23-22)。

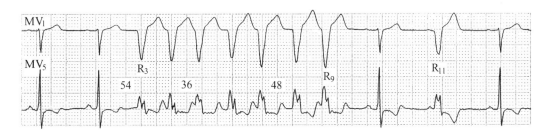

图 23-22　自律性增高型短阵性室性心动过速(R_3～R_9)及舒张晚期室性早搏(R_11)

【临床资料】男性,73 岁,临床诊断:冠心病。【心电图特征】MV_1、MV_5 导联同步记录(图 23-22),其中 MV_1 导联定准电压 5mm/mV,显示窦性 P-P 间期 1.0s,频率 60 次/min,P-R 间期 0.16s;R_3～R_9 搏动为提早出现呈类左束支阻滞图形 QRS-T 波群(时间 0.14s),其 R′-R′间期 0.36～0.48s,频率 125～167 次/min;R_11 搏动其前虽有窦性 P 波,但 P-R 间期(0.10s)短于窦性 P-R 间期,其形态与 R_3～R_9 搏动基本一致,为舒张晚期室性早搏;MV_5 导联 ST 段呈弓背向上型压低 0.05～0.10mV,T 波负正双相或浅倒置。【心电图诊断】①窦性心律;②舒张晚期室性早搏、自律性增高型短阵性室性心动过速(125～167 次/min);③不完全性干扰性房室分离;④ST-T 改变。

3.触发型室性心动过速

触发型室性心动过速可由心室早期后除极和延迟后除极所致。

(1)早期后除极引发心律失常的特征:①室性早搏的偶联间期极短,发生 Ron-T 现象时,可形成尖端扭转型或多形性室性心动过速,用 Ca^{2+} 拮抗剂治疗极为有效。②当发生触发活动条件不变时,被触发早搏的偶联间期相对固定,可形成二联律或心动过速。③随着触发活动本身的复极,膜电位负值增大,心动过速最终会自行终止;在终止之前,其频率可以逐渐减慢。④超速起搏可使动作电位时间缩短,能终止由触发机制引起的心动过速;相反,当心率减慢后,又易触发早期后除极及其心动过速的发作。

(2)延迟后除极引起心律失常的特征:①诱发延迟后除极搏动的频率相对较快,呈现快频率依赖性特征。②随着搏动频率加快或偶联间期缩短,随后的延迟后除极幅度可更大,从而导致一连串的触发活动而形成室性心动过速。③触发性心动过速初始时有温醒现象,随后达到稳定,终止前有冷却现象。④洋地黄、儿茶酚胺引起的触发活动常能自行终止,但终止后易立即出现第 2 次触发活动。⑤程序起搏可诱发或终止触发活动,超速起搏可使触发活动的频率增加。

4.并行心律型室性心动过速

(1)室性早搏或每阵发作的第 1 个搏动的偶联间期不等,互差>0.08s。

(2)每阵室性心动过速的最后 1 个 QRS′波群与下一阵室性心动过速 QRS′波群的间距与其他短 R′-R′间期呈倍数关系。

(3)频率多在 101~150 次/min,少数可快至 200 次/min(图 23-23)。

(4)可见室性融合波。

(5)多见于器质性心脏病患者,但预后相对良好。

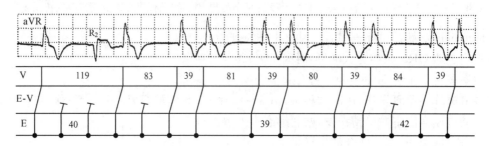

图 23-23　并行心律型室性心动过速伴异肌交接区传出二度Ⅱ型至高度阻滞

【临床资料】男性,79 岁,临床诊断:冠心病、慢性心房颤动、长期服用少剂量地高辛。【心电图特征】aVR 导联(图 23-23)未见窦性 P 波或明显的 f 波,仅 R₂ 搏动 QRS 波形正常,ST 段抬高 0.2mV;其余 QRS 波群均呈类右束支阻滞图形(时间 0.14s),R′-R′间期有 3 种:0.39~0.40、0.80~0.84、1.19s,长 R′-R′间期基本上为短 R′-R′间期的 2~3 倍,提示为室性并行心律,其异位起搏点基本周期为 0.39~0.42s,频率 143~154 次/min,均值互差为(0.42-0.405)÷0.405×100%=3.7%。【心电图诊断】①提示心房颤动(细颤型);②并行心律型室性心动过速(143~154 次/min)伴异肌交接区传出二度Ⅱ型至高度阻滞(呈 2∶1、3∶1、3∶2 传导);③不完全性干扰性房室分离;④ST 段抬高;⑤提示洋地黄中毒,请结合临床。

(四)根据起源部位分类

1.肌性室性心动过速

室性心动过速起源于心室肌中,QRS′波群特别宽大畸形,呈类束支阻滞图形,时间≥0.16s,频率>100 次/min,R′-R′间期规则或略不规则。希氏束电图示 V 波之前无 H 波。有右室肌性、左室肌性室性心动过速之分(图 23-24)。

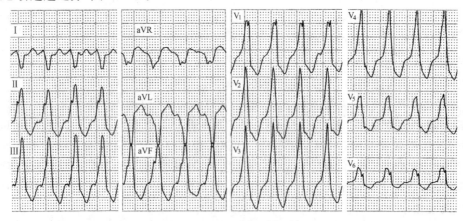

图 23-24　特宽型室性心动过速(起源于左室心底部后壁)

【临床资料】男性,62 岁,突发心动过速 1h,临床诊断:冠心病。【心电图特征】常规心电图(图 23-24)V₁~V₆ 导联定准电压 5mm/mV,显示 QRS 波群宽大畸形(时间 0.20s),R′-R′间期 0.42s,频率 143 次/min;下壁导联呈 R 型,Ⅱ导联 R 波峰时间 0.08s,V₁~V₆ 导联均呈 R 型。【心电图特征】阵发性特宽型室性心动过速(143 次/min),提示起源于左室心底部后壁。

2.束支性室性心动过速

室性心动过速起源于右束支或左束支及其附近,相应的 QRS′波形呈类左束支阻滞或右束支阻滞图形,时间 0.12～0.16s,频率＞100 次/min,R′-R′间期大多规则(图 23-25)。

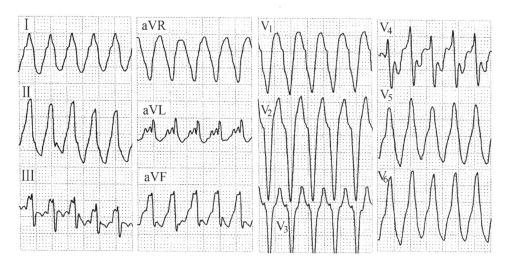

图 23-25　起源于右束支的极速型室性心动过速(222 次/min,V₁～V₃导联定准电压 5mm/mV)

3.分支性室性心动过速

分支性室性心动过速起源于左前分支、左后分支或其附近。

(1)QRS′波形呈类右束支阻滞合并左前分支阻滞或类右束支阻滞合并左后分支阻滞图形,时间多≤0.12s,少数可达 0.14s。

(2)频率＞100 次/min,R′-R′间期规则或略不规则。

(3)较易出现 1∶1 室房逆传。

(4)心动过速可被程序刺激所诱发或终止。

(5)多见于年轻人,多无明显的器质性心脏病证据,维拉帕米治疗有效(图 23-26)。

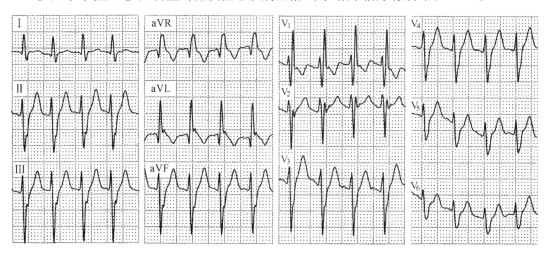

图 23-26　分支性室性心动过速伴 1∶1 室房逆传(起源于左后分支或其附近)

【临床资料】男性,28 岁,突发心动过速 2h。【心电图特征】常规心电图(图 23-26)显示 QRS 波群呈类右束支阻滞(V₁ 导联呈 rSR′型)和左前分支阻滞图形,时间 0.12s,R′-R′间期 0.37～0.40s,频率 150～162 次/min;V₁ 导联 J 点附近似有逆行 P⁻波重叠,其 R-P⁻间期 0.12s;V₆ 导联呈 rS 型,r/S＜1。【心电图诊断】阵发性室性心动过速伴 1∶1 室房逆传(150～162 次/min),提示起源于左后分支或其附近。

（五）根据治疗对策及预后分类

1. 良性室性心动过速

频率＜150 次/min 的短阵性室性心动过速、并行性室性心动过速、特发性室性心动过速等，通常不影响血流动力学，不演变为持续性室性心动过速（图 23-21、图 23-22）。

2. 潜在性恶性室性心动过速

频率 150～199 次/min 的短阵性室性心动过速、频率＜150 次/min 的持续性室性心动过速等，有可能影响血流动力学或演变为严重室性心律失常者（图 23-27）。

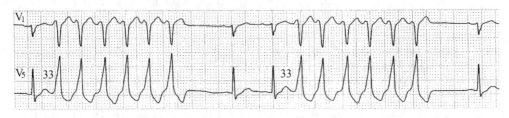

图 23-27　短阵性室性心动过速（171～182 次/min，定准电压 5mm/mV）

3. 恶性室性心动过速

频率≥200 次/min 的极速型室性心动过速、频率≥150 次/min 持续性室性心动过速、多形性室性心动过速、尖端扭转型室性心动过速、双向性室性心动过速等，严重影响血流动力学，不及时处理，将危及生命（图 23-28）。

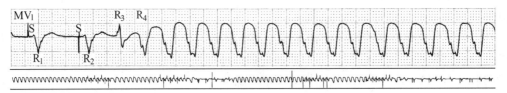

图 23-28　Ron-T 型室性早搏诱发特宽型室性心动过速

【临床资料】男性，56 岁，临床诊断：扩张型心肌病、完全性左束支阻滞、持续性室性心动过速、植入三腔 ICD（心房电极植入希氏束、心室电极植入室间隔中部、除颤电极植入室间隔中低部）。【心电图特征】MV$_1$ 导联（图 23-28）定准电压 5mm/mV，R$_1$、R$_2$ 搏动由希氏束电极发放起搏脉冲（S 脉冲）下传心室，其 QRS 波群呈左束支阻滞图形（时间 0.17s），S-S 间期 0.74s，频率 81 次/min，S-R 间期 0.07s；R$_3$、R$_4$ 搏动为双源性室性早搏，其中 R$_4$ 呈 Ron-T 现象诱发室性心动过速，R$'$-R$'$间期 0.34s，频率 176 次/min，QRS 时间 0.20s，属特宽型室性心动过速。【心电图诊断】①成对的希氏束起搏；②完全性左束支阻滞；③双源性成对室性早搏并诱发短阵性特宽型室性心动过速（176 次/min）。

（六）根据诱发因素分类

（1）与长 Q-T 间期有关的室性心动过速。

（2）与短 Q-T 间期有关的室性心动过速。

（3）与异常 J 波有关的室性心动过速。

（4）与 Brugada 综合征有关的室性心动过速。

（5）与房室旁道异常传导有关的室性心动过速。

（6）与 R 落在 T 波上有关的室性心动过速，即 Ron-T 现象。

（7）与 R 落在 P 波上有关的室性心动过速，即 Ron-P 现象。

（8）与右室发育不良有关的室性心动过速。

（9）与运动有关的室性心动过速：见于儿茶酚胺敏感性室性心动过速，心率加快到一定程度时，出现室性心动过速。

（10）与 Lambda 波（λ 波）有关的室性心动过速。

（七）根据心脏基础情况分类

1. 器质性室性心动过速

器质性室性心动过速是指发生在器质性心脏病患者，大多 QRS′时间≥0.16s。

2. 特发性室性心动过速

特发性室性心动过速是指发生在无明显的器质性心脏病患者，即通过现有各项先进检查手段均未能发现心脏有明确的器质性病变。有右室、左室特发性室性心动过速之分。

（1）特发性右室室性心动过速：多起源于右室流出道，胸前导联呈类左束支阻滞图形，Ⅱ、Ⅲ、aVF 导联 QRS′主波向上，以持续性发作多见。

（2）特发性左室室性心动过速：多起源于左侧室间隔后中 1/3 处，QRS′波形类右束支阻滞图形合并电轴显著左偏。

（3）分支型室性心动过速：若起源于左后分支或其附近，则 QRS′波形表现为类右束支阻滞合并左前分支阻滞图形（图 23-26）；若起源于左前分支或其附近，则 QRS′波形表现为右束支阻滞合并左后分支阻滞图形（图 23-29）。

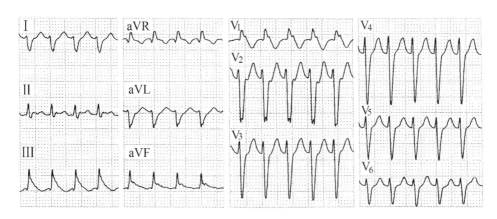

图 23-29　分支性室性心动过速（起源于左前分支或其附近）

【临床资料】男性，77 岁，突发心动过速 3h。【心电图特征】常规心电图（图 23-29）V₁～V₆ 导联定准电压 5mm/mV，显示 QRS′波群类右束支和左后分支阻滞图形，时间 0.12s，R′-R′间期 0.31s，频率 194 次/min；aVR 导联呈 Qr 型，Q 波时间 0.04～0.05s；V₁ 导联呈 qR 型，V₆ 导联呈 rS 型，r/S＜1；V₁、V₂ 导联 ST 段上似有逆行 P⁻波重叠。【心电图诊断】阵发性室性心动过速（194 次/min）可能伴 1∶1 室房逆传，提示起源于左前分支或其附近。

3. 儿茶酚胺敏感性室性心动过速

儿茶酚胺敏感性室性心动过速是指由交感神经兴奋性增高或儿茶酚胺分泌增多所引发的室性心动过速。约 50%～70% 的患者通过运动试验可重复诱发出室性心动过速，停止运动后室性心动过速多能自行终止（图 23-30）。静脉滴注异丙肾上腺素也能诱发室性心动过速。

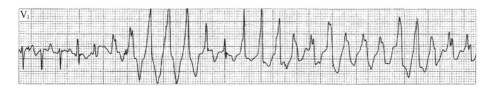

图 23-30　儿茶酚胺敏感性多形性室性心动过速

【临床资料】男性，14 岁，常于跑步时晕厥 2 年入院。入院后心脏超声、AEEG、Holter、冠脉 CT、心脏 MRI 等检查均未见异常。【心电图特征】平板运动试验至 6min10s，心率达 195 次/min 时，出现短阵性室性心动过速、室性融合波；运动至 6min20s（图 23-30），心率达 200 次/min 时，出现多形性室性心动过速，其 R′-R′间期 0.25～0.31s，频率 194～240 次/min，患者发生晕厥先兆，立即终止运动，室性心动过速自行终止。【心电图诊断】①窦性心动过速（200 次/min）；②平板运动试验诱发多形性室性心动过速（194～240 次/min）；③室性融合波、干扰性房室分离。

　　4.右心室发育不良性室性心动过速

　　右心室发育不良性室性心动过速是因右心室心肌被脂肪浸润及纤维组织所替代,导致右心室弥漫性扩张、心室壁变薄变形、心肌萎缩、收缩运动进行性减弱,出现右室源性心律失常(QRS′波形呈类左束支阻滞图形)。又称为致心律失常性右室心肌病,主要见于青少年,约30%有家族史,为常染色体显性遗传,是年轻人猝死的常见原因之一。

　　六、伴发较少见的心电现象

　　(1)伴发1∶1室房逆传:室性QRS′波群后均跟随逆行P⁻波,R′-P⁻间期0.12～0.20s(图23-5、图23-26);若R′-P⁻间期≥0.21s,则为室房逆传一度阻滞。

　　(2)伴发室房逆传二度Ⅰ型或Ⅱ型阻滞:室性QRS′波群后大多跟随逆行P⁻波,若R′-P⁻间期由短→长→逆行P⁻波消失,周而复始,则为室房逆传二度Ⅰ型阻滞(图23-31);若R′-P⁻间期固定→逆行P⁻波消失,周而复始,则为室房逆传二度Ⅱ型阻滞。

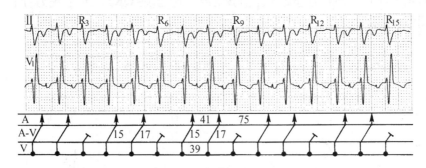

图23-31　分支性室性心动过速伴室房逆传二度Ⅰ型阻滞

　　【临床资料】男性,44岁,突发心动过速3h,临床诊断:心动过速型心肌病。【心电图特征】Ⅱ、V₁导联(图23-31)同步记录,显示QRS′波群呈类右束支阻滞伴左前分支阻滞图形,时间0.12s,R′-R′间期0.39s,频率154次/min,为分支性室性心动过速;除R₃、R₆、R₉、R₁₂、R₁₅搏动无逆行P⁻波跟随外,其余搏动均有逆行P⁻波跟随,且R′-P⁻间期由0.15s→0.17s→逆行P⁻波消失,周而复始,致P⁻-P⁻间期呈0.41、0.75s短长交替出现。【心电图诊断】阵发性分支性室性心动过速(154次/min,起源于左后分支或其附近)伴室房逆传3∶2二度Ⅰ型阻滞。

　　(3)伴发室房逆传双径路:室性心动过速逆传心房时出现长、短两种R-P⁻间期,两者呈跳跃式改变或成倍延长,P⁻波形态单一或两种(图23-32)。

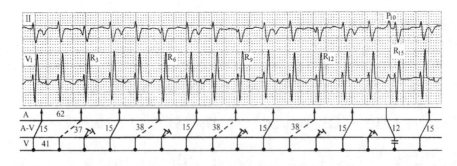

图23-32　分支性室性心动过速伴室房逆传双径路

　　【临床资料】与图23-31系同一患者不同时间记录。【心电图特征】Ⅱ、V₁导联(图23-32)同步记录,显示Ⅱ导联P₁₀高尖,振幅0.28mV,为窦性P波;QRS′波群呈类右束支阻滞伴左前分支阻滞图形,时间0.12s,R′-R′间期0.41s,频率146次/min;值得关注的是大部分QRS′波群后跟随逆行P⁻波,其P⁻-P⁻间期0.62s,R′-P⁻间期呈0.15、0.37～0.38s短长两种,小部分QRS波群后无逆行P⁻波跟随(R₃、R₆、R₉、R₁₂);R₁₅搏动的R′波幅略降低,其前有相关的窦性P波,为室性融合波。【心电图诊断】①偶见窦性搏动伴室性融合波;②窦性P波高尖,提示右心房肥大或负荷过重,请结合临床;③阵发性分支性室性心动过速(146次/min,起源于左后分支或其附近)伴室房逆传双径路,快、慢径路均呈3∶1传导。

（4）诱发慢快型房室结折返性心动过速：当室房逆传存在双径路时，自律性增高型短阵性室性心动过速就有可能诱发慢快型房室结折返性心动过速（图 23-33）。

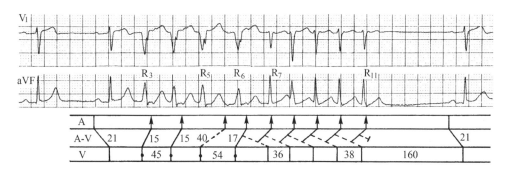

图 23-33　自律性增高型短阵性室性心动过速伴室房逆传双径路并诱发慢快型房室结折返性心动过速

【临床资料】男性，28 岁，临床诊断：心动过速原因待查。【心电图特征】V_1、aVF 导联（图 23-33）同步记录，显示窦性 P-P 间期 1.12s，频率 54 次/min，P-R 间期 0.21s；$R_3 \sim R_6$ 搏动系提早出现宽大畸形 QRS-T 波群，其 R′-R′ 间期 0.45～0.54s，频率 111～133 次/min，其后均有逆行 P⁻ 波跟随，但 R′-P⁻ 间期呈 0.15～0.17s、0.40s 短长两种，提示室房逆传双径路。值得关注的是 R_6 搏动后诱发了短阵性窄 QRS 心动过速，如 $R_7 \sim R_{11}$ 搏动，其 R-R 间期 0.36～0.38s，频率 158～167 次/min；QRS 终末部有逆行 P⁻ 波重叠，导致 V_1 导联出现假性 r′ 波，aVF 导联出现假性 s 波；R-P⁻ 间期＜0.09s，P⁻-R 间期 0.34s，为慢快型房室结折返性心动过速；心动过速终止后出现 1.60s 长 R-R 间期。【心电图诊断】①窦性心动过缓（54 次/min）；②一度房室阻滞（P-R 间期 0.21s）；③自律性增高型短阵性室性心动过速（111～133 次/min）伴室房逆传双径路；④室性异位搏动诱发短阵性慢快型房室结折返性心动过速（158～167 次/min）；⑤房室结双径路传导；⑥下级起搏点功能低下待排（＜37 次/min），建议 24h 动态心电图检查。

（5）伴发异肌交接区传出阻滞（二度Ⅰ型或Ⅱ型）：若室性心动过速的 R′-R′ 间期呈渐短突长，周而复始，则为异肌交接区传出二度Ⅰ型阻滞；若室性心动过速的 R′-R′ 间期呈短长两种，长 R′-R′ 间期为短 R′-R′ 间期的 2 倍，则为异肌交接区传出二度Ⅱ型阻滞（图 23-34）。

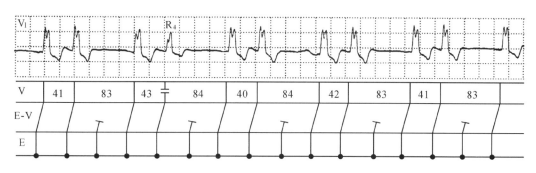

图 23-34　室性心动过速伴异肌交接区传出二度Ⅱ型阻滞

【临床资料】男性，79 岁，临床诊断：冠心病、慢性心房颤动、长期服用少剂量地高辛。【心电图特征】V_1 导联（图 23-34）未见窦性 P 波或明显的 f 波，QRS 波群均呈类右束支阻滞图形，时间 0.14s，仅 R_4 搏动呈不完全性右束支阻滞图形（时间 0.11s），提示为室性融合波（与 f 波下传心室产生融合）R′-R′ 间期呈短长两种：0.40～0.43、0.83～0.84，长 R′-R′ 间期为短 R′-R′ 间期的 2 倍，其异位起搏点基本频率 140～150 次/min。【心电图诊断】①提示心房颤动（细颤型）；②室性心动过速（140～150 次/min）伴异肌交接区 3∶2 传出二度Ⅱ型阻滞；③不完全性干扰性房室分离；④室性融合波；⑤提示洋地黄中毒，请结合临床。

（6）伴发心室折返径路内文氏现象（二度Ⅰ型阻滞）：短阵性室性心动过速第 1 个搏动的偶联间期固定，其后的 R′-R′ 间期逐搏延长或缩短直至心动过速终止，周而复始，呈现心室折返径路内文氏现象（图 23-35）。

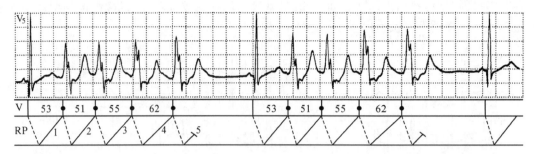

图 23-35　短阵性室性心动过速伴 1：1 室房逆传、心室折返径路内 5：4 文氏现象
（梯形图中 RP 行斜虚线条代表心室折返径路的传入支，斜实线条代表心室折返径路的传出支）

【临床资料】男性，33 岁，服用普罗帕酮 2 周，临床诊断：心肌炎后遗症。【心电图特征】V_5 导联（图 23-35）显示窦性 QRS 波群呈 QRs 型，Q 波＞1/4R，T 波宽钝切迹，Q-T 间期 0.50s（正常最高值 0.47s）；每个窦性搏动后连续出现 4 个宽大畸形 QRS-T 波群，第 1 个 QRS′波群的偶联间期固定（0.53s），其后的 R′-R′间期由 0.51s→0.55s→0.62s→室性心动过速自行终止，周而复始，频率 97～118 次/min；每个 QRS′波群后均有逆行 P⁻波跟随，R′-P⁻间期 0.20s。【心电图诊断】①窦性搏动；②频发短阵性室性心动过速（97～118 次/min）伴 1：1 室房逆传；③心室折返径路内 5：4 文氏现象；④异常 Q 波（深而窄），必要时请做心脏超声检查；⑤T 波形态改变及 Q-T 间期延长，提示与服用普罗帕酮有关，必要时请做血钾检测。

七、定位诊断

虽然心室内各个部位均可发生室性早搏或（和）室性心动过速，但通常以右心室流出道及其延伸部位（肺动脉主干）最为好发，约占 70%；其次是左心室流出道、左冠状动脉窦、右冠状动脉窦、左冠状动脉窦下、左心室间隔部和房室环（二尖瓣环和三尖瓣环），各约占 5%～10%；极少数起源于心外膜。

1. 基本原则

（1）依据 V_1 导联 QRS′主波方向定左、右：①若主波向上呈类右束支阻滞图形，则起源于左心室；②若主波向下呈类左束支阻滞图形，则起源于右心室。

（2）依据下壁导联（Ⅱ、Ⅲ、aVF）QRS′主波方向定上、下：①若主波向上，则来自流出道；②若主波向下，则来是心尖部。

（3）依据 V_1～V_6 导联 QRS′主波方向定前、后：①若主波均向下，则来自心室前壁；②若主波均向上，则来自心室后壁。

（4）对来自心室流出道者，依据 V_1 导联 R 波时间指数（R 波时间/QRS 时间）≥50%、R 波振幅指数（R 波振幅/S 波振幅）≥30% 及胸前导联移行区（QRS′的 R/s＞1）在 V_2 导联进行判定。若符合上述条件，则起源于主动脉窦；反之，则起源于右心室流出道。

2. 特殊部位定位法

（1）起源于左冠状动脉窦：下壁导联呈单相 R 波，Ⅰ 导联呈 rs 型，胸前导联移行区在 V_1 或 V_1、V_2 导联之间。

（2）起源于右冠状动脉窦：下壁导联呈单相 R 波，Ⅰ 导联多呈 R 型，胸前导联移行区在 V_2 或 V_3 导联。

（3）起源于左、右冠状动脉窦交接处：下壁导联呈单相 R 波，Ⅰ 导联呈 R 型或 Rs 型，胸前导联移行区在 V_1 或 V_1、V_2 导联之间导联，V_1～V_3 导联至少有一个导联呈 qrS 型，呈现左、右起源矛盾时，提示起源于左、右冠状动脉窦之间。

3. 起源于左心室外膜

（1）体表心电图假性 δ 波时间＞34ms。

（2）R 波峰时间＞85ms。

（3）R-S 间期＞120ms。

（4）Ⅱ、Ⅲ、aVF 导联的 Q 波更多见于起源于下壁心外膜部位的室性异位搏动。

（5）Ⅰ导联室性 QRS'波群呈 Q(q)波，高度提示起源于心外膜。

八、诊断时应注意的问题

（1）鉴别诊断：室性心动过速主要与室上性心动过速合并束支阻滞、心室内差异性传导、心室预激相鉴别，具体鉴别方法与步骤请见第二十六章诊断宽 QRS 心动过速简易新方法。

（2）确定起源部位：根据 12 导联室性 QRS'波形特征，尽量确定其起搏点或折返部位。

（3）确定室性心动过速类型及其发生机制。

（4）尽量确定引发室性心动过速的病因及诱因。

九、心室扑动

心室扑动是介于室性心动过速与心室颤动之间的一种快速而规则严重的室性心律失常，表现为 QRS'波群和 T 波难以分辨类似"正弦曲线"，频率可快可慢，多在 180～250 次/min(图 23-36)。

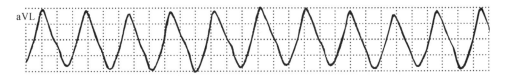

图 23-36　缓慢型心室扑动(引自朱同新)

【临床资料】男性，68 岁，临床诊断：糖尿病、酮症酸中毒、高钾血症(血钾浓度 8.6mmol/L)。【心电图特征】aVL 导联(图 23-35)显示 QRS 波群和 T 波难以分辨类似"正弦曲线"，频率 109 次/min。【心电图诊断】缓慢型心室扑动(109 次/min)。

十、心室颤动

1. 基本概念

心室颤动是一种极速型的室性心律失常，表现为 QRS-T 波群消失，代之以波形、波幅及时距均不等的小圆钝波，频率 250～500 次/min。

2. 分类

（1）根据颤动波振幅的高低：可分为粗大型心室颤动(波幅≥0.5mV)和细小型心室颤动(＜0.5mV)两种类型(图 23-37)。粗大型心室颤动除颤复律成功率较高。

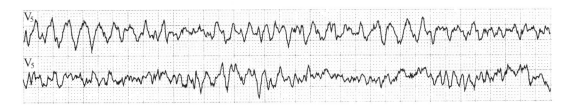

图 23-37　扩张型心肌病出现心室颤动(粗大型颤动波)而猝死(V₅ 导联为 DCG 连续记录)

（2）根据病因不同可分为原发性、继发性及特发性心室颤动 3 种类型。①原发性心室颤动：是由心室肌存在具体的电生理异常所致(如室性早搏的 Ron-T 现象)，且发作前无严重的血流动力学紊乱，冠心病为最常见的病因；②继发性心室颤动：是继发于心肌严重损害、心力衰竭而引发的心室颤动，如扩张型心肌病等；③特发性心室颤动：是指经临床详尽检查而未能发现心脏有结构异常、原因不明的自发性心室颤动。

十一、救治原则

1.紧急终止室性心动过速发作

快速的持续性室性心动过速极易引发血流动力学改变和心室颤动而危及生命,是临床危急症之一,需紧急处理终止其发作。2015年ESC(欧洲心脏病学会)在指南中提出了如下建议。

(1)若患者出现血流动力学不稳定(心源性休克),则应进行直接电复律。

(2)若患者低血压但尚有意识,应在电复律前给予快速镇静。

(3)对血流动力学稳定的宽QRS心动过速患者,应首选电复律。

(4)对未发生严重的心力衰竭或非急性心肌梗死患者,选用药物治疗时可考虑静脉应用普鲁卡因胺或氟卡尼。

(5)对伴有心力衰竭或疑似心肌缺血患者,选用药物治疗时可考虑静脉应用胺碘酮。

(6)对单形性室性心动过速患者,静脉应用利多卡因效果一般。

(7)对起源于分支或其附近的室性心动过速(QRS′波形呈右束支阻滞型+电轴左偏或右偏)患者,应静脉使用维拉帕米或β受体阻滞剂。

2.直流电复律

由心血管系统疾病基层诊疗指南专家组编写的《室性心动过速基层诊疗指南(2019)》中指出:血流动力学不稳定的患者应立即给予直流电复律。

(1)非同步直流电复律:适用于心室颤动、无脉搏室性心动过速的抢救或某些无法同步电复律的室性心动过速(如QRS′波形不稳定的多形性室性心动过速)。非同步直流电复律需持续心电监护。

(2)同步直流电复律:适用于伴心绞痛、心力衰竭、血压下降等血流动力学障碍及药物治疗无效的阵发性室性心动过速。如无效,可再次电复律(最多3次)。再次电复律应增加电量,最大可用到双相波200J,单相波360J。电复律过程中与复律成功后,均须严密监测心率、呼吸、血压及神志等生命体征的变化。

3.病因、诱因治疗

持续性室性心动过速经上述紧急治疗终止后,应针对病因、诱因进行相应的后续治疗。

4.射频消融术

通过心内电生理标测对室性早搏、室性心动过速起源点行射频消融术是一种根治性首选治疗方法,值得推广。

5.预防性植入ICD

对于各类心肌病、冠心病等器质性心脏病反复发作室性心动过速,药物、射频消融治疗效果不佳者,建议预防性植入ICD,但需关注ICD心室电风暴的发生。

第二十四章

少见而危急的特殊类型室性心动过速

一、尖端扭转型室性心动过速

1. 基本概念

尖端扭转型室性心动过速是一种介于室性心动过速与心室颤动之间的恶性室性心律失常,是在 Q-T 间期延长情况下,室性心动过速的 QRS′主波方向每隔 5～12 个搏动围绕基线扭转,伴有 QRS′波幅和频率的改变,是多形性室性心动过速中一种特殊类型。

2. 发生机制

Antzelevitch 指出尖端扭转型室性心动过速与心肌细胞复极贮备力降低引发心室肌复极离散度增大和早期后除极引起触发活动有关。

(1)折返机制:心室复极不均匀或复极延缓,弥漫性心室复极障碍有利于形成多发性折返环路。

(2)触发机制:早期后除极与间歇依赖型尖端扭转型室性心动过速相关,而延迟后除极与肾上素腺能依赖型尖端扭转型室性心动过速相关。

3. 病因或诱因

(1)先天性长 Q-T 间期综合征:属家族性遗传性疾病。

(2)继发性 Q-T 间期延长:引起继发性 Q-T 间期延长的原因繁多(表 24-1)。

表 24-1　引起继发性 Q-T 间期延长的原因

①电解质紊乱	低钾、低镁、低钙血症
②缓慢性心律失常	严重的窦性心动过缓或病窦综合征、高度或三度房室阻滞、突发长 R-R 间歇
③抗心律失常类药物	Ⅰa 类药物(奎尼丁等)、Ⅲ类药物(胺碘酮等)
④其他类药物	抗精神病药(氯丙嗪等)、三环和四环抗抑郁药、抗高血压药(普尼拉明等)、抗生素(红霉素等)、抗真菌药(酮康唑等)、抗组胺药(阿司咪唑等)、消化系统药(西沙比利)、钙离子通道阻断剂(尼卡地平等)、抗肿瘤药(三苯氧胺等)
⑤各类器质性心脏病	冠心病、AMI、各类心肌病、严重心肌炎、二尖瓣脱垂等
⑥颅内高压	脑血管意外、脑炎、颅脑损伤等
⑦内分泌疾病	甲状腺功能低下

4. 分型

(1)肾上素腺能依赖型尖端扭转型室性心动过速:见于特发性长 Q-T 间期综合征,由运动、情绪激动或紧张等因素而诱发。

(2)间歇依赖型尖端扭转型室性心动过速:约占 80％,是继发性 Q-T 间期延长基础上,由其前较长心动周期及较短偶联间期室性早搏所诱发,形成长短周期或短长短周期现象(图 24-1)。

(3)中间型尖端扭转型室性心动过速:部分患者可同时存在上述两种情况。

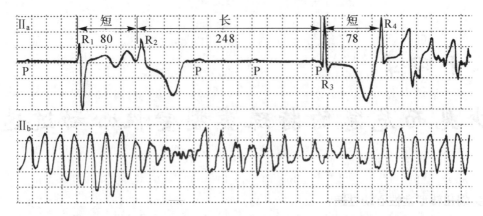

图 24-1　三度房室阻滞、Q-T 间期延长诱发尖端扭转型室性心动过速

【临床资料】引自黄元铸教授,临床资料不详。【心电图特征】Ⅱa、Ⅱb 导联系同时不连续记录(图 24-1),Ⅱa 导联显示 P-P 间期 0.80s,频率 75 次/min;P 波均未能下传心室,呈现三度房室阻滞;R₂、R₄ 搏动为双源性室性早搏,所形成的短长短周期顺序诱发了尖端扭转型室性心动过速;R₁、R₃ 搏动为双源性室性逸搏,逸搏周期 2.42s,频率25 次/min;其后 T 波呈负正双相或巨倒,Q-T 间期 0.75s。Ⅱb 导联显示尖端扭转型室性心动过速,其 $R'-R'$ 间期0.19～0.22s,频率 272～316 次/min。【心电图诊断】①窦性心律;②三度房室阻滞;③双源性室性早搏;④尖端扭转型室性心动过速(272～316 次/min);⑤双源性室性逸搏;⑥Q-T 间期延长。

5. 心电图特征

(1)Q-T 间期或 Q-U 间期延长,U 波明显增高;出现巨大 T 波(直立或倒置)伴 Q-T 间期延长是尖端扭转型室性心动过速发作的先兆(图 24-1)。

(2)常由 Ron-T 的室性早搏所诱发,多呈长短周期或短长短周期顺序。

(3)频率 160～280 次/min,可区分出快相和慢相。

(4)QRS′波群宽大畸形,其振幅和形态发生连续性变化,每隔 5～12 个心搏,QRS′主波方向围绕基线扭转(图 24-2)。

(5)温醒现象和冷却现象:发作初始的数个心搏频率略慢,其后心搏频率逐渐增快(温醒现象);持续一定时间或心搏后,其频率逐渐减慢直至自行终止(冷却现象)。

(6)发作间歇期内,多表现为缓慢性心律失常。

(7)发作最终可转为基础心律、心室停搏、新的扭转发作或心室颤动而猝死。

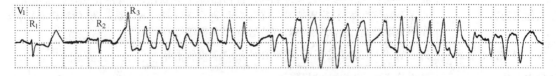

图 24-2　Ron-U 室性早搏诱发尖端扭转型室性心动过速

【临床资料】男性,33 岁,四肢无力 1d,临床诊断:周期性瘫痪、低钾血症(血钾浓度 3.0mmol/L)。【心电图特征】V₁ 导联(图 24-2)显示 R₁、R₂ 为窦性搏动,其 P-P 间期 1.08s,频率 56 次/min,U 波明显增高,Q-U 间期 0.55s;R₃ 搏动为室性早搏,落在窦性搏动的 U 波上并诱发了室性心动过速,其 QRS′波形多变且围绕基线扭转,$R'-R'$ 间期 0.23～0.53s,频率 113～261 次/min。【心电图诊断】①过缓的成对窦性搏动(56 次/min);②Ron-U 室性早搏诱发尖端扭转型室性心动过速(113～261 次/min);③U 波明显增高;④符合低钾血症的心电图改变。

6. 鉴别诊断

主要与多形性室性心动过速相鉴别,因两者预后和治疗完全不同。最重要鉴别点是尖端扭转型室性心动过速 Q-T(U)间期延长、QRS′波形和振幅的改变是呈连续和渐进性的,其频率能明确区分出快相和慢相;而多形性室性心动过速 Q-T(U)间期正常、QRS'波形和振幅的改变常是突然发生而无渐进性改变的特征,其频率不能明确区分出快相和慢相。

7.救治原则

救治原则:终止室性心动过速、消除诱因、对因治疗及预防复发和猝死。

(1)尖端扭转型室性心动过速发作时治疗:不能自行终止的尖端扭转型室性心动过速或蜕变为心室颤动者,应立即实施电击复律或除颤。

(2)由缓慢性心律失常反复诱发尖端扭转型室性心动过速的治疗:使用提高心率药物如阿托品、异丙基肾上腺素,也可酌情植入临时起搏器或永久性双腔起搏器。

(3)寻找并消除引发 Q-T 间期延长的病因或诱因:这一点非常重要,要特别关注上述各类药物引发的继发性 Q-T 间期延长。

(4)补镁、补钾:静脉注射硫酸镁是终止尖端扭转型室性心动过速一线药物,同时也应补钾,使血钾浓度维持在 $4.5\sim5.0$mmol/L。

(5)对于先天性长 Q-T 间期综合征者长期治疗:首选 β 受体阻滞剂,同时改变生活方式、避免诱发因素。

(6)预防性植入 ICD:植入 ICD 能有效预防和降低心源性猝死,但也具有致心律失常作用,能介导和诱发心室电风暴,即产生 ICD 电风暴,需特别关注。因 ICD 电风暴发作后的前 3 个月内死亡风险最大(增加 5.3 倍)。ICD 电风暴是全因死亡独立的预测因子。

(7)左侧心脏交感神经阻断术(切除术)。

二、多形性室性心动过速

1.基本概念

(1)广义的多形性室性心动过速:凡是同一导联室性 QRS'波群至少有 3 种形态,且呈连续性变化,可围绕基线扭转,频率多>200 次/min,多数可自行终止,少数可蜕变为心室颤动而猝死。依据 Q-T 间期长短分为 Q-T 间期延长的多形性室性心动过速(归入尖端扭转型室性心动过速)、Q-T 间期正常的多形性室性心动过速(狭义的多形性室性心动过速)及 Q-T 间期缩短的多形性室性心动过速 3 种类型。

(2)狭义的多形性室性心动过速:是指 Q-T 间期正常,同一导联室性 QRS'波形至少有 3 种,且呈连续性变化,可围绕基线扭转,频率多>200 次/min(图 24-3)。

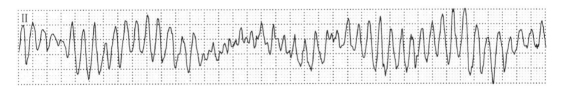

图 24-3　多形性室性心动过速和(或)心室颤动(约 400 次/min)引发猝死

2.心电图特征

(1)常由较短偶联间期室性早搏诱发,其 R'-R'间期不规则,频率>200 次/min,并持续 10 个心搏以上。

(2)室性 QRS'波形和振幅突然发生改变,可围绕基线扭转(图 24-4),与心室单一折返环伴多个传出径路或多个折返环路有关。

(3)可自行发作、自行终止,也可蜕变为心室颤动。

(4)基础心律的 Q-T 间期正常。

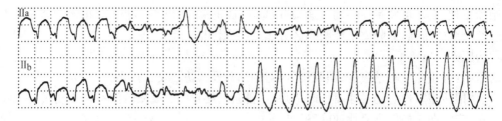

图 24-4　多形性室性心动过速

【临床资料】男性,21 岁,临床诊断:晕厥待查。【心电图特征】Ⅱa、Ⅱb 导联(图 24-4)连续记录,未见窦性 P 波,QRS 波群宽大畸形,形态多变且围绕基线扭转,R'-R'间期 0.21~0.24s,频率 250~286 次/min。【心电图诊断】多形性室性心动过速(250~286 次/min),提示心源性晕厥。

3.狭义的多形性室性心动过速分型

(1)儿茶酚胺敏感性(介导性、依赖性)多形性室性心动过速:是一种较少见而严重的原发性遗传性心律失常,常因交感神经兴奋(如运动、情绪激动或紧张等)而诱发多形性或双向性室性心动过速(图 24-5)。

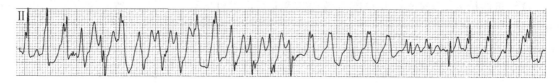

图 24-5　儿茶酚胺敏感性多形性室性心动过速

【临床资料】男性,14 岁,常于跑步时晕厥 2 年入院。入院后心脏超声、AEEG、Holter、冠脉 CT、心脏 MRI 等检查均未见异常。【心电图特征】平板运动试验至 6min10s,心率达 195 次/min 时,出现短阵性室性心动过速;运动至 6min20s(图 24-5),心率达 200 次/min 时,出现多形性室性心动过速,其 R'-R'间期 0.25~0.31s,频率 194~240 次/min,患者发生晕厥先兆,立即终止运动,室性心动过速自行终止。【心电图诊断】①窦性心动过速(200 次/min);②儿茶酚胺敏感性多形性室性心动过速(194~240 次/min);③干扰性房室分离。

(2)极短偶联间期室性早搏诱发的多形性室性心动过速:Q-T 间期正常,诱发多形性室性心动过速的室性早搏偶联间期极短,为 0.24~0.30s(通常 0.28s 左右),多呈 Ron-T 现象,频率>200 次/min,可概括为"正常 Q-T 间期、极短偶联间期、Ron-T 现象"(图 24-6);常有多形性室性心动过速反复发作史,中青年多见,一般无器质性心脏病的证据;维拉帕米是唯一治疗有效的药物。

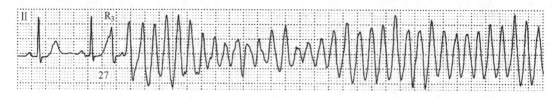

图 24-6　极短偶联间期(0.27s)室性早搏(Ron-T)诱发多形性室性心动过速(240~375 次/min)

(3)Brugada 综合征引发的多形性室性心动过速:Brugada 综合征属原发性心电离子通道缺陷的显性遗传疾病。心电图表现为:①V₁、V₂ 导联 ST 段呈穹隆型或马鞍型抬高(≥0.1mV)酷似右束支阻滞图形;②易反复发作多形性室性心动过速,常由极短偶联间期室性早搏诱发,QRS'波形多变,通常频率≥250 次/min。心脏结构无明显异常,有家族性遗传特点,因反复发作极速型多形性室性心动过速、心室颤动而引发晕厥或猝死,通常在夜间睡眠或休息时发生。

(4)J 波综合征引发的多形性室性心动过速:各种原因所致的异常 J 波与恶性室性心律失常有密切关系,易引发多形性室性心动过速、心室颤动甚至猝死。有特发性、继发性、缺血性及功能性 J 波之分。

（5）缺血性 J 波引发的多形性室性心动过速：缺血性 J 波是指严重的急性心肌缺血（如 AMI、冠状动脉痉挛等）其相应部位的导联出现明显的异常 J 波，是心肌严重缺血时伴发的一种超急期的心电图改变。出现缺血性 J 波提示心肌存在明显而严重的复极离散度，预示心电极不稳定，易发生多形性室性心动过速、心室颤动甚至猝死（图 24-7）。

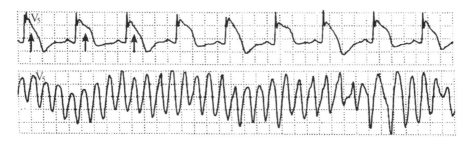

图 24-7　变异型心绞痛引发缺血性 J 波、ST 段显著抬高、ST 段和 T 波电交替
及多形性室性心动过速或尖端扭转型室性心动过速（引自郭继鸿教授）

【临床资料】临床资料不详。【心电图特征】上、下两行 V₅ 导联（图 24-7）系相隔 1min 记录，上行显示 P-P 间期 0.80s，频率 75 次/min；缺血性 J 波，ST 段呈下斜型抬高 0.75～0.85mV 且其形态和振幅呈交替性改变，T 波浅倒且其形态和振幅也呈交替性改变，Q-T 间期 0.47s（正常最高值 0.38s）。下行显示多形性室性心动过速，其 R′-R′ 间期 0.18～0.33s，频率 182～330 次/min。【心电图诊断】①窦性心律；②缺血性 J 波，ST 段显著抬高及 ST 段、T 波电交替现象；③多形性室性心动过速或尖端扭转型室性心动过速（182～330 次/min）；④Q-T 间期延长。

4. Q-T 间期缩短的多形性室性心动过速

Q-T 间期缩短是指 Q-T 间期<0.28s 或 Q-Tc≤0.34s。它包括特发性和继发性 Q-T 间期缩短两种。

（1）特发性 Q-T 间期缩短：见于特发性短 Q-T 间期综合征（SQTS）患者，是由单基因突变引发心肌离子通道功能异常而导致的一种常染色体显性遗传性疾病，是近年来发现的又一种可诱发多形性室性心动过速或心室颤动而猝死的原发性心电异常疾病（图 24-8）。

（2）继发性 Q-T 间期缩短：是指继发于电解质异常（高钙血症、高钾血症）、儿茶酚胺类药物影响（肾上腺素、异丙肾上腺素、多巴胺等）、洋地黄效应或中毒、超急期心肌梗死、甲状腺功能亢进、迷走神经张力过高引发的心室早复极及心肺复苏后的危重病例等。

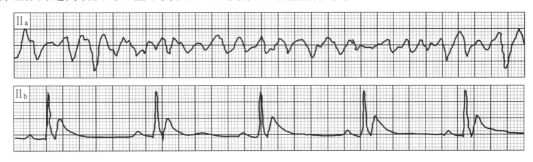

图 24-8　特发性短 Q-T 间期综合征引发心室颤动

【临床资料】男性，43 岁，反复晕厥半年。【心电图特征】Ⅱa 导联（图 24-8）系患者晕厥时记录，显示心室颤动（粗颤型）。Ⅱb 系电击复律后记录，显示 P-P 间期 1.25～1.30s，频率 46～48 次/min；P-R 间期 0.21～0.24s，QRS 时间 0.13s，未见明显的 ST 段，T 波上升支直，Q-T 间期 0.28s。【心电图诊断】①特发性心室颤动（粗颤型）；②电击除颤复律后出现窦性心动过缓（46～48 次/min）；③一度房室阻滞；④非特异性心室内阻滞；⑤ST 段消失、T 波形态改变及 Q-T 间期缩短；⑥符合特发性短 Q-T 间期综合征的心电图改变。

5.救治原则

救治原则:终止室性心动过速、消除诱因、对因治疗及预防复发和猝死。

(1)电击复律:持续的多形性室性心动过速伴血流动力学异常者,推荐进行直流电击复律;对于QRS′波形不稳定的多形性室性心动过速,不应使用同步电复律,而应予以高能量的非同步除颤(禁用低能量,因其会诱发心室颤动),最大可用到双相波200J、单相波360J。若未能恢复有效心室搏动者应立即进行CPR。

(2)寻找并消除诱因、加强对因治疗。

(3)药物复律:首选胺碘酮,并联合应用β受体阻滞剂或利多卡因。

(4)介入治疗:射频消融术或植入ICD。植入ICD后需关注有无发生ICD电风暴。

三、双形性、双源性室性心动过速

室性心动过速的QRS′波形两种呈交替性出现,每种形态约持续5～10个搏动。若其R′-R′间期相等,则为双形性室性心动过速;若R′-R′间期呈短、长两种,则为双源性室性心动过速(图24-9)。

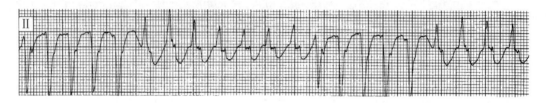

图24-9　交替出现的双源性室性心动过速

【临床资料】男性,68岁,突发心动过速1h,临床诊断:冠心病。【心电图特征】Ⅱ导联(图24-9)未见窦性P波,两种宽大畸形QRS-T波群呈交替出现,每种形态持续5、7个搏动,主波向下者R′-R′间期0.30s,频率200次/min;主波向上者R′-R′间期0.34s,频率176次/min。【心电图诊断】双源性室性心动过速(176～200次/min)。

四、双向性室性心动过速

1.基本概念

双向性室性心动过速是指同一导联中每个搏动的QRS′主波方向呈向上与向下有规律地交替性改变。

2.发生机制

(1)左、右心室内各有一个起搏点交替性发放冲动。

(2)心室内有两个固定的交替性折返环路。

(3)同一心室内有两个起搏点,如心尖部与心底部、前壁与后壁起搏点交替性发放冲动。

(4)房室交接性心动过速合并右束支阻滞伴交替性左前分支阻滞、左后分支阻滞。

(5)房室交接性心动过速合并交替性左、右束支阻滞。

(6)房室交接性起搏点与心室内起搏点交替性发放冲动。

严格地说,后三种情况不属于双向性室性心动过速,只能称为双向性心动过速。

3.心电图特征

(1)每个搏动的QRS′主波方向呈向上与向下有规律地交替性改变,两种QRS′波形、时间均可正常或一种正常、一种宽大畸形或两种均宽大畸形(图24-10)。

(2)频率140～180次/min,R′-R′间期相等或长短交替出现。

(3)基本节律多数为心房颤动。

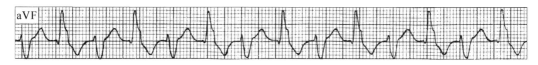

图 24-10　双向性室性心动过速

【临床资料】男性,75 岁,临床诊断:冠心病、心房颤动、长期服用地高辛。【心电图特征】aVF 导联(图 24-10)未见明显的窦性 P 波或 f 波,QRS′波群宽大畸形,时间 0.14s,呈 rS、qR 型,两者呈交替性出现,其 R′-R′间期 0.43s,频率 140 次/min。【心电图特征】①心房颤动(细颤型);②双向性室性心动过速(140 次/min);③完全性房室分离;④提示洋地黄中毒。

4. 临床意义

发生在严重器质性心脏病、心力衰竭、洋地黄中毒时的双向性室性心动过速,其预后不良,病死率较高。

五、多源性室性心动过速

(1)由多源性室性早搏构成,其 QRS′波形至少有 3 种(图 24-11)。

(2)频率>100 次/min,R′-R′间期不规则。

(3)室性心动过速发作前后可见多源性室性早搏或成对室性早搏。

(4)由心室内异位起搏点自律性中度增高所致,均发生在严重的器质性心脏病、心力衰竭、低钾血症等患者,预后不良。

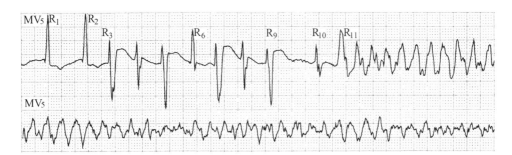

图 24-11　心房颤动、多源性室性早搏组成的多源性室性心动过速、
短长短周期后诱发多形性室性心动过速→心室颤动

【临床资料】女性,63 岁,临床诊断:扩张型心肌病、心房颤动。【心电图特征】上、下两行 MV₅ 导联(图 24-11)系连续记录,显示基本节律为心房颤动(细颤型),R_1、R_2 搏动由 f 波下传,ST 段呈水平型压低 0.2mV,T 波浅倒;R_3~R_9 搏动为多源性室性早搏组成的多源性室性心动过速,R′-R′间期 0.33~0.44s,频率 137~182 次/min;R_6 形态介于 R_2 搏动与多源性室性早搏之间,提示为室性融合波;短长短周期后 R_{11} 搏动落在 R_{10} 搏动 T 波降支上诱发了多形性室性心动过速(最快频率 286 次/min)→心室颤动(粗颤型)。【心电图诊断】①心房颤动(细颤型)伴快速心室率;②多源性室性早搏组成的短阵性室性心动过速(137~182 次/min)伴室性融合波;③Ron-T 型室性早搏诱发多形性室性心动过速(286 次/min)、转为心室颤动而猝死;④ST-T 改变。

第二十五章

心室电风暴

一、基本概念

（1）心室电风暴（VES）又称为室性心动过速风暴、交感风暴、儿茶酚胺风暴及 ICD 电风暴。

（2）不同学者对心室电风暴的基本概念有不同的理解：①Credner 等定义为 24h 内发生 3 次或 3 次以上需要 ICD 干预的室性心动过速或（和）心室颤动事件；②Thomas 等定义为 2 周内出现 3 次或 3 次以上需要 ICD 干预的室性心动过速或（和）心室颤动事件；③AVID 试验的定义为 24h 内发生 3 次或 3 次以上互不相连的需要 ICD 干预的室性心动过速或（和）心室颤动事件，且每次事件相隔时间≥5min。

（3）2009 年 EHRA/HRS《室性心律失常导管消融治疗》专家共识中指出心室风暴定义：是指 24h 内自发的持续室性心动过速达 3 次或 3 次以上需要紧急干预治疗者。国内《室性心动过速基层诊疗指南（2019 年）》中对心室电风暴定义持同样观点。

（4）ICD 介导性交感风暴：是指 24h 内与 ICD 介导作用有关的反复发作 3 次或 3 次以上室性心动过速或（和）心室颤动事件，是植入 ICD 后特有的心电现象。

二、病因

1. 心脏结构异常的器质性心脏病

（1）冠心病：尤其是急性冠状动脉综合征为心室电风暴发生率最高的疾病。

（2）各类心肌病：扩张型、肥厚型、右心室发育不良性心肌病等（图 25-1）。

（3）瓣膜性心脏病：二尖瓣、主动脉瓣关闭不全或（和）狭窄等。

（4）先天性心脏病：如室间隔缺损、法洛四联症等。

（5）各种心脏病引发左心室肥大伴心功能不全。

（6）高血压心脏病。

（7）心脏感染性疾病：如急性心肌炎、急性感染性心内膜炎及急性心包炎等。

2. 心脏结构正常的心脏病（离子通道异常）

主要是指原发性离子通道异常心肌病，如先天性长 Q-T 间期综合征、特发性短 Q-T 间期综合征、J 波综合征（Brugada 综合征、早复极综合征）、儿茶酚胺介导的多形性室性心动过速、特发性室性心动过速或心室颤动、家族性广泛导联 ST 段压低综合征及家族性阵发性心室颤动等。

3. 非心源性因素

（1）电解质紊乱和酸碱平衡失调：低钾血症、低镁血症、代谢性酸中毒为常见原因。

（2）药物过量或中毒：如肾上腺素、异丙肾上腺素、多巴酚丁胺、洋地黄等。

（3）急性出血性脑血管病、急性呼吸衰竭、急性重症胰腺炎及急性肾功能衰竭等。

（4）精神心理障碍性疾病：极度愤怒、紧张、恐惧、悲痛、绝望及劳累等引发自主神经功能严重失衡、儿茶酚胺过度分泌及冠状动脉痉挛。

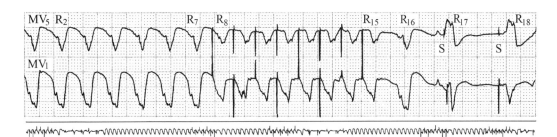

图 25-1 ICD 启动抗心动过速起搏终止室性心动过速

【临床资料】男性，56 岁，临床诊断：扩张型心肌病、完全性左束支阻滞、无休止性室性心动过速、植入三腔 ICD 半年。电极植入位置：心房电极植入希氏束、心室电极植入室间隔中部、除颤电极植入室间隔中低部位。【心电图特征】MV$_5$、MV$_1$ 系同步记录(图 25-1)，R$_{17}$ 搏动其前有窦性 P 波和起搏脉冲，P-R 间期 0.13s，QRS 波群呈左束支阻滞图形(时间 0.17s)，系窦性下传，根据 R$_{16}$-S 间期和其后 S-S 间期相等(0.72s)，提示该脉冲由希氏束电极发放并形成假性室性融合波；R$_{18}$ 由希氏束电极发放起搏脉冲下传心室，其引发的 QRS 波群与 R$_{17}$ 波形一致，S-R 间期 0.07s；R$_2$～R$_7$ 搏动为连续出现宽大畸形 QRS-T 波群(时间 0.20s)，R'-R' 间期 0.37s，频率 162 次/min，属特宽型室性心动过速；R$_8$～R$_{15}$ 搏动由 ICD 连续发放 8 次心室起搏脉冲，起搏周期 0.28s，频率 214 次/min，室性心动过速被终止，R$_{16}$ 搏动为室性早搏。【心电图诊断】①窦性搏动伴假性室性融合波；②室性早搏、短阵性特宽型室性心动过速(162 次/min)；③ICD 启动抗心动过速起搏功能并终止了室性心动过速发作；④完全性左束支阻滞；⑤三腔起搏器，呈希氏束起搏，其功能未见异常。

【温故知新】①ICD 由感知电极、除颤电极和脉冲发生器构成，其中脉冲发生器包括金属外壳、电池、高压电容和控制线路。②ICD 具有抗心动过缓起搏、抗心动过速起搏、心脏复律及除颤四大功能，可根据患者的临床特点，如既往有室性心动过速史、快速性心律失常的频率、除颤阈值的高低等选择合适的治疗模式。③当心动过速发生后，ICD 首先进行室上性心动过速与室性心动过速的鉴别，并首选抗心动过速起搏治疗，因其不需充电，一旦启动立即发放，能无痛性终止 70%～75% 的室性心动过速，使患者避免电击的痛苦。④抗心动过速起搏包括短阵性快速起搏和周期递减起搏，短阵性快速起搏是以心动过速周期的 81%～94% 发放 8～10 次快速刺激，若不能终止，则随后的短阵性刺激将以更短的周期发放；周期递减起搏是在同一阵起搏刺激中，其起搏周期逐次递减，这种方式终止室性心动过速的成功率高于短阵性快速起搏，但会增加心动过速转变为心室颤动的风险。⑤电击复律或除颤，经过抗心动过速起搏治疗后，若患者转为频率更快的室性心动过速或心室颤动，则 ICD 将发放高能量的电击治疗。目前最高输出能量可达 35～40J，足以终止大多数的快速性心律失常。

4. 医源性因素

植入 ICD 或 CRT 后、冠状动脉搭桥术后、肝肾等器官移植术后及药物过量或中毒等。植入 ICD 后最初 3 个月内最易引发心室电风暴，常由紧张、焦虑、心功能恶化等因素诱发。

三、促发因素

(1)心肌缺血：心肌缺血是心室电风暴最常见的促发因素，尤其是急性心肌缺血。

(2)心力衰竭：尤其是急性心力衰竭，将引发交感神经过度激活、心肌应激性增高、心电不稳定性增加等。

(3)电解质紊乱：低钾血症、低镁血症为较常见的促发因素。

(4)药物过量或中毒：抗心律失常药(胺碘酮、利多卡因等)、利尿剂、儿茶酚胺类药等。

(5)自主神经功能失衡：自主神经功能失衡在心室电风暴的发生中起着决定性作用，不但促发，还可使其顽固不易转复。

四、发生机制

心室电风暴发生机制虽尚不完全清楚，但心肌基质异常(心肌梗死、心肌病、心脏结构异常改变等)、心肌易损性增加(心肌缺血、离子通道病等)、心电生理异常及自主神经系统调节异常(交感神经过度兴奋、迷走神经张力减低)、电解质紊乱等多种因素叠加或参与是密不可分的。

(1)交感神经过度激活:大量儿茶酚胺释放,改变了细胞膜离子通道的构型,使大量钠、钙离子内流,钾离子外流,极易引发恶性室性心律失常。因恶性室性心律失常反复发作及反复电击治疗,进一步加重脑缺血,导致中枢性交感神经兴奋,使电风暴反复持久,不易平息。

(2)β_2 受体反应性增高:β_2 受体介导的儿茶酚胺效应在心力衰竭和心肌梗死的发展过程中起着不可忽视的作用,可导致恶性室性心律失常;β_2 受体激活,使心肌复极离散度增加,触发室性心律失常。

(3)希浦系自律性增高及传导异常:希浦系自律性增高不仅能引发室性早搏和室性心动过速,还可因其传导异常驱动室性心动过速或(和)心室颤动反复发作而不易终止。

(4)心脏电生理基质异常:心肌缺血、心交感神经分布异常、电解质紊乱(低钾血症、低镁血症等)均可使心肌组织发生电紊乱而诱发室性心动过速或(和)心室颤动。

(5)植入 ICD 后引发心室电风暴:①ICD 反复电击治疗将导致心肌损伤;②ICD 电击的致痛性引起患者恐惧和焦虑,由此激活交感神经的兴奋性,释放了大量儿茶酚胺,使得 ICD 电风暴常有反复发作的趋势。

五、预警心电图

单形(源)性、多形性或多源室性早搏出现在以下心电图改变时,有可能是发生心室电风暴先兆,需多加关注和重视。

(1)特殊波形及综合征:长短 Q-T 间期综合征、Brugada 波与 Brugada 综合征、异常 J 波、心室早复极波与早复极综合征、Epsilon 波、Lambda 波(λ 波)、Wellens 综合征及 de Winter 综合征等。

(2)急性心肌缺血引发显著 ST 段改变:ST 段呈墓碑型、巨 R 型及缺血性 J 波型抬高或呈水平型、下斜型压低≥0.2mV 或出现显著电交替现象等。

(3)急性心肌缺血引发 T 波高耸或巨大倒置。

(4)U 波明显增高或倒置、T 波或(和)U 波电交替现象。

(5)偶联间期≤0.30s 极早型室性早搏或 Ron-T 型室性早搏。

(6)短长短周期的室性早搏,尤其是合并心室复极异常者(图 25-2)。

(7)心房颤动合并心室预激,尤其是有 δ 波 R-R 间期≤0.25s 或房室旁道下传优势型。

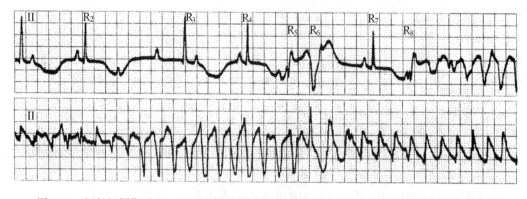

图 25-2　短长短周期后 Ron-T 型室性早搏诱发尖端扭转型室性心动过速(引自郭继鸿教授)

【临床资料】女性,56 岁,临床诊断:冠心病、高度房室阻滞。【心电图特征】上、下两行 II 导联(图 25-2)系连续记录,显示 P 波高尖,振幅 0.30～0.35mV,P-P 间期 0.68～0.79s,频率 76～88 次/min;R_2、R_4、R_7 搏动的 P-R 间期固定(0.15s),为窦性下传,而 R_3 搏动延迟出现,为房室交接性逸搏,逸搏周期 1.75s,频率 34 次/min;R_5、R_6、R_8 为双源性室性早搏,时呈成对出现,短长短周期后 Ron-T 型室性早搏(R_8)诱发尖端扭转型室性心动过速,其 $R'-R'$ 间期 0.25～0.33s,频率 182～240 次/min;T 波倒置且基底部增宽,Q-T 间期 0.82s(正常最高值 0.45s)。【心电图诊断】①窦性心律;②高度房室阻滞;③双源性室性早搏,时呈成对出现;④Ron-T 型室性早搏诱发尖端扭转型室性心动过速(182～240 次/min);⑤过缓的房室交接性逸搏(34 次/min),提示下级起搏点功能低下;⑥T 波改变及 Q-T 间期延长;⑦建议植入 ICD 起搏器。

六、心电图表现

心室电风暴心电图表现为持续性或无休止性单形性室性心动过速、多形性室性心动过速、尖端扭转型室性心动过速、多源性室性心动过速及心室颤动等,其终止间歇内多有窦性频率增快等交感神经兴奋性增高的表现(图 25-3)。

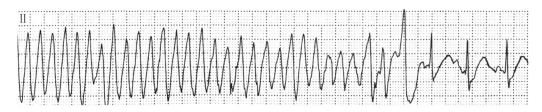

图 25-3　多形性室性心动过速(最快 333 次/min)终止后显示窦性心动过速(111 次/min)、完全性右束支阻滞

七、临床表现

患者常起病急骤,病情凶险,瞬息多变、急剧恶化,临床表现主要有原发疾病(基础疾病)、心室电风暴发作时表现。

1. 原发疾病相应的表现

(1)发作性胸痛:多由急性心肌缺血所致,多次心电图、心肌损伤标志物检查可提供诊断依据。

(2)心力衰竭:劳力性呼吸困难、体液潴留等表现。

(3)电解质紊乱、颅脑疾病等相应表现。

(4)精神心理障碍性疾病相关表现:如极度愤怒、紧张、恐惧、悲痛、绝望及劳累等。

2. 心室电风暴发作时表现

(1)发作性晕厥:是心室电风暴特征性表现,出现意识丧失、发绀及抽搐等。

(2)心电图显示持续性极速型室性心动过速、多形性室性心动过速、尖端扭转型室性心动过速或心室颤动等(图 25-4)。

(3)上述快速性室性心律失常多不能自行终止,需电击复律或电击除颤(图 25-5)。

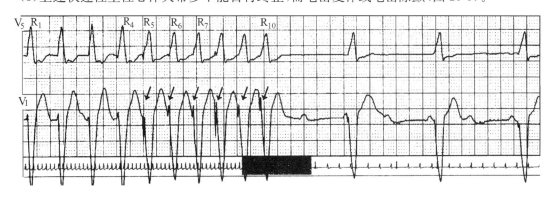

图 25-4　ICD 启动抗心动过速起搏终止室性心动过速(引自刘晓健)

【临床资料】患者植入 ICD,临床及起搏器资料不详。【心电图特征】V_5、V_1 导联(图 25-4)系 24h 动态心电图 13:47同步记录,显示窦性 P-P 间期 0.63s,频率 95 次/min,落在应激期上 P 波均未能下传心室,表明存在三度房室阻滞;$R_1 \sim R_4$ 搏动为宽大畸形 QRS-T 波群,其 $R'-R'$ 间期 0.47s,频率 128 次/min,为室性心动过速;$R_5 \sim R_{10}$ 搏动由 ICD 发放心室起搏脉冲所引发,R_5、R_6 搏动的起搏周期 0.39s,频率 154 次/min,自 R_7 搏动开始其起搏周期由 0.37s→0.35s→0.34s→0.33s 逐搏递减,相应的起搏频率由 162 次/min→171 次/min→176 次/min→182 次/min 逐搏增快,直至室性心动过速终止;然后启动抗心动过缓起搏功能,其起搏逸搏周期、起搏周期均为 1.32s,频率 45 次/min。【心电图诊断】①窦性心律;②三度房室阻滞;③阵发性室性心动过速;④ICD 启动抗心动过速起搏功能,成功终止室性心动过速发作;⑤ICD 启动抗心动过缓起搏功能(VVI 模式,45 次/min);⑥起搏器功能未见异常。

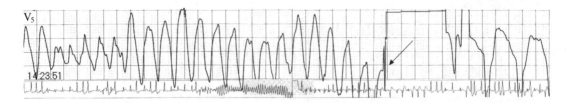

图 25-5　多形性室性心动过速被 ICD 电击所终止(浙江省人民医院蔡卫勋主任供图)

【临床资料】女性,56 岁,临床诊断:扩张型心肌病、植入 ICD 起搏器(VVIR)1 年。设置的起搏器参数:基本起搏周期 1000ms,频率 60～125 次/min。【心电图特征】V_5 导联(图 25-5),显示多形性室性心动过速,其 $R'-R'$ 间期 0.22～0.27s,频率 222～273 次/min,被 ICD 电击所终止(箭头所指),而后恢复 VVIR 起搏心律,其起搏周期 0.50s,频率 120 次/min。【心电图诊断】①多形性室性心动过速(222～273 次/min);②ICD 释放电击脉冲成功复律,后转为心室起搏心律(VVIR 模式,120 次/min)。

3.交感神经兴奋性增高表现

心室电风暴发作前或发作后可有血压增高、呼吸加快、心率加速等交感神经兴奋性增高的表现。

八、救治原则

终止室性心动过速或心室颤动(电击复律或除颤、药物)、CPR、消除诱因、对因治疗及预防复发和猝死。可参看第二十四章尖端扭转型室性心动过速、多形性室性心动过速的救治原则。但需注意以下几点:

(1)对药物难以控制或终止的室性心动过速或有血流动力学改变者,电击复律是行之有效的手段(图 25-5、图 25-6)。但过度频繁使用,将导致心肌细胞损伤和凋亡、心肌细胞内钙离子超载和钾离子丢失,会引发心脏功能减退或衰竭。

(2)β 受体阻断剂能对抗和逆转交感神经过度兴奋,能遏制心室电风暴反复发作,是治疗心室电风暴最有效的药物。胺碘酮也广泛用于心室电风暴的治疗。必要时可联合用药。

(3)消除诱因、对因治疗是及时终止和预防心室电风暴反复发作的基础。

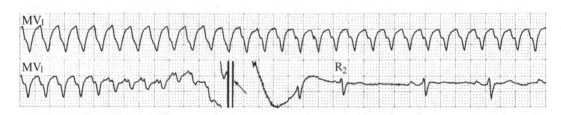

图 25-6　直流电击成功复律极速型室性心动过速(261～286 次/min)

【临床资料】女性,66 岁,反复晕厥 1 周,临床诊断:扩张型心肌病。【心电图特征】上、下两行 MV_1 导联(图 25-6)系连续记录,定准电压 5mm/mV。上行显示 QRS′波形一致,下行前 5 个 QRS′波形一致,其 $R'-R'$ 间期 0.23s,频率 261 次/min,后 6 个 QRS′波形一致,其 $R'-R'$ 间期 0.21s,频率 286 次/min,后被电击复律所终止(箭头所指);复律后第 2 个搏动(R_2)系提早出现 $P^--QRS-T$ 波群,P^--R 间期 0.08s,较窦性 P-R 间期 0.16s 短了 0.08s,为房室交接性早搏。【心电图诊断】①极速型单形性、双形性室性心动过速(261～286 次/min);②电击复律后转为窦性心律;③房室交接性早搏。

(4)预防性植入 ICD:对于基础疾病难以消除或根治的患者,植入 ICD 能有效地终止快速性心律失常,如超速起搏、电击复律或除颤(图 25-7),可预防和降低心源性猝死的发生率。

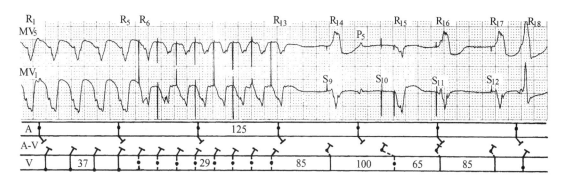

图 25-7　ICD 启动抗心动过速起搏终止室性心动过速

【临床资料】与图 25-1 系同一患者。【心电图特征】MV$_5$、MV$_1$ 导联（图 25-7）系 DCG 同步记录，P 波于 MV$_5$ 直立，在 MV$_1$ 呈负正双相，其 P'-P' 间期 1.25s，频率 48 次/min，提示为过缓的房性逸搏心律，绝大多数 P' 波落在 QRS-T 波群不同部位上而未能下传，即使 P$_5$ 落在 T 波终末部也未能下传心室，呈完全性房室分离；R$_1$～R$_5$ 搏动为连续出现宽大畸形 QRS-T 波群（时间 0.20s），R'-R' 间期 0.37s，频率 163 次/min，属特宽型室性心动过速；R$_6$～R$_{13}$ 搏动由 ICD 连续发放 8 个心室起搏脉冲所引发，其起搏周期 0.29s，频率 207 次/min，特宽型室性心动过速被终止；然后启动抗心动过缓起搏功能，其起搏室性逸搏周期和起搏周期均为 0.85s，频率 70 次/min，值得关注的是 S$_9$、S$_{11}$、S$_{12}$ 为希氏束电极所发放的起搏脉冲，其引发的 QRS' 波群呈左束支阻滞图形（R$_{14}$、R$_{16}$、R$_{17}$），且抑制了心室脉冲的发放，S-R 间期 0.07s；希氏束电极所发放的 S$_{10}$ 起搏脉冲未能夺获希氏束，其后无 QRS 波群跟随，相隔 0.20s 后由右室心尖部电极发放脉冲，所引发的 QRS' 波群呈类左束支阻滞图形（R$_{15}$），与 ICD 引发的起搏 QRS' 波形相似，表明希氏束电极存在传出二度阻滞；R$_{18}$ 搏动为提前出现宽大畸形 QRS-T 波群，属室性早搏。【心电图诊断】①过缓的房性逸搏心律（48 次/min）；②完全性房室分离，可能由三度房室阻滞所致；③阵发性特宽型室性心动过速（207 次/min）；④ICD 启动抗心动过速起搏功能终止了室性心动过速；⑤ICD 启动抗心动过缓起搏功能；⑥希氏束和右室心尖部间歇性起搏引发两种起搏 QRS' 波形；⑦希氏束电极存在传出二度阻滞（间歇性失夺获）；⑧完全性左束支阻滞；⑨室性早搏。

第二十六章
诊断宽 QRS 心动过速简易新方法

一、概述

1. 基本概念

宽 QRS 心动过速是指 QRS 波群宽大畸形(时间≥0.12s)、连续出现 3 次或 3 次以上、频率>100 次/min 的心动过速。是临床上常见的危急症之一,也是心电图诊断的难点和热点。

2. 分类

(1)根据其 QRS 波形的特征:可分为单形性、多形性、双向性及尖端扭转性等,以单形性最为常见。

(2)根据起源部位:可分为室性心动过速(起源于希氏束以下,约占 80%)和室上性心动过速伴束支阻滞或心室内差异性传导(约占 15%)、室上性心动过速伴心室预激(逆向型房室折返性心动过速,约占 5%)、窦性心动过速伴非特异性心室内阻滞及心室起搏源性心动过速(心室双极起搏时其 V 脉冲有时难以分辨而误诊)等。

3. 临床意义

室性心动过速多见于冠心病、心肌病等器质性心脏病及电解质紊乱、药物中毒等患者。而室上性心动过速多因存在房室旁道或房室结双径路传导需行射频消融术治疗。

二、诊断室性心动过速必备条件

(1)连续出现 3 次或 3 次以上宽大畸形 QRS-T 波群,频率>100 次/min,多数在 150～200 次/min,少数可达 250 次/min 以上。

(2)约 50%存在干扰性房室分离,其中体表心电图约 25%能显现房室分离;约 50%发生室房逆传,其中 1∶1 逆传约占 30%,文氏型逆传约占 20%。

(3)可有室性融合波、窦性夺获出现。此点特异性高,但敏感性低。

三、肢体导联反向法则

2019 年,ACC 年会上美国休斯敦 Texas 心律失常研究所提出了肢体导联 QRS 波形反向法快速诊断室性心动过速新法则,具有较高的特异性和准确性。只要符合以下其中一条即可诊断,符合条数愈多,其诊断室性心动过速的准确性愈高。

(1)有 4 个导联 QRS'主波均呈单相一致,可为正相(呈 R 型)或负相(呈 QS 型)(图 26-1)。

(2)下壁 3 个导联 QRS'主波均呈单相一致,可为正相(呈 R 型)或负相(呈 QS 型)。

(3)有 2 个或 2 个以上其余导联存在与下壁导联主波相反的单相 QRS'波群(呈 QS 型或 R 型)(图 26-2)。

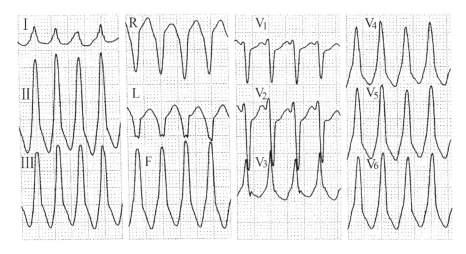

图 26-1　阵发性室性心动过速(符合肢体导联反向法则中第 1、2、3 条)

【临床资料】女性,50 岁,突发心动过速 1h。【心电图特征】常规心电图(图 26-1)显示 QRS 波群宽大畸形呈类左束支阻滞图形,时间 0.13s,R′-R′间期 0.26～0.30s,频率 200～231 次/min;Ⅰ、Ⅱ、Ⅲ、aVF 导联呈单相 R 波,Ⅱ导联 R 波峰时间 0.06s,aVR、aVL 呈单相 QS 型;V₁ 导联呈 rS 型,r 波时间 0.04s,r-S 间期 0.07s。【心电图诊断】阵发性极速型室性心动过速(200～231 次/min),提示起源于右心室流出道。

【温故知新】①本例符合肢体导联反向法则中全部条件。②Ⅱ导联 R 波峰时间 0.06s,超过正常值 0.05s。③V₁ 导联 r-S 间期 0.07s 超过正常值(r-S 间期≤0.06s)。

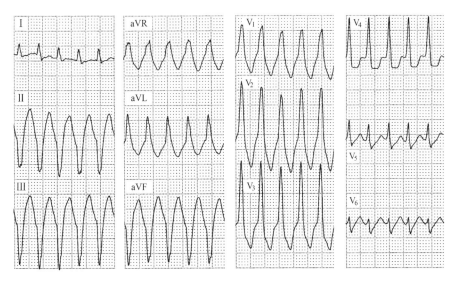

图 26-2　阵发性室性心动过速(符合肢体导联反向法则中第 2、3 条)

【临床资料】男性,41 岁,突发心动过速 2h。【心电图特征】常规心电图(图 26-2)V₁～V₆ 导联定准电压 5mm/mV,显示 QRS 波群宽大畸形呈类右束支、左前分支阻滞图形,时间 0.12s,R′-R′间期 0.28s,频率 214 次/min;Ⅱ、Ⅲ、aVF 导联均呈单相 QS 型,aVR、aVL 均呈单相 R 型,与下壁导联主波方向相反;V₁ 导联呈 R 型,V₆ 导联呈 rS 型,r/S<1。【心电图诊断】阵发性极速型室性心动过速(214 次/min),提示起源于左后分支或其附近。

【温故知新】①本例符合肢体导联反向法则中第 2、3 条。②aVR 导联呈单相 R 型,符合 aVR 导联四步法中第 1 步。③V₁ 导联呈 R 型,V₆ 导联 r/S<1,符合六步法中第 3、5、6 步。

四、aVR 导联四步法

1. aVR 导联四步法

2008 年 Vereckei 等提出利用 aVR 导联四步法快速诊断宽 QRS 心动过速为室性心动过速,具有简单、快捷、准确之优点。

（1）出现起始 R 波,即呈 R 型、Rs 型(图 26-3)。

（2）起始 r 波或 Q 波时间＞0.04s(图 26-4)。

（3）呈 QS 型,其下降支顿挫(须除外预激)(图 26-5)。

（4）Vi/Vt≤1。

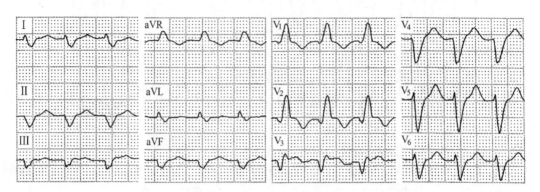

图 26-3　持续性室性心动过速(符合 aVR 导联四步法中第 1 步)

【临床资料】男性,49 岁,心动过速 2d,临床诊断:缩窄性心包炎。【心电图特征】常规心电图(图 26-3)未见窦性 P 波,QRS 波群宽大畸形呈类右束支阻滞图形,时间 0.17s,肢体导联振幅＜0.5mV,R'-R'间期 0.50s,频率 120 次/min;Ⅰ 导联呈 rs 型,Ⅱ、Ⅲ、aVF 导联均呈 QS 型,为无人区电轴(＋252°),Ⅱ 导联 S 波谷时间 0.07s;aVR 导联呈 R 型;V₁、V₂ 导联呈双相波(QR 型);V₃ 导联呈 Qr 型,V₆ 导联呈 rS 型,r/S＜1。【心电图诊断】①持续性室性心动过速(120 次/min),提示起源于左室心尖部;②肢体导联 QRS'波幅低电压。

【温故知新】①下壁导联均呈 QS 型,符合肢体导联反向法则中第 2 条。②aVR 导联呈 R 型,符合 aVR 导联四步法中第 1 步。③无人区电轴、Ⅱ 导联 S 波谷时间 0.07s、V₁ 导联呈双相波、V₆ 导联 r/S＜1,符合六步法中第 1、2、3、5、6 步。

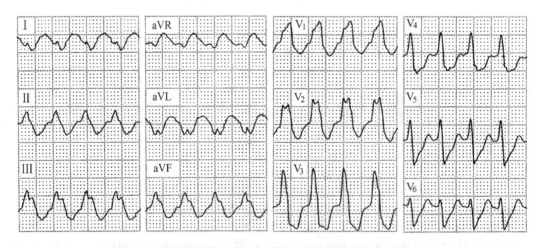

图 26-4　阵发性室性心动过速(符合 aVR 导联四步法中第 2 步)

【临床资料】男性,81 岁,突发心动过速 2h,临床诊断:冠心病。【心电图特征】常规心电图(图 26-4)V₄～V₆ 导联 定准电压 5mm/mV,显示 QRS 波群宽大畸形呈类右束支阻滞图形,时间 0.16s,R'-R'间期 0.34s,频率 176 次/min; Ⅰ、aVL 导联呈 QS 型,Ⅱ、Ⅲ、aVF 导联均呈 R 型,Ⅱ导联 R 波峰时间 0.06s;aVR 导联呈 Qr 型,Q 波时间 0.07s;V₁ 导联 呈 R 型;V₆ 导联呈 rS 型,r/S＜1。【心电图诊断】阵发性室性心动过速(176 次/min),提示起源于左心室流出道。

【温故知新】①高侧壁导联呈单相 QS 型,下壁导联呈单相 R 型,符合肢体导联反向法则中第 2、3 条。②aVR 导 联 Q 波 0.07s,符合 aVR 导联四步法中第 2 步。③Ⅱ 导联 R 波峰时间 0.06s、V₁ 导联呈单相 R 波、V₆ 导联 r/S＜1, 符合六步法中第 2、3、5、6 步。

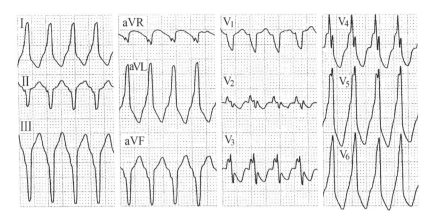

图 26-5 阵发性室性心动过速(符合 aVR 导联四步法中第 3 步)

【临床资料】男性,59 岁,突发心动过速 2h。【心电图特征】常规心电图(图 26-5)未见窦性 P 波,QRS 波群宽大畸形呈类左束支阻滞图形,时间 0.13s,R'-R'间期 0.32s,频率 188 次/min;Ⅰ、aVL 导联呈单相 R 型,Ⅱ、Ⅲ、aVR、aVF 导联均呈单相 QS 型,下降支(起始部)顿挫。【心电图诊断】阵发性室性心动过速(188 次/min),提示起源于右室心尖部或右束支附近。

【温故知新】①本例高侧壁、aVR 导联及下壁导联均呈单相波,且两者主波方向相反,符合肢体导联反向法则中第 1、2、3 条。②aVR 导联呈 QS 型,下降支顿挫,符合 aVR 导联四步法中第 3 步。

2.Vi/Vt 比值的测量及意义

(1)Vi 是指从 QRS 波群起始点往后移 0.04s,测量其与 QRS 波群交接处振幅的绝对值;Vt 是指从 QRS 波群终点(J 点)往前移 0.04s,测量其与 QRS 波群交接处振幅的绝对值。其值愈大,表明心室除极速度愈快,是通过传导组织传导;反之,其值愈小,表明心室除极速度愈慢,是通过普通心肌细胞传导。

(2)选择多导联同步记录的心电图,一般选择 QRS 波群呈双相或多相的导联,即 R 波既高 S 波又深的导联,多选用 V₃~V₆ 导联。

(3)aVR 导联的 Vi 与 Vt 值的测算方法要视其是单相波还是双相波而定。若是单相波(QS 型),则容易测算;若是双相波(QR、Qr 型)有转折点,则需分段计算,将双相波各自的振幅分别测量后再计算出绝对值的和才是 Vi 或 Vt 值的最后结果(图 26-6)。

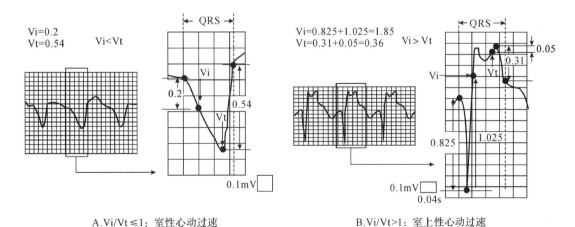

A.Vi/Vt≤1：室性心动过速　　　　　　B.Vi/Vt>1：室上性心动过速

图 26-6　aVR 导联 Vi 与 Vt 值的测算方法

3.aVR 导联四步法理论基础

(1)起始呈 R 波(呈 R 型、Rs 型):表明心室除极向量面对 aVR 导联的探查电极,其激动的起源点位于左室心尖部、左室基底部侧壁或左心室下壁(中部)(图 26-7)。诊断室性心动过速的特异性 98.2%,敏感性 38.9%,诊断准确率 98.6%。

(2)起始 r 波或 Q 波时间>0.04s:表明心室起始除极的速度缓慢,是通过心室肌细胞传导,其诊断室性心动过速的特异性 91.8%,敏感性 28.8%,诊断准确率 87.8%。

(3)呈 QS 型,其下降支顿挫(须除外预激):表明心室起始除极的速度缓慢,是通过心室肌细胞传导,诊断室性心动过速的特异性 95%,敏感性 19.9%,诊断准确率 86.5%,此类室性心动过速常起源于右室、左室下壁或间隔基底部(图 26-8)。

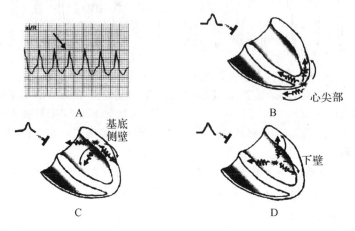

图 26-7　起源于左室心尖部、左室基底部侧壁或左心室下壁(中部)的室性心动过速

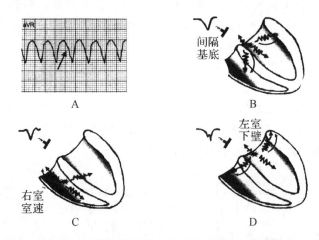

图 26-8　起源于间隔基底部、右室或左室下壁的室性心动过速

(4)Vi/Vt≤1:表明心室起始 0.04s 除极速度缓慢,终末 0.04s 除极速度快,呈现先慢后快的心室除极模式,是室性心动过速、室上性心动过速伴心室预激的特征;反之,若 Vi/Vt>1,则呈现先快后慢的心室除极模式,是室上性心动过速速伴束支阻滞的特征。

五、胸前导联 QRS 主波同向性

$V_1 \sim V_6$ 导联 QRS 波群主波方向同向性(一致性),即呈纯粹的 R 型或 QS 型。前者排除室上性心动过速合并 A 型预激(即逆向型房室折返性心动过速)后就可诊断为起源于左室后壁的室性心动过速(图 26-9),后者排除室上性心动过速合并广泛前壁心肌梗死后就可诊断为起源于右室前壁的室性心动过速(图 26-10)。$V_1 \sim V_6$ 导联 QRS 波群均呈 QS 型,其诊断室性心动过速的特异性和敏感性均高于呈纯粹的 R 型。

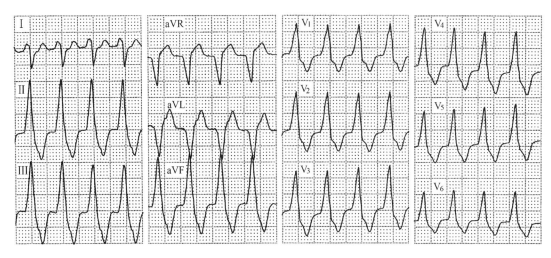

图 26-9　阵发性室性心动过速(胸前导联 QRS 波群均呈单相 R 型)

【临床资料】女性,63 岁,突发心动过速 1h,临床诊断:扩张型心肌病。【心电图特征】常规心电图(图 26-9)$V_1 \sim V_6$ 导联定准电压 5mm/mV,显示 QRS 波群宽大畸形呈类右束支阻滞图形,时间 0.14s,R'-R' 间期 0.40s,频率 150 次/min;Ⅱ、Ⅲ、aVF 导联呈单相 R 型,Ⅱ 导联 R 波峰时间 0.07s,aVR、aVL 导联呈单相 QS 型;$V_1 \sim V_6$ 导联均呈单相 R 型。【心电图诊断】阵发性室性心动过速(150 次/min),提示起源于左室后壁心底部。

【温故知新】①本例 aVR、aVL 及下壁导联均呈单相波,且两者主波方向相反,符合肢体导联反向法则中第 2、3 条。②Ⅱ 导联 R 波峰时间 0.07s。③胸前导联 QRS 主波方向一致性。④符合六步法中第 2、4、5 步。

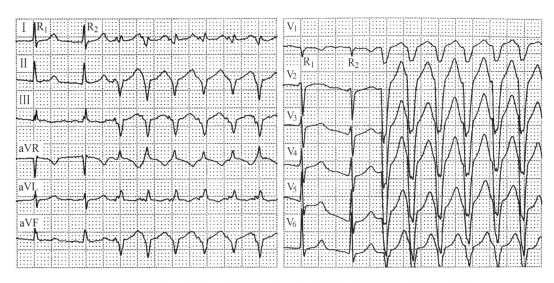

图 26-10　心房颤动、短阵性室性心动过速(胸前导联 QRS 波群均呈单相 QS 型)

【临床资料】男性,62 岁,临床诊断:冠心病。【心电图特征】常规心电图(图 26-10)$V_1 \sim V_6$ 导联定准电压 5mm/mV,显示基本节律为心房颤动,R_1、R_2 搏动为 f 波下传心室,其余 QRS 波群宽大畸形,时间 0.13s,R'-R' 间期0.30~0.32s,频率 188~200 次/min,平均心室率 160 次/min;Ⅰ 导联宽 QRS 波形多变呈 rsr' 型或 Qr 型,Ⅱ、Ⅲ、aVF 导联呈单相 QS 型,为无人区电轴;aVR、aVL 导联呈 R 型,$V_1 \sim V_6$ 导联均呈 QS 型。符合六步法中第 1、3、4、6 步。【心电图诊断】①心房颤动(细颤型)伴快速心室率(平均 160 次/min);②短阵性室性心动过速(188~200 次/min),提示起源于右室前壁心尖部。

【温故知新】①本例下壁导联及 aVR、aVL 导联均呈单相波(QS 型或 R 型),且两者主波方向相反,符合肢体导联反向法则中第 2、3 条。②aVR 导联呈 R 型,符合 aVR 导联四步法中第 1 步。③无人区电轴、胸前导联 QRS 主波方向一致性,符合六步法中第 1、3、4、6 步。

六、胸前导联"右 3 左 1"法

无论是起源于左心室还是右心室的室性心动过速,均存在着"右 3 左 1"的心电图特征,只要符合其中一条,就可诊断为室性心动过速。

1. 起源于左心室的室性心动过速

起源于左心室的室性心动过速,其心电图表现为类右束支阻滞图形,存在着"右 3 左 1"的特征:即右胸 V_1 导联呈兔耳征、单相波(R 型)或双相波(QR、qR 型),左胸 V_6 导联 R(r)/S＜1 或呈 QS 型(图 26-11A,图 26-12)。

2. 起源于右心室的室性心动过速

起源于右心室的室性心动过速,其心电图表现为类左束支阻滞图形,也存在着"右 3 左 1"的特征:即右胸 V_1 或 V_2 导联出现 R(r)波时间＞0.04s、S 波粗钝或向下切迹、R(r)-S 间期＞0.06s,左胸 V_6 导联存在 q 波或 Q 波(呈 qR、QR、QS 或 qRs 型)(图 26-11B,图 26-13)。

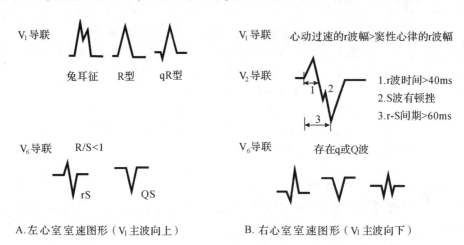

图 26-11　A 为起源于左心室的室性心动过速时 V_1、V_6 导联 QRS 波形特征;
B 为起源于右心室的室性心动过速时 V_1、V_6 导联 QRS 波形特征。

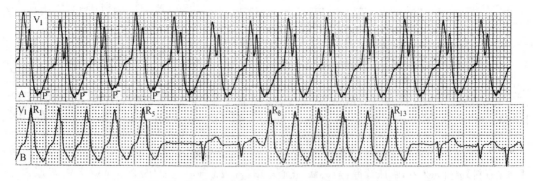

图 26-12　室性心动过速(V_1 导联 QRS'波群呈兔耳征)

【临床资料】男性,63 岁,突发心动过速 1h,临床诊断:冠心病。【心电图特征】V_1 导联(图 26-12A)QRS 波群宽大畸形呈兔耳征(左突耳征),时间 0.16s,R'-R'间期 0.44s,频率 136 次/min,T 波顶峰切迹,考虑有逆行 P^- 波重叠。【心电图诊断】阵发性室性心动过速(136 次/min)伴室房 1：1 逆传,提示起源于左心室。

【临床资料】男性,74 岁,临床诊断:冠心病、心房颤动。【心电图特征】V_1 导联(图 26-12B)定准电压 5mm/mV,显示基本节律为心房颤动,平均心室率 140 次/min;$R_1 \sim R_5$、$R_8 \sim R_{13}$ 搏动宽大畸形呈兔耳征(左突耳症),时间 0.16s,R'-R'间期 0.32s,频率 188 次/min。【心电图诊断】①心房颤动(细颤型)伴快速心室率(平均 140 次/min);②频发短阵性室性心动过速(188 次/min);③不完全性干扰性房室分离。

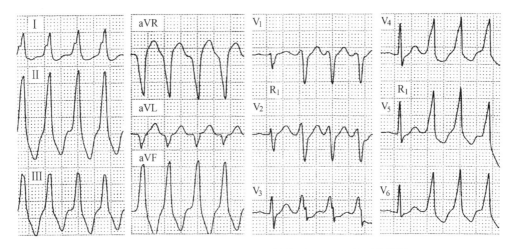

图 26-13　阵发性室性心动过速(符合"右 3 左 1"中两个特征)

【临床资料】男性,47 岁,心悸 1d。【心电图特征】常规心电图(图 26-13)$V_1 \sim V_6$ 导联同步记录且定准电压 5mm/mV,显示胸前导联 R_1 为窦性搏动,其余 QRS 波群宽大畸形呈类左束支阻滞图形,时间 0.14s,R'-R' 间期 0.35s,频率 171 次/min;Ⅰ、Ⅱ、Ⅲ、aVF 导联均呈单相 R 型,Ⅱ 导联 R 波峰时间 0.09s,aVR、aVL 导联均呈单相 QS 型,与下壁导联 QRS' 主波方向相反;V_1、V_2 导联呈 rS 型,其 r 波幅>窦性 r 波幅,r 波时间 0.06~0.07s,r-S 间期 0.10s;V_5、V_6 导联呈 R 型,顶峰尖锐。【心电图诊断】①窦性心律伴窦性夺获心室;②阵发性室性心动过速(171 次/min),提示起源于右心室流出道;③不完全性干扰性房室分离。

【温故知新】①本例符合肢体导联反向法则中第 1、2、3 条。②符合起源于右心室室性心动过速 V_1、V_2 导联波形两个特征。③符合六步法中第 2、5 步。

七、简易六步法

上述肢体导联反向法、aVR 导联四步法、胸前导联 QRS 主波方向一致性、胸前导联"右 3 左 1" 法是对宽 QRS 心动过速诊断室性心动过速过程中进行各个击破,现笔者对既往的各种四步诊断法 及上述方法再进行归纳和整合,总结出符合我们阅图习惯的简易六步诊断法,其中肢体导联和胸前 导联各三步。只要符合其中的一步或一条,就可诊断为室性心动过速。若符合条件愈多,则诊断室 性心动过速的可靠性愈高。

1.六步法分析步骤及心电图特征

(1)观察电轴:无人区电轴(Ⅰ、Ⅲ导联 QRS 主波方向均向下,$-90° \sim \pm 180°$)或电轴重度右偏 ($+180° \sim +270°$)。

(2)观察Ⅱ导联 QRS 波形:若呈单相 R 型或 QS 型,则测量其起始部至 R 波顶峰或 S 波谷垂直 线的时间(简称 R 波峰或 S 波谷时间)。若呈双峰切迹,则按第 1 峰与第 2 峰的挫折点、QS 波降支 挫折点测量(图 26-14)。若 R 波峰或 S 波谷时间≥0.05s,则有诊断价值,可诊断为室性心动过速。

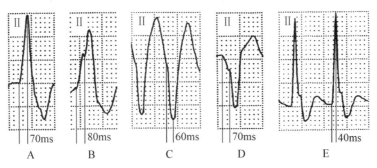

图 26-14　Ⅱ导联 R 波峰、S 波谷时间的测量方法

（3）观察 aVR 导联 QRS 波形：①出现起始 R 波，即呈 R 型、Rs 型；②起始 r 波或 Q 波时间 >0.04s；③呈 QS 型，其下降支顿挫（须除外预激）；④Vi/Vt≤1。

（4）观察胸前 V_1～V_6 导联 QRS 主波方向一致性（同向性）：呈纯粹的 R 型（须除外 A 型心室预激）或 QS 型（图 26-15）。

（5）观察 V_1 导联 QRS 波形。①主波向上：呈兔耳征（左突耳征）、单相波（呈 R 型）或双相波（QR、qR 型）；②主波向下：r 波>40ms、S 波挫折、r-S 时间>60ms。

（6）观察 V_6 导联 QRS 波形：①呈 q(Q)R、qRs、QS、rS 或 RS 型，R/S<1（图 26-16）；②Vi/Vt≤1。

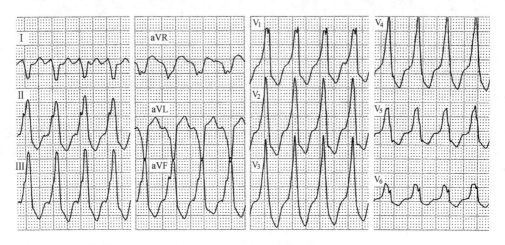

图 26-15　阵发性特宽型室性心动过速（符合六步法中第 2、4、5 步）

【临床资料】男性，62 岁，突发心动过速 1h，临床诊断：冠心病。【心电图特征】常规心电图（图 26-15）V_1～V_6 导联定准电压 5mm/mV，显示 QRS 波群宽大畸形呈类右束支阻滞图形，时间 0.20s，R'-R' 间期 0.42s，频率 143 次/min；下壁导联呈单相 R 型，Ⅱ导联 R 波峰时间 0.08s，aVR、aVL 导联呈单相 QS 型，与下壁导联主波方向相反，电轴+112°；V_1～V_6 导联均呈单相 R 型。【心电图特征】阵发性特宽型室性心动过速（143 次/min），提示起源于左室心底部后壁。

【温故知新】①本例符合肢体导联反向法则第 2、3 条。②Ⅱ导联 R 波峰时间 0.08s，胸前导联 QRS 波群呈单相 R 型，符合六步法中第 2、4、5 步。

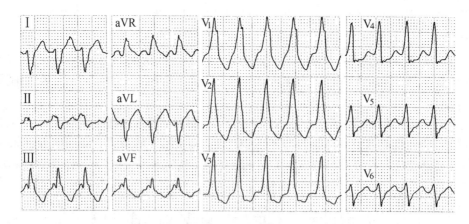

图 26-16　阵发性室性心动过速（符合六步法中第 2、3、5、6 步）

【临床资料】男性，72 岁，突发心动过速 3h，临床诊断：冠心病。【心电图特征】常规心电图（图 26-16）V_1～V_6 导联定准电压 5mm/mV，显示 QRS 波群宽大畸形呈类右束支阻滞图形，时间 0.15s，R'-R' 间期 0.35～0.38s，频率 158～171 次/min；Ⅰ导联呈 rS 型，Ⅲ导联呈 R 型，电轴+150°；Ⅱ导联呈 rs 型，r 波峰时间 0.07s，aVR 导联呈 QR 型，Q 波时间 0.06s；V_1 导联呈兔耳征（左突耳征），V_6 导联呈 rS 型，r/S<1。【心电图诊断】阵发性室性心动过速（158～171 次/min），提示起源于左束支或左后分支附近。

【温故知新】本例Ⅱ导联 R 波峰时间 0.07s，aVR 导联 Q 波时间 0.06s，V_1 导联呈兔耳征、V_6 导联 r/S<1，符合六步法中第 2、3、5、6 步。

2.六步法的理论基础

(1)无人区电轴(-90°～±180°)或电轴重度右偏(+180°～+270°):该激动除了经左侧旁道下传除极心室外,只能起源于左室心尖部及其附近区域。其诊断室性心动过速的特异性几乎为100%,敏感性54%,但该标准对起源于右室的室性心动过速无效。

(2)Ⅱ导联 QRS 波群呈单相 R 型、QS 型,其 R 波峰时间或 S 波谷时间≥0.05s:此标准系 Luis 等在 2010 年提出的新方法,当 R 波峰时间或 S 波谷时间≥0.05s 时,即可诊断该宽 QRS 心动过速为室性心动过速,否则为室上性心动过速。该标准诊断室性心动过速的特异性高达 99%,敏感性达 93%。

(3)利用 aVR 导联的四步诊断法:已阐述,请见上面相关内容。

(4)胸前 V₁～V₆ 导联 QRS 主波方向一致性(同向性):已阐述,请见上面相关内容。

八、积分法

1.积分法诊断室性心动过速的依据

2016 年 Jastrzebski 等提出利用积分法对宽 QRS 心动过速进行诊断和鉴别诊断,认为明显优于既往的任何一种方法,值得应用和推广。

(1)积分法≥4 分,诊断室性心动过速的特异性达 100%。

(2)积分法 3 分,诊断室性心动过速的特异性达 99.6%。

(3)积分法 2 分,诊断室性心动过速特异性达 89%,准确性 81.4%。

(4)积分法 1 分,诊断室性心动过速、室上性心动过速各占 54.5%、45.5%。

(5)积分法 0 分,应诊断为室上性心动过速,约 6%的室性心动过速被误诊。

2.积分法分值的计算方法

(1)房室分离(含室性融合波、窦性夺获)为 2 分。

(2)Ⅱ导联 R 波峰时间或 S 波谷≥0.05s 为 1 分。

(3)aVR 导联呈起始 R 波为 1 分。

(4)胸前 V₁～V₆ 导联无 RS 图形为 1 分。

(5)V₁ 导联呈起始 R 波(如呈 R 型、RS 型,R≥S 或 Rsr′型)为 1 分。

(6)V₁ 或 V₂ 导联联起始 r 波时间>0.04s 为 1 分(图 26-17)。

(7)V₁ 导联 S 波有切迹为 1 分。

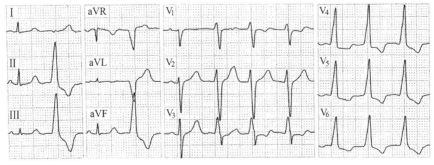

图 26-17　短阵性室性心动过速(积分法 4 分)

【临床资料】男性,64 岁,阵发性心悸 2d。【心电图特征】常规心电图(图 26-17)V₁～V₆ 导联定准电压5mm/mV,显示宽大畸形 QRS 波群呈类左束支阻滞图形,时间 0.14s,R′-R′间期 0.54～0.59s,频率 102～111 次/min;Ⅱ、Ⅲ、aVF 导联均呈单相 R 型,Ⅱ导联 R 波峰时间 0.08s,aVR、aVL 导联均呈单相 QS 型,与下壁导联 QRS′主波方向相反;V₁、V₂ 导联呈 rS 型,其 r 波幅>窦性 r 波幅,r 波时间 0.05～0.06s,r-S 间期 0.10s。【心电图诊断】①窦性心律;②短阵性室性心动过速(102～111 次/min),提示起源于右心室流出道;③不完全性干扰性房室分离。

【温故知新】①本例符合肢体导联方向法则第 2、3 条。②Ⅱ导联 R 波峰时间 0.08s。③符合右心室室性心动过速 V₁、V₂ 导联波形两个特征(r 波时间 0.05～0.06s,r-S 间期 0.10s)。③符合六步法中第 2、5 步。④积分法 4 分(第 1、2、6 条)。

九、食管法

记录食管心电图,能查清有无房室分离,是诊断宽 QRS 心动过速最简便、最有效的方法,值得应用和推广(图 26-18)。

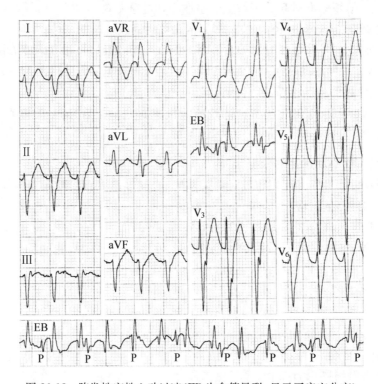

图 26-18　阵发性室性心动过速(EB 为食管导联,显示了房室分离)

【临床资料】男性,41 岁,突发心动过速 2h。【心电图特征】常规心电图(图 26-18)显示 QRS 波群宽大畸形呈类右束支阻滞图形,时间 0.12s,$R'-R'$间期 0.35s,频率 171 次/min;Ⅰ 导联呈 rS 型,Ⅲ 导联呈 rSr' 型,电轴+258°;V_1 导联呈 qR 型,V_6 导联呈 rS 型,$r/S<1$;EB 为食管导联,显示窦性 P 波重叠在 QRS-T 波群不同部位上,呈现干扰性房室分离。【心电图诊断】①窦性心律;②阵发性室性心动过速(171 次/min);③干扰性房室分离。

【温故知新】①本例无人区电轴、V_1 导联呈双相波(qR 型)、V_6 导联 $r/S<1$,符合六步法中第 1、5、6 步。②积分法仅房室分离 2 分。

十、Brugada 四步诊断法

Brugada P 等于 1991 年提出阶梯式诊断方法和步骤,该四步诊断法适用于室性心动过速与室上性心动过速伴束支阻滞的鉴别(图 26-19)。

(1)观察 $V_1\sim V_6$ 导联 QRS 波形:若均无 RS 型,则为室性心动过速。

(2)若任何 1 个胸前导联出现 RS 型,且其 R-S 间期(R 波起始至 S 波谷的时间)$>0.10s$,则为室性心动过速。

(3)观察有无房室分离:若有,则为室性心动过速。

(4)观察 V_1、V_6 导联 QRS 波形:①当呈右束支阻滞型时,V_1 导联呈兔耳征、R 型、q(Q)R 型,V_6 导联呈 r(R)S 型,$R/S<1$ 或呈 QS 型(图 26-11A);②当呈左束支阻滞型时,V_1、V_2 导联 R(r)波时间$>0.04s$,S 波粗顿或向下切迹,R(r)-S 间期$>0.10s$,V_6 导联呈 q(Q)R、QS 型或呈 qRs 型(图 26-11B)。出现上述改变均提示为室性心动过速。

单纯符合第 1 条时,诊断室性心动过速的特异性 100%,敏感性 21%;符合前 2 条时,其特异性 98%,敏感性 66%;符合前 3 条时,特异性 98%,敏感性 82%;4 条均符合时,特异性 96.5%,敏感性

98.7%。上述诊断呈阶梯状分布,如室性心动过速诊断在任何一步得以成立,则停止后续步骤的分析;如全部过程均否定室性心动过速的诊断,则诊断为室上性心动过速伴束支阻滞、心室内差异性传导或心室预激。

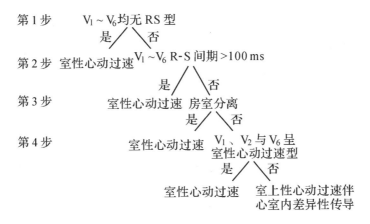

图 26-19　Brugada 四步诊断法流程图

十一、Vereckei 四步诊断法

Vereckei 等在 2007 年提出的四步诊断法(图 26-20)。

(1)观察有无房室分离:若有,则为室性心动过速。

(2)观察 aVR 导联 QRS 波群初始是否呈 R 波:若呈 R 型、RS 型,则为室性心动过速;若呈 qR、QR 型,则不能诊断为室性心动过速。

(3)观察 QRS 波群是否符合束支或(和)分支阻滞图形:若不符合束支或(和)分支阻滞图形,则为室性心动过速。

(4)测量心室初始除极 0.04s 时的振幅(Vi)与终末除极结束前 0.04s 的振幅(Vt)的比值:若 Vi/Vt≤1,则为室性心动过速;若 Vi/Vt>1,则为室上性心动过速。

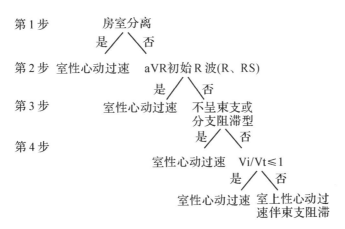

图 26-20　Vereckei 四步诊断法流程图

Vereckei 等提出新的 4 步诊断法与电生理检查结果比较,诊断室性心动过速正确率为 90.3%。其中符合第 1 条,诊断室性心动过速正确率为 100%;符合第 2 条,诊断正确率为 97.6%;符合第 3 条,诊断正确率为 89.1%;符合第 4 条,诊断正确率为 82.2%。

十二、诊断宽 QRS 心动过速的基石

心室除极速度是先快后慢还是先慢后快是诊断宽 QRS 心动过速的基石。

(1)先快后慢是室上性心动过速伴束支阻滞的心室除极模式:激动先在希氏束、希浦组织中快速传导,然后到达心室肌细胞,出现中间传导延缓(左束支阻滞)或终末传导缓慢(右束支阻滞),在QRS波群中表现为起始除极速度快,q波或r(R)波时间<0.04s,中间或终末除极缓慢,其波形呈先陡后缓的特征。

(2)先慢后快是室性心动过速或室上性心动过速伴预激的心室除极模式:即起始是心室肌细胞除极并在心肌细胞之间缓慢传导,然后才逆行进入传导速度较快的希浦组织,在QRS波群中表现为起始除极速度缓慢,出现Q波或r(R)波时间>0.04s或顿挫,中间或终末除极速度增快,其波形呈先缓后陡的特征。不过,室性心动过速或室上性心动过速伴预激有时较难鉴别。

十三、心得体会

1.宽QRS心动过速阅图顺序

(1)先看肢体导联:电轴(无人区电轴或重度右偏)→Ⅱ导联(单相R型或QS型,测算R波峰或S波谷时间)→aVR导联(四步法),同时兼顾肢体导联反向法则(共3条)。

(2)后看胸前导联:主波方向同向性(单相R型或QS型)→V₁导联(共3个特征)→V₆导联(QS型、出现q或Q波、r/S<1)。

2.诊断技巧

因约80%宽QRS心动过速为室性心动过速,为了规避诊断风险和患者的安全,诊断时闭着眼睛先想着是室性心动过速,后睁大眼睛依据上述所介绍的肢体导联反向法则、众多的四步法及六步法等步骤努力寻找诊断室性心动过速的证据。确实诊断困难者,可按以下顺序进行诊断:提示阵发性室性心动过速(图26-21),但不能排除室上性心动过速合并束支阻滞或心室预激。

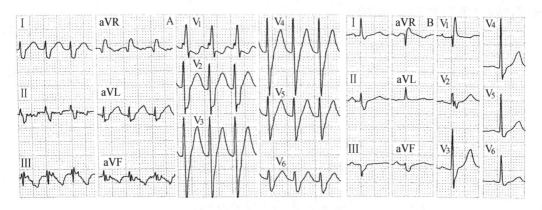

图26-21　阵发性室性心动过速(符合六步法中第1、5、6步)

【临床资料】男性,49岁,突发心动过速2h。【心电图特征】常规心电图A(图26-21)系急诊时记录,未见各种心房波,QRS波群宽大畸形呈类右束支阻滞图形,时间0.12s,R'-R'间期0.37s,频率162次/min;Ⅰ导联呈rs型,Ⅲ导联呈rsr'型,电轴+240°;aVR导联Q波时间0.03~0.04s;V₁导联呈Rs型,V₆导联r/s<1;符合六步法中第1、5、6步。图B系患者既往所记录的心电图,显示不完全性右束支阻滞图形(QRS时间0.10s)。图A与图B比较,图A除QRS波群略增宽外,仅aVL、V₁导联起始、终末波形有所改变。当时诊断有点纠结,是按照六步法诊断为室性心动过速,还是结合既往心电图考虑为室上性心动过速伴快频率依赖性完全性右束支阻滞,最后还是往重的方向诊断——阵发性室性心动过速。【心电图诊断】提示阵发性室性心动过速(162次/min)。

3.最难鉴别点

室性心动过速与室上性心动过速伴心室预激(逆向型房室折返性心动过速)是宽QRS心动过速中最难鉴别的心律失常,因两者的心室除极模式一致,均表现为先慢后快,即起始是心室肌细胞除极并在心肌细胞之间缓慢传导,然后才逆行进入传导速度较快的希浦组织。

4.密切结合临床

(1)诊断宽 QRS 心动过速时,必须密切结合临床,如年龄、基础疾病、血流动力学影响程度、有无电解质异常及服药史等,这一点非常重要。中老年、有器质性心脏病、血压下降及临床症状明显者优先考虑为室性心动过速。

(2)刺激迷走神经方法:能终止心动过速或改变房室传导比例,则强烈提示为室上性心动过速(房室结或顺向型房室折返性心动过速、房性心动过速或心房扑动)(图 26-22)。

(3)三磷酸腺苷(ATP)试验:静脉注射 ATP 可终止室上性心动过速,对室性心动过速并无危害,但需注意极少数患者静脉注射 ATP 后引发心脏、呼吸骤停。

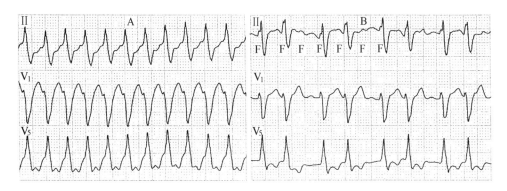

图 26-22　房性心动过速或缓慢型心房扑动 1∶1 下传心室、非特异性心室内阻滞酷似室性心动过速

【临床资料】男性,65 岁,临床诊断:风心病、二尖瓣狭窄伴关闭不全术后。【心电图特征】图 A Ⅱ、V_1、V_5 导联同步记录(图 26-22),未见各种心房波,QRS 波群宽大畸形呈类左束支阻滞图形,时间 0.16s,V_1 导联呈 rS 型,V_5 导联呈 Rs 型,R′-R 间期 0.30s,频率 200 次/min。图 B 系屏气后记录,显示 P′-P′ 或 F′-F′ 间期 0.30s,频率 200 次/min,与图 A 频率一致,P′-R(F′-R)间期由 0.33s→0.39s→P′(F′)波下传受阻,QRS 波群脱漏,房室呈 3∶2 传导及跨 R 波传导现象;其 QRS 波形与图 A 基本类似,强烈提示图 A 宽 QRS 心动过速系 P′(F′)波下传心室所致;电轴−47°,常规心电图符合左前分支阻滞特征。【心电图诊断】①房性心动过速或缓慢型心房扑动(200 次/min),房室呈 1∶1 传导;②屏气后出现干扰性二度Ⅰ型房室阻滞,房室呈 3∶2 传导及跨 R 波传导现象;③左前分支阻滞;④非特异性心室内阻滞。

【心得体会】①本例图 A 单独出现时,若无图 B 或既往心电图做比较,则很容易误诊为室性心动过速。②诊断宽 QRS 心动过速时,采取刺激迷走神经方法能为诊断带来线索,因刺激迷走神经不影响室性心动过速发作和频率,但可延长房室结不应期和减缓房室传导,从而改变房室传导比例,甚至终止房室结或房室折返性心动过速。③结合既往心电图也能为诊断带来线索,若心动过速的 QRS 电轴、波形无明显变化,则为室上性心律失常而不是室性心动过速。④跨 R 波传导现象是指发生在 QRS 波群前的 P(P′、F′)波越过 QRS 波群下传心室,系 P(P′、F′)-R 间期显著延长>P-P(P′、F′)间期及 R-R 间期所致。

5.密切结合既往心电图

(1)若心动过速时 QRS 波形与既往室性早搏形态一致,则为室性心动过速。

(2)原有束支阻滞者,若心动过速的 QRS 电轴、波形发生明显改变,则提示为室性心动过速;若无明显变化,则为室上性心动过速伴束支阻滞。

(3)有异常 Q 波或其他肯定心肌缺血的心电图改变,发生宽 QRS 心动过速时,室性心动过速可能性较大。

6.期望

通过上述这么多诊断方法的介绍和相应的病例分析,再加上下面 9 个实战病例的演练,相信各位读者在宽 QRS 心动过速分析、诊断时一定会得心应手,不再存有畏难情绪。诚然,即使有众多诊断方法和步骤,极少数宽 QRS 心动过速误诊有时也难以避免(图 26-23)。

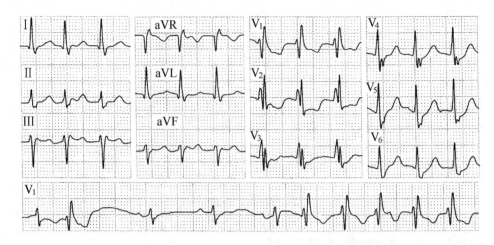

图 26-23　被误诊为房室交接性心动过速伴右束支阻滞的室性心动过速

【临床资料】男性,63 岁,反复发作心悸、胸闷 1d。【心电图特征】常规心电图(图 26-23)系急诊时记录,未见 P 波,QRS 波群呈典型的右束支阻滞图形(V₁ 导联呈 rsR′),时间 0.12s,R′-R′间期 0.43～0.48s,频率 125～140 次/min;QRS 波形无论是肢体导联反向法则、六步法、积分法还是 Brugada、Vereckei 四步法均不支持室性心动过速的诊断,当时心电图诊断为房室交接性心动过速、完全性右束支阻滞。长 V₁ 导联系第 2 天复诊时记录,显示窦性心律时 QRS 波形正常,而室性早搏、短阵性室性心动过速的 QRS′波形与急诊时记录波形一致,表明急诊记录的心电图诊断有误。【心电图诊断】①窦性心律;②室性早搏、短阵性或阵发性室性心动过速(125～140 次/min),提示起源于左前分支附近。

十四、诊治原则

(1)心电图诊断:当宽 QRS 心动过速经过上述标准或流程仍不能明确诊断时,心电图诊断可按以下顺序进行诊断:宽 QRS 心动过速,室性心动过速首先考虑,但不能排除室上性心动过速合并束支阻滞或心室预激(图 26-24)。

(2)记录食管心电图:食管心电图能清晰显示窦性 P 波或逆行 P⁻波,能查清有无房室分离或逆行 P⁻波与宽 QRS 波群是否相关,是诊断宽 QRS 心动过速最简便、最有效的方法,值得推荐(图 26-18)。

(3)临床治疗:在临床上应按室性心动过速处理,绝对禁用洋地黄,慎用维拉帕米(异搏定),以免引起心室扑动、颤动;可选用普罗帕酮(心律平)、胺碘酮,这两种药物对室上性、室性心动过速均有效;有条件者可首选少剂量电击复律。

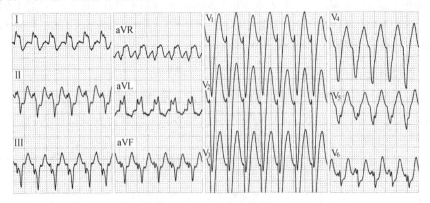

图 26-24　宽 QRS 心动过速

【临床资料】男性,18 岁,突发心动过速 0.5h。【心电图特征】常规心电图(图 26-24)显示宽 QRS 心动过速,呈类左束支阻滞伴电轴左偏图形(时间 0.13s);V₁～V₃ 导联呈 rS 型,但 r 波振幅呈逆递增现象,V₄、V₅ 导联呈 QS 型,V₆ 导联呈 rs 型,其 R′-R′间期 0.29s,频率 207 次/min。【心电图诊断】极速型宽 QRS 心动过速(207 次/min),室性心动过速首先考虑,但不能排除室上性心动过速伴心室预激(Mahaim 纤维参与的逆向型房室折返性心动过速)。

十五、实战演练

病例1　男性,45岁,突发心动过速 1h。该患者的心电图(图 26-25)诊断是什么? 有何依据(请按六步法回答)。

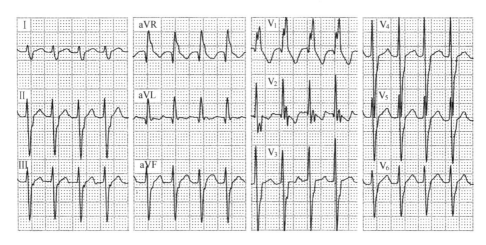

图 26-25　实战病例 1

病例2　女性,68岁,临床诊断:脑血栓形成。该患者的心电图(图 26-26)诊断是什么? 有何依据(请按肢体导联反向法则、六步法、积分法回答)。

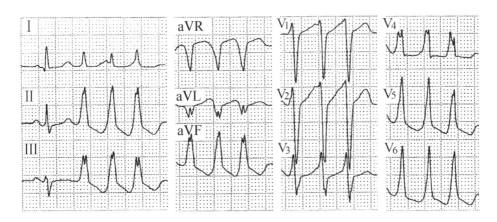

图 26-26　实战病例 2

病例3　女性,75岁,临床诊断:冠心病、心功能不全。该患者的心电图定准电压 5mm/mV(图 26-27),诊断是什么? 有何依据(请按肢体导联反向法则、六步法、积分法回答)。

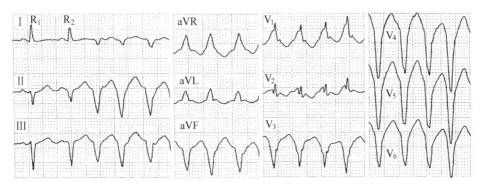

图 26-27　实战病例 3

病例4　男性,39岁,突发心动过速1h,临床诊断:心肌炎后遗症。该患者的心电图定准电压5mm/mV(图26-28),诊断是什么? 有何依据(请按肢体导联反向法则、六步法、积分法回答)。

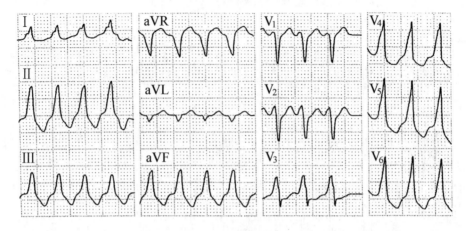

图26-28　实战病例4

病例5　男性,62岁,突发心动过速1h,临床诊断:扩张型心肌病。该患者的心电图(图26-29)诊断是什么? 有何依据(请按肢体导联反向法则、六步法、积分法回答)。

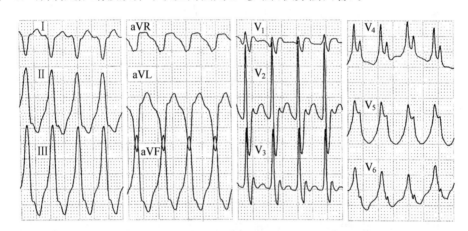

图26-29　实战病例5

病例6　男性,35岁,突发心动过速2h,临床诊断:扩张型心肌病。该患者的心电图(图26-30)诊断是什么? 有何依据(请按六步法、积分法回答)。

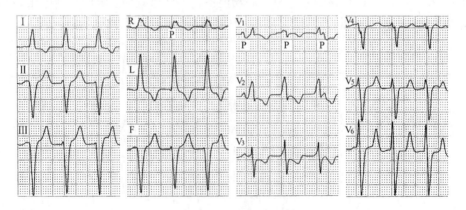

图26-30　实战病例6

病例 7　女性,19 岁,心动过速 2h。该心电图(图 26-31)诊断是什么? 按六步法、积分法回答。

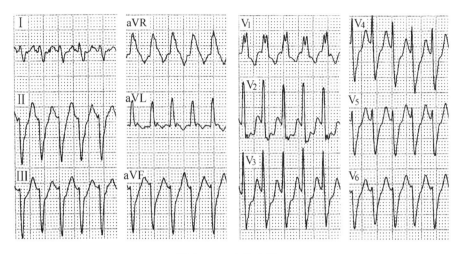

图 26-31　实战病例 7

病例 8　男性,44 岁,突发心动过速 3h,临床诊断:心动过速型心肌病。该患者的心电图(图 26-32)诊断是什么? 有何依据(请按六步法回答)。

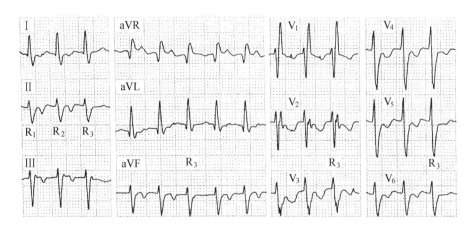

图 26-32　实战病例 8

病例 9　男性,31 岁,扩张型心肌病。该心电图(图 26-33)诊断是什么? 请按六步法回答。

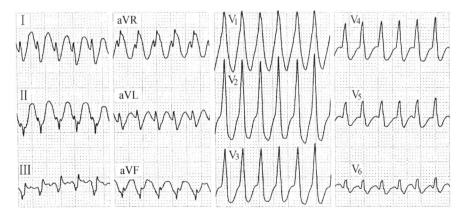

图 26-33　实战病例 9

十六、实战病例精解

实战病例 1 精解：【心电图特征】常规心电图（图 26-25）显示 QRS 波群宽大畸形呈类右束支和左前分支阻滞图形，时间 0.12s，R'-R' 间期 0.38s，频率 158 次/min；Ⅰ、Ⅲ 导联主波均向下，为无人区电轴；V_1 导联呈 qR 型，V_6 导联呈 rS 型，r/S＜1。符合六步法中第 1、5、6 步。【心电图诊断】阵发性室性心动过速（158 次/min），提示起源于左后分支或其附近。

实战病例 2 精解：【心电图特征】常规心电图（图 26-26）显示Ⅰ、Ⅱ、Ⅲ 导联第 1 个心搏为窦性搏动，其余 QRS 波群宽大畸形呈类左束支阻滞图形，时间 0.13s，R'-R' 间期 0.33s。频率 182 次/min；Ⅰ、Ⅱ、Ⅲ、aVF 导联均呈单相 R 型，Ⅱ 导联 R 波峰时间 0.09s，aVR、aVL 导联呈单相 QS 型，与下壁导联主波方向相反；V_1、V_2 导联呈 rS 型，r-S 间期 0.09s；V_5、V_6 导联呈 R 型，顶峰尖锐。符合肢体导联反向法则中第 1、2、3 条，六步法中第 2 步及第 5 步（右室室性心动过速 V_1、V_2 导联波形 1 个特征），积分法 3 分（窦性夺获 2 分，Ⅱ 导联 R 波峰时间 1 分）。【心电图诊断】①窦性心律伴窦性夺获心室；②阵发性室性心动过速（182 次/min），提示起源于右心室流出道；③不完全性干扰性房室分离。

实战病例 3 精解：【心电图特征】常规心电图（图 26-27）显示Ⅰ、Ⅱ、Ⅲ 导联 R_1 搏动为窦性搏动，电轴－51°，符合左前分支阻滞特征；R_2 搏动略宽大畸形，其前有相关窦性 P 波，为室性融合波；其余 QRS 波群均宽大畸形呈类右束支阻滞图形，时间 0.15s，，R'-R' 间期 0.30～0.39s，频率 154～200 次/min；Ⅰ、Ⅱ、Ⅲ、aVF 导联均呈单相 QS 型，为无人区电轴，Ⅱ 导联 S 波谷时间 0.07s；aVR、aVL 均呈单相 R 型，与下壁导联主波方向相反；V_1 导联呈 Rsr′ 型，r′ 波不排除是逆行 P^- 波所致，V_6 导联呈 QS 型。符合肢体导联反向法则中第 1、2、3 条，符合六步法中第 1、2、3、5、6 步，积分法 6 分（第 1～5 条）。【心电图诊断】①窦性心律；②阵发性室性心动过速（154～200 次/min），提示起源于左心室侧壁靠心尖部；③室性融合波、不完全性干扰性房室分离；④左前分支阻滞。

实战病例 4 精解：【心电图特征】常规心电图（图 26-28）定准电压 5mm/mV，显示 QRS 波群宽大畸形呈类左束支阻滞图形，时间 0.12s，R'-R' 间期 0.33s，频率 182 次/min；Ⅰ、Ⅱ、Ⅲ、aVF 导联均呈单相 R 型，Ⅱ 导联 R 波峰时间 0.08s，aVR、aVL 导联均呈单相 QS 型，与下壁导联 QRS′ 主波方向相反；V_1、V_2 导联呈 rS 型，r 波时间 0.05～0.06s，r-S 间期 0.10s；V_5、V_6 导联呈 R 型，顶峰尖锐。符合肢体导联反向法则中第 1、2、3 条，符合六步法中第 2、5 步（V_1、V_2 导联波形两个特征），积分法 2 分（第 2、6 条）。【心电图诊断】阵发性室性心动过速（182 次/min），提示起源于右心室流出道。

实战病例 5 精解：【心电图特征】常规心电图（图 26-29）显示 QRS 波群宽大畸形，时间 0.18s，R'-R' 间期 0.35s，频率 171 次/min；Ⅱ、Ⅲ、aVF 导联均呈单相 R 型，Ⅱ 导联 R 波峰时间 0.09s，aVR、aVL 导联均呈单相 QS 型，下降支顿挫，与下壁导联 QRS′ 主波方向相反；V_1 导联呈 rsr′ 型（前 2 个搏动出现 Q 波，可能与基线漂移有关），r 波时间 0.05s，r-S 间期 0.08s。符合肢体导联反向法则中第 2、3 条，符合六步法中第 2、3、5 步（V_1 导联波形两个特征），积分法 2 分（第 2、6 条）。【心电图诊断】阵发性室性心动过速（(171 次/min)），提示起源于左冠状动脉窦。

实战病例 6 精解：【心电图特征】常规心电图（图 26-30）显示 V_1～V_3 导联窦性 P 波落在 QRS-T 波群不同部位上，其 P-P 间期 0.68s，频率 88 次/min，$PtfV_1$ 绝对值约 0.08mm·s；QRS 波群宽大畸形，时间 0.16s，其 R'-R' 间期 0.55s，频率 109 次/min；aVR 导联呈 R 型，V_1 导联呈 rs 型，r 波时间 0.05s，V_6 导联呈 RS 型，R/S＜1。符合六步法中第 3、6 步，积分法 3 分（第 1、3 条）。【心电图诊断】①窦性心律；②$PtfV_1$ 绝对值增大，提示左心房负荷过重或左心房肥大，请结合临床；③阵发性室性心动过速（109 次/min），提示起源于左后分支附近；③干扰性房室分离。

实战病例 7 精解：【心电图特征】常规心电图（图 26-31）显示 QRS 波群宽大畸形呈类右束支阻

滞图形,时间 0.12s,R'-R'间期 0.27s,频率 222 次/min;Ⅰ导联呈 rs 型,Ⅱ、Ⅲ、aVF 导联呈 rS 型,为无人区电轴(+269°),$S_Ⅲ>S_Ⅱ$,$R_{aVL}>R_Ⅰ$;aVR 导联呈 R 型;V_1 导联呈 R 型,R 波挫折,V_6 导联呈 rS 型,r/S<1。符合六步法中第 1、3、5、6 步,积分法 2 分(第 3、5 条)。【心电图诊断】分支型室性心动过速(222 次/min),提示起源于左后分支附近。

实战病例 8 精解:【心电图特征】常规心电图(图 23-32)未见窦性 P 波,QRS 波群呈类右束支、左前分支阻滞图形,时间 0.12s,R'-R'间期 0.38s,频率 158 次/min,为分支型室性心动过速;aVR 导联 Q 波 0.04~0.05s,V_6 导联 r/S<1;除每个导联 R_3 搏动无逆行 P^- 波跟随外,其余搏动均有逆行 P^- 波跟随,且 $R'-P^-$ 间期由 0.15s→0.17s→逆行 P^- 波消失,周而复始,致 P^--P^- 间期呈 0.41、0.75s 短长交替出现。符合六步法中第 3、6 步。【心电图诊断】阵发性分支型室性心动过速(158 次/min)伴室房逆传 3∶2 二度Ⅰ型阻滞,提示起源于左后分支或其附近。

实战病例 9 精解:【心电图特征】常规心电图(图 26-33)未见窦性 P 波,QRS 波群宽大畸形呈类右束支阻滞图形,时间 0.12s,其 R'-R'间期 0.25~0.26s,频率 231~240 次/min;Ⅰ导联呈 rS 型,Ⅲ导联均呈单相 Qr 型,电轴+251°;V_1 导联呈 R 型。符合六步法中第 1、5 步、积分法 1 分(第 5 条)。【心电图诊断】阵发性极速型室性心动过速(231~240 次/min)。

第二十七章

其他情形引发的宽 QRS 心动过速

一、概述

宽 QRS 心动过速除了约 80% 为室性心动过速外，尚有约 20% 为室上性心动过速（房性心动过速、心房扑动、房室结及顺向型房室折返性心动过速、房室交接性心动过速）伴束支阻滞或心室内差异性传导或非特异性心室内阻滞、室上性心动过速伴心室预激（逆向型房室折返性心动过速）、高钾血症窦室传导伴非特异性心室内阻滞、少数巨 R 型 ST 段抬高及心室起搏源性心动过速（心室双极起搏时其 V 脉冲低小有时难以分辨而误诊）等。下面就重点阐述这 20% 引发的宽 QRS 心动过速。

二、室上性心动过速伴束支阻滞

心动过速发生前，患者就存在永久性或持续性右束支阻滞或左束支阻滞。心动过速发作时，若能分辨逆行 P^- 波，则可依据逆行 P^- 波出现的位置及 $R\text{-}P^-$ 间期的长短而细化诊断：①慢快型房室结折返性心动过速（$R\text{-}P^-$ 间期 <90ms）；②顺向型房室折返性心动过速（$R\text{-}P^-$ 间期 >90ms）；③快慢型房室结折返性心动过速（$R\text{-}P^-$ 间期 >$P^-\text{-}R$ 间期）；④心房下部房性心动过速（$R\text{-}P^-$ 间期 >$P^-\text{-}R$ 间期 ≥0.12s）；⑤房室呈 1∶1 或 2∶1 下传的心房扑动。后 3 种情况鉴别诊断难度较大。若实在难以分辨逆行 P^- 波或无法鉴别诊断，则笼统诊断为室上性心动过速。

1.伴右束支阻滞

（1）约占 2/3，心动过速时 QRS 波群呈右束支阻滞特征。

（2）右束支阻滞的出现与心率快慢无关（图 27-1）。

（3）恢复窦性心律时，仍呈右束支阻滞图形。

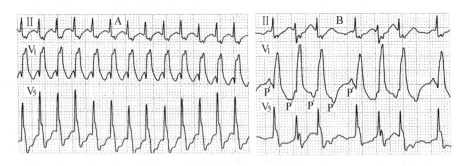

图 27-1　房性心动过速伴完全性右束支阻滞

【临床资料】女性，54 岁，临床诊断：风心病、二尖瓣狭窄伴关闭不全、二尖瓣置换术后。【心电图特征】A 图 Ⅱ、V_1、V_5 导联同步记录（图 27-1），未见明显 P 波，QRS 波群呈右束支阻滞图形，时间 0.13s，R-R 间期 0.26s，频率 231 次/min，V_5 导联 ST 段呈水平型压低 0.25～0.35mV，拟诊为室上性心动过速。B 图系静脉注射胺碘酮后记录，显示 Ⅱ、V_5 导联 P' 波浅倒，V_1 导联直立，起始部可能重叠在等电位线上，$P'\text{-}P'$ 间期 0.30s，频率 200 次/min；$P'\text{-}R$ 间期由 0.17s→0.23s→0.23s→P' 波下传受阻 QRS 波群脱漏，相应的 R-R 间期由 0.33s→0.33s→0.56s，周而复始，房室呈不典型 4∶3 文氏现象；QRS 波形与 A 图类似。【心电图诊断】①房性心动过速（200～231 次/min）；②完全性右束支阻滞；③静脉注射胺碘酮后出现 4∶3 房室不典型文氏现象（考虑生理性不应期干扰所致）；④ST 段改变。

2.伴左束支阻滞

(1)约占 1/3,心动过速时 QRS 波群呈左束支阻滞特征,时间多>0.14s。

(2)左束支阻滞的出现与心率快慢无关。

(3)恢复窦性心律时,仍呈左束支阻滞图形。

3.实例分析

(1)房性心动过速伴束支阻滞:当心房率很快时,P′波往往重叠在宽大 QRS-T 波群中较难辨认,通常就笼统诊断为室上性心动过速;通过刺激迷走神经方法或使用抗心律失常药物改变房室传导比例,就能显示 P′波的真面目(图 27-2)。当心房率较慢时,P′波重叠在 T 波上或出现室性早搏时未能终止心动过速,夹有室性早搏前后的两个 R-R 间期为心动过速短 R-R 间期的 2 倍(单发室性早搏)或 3 倍(成对室性早搏)(图 27-3)。

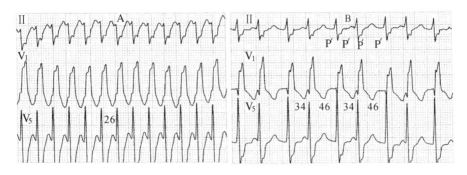

图 27-2　房性心动过速伴完全性右束支阻滞

【临床资料】男性,70 岁,突发心动过速 1h。临床诊断:冠心病、高血压病。【心电图特征】A 图Ⅱ、V₁、V₅ 导联同步记录(图 27-2),未见明显 P 波,QRS 波群呈右束支阻滞图形伴电轴左偏,时间 0.13s,R-R 间期 0.26s,频率 231 次/min。B 图系屏气后记录,Ⅱ 导联似有微小的 P′波,P′-R 间期由 0.12s→0.19s→P′波下传受阻 QRS 波群脱漏,R-R 间期呈 0.34、0.46s 短长交替出现,房室呈 3：2 文氏现象,其基本周期为 0.267s,与 A 图的 R-R 间期非常接近;表明 3：2 房室文氏现象的出现未能终止、打乱心动过速的节律,可排除房室及房室结折返性心动过速,故可提示为房性心动过速;V₁ 导联 QRS 波幅、V₅ 导联 QRS-T 的波幅呈交替改变。【心电图诊断】①提示阵发性房性心动过速(231 次/min);②屏气后出现 3：2 房室文氏现象(考虑生理性不应期干扰所致);③电轴左偏;④完全性右束支阻滞;⑤提示 QRS-T 波幅电交替现象。

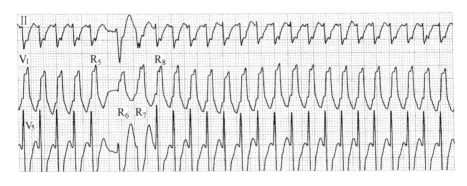

图 27-3　房性心动过速伴完全性右束支阻滞、成对室性早搏

【临床资料】与图 27-2 系同一患者约相隔 5min 记录。【心电图特征】心电图Ⅱ、V₁、V₅ 导联同步记录(图27-3),Ⅱ 导联略长 R-R 间期间似有微小的 P′波,QRS 波群呈右束支阻滞图形伴电轴左偏,时间 0.13s,R-R 间期 0.26s,频率 231 次/min;R₆、R₇ 波形与其他 QRS 波形不一致,为双源性成对室性早搏;R₅-R₈ 间期为短 R-R 间期的 4 倍,表明成对室性早搏未能终止、打乱心动过速的节律,可排除房室及房室结折返性心动过速,故可诊断为房性心动过速。【心电图诊断】①阵发性房性心动过速(231 次/min);②双源性成对室性早搏;③电轴左偏;④完全性右束支阻滞。

（2）2：1心房扑动伴束支阻滞：房室呈2：1下传的心房扑动，因其中1个甚至2个F波均重叠在束支阻滞型QRS-T波群中，往往很难分辨F波，大多只能笼统地诊断为室上性心动过速（图27-4），少数可能诊断为房性心动过速，甚至误诊为室性心动过速。

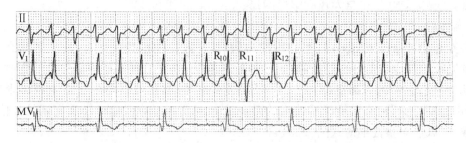

图27-4　极易误诊的2：1心房扑动伴快速心室率（167次/min）

【临床资料】男性，91岁，临床诊断：冠心病、心律失常。【心电图特征】心电图Ⅱ、V₁导联同步记录（图27-4），未见明显P波或F波，QRS波群呈右束支阻滞图形伴电轴左偏，时间0.12s，R-R间期0.34～0.38s，大多为0.36s，频率158～176次/min；R₁₁提早出现与其他QRS波形不一致，为室性早搏；R₁₀-R₁₂间期为短R-R间期的2倍，表明室性早搏未能终止、打乱心动过速的节律，可排除房室及房室结折返性心动过速，嘱患者屏气后观察，R-R间期仍短而规则，考虑为房性心动过速或2：1心房扑动。MV₁导联系DCG夜间记录，显示了低小的F波，F-F间期0.18s，频率333次/min，2个F-F间期刚好与Ⅱ、V₁导联的R-R间期相等；F-R间期0.25s，R-R间期1.08s，频率56次/min，房室呈6：1传导。【心电图诊断】①心房扑动伴快速心室率（167次/min），房室呈2：1传导；②室性早搏；③电轴左偏；④完全性右束支阻滞；⑤动态心电图显示心房扑动伴缓慢心室率（56次/min），房室呈6：1传导。

（3）慢快型房室结折返性心动过速伴束支阻滞：心动过速时未见逆行P⁻波（P⁻波重叠在QRS波群中难以分辨）或逆行P⁻波落在QRS波群终末部，其R-P⁻间期＜90ms，QRS波群呈束支阻滞图形（图27-5）。

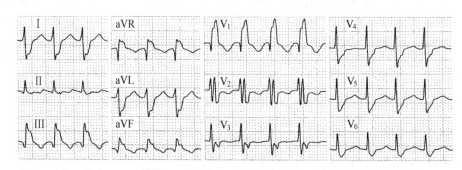

图27-5　慢快型房室结折返性心动过速伴完全性右束支阻滞

【临床资料】女性，61岁，反复发作心动过速半年余，临床诊断：冠心病、心动过速待查。【心电图特征】常规心电图（图27-5）未见明显P波，QRS波群呈右束支阻滞图形（V₁导联呈qR型），时间0.15s，与既往窦性QRS波形一致；R-R间期0.41～0.43s，频率140～146次/min；Ⅰ、aVL导联呈rS型，两者S波幅相等，Ⅱ导联呈qrs型，Ⅲ导联呈qR型，电轴＋117°；Ⅲ、aVF导联T波浅倒。食管调搏检查证实患者存在房室结双径路传导（S₂-R间期跳跃延长达0.18s并能诱发心动过速）【心电图诊断】①宽QRS心动过速（140～146次/min），提示慢快型房室结折返性心动过速所致（若无食管调搏检查作佐证，则不能排除房室交接性心动过速伴完全性右束支阻滞及左后分支阻滞）；②完全性右束支阻滞；③电轴＋117°，提示存在左后分支阻滞；④提示房室结存在双径路传导；⑤下壁轻度T波改变。

（4）顺向型房室折返性心动过速伴束支阻滞：心动过速时逆行P⁻波落在ST段上，其R-P⁻间期＞90ms，QRS波群呈束支阻滞图形（图27-6）。

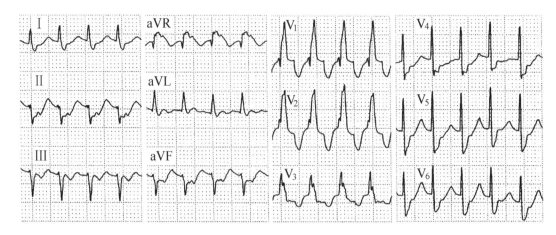

图 27-6 顺向型房室折返性心动过速伴不完全性右束支阻滞

【临床资料】女性,55 岁,突发心动过速 2h。【心电图特征】常规心电图(图 27-6)显示 QRS 波群呈右束支阻滞图形(V_1 导联呈 rsR′型),时间 0.11s,与既往窦性 QRS 波形一致,电轴−76°;R-R 间期 0.32s,频率 188 次/min;ST 段上均有逆行 P⁻ 波跟随,在 I 导联低平,V_1 导联直立,V_5 导联浅倒;V_4～V_6 导联 QRS-T 波幅呈现电交替现象。【心电图诊断】①顺向型房室心动过速(188 次/min);②不完全性右束支阻滞;③电轴左偏−76°,提示左前分支阻滞;④前侧壁 QRS-T 波幅电交替现象;⑤提示左侧旁道参与折返。

(5)房室交接性心动过速伴束支阻滞:系房室交接性异位起搏点自律性中、重度增高所致。可呈 P⁻-QRS-T 波群(P⁻-R 间期<0.12s)、QRS-T 波群或 QRS-P⁻-T 波群(R-P⁻ 间期<0.16s)序列,QRS 波形呈束支阻滞图形,R-R 间期可规则或不规则(图 27-7)。

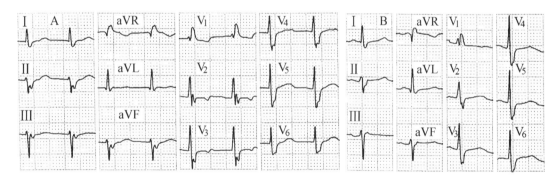

图 27-7 房室交接性心动过速伴完全性右束支阻滞

【临床资料】男性,82 岁,临床诊断:冠心病。【心电图特征】A 图(图 27-7)未见各种 P 波,QRS 波群呈右束支阻滞伴左前分支阻滞图形,时间 0.12s,电轴−73°,与既往心电图类似(B 图);R-R 间期 0.58s,频率 103 次/min。【心电图诊断】①房室交接性心动过速(103 次/min);②双分支阻滞(完全性右束支阻滞合并左前分支阻滞)。

三、室上性心动过速伴心室内差异性传导

心动过速发生前,患者 QRS 波形正常;心动过速发生时,QRS 波形呈右束支或左束支阻滞图形,属 3 相或快频率依赖性束支阻滞。至于室上性心动过速的类型可依据 P⁻ 波出现的位置及 R-P⁻ 间期的长短而进行鉴别。

1. 呈右束支阻滞型心室内差异性传导

(1)约占 85%,心动过速时 QRS 波群呈右束阻滞图形(图 27-8)。

(2)右束支阻滞的出现与心率增快有关。

(3)恢复窦性心律时右束支阻滞消失。

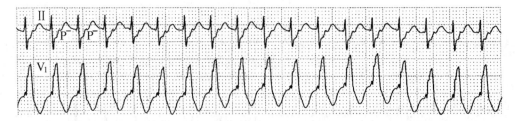

图 27-8 顺向型房室折返性心动过速(R-P⁻间期 0.12s)伴右束支阻滞型心室内差异性传导(182 次/min)

2.呈左束支阻滞型

(1)约占 15%,心动过速时 QRS 波群呈左束支阻滞图形(图 27-9)。

(2)左束支阻滞的出现与心率增快有关。

(3)恢复窦性心律时左束支阻滞消失。

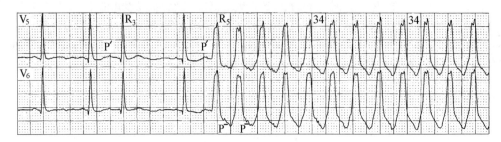

图 27-9 房性早搏诱发顺向型房室折返性心动过速(176 次/min,R-P⁻间期 0.13s)
伴左束支阻滞型心室内差异性传导、侧壁 T 波改变(与图 27-14 系同一患者)

3.实例分析

(1)房性心动过速伴心室内差异性传导(图 27-10)。

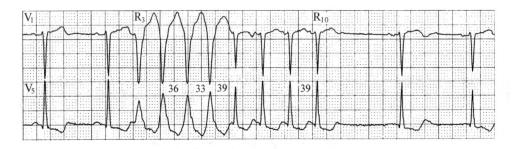

图 27-10 短阵性房性心动过速伴间歇性左束支阻滞型心室内差异性传导

【临床资料】男性,69 岁,临床诊断:冠心病。【心电图特征】V₁、V₅ 导联(图 27-10)同步记录,显示窦性 P-P 间期 0.88~1.0s,R₃~R₁₀ 为提早出现 P′-QRS-T 波群,其 R-R 间期 0.34~0.39s,频率 154~176 次/min,QRS 波群呈左束支阻滞型和正常形态两种;V₅ 导联 ST 段呈下斜型压低 0.10~0.15mV,T 波倒置或负正双相。【心电图诊断】①窦性心律;②自律性增高型短阵性房性心动过速(154~176 次/min)伴间歇性左束支阻滞型心室内差异性传导;③ST-T 改变。

(2)2:1 心房扑动伴心室内差异性传导:房室呈 2:1 下传的心房扑动,因其中 1 个甚至 2 个 F 波均重叠在束支阻滞型 QRS-T 波群中,往往很难分辨 F 波,大多只能笼统地诊断为室上性心动过速,少数可能诊断为房性心动过速,甚至误诊为室性心动过速。

(3)慢快型房室结折返性心动过速伴心室内差异性传导:心动过速时未见逆行 P⁻波(P⁻波重叠在 QRS 波群中难以分辨)或逆行 P⁻波落在 QRS 波群终末部,其 R-P⁻间期<90ms,QRS 波群呈束支阻滞图形(图 27-11)。

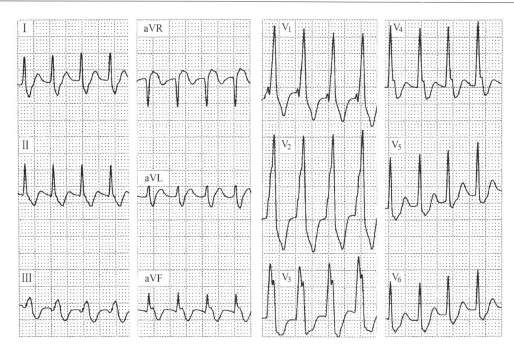

图 27-11　慢快型房室结折返性心动过速伴右束支阻滞型心室内差异性传导

【临床资料】男性,48 岁,突发心动过速 2h。【心电图特征】常规心电图(图 27-11)显示 QRS 波群呈右束支阻滞图形,时间 0.13s,R-R 间期 0.36s,频率 167 次/min;aVR 导联呈 Qr 型,Q 波时间 0.04s,V₁ 导联呈 rsR′型,V₆ 导联呈 Rs 型,其 Vi/Vt>1;aVR、V₅、V₆ 导联 ST 段上有逆行 P⁻ 波跟随,R-P⁻ 间期约 0.07s;Ⅱ、Ⅲ、aVF、V₃～V₄ 导联 ST 段压低 0.15～0.30mV。复律后 QRS 波形正常。【心电图诊断】①慢快型房室结折返性心动过速伴右束支阻滞型心室内差异性传导(167 次/min);②房室结双径路传导;③下壁、前壁及侧壁 ST 段改变。

(4)顺向型房室折返性心动过速伴心室内差异性传导:心动过速时逆行 P⁻ 波落在 ST 段上,其 R-P⁻ 间期>90ms,QRS 波群呈束支阻滞图形(图 27-12)。

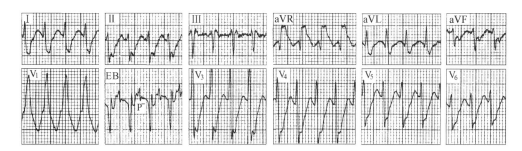

图 27-12　顺向型房室折返性心动过速伴右束支阻滞型心室内差异性传导(EB 为食管导联)

【临床资料】男性,31 岁,反复发作心动过速 1 年余。【心电图特征】常规心电图(图 27-12)系食管调搏检查时所诱发的宽 QRS 心动过速,显示 QRS 波群呈右束支阻滞图形,时间 0.13s,R-R 间期 0.26s,频率 231 次/min;Ⅰ 导联呈 qRS 型,Ⅲ 导联呈 rSr′型,电轴+260°;V₁ 导联呈 R 型,V₆ 导联呈 rS 型,其 r/S<1;EB 导联(食管导联)ST 段上有正负双相 P 波跟随,R-P⁻ 间期 0.13s;V₃～V₆ 导联 ST 段压低 0.2～0.5mV。后经 250 次/min 短阵性超速起搏终止了心动过速,QRS 波形也恢复正常。【心电图诊断】①食管调搏诱发宽 QRS 心动过速,系顺向型房室折返性心动过速伴右束支阻滞型心室内差异性传导所致(231 次/min);②前壁及侧壁 ST 段改变。

【温故知新】①本例宽 QRS 心动过速,需与室性心动过速伴 1∶1 室房逆传相鉴别,因其符合六步法中第 1、5、6 步。但食管调搏检查通常不会诱发快速性室性心律失常,除非将食管电极插入过深靠近心室部位,刺激脉冲夺获心室时又刚好落在 T 波上(心室易损期)。②本例经 250 次/min 短阵性超速起搏终止了心动过速,QRS 波形也恢复正常;若是室性心动过速,食管超速起搏通常不易终止,分支型室性心动过速偶尔能被终止。③食管导联 R-P⁻ 间期 0.13s,食管调搏检查能诱发和终止心动过速,符合顺向型房室折返性心动过速伴右束支阻滞型心室内差异性传导。

四、室上性心动过速伴一过性束支阻滞

室上性心动过速伴一过性束支阻滞,主要与静脉注射抗心律失常药物影响某侧束支传导(图27-13)、房室旁道参与(图27-14)及 R-R 间期长度改变有关(图27-10)。

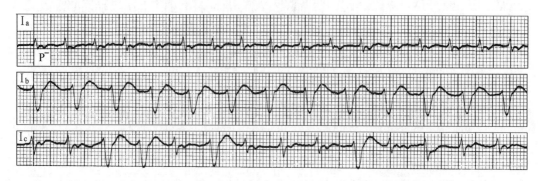

图 27-13　顺向型房室折返性心动过速、药物引发一过性右束支阻滞及左后分支阻滞

【临床资料】女性,79 岁,突发心动过速 0.5h,临床诊断:慢性支气管炎急性发作、心动过速待查。【心电图特征】Ⅰa 导联系患者突发心动过速时记录(图27-13),未见窦性 P 波,QRS 波形正常,R-R 间期 0.35s,频率 171 次/min,ST 段上均有逆行 P⁻ 波跟随,R-P⁻ 间期 0.10s;显示顺向型房室折返性心动过速的心电图特征。Ⅰb 导联系患者静脉推注 0.3g 胺碘酮溶于生理盐水 10ml 部分液体后记录,显示 QRS 波群宽大畸形,呈 rS 型,时间 0.14s,电轴右偏,R-R 间期 0.46s,频率 130 次/min,显示顺向型房室折返性心动过速、药物性完全性右束支阻滞及左后分支阻滞。Ⅰc 导联系患者停注药物数分钟后记录,QRS 波群呈正常和宽大畸形两种形态,其 R-R 间期均为 0.42s,频率 143 次/min,其中 QRS 波形正常时其 ST 段上可见逆行 P⁻ 波重叠,R-P⁻ 间期 0.11s,显示顺向型房室折返性心动过速、间歇性完全性右束支阻滞及左后分支阻滞。【心电图诊断】①阵发性室上性心动过速(171 次/min),由顺向型房室折返性心动过速所致;②药物引发一过性完全性右束支阻滞及左后分支阻滞;③提示左侧旁道参与折返。

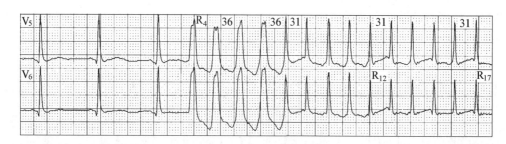

图 27-14　顺向型房室折返性心动过速伴间歇性心室内差异性传导(左束支、右束支阻滞型)

【临床资料】男性,36 岁,反复发作心动过速 1 年余,临床诊断:预激综合征。【心电图特征】V₅、V₆ 导联(图27-14)系 DCG 同步记录,显示窦性 P-P 间期 0.85~0.90s,QRS 波形正常,T 波振幅低平,R₄ 为房性早搏并诱发了心动过速,其 QRS 波群呈左束支阻滞型、正常、右束支阻滞型(R₁₂~R₁₇,出现终末 s 波且较宽钝)3 种形态,前者的 R-R 间期 0.36s(167 次/min),后两者的 R-R 间期 0.31s(194 次/min),其 R-R 间期互差达 0.05s;根据临床诊断及 Coumel 定律,可判定该旁道位于左侧游离壁。【心电图诊断】①窦性心律;②房性早搏诱发顺向型房室折返性心动过速(167~194 次/min)伴间歇性心室内差异性传导(左、右束支阻滞型);③提示左侧游离壁旁道参与折返;④侧壁轻度 T 波改变。

五、房性心动过速、心房扑动伴非特异性心室内阻滞

当心房率很快时,P′ 或 F 波往往重叠在宽大 QRS-T 波群中较难辨认,因 QRS 波形呈非特异性心室内阻滞,极易误诊为室性心动过速;通过刺激迷走神经方法或使用抗心律失常药物改变房室传导比例,就能显示 P′ 或 F 波的真面目(图27-15)。

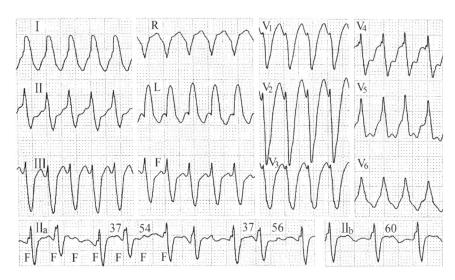

图 27-15　房性心动过速或缓慢型心房扑动 1∶1 下传心室、非特异性心室内阻滞

【临床资料】男性,65 岁,临床诊断:风心病、二尖瓣狭窄伴关闭不全术后。【心电图特征】常规心电图(图27-15),未见各种心房波,QRS 波群宽大畸形呈类左束支阻滞图形,时间 0.16s,R-R 间期 0.30s,频率 200 次/min;Ⅰ 导联呈 R 型,Ⅱ 导联呈 RS 型,Ⅲ 导联呈 rS 型,电轴 $-46°$,aVL 呈 qR 型;$V_1 \sim V_3$ 导联均呈 rS 型,但 $r_{V_3} < r_{V_2}$,V_5 导联呈 Rs 型,V_6 导联呈 R 型,顶峰尖锐。Ⅱa、Ⅱb 导联系屏气后不连续记录,显示 P′-P′ 或 F′-F′ 间期 $0.30 \sim 0.31s$,频率 $194 \sim 200$ 次/min,Ⅱa 导联 P′-R(F′-R)间期由 $0.33s \rightarrow 0.39s \rightarrow P′(F′)$ 波下传受阻,QRS 波群脱漏,房室呈 3∶2 传导及跨 R 波传导现象,Ⅱb 导联 R-R 间期 0.60s,为常规心电图 R-R 间期的 2 倍,系房室 2∶1 传导所致,强烈提示常规心电图宽 QRS 心动过速系 P′(F′)波下传心室所致。【心电图诊断】①房性心动过速或缓慢型心房扑动(200 次/min),房室呈 1∶1 传导;②屏气后出现干扰性二度Ⅰ型房室阻滞,房室呈 2∶1、3∶2 传导及跨 R 波传导现象;③左前分支阻滞;④非特异性心室内阻滞;⑤局限性前壁 r 波振幅逆递增。

【心得体会】①诊断宽 QRS 心动过速时,采取刺激迷走神经方法能为诊断带来线索,因刺激迷走神经不影响室性心动过速发作和频率,但可延长房室结不应期和减缓房室传导,从而改变房室传导比例,甚至终止房室结或房室折返性心动过速。②结合既往心电图也能为诊断带来线索,若心动过速的 QRS 电轴、波形无明显变化,则为室上性心动过速而不是室性心动过速。③心房扑动经抗心律失常药物治疗后,其频率可明显地减慢,甚至慢到 180 次/min 左右,与房性心动过速相较难鉴别,需结合既往心电图表现进行甄别。④本例 QRS 波群初看像完全性左束支阻滞图形,但 V_5 导联出现 s 波,V_6 导联 R 波顶峰尖锐,不像左束支阻滞时其顶峰是平顶挫折,故考虑为非特异性心室内阻滞。

六、室上性心动过速伴心室预激

1. Brugada 补充三步诊断法

室上性心动过速伴心室预激(逆向型房室折返性心动过速)与室性心动过速是宽 QRS 心动过速中最难鉴别的心律失常,因两者的心室除极模式一致,均表现为先慢后快,即起始是心室肌细胞除极并在心肌细胞之间缓慢传导,然后才逆行进入传导速度较快的希浦组织。为此,Brugada 等提出了补充三步诊断法(图 27-16)。

(1)观察 $V_4 \sim V_6$ 导联 QRS 波形:若以负相波为主,则为室性心动过速;若以正相波为主,则进入第 2 步。

(2)观察 $V_2 \sim V_6$ 导联 QRS 波形:若有 1 个导联以上呈 QR 型,则为室性心动过速;若不是,则进入第 3 步。

(3)观察有无房室分离:若有,则为室性心动过速;若无,则为室上性心动过速伴心室预激(逆向型房室折返性心动过速)。

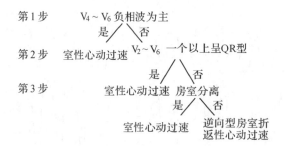

图 27-16　Brugada 补充三步诊断法(室性心动过速与室上性心动过速伴心室预激的鉴别)

2.室上性心动过速伴 Kent 束预激

(1)折返环路:心房→房室旁道顺传→心室→房室正道逆传→心房,周而复始。

(2)心电图特征:①QRS 波群特别宽大畸形呈完全性预激波形,与既往预激波形相似或更宽大(图 27-17);②心室率很快,通常≥200 次/min,R-R 间期规则;③如能辨认出逆行 P^- 波,则 $R-P^-$ 间期>P^--R 间期,且 P^--R 间期<0.12s。

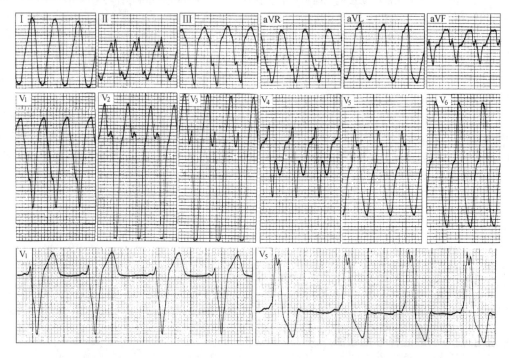

图 27-17　室上性心动过速伴 B 型预激(逆向型房室折返性心动过速)

【临床资料】男性,57 岁,突发心悸 1h,临床诊断:扩张型心肌病。【心电图特征】常规心电图(图 27-17)显示 QRS 波群呈类左束支阻滞图形,时间 0.16s,R-R 间期 0.30s,频率 200 次/min;aVR 导联呈 QS 型,起始部顿挫;V_1、V_2 导联呈 QS、rS 型,起始部顿挫,V_5、V_6 导联呈 R 型,顶部挫折。下行 V_1、V_5 导联系电击复律后记录,显示窦性心律、B 型完全性心室预激,P-J 间期 0.29s。【心电图诊断】①阵发性室上性心动过速伴 B 型预激(逆向型房室折返性心动过速,200 次/min);②B 型预激综合征,提示合并左束支阻滞。

【心得体会】①预激综合征是指心电图呈现心室预激特征,临床上有反复发作由旁道参与的阵发性快速性心律失常(房室折返性心动过速、心房扑动或颤动)的一组症候群,属临床医生诊断用词。若患者无阵发性心动过速史,只能诊断为心室预激,而不能诊断为预激综合征。②心室预激与束支阻滞两者图形是否并存或掩盖,主要取决于预激的部位是否在束支阻滞的区域内;若预激的部位与束支阻滞的区域相当,则束支阻滞图形被掩盖而仅显示预激图形,如 B 型预激掩盖右束支阻滞图形、A 型预激掩盖左束支阻滞图形;反之,若预激的部位在束支阻滞的对侧,则两者图形能同时显示,如 A 型预激合并右束支阻滞、B 型预激合并左束支阻滞。③随着心脏电生理及导管射频消融术的进展,认为显性心室预激的 P-J 间期>0.27s 时,大多合并束支阻滞。

3.室上性心动过速伴 Mahaim 纤维预激

Mahaim 纤维预激以房束(右束支)旁道、房室旁道多见,多位于右心室,故其 QRS 波群呈类左束支阻滞图形。心电图特征:①有 δ 波;②QRS 波群呈类左束支阻滞图形,时间<0.15s;③Ⅰ导联呈 R 型,Ⅲ导联呈 rS 型,电轴左偏(0～-75°);④胸前导联 QRS 主波由向下转为向上的过渡区在 V₄ 导联之后;⑤发生心动过速时,R-R 间期 0.22～0.45s(图 27-18)。

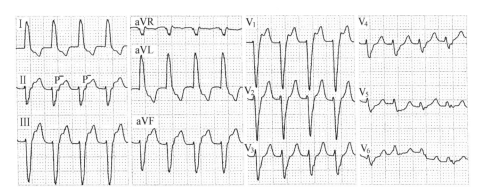

图 27-18　室上性心动过速伴 Mahaim 纤维预激

【临床资料】女性,38 岁,反复发作心动过速 1 年余,突发心悸 2h。【心电图特征】常规心电图(图 27-18)V₁～V₆ 导联定准电压 5mm/mV,显示 QRS 波群呈类左束支阻滞图形,时间 0.13s,R-R 间期 0.39s,频率 154 次/min;下壁导联 ST 段上有正相逆行 P⁻ 波跟随,R-P⁻ 间期 0.14s;Ⅰ导联呈 R 型,Ⅲ导联呈 rS 型,电轴-45°;V₁～V₄ 导联均呈 rS 型,V₅、V₆ 导联呈 rs 型。【心电图诊断】①阵发性室上性心动过速伴 Mahaim 纤维预激(154 次/min);②符合 Mahaim 纤维预激综合征。

【电生理检查】浙江省人民医院、我院食管调搏检查均提示右侧慢旁道,心内电生理检查在冠状动脉窦近端 A 波最早出现,在三尖瓣环 6 点成功射频消融,各种刺激未引发心动过速。

七、高钾血症伴非特异性心室内阻滞

极少数高钾血症患者,出现窦性心动过速合并非特异性心室内阻滞时,可出现宽 QRS 心动过速(图 27-19),若 P 波消失呈现窦室传导,则极易误诊为室性心动过速。

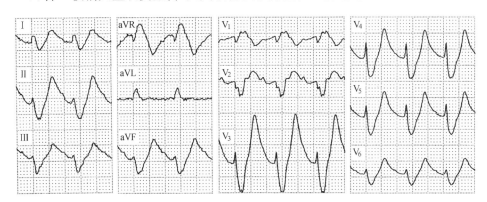

图 27-19　窦性心动过速伴非特异性心室内阻滞(QRS 时间 0.18s)

【临床资料】女性,58 岁,临床诊断:胰腺癌晚期、肝肾功能衰竭、高钾血症(血钾浓度 8.11mmol/L)。【心电图特征】常规心电图(图 27-19)V₄～V₆ 导联定准电压 5mm/mV。窦性 P 波落在 T 波降支上,其 P-P 间期 0.52s,115 次/min,P-R 间期 0.17s,QRS 波群宽大畸形,时间 0.18s,电轴-90°,V₁ 导联呈 Qr 型,V₂ 导联呈 QS 型,V₅、V₆ 导联 RS、rS 型;V₃～V₆ 导联 T 波高耸,但基底部较宽,Q-T 间期 0.37s。【心电图诊断】①窦性心动过速(115 次/min);②电轴左偏-90°;③非特异性心室内阻滞(QRS 时间 0.18s);④前间壁异常 Q 波;⑤T 波改变;⑥符合高钾血症的心电图改变。

【温故知新】①高钾血症无论是对心肌组织还是对传导组织的传导性和自律性均起着抑制作用,随着血钾浓度的增高,P 波振幅渐低、时间渐宽,直至消失出现窦室传导;QRS 波群渐宽,酷似室性异位节律。②当血 K⁺ 浓度>8.0mmol/L 时,心房肌最先受到抑制而麻痹,因心室肌及心脏传导组织对 K⁺ 的敏感性不及心房肌,窦性激动仍能通过结间束、心房传导组织、房室结、希氏束下传心室产生 QRS 波群形成窦室传导。③本例血 K⁺ 浓度 8.11mmol/L,尚可见窦性 P 波,不至于误诊为室性心动过速;但随着血 K⁺ 浓度进一步增高,窦性 P 波终将会消失,诊断窦室传导须密切结合临床,以免误诊。

八、巨 R 型 ST 段抬高酷似室性心动过速

窦性心动过速时,若出现巨 R 型 ST 段抬高,则有可能误诊为室性心动过速(图 27-20、图 27-21)。

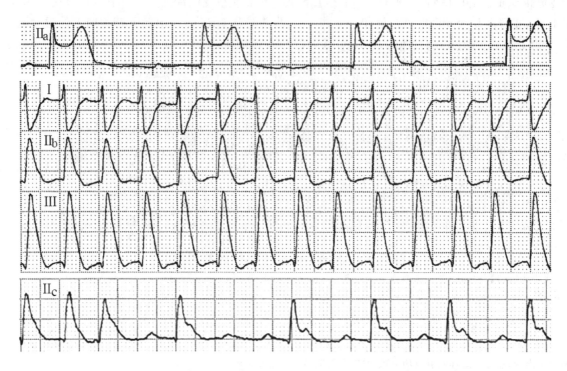

图 27-20　窦性心动过速伴巨 R 型 ST 段抬高酷似室性心动过速(引自文献)

【临床资料】女性,55 岁,心前区压榨性疼痛 4h 入院,临床诊断:AMI、心源性休克(血压 80/60mmHg,心率 39 次/min)。【心电图特征】常规心电图(未刊出)显示下壁、右室导联 ST 段显著抬高及三度房室阻滞,Ⅱa 导联(图 27-20)与常规心电图同时记录,显示 P-P 间期 1.32s,频率 45 次/min,P-R 间期长短不一,QRS 波形正常,其 R-R 间期 1.55,频率 39 次/min;ST 段呈水平型抬高 0.5mV,T 波直立,基底部增宽。Ⅰ、Ⅱb、Ⅲ导联系静脉注射阿托品后患者心悸症状加重时同步记录,显示"宽 QRS"心动过速,QRS 时间 0.18s,频率 150 次/min,P 波不明显;用利多卡因治疗无效,Ⅱc 导联系 10min 后心率不规则时记录,显示窦性 P-P 间期 0.40s,频率 150 次/min,部分 P 波落在 R 波降支上,P-R 间期 0.29s,房室多呈 2:1 传导,偶呈 3:1、4:3 传导;强烈提示Ⅰ、Ⅱb、Ⅲ导联同步记录心电图系窦性心动过速 1:1 下传心室、增宽的 QRS 波群与 ST 段呈巨 R 型抬高有关。【心电图诊断】①显著的窦性心动过缓(45 次/min);②下壁 ST 段显著抬高(呈水平型、巨 R 型),提示 AMI 所致;③三度房室阻滞、房室交接性逸搏心律(39 次/min);④注射阿托品后出现窦性心动过速(150 次/min)、一度房室阻滞(P 波重叠在 R 波降支上)伴巨 R 型 ST 段抬高酷似室性心动过速;⑤停用阿托品、利多卡因后显示长 P-R 间期型二度Ⅱ型至高度房室阻滞,房室呈 2:1、3:1、4:3 传导。

冠状动脉造影显示右冠状动脉近端全部闭塞,植入支架 1 枚后 TIMI 血流 3 级,症状消失,ST 段明显回落。

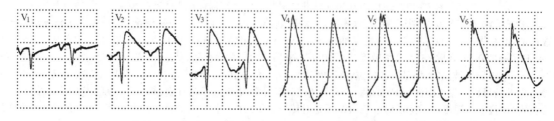

图 27-21　广泛前壁 AMI 出现巨 R 型 ST 段抬高酷似宽 QRS 心动过速(118 次/min)

九、心室起搏源性心动过速

心室起搏源性心动过速可见于频率应答性起搏(感知器驱动、感知自身心房波触发心室起搏)、起搏器介导性心动过速、开启频率平滑功能、抗迷走神经性晕厥起搏、磁铁频率及起搏器频率奔放现象等,心室双极起搏时其 V 脉冲有时低小而较难分辨,易误诊为室性心动过速(图 27-22、图 27-23)。

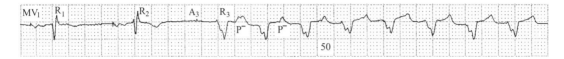

图 27-22　间歇性心房起搏功能不良引发起搏器介导性心动过速酷似室性心动过速

【临床资料】女性,70 岁,临床诊断:病窦综合征、植入双腔起搏器半年。设置的基本起搏周期 1000ms,频率 60～120 次/min,A-V 间期 240～320ms,心室后心房不应期 200ms。【心电图特征】MV_1 导联(图 27-22)定准电压 5mm/mV,显示 R_1、R_2 为 AAI 起搏,起搏周期 1.0s,频率 60 次/min,其起搏 P'波增宽,时间 0.16s,呈双峰切迹,两峰距 0.06s,A-R 间期 0.24s;QRS 波群呈 rsR'型,时间 0.09s,R_3 为 DDD 起搏,其 A-V 间期 0.24s,但 A_3 脉冲后未跟随相应的起搏 P'波,心室起搏 QRS 波群后有逆行 P^- 波跟随,其 $R'-P^-$ 间期 0.26s;在 $P'-P^-$ 间期长达 1.51s 时,未见窦性 P 波出现。该逆行 P^- 波被心房电极感知后,触发心室起搏而形成起搏器介导性心动过速,其起搏周期 0.50s,频率 120 次/min。【心电图诊断】①未见窦性 P 波,提示窦性停搏所致;②起搏 P'波增宽、A-R 间期延长,提示由心房内阻滞所致;③不完全性右束支阻滞;④双腔起搏器,呈心房起搏、房室顺序起搏及心室起搏心律(AAI、DDD 及 VAT 方式);⑤间歇性心房起搏功能不良,提示心房电极亚脱位所致;⑥起搏器介导性心动过速(120次/min);⑦建议程控延长心室后心房不应期。

【温故知新】起搏器介导性心动过速的心电图特征:①突然发生快速、整齐的心室起搏 QRS-T 波群,其频率≤起搏器高限频率,常在 90～130 次/min;②该快速、整齐的心室起搏 QRS-T 波群可由房性早搏、室性早搏、心房起搏或感知功能异常、A-V 间期设置过长等因素诱发;③快速、整齐的心室起搏 QRS-T 波群可突然停止,恢复双腔起搏心电图;④逆行 P^- 波常落入心室起搏的 ST 段后半部分或 T 波中而较难识别,若能分辨出 P^- 波,则 P^--R 间期≥A-V 间期。

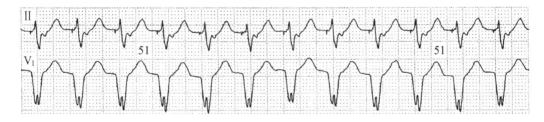

图 27-23　起搏器介导性心动过速(118 次/min)酷似室性心动过速

【临床资料】男性,76 岁,临床诊断:病窦综合征、植入双腔起搏器 1 年。设置的基本起搏周期 1000ms,频率 60～120 次/min,A-V 间期 240～360ms。【心电图特征】Ⅱ、V_1 导联(图 27-23)定准电压 5mm/mV,显示Ⅱ导联宽大畸形 QRS-T 波群前有相关的低小起搏脉冲,为心室起搏心律,其 $R'-R'$ 间期 0.51s,频率 118 次/min;ST 段上有逆行 P^- 波跟随,其 $R'-P^-$ 间期 0.15s,P^--R 间期 0.36s,呈现起搏器介导性心动过速。【心电图诊断】①双腔起搏器,呈心室起搏心律(VAT 方式);②起搏器介导性心动过速(118 次/min);③建议程控延长心室后心房不应期。

第二十八章

心房扑动、颤动合并宽
QRS波群及其心动过速

心房扑动、颤动合并宽QRS波群及其心动过速，多见于合并束支阻滞、心室内差异性传导及其蝉联现象、室性早搏及室性心动过速或心室预激等。对其正确诊断极其重要，因它们治疗和预后均迥然不同。

一、危急值指标

(1)各种类型室上性心动过速(包括心房颤动、心房扑动)的心室率≥200次/min。

(2)心房颤动伴心室预激最短R-R间期≤250ms。

二、合并束支阻滞

心房扑动、颤动合并束支阻滞时，可表现为持续性、间歇性及频率依赖性3种情况。

1.合并持续性束支阻滞

(1)心房扑动合并持续性束支阻滞：①窦性P波消失，代之以F波，R-R间期规则或不规则，视房室传导比例是否恒定；若房室呈恒定的2∶1传导，则极易误诊为室上性心动过速(图27-4、图28-1)。②QRS波群始终呈右束支或左束支阻滞图形。

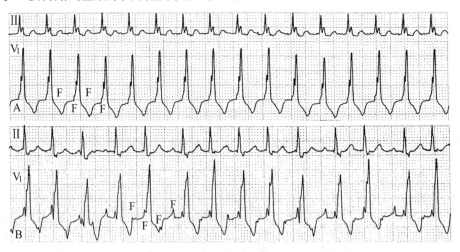

图28-1　心房扑动合并右束支阻滞

【临床资料】女性，75岁，临床诊断：冠心病、心房颤动射频消融术后。【心电图特征】Ⅱ、V₁导联(图28-1A)同步记录，显示V₁导联T波顶峰切迹，肯定有P′波或F波重叠，其QRS波群呈不完全性右束支阻滞图形(时间0.10s)，但上升支出现2次挫折，考虑起始部挫折系F波重叠所致，F-F间期0.19s，频率316次/min；R-R间期0.38s，频率158次/min；嘱其屏气、起卧活动，心室率均无明显改变。【心电图诊断】①提示心房扑动伴快速心室率(158次/min)，房室呈2∶1传导；②不完全性右束支阻滞。

【临床资料】女性，63岁，临床诊断：心房颤动射频消融术后。【心电图特征】Ⅱ、V₁导联(图28-1B)系患者屏气后同步记录，V₁导联显示F波重叠在QRS-T波群不同部位上，F-F间期0.19s，频率316次/min；QRS波群呈完全性右束支阻滞图形(时间0.13s)，房室呈2∶1～3∶1传导，平均心室率140次/min。【心电图诊断】①心房扑动伴快速心室率(140次/min)，房室呈2∶1～3∶1传导；②完全性右束支阻滞。

（2）心房颤动合并持续性束支阻滞：窦性 P 波消失，代之以 f 波，R-R 间期绝对不规则；QRS 波群始终呈右束支或左束支阻滞图形（图 28-2、图 28-3）。

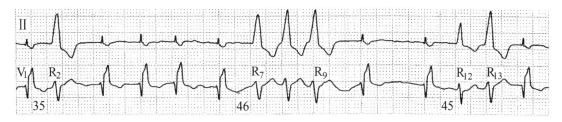

图 28-2　心房颤动合并完全性右束支阻滞、室性早搏及短阵性室性心动过速

【临床资料】男性，87 岁，临床诊断：冠心病、心房颤动。【心电图特征】Ⅱ、V_1 导联（图 28-2）同步记录，定准电压均为 5mm/mV，显示基本节律为心房颤动，平均心室率 130 次/min；基本 QRS 波形呈完全性右束支阻滞图形，时间 0.14s；R_2、$R_7 \sim R_9$、R_{12}、R_{13} 搏动提早出现呈类左束支阻滞图形，其偶联间期不等，$R'-R'$ 间期 0.35～0.38s，频率 158～171 次/min，为室性早搏、短阵性室性心动过速，其中 R_{12} 为室性融合波。【心电图诊断】①心房颤动（细颤型）伴快速心室率（平均 130 次/min）；②自律性增高型室性早搏、室性融合波及短阵性室性心动过速（158～171 次/min）；③完全性右束支阻滞。

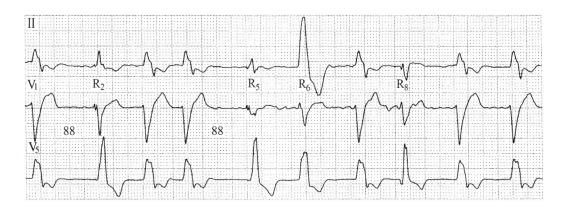

图 28-3　心房颤动、完全性左束支阻滞、双源性室性早搏、双心室起搏及室性融合波

【临床资料】男性，71 岁，临床诊断：冠心病、完全性左束支阻滞、植入三腔起搏器 1 年。设置的基本起搏周期 1000ms，频率 60～120 次/min。【心电图特征】Ⅱ、V_1、V_5 导联（图 28-3）同步记录，其中 V_1、V_5 导联定准电压 5mm/mV，显示基本节律为心房颤动，平均心室率 90 次/min；QRS 波群呈完全性左束支阻滞图形，时间 0.17s，V_5 导联呈 Rs 型（常规心电图 $r_{V_2} > r_{V_3} > r_{V_4}$）；$R_6$、$R_8$ 搏动为双源性室性早搏；R_2 搏动前有相距 0.03s 两根 V 脉冲，为双心室起搏，其起搏逸搏周期 0.88s，频率 68 次/min；R_5 搏动前也有两根 V 脉冲，其 QRS 波形介于 R_2 搏动与 f 波下传 QRS 波形之间，为室性融合波。【心电图诊断】①心房颤动（细颤型）伴正常心室率（平均 90 次/min）；②完全性左束支阻滞；③双源性室性早搏；④前壁等位性 Q 波（r 波振幅逆递增、出现 s 波）；⑤三腔起搏器，呈双心室起搏搏动及室性融合波（VVI 模式，68 次/min），其功能未见异常；⑥提示起搏器开启模式转换功能（由 DDD 模式转换为 VVI 或 DDI 模式）。

2.合并间歇性束支阻滞

（1）窦性 P 波消失，代之以 F 或 f 波，R-R 间期不规则。

（2）QRS 波群呈右束支或左束支阻滞图形的出现与 R-R 间期的长短无关，其后多无类代偿间歇。

（3）可呈单个、成对及短阵性出现，其偶联间期、R-R 间期均不等，QRS 波形多一致（图 28-4）。

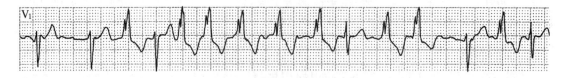

图 28-4　心房颤动合并间歇性完全性右束支阻滞

【临床资料】男性，62岁，临床诊断：冠心病、心房颤动。【心电图特征】V_1导联(图 28-4)显示 P 波消失，代之 f 波，R-R 间期绝对不规则，平均心室率 120 次/min；QRS 波群呈正常和完全性右束支阻滞两种形态，后者与 R-R 间期的长短无关。【心电图诊断】①心房颤动(细颤型)伴快速心室率(平均 120 次/min)；②间歇性完全性右束支阻滞。

3.合并频率依赖性束支阻滞

(1)快频率依赖性束支阻滞：较多见，是指心室率增快时出现右束支或左束支阻滞图形，而心室率减慢时 QRS 波形恢复正常(图 28-5、图 28-6、图 28-7)，又称为 3 相阻滞。与束支的不应期病理性延长或过早激动落在束支的生理性不应期中有关。

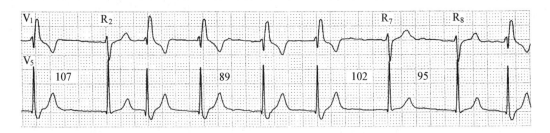

图 28-5　心房颤动伴快频率依赖性完全性右束支阻滞

【临床资料】男性，77岁，临床诊断：冠心病、心房颤动。【心电图特征】V_1、V_5导联(图 28-5)同步记录，显示基本节律为心房颤动(细颤型)，R-R 间期绝对不规则，平均心室率 75 次/min；当 R-R 间期≤0.89s 时出现完全性右束支阻滞图形(时间 0.15s)，而 R-R 间期≥0.95s 时 QRS 波形正常，如 R_2、R_7、R_8搏动。【心电图诊断】①心房颤动(细颤型)伴正常心室率(平均 75 次/min)；②快频率依赖性完全性右束支阻滞。

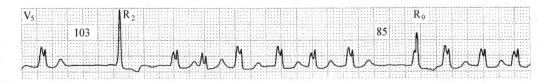

图 28-6　心房颤动伴快频率依赖性左束支阻滞

【临床资料】女性，82岁，临床诊断：冠心病、高血压病、心房颤动。【心电图特征】V_5导联(图 28-6)显示基本节律为心房颤动(细颤型)，R-R 间期绝对不规则，平均心室率 110 次/min；QRS 波群有 3 种形态：①当 R-R 间期 0.85s 时，出现不完全性左束支阻滞图形(时间 0.11s)，如 R_9搏动；②当 R-R 间期<0.85s 时出现完全性左束支阻滞图形(时间 0.12s)；③当 R-R 间期≥1.03s 时，QRS 波形正常，如 R_2搏动，其 ST 段呈水平型压低 0.1mV，T 波负正双相。【心电图诊断】①心房颤动(细颤型)伴快速心室率(平均 110 次/min)；②快频率依赖性完全性、不完全性左束支阻滞；③ST-T 改变。

(2)慢频率依赖性束支阻滞：又称为 4 相阻滞，较少见，是指心室率减慢时出现右束支或左束支阻滞图形，而心室率增快时 QRS 波形恢复正常。与束支组织舒张期自动除极速度过快、膜电位降低及膜反应性降低有关。

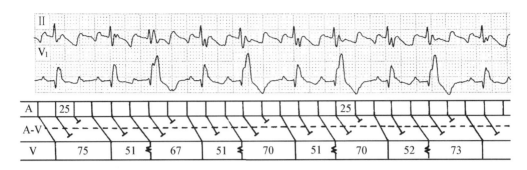

图 28-7 心房扑动或房性心动过速伴房室交接区 B 型交替性文氏周期及快频率依赖性完全性右束支阻滞

【临床资料】男性,71 岁,临床诊断:冠心病、心房颤动射频消融术后。【心电图特征】Ⅱ、V_1 导联(图 28-7)同步记录,显示基本节律为心房扑动或房性心动过速,F-F($P'-P'$)间期 0.25s,频率 240 次/min,房室呈 2∶1～3∶1 传导,平均心室率 100 次/min;房室在 2∶1 阻滞基础上,F(P')-R 间期由 0.20～0.22s→0.24s→连续出现 2 个 F(P')波下传受阻,符合房室交接区 B 型交替性文氏周期,其中房室交接区上层呈 3∶2～5∶4 文氏现象,下层呈 2∶1 阻滞;当 R-R 间期≥0.67s 时,QRS 波群呈不完全性右束支阻滞图形(时间 0.11s),而 R-R 间期≤0.52s 时,QRS 波群便呈完全性右束支阻滞图形(时间 0.17s)。【心电图诊断】①心房扑动或房性心动过速伴正常心室率(平均 100 次/min);②房室交接区 B 型交替性文氏周期(上层呈 3∶2～5∶4 文氏现象,下层呈 2∶1 阻滞);③不完全性右束支阻滞;④快频率依赖性完全性右束支阻滞。

【温故知新】①房室交接区交替性文氏周期可分为 A 型和 B 型。②A 型是指房室交接区上层呈 2∶1 阻滞,下层呈文氏现象,连续出现 3 个激动(P' 或 F 波)下传受阻。③B 型是指房室交接区上层呈文氏现象,下层呈 2∶1 阻滞,连续出现 1～2 个激动下传受阻;若上层文氏周期的心动次数(即心房搏动数)为奇数时(如 5∶4),则连续出现 2 个激动受阻;若心房搏动数为偶数时(如 4∶3),则上层终止一个文氏周期时未下传的 1 个激动,正好也是下层 2∶1 阻滞未下传者,故仅有 1 个激动受阻。

三、合并心室内差异性传导及束支内蝉联现象

1. 合并心室内差异性传导

(1)概述:心房扑动、颤动合并心室内差异性传导与激动过早出现有关,长短周期后更易出现,属 3 相束支阻滞;其下传 QRS 波群多呈右束支阻滞图形(约占 85%),但时间<0.14s,且波形易变性较大。

(2)鉴别诊断:需与室性早搏相鉴别,但两者有时又较难鉴别,甚至同时出现(图 28-8)。对两者的鉴别诊断非常重要。除表 28-1 有助于两者鉴别外,第二十六章诊断宽 QRS 心动过速简易新方法相关内容对两者鉴别也有极大的帮助,需灵活应用所学的知识。

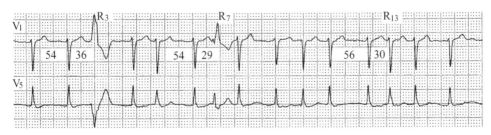

图 28-8 心房颤动合并心室内差异性传导及室性早搏

【临床资料】男性,59 岁,临床诊断:冠心病。【心电图特征】V_1、V_5 导联(图 28-8)同步记录,显示基本节律为心房颤动,平均心室率 140 次/min;R_3 搏动提早出现呈"左突耳症"QRS-T 波群,其后有类代偿间歇,为室性早搏;R_7 搏动发生在长短周期后呈右束支阻滞图形,其后无类代偿间歇,为心室内差异性传导,V_5 导联 T 波低平。【心电图诊断】①心房颤动(细颤型)伴快速心室率(平均 140 次/min)及心室内差异性传导;②室性早搏;③轻度 T 波改变。

表 28-1　心房颤动伴心室内差异性传导与心房颤动伴室性早搏的鉴别

鉴别要点	心房颤动伴心室内差异性传导	心房颤动伴室性早搏
①平均心室率	心室率较快时易发生	心室率大多较慢
②周期顺序	多发生在长短周期后	短长周期后出现异形 QRS 波群者为室性早搏
③偶联间期	短而不固定	较短而固定(但多源性、并行心律型、自律性增高型者不固定)
④联律情况	多不呈联律出现	常呈二、三联律出现
⑤V_1 导联 QRS 波形	多呈三相波 rsR' 型,时间≤0.12s	多呈单相(R 型、QS 型)、双相波(qR、QR、Rs、RS 型),时间≥0.12s
⑥QRS 波群起始向量及易变性	起始向量多一致,QRS 波形易变	起始向量不一致,QRS 波形多固定(融合波、多形性、多源性除外)
⑦V_5、V_6 导联 QRS 波形	呈 Rs、qRs 型	多呈 R、RS、QR、QS、rS 型
⑧类代偿间期	无	多有
⑨无人区电轴 ($-90°\sim\pm180°$)	不会出现	仅见于室性早搏
⑩长短周期比较法	若经过上述 9 点比较,尚不能明确诊断,还可通过同一份心电图长短周期比较法加以鉴别,即偶联前的长 R-R 期间相等或基本相等时,偶联间期短的 QRS 波群理应出现宽大畸形却反而正常(如图 28-8 中 R_{13} 搏动),而偶联间期略长的 QRS 波群理应出现正常形态却反而呈宽大畸形,则该宽大畸形 QRS 波群考虑为室性早搏(如图 28-8 中 R_3 搏动)	

2. 合并连续的心室内差异性传导(束支内蝉联现象)

(1)基本概念:合并连续的心室内差异性传导又称为束支内蝉联现象,是由于快速的室上性激动沿着一侧束支下传心室时,又通过室间隔隐匿性地逆传至对侧束支使其处于持续的功能性阻滞状态。

(2)发生机制:双束支不应期不一致性及隐匿性传导是产生束支内蝉联现象的电生理基础。但也有学者认为心房颤动时出现连续的心室内差异性传导是由于 f 波在束支内发生前向性隐匿性传导所致,特别是不符合长短周期规律的心室内差异性传导。

(3)心电图特征:①窦性 P 波消失,代之以 f 波,平均心室率较快,多>100 次/min;②长短周期后连续出现 3 次或 3 次以上呈右束支或左束支阻滞图形,其后多无类代偿间歇(图 28-9);③若多次出现,其偶联间期、R-R 间期多不等,QRS 波形可以多变。

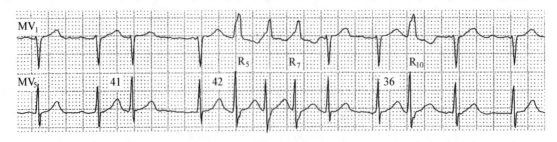

图 28-9　心房颤动合并连续的心室内差异性传导(右束支内蝉联现象)

【临床资料】男性,78 岁,临床诊断:冠心病。【心电图特征】MV_1、MV_5 导联(图 28-9)同步记录,显示基本节律为心房颤动,平均心室率 120 次/min;$R_5\sim R_7$、R_{10} 搏动呈右束支阻滞图形(时间 0.13s),发生在长短周期之后,偶联间期不等,QRS 波形多变,其后无类代偿间歇。【心电图诊断】心房颤动(细颤型)伴快速心室率(平均 120 次/min)及心室内差异性传导。

四、合并室性早搏及短阵性室性心动过速

(1)窦性 P 波消失,代之以 F 或 f 波,平均心室率大多偏慢。

(2)提早出现宽大畸形 QRS-T 波群符合室性异位搏动的特征(图 28-10),若连续出现 3 次或 3 次以上且频率>100 次/min 者,则为室性心动过速(图 28-11)。

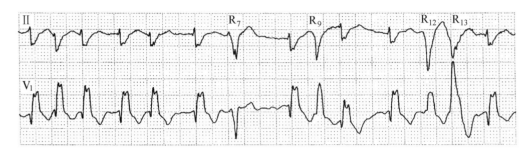

图 28-10　心房颤动伴快速心室率、多源性室性早搏及完全性右束支阻滞

【临床资料】男性,70 岁,临床诊断:冠心病、心房颤动。【心电图特征】Ⅱ、V_1 导联(图 28-10)同步记录,显示基本节律为心房颤动,基本 QRS 波群呈完全性右束支阻滞(时间 0.14s)伴电轴左偏图形(−38°),平均心室率 140 次/min;R_7、R_9、R_{12}、R_{13} 搏动为提早出现宽大畸形 QRS-T 波群,其形态多变、偶联间期不等,为多源性室性早搏。【心电图诊断】①心房颤动(细颤型)伴快速心室率(平均 140 次/min);②频发多源性室性早搏,时呈成对出现;③完全性右束支阻滞伴电轴左偏−38°。

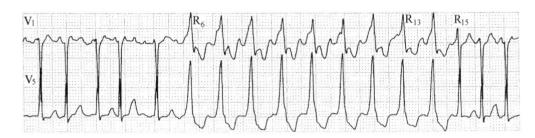

图 28-11　心房扑动伴快速心室率、短阵性室性心动过速伴室性融合波

【临床资料】女性,76 岁,临床诊断:冠心病、心力衰竭。【心电图特征】V_1、V_5 导联(图 28-11)同步记录,显示基本节律为心房扑动,其 F-F 间期 0.14～0.17s,频率 353～429 次/min,房室呈 2∶1～3∶1 传导,平均心室率 150 次/min;R_6～R_{15} 搏动为宽大畸形 QRS-T 波群,R'-R' 间期 0.41s,频率 146 次/min,其中 R_{13}、R_{15} 为室性融合波。【心电图诊断】①自律性增高型心房扑动伴快速心室率(150 次/min);②短阵性室性心动过速伴室性融合波。

五、合并间歇性心室预激

心房颤动合并间歇性心室预激除具有心房颤动的基本特征外,QRS 波形多样化(正常形态、部分性预激及完全性预激波形)是其特征性改变。

1.心电图特征

(1)窦性 P 波消失,f 波有时不明显,但 R-R 间期绝对不规则,最长 R-R 间期常超过最短 R-R 间期的 2 倍。

(2)心室率很快:多大于 150 次/min,最高可达 300 次/min。

(3)QRS 波形多样化:有完全性预激、部分性预激及正常形态的图形,为心房颤动合并预激的特征性改变(图 28-12、图 28-13)。

(4)当最短两个相邻的具有 δ 波 R-R 间期≤0.25s 时,就有发展为心室颤动的危险,需启动危急值上报程序。

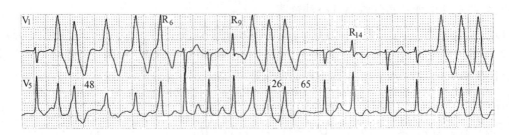

图 28-12   心房颤动合并间歇性 A 型心室预激

【临床资料】女性,55 岁,反复发作心动过速 1 年,突发心悸 1h。【心电图特征】V₁、V₅ 导联(图 28-12)同步记录,定准电压 5mm/mV,显示 P 波消失,代之 f 波,R-R 间期绝对不规则,平均心室率 150 次/min;QRS 波群呈正常、部分性预激(R₆、R₉、R₁₄)及完全性预激 3 种形态,呈预激波形时,V₁、V₅ 导联 QRS 主波均向上;V₅ 导联 ST 段呈下斜型压低 0.1mV。【心电图诊断】①心房颤动(细颤型)伴快速心室率(平均 150 次/min);②间歇性 A 型心室预激,符合预激综合征;③轻度 ST 段改变。

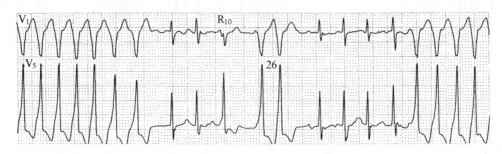

图 28-13   心房颤动合并间歇性 B 型心室预激

【临床资料】男性,48 岁,临床诊断:甲状腺功能亢进、阵发性心房颤动。【心电图特征】V₁、V₅ 导联(图 28-13)同步记录,V₁ 导联定准电压 5mm/mV。显示 P 波消失,代之 f 波,R-R 间期绝对不规则,平均心室率 170 次/min;QRS 波群呈正常、部分性预激(R₁₀)及完全性预激 3 种形态,呈预激波形时,V₁ 导联 QRS 主波向下,V₅ 导联 QRS 主波向上。【心电图诊断】①心房颤动(细颤型)伴快速心室率(平均 170 次/min);②间歇性 B 型心室预激,符合预激综合征。

2. 心电图分型

根据房室旁道和正道顺传功能的强弱,心电图改变有房室旁道顺传优势型、房室正道顺传优势及中间型 3 种类型。

(1)房室旁道顺传优势型:常见于显性预激者。f 波主要经房室旁道下传心室,心室率>180 次/min,最高可达 300 次/min,QRS 波群宽大畸形,多呈完全性预激图形(图 28-14)。最短 R-R 间期是预测高危患者的重要指标,当具有 δ 波 R-R 间期≤0.25s,易恶化为心室颤动而猝死。

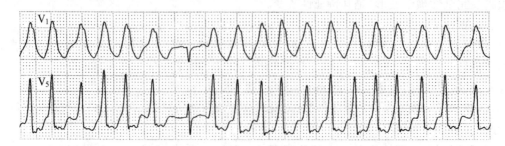

图 28-14   心房颤动伴快速心室率(平均 190 次/min)、间歇性 A 型心室预激,符合预激综合征
(房室旁道前传优势型,定准电压 5mm/mV)

（2）房室正道顺传优势型：常见于隐性预激或间歇性预激者。f 波主要由房室正道顺传，少数由旁道下传，心室率＜150 次/min，QRS 波群多以正常形态为主，少数为部分性或完全性预激图形。

（3）中间型：介于上述两型之间，f 波经房室旁道、正道顺传，心室率快而不规则，在 150～180 次/min，可见完全性预激、部分性预激和正常形态 3 种 QRS 波群（图 28-15），该型心房颤动在患者交感神经紧张性增高时，如激动、惊恐等或不适当使用洋地黄等药物，可恶化为房室旁道顺传优势型，甚至蜕变为心室颤动。

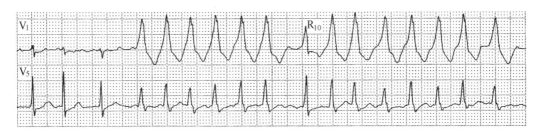

图 28-15　心房颤动伴快速心室率（平均 160 次/min）、
间歇性 A 型心室预激，符合预激综合征

六、合并起搏源性宽 QRS 波群

起搏源性宽 QRS 波群多见于慢性心房颤动伴长 R-R 间期植入心室单腔起搏器、植入双腔起搏器后出现阵发性或持续性心房颤动或扑动者。若心室电极程控为双极起搏，有时 V 脉冲低小不易辨认，极易误诊为室性异位搏动或心律，需特别注意。建议记录或（和）分析时应关闭高频滤波。随着希氏束、左束支近端及其区域起搏的兴起和普及（图 28-16），单纯的右室心尖部起搏将会减少或淘汰。我院心内科对慢性心房颤动患者除进行射频消融外，尚采取先行房室结消融阻止 f 波下传，后行左束支近端及其区域起搏（因希氏束起搏植入难度较大且远期起搏阈值较高，现被左束支近端及其区域起搏所替代），尽量避免右室心尖部起搏。

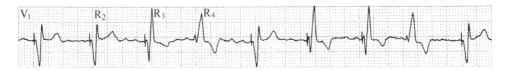

图 28-16　心房颤动、完全性右束支阻滞、左束支起搏心律伴室性融合波

【临床资料】男性，71 岁，临床诊断：冠心病、心房颤动、植入双腔起搏器 1 年。心房电极植入在左束支近端，心室电极植入在右室低位室间隔以备用，设置的基本周期 1000ms，频率 60～120 次/min。【心电图特征】V_1 导联（图 28-16）显示基本节律为心房颤动，平均心室率 85 次/min；QRS 波群有 3 种形态：①呈 QR 型，时间 0.12s，其前有起搏脉冲，为左束支起搏，如 R_2 搏动，起搏周期 0.75s，频率 80 次/min；②呈 rsR′型，时间 0.15s，为 f 波下传心室，呈完全性右束支阻滞，如 R_1 搏动；③呈 QR 型，时间 0.13s，介于 R_2 与 R_4 搏动之间，其前有起搏脉冲，为左束支起搏与 f 波下传形成的室性融合波，如 R_3 搏动。【心电图诊断】①心房颤动伴正常心室率（平均 85 次/min）；②完全性右束支阻滞；③双腔起搏器，呈左束支起搏心律伴室性融合波（80 次/min），其功能未见异常。

【温故知新】①左束支近端及其区域起搏是近年来备受推崇和青睐的生理性起搏。窦性心律时，将心房电极植入右心耳，心室电极植入左束支近端；而心房颤动时，则将心房电极植入左束支近端，心室电极植入右室低位室间隔以备用。②其心电图特征为起搏 QRS′波群较窄（≤0.14s），在 V_1 导联呈不同程度的不完全性右束支阻滞图形，多呈 Qr(R) 或 QRS 型，呈现左"耳"丢失现象。③选择性左束支起搏时，部分导联起搏脉冲与其后 QRS′波群之间可有较短的等电位线，QRS′波形较窄；非选择性左束支起搏（左束支区域）时，起搏脉冲与其后 QRS′波群之间无等电位线或很短，部分导联可有大小不等的 δ 波，QRS′波形略宽。

1. 心房扑动合并起搏源性宽 QRS 波群

(1)植入心室单腔起搏器：心电图表现为心室起搏 QRS'波群与 F 波下传 QRS 波群并存，可见室性融合波(图 28-17)。

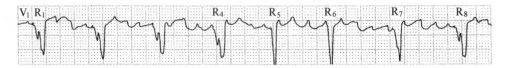

图 28-17　心房扑动伴正常心室率(平均 70 次/min)、
心室起搏(R$_8$)及其心律(R$_1$～R$_4$)、室性融合波(R$_7$)

(2)植入传统的双腔起搏器：心房电极植入右心耳，心室电极植入右室心尖部或中低位室间隔，起搏器将开启频率回退或模式转换功能(由 DDD 模式转换为 DDI 或 VVI 模式)(图 28-18)。

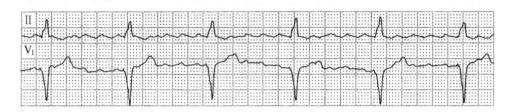

图 28-18　心房扑动、三度房室阻滞、心室起搏心律

【临床资料】男性，70 岁，临床诊断：病窦综合征、植入双腔起搏器 1 年。【心电图特征】II、V$_1$ 导联(图 28-18)显示基本节律为心房扑动，QRS 波群宽大畸形呈类左束支阻滞图形，其前有细小 V 脉冲，起搏周期 1.10s，频率 55 次/min；F-V 间期长短不一。【心电图诊断】①心房扑动伴缓慢心室率(55 次/min)；②完全性房室分离，提示三度房室阻滞；③双腔起搏器，呈心室起搏心律(DDI 或 VVI 模式，55 次/min)；④提示起搏器开启模式转换功能(由 DDD 模式转换为 DDI 或 VVI 模式)，起搏器功能未见异常。

(3)植入改良的双腔起搏器：先行房室结消融术阻止 F 波或 f 波下传；心房电极植入左束支近端，心室电极植入右室心尖部或中低位室间隔以备用(图 28-19)。

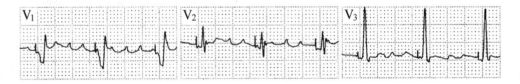

图 28-19　心房扑动、三度房室阻滞、左束支起搏心律

【临床资料】男性，75 岁，临床诊断：冠心病、心房颤动、完全性左束支阻滞。房室结消融术及植入双腔起搏器半年，设置的基本起搏周期 1000ms，频率 60～120 次/min。【心电图特征】V$_1$～V$_3$ 导联(图 28-19)显示基本节律为心房扑动，起搏 QRS 波群在 V$_1$ 导联呈 Qr(R)型，时间 0.14s，起搏脉冲与其后 QRS'波群之间似有约 60ms 等电位线，起搏周期 0.68s，频率 88 次/min；F-V 间期长短不一。【心电图诊断】①心房扑动；②三度房室阻滞；③双腔起搏器，呈左束支起搏心律(88 次/min)，其功能未见异常。

2. 心房颤动合并起搏源性宽 QRS 波群

(1)植入心室单腔起搏器：心电图表现为心室起搏 QRS'波群与 f 波下传 QRS 波群并存，可有室性融合波出现。

(2)植入传统的双腔起搏器：起搏器将开启模式转换功能(由 DDD 模式转换为 DDI 或 VVI 模式)(图 28-20、图 28-21)或多种起搏方式并存(图 28-22)。

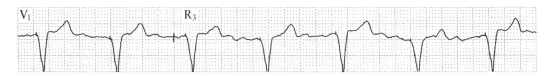

图 28-20　心房颤动、三度房室阻滞、房室顺序起搏及心室起搏心律（DDI 模式）

【临床资料】女性，82 岁，临床诊断：病窦综合征、植入双腔起搏器 4 年。设置的基本周期 1000ms，频率 60～120 次/min，A-V 间期 150ms。【心电图特征】V₁ 导联（图 28-20）定准电压 5mm/mV，显示基本节律为心房颤动，QRS 波群宽大畸形呈类左束支阻滞图形，R₃ 为房室顺序起搏，其他搏动均为心室起搏（其前有细小 V 脉冲），起搏周期 0.96s，频率 63 次/min。【心电图诊断】①心房颤动（细颤型）；②完全性房室分离，提示三度房室阻滞；③双腔起搏器，多呈心室起搏心律、偶呈房室顺序起搏（DDI 模式，55 次/min）；④提示起搏器开启模式转换功能（由 DDD 模式转换为 DDI 模式），起搏器功能未见异常。

【温故知新】①起搏器模式自动转换：是指双腔起搏器遇快速性房性心律失常（房性心动过速、心房扑动及颤动）时，起搏器关闭心房感知器，不再跟踪心房频率进行起搏，自动转换为 DDI 或 VVI（VVIR）模式起搏。此时，起搏器将以略高于低限频率进行起搏，以减少患者的不适感。②DDI 模式与 VVI 模式简易判别：同一份心电图中既有房室顺序起搏，又有心室起搏，就可判定为 DDI 模式；若仅显示心室起搏心律，则可考虑为 VVI 模式。

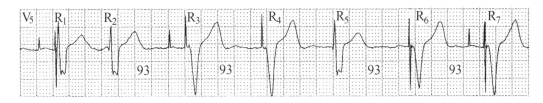

图 28-21　心房颤动、完全性右束支阻滞、房室顺序起搏和心室起搏（DDI 模式）

【临床资料】男性，73 岁，临床诊断：心房颤动、植入双腔起搏器 5 年余。设置的基本起搏周期 930ms，频率 65～110 次/min，A-V 间期 200ms。【心电图特征】V₅ 导联（图 28-21），显示基本节律为心房颤动，平均心室率 70 次/min，R₁、R₂、R₅ 呈完全性右束支阻滞图形，由 f 波下传；R₁、R₃、R₇ 为房室顺序起搏（其中 R₁ 系伪室性融合波），R₄、R₆ 为心室起搏，其起搏频率 65 次/min。【心电图诊断】心房颤动（细颤型）伴正常心室率（平均 70 次/min）；②完全性右束支阻滞；③双腔起搏器，呈房室顺序起搏和心室起搏搏动（DDI 模式，65 次/min），其功能未见异常。

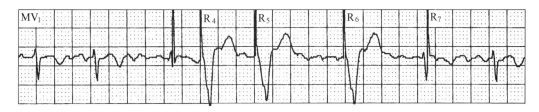

图 28-22　心房颤动、双腔起搏器以 DDD、VAT、VVI 多种方式起搏

【临床资料】女性，70 岁，临床诊断：病窦综合征、植入双腔起搏器 5 年。设置的基本起搏周期 1000ms，频率 60～115 次/min，A-V 间期 320ms，心室后心房不应期 450ms，心室不应期 350ms。【心电图特征】MV₁ 导联（图 28-22）显示基本节律为心房颤动，平均心室率 80 次/min；R₄ 为 DDD 起搏，其 A-V 间期 0.32s；R₅ 为 VAT 起搏，其起搏周期 0.60s，频率 100 次/min；R₆ 为 VAT 或 VVI 起搏，起搏周期 0.98s，频率 61 次/min，R₇ 的 QRS 波群中有心室起搏脉冲重叠，系伪室性融合波。【心电图诊断】①心房颤动（细颤型）伴正常心室率（平均 80 次/min）；②双腔起搏器，呈房室顺序起搏、心室起搏搏动（DDD、VAT 和 VVI 方式，61～100 次/min），可见伪室性融合波，起搏器功能未见异常。

(3)植入三腔起搏器或双心室起搏器：传统的三腔起搏器是指右心房＋右心室＋左心室（侧静脉）起搏。随着左束支及其区域起搏的兴起，三腔起搏器植入方式改良为右心房＋左束支及其区域＋右室中低位室间隔起搏或左心室侧静脉起搏，因左束支及其区域起搏阈值低且稳定，越来越受到临床医生的青睐。对于持续性心房颤动患者，可将心电电极植入左束支及其区域、心室电极植入侧静脉进行双心室起搏（图 28-23）。

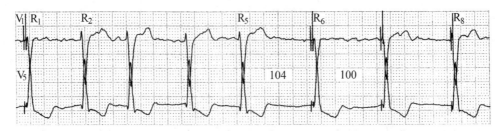

图 28-23　心房颤动、非特异性心室内阻滞、双心室起搏心律

【临床资料】男性,77 岁,临床诊断:扩张型心肌病、心房颤动、心力衰竭、植入三腔起搏器(CRT-D)1 年。设置的基本起搏周期 1000ms,频率 60～120 次/min,V-V 间期 30ms;心房电极植入左束支区域、心室电极植入后侧静脉、除颤电极植入右室低位室间隔。【心电图特征】V₁、V₅ 导联(图 28-23)同步记录,显示基本节律为心房颤动,平均心室率 70 次/min;R₂～R₅ 搏动为 f 波下传心室,时间 0.15s,为非特异性心室内阻滞,V₅ 导联 ST 段呈下斜型压低 0.15mV,T 波负正双相;R₁、R₆～R₈ 搏动为双心室起搏伴不同程度室性融合波,起搏周期 1.0s,起搏逸搏周期 1.04s,A(V)-V 间期 0.03s,QRS′时间 0.12s。【心电图诊断】①心房颤动(细颤型)伴正常心室率(平均 70 次/min);②非特异性心室内阻滞(QRS 时间 0.15s);③三腔起搏器,呈双心室起搏及其心律(VVI 模式,60 次/min)、室性融合波,起搏器功能未见异常;④不完全性干扰性房室分离;⑤ST-T 改变。

七、鉴别诊断

心房颤动合并宽 QRS 心动过速的鉴别诊断请见表 28-2。

表 28-2　心房颤动合并宽 QRS 心动过速的鉴别诊断

鉴别要点	心房颤动伴束支阻滞	心房颤动伴束支蝉联现象	心房颤动伴心室预激	心房颤动伴室性心动过速
①R-R 间期	绝对不规则,极速时可基本规则	同左	同左	基本规则或绝对规则
②QRS 波群畸形程度与心室率快慢的关系	心室率可快可慢,QRS 波群畸形程度与心室率快慢无关	心室率增快时易出现畸形程度不一致的 QRS 波群	心室率极快,常>180 次/min,心室率愈快,QRS 波群愈畸形宽大	多数心室率较快,QRS 波群畸形程度一致,与心室率快慢无关
③ V₁、V₅ 导联 QRS 波形特征	多呈完全性右束支或左束支阻滞图形	V₁ 导联多呈 rsR′型,少数可呈左束支阻滞型,V₅ 导联多呈 qRs、Rs 型	常有 δ 波,符合 A 型、B 型心室预激波形特征	V₁ 导联多呈单相、双相波形,如呈 R、QS、qR、QR、Rs、RS 型;V₅ 导联呈 R、RS、rS、QS 型
④QRS 波群时间	一般≥0.12s,但<0.16s	≤0.12s	多≥0.16s	多≥0.12s
⑤QRS 波形易变性及其与时相的关系	易变性小,与时相无关	易变性较大,可呈不同程度束支阻滞图形,与时相关系密切	易变性最大,有完全性预激、部分性预激、正常 QRS 波群 3 种形态,与时相无关	易变性最小,与时相无关
⑥偶联间期	长短不一	长短不一,但宽大畸形 QRS 波群者多短且不固定	长短不一	多固定,与室性早搏的偶联间期一致
⑦类代偿间期	无	无	无	有
⑧室性融合波	无	无	为同源性融合波	有异源性融合波
⑨心室率减慢后 QRS 波形	不变	正常	正常和(或)预激波形	可有同形态的室性早搏出现
⑩无人区电轴(-90°～±180°)	不会出现,但合并右室肥大时除外	不会出现	不会出现	若出现,则可确诊为室性心动过速

第二十九章

窄、宽 QRS 心动过速并存时的诊断技巧

一、窄、宽 R-R 间期绝对不规则

窄、宽 QRS 心动过速并存时,两者各自的 R-R 间期均绝对不规则,可见于心房颤动合并心室预激(图 29-1、图 29-2)、连续的心室内差异性传导(图 28-9)、间歇性束支阻滞(图 28-4)及自律性增高型室性心动过速等,以心房颤动合并心室预激多见(临床上多由心室预激引发快速型心房颤动)。

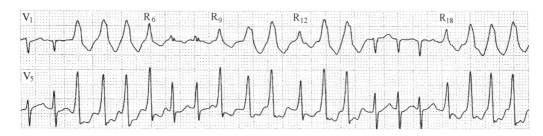

图 29-1　心房颤动合并间歇性 A 型心室预激

【临床资料】男性,63 岁,突发心动过速 1h。【心电图特征】V_1、V_5 导联(图 29-1)同步记录,定准电压 5mm/mV,未见明显的各种心房波(P、P'、P^-、F、f 波),但 R-R 间期绝对不规则,平均心室率 190 次/min;QRS 波形多变,呈正常、部分性预激($R_6 \sim R_9$、R_{12}、R_{18})及完全性预激 3 种形态,呈预激波形时,V_1、V_5 导联 QRS 主波均向上。【心电图诊断】①心房颤动(细颤型)伴快速心室率(平均 190 次/min),房室旁道顺传优势型;②间歇性 A 型心室预激,符合预激综合征。

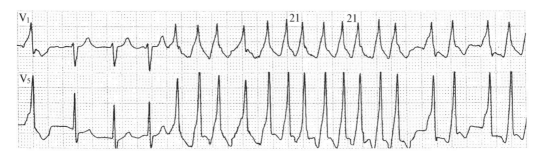

图 29-2　心房颤动伴快速心室率(平均 180 次/min)、间歇性 A 型心室预激

【临床资料】男性,48 岁,突发心悸、气急 1h。【心电图特征】V_1、V_5 导联(图 29-2)同步记录,其中 V_1 导联定准电压 5mm/mV,未见明显的各种心房波,但 R-R 间期绝对不规则,平均心室率 180 次/min,仍可诊断为心房颤动;绝大多数 QRS 波群宽大畸形,起始部有 δ 波,其主波均向上,为 A 型心室预激,最短 R-R 间期 0.21s。【心电图诊断】①心房颤动(细颤型)伴快速心室率(平均心室率 180 次/min);②间歇性 A 型心室预激,符合预激综合征;③房室旁道顺传优势型,需启动危急值上报程序。

　　【温故知新】①预激综合征是临床医生诊断用词,除了心电图符合心室预激"三联症"外(P-R 间期缩短、有 δ 波、QRS 波群宽大畸形),临床上必须有反复发作由旁道参与的阵发性快速性心律失常(房室折返性心动过速、心房扑动或颤动)的出现方能诊断;若患者无阵发性心动过速史,只能诊断为心室预激,而不能诊断为预激综合征。②心房颤动合并预激时,可根据房室旁道和正道顺传功能的强弱,分为房室旁道顺传优势型、房室正道顺传优势型及中间型 3 种类型。③心房颤动的平均心室率≥200 次/min 或最短两个相邻的有 δ 波 R-R 间期≤0.25s,应启动危急值上报程序。

二、窄 R-R 间期绝对不规则而宽 R-R 间期规则

窄 R-R 间期绝对不规则而宽 R-R 间期规则，见于心房颤动合并室性心动过速（图 29-3、图 29-4）。

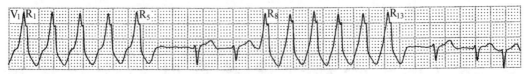

图 29-3　心房颤动合并短阵性室性心动过速

【临床资料】男性，74 岁，临床诊断：冠心病、心房颤动。【心电图特征】V₁ 导联（图 29-3）定准电压 5mm/mV，显示基本节律为心房颤动，平均心室率 140 次/min；R₁～R₅、R₈～R₁₃ 搏动宽大畸形呈兔耳征（左突耳症），时间 0.16s，R'-R' 间期 0.32s，频率 188 次/min。【心电图诊断】①心房颤动（细颤型）伴快速心室率（平均 140 次/min）；②频发短阵性室性心动过速（188 次/min）；③不完全性干扰性房室分离。

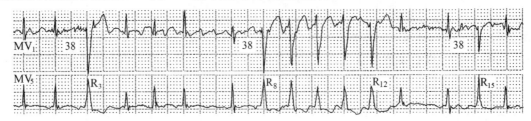

图 29-4　心房颤动合并室性早搏、短阵性室性心动过速

【临床资料】女性，59 岁，临床诊断：冠心病。【心电图特征】MV₁、MV₅ 导联（图 29-4）同步记录，显示基本节律为心房颤动，平均心室率 170 次/min；可见提前出现 1、5 个类左束支阻滞型 QRS-T 波群（R₃、R₈～R₁₂、R₁₅），R'-R' 间期 0.34s，频率 176 次/min，但 MV₅ 导联 R 波顶峰尖锐，而非宽钝切迹，R₁₅ 形态介于 R₃ 搏动与 f 波下传 QRS 波群之间，偶联间期相等，为室性融合波；MV₅ 导联 T 波低平。【心电图诊断】①心房颤动（细颤型）伴快速心室率（平均 170 次/min）；②室性早搏、室性融合波及短阵性室性心动过速（176 次/min）；③轻度 T 波改变。

三、窄、宽 R-R 间期规则或基本规则

窄、宽 QRS 心动过速并存时，两者的 R-R 间期均规则或基本规则，可见于下列情况：

（1）房性心动过速伴间歇性心室内差异性传导（图 29-5）。

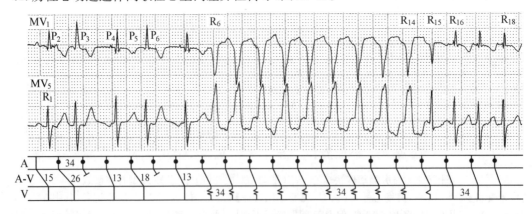

图 29-5　阵发性房性心动过速伴间歇性心室内差异性传导

【临床资料】男性，21 岁，突发心动过速 2h，临床诊断：先心病、房间隔缺损。【心电图特征】MV₁、MV₅ 导联（图 29-5）同步记录，显示 R₁ 为窦性搏动，其 P-R 间期 0.15s，QRS 波群分别呈 qRs、RS 型，时间 0.09s；可见连续提早出现逆行 P⁻ 波，其 P⁻-P⁻ 间期 0.34s，频率 176 次/min，提示该心动过速由折返机制所致；P₃ 波落在 ST 段上而未能下传心室，P₄～P₆ 波下传的 P⁻-R 间期由 0.13s→0.18s→P⁻ 波下传受阻 QRS 波群脱漏，该心动过速未能中断，故可排除顺向型房室折返性心动过速；P₂ 波重叠在 ST 段上，R-P⁻ 间期 0.10s，下传的 P⁻-R 间期 0.26s，不符合快慢型或慢快型房室结折返性心动过速心电图特征，提示其折返部位为左心房下部而不是房室结。此后的 P⁻ 波均能 1∶1 下传，其下传 QRS 波形呈完全性左束支阻滞型（R₆～R₁₄）、相对正常化（R₁₅）和正常形态（R₁₆～R₁₈）3 种，两者的 R-R 间期均为 0.34s。【心电图诊断】①窦性搏动；②阵发性房性心动过速（176 次/min）伴房室干扰现象（未下传、干扰性 P⁻-R 间期延长及 3∶2 房室文氏现象、心室内差异性传导）；③左束支内蝉联现象；④提示右心室肥大。

（2）顺向型房室折返性心动过速伴间歇性心室内差异性传导：ST 段上有逆行 P⁻波跟随，R-P⁻间期＞0.09s。此时，根据 Coumel 定律，房室旁道应位于束支阻滞的对侧。即 QRS 波群呈右束支阻滞图形时，旁道位于左侧（图 29-6）；呈左束支阻滞图形时，旁道位于右侧（图 29-7）。

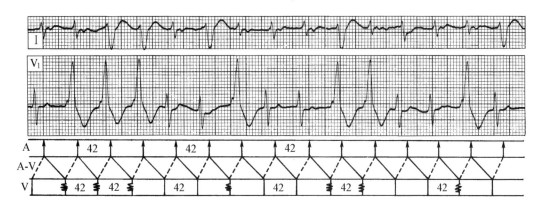

图 29-6　顺向型房室折返性心动过速伴间歇性右束支阻滞及左后分支阻滞

【临床资料】女性，79 岁，突发心动过速 0.5h，临床诊断：慢性支气管炎急性发作。【心电图特征】Ⅰ、V₁ 导联（图 29-6）显示 QRS 波群呈正常和右束支阻滞伴电轴右偏（QRS 时间 0.13s）两种形态，其 R-R 间期均为 0.42s，频率 143 次/min，其中Ⅰ导联 QRS 波形正常时其 ST 段上均有逆行 P⁻波显现，R-P⁻间期 0.11s，显示顺向型房室折返性心动过速、间歇性完全性右束支阻滞及左后分支阻滞。【心电图诊断】①顺向型房室折返性心动过速（143 次/min）伴间歇性右束支阻滞及左后分支阻滞；②提示左侧旁道参与折返。

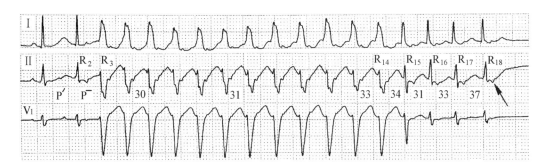

图 29-7　房性早搏诱发顺向型房室折返性心动过速伴间歇性心室内差异性传导（左束支阻滞型）

【临床资料】男性，77 岁，反复发作心动过速半年余。【心电图特征】Ⅰ、Ⅱ、V₁ 导联（图 29-7）同步记录，其中 V₁ 导联定准电压 5mm/mV；显示 R₂ 为提早出现 P'-QRS-T 波群，P'-R 间期 0.21s，其后跟随逆行 P⁻波，在Ⅰ导联直立、V₁ 导联浅倒，并诱发了心动过速，其 P'-P⁻间期 0.30s，P⁻-P⁻间期 0.30～0.35s，R-R 间期 0.30～0.37s，频率 162～200 次/min，QRS 波群呈左束支阻滞型（R₃～R₁₄）和正常形态（R₁₅～R₁₈）两种，两者波形转换时其 R-R 间期基本一致。R-P⁻间期 0.09～0.11s，自 R₁₆ 搏动开始，其 P⁻-R 间期由 0.22s→0.24s→0.28s→逐搏延长，直至逆行 P⁻波下传受阻、心动过速自行终止。【心电图诊断】①窦性搏动；②房性早搏诱发顺向型房室折返性心动过速（162～200 次/min）伴间歇性心室内差异性传导（左束支阻滞型）；③不典型房室文氏现象（生理性不应期干扰所致）并终止心动过速。

【心得体会】①根据 R-P⁻间期 0.09～0.11s，可确定该心动过速为房性早搏诱发的顺向型房室折返性心动过速。②根据逆行 P⁻波在Ⅰ导联直立、V₁ 导联浅倒，可确定是右侧旁道参与折返。③QRS 波群呈左束支阻滞型和正常形态的 R-R 间期基本相等，符合 Coumel 定律旁道位于左束支阻滞的对侧，即为右侧旁道。④房室、室房出现二度阻滞，心动过速立即终止，为房室折返性心动过速的特征性改变。

（3）房室结折返性心动过速伴间歇性心室内差异性传导：未见逆行 P⁻波（重叠在 QRS 波群中而难以分辨）或逆行 P⁻波重叠在 QRS 波群终末部形成假性的 r 波或 s 波，R-P⁻间期＜0.09s（图 29-8）。

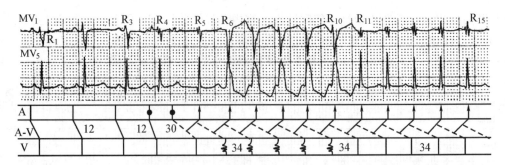

图 29-8　房性早搏诱发慢快型房室结折返性心动过速伴间歇性心室内差异性传导

【临床资料】男性,31 岁,反复发作心动过速 1 年。【心电图特征】MV_1、MV_5 导联(图 29-8)同步记录,显示 $R_1 \sim R_3$ 为窦性搏动,其 P-R 间期 0.12s,QRS 形态正常;R_4、R_5 为房性早搏,其中 R_5 搏动的 P'-R 间期 0.30s,并诱发了心动过速,其 QRS 波群呈左束支阻滞型($R_6 \sim R_{10}$)和正常形态($R_{11} \sim R_{15}$)两种,但其 R-R 间期相等,均为 0.34s,频率 176 次/min;呈正常形态 QRS-T 波群与窦性搏动略异,MV_1 导联 QRS 终末部出现假性 r' 波,MV_5 导联出现假性 s 波,系逆行 P^- 波重叠所致,其 R-P^- 间期<0.09s。【心电图诊断】①窦性心律;②成对房性早搏,并诱发慢快型房室结折返性心动过速(176 次/min)伴间歇性心室内差异性传导(左束支阻滞型);③房室结双径路传导。

四、窄、宽 R-R 间期各自规则且互差≥35ms

两者的 R-R 间期各自规则且互差≥35ms,可见于以下 5 种情况:

(1)顺向型房室折返性心动过速且旁道位于功能性束支阻滞(心室内差异性传导)的同侧(图29-9)。

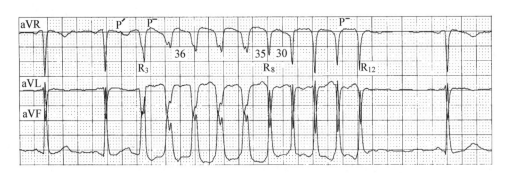

图 29-9　房性早搏诱发顺向型房室折返性心动过速伴间歇性心室内差异性传导(左束支阻滞型)

【临床资料】男性,36 岁,反复发作心动过速 1 年余,临床诊断:预激综合征。【心电图特征】加压肢体导联(图29-9)显示 R_3 为房性早搏伴干扰性 P'-R 间期延长(0.29s)及心室内差异性传导,并诱发了短阵性心动过速,其 QRS波群呈完全性左束支阻滞型、不完全性左束支阻滞型(R_8)和正常(R_{12})3 种形态,前两者的 R-R 间期 0.35~0.36s(167~171 次/min),后者的 R-R 间期 0.30s(200 次/min),其 R-R 间期互差达 0.06s;除 R_{12} 搏动外其他 ST 段上有逆行 P^- 波跟随,R-P^- 间期 0.14s;R_{12} 搏动后无逆行 P^- 波跟随,心动过速立即终止。根据临床诊断及 Coumel 定律,可判定该旁道位于左侧游离壁。【心电图诊断】①窦性心律;②房性早搏伴干扰性 P'-R 间期延长及心室内差异性传导;③房性早搏诱发顺向型房室折返性心动过速(167~200 次/min)伴间歇性心室内差异性传导(左束支阻滞型);④提示左侧游离壁旁道参与折返。

(2)双重性异位性心动过速:如房性心动过速合并室性心动过速(图 29-10)。

(3)顺向型、逆向型房室折返性心动过速呈间歇性出现:前者表现为窄 QRS 心动过速,ST 段上有逆行 P^- 波跟随,R-P^- 间期>0.09s;后者为宽 QRS 心动过速,逆行 P^- 波有时较难分辨。可见于:①房室单旁道时,分别出现顺向型折返(QRS 波形正常)、逆向型折返(QRS 波形呈完全性预激波形);②单旁道出现顺向型折返伴心室内差异性传导;③房室双旁道呈间歇性顺向型、逆向型折返(图 29-11)。

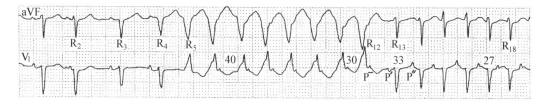

图 29-10　自律性增高型房性心动过速、室性心动过速伴室房 1∶1 逆传

【临床资料】女性,75 岁,临床诊断:冠心病、心功能不全。【心电图特征】aVF、V_1 导联(图 29-10)同步记录,显示窦性 P-P 间期 0.54s,频率 111 次/min;R_2 为房性早搏,$R_5 \sim R_{12}$ 为短阵性室性心动过速,其 R'-R' 间期 0.30~0.40s,频率 150~200 次/min,除 R_5 搏动 R 波降支上有窦性 P 波重叠外,其余搏动 ST 段上均有逆行 P^- 波跟随,R'-P^- 间期 0.14s,室房呈 1∶1 逆传;R_3、R_4 的形态介于窦性与室性之间,其前有窦性 P 波,为室性融合波,其 R'-R' 间期 0.53s,频率 113 次/min;值得关注的是 $R_{13} \sim R_{18}$ 形态正常,其前均有 P' 波,但 R_{13} 前的 P' 波与其他重叠在 T 波上的 P' 波形态不一致,P'-P' 间期 0.27~0.33s,频率 182~222 次/min,为房性心动过速。【心电图诊断】①窦性心动过速(111 次/min);②多源性房性早搏,并引发自律性增高型房性心动过速(182~222 次/min);③自律性增高型室性心动过速伴室性融合波(113~222 次/min)及室房 1∶1 逆传。

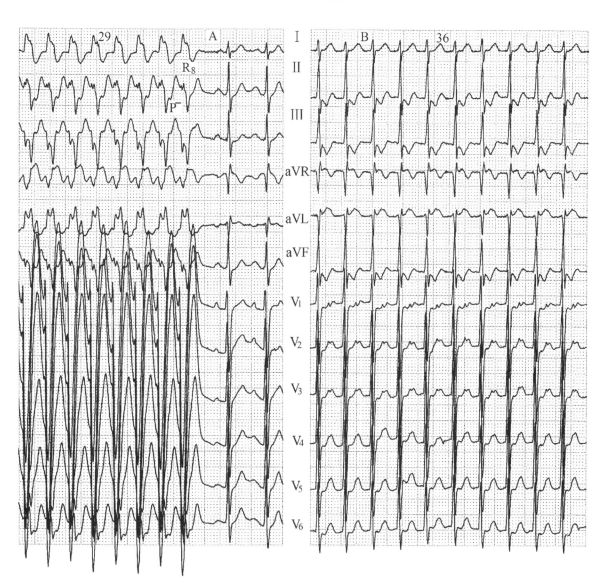

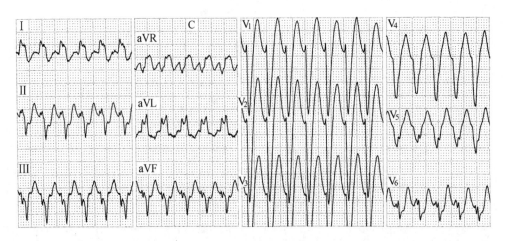

图 29-11 间歇性出现逆向型、顺向型房室折返性心动过速(浙江省玉环市人民医院陈香美主任供图)

【临床资料】男性,18 岁,突发心动过速 0.5h,临床诊断:心动过速原因待查。【心电图特征】A 图(图 29-11)系 11:00 记录,显示宽 QRS 心动过速,呈类左束支阻滞伴电轴左偏图形(时间 0.13s);$V_1 \sim V_3$ 导联呈 rS 型,但 r 波呈逆递增现象,V_4、V_5 导联呈 QS 型,V_6 导联呈 rs 型(见图 C),其 R-R 间期 0.29s,频率 207 次/min;除 R_8 搏动外,其余搏动 ST 段上均有逆行 P^- 波跟随,R-P^- 间期 0.13s,R_8 搏动 ST 段上未见逆行 P^- 波出现,心动过速立即终止并恢复窦性节律,P-P 间期 0.48s,频率 125 次/min。B 图系 11:02 记录,呈现窄 QRS 心动过速,R-R 间期 0.36s,频率 167 次/min;ST 段上均有逆行 P^- 波跟随,在 Ⅰ 导联平坦,Ⅱ、Ⅲ、aVF 导联倒置较深,V_1 导联直立,其 R-P^- 间期 0.09s,P^--R 间期 0.28s,为顺向型房室折返性心动过速。图 C 为图 A 宽 QRS 心动过速放大版。【心电图诊断】①阵发性宽 QRS 心动过速,提示 Mahaim 纤维参与逆向型房室折返性心动过速(207 次/min);②复律后转为窦性心动过速(125 次/min);③顺向型房室折返性心动过速(167 次/min);④可能存在房室双旁道,即左侧后间隔快旁道参与窄 QRS 心动过速,而右侧慢旁道(右心房-右束支型 Mahaim 纤维)参与宽 QRS 心动过速。

【心得体会】①因该患者当天就前往上海进一步行射频消融术,未能追踪到最后电生理检查和治疗结果。②图 B 诊断顺向型房室折返性心动过速、左侧后间隔旁道参与折返,应毫无悬念。③图 A 宽 QRS 心动过速的诊断让人纠结,是室性心动过速伴室房 1:1 逆传、顺向型房室折返性心动过速伴心室内差异性传导(左束支阻滞型)还是逆向型房室折返性心动过速(右侧旁道或 Mahaim 纤维参与)? 宽 QRS 波群在胸前导联 r 波振幅呈现逆递增、QS 型,似可以室性心动过速伴室房 1:1 逆传来解释,但随着室房逆传受阻,心动过速立即终止,又需考虑是否由房室折返性心动过速所致。④若该宽 QRS 心动过速由房室折返性心动过速所致,是顺向型折返伴心室内差异性传导(左束支阻滞型)还是逆向型房室折返性心动过速? 若是前者,则功能性左束支阻滞图形不典型;若是后者,右侧 Kent 束旁道参与顺传,出现 r 波振幅逆递增、QS 型,非常少见。⑤根据该宽 QRS 波群呈类左束支阻滞伴电轴左偏图形,有可能是右心房-右束支型 Mahaim 纤维参与。

五、窄 R-R 间期规则而宽 R-R 间期不规则

窄 R-R 间期规则而宽 R-R 间期不规则,较少见,主要见于自律性增高型室性心动过速诱发房室结或顺向型房室折返性心动过速(图 29-12)。

六、快速诊断技巧

(1)若基本节律为心房颤动,出现宽 QRS 心动过速,则应根据其波形、R-R 间期规则程度而加以判定是心室预激、心室内差异性传导还是室性心动过速。

(2)若基本节律为室上性心动过速,出现窄、宽 QRS 心动过速并存,诊断时应遵循"就窄不就宽"的原则。

(3)若其 R-R 间期规则或长、短两种且互差≥35ms,原则上可排除室性心动过速,可诊断为房性心动过速、房室结折返性心动过速或顺向型房室折返性心动过速伴心室内差异性传导。

(4)根据逆行 P^- 波出现部位、R-P^- 间期长短、P^- 波是否均能下传心室及下传受阻时心动过速

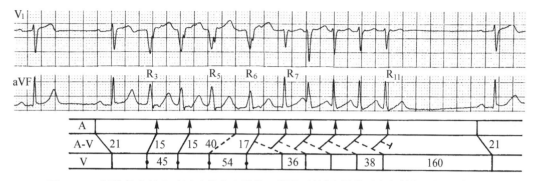

图 29-12　短阵性室性心动过速伴室房逆传双径路、并诱发慢快型房室结折返性心动过速

【临床资料】男性,28 岁,临床诊断:心动过速原因待查。【心电图特征】V_1、aVF 导联(图 29-12)同步记录,显示窦性 P-P 间期 1.14s,频率 53 次/min,P-R 间期 0.21s;$R_3 \sim R_6$ 为提早出现宽大畸形 QRS-T 波群,R'-R' 间期 0.45~0.54s,频率 111~133 次/min,ST 段上或 T 波终末部有逆行 P^- 波跟随,R'-P^- 间期呈 0.15、0.40s 短长两种,存在室房逆传双径路;$R_7 \sim R_{11}$ 为提早出现呈正常形态 QRS-T 波群,其 R-R 间期 0.36~0.38s,频率 158~167 次/min,QRS 终末部有逆行 P^- 波重叠,导致 V_1 导联出现假性 r' 波,aVF 导联出现假性 s 波,R-P^- 间期<0.09s,P^--R 间期 0.34s;心动过速终止后出现 1.60s 长 R-R 间期。【心电图诊断】①窦性心动过缓(53 次/min);②一度房室阻滞;③自律性增高型短阵性室性心动过速(111~133 次/min)伴室房逆传双径路;④室性异位搏动诱发慢快型房室结折返性心动过速(158~167 次/min);⑤房室结双径路传导;⑥下级起搏点功能低下待排(38 次/min),建议进一步做 24h 动态心电图检查。

是否终止等来判定心动过速的发生部位和机制。若出现房室或室房阻滞,其心动过速立即终止,则为顺向型房室折返性心动过速;反之,则为房性心动过速、房室结折返性心动过速。

(5)若确定为顺向型房室折返心动过速伴间歇性心室内差异性传导,则根据 Coumel 定律进行房室旁道定位。

七、Coumel 定律形成机制

顺向型房室折返性心动过速的 R-R 间期由 R-P^- 间期(激动在心室及旁道逆传心房时间之和)和 P^--R 间期(激动在心房及房室正道顺传心室时间之和)组成(图 29-13A)。心动过速时,若旁道所在同侧的束支发生功能性阻滞,则其 R-R 间期较正常形态的 R-R 间期延长≥35ms,系折返环路延长引发激动在心室内传导时间延长所致(图 29-13B);反之,若对侧束支发生功能性阻滞,则其 R-R间期与正常形态的 R-R 间期相等,因其折返环路的长度并未发生改变(图 29-13C)。

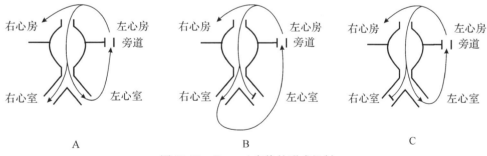

图 29-13　Coumel 定律的形成机制

图 A 为左侧旁道参与逆传的顺向型房室折返性心动过速,其折返环路为心房→房室结→左束支及左心室→左侧旁道逆传→心房,而右束支和右心室不参与折返。图 B 为左束支发生功能性阻滞时,其折返环路为心房→房室结→右束支及右心室→左心室→左侧旁道逆传→心房,右束支和右心室参与折返,其折返环路增大,导致心动过速的 R-R 间期延长≥35ms。图 C 系右束支发生功能性阻滞时,对其折返环路长度并没有影响,故心动过速时两种形态的 R-R间期相等。

八、Coumel 定律临床意义

　　当确定该心动过速为顺向型房室折返性心动过速时，应用 Coumel 定律有助于判定旁道的位置。若心动过速出现 QRS 波群呈正常形态和束支阻滞两种图形并存，且两者 R-R 间期互差<35ms或相等，则房室旁道位于束支阻滞的对侧（图 29-14）；若两者 R-R 间期互差≥35ms，则房室旁道位于束支阻滞的同侧（图 29-15）。为便于记忆，可归纳为"对侧相等（简称对等）、同侧延长"。

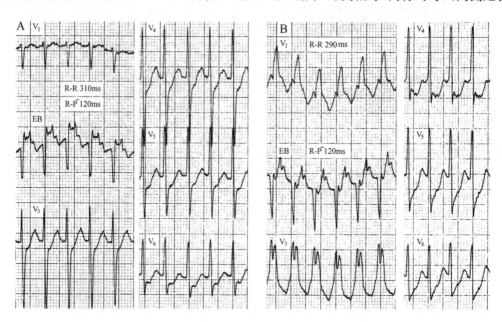

图 29-14　顺向型房室折返性心动过速伴间歇性心室内差异性传导（右束支阻滞型）、左侧旁道参与折返

【临床资料】男性，30 岁，反复发作心动过速 1 年余。【心电图特征】图 A、图 B（图 29-14）系食管电生理检查时所诱发的 QRS 波群呈两种形态的心动过速，其中 EB 为食管心电图。图 A 显示 QRS 波形正常，其 R-R 间期 0.31s，频率 194 次/min；EB 导联的 R-P⁻间期 0.12s，V₆ 导联 ST 段上有逆行 P⁻波重叠，其 R-P⁻间期 0.10s，为顺向型房室折返性心动过速。图 B 显示 QRS 波形呈右束支阻滞型，其 R-R 间期 0.29s，频率 207 次/min，EB 导联的 R-P⁻间期 0.12s，为顺向型房室折返性心动过速伴心室内差异性传导。因两者 R-R 间期互差仅 20ms，根据 Coumel 定律可判定房室旁道位于左侧。V₃～V₆ 导联 ST 段呈近水平型或下斜型压低 0.2～0.4mV。【心电图诊断】①顺向型房室折返性心动过速（194～207 次/min）伴间歇性心室内差异性传导（右束支阻滞型）；②提示左侧旁道参与折返；③ST 段改变。

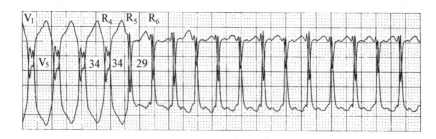

图 29-15　顺向型房室折返性心动过速伴间歇性心室内差异性传导（左束支阻滞型），
提示左侧旁道参与折返，符合 Coumel 定律（呈左束支阻滞图形的 R-R 间期
较呈正常形态的 R-R 间期延长了 50ms，V₁ 导联逆行 P⁻波直立，R-P⁻间期 0.12s）

九、精彩病例分析

　　(1)间歇性 A 型心室预激、房性早搏诱发宽窄并存 QRS 心动过速（图 29-16）。

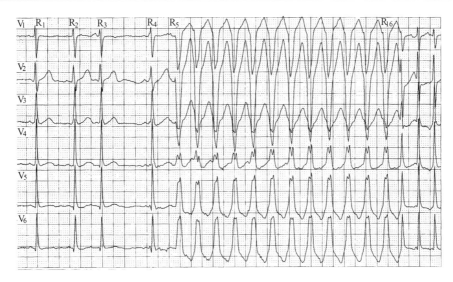

图 29-16　房性早搏诱发顺向型房室折返性心动过速伴间歇性心室内差异性传导(左束支阻滞型)

【临床资料】男性,36 岁,反复发作心动过速 1 年余,临床诊断:预激综合征。【心电图特征】$V_1 \sim V_6$ 导联(图 29-16)同步记录,显示 R_1、R_2 为窦性搏动,其 P-R 间期 0.14s,QRS 波形正常,$V_4 \sim V_6$ 导联 T 波振幅低平;R_4 虽为窦性搏动,但其 P-R 间期缩短至 0.10s,有 δ 波,QRS 时间 0.12s,其 δ 均向上,呈现 A 型心室预激特征;R_3、R_5 为房性早搏,其 P′波形态和偶联间期均不一致,为双源性房性早搏,其中 R_5 搏动诱发了心动过速,其 QRS 波群呈左束支阻滞型($R_5 \sim R_{16}$)和正常形态两种,前者的 R-R 间期 0.34s(176 次/min),后者的 R-R 间期 0.30s(200 次/min),两者互差 0.04s,根据 Coumel 定律,可判定该旁道位于左侧。【心电图诊断】①成对窦性搏动;②双源性房性早搏;③间歇性 A 型心室预激,符合预激综合征;④房性早搏诱发顺向型房室折返性心动过速(176~200 次/min)伴间歇性心室内差异性传导(左束支阻滞型);⑤提示左侧旁道参与折返;⑥侧壁轻度 T 波改变。

(2)房性早搏诱发 3 种形态并存 QRS 心动过速(图 29-17)。

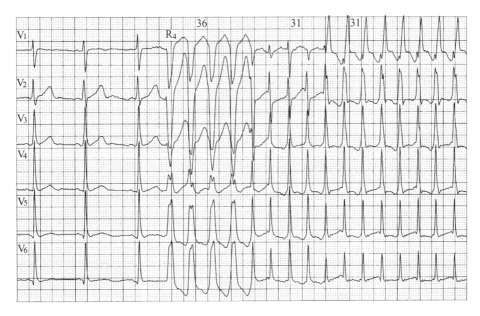

图 29-17　房性早搏诱发顺向型房室折返性心动过速伴间歇性心室内差异性传导(左、右束支阻滞型)

【临床资料】与 29-16 系同一患者 DCG 不同时间记录。【心电图特征】$V_1 \sim V_6$ 导联(图 29-17)显示窦性 P-P 间期 0.85~0.90s,QRS 波形正常,V_5、V_6 导联 T 波振幅低平;R_4 为房性早搏并诱发了心动过速,其 QRS 波群呈左束支阻滞型、正常、右束支阻滞型 3 种形态,前者的 R-R 间期 0.36s(167 次/min),后两者的 R-R 间期 0.31s(194 次/min),其 R-R 间期互差达 0.05s;根据 Coumel 定律,可判定该旁道位于左侧。【心电图诊断】①窦性心律;②房性早搏诱发顺向型房室折返性心动过速(167~194 次/min)伴间歇性心室内差异性传导(左、右束支阻滞型);③提示左侧旁道参与折返;④侧壁轻度 T 波改变。

（3）自律性增高型心房扑动、无休止性房性心动过速伴心室内差异性传导（图 29-18、图 29-19）。

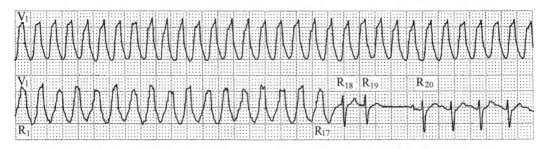

图 29-18　自律性增高型心房扑动、无休止性房性心动过速伴间歇性心室内差异性传导

【临床资料】女性，36 岁，反复发作心动过速 1 周。【心电图特征】上行 V₁ 导联（图 29-18）显示 QRS 波群呈完全性右束支阻滞图形（时间 0.12s），R-R 间期 0.20～0.21s，频率 286～300 次/min。下行系患者深吸气后屏住记录，显示 R₁～R₁₇ 搏动呈完全性右束支阻滞图形（时间 0.12s），R₁₈、R₁₉ 搏动 QRS 波形正常，R-R 间期 0.23～0.33s，频率 182～261 次/min；两者波形转换时，其 R-R 间期延长，频率减慢且心动过速自行短暂性终止；R₂₀ 为窦性搏动，其后又出现房性心动过速，P′波重叠在 T 波降支上，P′-P′间期 0.36s，频率 167 次/min。【心电图诊断】①自律性增高型心房扑动、无休止性房性心动过速伴间歇性心室内差异性传导（286～300 次/min）；②偶见窦性搏动。

【心得体会】阵发性房性心动过速多数由折返机制所致，少数由自律性增高或触发机制所致。自律性增高型房性心动过速发作时可有温醒现象（起步现象），终止时可呈冷却现象。温醒现象是指自律性增高型心律失常最初几个异位搏动的周期略长，频率略慢，以后频率逐渐加快直至固定，表明建立异位自身起搏点需要一个短暂的准备过程，这种现象称为温醒现象（起步现象）。自律性增高型心律失常在终止前，最后数个异位搏动的周期逐渐延长，频率减慢，直至异位心律消失，这种现象称为冷却现象。

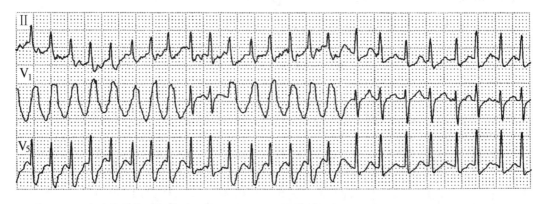

图 29-19　自律性增高型无休止性房性心动过速伴间歇性心室内差异性传导或间歇性右束支阻滞

（与图 29-18 系同一患者不同时间记录）

第三十章

窄 QRS 心动过速快速诊断三步法

一、危急值指标

各种类型室上性心动过速(包括心房颤动、心房扑动)的心室率≥200 次/min。

二、概述

(1)基本概念:窄 QRS 心动过速是指连续出现 3 次或 3 次以上、QRS 波形正常(时间≤0.11s)、频率>100 次/min 的心动过速。

(2)发生机制:包括折返、自律性增高及触发活动。大部分窄 QRS 心动过速是由不同部位折返所致,能被早搏或程序刺激所诱发或终止,是本文所要着重阐述的内容;少数由自律性增高及触发活动所致。

(3)发生部位:多数发生在房室旁道、房室结、心房,少数发生在窦房结、窦房交接区,偶尔发生在分支或希氏束。

(4)临床意义:折返所致的多见于房室旁道、房室结双径路,自律性增高者几乎有器质性心脏病的基础,触发活动所致的多见于洋地黄中毒。

三、分类

可根据折返部位、房室结有无参与及 R-P⁻ 间期的长短进行分类。本文以折返部位进行分类和阐述。

1. 根据折返部位分类

(1)房室折返性心动过速(AVRT):约占窄 QRS 心动过速的 60%~70%。

(2)房室结折返性心动过速(AVNRT):约占 30%~40%。

(3)房性心动过速(AT):约占 5%~10%。

(4)心房扑动(AF)。

(5)窦房交接区折返性心动过速(SART)。

(6)窦房结折返性心动过速(SRT)。

(7)分支性或高位室性心动过速(VT)。

2. 根据房室结有无参与分类

(1)房室结依赖性:AVRT、AVNRT、PJRT(持续性房室交接性心动过速)。

(2)非房室结依赖性:ST(窦性心动过速)、SART、SRT、AT、AF、VT。

3. 根据 R-P⁻ 间期的长短分类

(1)短 R-P⁻ 间期心动过速:AVRT、AVNRT(慢快型)。

(2)长 R-P⁻ 间期心动过速:AT、PJRT、AF、AVNRT(快慢型)。

四、快速诊断三步法

1. 确认有无 P 波及其形态

诊断心律失常的关键是寻找 P 波并确定 P 波与 QRS 波群的关系。两者之间的关系一旦确定,则心律失常的诊断和鉴别诊断就较为容易和可靠。

（1）若 P 波形态与窦性 P 波一致或略异，呈等周期或次等周期代偿，则可根据临床病史、持续时间的长短确定是自律性增高型窦性心动过速还是窦房结折返性心动过速或窦房交接区折返性心动过速所致（图 30-1）。

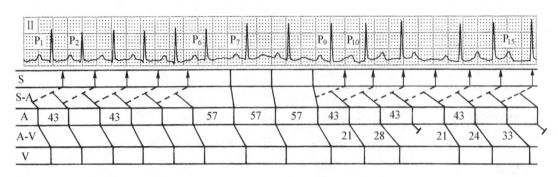

图 30-1　短阵性窦房结折返性心动过速

【临床资料】男性，63 岁，临床诊断：心律不齐。【心电图特征】Ⅱ导联（图 30-1）显示 P_1、$P_7 \sim P_9$ 为窦性 P 波，其 P-P 间期 0.57s，频率 105 次/min；$P_2 \sim P_6$、$P_{10} \sim P_{15}$ 为提早出现 P'-QRS-T 波群，P' 形态与窦性 P 波一致，P'-P' 间期 0.43s，频率 140 次/min，呈等周期代偿间歇（P_6→P_7 间期 0.57s）；$P_{10} \sim P_{15}$ 搏动的 P'-R 间期由 0.21s→0.28s→P' 波下传受阻 QRS 波群脱漏或由 0.21s→0.24s→0.33s 逐搏延长。【心电图诊断】①窦性心动过速（105 次/min）；②频发短阵性窦房结折返性心动过速（140 次/min），时伴干扰性二度Ⅰ型房室阻滞，房室呈 3∶2～4∶3 传导。

（2）若 P 波形态与窦性 P 波不一致或不符合窦性 P 波特征，则该心动过速为房性心动过速（图 30-2、图 30-3），根据 P'-P' 间期规则程度，确定是折返还是自律性增高所致。

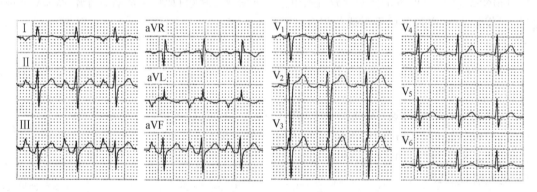

图 30-2　房性心动过速

【临床资料】男性，39 岁，心房颤动射频消融术后。【心电图特征】常规心电图（图 30-2）系射频消融术后 1 个月复查时记录，显示 P'-P' 间期 0.51s，频率 118 次/min，P' 波时间 0.10s，在Ⅰ、aVL 导联倒置，Ⅱ、Ⅲ、aVF 导联直立，且其振幅 $P_{Ⅲ} > P_{aVF} > P_{Ⅱ}$，aVR 导联浅倒，$V_1 \sim V_6$ 导联均直立；P'-R 间期 0.16s，QRS 时间 0.08s，V_5、V_6 导联 QRS 波幅＜1.0mV。【心电图诊断】①房性心动过速（118 次/min），提示起源于左心房后壁上部；②左胸前导联 QRS 波幅低电压。

【心得体会】①窦性 P 波极性在Ⅰ、Ⅱ导联直立，aVR 导联倒置，V_1 导联呈正负双相或直立，$V_4 \sim V_6$ 导联直立。②窦性心律时，无论窦房结起搏点是位于头部还是尾部，Ⅰ导联 P 波极性总是直立的；一旦出现倒置，见于左右手导联线反接、镜像右位心及左房心律这 3 种情况。③窦性心律时，下壁导联 P 波振幅一定是 $P_{Ⅱ} > P_{aVF} > P_{Ⅲ}$；而起源于左心房上部心律时，其 P 波振幅恰好相反，即 $P_{Ⅲ} > P_{aVF} > P_{Ⅱ}$。④本例诊断时，切勿被Ⅱ、Ⅲ、aVF 导联 P 波直立所迷惑。⑤Ⅰ导联或 V_1 导联 P 波呈负正双相，一定不是窦性心律。

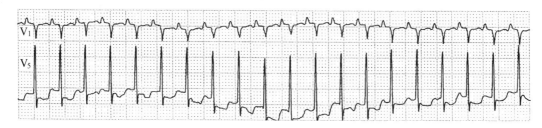

图 30-3　阵发性房性心动过速(182 次/min,V_1 导联 P 波呈负正双相)、ST-T 改变(V_5 导联)

(3)若 P 波为逆行 P^- 波,则该心动过速为房室折返(图 30-4)、房室结折返、心房下部折返或房室交接区、心房下部自律性增高(图 30-5)所致,再根据 P^--P^-(R-R 间期)间期是否规则,确定是折返还是自律性增高所致。

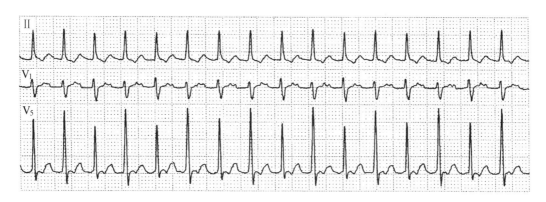

图 30-4　顺向型房室折返性心动过速、QRS 波幅呈电交替现象

【临床资料】男性,48 岁,反复发作心动过速 2 年,突发心悸 0.5h。【心电图特征】Ⅱ、V_1、V_5 导联(图 30-4)同步记录,显示 QRS 波形正常,V_1、V_5 导联波幅呈电交替现象,R-R 间期 0.37s,频率 162 次/min;ST 段上有逆行 P^- 波跟随,在 V_1 导联直立,Ⅱ、V_5 导联倒置,R-P^- 间期 0.11s。【心电图诊断】①顺向型房室折返性心动过速(162 次/min);②QRS 波幅呈电交替现象;③提示左侧旁道参与折返。

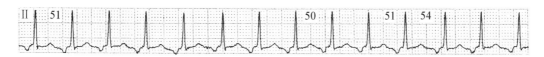

图 30-5　心房下部自律性增高型房性心动过速(111~120 次/min,P^--R 间期 0.13s)

(4)若 P 波消失,代之以 F 波,则为心房扑动。但要特别关注心房扑动呈 2∶1 传导时,其中一个 F 波重叠在 QRS 波群或 T 波中而极易误诊,可借助刺激迷走神经方法或 Bix 法则进行鉴别(图 30-6)。

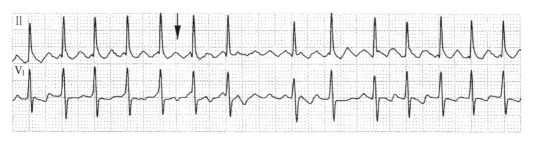

图 30-6　心房扑动伴快速心室率(平均 140 次/min)、房室呈 2∶1~4∶1 传导(箭头所指嘱其屏气)

(5)若始终未见 P 波(包括 T 波上也无 P 波重叠),R-R 间期绝对规则,或者下壁导联出现假性 s 波、假性 q 波,V₁ 导联出现假性 r′波,则为慢快型房室结折返性心动过速(图 30-7)。

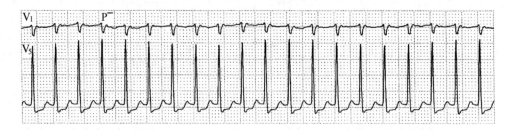

图 30-7 慢快型房室结折返性心动过速(200 次/min,V₁ 导联出现假性 r′波,R-P⁻间期 0.07s)、ST 段改变

2.确认直立 P 波所处的位置
(1)若"P-T 分离",即 P 波出现 T 波后面,则多见于窦性心动过速(图 30-8)。

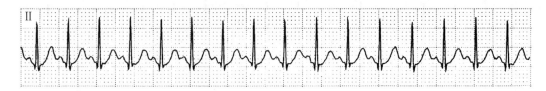

图 30-8 甲状腺功能亢进患者出现窦性心动过速(182 次/min,P-T 分离)

(2)若"P-T 重叠",即 P 波落在 T 波上面,则绝大多数为房性心动过速(图 30-9、图 30-10)。

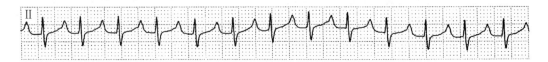

图 30-9 阵发性房性心动过速(133 次/min,P′波重叠在 T 波上)

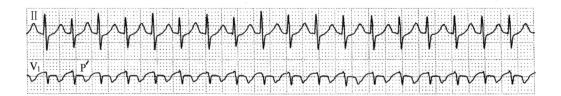

图 30-10 阵发性房性心动过速(179 次/min,P′波重叠在 T 波上)、QRS 波幅呈一过性电交替现象

(3)若 P 波落在 QRS-T 波群不同部位上,P 波数目＜QRS 波群,出现房室分离,则为分支型或希氏束室性心动过速或房室交接性心动过速(图 30-11)。

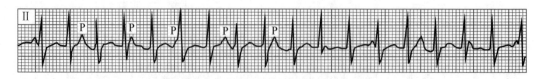

图30-11 窦性心动过速(105～111 次/min)、房室交接性心动过速(188 次/min)、完全性干扰性房室分离

3.确定逆行 P⁻波所处的位置,测量 R-P⁻间期与 P⁻-R 间期
(1)若逆行 P⁻波出现在 QRS 波群中或 J 点附近,R-P⁻间期＜90ms,则为慢快型房室结折返心

动过速(图 30-12、图 30-13)。

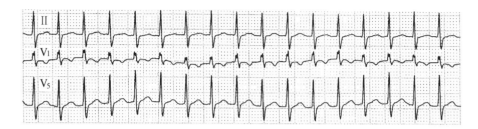

图 30-12　慢快型房室结折返心动过速(182 次/min,未见各种 P 波,估计逆行 P⁻波重叠在 QRS 波群中)

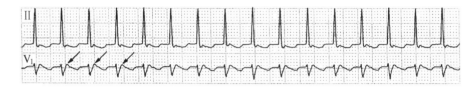

图 30-13　慢快型房室结折返性心动过速(160 次/min,V₁ 导联出现假性 r′波,R-P⁻间期 0.07s)、
轻度 ST-T 改变(Ⅱ导联)

(2)若逆行 P⁻波出现在 ST 段～T 波顶峰上,R-P⁻间期>90ms,则为顺向型房室折返性心动
过速(图 30-14、图 30-15)。

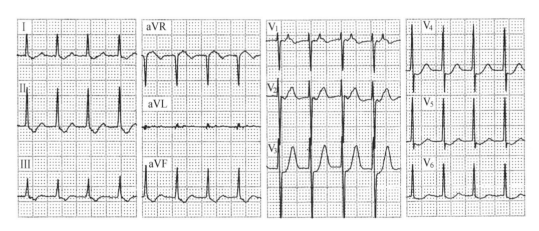

图 30-14　顺向型房室折返性心动过速、左侧旁道参与折返

【临床资料】女性,73 岁,突发心动过速 2h。【心电图特征】常规心电图(图 30-14)未见窦性 P 波,但Ⅰ、Ⅱ、Ⅲ、
aVF、V₅ 导联 ST 段有逆行 P⁻波跟随,aVR、V₁ 导联 ST 段上有直立 P 波跟随,R-P⁻间期 0.10～0.11s;QRS 波形
正常,R-R 间期规则 0.42s,频率 143 次/min;Ⅱ、Ⅲ、aVF、V₃～V₆ 导联 ST 段呈下斜型压低 0.05～0.10mV,V₅、V₆
导联 T 波低平。【心电图诊断】①顺向型房室折返性心动过速(143 次/min);②提示左侧旁道参与折返;③下壁、前
壁及侧壁轻度 ST 段改变;④侧壁轻度 T 波改变。

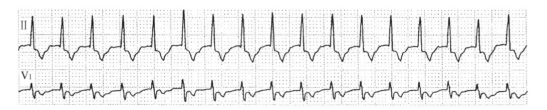

图 30-15　顺向型房室折返性心动过速(171 次/min)、右后间隔旁道参与折返
(逆行 P⁻波在Ⅱ导联深倒置、V₁ 导联倒置,R-P⁻间期 0.11s)、ST-T 改变(Ⅱ导联)

（3）若逆行 P⁻ 波出现在 QRS 波群之前，R-P⁻ 间期＞P⁻-R 间期，则见于下列 5 种情况：①心房下部房性心动过速（图 30-16）；②1：1 或 2：1 下传心房扑动（图 30-17）；③房室交接性心动过速（P⁻-R 间期＜0.12s，图 30-18）；④快慢型房室结折返性心动过速（图 30-19）；⑤房室慢旁道顺向型折返性心动过速（PJRT）。这 5 种情况所致的长 R-P⁻ 间期型心动过速是窄 QRS 心动过速甄别的难点和热点，临床上以前 4 种情况多见。体表心电图实在难以甄别时，可笼统诊断为长 R-P⁻ 间期型室上性心动过速，请进一步做食管调搏检查（图 30-20）。

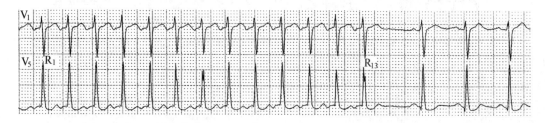

图 30-16　长 R-P⁻ 间期型室上性心动过速（心房下部房性心动过速）

【临床资料】女性，66 岁，突发心动过速 1h，临床诊断：冠心病。【心电图特征】V₁、V₅ 导联（图 30-16）同步记录，显示 R₁～R₁₃ 心搏为异位性心动过速，其 P⁻-P⁻ 间期（R-R 间期）0.38s，频率 158 次/min，P⁻-R 间期 0.13s，R-P⁻ 间期 0.25s；心动过速终止后恢复窦性心律，P-P 间期 0.56～0.58s，频率 103～107 次/min，其 P-R 间期 0.13s 与 P⁻-R 间期一致；V₅ 导联 ST 段呈近水平型压低约 0.08mV。【心电图诊断】①长 R-P⁻ 间期型室上性心动过速（158 次/min），提示房性心动过速（心房下部）所致；②窦性心动过速（103～107 次/min）；③轻度 ST 段改变。

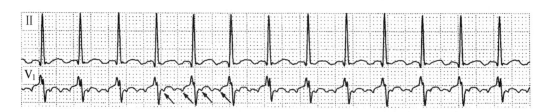

图 30-17　心房扑动伴快速心室率（140 次/min），房室呈 2：1 传导（箭头所指为 F 波）

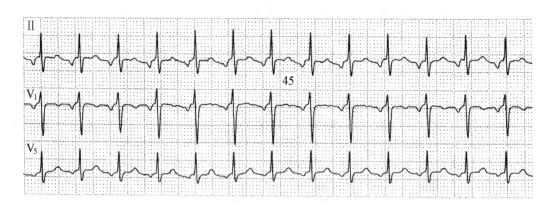

图 30-18　长 R-P⁻ 间期型室上性心动过速，提示房室交接性心动过速

【临床资料】女性，27 岁，发热 3d，临床诊断：上呼吸道感染。【心电图特征】Ⅱ、V₁、V₅ 导联（图 30-18）同步记录，显示 P 波倒置，其 P⁻-P⁻ 间期 0.45s，频率 133 次/min，P⁻-R 间期 0.11s，R-P⁻ 间期 0.34s。【心电图诊断】长 R-P⁻ 间期型室上性心动过速，提示房室交接性心动过速（133 次/min）。

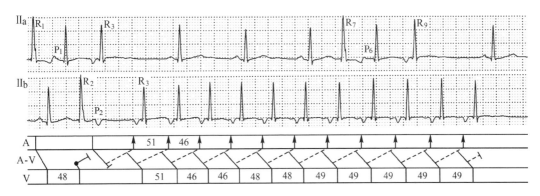

图 30-19　间位型高位室性早搏引发快慢型窦性反复搏动及其反复性心动过速

【临床资料】男性,19 岁,反复发作心动过速 1 年。【心电图特征】Ⅱa、Ⅱb 导联(图 30-19)连续记录,Ⅱa 导联 R_1、R_7 为提早出现介于两个窦性搏动之间的 QRS-T 波群,其形态与窦性 QRS-T 波群略异,为间位型高位室性早搏;P_1、P_6 在下传心室时引发了长 R-P⁻ 间期型(0.44s)反复搏动(R_3、R_9)。Ⅱb 导联 R_2 搏动为高位室性早搏,P_2 落在 T 波前支上引发了长 R-P⁻ 间期型心动过速,强烈提示 P_2 经房室结快径路下传但未走完全程(隐匿性传导),在房室结下端循着慢径路折回心房并引发了连续出现 11 个搏动的心动过速,其 R-R 间期(P⁻-P⁻ 间期)0.46～0.51s,频率 118～130 次/min;P⁻-R 间期 0.12～0.14s,R-P⁻ 间期 0.33～0.40s;心率增快时 T 波低平。【心电图诊断】①窦性心律;②频发间位型高位室性早搏引发快慢型窦性反复搏动及快慢型房室结折返性心动过速(118～130 次/min);③房室结双径路传导;④心率增快时轻度 T 波改变。

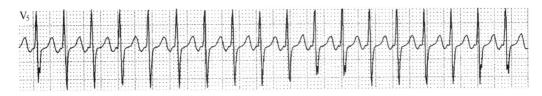

图 30-20　长 R-P⁻ 间期型室上性心动过速

【临床资料】女性,22 岁,突发心动过速 1h。【心电图特征】V_5 导联(图 30-19)显示快而规则 P⁻-QRS-T 波群,P⁻-R 间期 0.08s,R-P⁻ 间期 0.25s,R-R 间期 0.33s,频率 182 次/min;QRS 波群呈 RS 型,R/S≤1。【心电图诊断】①长 R-P⁻ 间期型室上性心动过速(182 次/min);②发生机制待定(快慢型房室结折返性心动过速、房室交接性心动过速或顺向型房室慢旁道折返性心动过速),建议进一步做食管调搏检查;③顺钟向转位。

五、辅助诊断四步法

通过上述三步法仍不能明确诊断,若患者有以下心电图改变,则可借助补充四步法进行诊断。

1. 观察有无 QRS 波幅电交替或 R-R 间期长短交替

窄 QRS 心动过速伴 QRS 波幅电交替或(和)R-R 间期长短交替对判断顺向型房室折返性心动过速具有高度的特异性(图 30-21)。

2. 观察 aVR 导联 ST 段有无抬高

若 aVR 导联 ST 段抬高,则提示该心动过速是左侧旁道参与的顺向型房室折返性心动过速(敏感性 77%,特异性 38%,准确性 61%),实际上该心动过速引起 aVR 导联 ST 段抬高部分系逆行 P⁻ 波重叠引发 ST 段畸形所致(图 30-22)。

3. 观察 ST 段压低或 T 波倒置的导联

顺向型房室折返性心动过速的 ST 段压低或 T 波倒置明显高于房室结折返性心动过速。左侧旁道患者 ST 段压低多发生在 V_3～V_6 导联,而后间隔旁道患者 ST 段压低或 T 波倒置多发生在 Ⅱ、Ⅲ、aVF 导联(图 30-22)。

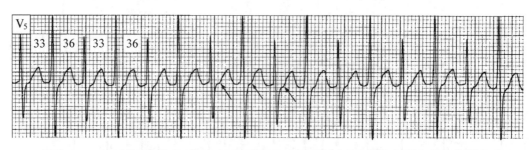

图 30-21　顺向型房室折返性心动过速伴 QRS 波幅电交替及 R-R 间期短长交替

【临床资料】男性，30 岁，突发心动过速 2h。【心电图特征】V₅ 导联（图 30-21）未见窦性 P 波，QRS 波形及时间均正常；R-R 间期呈 0.33、0.36s 短长交替出现，频率 182、167 次/min；QRS 波幅呈高低交替性改变；T 波上升支切迹且直立（箭头所指），考虑为逆行 P⁻ 波，R-P⁻ 间期 0.10s，P⁻-R 间期呈 0.21、0.24s 短长交替。【心电图诊断】①顺向型房室折返性心动过速（167～182 次/min）；②提示右侧旁道参与折返；③QRS 波幅呈电交替现象及 R-R 间期呈短长交替出现。

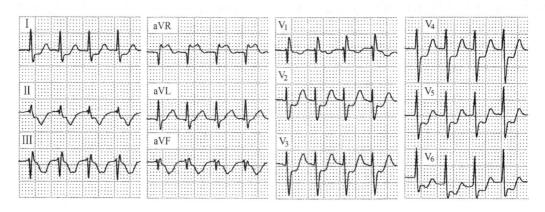

图 30-22　顺向型房室折返性心动过速、左后间隔旁道参与折返

【临床资料】男性，33 岁，突发心动过速 1h。【心电图特征】常规心电图（图 30-22）显示 QRS 波群呈不完全性右束支阻滞图形（时间 0.09s），R-R 间期 0.37s，频率 162 次/min；ST 段上有逆行 P⁻ 波跟随，在Ⅱ、Ⅲ、aVF 导联呈深倒置，aVR 导联直立，Ⅰ、V₄～V₆ 导联浅倒置，V₁ 导联直立低平，R-P⁻ 间期 0.12s；Ⅱ、Ⅲ、aVF、V₂～V₆ 导联 ST 段呈下斜型压低 0.15～0.20mV，aVR 导联 ST 段抬高 0.2mV；Ⅱ、Ⅲ、aVF 导联 T 波倒置。【心电图诊断】①顺向型房室折返性心动过速（162 次/min）；②提示左后间隔旁道参与折返；③不完全性右束支阻滞；④下壁、前壁及侧壁 ST 段改变；⑤下壁 T 波改变。

4. 出现房室、室房二度阻滞或室性异位搏动时，根据心动过速是否终止而确定心律失常发生的部位及其性质

（1）若出现房室、室房二度阻滞或室性异位搏动，心动过速立即终止者，则为顺向型房室折返性心动过速（图 30-23、图 30-24）。

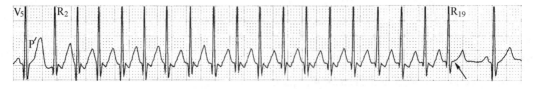

图 30-23　房性早搏诱发顺向型房室折返性心动过速（188 次/min，R-P⁻ 间期 0.09s）、
左侧旁道参与折返，室房逆传受阻后心动过速立即终止

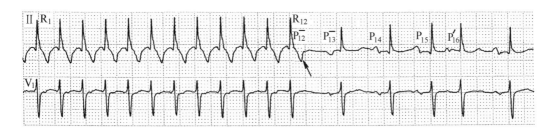

图 30-24　顺向型房室折返性心动过速(右后间隔旁道参与折返)、双形性房性早搏

【临床资料】男性,71 岁,突发心动过速 2h。【心电图特征】Ⅱ、V₁ 导联(图 30-24)同步记录,显示 R₁~R₁₂搏动为窄 QRS 心动过速,其 R-R 间期 0.29s,频率 207 次/min;ST 段上有逆行 P⁻波跟随,在Ⅱ导联深倒置,V₁ 导联浅倒置,R-P⁻ 间期 0.11s;逆行 P⁻波(P₁₂)下传受阻后,心动过速立即终止。P₁₃、P′₁₆均提早出现,偶联间期分别为 0.38、0.40s,其下传的 P-R 间期 0.18、0.19s,为双形性房性早搏;P₁₄、P₁₅呈正负双相,为窦性 P 波伴 P 电轴左偏所致,其 P-P 间期 0.53s,频率 113 次/min,P-R 间期 0.19s。【心电图诊断】①顺向型房室折返性心动过速(207次/min);②提示右后间隔旁道参与折返;③过速的成对窦性搏动伴 P 电轴左偏(113 次/min);③双形性房性早搏。

(2)若出现房室、室房二度阻滞或室性异位搏动,心动过速不会终止者,则为房性或房室交接性心动过速(图 30-25、图 30-26)或房室结折返性心动过速(图 30-27、图 30-28)。

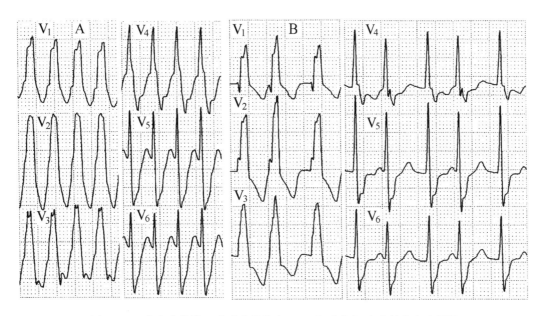

图 30-25　房室交接性心动过速伴传出 3∶2 文氏现象、完全性右束支阻滞

【临床资料】女性,54 岁,临床诊断:风心病、二尖瓣狭窄伴关闭不全、二尖瓣置换术后。【心电图特征】A 图胸前导联(图 30-25)显示 QRS 波群呈右束支阻滞图形(时间 0.13s),与术前波形类似;R-R 间期 0.26s,频率 231 次/min,拟诊为室上性心动过速。B 图系静脉注射胺碘酮后记录,未见明显的 P(P′)波,R-R 间期呈 0.34、0.45s 短长交替出现,短长 R-R 间期之和(0.34+0.45=0.79)基本上为 A 图 R-R 间期的 3 倍,考虑房室或异肌交接区传出 3∶2 文氏现象;V₄~V₆ 导联 T 波极性或振幅呈交替性改变,与心动周期长短有关。【心电图诊断】①房室交接性心动过速(231 次/min);②完全性右束支阻滞;③静脉注射胺碘酮后出现上述异位性心动过速伴传出 3∶2 文氏现象(发生在房室或异肌交接区);④前侧壁出现与心动周期长短有关的 T 波电交替现象。

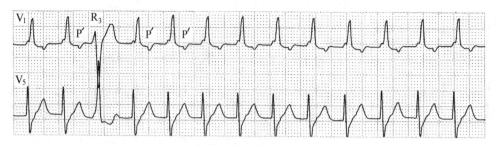

图 30-26 房性心动过速、室性早搏、完全性右束支阻滞

【临床资料】男性,62 岁,临床诊断:主动脉瓣关闭不全、置换术后。【心电图特征】V₁、V₅ 导联(图 30-26)同步记录,显示 T 波前支上有 P′波重叠,在 V₁ 导联倒置、V₅ 导联直立,P′-P′间期 0.46s,频率 130 次/min,P′-R 间期 0.25s,R-P′间期 0.22s,QRS 波形呈完全性右束支阻滞图形,时间 0.12s;R₃ 搏动为室性早搏,夹有室性早搏的前后长 P′-P′间期为短 P′-P′间期的 2 倍,表明室性早搏未能终止心动过速,也未能重整 P′波的节律,故可排除房室、房室结折返性心动过速及房室交接性心动过速。【心电图诊断】①房性心动过速(130 次/min 次/min);②室性早搏;③完全性右束支阻滞。

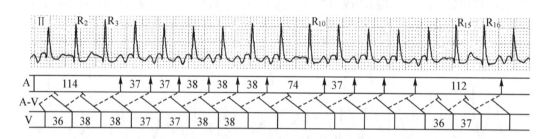

图 30-27 快慢型房室结折返性心动过速伴结房逆传二度至高度阻滞

【临床资料】男性,23 岁,反复发作心动过速 1 年余。【心电图特征】Ⅱ 导联(图 30-27)显示 P 波倒置,其 P⁻-P⁻间期呈 0.37~0.38s、0.74s、1.12~1.14s 短长 3 种,长 P⁻-P⁻间期为短 P⁻-P⁻间期的 2、3 倍,P⁻-R 间期 0.14s,R-P⁻间期 0.24s;R-R 间期 0.36~0.38s,频率 158~167 次/min;值得关注的是 R₂、R₃、R₁₀、R₁₅、R₁₆搏动,其前无逆行 P⁻波而心动过速未能终止,故可排除房性心动过速(心房下部)和顺向型房室折返性心动过速。【心电图诊断】①快慢型房室结折返性心动过速(158~167 次/min)伴结房逆传二度至高度阻滞;②房室结双径路传导;③不能排除房室交接性心动过速伴间歇性结房逆传二度至高度阻滞。

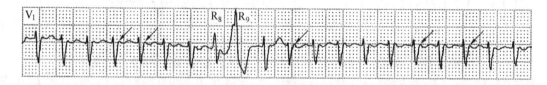

图 30-28 慢快型房室结折返性心动过速、成对室性早搏伴室性融合波

【临床资料】男性,50 岁,突发心动过速 2h。【心电图特征】V₁ 导联(图 30-28)定准电压 5mm/mV,显示 QRS 波群呈正常形态的 R-R 间期 0.29s,频率 207 次/min;其终末部可见假性 r′波,R-P⁻间期 0.07s;R₉ 为室性早搏,R₈ 形态介于基本 QRS 波群与室性早搏之间,为室性融合波,其终末波仍可见假性 r′波,室性早搏未能终止心动过速。【心电图诊断】①慢快型房室结折返性心动过速(207 次/min);②成对室性早搏伴室性融合波;③房室结双径路传导。

六、甄别简易流程图

为便于理解和记忆,现将上述快速诊断三步法,再简化为如下的简易流程图(图 30-29),供参考。

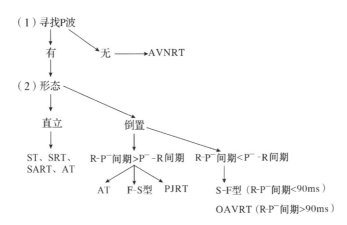

图 30-29 窄 QRS 心动过速甄别简易流程

ST:窦性心动过速;SRT:窦房结折返性心动过速;SART:窦房交接区折返性心动过速;AT:房性心动过速;AVNRT:房室结折返性心动过速;PJRT:持续性房室交接性心动过速(顺向型房室慢旁道折返性心动过速);F-S 型:快慢型房室结折返性心动过速;S-F 型:慢快型房室结折返性心动过速;OAVRT:顺向型房室折返性心动过速。

七、窦房结折返性心动过速

1. 发生机制

(1)电生理基础:属慢反应细胞的窦房结起搏细胞(P 细胞)和属快反应细胞的心房肌细胞的不应期不一致,窦房结内各细胞间不应期也存在着差异;结周纤维也属慢反应细胞,其电生理特性类似于房室结细胞,可形成递减性传导。这些细胞间不应期不一致及结周纤维递减性传导是形成窦房结及窦房交接区折返的电生理基础。

(2)折返环路:由窦房结、结周纤维组织和高位右心房肌构成。

(3)折返性激动的诱发:大多数由适时的房性早搏所诱发,亦可因窦性节律本身的改变而诱发。

2. 心电图特征

(1)心动过速的 P′ 波形态与窦性 P 波一致。

(2)具有突然发生和突然停止的特征,绝大多数呈短阵性反复发作,每次发作仅持续 10~20 次心搏,其间插入数个正常的窦性搏动。

(3)心动过速的频率为 101~150 次/min,每次发作时频率是相等的,但各次发作时的频率可以多变。

(4)心动过速终止后呈等周期代偿间歇(图 30-30)。

(5)可被适时的房性早搏或调搏所诱发或终止,刺激迷走神经方法可减慢心率或使其终止。

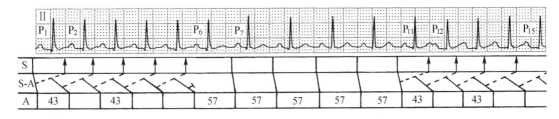

图 30-30 短阵性窦房结折返性心动过速

【临床资料】男性,63 岁,临床诊断:心律不齐。【心电图特征】Ⅱ 导联(图 30-30)显示 P_1、P_7~P_{11} 为窦性 P 波,其 P-P 间期 0.57s,频率 105 次/min;P_2~P_6、P_{12}~P_{15} 为提早出现 P′-QRS-T 波群,P′ 形态与窦性 P 波一致,P′-P′ 间期 0.43s,频率 140 次/min,心动过速终止后呈等周期代偿间歇(P_6-P_7 间期 0.57s)。【心电图诊断】①窦性心动过速(105 次/min);②频发短阵性窦房结折返性心动过速(140 次/min)。

八、窦房交接区折返性心动过速

适时的房性早搏逆传窦房结时,可在窦房交接区内产生连续折返,形成窦房交接区折返性心动过速。

1. 心电图特征

(1)心动过速多由适时的房性早搏诱发,其 P′波形态与窦性 P 波一致或略异。

(2)心动过速的频率多为 101～150 次/min。

(3)心动过速与窦性基本节律之间有明显的频率界线,呈跳越式互相转换。

(4)心动过速终止后的代偿间歇可呈次等周期(可明确诊断)、等周期代偿(需与窦房结折返性心动过速相鉴别)或长于窦性基本周期(多见,需与心房折返性心动过速相鉴别)(图 30-31)。

(5)可被适时的房性早搏或调搏所诱发或终止,刺激迷走神经方法可减慢心率或使其终止。

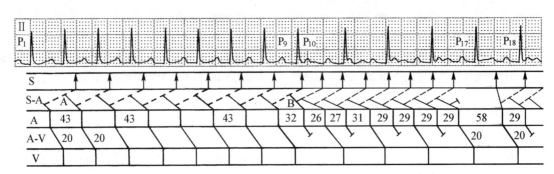

图 30-31　窦房结(梯形图 S-A 行中所标 A 处)及窦房交接区折返性心动过速(梯形图 S-A 行中所标 B 处)

【临床资料】与图 30-30 系同一患者同一时间段记录。【心电图特征】Ⅱ导联(图 30-31)显示 P₁～P₉ 的 P′波重叠在 T 波顶峰上,P′-P′间期 0.43s,频率 140 次/min,P′-R 间期 0.20s;P₁₀～P₁₇ 为提早出现 P′波,其形态与 P₁～P₉ 的 P′波一致,P′-P′间期 0.26～0.32s,频率 188～231 次/min,其后代偿间歇(P₁₇-P₁₈ 间期 0.58s)略大于窦性基本周期(0.57s),而呈不完全性代偿间歇;因 P₁₇-P₁₈ 间期 0.58s 恰好为邻近短 P′-P′间期 0.29s 的 2 倍,不能排除窦房交接区发生了 1 次前传心房中断现象;房室呈 2∶1 传导。【心电图诊断】①窦性搏动;②窦房结折返性心动过速(140 次/min);③窦房交接区折返性心动过速(188～231 次/min)伴房室 2∶1 传导(生理性不应期干扰所致)。

2. 临床意义

与其他阵发性室上性心动过速(房室、房室结折返性心动过速)不同,窦房结、窦房交接区折返性心动过速几乎见于器质性心脏病患者,尤以中、老年男性多见(约占 60%)。

九、房性心动过速

1. 折返型房性心动过速

(1)多为阵发性或短阵性出现,每次发作的偶联间期固定,终止后多呈不完全性代偿间歇。

(2)心动过速的 P′波形态与窦性 P 波不同,若 P′波重叠在 ST 段、T 波上,其下传时可呈阻滞型、房室结内隐匿性传导、干扰性 P′-R 间期延长及心室内差异性传导等各种房室干扰现象(图 30-32、图 30-33)。

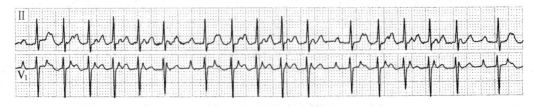

图 30-32　阵发性房性心动过速(172 次/min)伴干扰性房室文氏现象,房室呈 6∶5～7∶6 传导

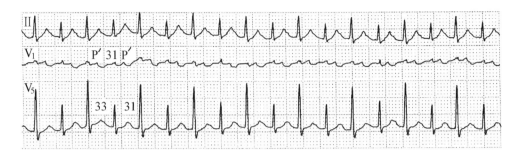

图 30-33　阵发性房性心动过速(194 次/min)伴 R-R 间期长短交替、QRS 波幅电交替现象

(3)频率多数为 101～150 次/min，少数可达 250 次/min。

(4)心动过速可由适时的房性早搏或调搏所诱发或终止，而室性早搏不能终止心动过速(图 30-34)。

(5)刺激迷走神经方法可减慢心室率，但不能终止心动过速。

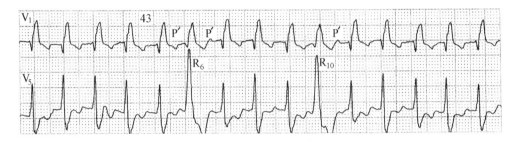

图 30-34　阵发性房性心动过速(140 次/min)、室性早搏(R_6、R_{10})及完全性右束支阻滞

2. 自律性增高型房性心动过速

(1)多呈短阵性反复发作。

(2)若 P′波重叠在 T 波上，下传时可出现各种房室干扰现象(图 30-35)。

(3)频率易变，在 101～250 次/min，常在 150 次/min 左右。

(4)心动过速发作时可有起步现象，即 P′-P′间期逐渐缩短，频率逐渐加快直至稳定(图 30-36)；终止前可有冷却现象，即 P′-P′间期逐渐延长，频率逐渐减慢直至终止。

(5)刺激迷走神经、早搏、调搏均不能使心动过速终止。

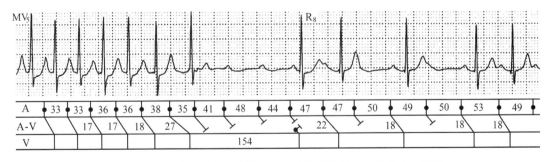

图 30-35　自律性增高型房性心动过速伴干扰性二度Ⅰ型房室阻滞

【临床资料】男性，71 岁，反复发作心动过速 1 周。【心电图特征】MV_5 导联(图 23-35)显示 P′-P′间期 0.33～0.53s，频率 113～182 次/min，下传的 P′-R 间期由 0.17s→0.18s→0.27s→连续 4 个 P′波下传受阻或 0.22s、0.18s，R_8 搏动之前的 P′-R 间期缩短(0.11s)，表明该 P′波未能下传，R_8 搏动为房室交接性逸搏，频率 39 次/min。【心电图诊断】①自律性增高型房性心动过速(113～182 次/min)；②干扰性二度Ⅰ型房室阻滞伴房室结内隐匿性传导，房室时呈 2∶1 传导；③房室交接性逸搏(39 次/min)。

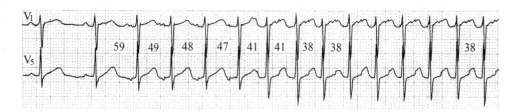

图 30-36　自律性增高型房性心动过速(102～158 次/min)伴温醒现象(起步现象)

3. 多源性房性心动过速(紊乱性房性心动过速)

(1)提早出现的 P′ 波形态至少 3 种(不含房性融合波)。

(2)P′-P′ 间期长短不一,有等电位线,频率 101～250 次/min。

(3)P′-R 间期长短不一。

(4)心室率快而不规则,常合并不同程度的房室阻滞。

4. 临床意义

(1)病理性:常见于器质性心脏病患者(如冠心病、风心病、肺心病、高心病等)、洋地黄中毒及低钾血症等。紊乱性房性心动过速则多见于慢性阻塞性肺气肿、肺心病患者,常为心房颤动的前奏。

(2)功能性:也可见于健康人。

十、心房扑动呈 2∶1 下传

1. 心电图特征

当频率在 251～430 次/min 心房扑动房室呈持续 2∶1 传导时,若其中一个 F 波埋于 QRS 波群之中或终末部,另一个 F 波位于 QRS 波群之前,则极易误诊为阵发性房性心动过速(图 30-37);若一个 F 波埋于 QRS 波群起始部或之中,另一个重叠在 T 波中或终末部,则易误诊为阵发性房室交接性心动过速(图 30-38)。

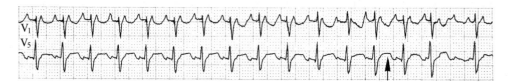

图 30-37　房室呈 2∶1 传导的心房扑动酷似房性心动过速

(箭头所指开始屏气,出现房室呈 3∶1 传导)

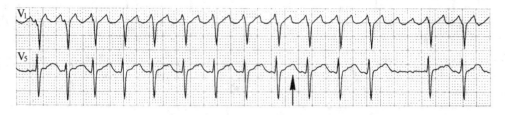

图 30-38　房室呈 2∶1 传导的心房扑动酷似房室交接性心动过速

(箭头所指开始屏气,出现房室呈 4∶1 传导)

2. 鉴别诊断

主要是采取刺激迷走神经方法借以改变房室传导比例或根据 Bix 法则进行鉴别。若心室率从规则转为不规则,则可清楚地显示出 F 波的真面目而明确诊断(图 30-39);若心动过速突然中止恢复窦性节律,则为阵发性房性或房室交接性心动过速。

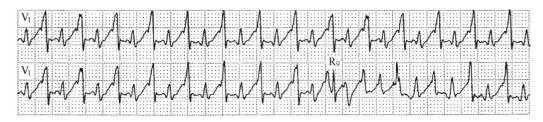

图 30-39　房室呈 2：1 传导的心房扑动酷似房性心动过速

【临床资料】男性,56 岁,心房颤动射频消融术后。【心电图特征】上、下两行 V_1 导联系同时不连续记录(图 30-39),定准电压 20mm/mV。上行显示的 P' 波或 F 波落在 T 波顶峰上,下传的 P'(F)-R 间期 0.21s,R-R 间期 0.42s,频率 143 次/min,是房性心动过速还是 2：1 下传的心房扑动伴快速心室率尚难确定(是否有一个 F 波重叠在 QRS 波群中)。下行系患者屏气后记录,R_9 搏动后显示了 F 波的真面目,F-F 间期 0.21s,频率 286 次/min,房室时呈 3：1、4：1 传导,表明上行、下行大部分 QRS 波群中有 F 波重叠。【心电图诊断】心房扑动伴快速心室率(143 次/min),房室多呈 2：1 传导,屏气后时呈 3：1、4：1 传导。

3.Bix 法则

(1)节律规则的窄 QRS 心动过速,心室率多在 150 次/min 左右。

(2)在两个 QRS 波中间可见直立或倒置的 P' 波或 F 波。

(3)因 QRS 波群内有 P' 波或 F 波重叠,故 QRS 波形与窦性或房室传导比例不同时略异(在终末部或起始部)。

(4)若房室传导时间(P'-R 间期、F-R 间期)或传导比例改变,则会显露隐藏在 QRS 波群内的 F 波(图 30-37、图 30-38、图 30-39)。

十一、房室结折返性心动过速

1.解剖基础

房室交接区包括房结区、结区及结希区。有学者将房结区(位于结间束和房室结之间)分为表浅区(汇入房室结的前上部分)、后区(汇入房室结的后下部分)、深区(将左心房和房室结的深部连接在一起)3 个小区,其中表浅区传导速度较快,是房室交接区快径路的传入和传出通道;而后区传导速度缓慢,具有明显的递减性传导,为房室交接区慢径路的解剖学基础,快、慢径路传导纤维分别沿着房室结两侧走行(图 30-40)。

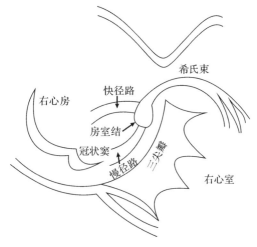

图 30-40　房室交接区双径路解剖示意图

2.电生理基础

(1)迷路样结构:房室结属慢反应细胞,以移行细胞为主,夹有少量的 P 细胞和浦氏纤维细胞,这些细胞交织成迷宫状形成迷路样结构,易形成非均一性的各异向性传导而出现功能性纵行分离,大多数形成快、慢双径路传导,少数可形成三径路传导。

（2）自主神经影响:自主神经对房室结传导组织支配不均衡性而易引发功能性纵行分离,形成快、慢径路:①受交感神经支配或影响较大的组织传导速度快,形成快径路;②受迷走神经支配或影响较大的组织传导速度慢,形成慢径路。

3.命名与类型

（1）命名:房室结双径路并不仅仅局限于房室结内,尚包括了房室结周围的心房组织。严格地说应该命名为房室交接区双径路,但传统文献均称为房室结双径路,故本文也以房室结双径路进行命名。

（2）类型:理论上可将房室结双径路分为 4 种类型。①Y 型:即下共同通道型（图 30-41A）,常出现窦性或房性反复搏动;②菱形:即上、下共同通道型（（图 30-41B）,常出现房室交接性反复搏动;③倒 Y 型:即上共同通道型（图 30-41C）,常出现室性反复搏动;④平行型:即无共同通道型（图 30-41D）。

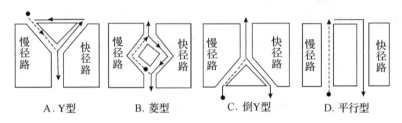

图 30-41 房室结双径路类型（Y 型、菱型、倒 Y 型、平行型）

4.快、慢径路电生理特性

（1）快径路电生理特性:顺向传导不应期较长,传导速度快;逆向传导不应期较短,有利于逆向传导。

（2）慢径路电生理特性:顺向传导不应期较短,传导速度慢;逆向传导不应期较长。

临床上以慢快型房室结折返性心动过速多见（激动由房室结慢径路顺传心室,快径路逆传心房,周而复始）,约占 90%;而快慢型房室结折返性心动过速较少见,约占 10%。

5.慢快型房室结折返性心动过速

（1）多见,心动过速多由房性早搏、窦性夺获等激动所诱发,诱发心搏的 P′(P)-R 间期突然延长（图 30-42）。

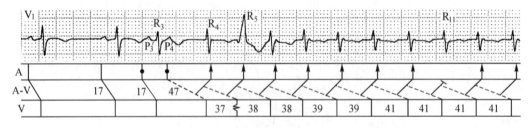

图 30-42 房性早搏诱发慢快型房室结折返性心动过速

【临床资料】男性,41 岁,反复发作心动过速 1 年。【心电图特征】V₁ 导联（图 30-42）显示窦性 P-P 间期 0.86s,P′₃、P′₄ 为成对房性早搏,其中 P′₄ 下传的 P′-R 间期长达 0.47s,并诱发了心动过速,其 R-R 间期 0.37~0.41s,频率 146~162 次/min,除 R₁₁ 搏动 QRS 终末部未见明显假性 r′波外,其余搏动 QRS 终末部均有逆行 P⁻波跟随形成假性 r′波,R-P⁻ 间期 0.06s,R₅ 搏动呈束支阻滞图形,可能是心室差异性传导,但也不能排除室性早搏。【心电图诊断】①成对的窦性搏动;②成对房性早搏诱发慢快型房室结折返性心动过速(146~162 次/min);③提示心室内差异性传导但不能排除室性早搏;④房室结双径路传导,提示结房逆传二度阻滞。

（2）心动过速QRS波形正常或（和）呈束支阻滞图形。

（3）R-R间期规则或略不规则，频率多为150～200次/min，少数可达250次/min或<150次/min。

（4）多数逆行P⁻波落在QRS波群终末部或ST段起始处，在下壁导联呈现假性s波，在V₁导联形成假性r′波，R-P⁻间期<90ms（图30-43）；少数逆行P⁻波可重叠在QRS波群之中而难以辨认，极少数逆行P⁻波可在下壁导联呈现假性q波。

（5）出现房室阻滞或室房阻滞时，心动过速不一定会终止。

（6）呈突然发作、突然停止特征，刺激迷走神经可终止心动过速。

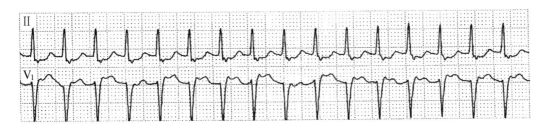

图30-43　慢快型房室结折返性心动过速（167次/min，V₁导联出现假性r′波，R-P⁻间期0.07s）

6.快慢型房室结折返性心动过速

（1）少见，心动过速可由各种早搏诱发（图30-44），心率加快时也可发生，诱发心搏的P-R间期正常。

（2）心动过速QRS波形正常或（和）呈束支阻滞图形。

（3）R-R间期多规则，频率多为150～250次/min。

（4）逆行P⁻波位于QRS波群之前，R-P⁻间期>P⁻-R间期（图30-45）。

（5）出现房室阻滞或室房阻滞时，心动过速不一定会终止。

（6）呈突然发作、突然停止特征，持续时间较短，刺激迷走神经可终止心动过速。

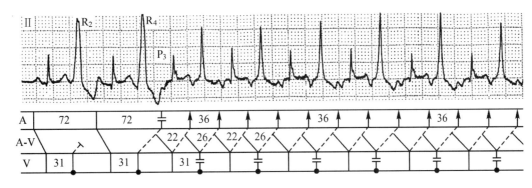

图30-44　室性早搏诱发快慢型房室结折返性心动过速

【临床资料】男性，25岁，临床诊断：心肌炎后遗症。【心电图特征】Ⅱ导联（图30-44）显示窦性P-P间期0.72s，频率83次/min；R₂为间位型室性早搏，R₄为室性早搏并引发了心动过速，其P⁻-P⁻间期0.36s，频率167次/min，其中P₃为房性融合波；当QRS波形正常时，其P⁻-R间期0.14s，R-P⁻间期0.22s；当QRS波群为室性融合波时，其P⁻-R间期0.10s，R-P⁻间期0.26s，与室性早搏抢先除极心室有关。【心电图诊断】①窦性心律；②房性融合波；③频发室性早搏，多呈室性融合波二联律，偶呈间位型；④室性早搏诱发快慢型房室结折返性心动过速（167次/min）；⑤房室结双径路传导。

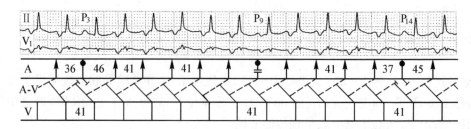

图 30-45 快慢型房室结折返性心动过速

【临床资料】女性,69 岁,反复发作心动过速 1 年余,突发心悸 1h。【心电图特征】Ⅱ、V$_1$ 导联(图 30-45)同步记录,Ⅱ 导联显示 P$_3$、P$_{14}$ 直立,提早出现,考虑为房性早搏,虽然其 P'-R 间期 0.16s,但因其 R-R 间期与逆行 P$^-$ 波跟随的 R-R 间期相等,表明 P$_3$、P$_{14}$ 未能下传心室;P$_9$ 浅倒,其形态介于房性 P' 波与逆行 P$^-$ 波之间,为房性融合波;P$^-$-P$^-$ 间期(R-R 间期)0.41s,频率 146 次/min,R-P$^-$ 间期 0.30s,P$^-$-R 间期 0.12s;T 波浅倒或低平。【心电图诊断】①快慢型房室结折返性心动过速(146 次/min);②房性早搏、房性融合波;③房室结双径路传导,建议食管调搏检查;④轻度 T 波改变。

十二、顺向型房室折返性心动过速

大部分 Kent 束由普通心肌细胞组成,属快反应细胞,其顺向(前向)传导不应期较短(≤0.35s),与心房肌不应期相近,称为快旁道。但在正常心率下,其有效不应期多较房室正道(房室结)长,这是房室折返性心动过速 95% 呈顺向型的原因。

1. 折返环路

现以左侧房室旁道参与折返为例进行阐述。

(1)左、右束支传导功能正常时折返环路:心房→房室结→左束支及左心室→左侧旁道逆传→心房,而右束支和右心室不参与折返,周而复始(图 30-46A)。

(2)左束支出现功能性阻滞时折返环路:心房→房室结→右束支及右心室→左心室→左侧旁道逆传→心房,右束支和右心室参与折返,其折返环路增大,导致心动过速时呈左束支阻滞图形的 R-R 间期延长≥35ms(图 30-46B)。

(3)右束支发生功能性阻滞时折返环路:心房→房室结→左束支及左心室→左侧旁道逆传→心房,而右束支和右心室不参与折返,故右束支发生功能性阻滞对其折返环路长度没有影响,心动过速时两种形态(正常与右束支阻滞图形)的 R-R 间期相等(图 30-46C)。

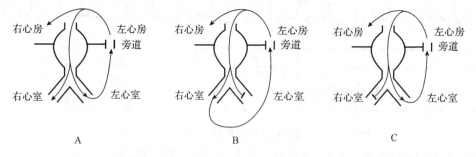

图 30-46 左侧旁道参与折返的顺向型房室折返性心动过速折返环路示意图

2. 发生机制

房室旁道顺向传导(简称顺传)的有效不应期长于房室结的有效不应期或旁道仅有逆向传导(简称逆传)功能而无顺传功能的隐匿性旁道,适时的室上性激动沿着房室正道顺传心室,旁道逆传心房,产生连续折返。

3. 心电图特征

(1)约占窄 QRS 心动过速的 60%,房性或室性早搏可诱发或终止心动过速。

（2）频率多为 150～250 次/min，R-R 间期规则或长短交替（图 30-47）。

（3）常伴有 QRS 波幅电交替现象：窄 QRS 波心动过速伴 QRS 波幅电交替对判断顺向性房室折返性心动过速具有高度的特异性（图 30-48）。

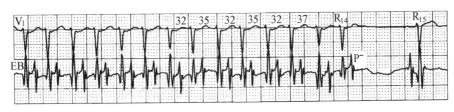

图 30-47　顺向型房室折返性心动过速、右侧旁道参与折返

【临床资料】男性，22 岁，反复发作心动过速半年。【心电图特征】V_1、EB（食管）导联（图 30-47）系食管调搏检查时同步记录，S_1S_1 刺激时诱发了心动过速，其 R-R 间期呈 0.32、0.35～0.37s 短长交替出现，频率 188、162～171 次/min；ST 段上有逆行 P^- 波跟随，V_1 导联浅倒，R-P^- 间期 0.10s，EB 导联 R-P^- 间期 0.13s；R_{14} 搏动逆行 P^- 波顺传心室受阻后，心动过速立即终止。【心电图诊断】顺向型房室折返性心动过速（162～188 次/min），提示右侧旁道参与折返。

【温故知新】R-R 间期长短交替主要与下列因素有关：①折返激动落在房室结的相对不应期早期而出现干扰性 P^--R 间期延长，导致折返周期延长，使下一次激动落在房室结相对不应期晚期，P^--R 间期相应地缩短，此时，长短 R-R 间期互差通常<0.06s。②房室结慢快径路交替传导，激动在慢径路顺传心室时，其 P^--R 间期显著延长，而在快径路顺传心室时，其 P^--R 间期较短，由此引发长短 R-R 间期互差通常>0.10s，而房室旁道逆传的 R-P^- 间期固定不变。

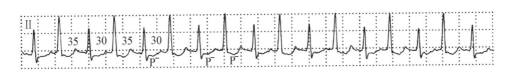

图 30-48　顺向型房室折返性心动过速（171～200 次/min，R-P^- 间期 0.12s）、
R-R 间期呈长短交替及 QRS 波群、ST 段、T 波呈电交替现象

（4）在 ST 段或 T 波上必有逆行 P^- 波跟随，R-P^- 间期>90ms，可与慢快型房室结折返性心动过速相鉴别。

（5）若逆行 P^- 波在 I 导联倒置、V_1 导联直立，食管导联 R-P^- 间期<V_1 导联 R-P^- 间期，是左侧旁道参与折返的特征性改变（图 30-49）；若逆行 P^- 波在 I 导联直立、V_1 导联倒置，食管导联 R-P^- 间期>V_1 导联 R-P^- 间期，是右侧旁道参与折返的特征性改变（图 30-47）；若逆行 P^- 波在 II、III、aVF 导联呈深倒置，是后间隔旁道参与折返所致（图 30-49）。

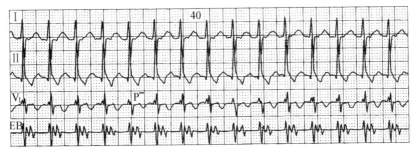

图 30-49　顺向型房室折返性心动过速、左侧后间隔旁道参与折返

【临床资料】男性，25 岁，反复发作心动过速 1 年。【心电图特征】I、II、V_1、EB（食管）导联（图 30-49）系食管调搏检查时同步记录，S_1S_1 刺激时诱发了心动过速，其 R-R 间期 0.40s，频率 150 次/min；ST 段上有逆行 P^- 波跟随，在 I 导联浅倒置，II 导联倒置较深，V_1 导联直立；II 导联 R-P^- 间期 0.12s，V_1 导联 R-P^- 间期 0.15s，EB 导联 R-P^- 间期 0.10s。【心电图诊断】顺向型房室折返性心动过速（150 次/min），提示左侧后间隔旁道参与折返。

（6）QRS波形正常和（或）呈功能性束支阻滞图形：两者波形并存时，后者的R-R间期较前者延长≥35ms，且同时伴有R-P⁻间期延长，表明束支阻滞型同侧存在游离壁旁道（图30-50）。

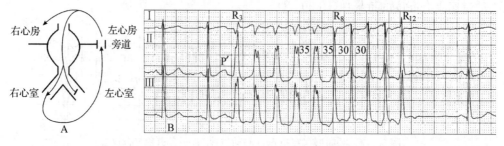

图30-50　房性早搏诱发顺向型房室折返性心动过速伴间歇性心室内差异性传导（左束支阻滞型）

【临床资料】男性，36岁，反复发作心动过速1年余，临床诊断：预激综合征。【心电图特征】Ⅰ、Ⅱ、Ⅲ导联（图30-50）同步记录，显示R₃为房性早搏伴心室内差异性传导，并诱发了短阵性心动过速，其QRS波群呈完全性左束支阻滞型、不完全性左束支阻滞型（R₈）及正常（R₁₂）3种形态，前两者的R-R间期0.35s（171次/min），后者的R-R间期0.30s（200次/min），其R-R间期互差达0.05s（50ms）；除R₁₂搏动外，其余搏动ST段上均有逆行P⁻波跟随，R-P⁻间期0.14s；R₁₂搏动后无逆行P⁻波跟随，心动过速立即终止。根据临床诊断及Coumel定律，可判定为左侧游离壁旁道。【心电图诊断】①窦性心律；②房性早搏伴心室内差异性传导；③房性早搏诱发顺向型房室折返性心动过速（171～200次/min）伴间歇性心室内差异性传导（左束支阻滞型）；④左侧游离壁旁道参与折返。

（7）若发生房室或室房二度阻滞，心动过速立即终止，是房室折返性心动过速的特征性改变（图30-51、图30-52）。

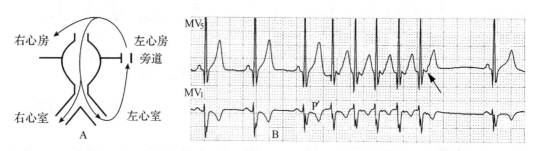

图30-51　A图为顺向型房室折返性心动过速折返环路示意图，B图为房性早搏诱发短阵性
顺向型房室折返性心动过速（188次/min），左侧旁道参与折返（R-P⁻间期0.10s）

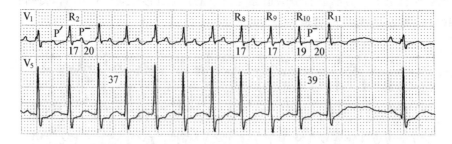

图30-52　顺向型房室折返性心动过速（150次/min），提示左侧慢旁道参与折返

【临床资料】男性，32岁，反复发作心动过速半年余。【心电图特征】V₁、V₅导联（图30-52）同步记录，显示窦性搏动的P-R间期0.16s，R₂搏动为房性早搏并诱发了短阵性较长R-P⁻间期型心动过速，其R-R间期0.37～0.39s，频率154～162次/min；V₁导联逆行P⁻波直立，落在T波起始部，绝大多数的R-P⁻间期0.17s，仅R₁₀搏动后的R-P⁻间期0.19s，R₁₁搏动后无逆行P⁻波跟随，心动过速自行终止，表明室房逆传呈不典型文氏现象，提示由左侧慢旁道参与折返，P⁻-R间期均为0.20s；V₅导联ST段呈水平型压低0.1mV。【心电图诊断】①窦性搏动；②房性早搏诱发顺向型房室折返性心动过速（154～162次/min）伴干扰性P⁻-R间期延长；③提示左侧慢旁道参与折返，且旁道逆传呈不典型文氏现象；④轻度ST段改变。

十三、顺向型房室慢旁道折返性心动过速

1. 概述

小部分房室旁道不应期较长,可大于 0.60s,称为慢旁道,由希浦传导组织构成。若室上性激动由房室正道顺传、房室慢旁道逆传,也可形成顺向型房室折返性心动过速。既往又称为持续性房室交接性心动过速(PJRT)。与起源于心房下部的房性心动过速、快慢型房室结折返性心动过速较难鉴别。

2. 心电图特征

(1)窦性心律时 P-R 间期和 QRS 波形正常。

(2)可由窦性频率增快、舒张晚期房性或室性早搏所诱发,房性早搏诱发时 P'-R 间期正常,而室性早搏诱发时 R'-P⁻ 间期明显延长。

(3)心动过速常反复发作,频率相对较慢(101~150 次/min),尤其在终止前频率更慢。

(4)逆行 P⁻ 波位于 QRS 波群之前,R-P⁻ 间期>P⁻-R 间期,R-P⁻ 间期>0.5R-R 间期。

(5)心动过速常在 R-P⁻ 间期逐渐延长、P⁻ 波消失后终止,显示出房室旁道逆向递减性传导的特性(图 30-53)。

(6)慢旁道最常见的部位在后间隔,其逆行 P⁻ 波倒置较深;也可见于心室游离壁。易被药物阻断,如静脉推注 ATP 20mg 后,慢旁道逆传将被阻断。

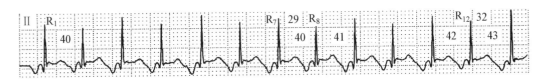

图 30-53　长 R-P⁻ 间期型室上性心动过速(提示顺向型房室慢旁道折返性心动过速)

【临床资料】临床资料不详。【心电图特征】Ⅱ导联(图 30-53)显示逆行 P⁻ 波倒置较深而宽,P⁻-P⁻ 间期 0.40~0.43s,频率 140~150 次/min;R₁~R₇ 搏动的 P⁻-P⁻ 间期(R-R 间期)0.40s,其 R-P⁻ 间期 0.29s;自 R₈ 搏动开始,R-P⁻ 间期由 0.30s 逐搏延长至 0.32s,相应的 P⁻-P⁻ 间期(R-R 间期)由 0.41s 逐搏延长至 0.43s,而 P⁻-R 间期始终为 0.11s;QRS 波幅呈高低交替性改变;基本符合顺向型房室慢旁道折返性心动过速的心电图特征。【心电图诊断】①长 R-P⁻ 间期型室上性心动过速(140~150 次/min),提示顺向型房室慢旁道折返性心动过速所致;②不能排除快慢型房室结折返性心动过速、自律性增高型房室交接性心动过速,建议食管调搏检查;③QRS 波幅呈电交替现象。

十四、房室交接性心动过速

1. 基本概念

当房室交接性异位起搏点连续发放 3 次或 3 次以上搏动,频率>100 次/min 时,便称为房室交接性心动过速。大多数由异位起搏点自律性中、重度增高所致。

2. 分型

(1)根据发生机制:分为折返型、自律性增高型、并行心律型等。

(2)根据持续时间长短:分为短阵性、阵发性及持续性(无休止性房室交接性心动过速)3 种。其中无休止性房室交接性心动过速,多为房室交接区异位起搏点自律性增高所致,它又分为 3 种类型。①儿童型:存在明显的遗传倾向,自幼发病,心动过速的频率高达 230 次/min,多呈无休止性发作,药物治疗效果差,易发生心动过速性心肌病,预后差,病死率高。②成年型:成年发病,心动过速的频率多在 101~150 次/min,药物治疗效果尚可,预后相对良好;③先心病外科手术型:发生于先心病术后(如房间隔、室间隔缺损修补术),常为一过性,约持续数天后自行停止(图 30-54)。

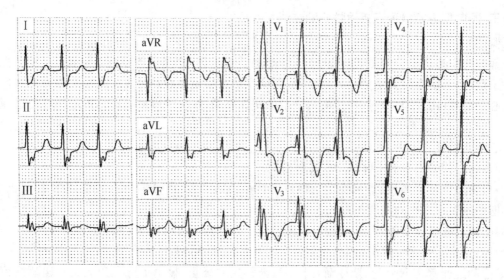

图 30-54　房室交接性心动过速

【临床资料】女性,52 岁,临床诊断:先心病、室间隔缺损术后、肺动脉高压。【心电图特征】常规心电图(图 30-54)未见各种心房波,QRS 波群呈完全性右束支阻滞图形,时间 0.14s,R-R 间期 0.45～0.47s,频率 128～133 次/min;V_4～V_6 导联 ST 段呈水平型压低 0.1～0.2mV。【心电图诊断】①房室交接性心动过速(128～133 次/min);②完全性右束支阻滞;③前侧壁 ST 段改变。

3. 心电图特征

(1)连续提早出现 3 次或 3 次以上、频率＞100 次/min 的 P^--QRS-T 波群(P^--R 间期 ＜0.12s)、QRS-T 波群或 QRS-P^--T 波群(R-P^- 间期＜0.16s)(图 30-55、图 30-56),或有窦性 P 波出现,呈现房室分离现象(图 30-57),QRS 波形与窦性一致或稍有差异,R-R 间期规则或不规则。

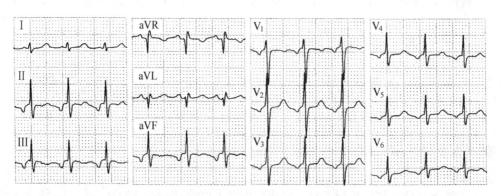

图 30-55　房室交接性心动过速(130 次/min,P^--R 间期 0.10s)

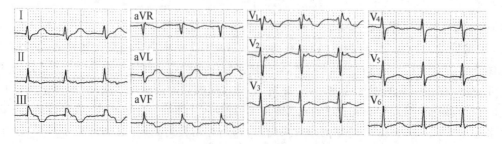

图 30-56　房室交接性心动过速(104 次/min,R-P^- 间期 0.14s)、
不完全性右束支阻滞、左胸导联 QRS 波幅低电压、下壁轻度 T 波改变

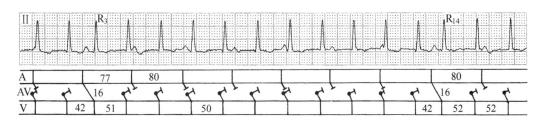

图 30-57 自律性增高型房室交接性心动过速

【临床资料】女性,41 岁,临床诊断:病毒性心肌炎。【心电图特征】Ⅱ 导联(图 30-57)显示窦性 P-P 间期 0.77~0.80s,频率 75~78 次/min;R₃、R₁₄搏动提早出现,其前有相关的窦性 P 波,P-R 间期 0.16s,QRS 波形正常,为窦性夺获心室;其余 QRS 波群的 R-R 间期 0.50~0.52s,频率 115~120 次/min,为房室交接性心动过速;窦性 P 波落在房室交接性 QRS-T 波群不同部位上形成干扰性房室分离;T 波负正双相。【心电图诊断】①窦性心律;②短阵性房室交接性心动过速(115~120 次/min);③不完全性干扰性房室分离;④轻度 T 波改变。

(2)心动过速开始时可有起步现象,终止时可有冷却现象。

(3)刺激迷走神经、各种早搏、调搏均不能使心动过速终止。

(4)若房室交接区有多个起搏点发放激动,则其逆行 P⁻波形态、P⁻-P⁻ 间期均不一致(图 30-58)。

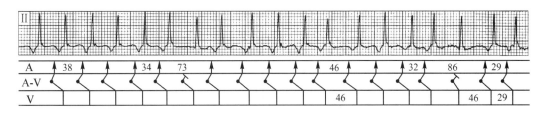

图 30-58 多源性房室交接性心动过速

【临床资料】男性,26 岁,临床诊断:病毒性心肌炎。【心电图特征】Ⅱ 导联(图 30-58)显示 P 波倒置,其形态多变,提示多个起搏点发放冲动;P⁻-P⁻ 间期呈 0.29~0.38、0.73~0.86s 短长两种,长 P⁻-P⁻ 间期为部分短 P⁻-P⁻ 间期的 2 倍;P⁻-R 间期 0.11s,QRS 波形正常,R-R 间期 0.29~0.46s,频率 130~207 次/min;T 波低平。【心电图诊断】①多源性房室交接性心动过速(130~207 次/min);②间歇性结房逆传二度阻滞;③轻度 T 波改变。

4.临床意义

房室交接性心动过速常见于器质性心脏病(如急性心肌梗死、心肌缺血及心肌炎等)、洋地黄过量及低钾血症等患者。频率较快又持续出现者,易引发心动过速型心肌病。

十五、分支型室性心动过速

少数起源于分支或希氏束内的室性心动过速,其 QRS'波形多呈不完全性右束支阻滞伴电轴左偏或右偏(图 30-59),或呈正常形态酷似室上性心动过速。分支型室性心动过速可出现房室分离现象(图 30-60),但室房 1:1 逆传也较常见,且极易误诊为室上性心动过速,需特别注意。若有心动过速前后的心电图作比较,则其 QRS 波形与窦性心律时形态明显不一致。

十六、救治原则

阵发性室上性心动过速的治疗原则包括刺激迷走神经、药物、食管调搏及电击复律。

1.血流动力学稳定

(1)刺激迷走神经方法:①Valsava 动作,深吸气后用力屏住,约 17% 室上性心动过速能被终止;②Lancet 刺激法(改良的 Valsava 动作),为最新刺激迷走神经方法,能有效终止心动过速,不妨一试,即患者取半卧位或坐位,取一付 10~20ml 注射器(压力约 40mmHg)让患者在注射口一端用力吹 15s 将活塞一端推出一段距离后,立即让其仰卧位并抬高双下肢 45°~90°维持 45s,可重复 2

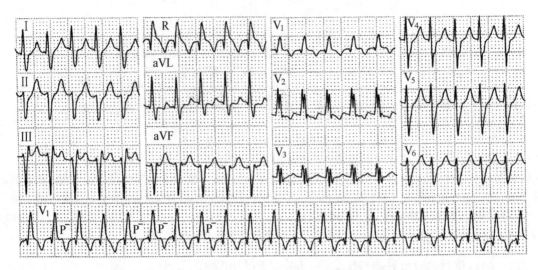

图 30-59　分支型室性心动过速伴间歇性室房逆传（起源于左后分支附近）

【临床资料】男性，27 岁，突发心动过速 2h。【心电图特征】常规心电图（图 30-59）中 V₁～V₆ 导联定准电压 5mm/mV，未见窦性 P 波，R-R 间期 0.29s，频率 207 次/min；QRS 波群呈不完全性右束支阻滞和左前分支阻滞图形，时间 0.10s，V₅、V₆ 导联呈 RS 型，R/S＜1；长 V₁ 导联（定准电压 10mm/mV）多数搏动 ST 段上有直立逆行 P⁻波跟随，R-P⁻间期 0.12s，系间歇性室房逆传所致。【心电图诊断】阵发性分支型室性心动过速伴间歇性室房逆传（207 次/min），提示起源于左后分支或其附近。

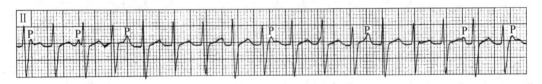

图 30-60　分支型室性心动过速、完全性干扰性房室分离

【临床资料】男性，29 岁，突发心动过速 1h。【心电图特征】Ⅱ 导联（图 30-60）显示窦性 P 波重叠于 QRS-T 波群不同部位上，其 P-P 间期 0.60s，频率 100 次/min；QRS 波群呈类不完全性右束支阻滞（时间 0.10s）和左前分支阻滞图形（常规心电图未刊出），R-R 间期 0.37s，频率 162 次/min。【心电图诊断】①窦性心律；②分支型室性心动过速（162 次/min），提示起源于左后分支或其附近；③完全性干扰性房室分离。

次，有效率达 43%；③刺激咽喉部诱发呕心；④压迫眼眶；⑤按摩一侧颈动脉，切勿两侧同时按摩，以免发生心脏骤停或（和）脑部缺血。

（2）药物：可静脉注射维拉帕米、β 受体阻滞剂、胺碘酮或腺苷（哮喘、不稳定心绞痛、旁道参与者禁用），需将药物溶于 10ml 生理盐水中，在心电监护下缓慢推注，并做好心脏骤停抢救准备，我院曾遇数例静脉注射维拉帕米或普罗帕酮后引发心脏骤停的患者。

（3）食管调搏：食管调搏既能通过超速抑制终止心动过速起到治疗作用，又能明确心动过速的发生机制，值得推广和应用，尤其是妊娠期患者拒绝药物终止心动过速时。

2. 血流动力学不稳定

对于血流动力学不稳定或经上述治疗无效者，应行电击复律。

十七、慧眼识图（单选或多选）

（1）病例 1：男性，70 岁，心房颤动射频消融术后。该心电图（图 30-61）诊断是什么？

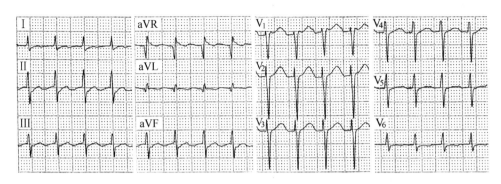

图 30-61　慧眼识图病例 1

A. 慢快型房室结折返性心动过速

B. 房性心动过速伴不完全性右束支阻滞

C. 窦性心动过速伴不完全性右束支阻滞

D. 心房扑动伴快速心室率,房室呈 2：1 传导

E. 顺向型房室慢旁道折返性心动过速

(2)病例 2：男性,65 岁,心房颤动射频消融术后。V_1、V_5 导联(图 30-62)同步记录,该心电图诊断是什么?

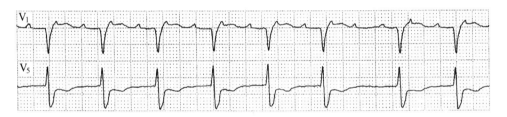

图 30-62　慧眼识图病例 2

A. 窦性心律、一度房室阻滞、完全性右束支阻滞、ST-T 改变

B. 窦性心律、二度房室阻滞、房室呈 2：1 传导、完全性右束支阻滞、ST-T 改变

C. 慢快型房室结折返性心动过速伴结室 2：1 阻滞、完全性右束支阻滞、ST-T 改变

D. 心房扑动伴正常心室率、房室呈 2：1 传导、完全性右束支阻滞、ST-T 改变

E. 房性心动过速伴正常心室率、长 P'-R 间期型二度房室阻滞,房室呈 2：1 传导、
非特异性心室内阻滞、ST-T 改变

(3)病例 3：女性,72 岁,突发心动过速 1h。V_1 导联(图 30-63)诊断是什么?

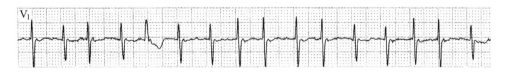

图 30-63　慧眼识图病例 3

A. 心房颤动伴快速心室率

B. 房室结折返性心动过速

C. 房室结双径路传导

D. 房室结三径路传导

E. 室性早搏

F. 心室内差异性传导

G. 房室结存在最慢径路-快径路、中速慢径路-快径路两种折返方式

（4）病例4：男性，38岁，反复发作心动过速半年余。Ⅱ导联（图30-64）诊断是什么？

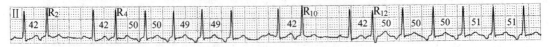

图30-64　慧眼识图病例4

A. 窦性心律

B. 窦性搏动

C. 双形性房性早搏，时伴心室内差异性传导

D. 双形性房室交接性早搏，时伴心室内差异性传导

E. 短阵性快慢型房室结折返性心动过速

F. 短阵性房室交接性心动过速

G. 短阵性房性心动过速

（5）病例5：女性，63岁，反复发作心动过速1年余。Ⅱ、V_1、V_5导联（图30-65）诊断是什么？

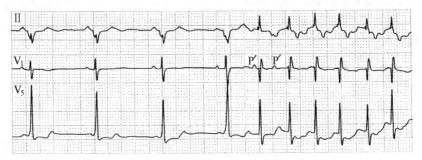

图30-65　慧眼识图病例5

A. 窦性心律

B. 成对房性早搏

C. B型预激综合征

D. 房性早搏诱发慢快型房室结折返性心动过速伴轻度心室内差异性传导

E. 房性早搏诱发顺向型房室折返性心动过速伴轻度心室内差异性传导

F. 右后间隔旁道参与折返

G. 房室结双径路传导

（6）病例5：男性，87岁，临床诊断：冠心病。V_1、V_5导联（图30-66）诊断是什么？

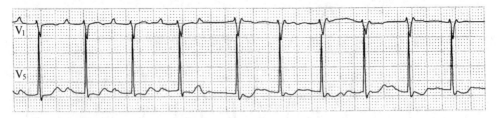

图30-66　慧眼识图病例6

A. 窦性心律

B. 房性早搏未下传

C. 非阵发房室交接性心动过速伴非时相性心室内差异性传导

D. 一度房室阻滞

E. 房性早搏诱发慢快型房室结折返性心动过速

F. 房室结双径路传导

G. 加速的房室交接性逸搏心律

（7）病例 7：男性，51 岁，反复发作心动过速半年。常规心电图 A 系心动过速发作时记录，图 B 系留存的图片（图 30-67），胸前导联定准电压 5mm/mV，诊断是什么？。

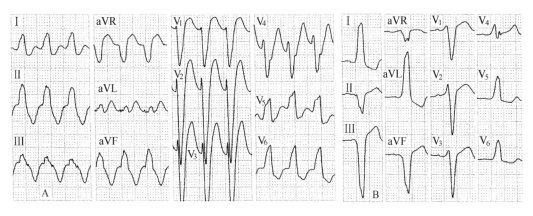

图 30-67　慧眼识图病例 7

A. B 型预激综合征

B. 完全性左束支阻滞

C. 室性心动过速

D. 顺向型房室折返性心动过速伴心室内差异性传导（左束支阻滞型）

E. 顺向型房室折返性心动过速伴完全性左束支阻滞

F. 逆向型房室折返性心动过速

G. B 型心室预激合并完全性左束支阻滞

（8）病例 8：男性，77 岁，反复发作心动过速半年余。该幅心电图（图 30-68）的诊断是什么？（$V_1 \sim V_6$ 导联定准电压 5mm/mV）

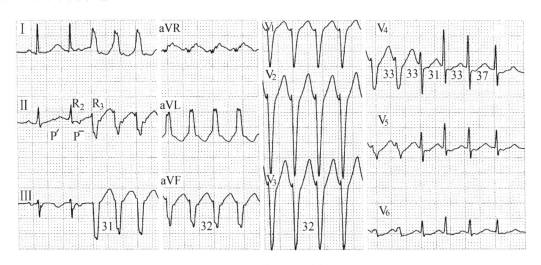

图 30-68　慧眼识图病例 8

A. 房性早搏

B. 房性心动过速伴间歇性心室内差异性传导

C. 顺向型房室折返性心动过速伴间歇性心室内差异性传导

D. 左束支内蝉联现象

E. 右侧房室旁道参与折返

F. 室性心动过速伴室房 1∶1 逆传

G. 不典型房室文氏现象（生理性不应期干扰所致）

(9)病例9:男性,28岁,临床诊断:心动过速原因待查。该幅心电图(图30-69)的诊断是什么?

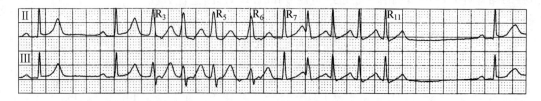

图30-69　慧眼识图病例9

A. 过缓的窦性搏动

B. 一度房室阻滞

C. 房室交接性心动过速伴心室内差异性传导

D. 自律性增高型短阵性室性心动过速

E. 室房逆传双径路

F. 慢快型房室结折返性心动过速

G. 房性心动过速伴心室内差异性传导

(10)病例10:女性,75岁,临床诊断:冠心病、心功能不全。该幅心电图(图30-70)的诊断是什么?

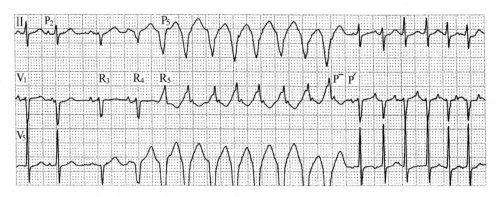

图30-70　慧眼识图病例10

A. 窦性心动过速

B. 多源性房性早搏

C. 房性心动过速

D. 房性心动过速伴间歇性心室内差异性传导

E. 自律性增高型室性心动过速伴室房1∶1逆传

F. 室性融合波

G. 房室交界性心动过速伴间歇性心室内差异性传导

十八、一孔之见

(1)D

(2)E

(3)B、D、F、G

(4)B、D、E

(5)A、B、C、E、F

(6)A、D、E、F

(7)A、B、E、(G)

(8)A、C、D、E、G

(9)A、B、D、E、F

(10)A、B、C、E、F

第三十一章

双重或双源性异位性心动过速

一、概述

（1）双重性异位性心动过速：是指不同心腔或传导组织分别出现异位性心动过速。

（2）双源性异位性心动过速：是指同一心腔或传导组织同时出现两个起搏点（或折返环路）发放的异位性心动过速。

（3）双重性或双源性异位性心动过速组合方式：①窦房结折返性心动过速合并窦房交接区折返性心动过速；②快速性房性心律失常（房性心动过速、心房扑动及颤动）合并房室交接性心动过速或室性心动过速；③房室交接性心动过速合并室性心动过速；④双源性房性心动过速；⑤双源性房室交接性心动过速；⑥双源性室性心动过速等。

二、窦房结折返性心动过速合并窦房交接区折返性心动过速

窦房结折返性心动过速合并窦房交接区折返性心动过速也属双重性异位性心动过速的范畴，临床上较少见，现将笔者所遇的 1 例分享如下（图 31-1）。

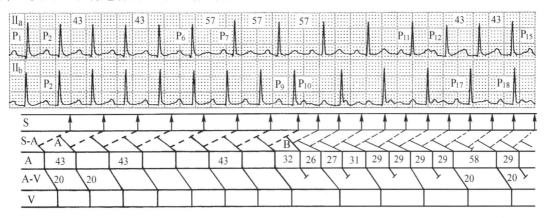

图 31-1　窦房结（梯形图 S-A 行中所标 A 处）及窦房交接区折返性心动过速（梯形图 S-A 行中所标 B 处）

【临床资料】男性，63 岁，临床诊断：心律不齐。【心电图特征】Ⅱa、Ⅱb 导联（图 31-1）系同时不连续记录，Ⅱa 导联 P_1、$P_7 \sim P_{11}$ 为窦性 P 波，其 P-P 间期 0.57s，频率 105 次/min；$P_2 \sim P_6$、$P_{12} \sim P_{15}$ 为提早出现 P'-QRS-T 波群，P' 形态与窦性 P 波一致，P'-P' 间期 0.43s，频率 140 次/min，呈等周期代偿间歇（P_6-P_7 间期 0.57s），为短阵性窦房结折返性心动过速。Ⅱb 导联显示 $P_2 \sim P_9$ 的 P' 波重叠在 T 波顶峰上，P'-P' 间期 0.43s，频率 140 次/min，P'-R 间期 0.20s；$P_{10} \sim P_{17}$ 为提早出现 P' 波，其形态与 $P_2 \sim P_9$ 的 P' 波一致，P'-P' 间期 0.26~0.32s，频率 188~231 次/min；突然出现 0.58s 长 P'-P' 间期（P_{17}-P_{18} 间期），恰好为邻近短 P'-P' 间期 0.29s 的 2 倍，考虑窦房交接区发生了 1 次前传心房中断现象；房室呈 2∶1 传导。【心电图诊断】①窦性心动过速（105 次/min）；②窦房结折返性心动过速（140 次/min）；③窦房交接区折返性心动过速（188~231 次/min）偶伴窦房前传（顺传）中断，房室呈 2∶1 传导。

三、房性心动过速合并房室交接性心动过速

房性心动过速合并房室交接性心动过速时，心电图表现为 P'-P' 间期与 R-R 间期各自规则，

P′-R间期长短不一,出现干扰性房室分离(图 31-2、图 31-3)。

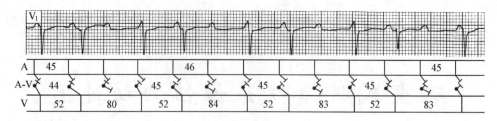

图 31-2　房性心动过速、房室交接性心动过速伴结室或异肌交接区传出 3:2 文氏现象

【临床资料】男性,73 岁,临床诊断:心律不齐待查。【心电图特征】V₁ 导联(图 31-2)显示 P 波直立,P-P 间期 0.45～0.46s,频率 130～133 次/min,提示房性心动过速;P-R 间期长短不一;QRS 波形正常,R-R 间期呈 0.52、0.80～0.84s 短长交替出现,考虑为房室交接性异位心律伴结室或异肌交接区传出 3:2 文氏现象,其异位心律的基本周期为 0.44～0.45s,频率 133～136 次/min。【心电图诊断】①提示房性心动过速(130～133 次/min);②房室交接性心动过速(133～136 次/min)伴结室或异肌交接区传出 3:2 文氏现象;③等频性完全性干扰性房室分离,提示由"趋同"现象("同步化"现象)所致。

【温故知新】①"趋同"现象又称为"同步化"现象,是指心脏内有两个节律点,当其频率互差<25% 时,即频率较慢的节律点逐渐增速,接近于频率较快的节律点,直至相等形成等频率搏动。"趋同"现象是一种特殊的心脏电生理现象。②本例房性、房室交接性心动过速两个节律点频率相等,可能是偶然的巧合,但更可能是上述特殊的电生理影响—"趋同"现象所致。

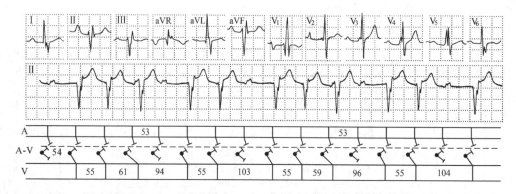

图 31-3　房性心动过速合并房室交接性心动过速、混合性房室分离

【临床资料】男性,17 岁,临床诊断:先天性心脏病、原发孔型房间隔缺损合并二尖瓣裂。【心电图特征】常规心电图(图 31-3)显示窦性 P 波频率 65 次/min,Ⅱ、V₂ 导联 P 波高尖,电压分别为 0.3、0.25mV,时间 0.10s,PtfV₁ 值 −0.12mm・s;P-R 间期 0.23s;QRS 时间 0.12s,Ⅰ 导联呈 qRS 型,Ⅲ 导联呈 rSr′型,电轴−30°,aVR 导联呈 qR 型,q/R<1,V₁ 导联呈 rsR′s′型,R′/s′>1,V₅ 导联呈 Rs 型,R$_{V_1}$ +S$_{V_5}$ =2.1mV;aVL 导联 T 波低平,V₆ 导联 T 波浅倒。长Ⅱ导联系术后第 1 天描记,P 波呈负正双相,正相波双峰切迹,两切迹时距 0.06s,P 波时间 0.15s,与术前 P 波形态明显不一致,P-P 间期 0.53s,频率 113 次/min,为房性心动过速;QRS 波群呈 rS 型,S 波错折,时间 0.12s,电轴增至−59°,与术前 QRS 波形不一致,R-R 间期由 0.55s→0.59～0.61s→0.94～0.96s 逐渐延长或由 0.55s→1.03～1.04s 逐渐延长,呈交替出现,呈现 3:2～4:3 不典型文氏现象,其 R-R 的基本周期为(0.55+0.61+0.94)÷4=0.525s 或(0.55+1.04)÷3=0.53s,恰好与 P-P 间期一致;P-R 间期明显延长(最短的为 0.53s,最长的达 0.62s)超过了 P-P 间期,考虑 P 波与 QRS 波群无关,存在等频性混合性房室分离。【常规心电图诊断】①窦性心律;②右心房、右心室肥大;③PtfV₁ 绝对值明显增大,提示左心房负荷过重;④一度房室阻滞;⑤非特异性心室内阻滞;⑥侧壁 T 波改变。【长Ⅱ导联心电图诊断】①房性心动过速(113 次/min);②提示不完全性心房内阻滞;③等频性混合性房室分离;④房室交接性心动过速(113 次/min)伴结室或异肌交接区 3:2～4:3 不典型文氏现象;⑤不能排除高位室性心动过速(113 次/min)伴异肌交接区 3:2～4:3 不典型文氏现象。

【心得体会】①原发孔型房间隔缺损多有形成部分或完全性房室通道,左束支明显向后下移位,导致左前分支相对发育不良,易出现一度房室阻滞及电轴左偏,故心电轴左偏是判断原发孔型房间隔缺损重要依据之一。②Ⅱ导联 P 波呈负正双相,其起搏点一定位于心房而不是窦房结。③本例两个异位起搏点频率相等,提示由"趋同"现象这一特殊的电生理影响所致。

四、房性心动过速合并室性心动过速

房性心动过速合并室性心动过速可以是并列发生形成干扰性房室分离(图 31-4、图 31-5),也可间歇性发生(图 31-6)或独立出现(图 31-7)。

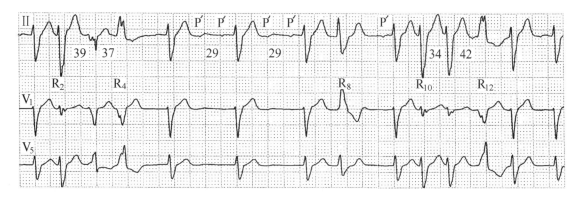

图 31-4　房性心动过速、多源性短阵性室性心动过速

【临床资料】女性,43 岁,临床诊断:病毒性心肌炎。【心电图特征】II、V_1、V_5 导联(图 31-4)同步记录,其中 V_1、V_5 导联定准电压 5mm/mV。II 导联显示 P'-P'间期 0.29s,频率 207 次/min;P'-R 间期 0.14s,房室呈 3∶1 传导,QRS 时间 0.12s,电轴−56°(肢体导联符合左前分支阻滞),V_1 导联呈 rS 型,V_5 导联呈 RS 型,R/S<1(V_6 导联也呈 RS 型,R/S<1),呈非特异性心室内阻滞;R_8 为室性早搏,R_2~R_4、R_{10}~R_{12} 由多源性室性早搏组成的短阵性室性心动过速,其 R'-R'间期 0.34~0.42s,频率 143~176 次/min。【心电图诊断】①房性心动过速(207 次/min),房室呈 3∶1 传导;③频发多源性室性早搏,并形成短阵性室性心动过速(143~176 次/min);④不完全性干扰性房室分离;⑤左前分支阻滞;⑥非特异性心室内阻滞;⑦高度顺钟向转位。

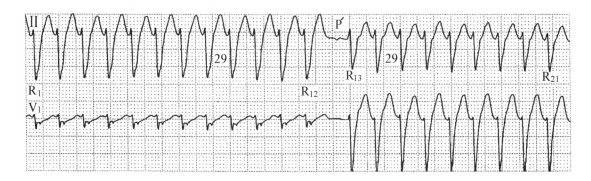

图 31-5　房性心动过速、室性心动过速

【临床资料】与图 31-4 系同一患者,相隔约 1min 记录。【心电图特征】II、V_1 导联(图 31-5)同步记录,显示两种 QRS 波形:①R_1~R_{12} 为一种形态,QRS 时间 0.14s,其 R'-R'间期 0.29s,频率 207 次/min,考虑为室性心动过速;②R_{13}~R_{21} 为另一种形态,QRS 时间 0.12s,其 R'-R'间期 0.29s,频率 207 次/min,R_{13} 搏动前有 P'波,P'-R 间期 0.14s,与图 31-2 一致,强烈提示 R_{13}~R_{21} 为房性心动过速 1∶1 下传。【心电图诊断】①房性心动过速(207 次/min),房室呈 1∶1 传导;③室性心动过速(207 次/min);④不完全性干扰性房室分离;⑤左前分支阻滞;⑥非特异性心室内阻滞;⑦房性、室性心动过速频率一致,提示由"趋同"现象所致。

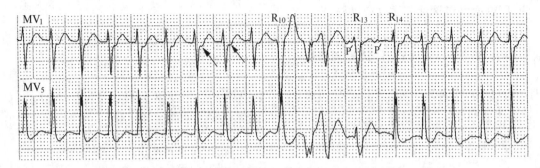

图 31-6　阵发性房性心动过速、由多源性室性早搏组成的短阵性室性心动过速

【临床资料】男性,75 岁,临床诊断:冠心病。【心电图特征】MV₁、MV₅ 导联(图 31-6)同步记录,显示 P′波重叠在 T 波上升支中,其 P′-P′间期 0.36s,频率 167 次/min;下传的 P′-R 间期除 R₁₄搏动为 0.20s 外,其余均为 0.24s;R₁₀～R₁₃搏动宽大畸形,形态不一致,其 R′-R′间期 0.23～0.35s,频率 171～261 次/min,为短阵性室性心动过速,它的出现未能终止窄 QRS 波群心动过速。【心电图诊断】①阵发性房性心动过速(167 次/min)伴干扰性 P′-R 间期延长;②由多源性室性早搏组成的短阵性室性心动过速(171～261 次/min);③不完全性干扰性房室分离

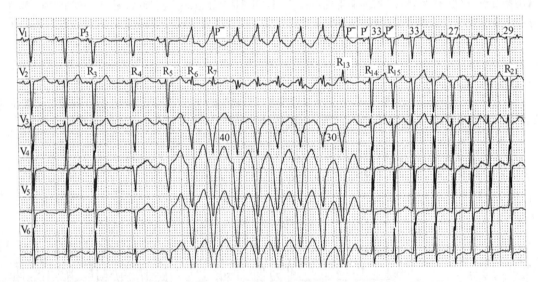

图 31-7　自律性增高型房性心动过速、室性心动过速伴室房 1∶1 逆传

【临床资料】女性,75 岁,临床诊断:冠心病、心功能不全。【心电图特征】胸前导联(图 31-7)同步记录,显示窦性 P-P 间期 0.54s,频率 111 次/min;P₃′(R₃)为房性早搏,R₆～R₁₃为短阵性室性心动过速(V₁ 导联呈 R 型,V₃～V₆ 导联呈 QS 型),其 R′-R′间期 0.30～0.40s,频率 150～200 次/min,除 R₆ 搏动 ST 段上无逆行 P⁻波跟随外,其余搏动 ST 段上均有逆行 P⁻波跟随,R′-P⁻间期 0.14s,室房呈 1∶1 逆传;R₄、R₅ 的形态介于窦性与室性之间,其前有窦性 P 波,为室性融合波,其 R′-R′间期 0.53s,频率 113 次/min;值得关注的是 R₁₄～R₂₁形态正常,R₁₄其前的 P′波与其他重叠在 T 波上的 P′波形态不一致,P′-P′间期 0.27～0.33s,频率 182～222 次/min。【心电图诊断】①窦性心动过速(111 次/min);②多源性房性早搏,并引发自律性增高型房性心动过速(182～222 次/min);③自律性增高型室性心动过速伴室性融合波(113～222 次/min)及室房 1∶1 逆传。

五、心房颤动合并室性心动过速

由 f 波下传的 R-R 间期绝对不规则,而室性心动过速的 R′-R′间期规则或基本规则(图 31-8、图 31-9)。

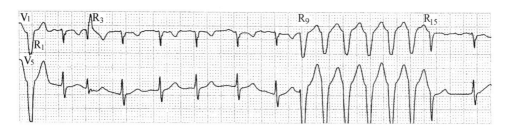

图 31-8　心房颤动(细颤型)伴伴快速心室率(平均 140 次/min)及心室内差异性传导(R_3)、
室性早搏(R_1)、短阵性室性心动过速($R_9 \sim R_{15}$)及室性融合波(R_{15})(定准电压均为 5mm/mV)

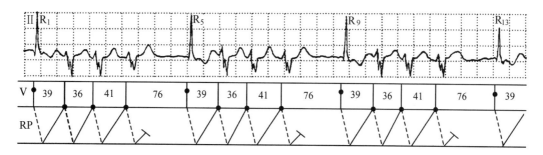

图 31-9　心房颤动、频发短阵性室性心动过速伴折返径路内 4∶3 文氏现象

【临床资料】男性,69 岁,临床诊断:冠心病、心房颤动。【心电图特征】Ⅱ导联似见 f 波,QRS 波群宽大畸形呈两种形态:①呈 qRs 型,时间 0.13s,如 R_1、R_5、R_9、R_{13},延迟出现,其逸搏周期 0.76s,频率 79 次/min,为加速的室性逸搏;②呈 rS 型,时间 0.13s,为短阵性室性心动过速,第 1 个搏动的偶联间期固定(0.39s),其后的 R'-R'间期由 0.36s→0.41s→室性早搏消失,周而复始,为心室折返径路内 4∶3 文氏现象。【心电图诊断】①心房颤动(细颤型);②频发加速的室性逸搏(79 次/min);③频发短阵性室性心动过速伴心室折返径路内 4∶3 文氏现象;④完全性房室分离。

六、房室结折返性心动过速合并室性心动过速

房室结折返性心动过速合并室性心动过速少见,笔者曾遇 1 例,分享如下(图 31-10)。

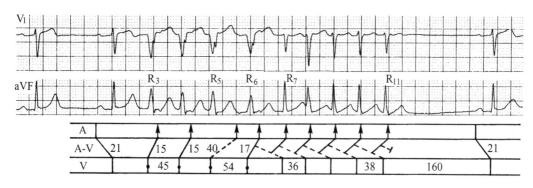

图 31-10　自律性增高型短阵性室性心动过速伴室房逆传双径路、
并诱发慢快型房室结折返性心动过速(具体解析请见图 29-12)

七、双源性室性心动过速

室性心动过速的 QRS'波形两种呈交替性出现,每种形态约持续 5～10 个搏动。若其 R'-R'间期相等,则为双形性室性心动过速;若 R'-R'间期呈短、长两种,则为双源性室性心动过速(图 24-9)。

第三十二章

21世纪新挑战——心房颤动

一、危急值指标

(1)心房颤动、扑动的心室率≥200次/min。

(2)心房颤动伴心室预激最短R-R间期≤250ms。

(3)严重的心动过缓、高度及三度房室阻滞:平均心室率≤35次/min。

(4)长R-R间期:有症状者R-R间期≥3.0s,无症状者R-R间期≥5.0s。

二、危害性

心房颤动是慢性心律失常中最具有严重危害性的异位心律,为最常见的高致残性心脏疾病之一,主要表现为:①快速而不规则的心室率造成血流动力学障碍而影响生活质量;②附壁血栓形成(左心耳为好发部位),一旦脱落将引发脑栓塞(脑卒中)而致残;③心房重构现象,包括电重构、收缩功能重构及结构重构导致心房颤动出现连缀现象而难以终止;④诱发严重室性心律失常而猝死(见于预激综合征引发极速型心房颤动)。

三、病因和诱因

(1)常见原因:瓣膜性心脏病、高血压、冠心病、肥厚型或扩张型心肌病、先天性心脏病、急慢性心力衰竭、甲状腺功能亢进、病窦综合征等。

(2)其他原因:过量饮酒、外科手术、急性心包炎、急性心肌炎、肺动脉栓塞、电解质紊乱及电击等。

(3)原因不明:特发性心房颤动。

四、分型

心房颤动可根据颤动波的粗细、心室率的快慢及发作持续时间的长短等进行分型,有助于鉴别病因、判断预后和指导治疗。对心房颤动病例应尽可能根据这三方面同时分型。

1. 根据f波的粗细

(1)粗波型心房颤动:凡f波振幅>0.1mV者,称为粗波型心房颤动。多见于风湿性心脏病、甲状腺功能亢进、在心房颤动与扑动转变过程中或新发的心房颤动等。本型复律疗效好,复发率低,故治疗指征较强。

(2)细波型心房颤动:凡f波≤0.1mV者,称为细波型心房颤动。有时f波纤细到难以辨认,仅根据R-R间期绝对不规则来诊断心房颤动。多见于冠心病及病程较久的慢性心房颤动。本型复律疗效差,复发率高,易误诊为其他心律失常。

2. 根据心室率的快慢

(1)心房颤动伴缓慢心室率(缓慢型):平均心室率<50次/min(既往为60次/min),需注意有无合并房室阻滞。见于:①慢性心房颤动,病程较久,房室传导系统有器质性损害所致的不应期延长影响f波下传;②老年性心房颤动,心室率慢的原因同上,且老年人迷走神经张力多增高;③应用

洋地黄治疗,如出现此型心房颤动,提示洋地黄过量,应及时减量或停药;④合并房室阻滞等。

(2)心房颤动伴正常心室率(一般型):平均心室率 50～100 次/min。

(3)心房颤动伴较快心室率(较快型):平均心室率 101～130 次/min。

(4)心房颤动伴快速心室率(快速型):平均心室率 131～180 次/min,见于新发未经治疗的心房颤动。为最常见而典型的心房颤动,需用药物控制心室率。

(5)心房颤动伴极速心室率(极速型):平均心室率＞180 次/min,多见于合并心室预激、少数新发未经治疗的心房颤动(图 32-1),易引发血流动力学障碍,需行电击或药物复律。当有 δ 波 R-R 间期≤0.25s 时,易诱发室性心动过速、心室颤动而危及生命。

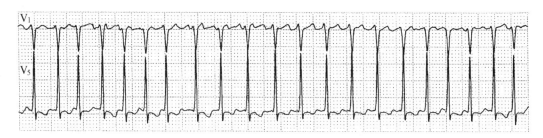

图 32-1　不纯性心房颤动伴极速心室率(平均 200 次/min)、轻度 ST-T 改变

3.根据发作时间的长短

(1)首发性心房颤动:首次确诊(第 1 次发作或第 1 次发现)。

(2)阵发性心房颤动:是指持续数秒钟至数天(＜1 周)而能自行终止的心房颤动。起止多突然,见于持续性心房颤动的前奏、隐匿性旁道诱发的心房颤动或特发性心房颤动等。

(3)持续性心房颤动:是指心房颤动发作持续时间≥1 周而不能自行终止,但经过药物或电击复律治疗能恢复窦性心律。多见于有器质性心脏病患者。

(4)长程持续性心房颤动:是指心房颤动发作持续时间≥1 年,患者有意愿复律。

(5)永久性心房颤动:是指用各种治疗手段均不能终止发作的心房颤动,医患共同决定放弃复律,又称为慢性心房颤动。见于有器质性心脏病患者。

4.根据 f 波、F 波多少

(1)不纯性心房颤动:以 f 波为主的颤动波之间夹有少量的 F 波。

(2)不纯性心房扑动:以 F 波为主的扑动波之间夹有少量的 f 波。

(3)心房颤动-扑动:f 波与 F 波持续时间大致相等。

五、发生机制

1.心房颤动的病理生理学基础

各种病因所致的心房内传导组织和(或)心房肌缺血、炎症或心房肥大、压力增高等是产生心房颤动的病理生理学基础。

2.心脏电生理异常

(1)心房内传导延缓或不完全性心房内传导阻滞,易产生多环路微折返形成心房颤动。

(2)心房肌不应期缩短,有利于快速冲动的形成。

(3)单向阻滞及各异向性传导,有利于多环路微折返的形成。

(4)心房或肺静脉内异位起搏点自律性极度增高。

(5)心房肌的颤动阈值下降。

3.产生心房颤动的 4 种学说

心房颤动的发生机制尚未完全明了,有心房重构现象、环形运动学说、多发性折返学说、单源快速激动学说及多源快速激动学说等。

4. 心房重构现象

心房重构现象是目前公认的发生心房颤动的主要机制。根据心房颤动病理生理特征,可分为电重构、收缩功能重构及结构重构 3 种形式。

(1)心房电重构:是指心房颤动时心房有效不应期进行性缩短、心房不同区域内不应期的离散度增加及其正常生理性频率适应性缺失,增强了心房对功能性折返激动的易感性,形成心房颤动的连缀现象,即心房颤动引发心房颤动现象。故心房电重构是心房颤动发生和维持的重要环节,其基本病理生理机制是细胞内 Ca^{2+} 超载所致。

(2)心房收缩功能重构:心房颤动复律后,心房压力曲线 A 波消失,表明存在心房肌收缩功能不全,提示 L 型 Ca^{2+} 内流下降是心房收缩功能重构的主要机制,其次是心房颤动时心房肌细胞溶解。

(3)心房结构重构:指心房肌细胞的超微结构改变,以心肌细胞纤维化、脂肪变性、细胞体积增大及肌原纤维溶解为主。

5. 心房颤动的诱发和维持的相关因素

心房颤动的诱发和维持与心房大小、心房不应期的长短、传导速度的快慢、折返波的长度(波长)及子波数量的多少等因素有关。波长(cm)等于有效不应期(s)与折返速度(cm/s)的乘积。较长的波长(≥8cm)、较少的子波数量(≤3 个)及心房结构正常者,则不利于心房颤动的诱发和维持;而较短的波长(<8cm)、较多的子波数量(≥4 个)及心房结构异常者,则有利于心房颤动的诱发和维持。

六、急性心房颤动

1. 基本概念

急性心房颤动是指心房颤动发作持续时间<48h,包括初发心房颤动、阵发性心房颤动的发作期、持续性心房颤动的加重期(即在无症状心房颤动基础上出现了明显的临床症状,如心悸、气短、呼吸困难等)3 种情况。

2. 处理原则

(1)血流动力学不稳定者:直流电同步复律。

(2)血流动力学稳定者:①控制心室率,减轻症状;②尽早复律(药物或直流电同步复律),但需排除附壁血栓形成;③治疗病因、去除诱因及预防复发;④若发作时间不详或超过 48h,需行抗凝治疗。

3. 治疗目的

(1)控制心室率、恢复窦性节律,以改善、保护心脏功能。

(2)预防血栓、栓塞事件的发生,减少致残率。

七、特殊类型的心房颤动

1. 合并心室预激

(1)心电图特征:心房颤动合并心室预激除具有心房颤动的基本特征外,QRS 波形多样化(正常形态、部分性预激及完全性预激波形)是其特征性改变(图 32-2)。

(2)分型:根据房室旁道和正道(房室结通道)顺传功能的强弱,心电图改变有房室旁道顺传优势型、房室正道顺传优势及中间型 3 种类型。

(3)急诊治疗:可酌情选择直流电同步复律(血流动力学不稳定或药物治疗无效者)或药物复律(普罗帕酮),然后择机行射频消融术。

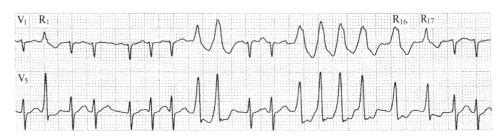

图 32-2　心房颤动伴快速心室率(平均 170 次/min)、A 型预激综合征(定准电压 5mm/mV)

2. 局灶起源性心房颤动

(1)基本概念:由激动方式恒定的单个或成对房性早搏诱发的心房颤动,在房性早搏起源部位成功消融房性早搏后,心房颤动不再发生者称为局灶起源性心房颤动。90%以上局灶起源性心房颤动源于肺静脉口附近和其入口内 1～4cm 的异位冲动。

(2)心电图特征:①频发提早出现的 P′波形态一致,偶联间期多<0.50s;②单个、成对房性早搏或短阵性房性心动过速部分 P′波落在前一激动的 T 波上而导致心房颤动发作,呈 Pon-T 现象;③心房颤动每次发作持续数秒钟至数分钟不等;④f 波间期相对较规整,频率相对较慢,类似不纯性心房扑动波(图 32-3)。

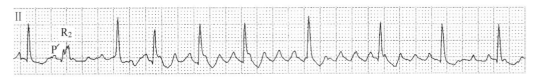

图 32-3　Pon-T 房性早搏(伴心室内差异性传导)诱发类似不纯性心房扑动,提示局灶起源性心房颤动

3. 交感神经和迷走神经介导的心房颤动

现已证实部分心房颤动的发生与自主神经功能异常有关。

(1)交感神经介导的心房颤动:因交感神经张力增高而诱发的心房颤动。多见于器质性心脏病者,无年龄与性别的差异,常在晨起后、应激或运动时诱发,发作前心率增快。

(2)迷走神经介导的心房颤动:因迷走神经张力增高而诱发的心房颤动。约80%为男性,年龄较轻,无器质性心脏病;常在夜间或休息时发作,清晨或运动后终止,发作前心率减慢,多数病例临界心率<60 次/min;可同时出现房性早搏,多呈二联律,常可见心房颤动与Ⅰ型心房扑动交替出现。

4. 吞咽性心房颤动

偶尔心房颤动的发作与吞咽动作有关,称为吞咽性心律失常。笔者早年工作时曾遇 1 例,患者非常痛苦。

5. 家族性心房颤动

与染色体 10q22～24 异常有关。

八、合并高度至三度房室阻滞

1. 合并高度房室阻滞

约 2/3～3/4 的 R-R 间期长而规则或基本规则,逸搏频率≤45 次/min(逸搏频率 46～59 次/min,可提示合并高度房室阻滞),QRS 波形正常或呈束支阻滞图形(房室交接性逸搏)或呈宽大畸形(室性逸搏),约 1/4～1/3 的 R-R 间期较短而不规则,系 f 波下传心室,其 QRS 波形正常或呈束支阻滞图形(图 32-4)。

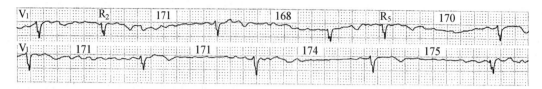

图 32-4　心房颤动合并高度(上行白天记录,R_2、R_5 搏动系 f 波下传)、三度房室阻滞(下行夜间记录)、
过缓的房室交接性逸搏及其心律(34～36 次/min)

2.合并几乎完全性房室阻滞

绝大多数的 R-R 间期长而规则或基本规则(约占 3/4 以上),逸搏频率≤45 次/min(逸搏频率
46～59 次/min,可提示合并几乎完全性房室阻滞),QRS 波形正常或呈束支阻滞图形(房室交接性
逸搏)或呈宽大畸形(室性逸搏),偶尔出现较短的 R-R 间期由 f 波下传,其形态正常或呈束支阻滞
图形(图 32-5、图 32-6)。

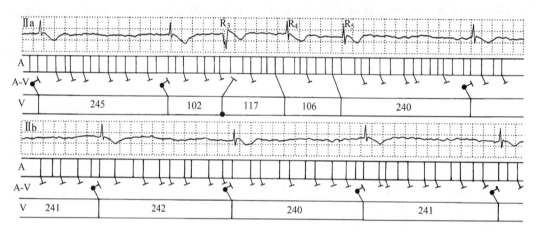

图 32-5　心房颤动合并几乎完全性房室阻滞、加速的室性逸搏诱发房室交接区韦金斯基现象

【临床资料】男性,74 岁,临床诊断:冠心病、洋地黄中毒。【心电图特征】Ⅱa、Ⅱb 导联(图 32-5)连续记录,显示
P 波消失,代之以 f 波,延迟出现 QRS 波形正常,其 R-R 间期 2.40～2.45s,频率 24～25 次/min,为极缓慢的房室
交接性逸搏心律;R_3 为略提早出现宽大畸形 QRS-T 波群,偶联间期 1.02s,为加速的室性逸搏(59 次/min);其后
连续出现 2 次呈正常形态的 QRS 波群(R_4、R_5),其 R-R 间期不规则(1.17、1.06s),系加速的室性逸搏逆传至房室
交接区阻滞区远端而诱发韦金斯基现象致 f 波下传心室;T 波倒置。【心电图诊断】①心房颤动(细颤型);②几乎
完全性房室阻滞引发极缓慢心室率(平均 30 次/min);③极缓慢的房室交接性逸搏心律(24～25 次/min);④加速
的室性逸搏诱发房室交接区韦登斯基现象;⑤下级起搏点功能低下;⑥提示洋地黄中毒;⑦T 波改变。

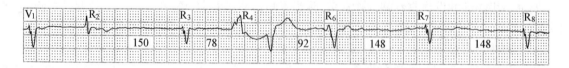

图 32-6　心房颤动、几乎完全性房室阻滞、短阵性多源性室性异位心律

【临床资料】男性,80 岁,临床诊断:冠心病、慢性心房颤动、服用地高辛。【心电图特征】V_1 导联(图 32-6)定准
电压 5mm/mV,显示基本节律为心房颤动,平均心室率 65 次/min;R_2 形态正常,为 f 波下传心室;R_3、R_7、R_8 延迟出
现呈类左束支阻滞图形,逸搏周期 1.48～1.50s,频率 40～41 次/min,为室性逸搏;R_4～R_6 形态不一致,R'-R'间期
0.50～0.92s,频率 65～120 次/min,为多源性室性早搏、加速的室性逸搏。【心电图诊断】①心房颤动(细颤型)伴正
常心室率(平均 65 次/min);②几乎完全性房室阻滞;③由室性逸搏、加速的室性逸搏及室性早搏组成的室性异位心
律(多个起搏点发放激动);④提示洋地黄中毒,请结合临床。

3.合并三度房室阻滞

f波均未能下传心室,呈现完全性房室分离,房室交接性逸搏或(和)室性逸搏及其心律的频率≤45次/min(逸搏频率46～59次/min,可提示合并三度房室阻滞)。可有以下心电图表现,要特别关注合并室性心律失常时,切勿漏诊三度房室阻滞。

(1)仅出现单一的房室交接性逸搏心律(图32-7)。

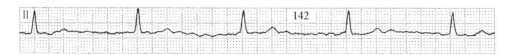

图32-7 心房颤动(细颤型)、三度房室阻滞、房室交接性逸搏心律(42次/min)

(2)出现双源性房室交接性逸搏心律(图32-8)

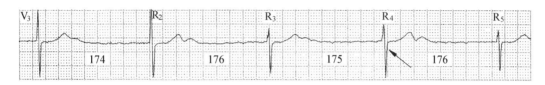

图32-8 心房颤动、三度房室阻滞、缓慢的双源性房室交接性逸搏心律及交-交室性融合波(R₄搏动)

【临床资料】女性,33岁,临床诊断:风心病、心房颤动、长期服用小剂量地高辛。【心电图特征】V₃导联(图32-8)显示基本节律为心房颤动,R-R间期1.74～1.76s,频率34次/min;QRS波形正常,但有3种形态,其中R₄形态介于R₂与R₃之间,为双源性房室交接性逸搏所形成的交-交室性融合波。【心电图诊断】①心房颤动(细颤型);②三度房室阻滞;③缓慢的双源性房室交接性逸搏及其心律(34次/min)、其中一源伴非时相性心室内差异性传导;④交-交室性融合波(R₄);⑤提示洋地黄中毒。

【温故知新】①非时相性心室内差异性传导仅见于房室交接性逸搏或早搏,它的发生与激动出现的时相无关,主要与异位起搏点的位置(房室交接区的边缘区或下部)及其激动下传心室的途径有关(激动沿着房室交接区、希氏束内解剖上或功能上纵向分离的径路下传,先通过希氏束的一部分传导纤维到达心室肌的特定部位使其提早除极,然后再通过浦氏纤维的快速传导径路到达心室的其他部分,导致其QRS波形与窦性QRS波形不一致,通常仅表现为QRS波幅略有高低,但时间仍在正常范围)。②根据其QRS波形与窦性或房性下传QRS波形不一致的特征,有助于识别和诊断心房颤动时的房室交接性逸搏。③交-交室性融合波非常罕见,系起源于不同部位的房室交接性逸搏沿着不同径路下传共同激动心室,其中一源房室交接性逸搏必须伴有非时相性心室内差异性传导,方有可能产生和识别交-交室性融合波。

(3)仅出现单一的加速的室性逸搏心律(图32-9)或室性逸搏心律(图32-10)。

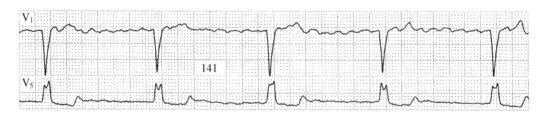

图32-9 心房颤动、三度房室阻滞、加速的室性逸搏心律

【临床资料】女性,83岁,临床诊断:冠心病、心房颤动。【心电图特征】V₁、V₅导联(图32-9)同步记录,定准电压5mm/mV。显示基本节律为心房颤动,QRS波群呈左束支阻滞图形,时间0.14s,R-R间期1.41s,频率43次/min。【心电图诊断】①心房颤动(细颤型);②三度房室阻滞;③加速的室性逸搏心律(43次/min),不能排除房室交接性逸搏心律伴完全性左束支阻滞。

【温馨提醒】本例患者若无既往心电图资料作比较,诊断时应先往严重的心律失常考虑,即诊断为室性逸搏心律,因室性逸搏起搏点的自律性低且极不稳定,一旦不发放激动,将出现心室停搏,属严重心律失常的范畴;其QRS'波群愈宽大畸形,频率愈慢者,预示其起搏点位置愈低,是心脏停搏的先兆。若患者原本存在左束支阻滞,则诊断为房室交接性逸搏心律伴完全性左束支阻滞。

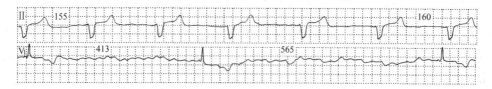

图 32-10　心房颤动(细颤型)、三度房室阻滞、室性逸搏心律(38~39 次/min)、
短暂性心室停搏(4.13、5.65s)及下级起搏点功能低下,建议植入心室起搏器

(4)双重性或(和)双源性逸搏及其心律:表现为房室交接性逸搏与室性逸搏及其心律并存、双源性室性逸搏及其心律(图 32-11、图 32-12)。

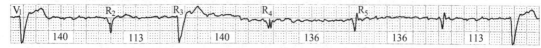

图 32-11　心房颤动、三度房室阻滞、完全性左束支阻滞、房室交接性逸搏及双源性室性逸搏伴室性融合波

【临床资料】女性,70 岁,临床诊断:冠心病、心房颤动、完全性左束支阻滞。【心电图特征】V₁ 导联(图 32-11)定准电压 5mm/mV,显示基本节律为心房颤动,QRS 波群有 4 种形态且其 R-R 间期各自固定:①呈左束支阻滞型,如 R₃ 搏动等,其 R-R 间期 1.13s,频率 53 次/min,为房室交接性逸搏;②呈 QS 型,时间 0.12s,如 R₂ 搏动,其逸搏周期 1.40s,频率 43 次/min,为加速的室性逸搏;③呈 Qr 型,时间 0.11s,如 R₅ 搏动等,其 R-R 间期 1.36s,频率 44 次/min,为另一源加速的室性逸搏;④呈 Qrs 型,时间 0.11s,如 R₄ 搏动,其形态介于 R₂ 与 R₅ 之间,考虑为这两个起搏点所形成的室性融合波,其逸搏周期 1.40s,频率 43 次/min。【心电图诊断】①心房颤动(细颤型);②三度房室阻滞引发缓慢心室率(平均 50 次/min);③完全性左束支阻滞;④房室交接性逸搏;⑤双源性加速的室性逸搏、室性融合波及其逸搏心律(43~44 次/min);⑤建议植入起搏器。

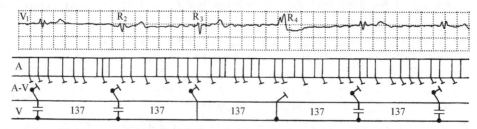

图 32-12　心房颤动(细颤型)、三度房室阻滞、房室交接性逸搏心律(R₃)、
加速的室性逸搏心律(R₄,44 次/min)及两者所形成的室性融合波(R₂ 等)

(5)出现室性早搏二、三联律时,其逆偶联间期(R′-R 间期)固定或与逸搏周期相等,频率<60 次/min(图 32-13、图 32-14)。

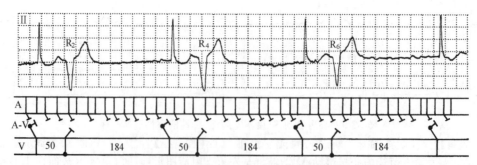

图 32-13　心房颤动、三度房室阻滞、缓慢的房室交接性逸搏-室性早搏二联律

【临床资料】女性,39 岁,临床诊断:风心病、心房颤动、服用少剂量地高辛。【心电图特征】Ⅱ 导联(图 32-13)显示基本节律为心房颤动,平均心室率 60 次/min;R₂、R₄、R₆ 搏动为室性早搏,其偶联间期 0.50s,其后类代偿间歇固定为 1.84s,QRS 波形正常,表明该 QRS 波群不是 f 波下传心室,而是房室交接性逸搏,频率 33 次/min;ST 段压低 0.1mV。【心电图诊断】①心房颤动(细颤型)伴正常心室率(平均 60 次/min);②三度房室阻滞③频发室性早搏,呈二联律;④过缓的房室交接性逸搏(33 次/min);⑤提示洋地黄中毒;⑥轻度 ST 段改变。

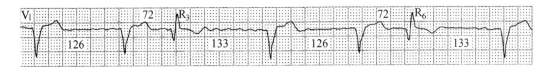

图 32-14　心房颤动、三度房室阻滞、加速的成对室性逸搏-室性早搏三联律

【临床资料】男性,71 岁,临床诊断:冠心病。【心电图特征】V_1 导联(图 32-14)定准电压 5mm/mV,显示基本节律为心房颤动,平均心室率 60 次/min;R_3、R_6 搏动为提早出现呈类右束支阻滞图形,偶联间期相等,为室性早搏,其后类代偿间歇固定为 1.33s,QRS 波群呈左束支阻滞图形,表明该 QRS 波群不是 f 波下传心室,而是加速的室性逸搏或房室交接性逸搏伴完全性左束支阻滞,逸搏周期 1.26～1.33s,频率 45～48 次/min。【心电图诊断】①心房颤动(细颤型)伴正常心室率(平均 60 次/min);②三度房室阻滞;③频发室性早搏,呈三联律;④加速的成对室性逸搏或房室交接性逸搏伴完全性左束支阻滞。

(6)出现单个、成对室性早搏及短阵性室性心动过速时,其逆偶联间期($R'-R$ 间期)固定或与逸搏周期相等,频率<60 次/min(图 32-15)。

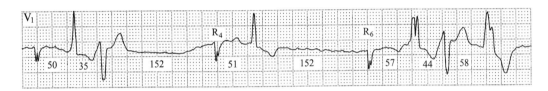

图 32-15　心房颤动、三度房室阻滞、多源性室性早搏及短阵性室性心动过速、房室交接性逸搏

【临床资料】男性,66 岁,临床诊断:冠心病。【心电图特征】V_1 导联(图 32-15)显示基本节律为心房颤动,平均心室率 80 次/min;可见提早出现形态不一、偶联间期不等的宽大畸形 QTS-T 波群,时呈成对及连续 3 个出现,其后类代偿间歇固定为 1.52s,QRS 波形正常,如 R_4、R_6 搏动,表明该 QRS 波群不是 f 波下传心室,而是房室交接性逸搏,其频率 39 次/min。【心电图诊断】①心房颤动(细颤型)伴正常心室率(平均 80 次/min);②三度房室阻滞;③频发多源性室性早搏,时呈成对出现及短阵性室性心动过速;④房室交接性逸搏(39 次/min)。

(7)服用地高辛后出现"获得性"心室预激及三度房室阻滞:f 波经房室旁道顺传心室呈现完全性心室预激波形,而延迟出现 QRS 波群呈正常形态,属房室交接性逸搏(图 32-16、图 32-17)。

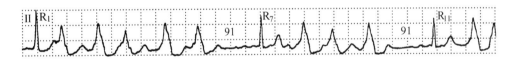

图 32-16　"获得性"心室预激、房室正道三度阻滞、加速的房室交接性逸搏

【临床资料】男性,64 岁,冠心病、心房颤动、服用地高辛。【心电图特征】常规心电图显示完全性 B 型心室预激(请见图 32-17),Ⅱ 导联(图 32-16)显示基本节律为心房颤动,平均心室率 115 次/min;延迟出现 QRS 波形正常,其逸搏周期 0.91s,频率 66 次/min;而心率增快时 QRS 波形宽大畸形,起始部有 δ 波,其 R-R 间期绝对不规则。【心电图诊断】①心房颤动(细颤型)伴快速心室率(平均 115 次/min);②"获得性"完全性 B 型心室预激;③提示房室正道存在三度阻滞;④加速的房室交接性逸搏(66 次/min)。

(8)"人工性"三度房室阻滞:为了使心房颤动的心室率达到规则整齐目的,可通过消融房室结阻止 f 波下传心室,再植入双腔起搏器,将心房电极植入希氏束、希氏束旁或左束支及其区域,心室电极植入右侧中低位室间隔以备用,通过程控设置合适的起搏频率。①希氏束起搏:起搏脉冲与其后 QRS' 波群之间有约 40～80ms 等电位线,起搏 QRS' 波形与既往自身 QRS 波形一致(图 32-18);②希氏束旁起搏:起搏脉冲与其后 QRS' 波群之间无等电位线或很短(<35ms),有 δ 波,起搏 QRS' 波群较窄(<160ms),类似于心室预激波形(图 32-19);③左束支起搏:起搏脉冲与其后 QRS' 波群

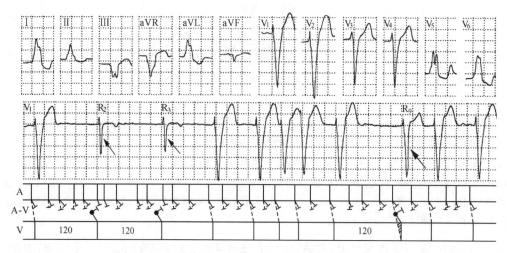

图 32-17　"获得性"心室预激、三度房室阻滞、房室交接性逸搏及室性融合波(R₉)

【临床资料】男性,64 岁,临床诊断:冠心病、心房颤动。【心电图特征】常规 12 导联(图 32-17)心电图(其中 V₃~V₆ 导联定准电压 5mm/mV)与长 V₁ 导联系用地高辛治疗第 8 天后同时记录,显示基本节律为心房颤动,QRS 波形有 3 种:①宽大畸形,呈类左束支阻滞型,时间 0.18s,起始部似有 δ 波,于 V₁、V₂ 导联呈 rS 型,V₅、V₆ 导联呈 R 型,其 R-R 间期绝对不规则;②呈正常形态,如 R₂、R₃,其 R-R 间期固定为 1.20s,频率 50 次/min;③形态介于上述两者之间,如 R₉,其 R-R 间期 1.20s。(A-V 行中实线表示房室正道下传、虚线表示房室旁道下传、实线与虚线共同下传表示预激,V 行中斜影部分表示预激程度)。【心电图诊断】①心房颤动(细颤型);②三度房室阻滞;③"获得性"完全性 B 型心室预激;④房室交接性逸搏伴室性融合波(50 次/min);⑤提示洋地黄中毒。

【心得体会】①本例常规十二导联及长 V₁ 导联宽大畸形 QRS-T 波群时间宽达 0.18s,形态酷似左束支阻滞型,有 4 种可能:3 相左束支阻滞、B 型完全性心室预激、B 型心室预激合并 3 相左束支阻滞及心室内异位自律性增高型短阵性室性心动过速。②长 V₁ 导联正常化 QRS 波群(R₂、R₃、R₉)有等长的周期(1.20s),提示为房室交接性逸搏,其中 R₉ 为 f 波由旁道下传与房室交接性逸搏经正道下传所产生的室性融合波,表明房室结正道存在三度阻滞。③大部分房室旁道顺向传导的不应期极短≤0.35s,称为快旁道;小部分不应期相当长,多大于 0.60s,称为慢旁道,可有 3 相、4 相阻滞及自律性。④当慢旁道前传功能在在房室结正道功能良好时未能显露,只有在正道出现阻滞后,旁道才显现出传导功能者称为"获得性"心室预激。

之间无等电位线或很短(<35ms),起搏 QRS' 波群较窄(<160ms),在 V₁ 导联呈类右束支阻滞图形(多呈 Qr 或 QR 型),呈左"耳"丢失现象(图 32-20)。因希氏束、希氏束旁起搏阈值较高且植入难度较大,现已改为起搏阈值较低的左束支区域起搏。

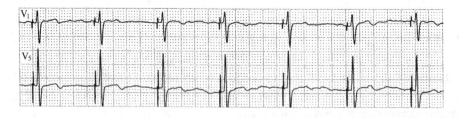

图 32-18　心房颤动(细颤型)、"人工性"三度房室阻滞、希氏束起搏心律(65 次/min)

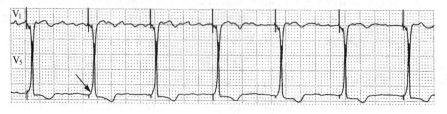

图 32-19　心房颤动(细颤型)、"人工性"三度房室阻滞、希氏束旁起搏心律(70 次/min)

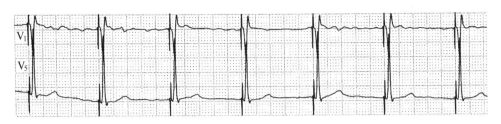

图 32-20 心房颤动(细颤型)、"人工性"三度房室阻滞、左束支起搏心律(70 次/min)

九、合并长 R-R 间期

(1)心房颤动合并长 R-R 间期的原因:①f 波在房室结内发生连续的隐匿性传导,一方面其所产生的不应期影响后续 f 波下传心室;另一方面反复重整下级起搏点使其难以发放激动;②房室结存在二度房室阻滞;③下级起搏点功能低下,因一部分永久性或持续性心房颤动可能是病窦综合征发展的最后阶段,是窦房结严重病变及右心房广泛性病变的结果;④上述因素兼有之。

(2)诊断报告书写:先进行描述性诊断,后结合临床病史提示其所致的原因(图 32-21)。

(3)治疗原则:若使用抗心律失常药物,则应减量或停药;酌情植入起搏器。

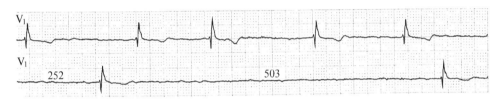

图 32-21 心房颤动(细颤型)伴缓慢心室率、短暂性心室停搏(5.03s),提示二度房室阻滞及
下级起搏点功能低下、不完全性右束支阻滞(QRS 时间 0.10s)、建议植入起搏器(V₁ 导联连续记录)

十、合并室性心动过速

永久性或持续性心房颤动往往见于严重的器质性心脏病,极易并发室性心律失常(图 32-22),诊断时需与连续的心室内差异性传导相鉴别。

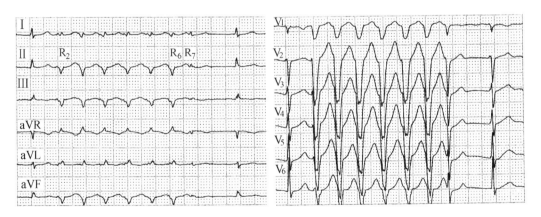

图 32-22 心房颤动(细颤型)、短阵性室性心动过速($R_2 \sim R_7$,188 次/min)、
室性融合波(R_7)及不完全性干扰性房室分离(定准电压均为 5mm/mV)

十一、治疗进展

心房颤动治疗包括心律控制与脑卒中预防。

1. 心律控制——复律

心房颤动持续时间≥48h 或持续时间不清者,建议复律前先行经食管超声检查,如左心房无血栓形成(包括左心耳),或进行 3 周抗凝治疗后,可行复律,复律后至少维持 4 周抗凝治疗。

(1)药物复律:酌情选用普罗帕酮或胺碘酮。

(2)直流电击复律:适用药物复律无效或出现血流动力学不稳定者。

(3)导管消融术:有射频、冷冻、激光及超声等能量消融。左肺静脉区域是目前心房颤动消融治疗的重点部位。根据病情及电生理检查情况主张个体化消融:线性消融、碎裂电位消融、神经丛消融、左房基质改良及转子消融等,消融术后转归:①恢复窦性心律;②转为房性心动过速或心房扑动;③部分复律后又转为心房颤动;④少数表现为病窦综合征或双结病特征,需植入起搏器。

(4)Cox-Maze 外科手术:20 世纪 90 年代采用迷宫术对心房颤动进行复律。

(5)心内、外科联合消融:①心外科采用左心耳切除、肺静脉隔离、Marshall 韧带隔离、房顶线性消融及后壁隔离等;②心内科采用电生理标测补点消融、二尖瓣峡部线性消融、冠状窦内外膜面消融、三尖瓣峡部线性消融、右房后壁线性消融等。

2. 复律后管理——维持窦性心律

(1)消除诱因、治疗病因:为维持窦性心律,使用抗心律失常药物治疗前,应治疗心房颤动的诱因或可逆性病因等。

(2)酌情选用抗心律失常药物:胺碘酮、多非利特、决奈达隆、氟卡尼、普罗帕酮、索他洛尔。使用每种药物治疗前,应考虑抗心律失常药物的风险,包括致心律失常作用。

3. 控制心率——药物、消融房室结并植入起搏器

主张静息心室率 60~80 次/min 是合理的,宽松的控制策略静息心室率<110 次/min 可能是合理的;运动时心室率 90~115 次/min 是合适的。

(1)药物控制心率:一般需使用静脉制剂,如 β 受体阻滞剂、非二氢吡啶类钙通道拮抗剂(心力衰竭患者禁用)、洋地黄类及胺碘酮等。但合并心室预激时,禁用洋地黄类、非二氢吡啶类钙通道拮抗剂或静脉推注胺碘酮,由于其增加心室反应,并可能导致心室颤动而危及生命。

(2)消融房室结并植入起搏器:消融房室结阻止 f 波下传心室,再植入起搏器(希氏束、希氏束旁、左束支起搏),程控合适的起搏频率。

4. 预防脑卒中——左心耳封堵、抗凝治疗

(1)左心耳封堵:需经食管超声和麻醉配合,通过穿刺房间隔途径植入。封堵左心耳,减少血栓形成和脱落。

(2)左心耳切除或结扎。

(3)抗凝治疗:酌情选用华法林或新型口服抗凝药如利伐沙班等。

第三十三章

病窦综合征与双结病

一、窦房结、房室结电生理特性

1. 窦房结电生理特性

窦房结包含起搏细胞、移行细胞、浦肯野细胞及少量心房肌细胞4种。其中起搏细胞属慢反应细胞,具有4期自动除极化功能,为心脏自律性最高组织,受交感神经和副交感神经支配(主要受右侧迷走神经和右侧交感神经支配),一般情况下其发放激动的频率60～100次/min。

(1)起搏细胞:又称为P细胞,位于窦房结中央,具有4期自动除极化功能,是窦房结激动形成的部位。当其受损时,将出现自律性降低,引发窦性心动过缓或窦性停搏等。

(2)潜在起搏细胞:分布于主导起搏细胞的外围及窦房结以外的组织,如右心房、冠状窦、房室结等。具有自律性,但频率较慢。主要生理功能是将激动从主导起搏细胞传出,同时具有潜在起搏作用;当其受损时,出现窦房或房室阻滞。

(3)移行细胞:又称为T细胞,位于起搏细胞的周围,连接起搏细胞与心房肌细胞,由此形成结周纤维,具有传递激动的功能。当其受损时,易发生窦房阻滞。

2. 房室交接区电生理特性

房室交接区包括房结区、结区和结希区3个部分,为房室间正常传导径路,具有双向传导和潜在起搏功能。主要受左侧迷走神经和左侧交感神经支配。房室交接区起着极其重要的3项生理功能:生理性传导延搁、过滤过快的心房率及次级起搏点。

(1)房结区:位于房室结和结间束之间,又称为房室结上部,属快反应细胞,含有起搏细胞,具有传导性和潜在的自律性。有学者将其分为三个小区:①表浅区(汇入房室结的前上部分),传导速度较快,是房室交接区快径路的传入和传出通道;②后区(汇入房室结的后下部分),传导速度缓慢,具有明显的递减性传导,为房室交接区慢径路的解剖学基础;③深区(将左心房和房室结的深部连接在一起)。

(2)结区:属慢反应细胞,以移行细胞为主,夹有少量的起搏细胞和浦肯野细胞,这些细胞交织成迷宫状形成迷路样结构,导致室上性冲动下传时出现生理性传导延搁0.05～0.10s,又称为房室交接区的"闸门作用",它有着极其重要的生理意义:①使心室收缩在心房收缩之后,心室充盈量增加,提高心室的工作效率;②阻止过快的心房激动1:1下传心室,起着"过滤器"作用,避免诱发心力衰竭或严重的室性心律失常等。

(3)结希区:位于房室结和希氏束之间,又称为房室结下部,属快反应细胞,含有起搏细胞,主要是浦肯野细胞,具有传导性和潜在的自律性。

二、病窦综合征

1. 基本概念

病窦综合征是指窦房结器质性病变或功能性障碍,导致窦性激动形成或(和)传导功能异常引发各种心律失常、血流动力学障碍和心功能受损的一组症候群,严重者可发生阿斯综合征,甚至猝死。

2.分类

(1)根据病因分类。①原发性病窦综合征:又称为心源性窦房结功能障碍,由器质性心脏病所致;②继发性病窦综合征:又称为外源性窦房结功能障碍,多由心脏活性药物、迷走神经张力显著增高、低温、高钾血症、重度颅脑损伤等心外因素所致,以前两者影响最为重要;③特发性病窦综合征:经多种检查无法明确病因,也无心脏病基础。

(2)根据病程长短分类。①急性病窦综合征:多数由器质性心脏病变所致,如右冠状动脉主干、回旋支阻塞导致窦房结供血中断或心肌炎症累及窦房结;少数由心外功能性因素所致,如迷走神经张力过高、颈动脉窦过敏综合征、颅脑疾患及电解质紊乱等。②慢性病窦综合征:多数由器质性心脏病变所致,如冠心病、心肌病等原因引发窦房结长期缺血、纤维化或窦房结功能退行性改变,少数由迷走神经张力过高、抗心律失常药物等功能性因素所致。

3.心电图特征

(1)显著而持久的窦性心动过缓:该心动过缓不能用其他原因解释,为病窦综合征最早期、最常见的表现(占60%～80%)。频率≤45次/min为显著的窦性心动过缓,频率≤35次/min为严重的窦性心动过缓;若伴有黑蒙、晕厥者,则应高度怀疑病窦综合征。

(2)显著的窦性心律不齐:P-P间期互差≥0.40s,反映了窦房结电活动的不稳定。

(3)频发二度Ⅱ型以上窦房阻滞(图33-1):约占20%,与药物无关。

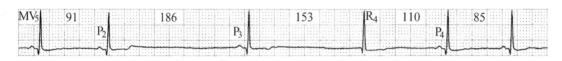

图33-1 二度Ⅱ型至高度窦房阻滞、房室交接性逸搏(R₄)

【临床资料】女性,71岁,临床诊断:冠心病、病窦综合征。【心电图特征】MV₅导联(图33-1)显示窦性P-P间期0.85～0.91s;P₂-P₃间期1.86s,P₃-P₄间期2.63s(1.53+1.10)基本上为窦性P-P间期2、3倍,为二度Ⅱ型至高度窦房阻滞;R₄搏动为房室交接性逸搏,逸搏周期1.53s,频率39次/min,而P₂-P₃间期长达1.86s时却未见下级起搏点发放激动;T波低平或负正双相。【心电图诊断】①窦性心律;②二度Ⅱ型至高度窦房阻滞,窦房时呈2∶1～3∶1传导;③房室交接性逸搏(39次/min),提示下级起搏点功能低下;④提示双结病;⑤轻度T波改变。

(4)频发窦性停搏:①长P-P间期与短P-P间期不呈倍数关系;②白天长P-P间期>1.8s,夜间长P-P间期>2.0s,或长P-P间期>短P-P间期的2倍,期间可有房性、房室交接性或室性逸搏出现(图33-2)。

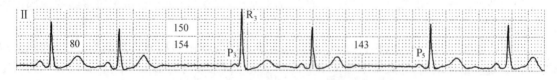

图33-2 窦性停搏引发双源性房性逸搏、房室交接性逸搏

【临床资料】男性,65岁,临床诊断:病窦综合征。【心电图特征】Ⅱ导联(图33-2)显示窦性P-P间期0.80s,P-R间期0.16s;P₃、P₅延迟出现,呈两种形态且较低平,逸搏周期分别为1.54、1.43s,频率39、42次/min,考虑为过缓的双源性房性逸搏,但不能排除窦房结起搏点位置改变(起源于窦房结尾部);R₃搏动也延迟出现,其前虽有P₃波,但P₃-R间期仅0.09s,表明两者无关,R₃波幅增高,逸搏周期1.50s,频率40次/min,为房室交接性逸搏伴非时相性心室内差异性传导。【心电图诊断】①成对的窦性搏动;②窦性停搏;③提示过缓的双源性房性逸搏(39～42次/min);④房室交接性逸搏伴非时相性心室内差异性传导(40次/min)。

(5)心脏复律后窦性节律恢复不良:房性早搏、短阵性房性心动过速、阵发性室上性心动过速或心房颤动、扑动等发作终止后,出现较长的P-P间期或R-R间期(图33-3)。

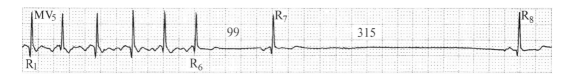

图 33-3　心房扑动终止后出现加速的房性逸搏、短暂性全心停搏

【临床资料】与图 33-1 系同一患者 DCG 不同时间记录。【心电图特征】MV$_5$ 导联(图 33-3)显示 R$_1$～R$_6$ 搏动为心房扑动,房室呈 2∶1 传导,心室率 133～150 次/min;心房扑动终止后出现房性逸搏(R$_7$),其逸搏周期 0.99s,频率 61 次/min;长达 3.15s 后才出现窦性搏动(R$_8$),期间未见下级起搏点发放激动。【心电图诊断】①阵发性心房扑动伴快速心室率(133～150 次/min),房室呈 2∶1 传导;②短暂性全心停搏(3.15s);③加速的房性逸搏(61次/min);④下级起搏点功能低下,符合双结病及慢快综合征的心电图改变;⑤建议植入双腔起搏器。

4.分型

根据心电图特征,病窦综合征可分为 4 种类型。

(1)Ⅰ型:单纯出现显著而持久的窦性心动过缓。

(2)Ⅱ型:出现窦性停搏和(或)二度Ⅱ型以上的窦房阻滞。

(3)Ⅲ型:出现慢快综合征。

(4)Ⅳ型:出现双结病的心电图表现。

有的学者将上述Ⅰ型、Ⅱ型归为 A 型、Ⅲ型归为 B 型、Ⅳ型归为 C 型 3 种类型。

5.预后

病窦综合征系慢性渐进性疾病,有时可呈间歇性发病的特点。慢性心房颤动可能是病窦综合征发展的最后阶段,是窦房结严重病变及右心房广泛性病变的结果。病窦综合征患者 5 年生存率为 62%～65%;植入起搏器,能缓解头晕、黑蒙或晕厥等症状,改善生活质量。

三、双结病

1.基本概念

双结病是指在病窦综合征基础上,同时合并房室交接区起搏功能低下或(和)传导功能异常者,表现为窦房结和房室结同时受累现象。

2.心电图特征

(1)符合上述病窦综合征的心电图特征。

(2)出现慢快型综合征心电图表现。

(3)缓慢而不规则的房室交接性逸搏,频率<35 次/min,或出现房室交接性停搏(图 33-4)。

(4)伴有特别缓慢心室率的慢性心房颤动或扑动:心室率 30～50 次/min,与药物治疗无关。表明病变累及房室结引发房室阻滞,是慢快型综合征、双结病的特殊类型。

(5)可发生整个传导系统阻滞(如窦房阻滞合并心房内、房室阻滞或心室内阻滞)、下级起搏点功能低下引发全心停搏。

3.预后及临床意义

双结病会出现明显的血流动力学紊乱,可引发各种的临床症状,如头晕、黑蒙、晕厥、心力衰竭、心绞痛,甚至猝死。为植入双腔起搏器Ⅰ类指征。

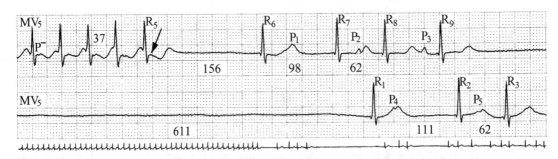

图 33-4　顺向型房室折返性心动过速、短暂性全心停搏、双结病及慢快型综合征

【临床资料】女性,68 岁,临床诊断:病窦综合征。【心电图特征】上、下两行 MV₅ 导联(图 33-4)连续记录,上行显示前 4 个搏动 ST 段上有逆行 P⁻ 波跟随,R-P⁻ 间期 0.10s,R-R 间期 0.37s,频率 162 次/min,R₅ 搏动后未跟随逆行 P⁻ 波,心动过速立即终止,强烈提示为顺向型房室折返性心动过速;窦性基本 P-P 间期 0.86~1.13s,长 P-P 间期(P₃-P₄)6.64s,与基本 P-P 间期不呈倍数关系;R₉ 搏动为窦性下传,其 P-R 间期 0.21s;上行的 R₈ 及下行 R₃ 搏动其前虽有窦性 P 波重叠在 ST 段、T 波顶峰上,但其 R-R 间期均为 0.62s,强烈提示这两个搏动为房室交接性早搏,但也不能排除由 P₂、P₅ 下传,其 P-R 间期 0.34s;上行的 R₆、R₇ 及下行 R₁、R₂ 搏动延迟出现,为房室交接性逸搏,其逸搏周期 0.98~6.11s,频率 10~61 次/min。【心电图诊断】①阵发性顺向型房室折返性心动过速(162 次/min),提示左侧旁道参与折返;②窦性心律不齐;③短暂性全心停搏(6.11s);④一度房室阻滞(P-R 间期 0.21s);⑤房室交接性早搏;⑥房室交接性逸搏伴不齐及停搏;⑦下级起搏点功能低下,符合双结病及慢快综合征的心电图改变;⑧建议植入双腔起搏器及射频消融房室旁道。

四、慢快综合征

1. 基本概念

慢快综合征又称为心动过缓-过速综合征,是指窦房结及其周围组织器质性病变引发各种缓慢性心律失常(显著的窦性心动过缓、二度以上窦房阻滞、窦性停搏)的基础上,出现阵发性心房颤动、扑动或室上性心动过速等快速性心律失常,两者可呈间歇性或交替性出现(图 33-5)。会产生明显的血流动力学紊乱,引发各种的临床症状,如头晕、黑蒙、晕厥、心力衰竭、心绞痛,甚至猝死。

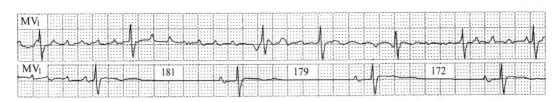

图 33-5　尖端扭转型心房扑动终止后出现显著的窦性心动过缓(慢快综合征)

【临床资料】女性,74 岁,临床诊断:冠心病、病窦综合征。【心电图特征】上、下两行 MV₁ 导联(图 33-5)连续记录,显示尖端扭转型心房扑动(房室呈 4:1~8:1 传导,平均心室率 60 次/min)终止后出现严重的窦性心动过缓,其 P-P 间期 1.72~1.81s,频率 33~35 次/min,期间未见下级起搏点发放激动;P-R 间期 0.24s。【心电图诊断】①阵发性尖端扭转型心房扑动伴正常心室率(60 次/min),房室呈 4:1~8:1 传导;②严重的窦性心动过缓(33~35 次/min);③下级起搏点功能低下,符合双结病及慢快综合征的心电图改变;④一度房室阻滞(P-R 间期 0.24s);⑤建议植入双腔起搏器。

2. 发生机制

(1)慢快综合征"慢"是因窦房结动脉粥样硬化导致其血液供应不足,使窦房结起搏细胞减少而引发自律性降低出现显著或严重的窦性心动过缓或(和)窦性停搏、窦房结周围被纤维组织所包绕而出现二度以上窦房阻滞。

(2)慢快综合征"快"是因病变同时累及心房和房室交接区导致心房自律性增高、触发活动及心房不应期缩短而引发快速性心律失常。

（3）"慢"是始发因素，"快"是一种继发性代偿反应。一旦快速性心律失常终止，窦房结因呈慢性衰竭状态而不能及时发放激动，又将出现短暂性全心停搏，周而复始。

3.临床及心电图特征

（1）慢快综合征是病窦综合征一种亚型（Ⅲ型或 B 型），平时就表现为缓慢性心律失常。

（2）反复出现阵发性心房颤动、扑动或房性心动过速等快速性房性心律失常。

（3）上述快速性房性心律失常终止时，又将出现严重的缓慢性心律失常，甚至出现短暂性全心停搏，严重时可诱发晕厥或阿斯综合征发作（图 33-6）。

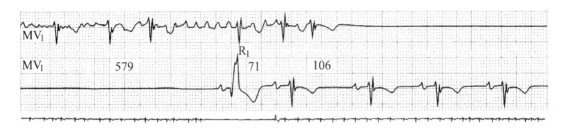

图 33-6　慢快综合征引发短暂性全心停搏

【临床资料】男性，76 岁，临床诊断：冠心病、晕厥待查。【心电图特征】上、下两行 MV_1 导联（图 33-6）连续记录，显示不纯性心房扑动终止后出现 5.79s 长 R-R 间期，其后窦性 P-P 间期 0.71～1.06s，P-R 间期 0.20s；下行 R_1 搏动为室性逸搏，频率 10 次/min。【心电图诊断】①阵发性不纯性心房扑动伴正常心室率（平均 90 次/min）；②窦性心律不齐；③短暂性全心停搏（5.79s）；④极缓慢的室性逸搏（10 次/min）、下级起搏点功能低下，符合慢快综合征及双结病的心电图改变；⑤提示心源性晕厥，建议植入双腔起搏器。

4.临床意义

慢快综合征见于器质性心脏病患者，给临床用药带来困难，是植入双腔起搏器绝对指征。

五、快慢综合征

1.基本概念

快慢综合征又称为心动过速-过缓综合征，是指无器质性心脏病、窦房结功能正常的预激综合征或阵发性心房颤动患者，在快速性心律失常终止后，出现严重的窦性心动过缓、二度以上窦房阻滞、窦性停搏等缓慢性心律失常，可引起一过性急性脑缺血，出现晕厥、阿斯综合征发作，甚至猝死。这种始于快速性心律失常终止而引发的缓慢性心律失常，称为快慢综合征。有学者称为假性病窦综合征，系原发性快速性房性心律失常导致继发性一过性窦房结功能障碍。

2.发生机制

（1）快慢综合征"快"系原发性快速性房性心律失常，是始发因素；"慢"是一种继发性、一过性窦房结功能障碍所致。

（2）快慢综合征具体的发生机制尚不清楚，可能与心动过速发作引起急性冠状动脉供血不足及对窦房结、下级起搏点超速抑制而引发急性窦房结功能不全有关。

（3）与快速性房性心律失常引发可逆性窦房结电重构有关。

3.临床及心电图特征

（1）多见于 20～40 岁年青预激综合征患者并发快速性心律失常时，多数无器质性心脏病。

（2）阵发性心房颤动患者平时可出现频发房性早搏、短阵性房性心动过速或心房扑动。

（3）快速性心律失常多为阵发性房性折返性心动过速、心房扑动或颤动，心室率多≥200 次/min，且伴有明显的 ST-T 改变。

（4）晕厥发作与心动过速终止同时发生，心动过速终止时，出现严重的窦性心动过缓、二度以上窦房阻滞、窦性停搏伴心室停搏或全心停搏等缓慢性心律失常(图 33-7)。

(5)平常节律、心率及窦房结功能均正常。

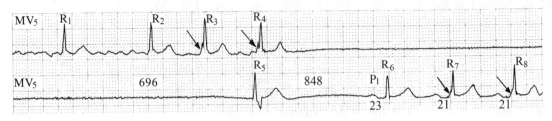

图 33-7　快慢型综合征引发短暂性全心停搏

【临床资料】男性,74 岁,反复发作心动过速伴短暂性晕厥 2 月余,临床诊断:冠心病、高血压病、Mahiam 纤维预激综合征。【心电图特征】上、下两行 MV$_5$ 导联(图 33-7)连续记录,定准电压 5mm/mV,R$_1$~R$_4$ 显示心房颤动,当其终止后,出现长达 6.96s(R$_4$-R$_5$ 间期)全心停搏,而窦性停搏时间达 8.48s(R$_4$-P$_1$ 间期),R$_5$ 延迟出现呈类右束支阻滞图形,为极缓慢的室性逸搏(9 次/min);R$_6$~R$_8$ 为窦性搏动,其 P-P 间期 0.82s,P$_1$-R 间期 0.23s;值得关注的是 R$_3$、R$_4$、R$_7$、R$_8$ 搏动,其起始部有 δ 波,QRS 波群畸形程度不等,R$_7$、R$_8$ 搏动的 P-R 间期 0.21s,符合 Mahaim 纤维心室预激特点。【心电图诊断】①阵发性心房颤动终止后引发短暂性全心停搏(6.96s);②窦性心律;③一度房室阻滞(P-R 间期 0.23s);④间歇性 Mahaim 纤维心室预激;⑤极缓慢的室性逸搏(9 次/min),下级起搏点功能低下;⑥提示快慢型综合征,必要时请进一步做食管调搏检测窦房结功能或植入双腔起搏器。

4.临床意义

(1)快慢综合征易引发晕厥、阿斯综合征发作,甚至猝死。

(2)快慢综合征发生在无器质性心脏病、窦房结功能正常的预激综合征或阵发性心房颤动患者,射频消融术阻断旁道或大静脉肌袖电隔离术治疗后,可以得到根治,不需植入起搏器。

六、慢快、快慢综合征的甄别

1.共同点

慢快综合征、快慢综合征这两种综合征的心电图均表现为快速性房性心律失常终止后,出现严重的窦性心动过缓、Ⅱ度以上窦房阻滞、窦性停搏或短暂性全心停搏等缓慢性心律失常。

2.不同点

这两种综合征的心电图表现虽然一致,但其发生的本质和治疗方案却截然不同。

(1)慢快综合征"慢"是始发因素,"快"是一种继发性代偿反应;窦房结存在严重的器质性病变,是植入双腔起搏器Ⅰ类指征。

(2)快慢综合征"快"系原发性快速型房性心律失常,是始发因素;"慢"则是一种继发性、一过性窦房结功能障碍所致。需行射频消融术阻断旁道或肺静脉肌袖电隔离术,因能得到根治,不需植入起搏器。

3.鉴别诊断

这两种综合征鉴别诊断请见表 33-1。

表 33-1　慢快综合征与快慢综合征的鉴别诊断

鉴别要点	慢快综合征	快慢综合征
①与病窦综合征关系	为病窦综合征的亚型	不清楚
②发病年龄	多为老年患者,少数发生在年轻人	多为年轻人
③基础心脏病	常有	常无

鉴别要点	慢快综合征	快慢综合征
④基础心律失常	缓慢性及快速性心律失常	预激综合征伴快速性心律失常或房性早搏、短阵性房性心动过速、心房扑动
⑤窦房结功能检测	明显低下	正常
⑥发病方式	慢性窦房结功能不全引发缓慢性心律失常是始动因素	快速性心律失常引发窦房结功能不全为始动因素
⑦治疗方法	植入双腔起搏器	射频消融术

七、心室停搏与全心停搏

(1)心室停搏：是指长 R-R 间期≥3.0s，期间有各种心房波（P、P′、F、f 波）出现。多见于阵发性高度或三度房室阻滞（图 33-8、图 33-9）、心肺复苏时及临终期等。

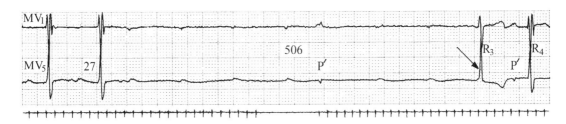

图 33-8　阵发性三度房室阻滞引发短暂性心室停搏

【临床资料】男性，59 岁，反复晕厥 1 个月。【心电图特征】MV$_1$、MV$_5$ 导联（图 6-23）同步记录，显示窦性 P-P 间期 0.68s，频率 88 次/min，P-R 间期 0.27s，QRS 波群呈不完全性右束支阻滞图形（时间 0.10s）；可见 2 次房性早搏（标有 P′波），其中 1 次未下传；可见连续 7 个 P（含 P′）波未能下传心室，出现长达 5.06s 心室停搏；R$_3$ 为延迟出现呈正常形态 QRS-T 波群，属室性逸搏（12 次/min）并诱发了房室交接区韦金斯基现象，房室传导得以恢复；MV$_5$ 导联 T 波低平切迹。【心电图诊断】①窦性心律；②阵发性三度房室阻滞伴短暂性心室停搏（5.06s）；③房性早搏，时呈未下传；④一度房室阻滞（P-R 间期 0.27s）；⑤极缓慢室性逸搏（12 次/min）并诱发了房室交接区韦金斯基现象；⑥下级起搏点功能低下；⑦不完全性右束支阻滞；⑧轻度 T 波改变；⑨提示心源性晕厥，建议植入双腔起搏器。

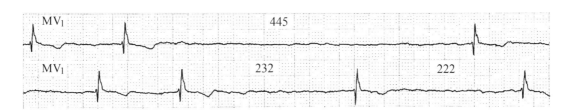

图 33-9　心房颤动、不完全性右束支阻滞及短暂性心室停搏

【临床资料】男性，78 岁，临床诊断：高血压病、晕厥待查。【心电图特征】上、下两行 MV$_1$ 导联（图 33-9）连续记录，显示基本节律为心房颤动，R-R 间期绝对不规则，最长 R-R 间期达 4.45s，次长 R-R 间期 2.22～2.32s，平均心室率 35 次/min，QRS 波群呈不完全性右束支阻滞图形（时间 0.10s），期间未见心室起搏点发放激动。【心电图诊断】①心房颤动（细颤型）伴极缓慢心室率（平均 35 次/min）；②短暂性心室停搏（4.45s）；③下级起搏点功能低下；④提示二度房室阻滞；⑤不完全性右束支阻滞；⑥提示心源性晕厥，建议植入起搏器。

(2)全心停搏：是指长 R-R 间期≥3.0s，期间未见各种心房波出现。多见于双结病、慢快综合征（图 33-4、图 33-6）、快慢综合征（图 33-7）、心肺复苏时及临终期等。

第三十四章

真、假高度至三度房室阻滞

一、高度房室阻滞

1.窦性心律时诊断条件

窦性P波下传受阻必须是P波落在T波后的应激期内并排除逸搏干扰。

(1)P波频率≤135次/min。

(2)连续出现2个窦性P波下传受阻且无逸搏干扰,房室呈3∶1传导(图34-1)。

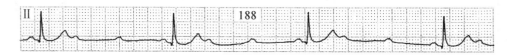

图34-1　高度房室阻滞引发极缓慢心室率(房室呈3∶1传导,32次/min)、提示下级起搏点功能低下

(3)房室呈4∶1、5∶1传导伴逸搏干扰(图34-2、图34-3)。

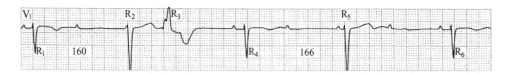

图34-2　高度房室阻滞(房室呈4∶1传导)、室性早搏、高位室性逸搏

【临床资料】女性,83岁,临床诊断:冠心病、心动过缓待查。【心电图特征】V₁导联(图34-2)显示窦性P-P间期0.85～0.90s,频率67～71次/min,其中R₁、R₄、R₆为窦性搏动,其P-R间期0.18～0.20s;R₃提早出现呈类右束支阻滞图形,为室性早搏;R₂、R₅搏动延迟出现,逸搏周期1.60～1.66s,频率36～38次/min,其形态与窦性略异(S波加深且略增宽),为高位室性逸搏;部分窦性P波远离T波未能下传心室,房室呈4∶1传导,平均心室率50次/min。【心电图诊断】①窦性心律;②高度房室阻滞引发缓慢心室率(平均50次/min),房室呈4∶1传导;③室性早搏;④高位室性逸搏(36～38次/min);⑤提示房室交接区起搏点功能低下。

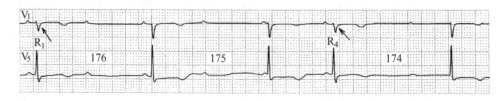

图34-3　高度房室阻滞(房室呈5∶1传导)、过缓的房室交接性逸搏伴非时相性心室内差异性传导

【临床资料】女性,46岁,临床诊断:心肌炎后遗症。【心电图特征】V₁、V₅导联(图34-3)同步记录,显示窦性P-P间期0.85～1.25s,频率48～71次/min,其中R₁、R₄为窦性搏动,P-R间期0.13s;其余搏动均延迟出现,逸搏周期1.74～1.76s,频率34次/min,其形态与窦性略异(仅S波振幅略有深浅),为过缓的房室交接性逸搏伴非时相性心室内差异性传导;部分窦性P波远离T波未能下传心室,房室呈5∶1传导,平均心室率40次/min;V₅导联ST段呈水平型延长达0.26～0.30s,且压低0.05～0.10mV,T波浅倒置;Q-T间期0.58s(正常最高值0.45s)。【心电图诊断】①窦性心律伴显著不齐(48～71次/min);②高度房室阻滞引发缓慢心室率(平均40次/min),房室呈5∶1传导;③过缓的房室交接性逸搏伴非时相性心室内差异性传导(34次/min);④提示房室交接区起搏点功能低下;⑤ST-T改变及Q-T间期延长。

（4）若能满足房室交接性或室性逸搏的 R-R 间期≥2 个 P-P 间期或逸搏频率≤45 次/min（逸搏频率 46~59 次/min，可提示高度房室阻滞），则诊断更可靠（图 34-4）。

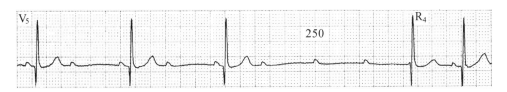

图 34-4　二度Ⅱ型至高度房室阻滞、极缓慢的房室交接性逸搏

【临床资料】男性，55 岁，临床诊断：晕厥待查。【心电图特征】V₅ 导联（图 34-4）为 DCG 记录片段，显示窦性 P-P 间期 0.61~0.69s，频率 87~98 次/min，P-R 间期 0.12s，房室呈 2∶1~5∶1 传导，平均心室率 50 次/min；QRS 波群呈 QR 型，R-R 间期长达 2.50s 才出现房室交接性逸搏，频率 24 次/min。【心电图诊断】①窦性心律；②二度Ⅱ型至高度房室阻滞引发缓慢心室率（平均 50 次/min），房室呈 2∶1~5∶1 传导；③极缓慢的房室交接性逸搏（24 次/min），下级起搏点功能低下；④异常 Q 波（深而窄）；⑤建议心脏超声检查及植入双腔起搏器。

2. 房性心动过速、心房扑动时诊断条件

约 2/3~3/4 的 R-R 间期长而规则或基本规则，而 P′(F)-R 间期长短不一，逸搏频率≤45 次/min（逸搏频率 46~59 次/min，可提示高度房室阻滞），QRS 波形正常或呈束支阻滞图形（房室交接性逸搏）或呈宽大畸形（室性逸搏），1/4~1/3 的 R-R 间期较短而不规则，系 P′(F)波下传心室，其 QRS 波形正常或呈束支阻滞图形（图 34-5）。

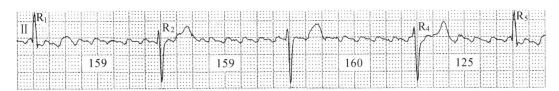

图 34-5　心房扑动、高度房室阻滞引发缓慢心室率、短阵性室性逸搏心律（R₂~R₄ 搏动，38 次/min）

3. 特别关注 2∶1 二度房室阻滞伴逸搏干扰所引发的"高度房室阻滞"

2∶1 二度房室阻滞，当逸搏周期<2 个 P-P 间期时，房室交接性或室性逸搏可干扰窦性 P 波下传形成不完全性房室分离，酷似高度房室阻滞（图 34-6）。此时，需结合此前、后有 2∶1 二度房室阻滞，方能明确 2∶1 二度房室阻滞伴逸搏干扰的诊断；否则，只能优先考虑高度房室阻滞。或让患者起卧活动，适当提高窦性频率借以观察房室传导情况，若房室传导改善呈现 2∶1 阻滞或传导，则为 2∶1 二度房室阻滞伴逸搏干扰；若阻滞程度加重，则为高度房室阻滞。

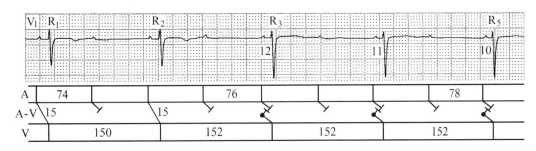

图 34-6　2∶1 二度房室阻滞伴房室交接性逸搏干扰酷似"高度房室阻滞"

【临床资料】男性，72 岁，临床诊断：冠心病。【心电图特征】V₁ 导联（图 34-6）显示窦性 P-P 间期 0.74~0.78s，频率 77~81 次/min；R₁、R₂ 搏动为窦性下传，其 P-R 间期 0.15s，房室呈 2∶1 传导；R₃~R₅ 搏动延迟出现且其形态与窦性略异（S 波加深），其前虽有窦性 P 波，但 P-R 间期缩短且不固定，而 R-R 间期固定 1.52s，频率 39 次/min，表明该 P 波与 QRS 波群无关。【心电图诊断】①窦性心律；②2∶1 二度房室阻滞伴逸搏干扰酷似"高度房室阻滞"；③房室交接性逸搏心律伴非时相性心室内差异性传导（39 次/min）；④混合性房室分离（阻滞＋干扰）。

4.阻滞部位的判断

高度房室阻滞可发生在房室结(约33%)、希氏束或束支内(约67%)。可根据窦性和逸搏QRS波群的形态加以确认:

(1)若窦性和逸搏QRS波形均正常,则房室阻滞部位发生在房室结或希氏束以上。

(2)若窦性QRS波形正常而逸搏QRS波群宽大畸形或窦性QRS波群呈束支阻滞图形而逸搏QRS波形反而正常者,则房室阻滞部位发生在束支内。

(3)若窦性QRS波群呈束支阻滞图形,则房室阻滞部位应先考虑为束支内(图34-7)。

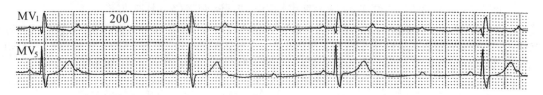

图34-7　高度房室阻滞(房室呈3∶1传导)、完全性右束支阻滞

【临床资料】男性,67岁,临床诊断:冠心病。【心电图特征】MV₁、MV₅导联(图34-7)同步记录,定准电压5mm/mV,显示窦性P-P间期0.67s,频率90次/min;P-R间期0.18s,房室呈3∶1传导,心室率30次/min;QRS波群呈右束支阻滞图形,时间0.12s,R-R间期2.0s,期间未见各种逸搏出现。【心电图诊断】①窦性心律;②高度房室阻滞引发极缓慢心室率(30次/min),房室呈3∶1传导,提示阻滞发生在左束支内;③完全性右束支阻滞;④下级起搏点功能低下及存在双束支阻滞,建议植入双腔起搏器。

二、几乎完全性房室阻滞

1.窦性心律时诊断条件

窦性P波下传受阻必须是远离房室交接区生理性不应期,即P波落在T波后的应激期内并排除逸搏干扰。

(1)P波频率≤135次/min。

(2)逸搏频率≤45次/min(逸搏频率46~59次/min,可提示几乎完全性房室阻滞)或R-R间期≥2个P-P间期(笔者认为能符合此条件更好)。

(3)仅极少数P波(约1/5以下P波能下传)在某一适当位置能下传心室,产生提早或略提早出现正常或呈束支阻滞图形QRS-T波群,与P波落在房室交接区超常期内有关(图34-8、图34-9、图34-10)。

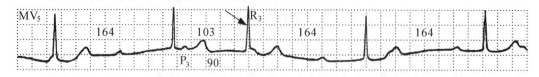

图34-8　几乎完全性房室阻滞、房室交接区2相超常期传导伴极长P-R间期

【临床资料】男性,76岁,临床诊断:冠心病。【心电图特征】MV₅导联(图34-8)显示窦性P-P间期0.94s,频率64次/min;P-R间期长短不一,QRS波形正常,多数R-R间期1.64s,频率37次/min,为房室交接性逸搏;仅R₃略提前出现,考虑由落在ST段上P₃下传心室,其P-R间期0.90s;平均心室率40次/min。【心电图诊断】①窦性心律;②几乎完全性房室阻滞引发缓慢心室率(平均40次/min);③提示房室交接区2相超常期传导伴极长P-R间期(0.90s);④过缓的房室交接性逸搏心律(37次/min);⑤提示下级起搏点功能低下,建议植入双腔起搏器。

【温故知新】①房室超常期传导是指高度至几乎完全性房室阻滞时,窦性P波在心动周期的某一短暂时间内能夺获心室,但较早或较迟的窦性P波均不能下传心室;所谓"超常",仅指受到抑制的传导组织其传导改善程度比所预料的要好,而不是比正常的心脏传导更好。②超常期传导包括2相超常期(绝对不应期,位于ST段与T波顶峰之间)、3相超常期(相对不应期,位于T波顶峰与U波之间)及4相超常期(应激期,多位于T波后0.28s附近)。③超常期下传的窦性P波,可呈极长或较长的P-R间期,且其R-P间期与P-R间期不呈反比关系矛盾现象,即R-P间期短,其P-R间期亦短;反之,R-P间期长,其P-R间期亦长。

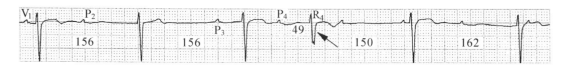

图 34-9　几乎完全性房室阻滞、房室交接区 3 相超常期传导伴较长 P-R 间期

【临床资料】女性，68 岁，临床诊断：冠心病。【心电图特征】V_1 导联（图 34-9）显示窦性 P-P 间期 0.88～1.11s，频率 54～68 次/min；仅 R_4 搏动略提早出现，其前有窦性 P 波落在在前一搏动 T 波稍后部位，提示由该 P 波下传，其 P-R 间期 0.49s，考虑房室交接区存在 3 相超常期传导；其余 QRS 波群均为延迟出现，逸搏周期 1.50～1.62s，频率 37～40 次/min，其形态与窦性略异（仅 S 波振幅加深），为房室交接性逸搏伴非时相性心室内差异性传导；部分远离 T 波的窦性 P 波未能下传心室。【心电图诊断】①窦性心律不齐（54～68 次/min）；②长 P-R 间期型几乎完全性房室阻滞引发缓慢心室率（平均 50 次/min）；③房室交接区存在 3 相超常期传导伴较长 P-R 间期；④房室交接性逸搏心律伴非时相性心室内差异性传导（37～40 次/min）。

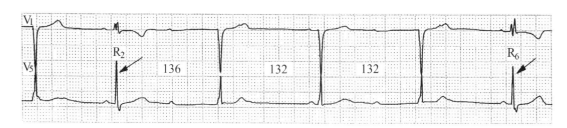

图 34-10　几乎完全性房室阻滞（房室呈 6：1 传导）、不完全性右束支阻滞（R_2、R_6）、

加速的高位室性逸搏心律（44～45 次/min）

2. 房性心动过速、心房扑动时诊断条件

约 3/4 以上的 R-R 间期长而规则或基本规则，而 P'（F）-R 间期长短不一，逸搏频率≤45 次/min（逸搏频率 46～59 次/min，可提示合并几乎完全性房室阻滞），QRS 波形正常或呈束支阻滞图形（房室交接性逸搏）或呈宽大畸形（室性逸搏），约 1/4 以下的 R-R 间期较短而不规则，系 P'（F）波下传心室，其 QRS 波形正常或呈束支阻滞图形（图 34-11）。

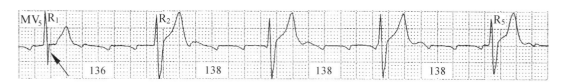

图 34-11　房性心动过速或缓慢型心房扑动合并几乎完全性房室阻滞、室性逸搏心律

【临床资料】女性，70 岁，临床诊断：心房颤动射频消融术后。【心电图特征】MV_5 导联（图 34-11）显示 P'-P'（F-F）间期 0.33s，频率 182 次/min；P'（F）-R 间期长短不一，R_1 搏动 QRS 波形正常，考虑系 P'（F）波下传心室，P'（F）-R 间期 0.24s，而 R_2～R_5 搏动 QRS 波群宽大畸形（时间 0.12s），其 R'-R' 间期 1.38s，频率 43 次/min，平均心室率 50 次/min。【心电图诊断】①房性心动过速或缓慢型心房扑动（182 次/min）；②几乎完全性房室阻滞引发缓慢心室率（平均 50 次/min）；③加速的室性逸搏心律（43 次/min）。

3. 特别关注 2：1 二度房室阻滞伴逸搏干扰所引发的"几乎完全性房室阻滞"

2：1 二度房室阻滞，当逸搏周期＜2 个 P-P 间期时，逸搏可干扰窦性 P 波下传形成不完全性房室分离，酷似几乎完全性房室阻滞（图 34-12、图 34-13）。此时，需结合此前、后有 2：1 二度房室阻滞，方能明确 2：1 二度房室阻滞伴逸搏干扰的诊断；否则，只能优先诊断为几乎完全性房室阻滞。或让患者起卧活动，适当提高窦性频率借以观察房室传导情况，若房室传导改善呈现 2：1 阻滞或传导，则为 2：1 二度房室阻滞伴逸搏干扰；若阻滞程度加重，则为几乎完全性房室阻滞。

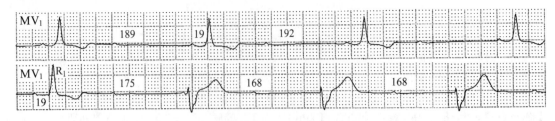

图 34-12 2∶1 二度房室阻滞伴室性逸搏干扰酷似几乎完全性房室阻滞

【临床资料】男性,59 岁,临床诊断:冠心病。【心电图特征】上、下两行 MV₁ 导联(图 34-12)系同一次 DCG 不同时间记录,定准电压 5mm/mV,上行显示 P-R 间期 0.19s,2∶1 二度房室阻滞、完全性右束支阻滞,R-R 间期长达 1.92s 时未见下级起搏点发放激动。下行显示仅 R₁ 搏动呈右束支阻滞图形,为窦性下传(P-R 间期 0.19s);其余 QRS 波群均延迟出现,呈类左束支阻滞图形,逸搏周期 1.68~1.75s,频率 34~36 次/min,呈几乎完全性房室阻滞、完全性右束支阻滞、室性逸搏心律,结合上行心电图表现,强烈提示此几乎完全性房室阻滞系 2∶1 二度房室阻滞伴室性逸搏干扰所致。【心电图诊断】①窦性心律;②持续 2∶1 二度房室阻滞伴室性逸搏干扰酷似几乎完全性房室阻滞(提示 2∶1 二度房室阻滞发生在左束支内);③完全性右束支阻滞;④室性逸搏心律(34~36 次/min);⑤双束支阻滞及下级起搏点功能低下,建议植入双腔起搏器。

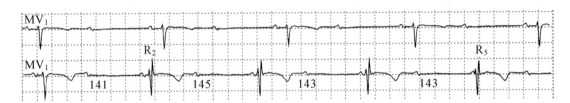

图 34-13 2∶1 二度房室阻滞(上行)伴高位室性逸搏干扰酷似几乎完全性房室阻滞(下行)、加速的高位室性逸搏心律(R₂~R₅,41~43 次/min)及混合性房室分离(阻滞+干扰)

4. 阻滞部位的判断

几乎完全性房室阻滞部位的判断请见上面高度房室阻滞部位的判断。

三、三度房室阻滞

1. 窦性心律时诊断条件

所有窦性 P 波落在 T 波后的应激期内均不能下传心室,并符合下列条件:

(1)P 波频率≤135 次/min。

(2)P 波与 QRS 波群无关:即 P-R 间期长短不一,存在完全性房室分离。

(3)逸搏频率≤45 次/min(逸搏频率 46~59 次/min,可提示三度房室阻滞)或 R-R 间期≥2 个 P-P 间期(笔者认为能符合此条件更好)。

(4)QRS 波群由阻滞区以下的房室交接区、心室起搏点(含心室起搏)发放,其形态正常或宽大畸形,R-R 间期多规则(图 34-14、图 34-15、图 34-16)。

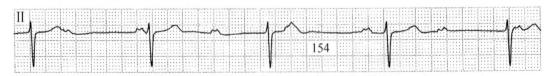

图 34-14 三度房室阻滞、房室交接性逸搏心律

【临床资料】男性,42 岁,临床诊断:先心病、房间隔缺损修补术后。【心电图特征】II 导联(图 34-14)显示 P 波增宽(0.13s)伴双峰切迹(两峰距 0.07s),P-P 间期 0.95~1.00s,频率 60~63 次/min;P-R 间期长短不一,R-R 间期 1.54s,频率 39 次/min,QRS 波群呈 rS 型,电轴-50°。【心电图诊断】①窦性心律;②P 波增宽伴双峰切迹,提示左心房肥大或不完全性左心房内阻滞,请结合临床;③三度房室阻滞;④房室交接性逸搏心律(39 次/min);⑤左前分支阻滞。

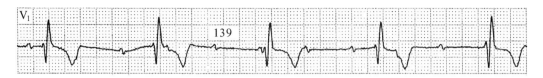

图 34-15　三度房室阻滞、房室交接性逸搏心律(43 次/min)、完全性右束支阻滞

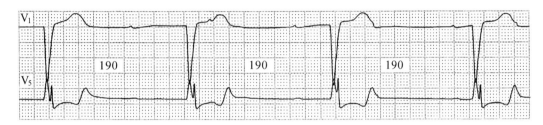

图 34-16　室相性窦性心律不齐(54～85 次/min)、三度房室阻滞、
室性逸搏心律(32 次/min)(定准电压 5mm/mV)

2. 房性心动过速、心房扑动时诊断条件

(1)P′(F)波与 QRS 波群无关：即 P′(F)-R 间期长短不一，存在完全性房室分离。

(2)逸搏频率≤45 次/min(逸搏频率 46～59 次/min，可提示三度房室阻滞)。

(3)QRS 波群由阻滞区以下的房室交接区、心室起搏点(含心室起搏)发放，其形态正常或宽大畸形，R-R 间期规则或略不规则(图 34-17、图 34-18)。

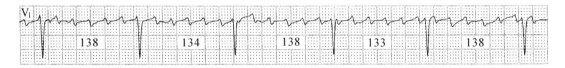

图 34-17　心房扑动、三度房室阻滞、房室交接性逸搏心律(43～45 次/min)

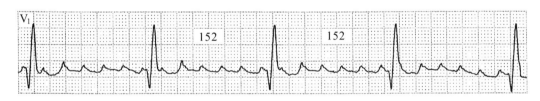

图 34-18　心房扑动、三度房室阻滞、室性逸搏心律(39 次/min)

3. 心房颤动时诊断条件

请见第三十二章 21 世纪新挑战——心房颤动(八、合并高度至三度房室阻滞，第 337～342 页)。

4. 发生机制

(1)房室交接区传导组织的绝对不应期(有效不应期)异常地延长，并占据了整个心动周期，导致所有室上性冲动均不能下传心室。

(2)先天性三度房室阻滞，与房室交接区传导组织存在先天性缺陷有关。

(3)房室交接区传导组织连续性中断：心脏手术后所出现的永久性三度阻滞，与手术中损伤、切断或结扎了房室结、希氏束或束支有关；若是短暂性三度阻滞，则与术后传导组织水肿、无菌性炎症有关。

(4)射频消融术损伤房室结：对房室结双径路进行射频消融时，可引发短暂性或永久性三度房室阻滞。

5.诊断争鸣

诊断三度房室阻滞,其心室率到底慢至多少方能诊断? 文献上存在着不同的看法,有心室率≤45 次/min、<50 次/min、<55 次/min 或<60 次/min。鉴于目前医疗环境及使临床医生、患者引起足够的重视,故笔者提出以下意见,供参考或商榷。

(1)窦性心律时(频率≤135 次/min),逸搏频率≤45 次/min,即可诊断为三度房室阻滞;逸搏频率 46～59 次/min,可提示三度房室阻滞。

(2)房性心动过速(频率>135 次/min)、心房扑动或颤动时:①逸搏频率≤45 次/min,即可诊断为三度房室阻滞;②逸搏频率 46～59 次/min,可提示三度房室阻滞;③逸搏频率 60～100 次/min,可进行描述性诊断,即完全性房室分离、加速的房室交接性逸搏心律或加速的室性逸搏心律。

6.鉴别诊断

(1)干扰性完全性房室分离:P 波频率慢于 QRS 波群频率,下级起搏点冲动逆传至房室结所产生的不应期干扰窦性 P 波下传,与三度房室阻滞的心电图特点迥然不同,两者不难鉴别。

(2)持续 2:1 二度房室阻滞伴逸搏干扰酷似三度房室阻滞:持续 2:1 二度房室阻滞,当逸搏周期<2 个 P-P 间期时,在房室交接区上部,窦性激动呈 2:1 阻滞;在交接区下部,因逸搏所产生的不应期干扰窦性激动下传,极易误诊为三度房室阻滞。通过起卧活动、静脉注射阿托品提高窦性频率借以观察房室传导情况,若房室传导改善呈 2:1 阻滞或传导,则为 2:1 二度房室阻滞伴逸搏干扰;若房室传导无改善,则为三度房室阻滞。或进行 24h 动态心电图检查。

7.阻滞部位

三度房室阻滞可发生在房室结(约50%)、希氏束或束支内,其阻滞部位的确定与高度房室阻滞一样,主要依据既往窦性 QRS 波形和逸搏 QRS 波形的特征进行判定。

8.临床意义

除先天性三度房室阻滞外,后天性三度房室阻滞见于器质性心脏病、电解质紊乱、药物中毒等。若阻滞部位发生在房室结内,逸搏起搏点位置较高且频率较快者,则预后相对较好;若阻滞部位发生在希氏束或束支内、逸搏 QRS 波群宽大畸形及频率<40 次/min,则预后较差,应及时植入双腔起搏器。

四、阵发性三度房室阻滞

1.基本概念

阵发性三度房室阻滞是指原本为 1:1 房室传导(偶尔为 2:1 传导)突然转为持续数秒至数分钟、甚至数天所有窦性 P 波均不能下传心室,多伴有短暂性心室停搏(图 34-19)而出现晕厥、阿斯综合征发作等严重血流动力学障碍的临床表现。

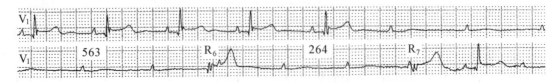

图 34-19　阵发性三度房室阻伴短暂性心室停搏

【临床资料】男性,13 岁,临床诊断:法洛氏四联症术后。【心电图特征】上、下两行 V₁ 导联(图 34-19)为 DCG 连续记录,显示窦性P-P间期 0.75～1.01s,频率 59～80 次/min,P-R 间期 0.17s,QRS 波群呈 qRs 型;突然出现连续 5、2 个落在应激期内窦性 P 波下传受阻,在长达 5.63、2.64s 后才出现室性逸搏(R₆、R₇搏动),而后出现 1 次窦性搏动下传心室。【心电图诊断】①窦性心律不齐;②阵发性三度房室阻滞伴短暂性心室停搏(5.63s);③极缓慢的室性逸搏伴不齐(11～23 次/min);④下级起搏点功能低下,建议植入双腔起搏器;⑤提示右心室肥大。

2.诊断争鸣

(1)阵发性三度房室阻滞需要多少个窦性 P 波连续受阻方能诊断,各种文献、专著均无统一定论。郭继鸿教授将连续出现 2 个或 2 个以上窦性 P 波下传受阻伴心室停搏时间＞3.0s 称为阵发性三度房室阻滞。

(2)通常将房室呈 2:1,3:1(有逸搏干扰)传导定为二度房室阻滞,3:1(无逸搏干扰)、4:1及 5:1 传导(有逸搏干扰)定为高度房室阻滞,6:1 传导定为几乎完全性房室阻滞,故笔者建议将房室呈 7:1 以上传导者(即连续出现 6 个 P 波下传受阻),拟定为阵发性三度房室阻滞(图 34-20)。

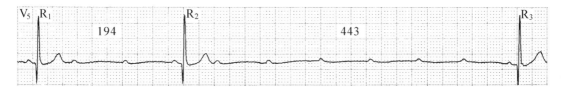

图 34-20　高度房室阻滞、阵发性三度房室阻滞

【临床资料】男性,55 岁,晕厥原因待查。【心电图特征】V₅ 导联(图 34-20)系 DCG 所记录的片段,显示窦性 P-P 间期 0.53～0.69s,频率 87～113 次/min,呈现室相性窦性心律不齐;R₁、R₂、R₃ 搏动的 P-R 间期 0.13s,为窦性下传;可见连续出现 2、6 个窦性 P 波下传受阻并出现 R-R 间期长达 1.94、4.43s,房室呈 3:1、7:1 传导,期间未见下级起搏点发放激动,平均心室率约 20 次/min;QRS 波群呈 QR 型。【心电图诊断】①室相性窦性心律不齐(87～113次/min);②高度房室阻滞、阵发性三度房室阻滞引发极缓慢心室率(平均 20 次/min),房室呈 3:1、7:1 传导;③短暂性心室停搏(4.43s);④下级起搏点功能低下,提示心源性晕厥,建议植入双腔起搏器;⑤异常 Q 波(深而窄),请结合常规心电图,建议心脏超声检查。

3.分类

(1)阵发性希氏束三度阻滞:P-P 间期突然延长引发阵发性三度房室阻滞伴心室停搏是其特征性表现。①发生于 P-P 间期突然延长,通常由房性早搏未下传(图 34-21)、窦性心律不齐或室性早搏伴室房逆传所诱发;②下级起搏点未能发放激动而引发较长时间的心室停搏;③发作前后的 P-R间期、QRS 波形均正常;④阻滞部位发生在希氏束内。

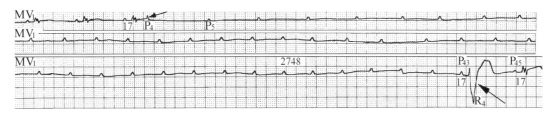

图 34-21　房性早搏未下传引发阵发性三度房室阻滞伴心室停搏

【临床资料】男性,70 岁,临床诊断:冠心病。【心电图特征】上、中、下三行 MV₁ 导联(图 34-21)连续记录,显示窦性 P-P 间期 0.50～0.97s,频率 62～120 次/min,P-R 间期 0.17s,QRS 时间 0.10s;P₄ 系提早出现 P′波,落在前一搏动 T 波上而未能下传,引发其后连续出现 38 个窦性 P 波下传受阻,在长达 27.48s 后出现 1 次呈束支阻滞型QRS-T 波群,其 P-R 间期 0.17s 与其他窦性搏动一致,故该搏动为窦性下传伴 4 相左束支阻滞或室性逸搏;若是室性逸搏,则通过房室交接区的韦金斯基现象恢复了正常的房室传导。【心电图诊断】①窦性心律伴显著不齐(62～120 次/min);②房性早搏未下传引发阵发性三度房室阻滞伴心室停搏(27.48s);③4 相(慢频率依赖性)完全性左束支阻滞或极缓慢室性逸搏诱发房室交接区韦金斯基现象;④下级起搏点功能低下;⑤建议植入双腔起搏器。

(2)阵发性双束支、三分支阻滞:原本存在一侧束支阻滞、双支阻滞图形,当另一侧束支、分支发生频率依赖性(3 相、4 相)阻滞或间歇性阻滞时,将出现阵发性三度房室阻滞伴心室停搏(图 34-22)。

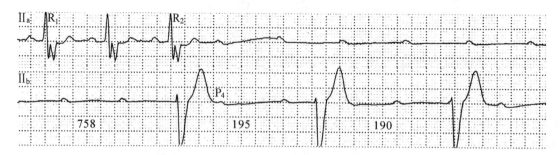

图 34-22　完全性右束支阻滞、阵发性三度房室阻滞伴心室停搏、室性逸搏心律

【临床资料】男性,75 岁,临床诊断:冠心病、晕厥待查。【心电图特征】Ⅱa、Ⅱb 导联(图 34-22)连续记录,显示窦性 P-P 间期 0.70～0.92s,P-R 间期 0.22s,QRS 波群呈完全性右束支阻滞图形,时间 0.20s;Ⅱb 导联 P$_4$ 为提早出现 P′波,呈不完全性代偿间歇,为房性早搏;至少连续 15 个 P 波(含 1 个 P′波)未能下传心室,呈现阵发性三度房室阻滞,期间心室停搏长达 7.58s 后才延迟出现呈左束支阻滞形 QRS-T 波群,其逸搏周期 1.90～1.92s,频率 31～32 次/min。【心电图诊断】①窦性心律不齐;②阵发性三度房室阻滞伴短暂性心室停搏(7.58s);③房性早搏未下传;④一度房室阻滞,提示其阻滞发生在左束支内;⑤完全性右束支阻滞;⑥室性逸搏心律(31～32 次/min);⑦双束支阻滞及下级起搏点功能低下;⑧提示心源性晕厥,建议植入双腔起搏器。

　　(3)迷走神经功能亢进:迷走神经性晕厥多由迷走神经功能亢进引发显著的窦性心动过缓、高度以上窦房阻滞、窦性停搏或由阵发性三度房室阻滞伴心室停搏所致。可依据迷走积分法的指标来判定该阵发性三度房室阻滞伴心室停搏是由迷走神经功能亢进所致还是由传导组织器质性病变所致。迷走积分法指标(每项阳性为 1 分):①平常心电图正常,无房室阻滞或束支、分支阻滞;②出现阵发性三度房室阻滞前有 P-R 间期延长;③阵发性三度房室阻滞可被 P-R 间期延长所诱发;④出现阵发性三度房室阻滞前有窦性 P-P 间期延长(频率减慢);⑤阵发性三度房室阻滞可被 P-P 间期延长所诱发;⑥心室停搏期间,窦性 P-P 间期延长;⑦窦性 P-P 间期缩短可终止阵发性三度房室阻滞。当迷走积分≥3 分,高度提示该阵发性三度房室阻滞系迷走神经功能亢进所致(图 34-23)。

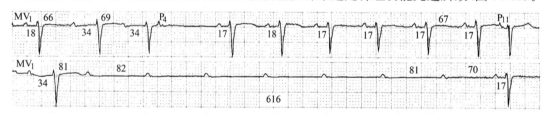

图 34-23　提示迷走神经功能亢进引发阵发性三度房室阻滞伴心室停搏

【临床资料】男性,32 岁,解小便时多次出现晕厥。【心电图特征】上、下两行 MV$_1$ 导联(图 34-23)系同次 DCG 不同时间记录,上行显示窦性 P-P 间期 0.66～0.69s,P-R 间期呈 0.17～0.18、0.34s 短长两种,提示房室结双径路传导;P$_4$、P$_{11}$ 提早出现,偶联间期固定,为房性早搏,其中 P$_4$ 未下传心室。下行 P-P 间期 0.70～0.82s,P-R 间期也呈 0.17、0.34s 短长两种;当 P-P 间期 0.81s 时,连续出现 7 个 P 波下传受阻引发 6.16s 心室停搏,期间未见下级起搏点发放激动;当 P-P 间期 0.70s 时,便恢复正常的房室传导(P-R 间期 0.17s);符合迷走积分法 7 个指标共计 7 分。【心电图诊断】①窦性心律;②阵发性三度房室阻滞伴短暂性心室停搏(6.16s),提示迷走神经功能亢进所致(迷走积分法 7 分);③房性早搏,时呈未下传;④P-R 间期成倍延长,提示房室结双径路传导;⑤下级起搏点功能低下。

　　4.临床意义

　　(1)阵发性三度房室阻滞,无论与频率快慢是否相关,其阻滞部位多发生在希氏束、束支或分支内,往往伴随低位逸搏起搏点冲动形成障碍而出现较长时间的心室停搏,导致晕厥或阿斯综合征发作而危及生命,是植入起搏器的绝对指征。

　　(2)若阻滞部位发生在房室结内、持续时间短暂、逸搏起搏点位置较高且频率较快者,多数随病因消除而消失,则预后较好,可随访观察。

五、假性阵发性高度、三度房室阻滞

　　房室交接性异位激动可同时出现逆传与顺传受阻而形成隐匿性搏动,但它在房室交接区内所产生的不应期,可影响窦性激动下传而出现假性一度至三度房室阻滞。此时与真正的间歇性一度房室阻滞或房室结慢径路下传及二度以上房室阻滞较难鉴别。诊断隐匿性房室交接性异位激动需同一份心电图有显性的房室交接性搏动出现方能诊断或借助希氏束电图。

　　(1)假性高度房室阻滞:连续数个隐匿性房室交接区异位激动所产生的不应期干扰数个室上性激动下传而出现假性高度房室阻滞(图 34-24)。

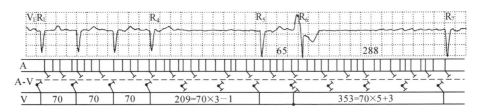

图 34-24　心房颤动、加速的房室交接性逸搏心律及其数个隐匿性激动引发假性高度房室阻滞

　　【临床资料】女性,66 岁,临床诊断:冠心病、心房颤动。【心电图特征】V_1 导联(图 34-24)显示基本节律为心房颤动,平均心室率 50 次/min;基本 QRS 波群呈 QS 型、短 R-R 间期 0.70s,频率 86 次/min,为加速的房室交接性逸搏心律;R_4-R_5 间期 2.09s,R_5-R_7 间期 3.53s 分别为短 R-R 间期的 3、5 倍,表明 f 波未能下传重整房室交接区异位起搏点节律,有两种可能:①房室交接区异位起搏点呈隐匿性搏动,所产生的不应期干扰 f 波下传;②房室交接区存在双层阻滞,上层呈三度阻滞,下层(结室)呈高度阻滞。R_6 搏动为室性早搏。【心电图诊断】①心房颤动(细颤型)伴缓慢心室率(平均 50 次/min);②加速的房室交接性逸搏心律(86 次/min),时呈隐匿性搏动引发较长 R-R 间期(2.09、2.88s);③完全性房室分离,其性质待定(干扰性、混合性或阻滞性);④室性早搏。

　　(2)假性阵发性三度房室阻滞:持续隐匿性房室交接区异位搏动在交接区内所产生的不应期干扰窦性 P 波下传而出现假性阵发性三度房室阻滞(图 34-25)。

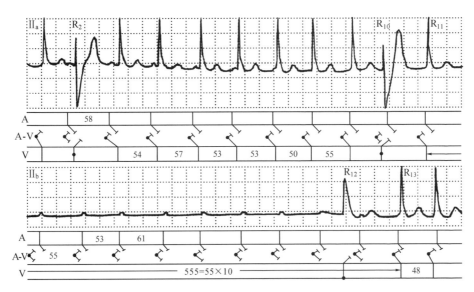

图 34-25　隐匿性房室交接性心动过速引发假性阵发性三度房室阻滞、短暂性心室停搏

　　【临床资料】临床资料不详。【心电图特征】IIa、IIb 导联(图 34-25)连续记录,显示窦性 P-P 间期 0.51~0.61s,频率 98~118 次/min。P-R 间期长短不一,表明 P 波未能下传心室;QRS 波群有 3 种形态:①呈正常形态,其 R-R 间期 0.50~0.57s,频率 105~120 次/min,为房室交接性心动过速,如 R_{11}、R_{13} 等;②宽大畸形呈 RS 型,提早出现,为室性早搏,如 R_2、R_{10};③宽大畸形呈 R 型,延迟出现,为极缓慢室性逸搏,如 R_{12}。R_{11} 搏动后连续出现 8 个 P 波下传受阻引发 5.55s 心室停搏,直至出现室性逸搏后房室交接性心动过速的激动才继续下传心室。【心电图诊断】①窦性心动过速(98~118 次/min);②房室交接性心动过速(105~120 次/min);③隐匿性房室交接性心动过速引发假性阵发性三度房室阻滞及短暂性心室停搏(5.55s);④室性早搏;⑤极缓慢的室性逸搏(11 次/min)诱发房室交接区韦金斯基现象;⑥完全性干扰性房室分离。

六、混合性高度房室阻滞

窦性心律时表现为一度或二度Ⅰ型房室阻滞,出现阵发性房性心动过速时呈现长 P-R 间期型高度房室阻滞(房室呈 3∶1 传导),此时的高度房室阻滞系病理性阻滞与生理性不应期干扰所引发的混合效应所致(图 34-26)。

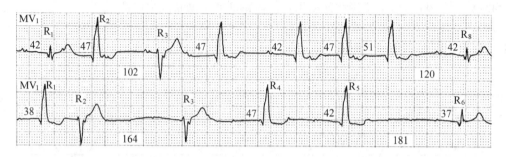

图 34-26　房性心动过速引发混合性高度房室阻滞

【临床资料】男性,67 岁,临床诊断:冠心病。【心电图特征】上、下两行 MV₁ 导联(图 34-26)系同次 DCG 不同时间记录,上行显示窦性 P 波增宽伴切迹,P 波时间 0.12s,两峰距 0.07s;P-P 间期 0.64s,频率 94 次/min;P-R 间期由 0.42s→0.47s→P 波下传受阻,QRS 波群脱漏,或由 0.42s→0.47s→0.51s→P 波下传受阻,QRS 波群脱漏,房室呈现 3∶2~4∶3 文氏现象;P 波落在 ST 段、T 波前支上也能下传心室,可能与房室交接区存在 2 相超常期传导有关;QRS 波群有 3 种形态:①多数呈 QR 型,时间 0.16s,为完全性右束支阻滞;②R₃ 搏动呈 rS 型,时间 0.16s,延迟出现,逸搏周期 1.02s,频率 59 次/min,为加速的室性逸搏;③R₁、R₈ 搏动呈 Qrs 型,形态介于 R₂ 与 R₃ 之间,其 P-R 间期 0.42s,强烈提示为室性融合波。下行显示 P′波呈负正双相,其 P′-P′间期 0.37s,频率 162 次/min,为房性心动过速;P′-R 间期 0.37~0.47s,可见 2~3 个远离 T 波的 P′波下传受阻,呈现高度房室阻滞;QRS 波群也有 3 种形态:P′波下传的呈右束支阻滞型(R₁、R₄、R₅)、呈类左束支阻滞型室性早搏(R₂)、室性逸搏(R₃,频率 37 次/min)及室性融合波(R₆,频率 33 次/min),两异位搏动之间无倍数关系,可排除室性并行心律;平均心室率 50 次/min。【心电图诊断】上行:①窦性心律;②P 波增宽伴切迹,提示不完全性左心房内阻滞;③长 P-R 间期型二度Ⅰ型房室阻滞,房室呈 3∶2~4∶3 文氏现象;④提示房室交接区存在 2 相超常期传导;⑤完全性右束支阻滞;⑥加速的室性逸搏、室性融合波。下行:①房性心动速(162 次/min)伴缓慢心室率(平均 50 次/min);②混合性高度房室阻滞(病理性一度房室阻滞合并生理性干扰性引发的高度房室阻滞);③完全性右束支阻滞;④室性早搏、加速的室性逸搏、室性逸搏及室性融合波。

七、较少见的房室双层阻滞

1. 长 P-R 间期型二度Ⅰ型房室阻滞

长 P-R 间期型二度Ⅰ型房室阻滞,理论上可考虑房室交接区存在双层阻滞,即房室交接区上层一度阻滞,下层二度Ⅰ型阻滞。其心电图表现为二度Ⅰ型房室阻滞,长间歇后第 1 个搏动的 P-R 间期仍然延长≥0.21s,且基本固定(图 34-27)。不过,常规心电图诊断时尽量简单化,不必过于繁琐,仅书写"长 P-R 间期型二度Ⅰ型房室阻滞"即可。

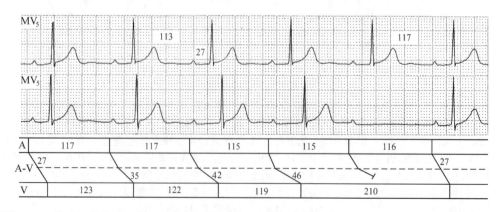

图 34-27　长 P-R 间期型二度Ⅰ型房室阻滞(下行呈现房室交接区上层一度阻滞,下层二度Ⅰ型阻滞)

2.长 P-R 间期型二度Ⅱ型或高度房室阻滞

长 P-R 间期型二度Ⅱ型或高度房室阻滞,理论上可考虑房室交接区存在双层阻滞,即房室交接区上层一度阻滞,下层二度Ⅱ型或高度阻滞。其心电图表现为二度Ⅱ型或高度房室阻滞,长间歇后第 1 个搏动的 P-R 间期仍然延长≥0.21s,且基本固定(图 34-28)。不过,常规心电图诊断时仅书写"长P-R间期型二度Ⅱ型或高度房室阻滞"即可。

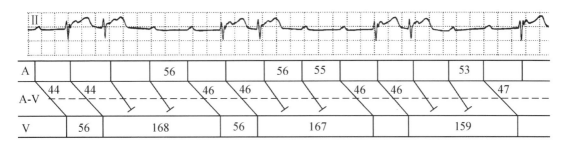

图 34-28　长 P-R 间期型高度房室阻滞(房室交接区上层一度阻滞,下层高度阻滞)

【临床资料】男性,8 岁,临床诊断:先心病、原发性房间隔缺损。【心电图特征】Ⅱ 导联(图 34-28)系房间隔缺损修补术后第 3 天记录,显示 P-P 间期 0.53～0.56s,频率 107～113 次/min;P-R 间期 0.44～0.47s,P 波远离 T 波与落在 ST 段上其下传的 P-R 间期一致,强烈提示房室交接区存在 2 相超常期传导;可见连续出现 2 个 P 波下传受阻引发 1.59～1.68s 长 R-R 间期,期间未见下级起搏点发放激动,与下级起搏点功能低下或窦性激动隐匿性重整房室交接区逸搏节律点有关;房室呈 4∶2 传导,平均心室率 60 次/min。【心电图诊断】①窦性心动过速(107～113 次/min);②长 P-R 间期型高度房室阻滞,房室呈 4∶2 传导;③提示房室交接区存在 2 相超常期传导;④提示下级起搏点功能低下。

3.房室交接区交替性文氏周期

房室交接区交替性文氏周期多见于房性心动过速、心房扑动等异位心律,而发生在窦性心律时,则非常少见。Slama 等将其分为 A 型和 B 型。

(1)A 型:房室交接区上层 2∶1 阻滞,下层文氏现象,连续出现 3 个激动(P、P′或 F 波)下传受阻(图 34-29)。

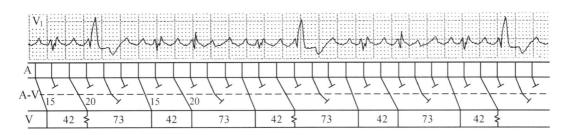

图 34-29　心房扑动伴房室交接区 A 型交替性文氏周期(上层 2∶1 阻滞、下层 3∶2 文氏现象)

【临床资料】男性,54 岁,临床诊断:冠心病。【心电图特征】V₁ 导联(图 34-29)显示基本节律为心房扑动,F-F 间期 0.19s,频率 316 次/min;房室呈交替性 2∶1、4∶1 传导,引发 R-R 间期呈 0.42、0.73s 短长交替,部分 QRS 波群呈右束支阻滞图形,平均心室率 110 次/min;房室在 2∶1 阻滞基础上,出现 F-R 间期由 0.15s→0.20s→连续出现 3 个 F 波下传受阻,符合 A 型交替性文氏周期。【心电图诊断】①心房扑动伴快速心室率(平均 110 次/min)及心室内差异性传导;②房室交接区 A 型交替性文氏周期(上层 2∶1 阻滞、下层 3∶2 文氏现象)。

(2)B 型:房室交接区上层文氏现象,下层 2∶1 阻滞,连续出现 1～2 个激动下传受阻。若上层文氏周期的心动次数(即心房搏动数)为奇数时(如 5∶4),则连续出现 2 个激动受阻(图 34-30、图 34-31);若心房搏动数为偶数时(如 4∶3),则上层终止一个文氏周期时未下传的 1 个激动,正好也是下层 2∶1 阻滞未下传者,故仅有 1 个激动受阻。即使这个 P、P′或 F 波能传到下层,也将遇到下层的 2∶1 阻滞,故仍属 B 型,有学者称之为 C 型交替性文氏周期。

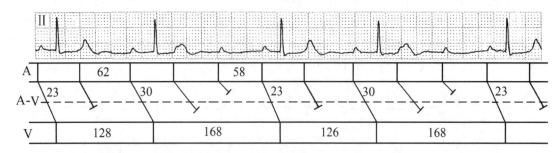

图 34-30 房室交接区 B 型交替性文氏周期(上层 5∶4 文氏现象、下层 2∶1 阻滞)

【临床资料】女性,76 岁,临床诊断:冠心病。【心电图特征】Ⅱ 导联(图 34-30)显示 P-P 间期 0.58~0.62s,频率 97~103 次/min;房室在 2∶1 阻滞基础上,出现 P-R 间期 0.23s→0.30s→连续出现 2 个 P 波下传受阻,相应的 R-R 间期由 1.28、1.68s 或 1.26、1.68s 短长交替;长达 1.68s 未见下级起搏点发放激动,与下级起搏点功能低下或窦性激动隐匿性重整房室交接区逸搏节律点有关,平均心室率 45 次/min;ST 段呈水平型压低约 0.08mV。【心电图诊断】①窦性心律,时呈窦性心动过速(97~103 次/min);②长 P-R 间期型二度至高度房室阻滞引发缓慢心室率(平均 45 次/min),房室呈 2∶1~3∶1 传导;③房室交接区 B 型交替性文氏周期(上层 5∶4 文氏现象、下层 2∶1 阻滞);④提示下级起搏点功能低下;⑤轻度 ST 段改变。

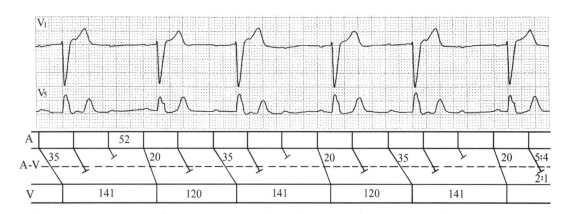

图 34-31 房室交接区 B 型交替性文氏周期(上层 5∶4 文氏现象、下层 2∶1 阻滞)、完全性左束支阻滞

【临床资料】男性,35 岁,临床诊断:扩张型心肌病。【心电图特征】V₁、V₅ 导联(图 34-31)同步记录,定准电压 5mm/mV。显示 P-P 间期 0.52s,频率 115 次/min;房室在 2∶1 阻滞基础上,出现 P-R 间期 0.20s→0.35s→连续出现 2 个 P 波下传受阻,相应的 R-R 间期由 1.20、1.41s 短长交替,平均心室率,50 次/min;QRS 波群呈完全性左束支阻滞图形,时间 0.14s。【心电图诊断】①窦性心动过速(115 次/min);②二度至高度房室阻滞引发缓慢心室率(平均 50 次/min),房室呈 2∶1~3∶1 传导;③房室交接区 B 型交替性文氏周期(上层 5∶4 文氏现象、下层 2∶1 阻滞);④完全性左束支阻滞。

4. 房室交接区上层三度阻滞、下层或结室二度Ⅱ型至高度阻滞

房室交接区上层三度阻滞、下层或结室二度Ⅱ型至高度阻滞表现为 P-R 间期长短不一,长 R-R 间期与短 R-R 间期呈倍数关系,其 QRS 波群起搏点位于房室交接区,依据频率的高低表现为房室交接性逸搏心律或加速的房室交接性逸搏心律伴结室二度Ⅱ型至高度阻滞(图 34-32)。

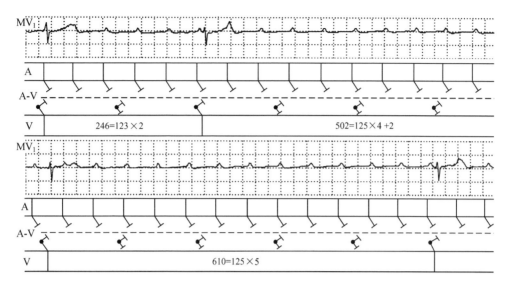

图 34-32　房室交接区上层三度阻滞、下层或结室二度Ⅱ型至高度阻滞

【临床资料】男性,70 岁,临床诊断:冠心病、晕厥待查。【心电图特征】上、下两行 MV₁ 导联(图 34-32)连续记录,显示窦性 P-P 间期 0.46～0.48s,频率 125～130 次/min;P-R 间期长短不一,QRS 波形正常;R-R 间期分别为 2.46、5.02、6.10s,为 1.23、1.25s 的 2、4、5 倍,表明房室交接性逸搏的基本周期为 1.23～1.25s,频率 48～49 次/min,其发放的激动在异肌交接区或结室发生二度Ⅱ型至高度阻滞,平均心室率 16 次/min。【心电图诊断】①窦性心动过速(125～130 次/min);②三度房室阻滞(房室交接区上层);③房室交接性逸搏心律(48～49 次/min)伴结室二度Ⅱ型至高度阻滞引发极慢心室率(平均 16 次/min);④频发短暂性心室停搏(5.02s、6.10s),建议植入双腔起搏器。

八、雾里看花

(1)病例 1:男性,70 岁,临床诊断:冠心病。V₁ 导联(图 34-33)连续记录,定准电压 5mm/mV,该心电图诊断是什么?

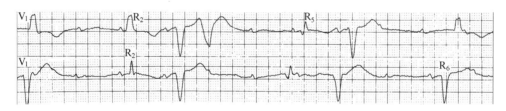

图 34-33　病例 1

(2)病例 2:女性,65 岁,临床诊断:冠心病、高血压病、完全性左束支阻滞。MV₁ 导联(图 34-34)连续记录,其心电图诊断是什么?

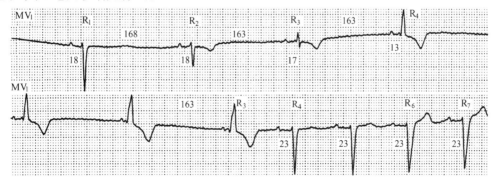

图 34-34　病例 2

（3）病例3：女性，35岁，临床诊断：晕厥待查。Ⅱa、Ⅱb导联（图34-35）连续记录，Ⅱc、Ⅱd导联系不同时间记录，该心电图诊断是什么？

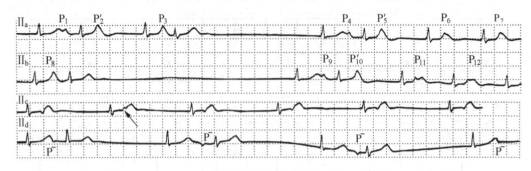

图34-35　病例3

（4）病例4：女性，33岁，临床诊断：扩张型心肌病、心室预激、晕厥待查。Ⅱ导联（图34-36）心电图诊断是什么？

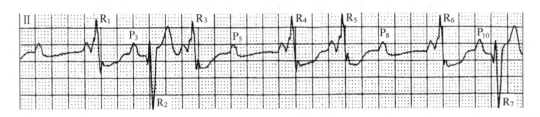

图34-36　病例4

（5）病例5：男性，68岁，临床诊断：晕厥待查。MV₅导联（图34-37）连续记录，该心电图诊断是什么？

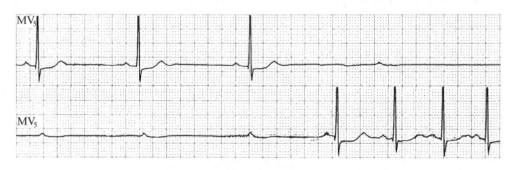

图34-37　病例5

（6）病例6：女性，68岁，临床诊断：病窦综合征。MV₅导联（图34-38）连续记录，该心电图诊断是什么？

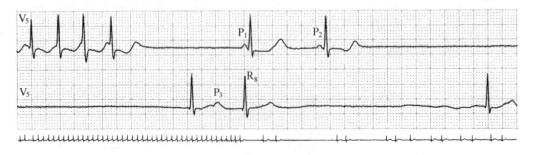

图34-38　病例6

九、一睹芳容

（1）病例 1 心电图诊断：①窦性心律；②三度房室阻滞引发缓慢心室率（平均 50 次/min）；③频发室性早搏，时呈双源性成对出现、二联律；④双源性室性逸搏（上行 R_2、下行 R_6）伴不同程度室性融合波（上行 R_5、下行 R_2 等）或多源性室性逸搏伴室性融合波（32～33 次/min）。

（2）病例 2 心电图诊断：①窦性心律；②2：1 二度窦房阻滞引发一过性显著窦性心动过缓（36 次/min）；③一度房室阻滞（0.23s）；④完全性左束支阻滞；⑤房室交接性逸搏心律、室性逸搏心律（起源于左束支阻滞区下方）及两者形成"正常化"不同程度室性融合波；⑥室性逸搏诱发左束支内韦金斯基现象。

（3）病例 3 心电图Ⅱa、Ⅱb 导联诊断：①窦性心律；②窦性停搏（P_3-P_4）；③一过性几乎完全性窦房阻滞（P_8-P_9 间期为基本 P-P 间期均值的 5 倍）；④频发房性早搏；⑤房室结顺向型三径路传导；⑥缓慢而不规则的房室交接性逸搏伴停搏；⑦符合双结病、短暂性全心停搏（3.45s）的心电图表现；⑧建议植入双腔起搏器及房室结射频消融术。Ⅱc、Ⅱd 导联诊断：①偶见窦性搏动伴房性融合波（箭头所指 P 波）；②房室交接性逸搏心律（46～48 次/min）；③房室交接性逸搏伴反复搏动二联律；④结房逆传三径路。

（4）病例 4 心电图诊断：①窦性心律，时呈窦性心动过速（103 次/min）；②P 波高尖，提示右心房肥大；③房室正道高度阻滞伴 3 相超常期传导（R_3、R_{10}）；④房室旁道呈二度Ⅱ型阻滞（2：1～3：2 传导）；⑤下壁异常 Q 波、电轴左偏及非特异性心室内阻滞（R_3、R_{10}）；⑥间歇性完全性心室预激。

（5）病例 5 心电图诊断：①窦性心律不齐；②频发窦性停搏；③阵发性高度房室阻滞伴短暂性心室停搏（8.26s），可能与迷走神经功能亢进有关，请结合临床；④下级起搏点功能低下，建议植入双腔起搏器。

（6）病例 6 心电图诊断：①阵发性顺向型房室折返性心动过速，提示左侧旁道参与折返；②偶见窦性搏动（P_2）及窦性夺获伴干扰性 P-R 间期延长（R_8）；③偶见房性逸搏（P_1）；④短暂性全心停搏（5.13s）；⑤房室交接性逸搏伴显著不齐及停搏；⑥下级起搏点功能低下，符合双结病及慢快综合征的心电图改变；⑦建议植入双腔起搏器及射频消融房室旁道。

第三十五章

双束支阻滞与三分支阻滞

一、双束支阻滞

(一)概述

双束支阻滞是指右束支和左束支主干同时出现不同程度的阻滞。此时的 P-R 间期代表窦性激动通过传导速度快的一侧束支传至心室所需的时间,而 QRS 波形则呈现传导速度慢的一侧束支的图形。QRS 波形正常与否,不取决于起搏点的位置,而是取决于起搏点发放激动后左、右束支或左、右心室是否基本同步除极心室。若左、右束支传导时间或左、右心室除极时间的差值<25ms,则 QRS 波形正常;若差值在 25~40ms,则呈不完全性束支阻滞图形;若差值>40ms,则呈完全性束支阻滞图形。

(二)类型

根据阻滞程度(一度至三度)、传导速度、传导比例以及是否同步阻滞,可有众多的不同组合。但最常见和容易诊断的有 5 种类型。

1. 间歇性左、右束支阻滞

出现间歇性左、右束支阻滞时,其 QRS 波群呈间歇性左、右束支阻滞图形,P-R 间期可基本固定(图 35-1)。

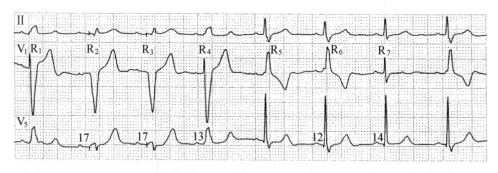

图 35-1 间歇性左、右束支阻滞

【临床资料】女性,62 岁,临床诊断:冠心病、植入双腔起搏器 2 年。【心电图特征】Ⅱ、V_1、V_5 导联(图 35-1)同步记录,其中 V_5 导联定准电压 5mm/mV,显示 P-P 间期 0.82~0.84s,P-R 间期、QRS 波形多变:①R_1、R_4 搏动呈左束支阻滞图形(时间 0.13s),窦性激动经右束支下传心室,其 P-R 间期 0.13s;②R_5、R_6 搏动呈右束支阻滞图形(时间 0.14s),窦性激动经左束支下传心室,其 P-R 间期 0.12s;③R_7 搏动波形正常(时间 0.09s),其 P-R 间期 0.14s,较最短 P-R 间期延长了 0.02s,强烈提示窦性激动在左、右束支内发生同步传导延缓引发 P-R 间期延长;④R_2、R_3 搏动呈类左束支阻滞图形(时间 0.14s),系心室起搏脉冲夺获心室,其 P-V 间期 0.17s,表明窦性激动未能由左、右束支下传心室,提示左、右束支同步出现高度阻滞。V_5 导联 R 波振幅 3.4mV。【心电图诊断】①窦性心律;②间歇性左、右束支阻滞③双腔起搏器,呈成对的心室起搏搏动(VAT 方式),其功能未见异常;④左心室高电压。

2.间歇性左、右束支阻滞伴不等速传导

当左、右束支发生间歇性阻滞伴不等速传导，一侧束支发生一度阻滞，而另一侧束支发生二度以上阻滞时，可表现为 P-R 间期呈短、长两组，QRS 波群呈间歇性左、右束支阻滞图形（图 35-2）。

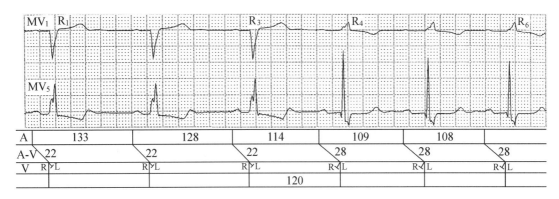

图 35-2　间歇性双束支阻滞伴不等速传导引发短长两种 P-R 间期

【临床资料】男性，70 岁，临床诊断：冠心病。【心电图特征】MV₁（定准电压 5mm/mV）与 MV₅ 导联同步记录（图 35-2），当窦性 P-P 间期 1.28～1.33s，频率 47～56 次/min 时，其 P-R 间期 0.22s，QRS 波群呈完全性左束支阻滞图形（发生在心率较慢时），如 R₁～R₃；当 P-P 间期 1.08～1.14s，频率 53～56 次/min 时，其 P-R 间期 0.28s，QRS 波群呈完全性右束支阻滞图形（发生在心率较快时），如 R₄～R₆。【心电图诊断】①窦性心动过缓伴不齐（平均 50 次/min）；②间歇性双束支阻滞伴不等速传导（两种 P-R 间期）；③慢频率依赖性完全性左束支阻滞合并右束支一度阻滞（P-R 间期 0.22s）；④快频率依赖性完全性右束支阻滞合并左束支一度阻滞（P-R 间期 0.28s）。

3.间歇性左、右束支阻滞伴不等速传导及同步受阻

间歇性左、右束支阻滞伴不等速传导及同步受阻可表现为 P-R 间期呈短、长两组，P 波下传受阻呈现二度房室阻滞，QRS 波群呈间歇性左、右束支阻滞图形（图 35-3、图 35-4、图 35-5）。

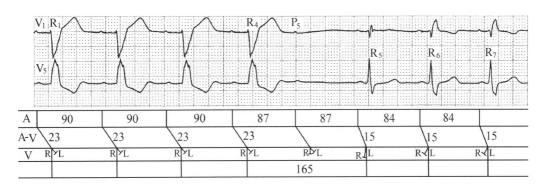

图 35-3　间歇性双束支阻滞伴不等速传导（两种 P-R 间期）、同步受阻（P₅）引发二度房室阻滞

【临床资料】男性，76 岁，临床诊断：冠心病。【心电图特征】MV₁、MV₅ 导联同步记录（图 35-3），定准电压 5mm/mV，显示窦性 P-P 间期 0.84～0.90s，频率 67～71 次/min；R₁～R₄ 搏动呈完全性左束支阻滞图形，其 P-R 间期 0.23s；R₅～R₇ 搏动呈不完全性、完全性右束支阻滞图形，其 P-R 间期 0.15s，QRS 波形的改变与心率快慢无关；P₅ 下传受阻引发 1.65s 长 R-R 间期，期间未见下级起搏点发放激动，系左、右束支同步受阻及下级起搏点功能低下所致。【心电图诊断】①窦性心律，②间歇性双束支阻滞伴不等速传导（两种 P-R 间期）；③二度房室阻滞，系左、右束支同步受阻所致；④完全性左束支阻滞合并右束支一度阻滞（P-R 间期 0.23s）；⑤间歇性不完全性、完全性右束支阻滞；⑥下级起搏点功能低下，建议植入双腔起搏器。

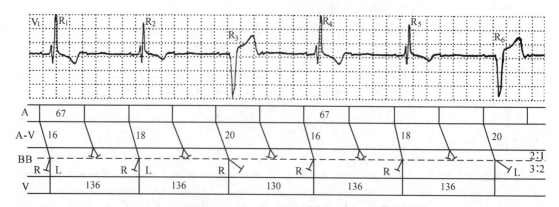

图 35-4　功能性双束支阻滞伴左束支内交替性 A 型文氏周期

【临床资料】男性,65 岁,临床诊断:冠心病。【心电图特征】V₁ 导联(图 35-4)显示窦性 P-P 间期 0.67s,频率 90 次/min;房室在 2∶1 阻滞基础上,出现 P-R 间期由 0.16s→0.18s→0.20s 逐搏延长,相应的 QRS 波群由完全性右束支阻滞(R₁、R₄,时间 0.12s)→不完全性右束支阻滞(R₂、R₅,时间 0.10s)→完全性左束支阻滞(R₃、R₆,时间 0.12s),周而复始,平均心室率 45 次/min。【心电图诊断】①窦性心律;②二度房室阻滞引发缓慢心室率(平均 45 次/min),房室呈 2∶1 传导;③功能性双束支阻滞伴左束支内文氏现象;④左束支内 A 型交替性文氏周期(希氏束以上部位呈 2∶1 阻滞,左束支呈 3∶2 文氏现象)。

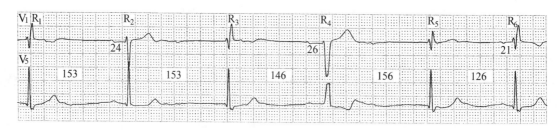

图 35-5　间歇性双束支阻滞伴不等速传导、同步受阻引发二度房室阻滞及房室交接性逸搏

【临床资料】男性,64 岁,临床诊断:冠心病。【心电图特征】V₁、V₅ 导联(图 35-5)同步记录,定准电压 5mm/mV,显示 P-P 间期 0.94~1.0s,P-R 间期、QRS 波形及 R-R 间期多变:①R₂ 搏动形态正常,其 P-R 间期 0.24s,强烈提示窦性激动经左、右束支缓慢同步下传心室;②R₄ 搏动呈完全性左束支阻滞型(时间 0.12s),其 P-R 间期 0.26s,R₃-R₄ 间期 1.46s,考虑窦性激动由右束支下传心室,此时,左束支呈二度阻滞而右束支呈一度阻滞;③R₆ 搏动呈完全性右束支阻滞型(时间 0.13s),其 P-R 间期 0.21s,R₅-R₆ 间期 1.26s,考虑窦性激动由左束支下传心室,此时,右束支呈二度阻滞而左束支呈一度阻滞;④R₃、R₅ 搏动延迟出现,呈完全性右束支阻滞型(时间分别为 0.13、0.12s),形态略异,其前无相关 P 波,R₂-R₃ 间期 1.53s(39 次/min)、R₄-R₅ 间期 1.56s(38 次/min),为双源性房室交接性逸搏。房室呈 3∶1 传导,平均心室率 45 次/min;【心电图诊断】①窦性心律;②长 P-R 间期型二度房室阻滞引发缓慢心室率(平均 45 次/min),提示双束支同步阻滞所致;③间歇性双束支阻滞伴不等速传导;④双束支同步一度阻滞引发 P-R 间期延长及正常 QRS 波群;⑤双源性房室交接性逸搏(38~39 次/min)。

4. 完全性左束支阻滞合并不同程度的房室阻滞

完全性左束支阻滞合并一度、二度Ⅰ型、二度Ⅱ型、高度及几乎完全性房室阻滞时,优先考虑房室阻滞发生在右束支内(图 35-6、图 35-7、图 35-8)。

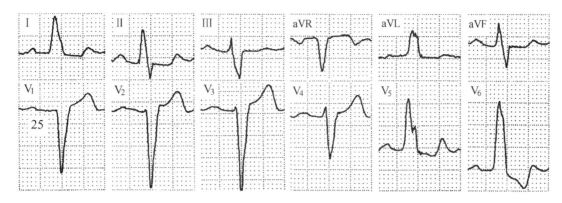

图 35-6 双束支阻滞:完全性左束支阻滞伴右束支一度阻滞(P-R 间期 0.25s)

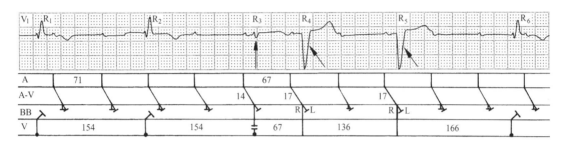

图 35-7 双束支阻滞:完全性左束支阻滞伴右束支二度Ⅱ型至高度阻滞

【临床资料】男性,85 岁,临床诊断:冠心病、晕厥待查。【心电图特征】V_1 导联(图 35-7)定准电压 5mm/mV,显示窦性 P-P 间期 0.67~0.71s,QRS 波群有 3 种形态:①呈完全性左束支阻滞图形(R_4、R_5),其 P-R 间期固定 0.17s,为窦性 P 波经右束支下传心室;②呈完全性右束支阻滞图形(R_1、R_2、R_6),延迟出现,其 P-R 间期长短不一,为起源于左束支阻滞区下方的室性逸搏,逸搏周期 1.54~1.66s,频率 36~39 次/min;③正常化波形(R_3),其前有相关的窦性 P 波,P-R 间期略缩短(0.14s),为室性逸搏与窦性激动共同除极心室所形成的室性融合波,平均心室率 50 次/min。【心电图诊断】①窦性心律;②双束支阻滞(完全性左束支阻滞伴右束支二度Ⅱ型至高度阻滞)引发二度至高度房室阻滞及缓慢心室率(平均 50 次/min);③室性逸搏及其逸搏心律(36~39 次/min),提示起源于左束支阻滞区下方;④正常化室性融合波;⑤建议植入双腔起搏器。

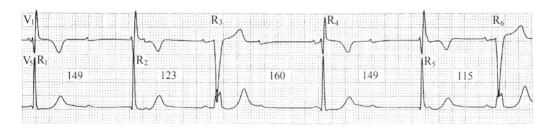

图 35-8 双束支阻滞:完全性左束支阻滞伴右束支二度至高度阻滞

【临床资料】男性,64 岁,临床诊断:冠心病。【心电图特征】V_1、V_5 导联(图 35-8)为 DCG 同步记录,定准电压 5mm/mV,显示窦性 P-P 间期 0.81~0.88s,QRS 波群有 3 种形态:①呈完全性左束支阻滞图形(R_3、R_6),略提早出现,其 P-R 间期固定 0.17s,为窦性 P 波经右束支下传心室;②呈完全性右束支阻滞图形(R_1、R_2、R_5),延迟出现,其 P-R 间期长短不一,为起源于左束支阻滞区下方的室性逸搏,逸搏周期 1.49~1.60s,频率 38~40 次/min;③呈不完全性右束支阻滞图形(R_4),其前有相关的窦性 P 波,P-R 间期缩短(0.12s),为室性逸搏与窦性激动共同除极心室所形成的室性融合波,平均心室率 50 次/min。【心电图诊断】①窦性心律;②高度房室阻滞引发缓慢心室率(平均 50 次/min),房室呈 5∶1 传导,提示其阻滞部位发生在右束支内;③双束支阻滞(完全性左束支阻滞伴右束支二度至高度阻滞);④成对室性逸搏(38~40 次/min),提示起源于左束支阻滞区下方;⑤相对正常化室性融合波;⑥建议植入双腔起搏器。

5.完全性右束支阻滞合并不同程度的房室阻滞

完全性右束支阻滞合并一度、二度Ⅰ型、二度Ⅱ型、高度及几乎完全性房室阻滞时,此型心电图表现,其阻滞部位通常考虑发生在房室结内;若逸搏 QRS 波群宽大畸形(图 35-9、图 35-10)或出现下级起搏点功能低下(图 35-11),则应将上述一度至几乎完全性房室阻滞的部位考虑发生在左束支内。

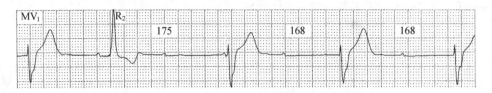

图 35-9　双束支阻滞(完全性右束支阻滞、左束支呈几乎完全性阻滞)
引发几乎完全性房室阻滞、室性逸搏心律

【临床资料】男性,59 岁,临床诊断:冠心病。【心电图特征】MV₁ 导联(图 35-9)显示窦性 P-P 间期 0.90~0.98s,频率 61~67 次/min;仅 R₂ 搏动为窦性下传,P-R 间期 0.19s,QRS 波群呈右束支阻滞图形,时间 0.12s;其余QRS 波群均延迟出现,呈类左束支阻滞图形,逸搏周期 1.68~1.75s,频率 34~36 次/min,为室性逸搏心律。【心电图诊断】①窦性心律;②几乎完全性房室阻滞引发缓慢心室率(平均 40 次/min),提示双束支阻滞所致(完全性右束支阻滞合并几乎完全性左束支阻滞);③室性逸搏心律(34~36 次/min);④建议植入双腔起搏器。

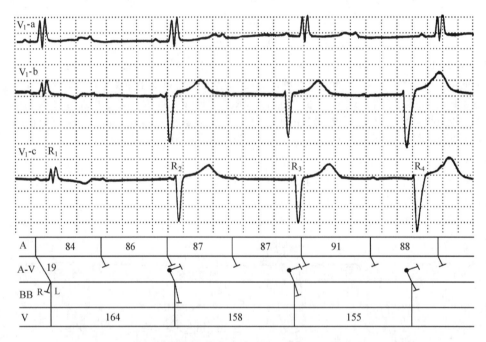

图 35-10　双束支阻滞、房室交接性逸搏心律合并左束支内文氏现象

【临床资料】男性,81 岁,临床诊断:冠心病。【心电图特征】V₁-a 导联(图 35-10)显示 P-P 间期 0.81~0.89s,频率67~74 次/min;P-R 间期 0.19s,房室呈 2∶1 传导,QRS 波群呈完全性右束支阻滞(时间 0.14s),心室率 34~37次/min。V₁-b、V₁-c 导联连续记录(定准电压 5mm/mV),P-P 间期 0.84~0.91s。以 V₁-c 导联为例,R₁ 搏动呈右束支阻滞图形,P-R 间期 0.19s;R₂~R₄ 搏动均呈 rS 型,其 P-R 间期均不固定,表明 P 波与 QRS 波群无关,R-R 间期 1.55~1.64s,频率 37~39 次/min,QRS 波群逐渐增宽,时间由 0.11s→0.13s→0.17s,呈现左束支内文氏现象。本例 V₁-b、V₁-c 导联初看酷似高度房室阻滞,结合 V₁-a 导联,实为 2∶1 房室阻滞伴逸搏干扰所致。从梯形图可知,R₁ 为窦性激动经左束支下传,R₂、R₃ 为不完全性左束支阻滞型,系房室交接性逸搏向右束支下传心室,其左、右束支传导时间互差0.025~0.04s,R₄ 呈完全性左束支阻滞型,为房室交接性逸搏经右束支下传,其左、右束支传导时间互差>0.04s,表明左束支阻滞程度逐渐加重,提示房室交接性逸搏心律合并左束支内 4∶3 文氏现象。心电图诊断:①窦性心律;②二度房室阻滞引发缓慢心室率(34~37 次/min),房室呈 2∶1 传导;③完全性右束支阻滞;④过缓的房室交接性逸搏心律(37~39 次/min)合并左束支内 4∶3 文氏现象,不能排除双源性室性逸搏及其形成的室性融合波;⑤建议植入双腔起搏器。

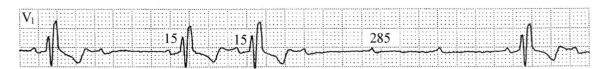

图 35-11　双束支阻滞(完全性右束支阻滞、左束支呈二度Ⅱ型至高度阻滞)、下级起搏点功能低下

【临床资料】男性,64 岁,临床诊断:冠心病、晕厥待查。【心电图特征】V₁ 导联(图 35-11)显示窦性 P-P 间期 0.72s,频率 83 次/min;P-R 间期 0.15s,房室呈 2∶1、5∶2 传导,连续出现 3 个 P 波未能下传心室引发 2.85s 长 R-R 间期,期间未见下级起搏点发放激动,平均心室率 40 次/min;QRS 波群呈完全性右束支阻滞图形,时间 0.13s。【心电图诊断】①窦性心律;②二度Ⅱ型至高度房室阻滞引发缓慢心室率(平均 40 次/min),提示双束支阻滞所致(完全性右束支阻滞合并左束支二度Ⅱ型至高度阻滞);③下级起搏点功能低下;④建议植入双腔起搏器。

6.三度房室阻滞、室性逸搏心律

既往存在束支阻滞,突然出现三度房室阻滞、室性逸搏心律,应高度提示三度房室阻滞系双束支阻滞所致(图 35-12、图 35-13)。

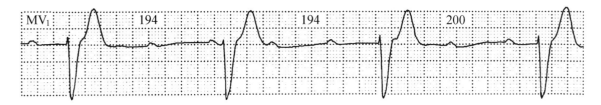

图 35-12　三度房室阻滞、室性逸搏心律

【临床资料】男性,75 岁,临床诊断:冠心病、完全性右束支阻滞。【心电图特征】MV₁ 导联(图 35-12)显示 P-P 间期 0.75s,频率 80 次/min;P-R 间期长短不一,QRS 波群呈类左束支阻滞图形,R-R 间期 1.94～2.0s,频率 30～31 次/min。【心电图诊断】①窦性心律;②三度房室阻滞,提示阻滞部位在双束支内(完全性右束支阻滞并发完全性左束支阻滞);③室性逸搏心律(30～31 次/min);④建议植入双腔起搏器。

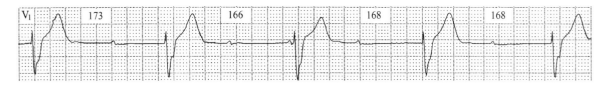

图 35-13　三度房室阻滞、室性逸搏心律

【临床资料】男性,59 岁,临床诊断:冠心病、完全性右束支阻滞。【心电图特征】V₁ 导联(图 35-13)显示 P-P 间期 0.80～0.87s,频率 69～75 次/min;P-R 间期长短不一,QRS 波群呈类左束支阻滞图形,时间 0.16s,R-R 间期 1.66～1.73s,频率 35～36 次/min。【心电图诊断】①窦性心律;②三度房室阻滞,提示阻滞部位在双束支内(完全性右束支阻滞并发完全性左束支阻滞);③室性逸搏心律(35～36 次/min);④建议植入双腔起搏器。

二、三分支阻滞

(一)概述

三分支阻滞是指右束支、左前分支、左后分支出现不同程度的阻滞。此时的 P-R 间期代表传导速度快的一支下传心室的时间,QRS 波形显示传导速度慢的束支阻滞图形,而电轴偏移则取决左前分支、左后分支阻滞程度。

（二）类型

三分支阻滞通常有 3 种类型。

1. 右束支阻滞、左前分支阻滞合并房室阻滞型

房室阻滞型包括一度、二度Ⅰ型、二度Ⅱ型至几乎完全性房室阻滞，此型心电图表现，通常将一度、二度Ⅰ型、二度Ⅱ型至几乎完全性阻滞部位首先考虑发生在左后分支内（图 35-14、图 35-15）。

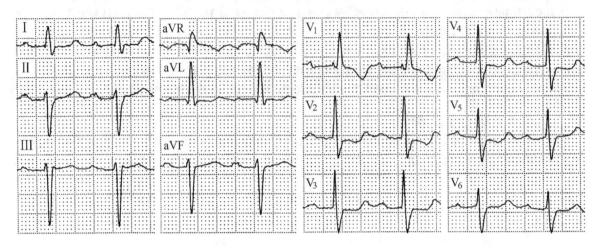

图 35-14　三分支阻滞（完全性右束支阻滞合并左前分支阻滞及左后分支一度阻滞）

【临床资料】女性，70 岁，临床诊断：慢性肾病、尿毒症、糖尿病、高血压病。【心电图特征】常规心电图（图 35-14）V₁～V₆ 导联定准电压 5mm/mV，显示 P-R 间期 0.24s，QRS 时间 0.12s，基本 QRS 波群呈完全性右束支阻滞和左前分支阻滞图形，aVR 导联呈 qR 型，q/R<1，V₆ 导联呈 RS 型，R/S<1；V₂～V₅ 导联 ST 段呈下斜型压低 0.1mV。【心电图诊断】①窦性心律；②三分支阻滞（完全性右束支阻滞合并左前分支阻滞及左后分支一度阻滞）；③右心室肥大待排；④前间壁、前壁 ST 段改变。

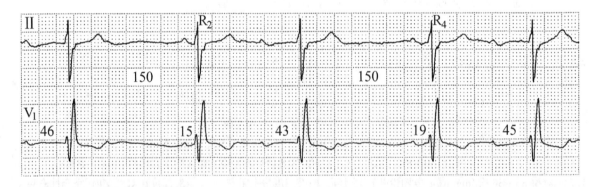

图 35-15　三分支阻滞（完全性右束支阻滞合并左前分支阻滞及左后分支二度阻滞）、房室交接性逸搏

【临床资料】男性，65 岁，临床诊断：冠心病、高血压病。【心电图特征】Ⅱ、V₁ 导联（图 35-15）同步记录，显示 P-P 间期 0.90s，Ⅱ、V₁ 导联 P 波均呈正负双相，P 波时间 0.16s，为房间隔阻滞型 P 波；基本 P-R 间期 0.43～0.46s，为窦性 P 波下传心室；R₂、R₄ 搏动延迟出现，其前虽有窦性 P 波，但 P-R 间期长短不一（0.15、0.19s），且与前一搏动的周期固定（1.50s），频率 40 次/min，为房室交接性逸搏；QRS 时间 0.14s，基本 QRS 波群呈完全性右束支阻滞和左前分支阻滞图形；房室呈 3∶1 传导，平均心室率 50 次/min。【心电图诊断】①窦性心律；②房间隔阻滞型 P 波，提示上房间束完全阻滞；③长 P-R 间期型二度房室阻滞引发缓慢心室率（平均 50 次/min），房室呈 3∶1 传导，提示阻滞部位在左后分支内；④三分支阻滞（完全性右束支阻滞合并左前分支阻滞及左后分支二度阻滞）；⑤房室交接性逸搏（40 次/min）；⑥建议植入双腔起搏器。

2.右束支阻滞、左后分支阻滞合并房室阻滞型

房室阻滞型包括一度、二度Ⅰ型、二度Ⅱ型至几乎完全性房室阻滞,通常将一度、二度Ⅰ型、二度Ⅱ型至几乎完全性阻滞部位首先考虑发生在左前分支内(图 35-16)。

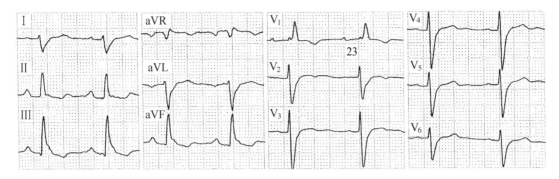

图 35-16　三分支阻滞(完全性右束支阻滞合并左后分支阻滞及左前分支一度阻滞)

【临床资料】男性,72 岁,临床诊断:冠心病。【心电图特征】常规心电图(图 35-16)胸前导联定准电压 5mm/mV,显示窦性 P-P 间期 0.84～0.95s,频率 63～71 次/min,P-R 间期 0.23s;QRS 波群在Ⅰ、aVL 导联呈 rS 型,S_{aVL}>S_I,Ⅱ导联呈 R 型,Ⅲ、aVF 导联呈 qR 型,$R_{Ⅲ}$>$R_{Ⅱ}$,电轴+112°;V_1 导联呈 rsR′型,时间 0.14s;V_3～V_6 导联均呈 RS 型,R/S<1。【心电图诊断】①窦性心律;②三分支阻滞(完全性右束支阻滞合并左后分支阻滞及左前分支一度阻滞);③高度顺钟向转位,右心室肥大待排。

3.间歇性出现右束支、左前、左后分支阻滞

间歇性出现右束支、左前、左后分支阻滞临床上较少见。

三、临床意义

(1)见于器质性心脏病:因左束支和左后分支较短粗、不应期较短及双重血管供血等因素,通常不易出现阻滞。若一旦出现,则意味着心脏受损范围较广、病变较重。故双束支阻滞、三分支阻滞见于器质性心脏病,冠心病、高血压性心脏病是其最常见的原因,其次为心肌病、主动脉瓣疾病及病毒性心肌炎等。

(2)植入双腔起搏器:双束支主干、三分支一旦完全阻滞,室性逸搏起搏点的位置较低,其自律性较低且极不稳定,极易发生停搏而出现心室停搏,应建议患者及时植入双腔起搏器。我院心内科通常将心室电极植入在左束支区域进行生理性起搏。

第三十六章

起搏器功能异常引发缓慢性和快速性心律失常

起搏功能是起搏器的基石,感知功能则是起搏器的"眼睛",使其具有按需性发放起搏脉冲。对于起搏器高度依赖患者,一旦出现起搏或(和)感知功能异常,将会产生严重的风险,甚至危及生命:①起搏脉冲失夺获、感知过度引发心脏停搏;②感知不足出现竞争性起搏引发 Ron-T 现象,导致快速性室性心律失常;③双腔起搏器引发起搏器介导性心动过速;④起搏器频率奔放现象呈现"人工性"室性心动过速。

一、起搏功能异常引发缓慢性心律失常

1. 心室起搏器起搏功能异常

落在应激期内的心室起搏脉冲,其后始终未跟随起搏 QRS′波群(图 36-1)或绝大多数未跟随起搏 QRS′波群(图 36-2、图 36-3),呈现无效起搏。此时,仅依靠自身节律发放激动支撑心脏电与机械活动。

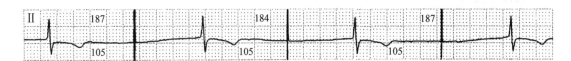

图 36-1　心室起搏器起搏功能异常引发缓慢心室率

【临床资料】女性,74 岁,临床诊断:病窦综合征、植入心室起搏器 9 年。设置的起搏器参数:基本起搏周期 1000ms,频率 60 次/min。Ⅱ导联(图 36-1)未见窦性 P 波或 f 波,R-R 间期 1.84～1.87s,频率 32～33 次/min,QRS 波形正常,为房室交接性逸搏心律,其 T 波倒置;落在应激期内的心室起搏脉冲,其后未跟随相应的起搏 QRS′波群,起搏逸搏周期 1.05s,表明心室电极感知功能正常而起搏功能异常。【心电图诊断】①提示窦性停搏;②过缓的房室交接性逸搏心律(32～33 次/min),提示双结病;③心室起搏器(VVI 模式,60 次/min);④起搏功能异常而感知功能正常,提示电能耗竭所致;⑤T 波改变。

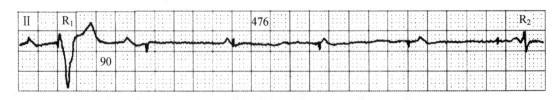

图 36-2　三度房室阻滞、心室起搏功能异常引发短暂性心室停搏(4.76s)、
过缓的房室交接性逸搏(13 次/min)、下级起搏点功能低下

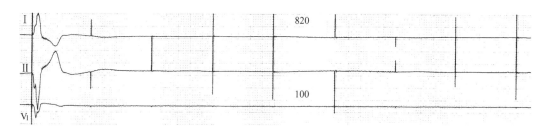

图 36-3 双结病伴下级起搏点功能低下、心室起搏功能异常引发全心室停搏(至少 8.2s)

2. 心室起搏器间歇性起搏功能异常和感知功能过度并存

落在应激期内的心室起搏脉冲,其后绝大多数未跟随起搏 QRS′波群,呈现无效起搏,部分起搏周期突然延长(图 36-4),呈现交叉感知现象(感知 T 波)。此时,仅依靠自身节律发放激动支撑心脏电与机械活动。

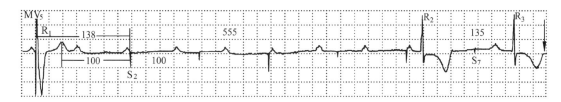

图 36-4 心室起搏器起搏功能异常、感知功能过度引发心室停搏

【临床资料】女性,75 岁,临床诊断:三度房室阻滞、植入心室起搏器 8 年、晕厥待查。设置的起搏周期 1000ms,频率 60 次/min。【心电图特征】MV₅ 导联(图 36-4)显示窦性 P-P 间期 0.64～0.70s,频率 86～94 次/min,P 波均未能下传心室;R₁ 搏动为 VVI 起搏,其起搏周期有 1.0、1.38s 短长两种,S₂ 起搏脉冲与其前 T 波顶峰的时距刚好为 1.0s,表明心室电极感知了 T 波并使起搏器节律发生重整;绝大多数心室起搏脉冲后未能跟随起搏 QRS′波群,呈现失夺获心室,在长达 5.55s 后出现 2 次房室交接性逸搏,其逸搏周期 1.35s,频率 44 次/min,S₇ 起搏脉冲仍按固定频率发放,表明心室电极未能感知 R₂ 搏动,系该搏动落在感知器的不应期内所致,但感知了 R₃ 搏动,因箭头所指之处未见 S 脉冲发放;ST 段呈水平型压低 0.1mV,T 波倒置。【心电图诊断】①窦性心律;②心室起搏器,可见心室起搏搏动(VVI 模式,60 次/min);③心室起搏功能异常引发短暂性心室停搏(5.55s)、间歇性感知功能过度(交叉感知 T 波),提示起搏器电能耗竭所致;④三度房室阻滞;⑤成对房室交接性逸搏(44 次/min);⑥下级起搏点功能低下;⑦ST-T 改变,请结合临床。

3. 双腔起搏器出现间歇性心室起搏功能不良

(1)双腔起搏器出现间歇性心室起搏功能不良(V 脉冲失夺获心室):若原本存在三度房室阻滞及下级起搏点功能低下,则出现较长 R-R 间期或短暂性心室停搏现象(图 36-5、图 36-6)。

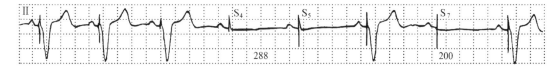

图 36-5 双腔起搏器出现间歇性心室起搏功能不良

【临床资料】临床资料不详。【心电图特征】Ⅱ 导联(图 36-5)显示窦性 P-P 间期 0.82～1.02s,频率 59～73 次/min;QRS 波群均由心房电极感知窦性 P 波后触发心室起搏,为 VAT 方式起搏,但 S₄、S₅、S₇ 脉冲后未跟随起搏 QRS′波群,出现 2.88、2.0s 长 R-R 间期,期间未见下级起搏点发放激动,表明双腔起搏器出现间歇性心室起搏功能不良及下级起搏点功能低下。【心电图诊断】①窦性心律不齐;②提示三度房室阻滞(至少存在高度房室阻滞);③双腔起搏器,呈心室起搏心律(VAT 方式);④间歇性心室起搏功能不良引发长 R-R 间期(2.88s);⑤下级起搏点功能低下;⑥请程控提高起搏电压或关注心室电极与心内膜接触情况。

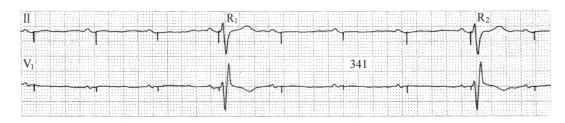

图 36-6　双腔起搏器(心房＋左束支起搏)出现间歇性左束支起搏功能不良引发短暂性心室停搏

【临床资料】男性,89 岁,临床诊断:三度房室阻滞、植入双腔起搏器 1 年。【心电图特征】Ⅱ、V₁ 导联(图 36-6)同步记录,显示窦性 P-P 间期 0.84s,频率 71 次/min;P 波均未能下传心室呈现三度房室阻滞,P-V 间期 0.15s,仅 2 个 V 脉冲后跟随呈类右束支阻滞型起搏 QRS′波群(R₁、R₂),以致出现 3.41s 心室停搏。【心电图诊断】①窦性心律;②三度房室阻滞;③双腔起搏器,呈左束支起搏(VAT 方式);④间歇性左束支起搏功能不良引发短暂性心室停搏(3.41s);⑤下级起搏点功能低下;⑥请程控提高起搏电压或关注心室(左束支)电极与心内膜接触情况。

(2)双腔起搏器心房、心室出现间歇性起搏功能不良:若原本存在三度房室阻滞及下级起搏点功能低下,则出现较长 R-R 间期或短暂性心室停搏现象(图 36-7)。

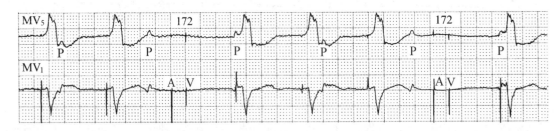

图 36-7　希氏束起搏与右室心尖部起搏双双失夺获

【临床资料】男性,56 岁,临床诊断:扩张型心肌病、完全性左束支阻滞、室性心动过速。半年前于我院心内科植入双腔 ICD,心房电极植入在希氏束,心室电极植入右室心尖部。【心电图特征】MV₅、MV₁ 导联(图 36-7)同步记录,显示 MV₅ 导联 P 波直立,而 MV₁ 导联 P 波呈负正双相,P-P 间期 1.15s,频率 52 次/min,提示房性逸搏心律;P 波落在 T 波终末部未能下传心室,考虑存在三度房室阻滞;A 脉冲与其后 QRS 波群有约 0.06s 等电位线,QRS 波群呈左束支阻滞图形,时间 0.16s;A-A 间期 0.86s,频率 70 次/min;值得关注的是有 2 次出现 A、V 脉冲分别同时失夺获希氏束和右心室,引发 1.72s 长 R-R 间期,期间未见下级起搏点发放激动,A-V 间期 0.20s。【心电图诊断】①房性逸搏心律(52 次/min);②完全性房室分离,提示三度房室阻滞;③完全性左束支阻滞;④双腔起搏器,呈希氏束起搏心律(70 次/min);⑤间歇性 A、V 脉冲双双失夺获引发较长 R-R 间期(1.72s),存在起搏功能不良;⑥下级起搏点功能低下。

二、感知功能过度引发缓慢性心律失常

感知功能过度是指起搏器除了能感知自身心电信号(P 波、QRS 波群)外,还能感知其他电信号,如 T 波、肌电波、脉冲后电位或电磁信号等,出现自身心律、起搏脉冲被抑制(起搏周期延长、起搏暂停)及心脏停搏等。感知功能过度引发不起搏的重要性远远超过感知功能不足引发的竞争性起搏。

1. 心房起搏器感知功能过度

(1)单纯植入心房起搏器的风险:①若出现心房颤动,则心房起搏器失去心率支持作用而丧失使用价值;②出现二度以上房室阻滞而丧失使用价值(图 36-8)。故现单纯植入心房起搏器非常少见。

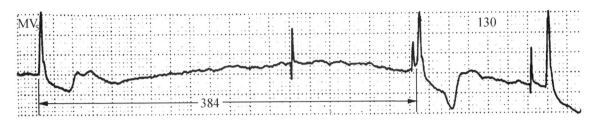

图 36-8 植入心房起搏器后出现心房颤动和三度房室阻滞引发短暂性心室停搏

【临床资料】女性,66 岁,临床诊断:病窦综合征、植入心房起搏器 2 年。设置的基本起搏周期 1200ms,频率 50 次/min。【心电图特征】MV5 导联(图 36-8)显示基本节律为心房颤动,可见 3.84s 长 R-R 间期,基本上为短 R-R 间期 1.30s 的 3 倍,平均心室率 30 次/min;可见心房起搏脉冲呈间歇性地发放,其起搏周期 1.20s,频率 50 次/min;有时在长达 2.59s 时才出现心房起搏脉冲的发放,表明部分 f 波重整了心房起搏器的节律;ST 段呈下斜型压低 0.20mV,T 波倒置。【心电图诊断】①心房颤动伴极缓慢心室率(平均 30 次/min);②短暂性心室停搏(3.84s);③三度房室阻滞;④房室交接性逸搏心律伴异肌交接区或结室高度阻滞;⑤心房起搏器,呈间歇性发放 A 脉冲;⑥ST-T改变。

(2)心房起搏器感知功能过度(感知肌电波):其心电图特征为出现自身心律、起搏周期延长或起搏脉冲暂停发放,脉冲发放抑制时间的长短取决于肌电波干扰的持续时间(图 36-9)。

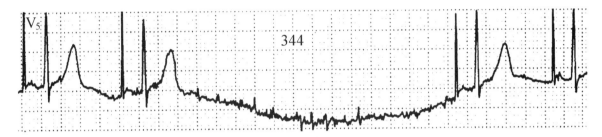

图 36-9 心房起搏器感知肌电波引发起搏器节律重整出现短暂性全心停搏

【临床资料】男性,66 岁,临床诊断:病窦综合征、植入心房起搏器 5 年、阵发性头晕待查。【心电图特征】V5 导联(图 36-9)显示心房起搏周期 1.0s,频率 60 次/min,A-R 间期 0.22s;出现肌电干扰波时,引发 3.44s 的长起搏周期,期间未见各级起搏点发放激动。【心电图诊断】①心房起搏器,呈心房起搏心律(AAI 模式,60 次/min);②远场感知(感知肌电波)引发短暂性全心停搏(3.44s);③起搏器感知功能过度,请立即程控调低感知灵敏度;④各级起搏点功能低下,符合双结病的心电图改变。

【温故知新】①远场感知是指一个心腔的电极不适当地感知到另一个心腔的心电信号或感知了不应感知的电磁信号、肌电干扰波等,属广义的交叉感知。若是单腔起搏器出现远场感知,则引发起搏器计时周期重整,出现起搏周期延长或起搏脉冲暂停发放;若是双腔起搏器心房电极出现远场感知,则会触发心室起搏脉冲提前发放;若是双腔起搏器心室电极出现远场感知,则会抑制心房、心室脉冲发放而出现起搏周期延长或起搏脉冲暂停发放。②远场感知多见于心房起搏器或双腔起搏器的心房电极感知心室心电信号(如 QRS 波群、T 波)、双腔起搏器心室电极感知心房起搏脉冲信号或心房电极感知心室心电信号。③交叉感知仅指心室电极感知了自身搏动或起搏器搏动的 T 波引发起搏器节律重整,出现起搏周期延长或起搏脉冲暂停发放。

2. 心室起搏器感知功能过度

心室起搏器出现感知功能过度时(如感知肌电波),其心电图特征为出现自身心律、起搏周期延长或起搏脉冲暂停发放(图 36-10),个别患者可转换为固定性频率起搏。

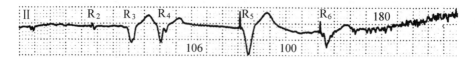

图 36-10　心室起搏器感知肌电波后引发起搏器暂停发放起搏脉冲

【临床资料】女性，67 岁，临床诊断：冠心病、心房颤动、植入心室起搏器 4 年余。设置的起搏周期 1.0s，频率 60 次/min。【心电图特征】Ⅲ导联（图 36-10）显示 P 波消失，代之以 f 波，其下传 QRS 波群呈 QS、qrs 型，如 R₂ 搏动；R₃、R₄ 搏动为成对室性早搏；R₅ 搏动为心室起搏，其起搏周期 1.0s，频率 60 次/min；R₆ 搏动介于 f 波下传的 QRS 波群（R₂）与起搏 QRS′波群（R₅）之间，为两者形成的室性融合波；出现肌电干扰波后未见心室脉冲及下级起搏点发放激动；平均心室率 55 次/min。【心电图诊断】①心房颤动伴缓慢心室率（平均 55 次/min）；②下壁异常 Q 波，请结合临床；③提示二度房室阻滞；④成对室性早搏；⑤下级起搏点功能低下；⑥心室起搏器，呈成对心室起搏伴室性融合波（VVI 模式，60 次/min）；⑦起搏器感知肌电波引发起搏脉冲暂停发放；⑧起搏器感知功能过度，请立即程控调低感知灵敏度。

3. 双腔起搏器心室感知功能过度

双腔起搏器心室感知功能过度（如感知肌电波时），将抑制心房、心室起搏脉冲发放，出现自身心律、起搏周期延长或起搏脉冲暂停发放（图 36-11）。

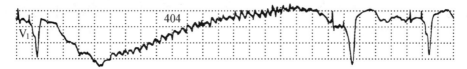

图 36-11　双腔起搏器心室感知功能过度（感知肌电波）抑制起搏脉冲发放引发短暂性全心停搏

【临床资料】男性，73 岁，临床诊断：病窦综合征、植入双腔起搏器 2 年。患者诉活动两上肢时出现头晕、胸闷。设置的起搏基本周期 1000ms，频率 60～120 次/min，A-V 间期 150ms，PVARP（心室后心房不应期）325ms。【心电图特征】V₁ 导联（图 36-11）系患者活动上肢时记录，出现肌电干扰波时，引发了 4.04s 长 R-R 周期，期间未见心房、心室起搏脉冲发放及各级起搏点发放激动。【心电图诊断】①窦性停搏、下级起搏点功能低下，符合双结病的心电图改变；②双腔起搏器，呈房室顺序起搏心律（DDD 模式，60 次/min）；③肌电波抑制起搏脉冲发放引发短暂性全心停搏（4.04s）；④心室感知功能过度，请立即程控调低感知灵敏度。

三、感知功能不足引发快速性心律失常

感知功能不足是指起搏器不能感知自身心电信号，仍按原有的起搏周期发放起搏脉冲，出现竞争性起搏形成"人工性早搏"（图 36-12），一旦落在 T 波上将引发快速性室性心律失常（Ron-T 现象），可危及患者的生命（图 36-13）。

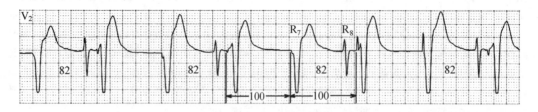

图 36-12　心室起搏器感知功能不足引发"人工性室性早搏"（引自王永权主任）

【临床资料】不详。【心电图特征】V₂ 导联（图 36-12）未见明显的各种心房波，QRS 波群有两种形态：①呈 QS 或 rS、RS 型，其形态不一致系 V 脉冲极性、振幅不同所致，时间 0.16s，为心室起搏，呈固定型发放，频率 60 次/min，V 脉冲落在 T 波升支上也能夺获心室，提示心室电极与心内膜交接区存在 2 相超常期夺获；②呈 rS 型，时间 0.10s，R′-R（如 R₇-R₈）间期 0.82s，频率 73 次/min，考虑为加速的房室交接性逸搏。【心电图诊断】①提示窦性停搏；②心室起搏器，呈心室起搏搏动（VOO 模式，60 次/min）；③起搏器感知功能不足引发人工性"室性早搏"，并呈广义 Ron-T 现象，提示电能耗竭所致，请立即更换起搏器；④提示心室电极与心内膜交接区存在 2 相超常期夺获；⑤加速的房室交接性逸搏（73 次/min）。

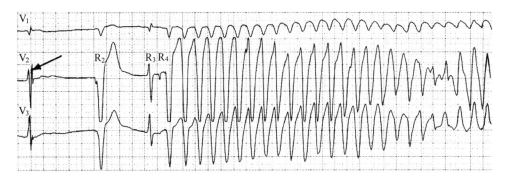

图 36-13　Ron-T 心室起搏或室性早搏(R_4)引发多形性室性心动过速(240~286 次/min)
(引自王永权主任,与图 36-12 系相隔 50min 记录)

四、起搏器介导性心动过速

起搏器介导性心动过速是双腔起搏器植入后较常见的并发症之一。常由室性早搏逆传心房、房性早搏触发心室起搏后逆传心房(图 36-14)、心室起搏后逆传心房、心房起搏或感知功能不良(图 36-14)、A-V 间期设置过长等原因所诱发。

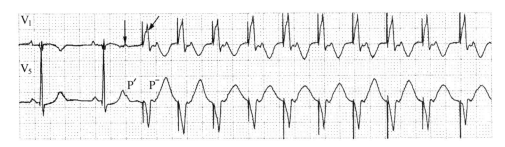

图 36-14　房性早搏诱发起搏器介导性心动过速(130 次/min)、
V_1 导联起搏 QRS′波群呈类右束支阻滞图形,请结合临床

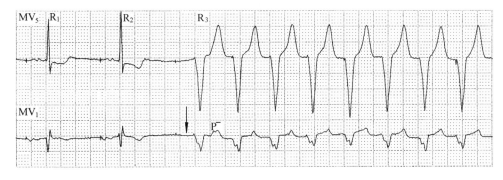

图 36-15　间歇性心房起搏功能不良诱发起搏器介导性心动过速(116 次/min)

五、频率奔放现象

若起搏频率较原设置频率增快 15 次/min 以上,则应考虑频率奔放现象。当起搏频率>100 次/min 时,呈现类室性心动过速的心电图特征。若持续时间长、频率快或反复发作者,则可引发心力衰竭、心源性休克甚至猝死。不过,现代起搏器有独立的起搏器频率奔放现象保护电路,很少再发生起搏器频率奔放现象;即便发生,其最高起搏频率限制在 130~150 次/min,防止快速的心室起搏。起搏器频率奔放现象多见于电子元件失灵或电能耗竭时。

第三十七章

不可小觑房性早搏的危害性

房性早搏在临床上非常多见,通常认为其危害性较小。但适时的房性早搏可诱发快速性心律失常,如阵发性心房扑动或颤动、室上性心动过速及起搏器介导性心动过速,极少数患者的房性早搏及其快速性房性心律失常终止后会诱发缓慢性心律失常,如房性早搏未下传(二、三联律)引发缓慢心室率、窦性停搏或全心停搏及阵发性三度房室阻滞伴心室停搏等。继而引发血流动力学改变,甚至阿斯综合征发作。现将我们所遇到的病例总结如下,以期引起重视。

一、房性早搏诱发快速性心律失常

房性早搏诱发快速性心律失常包括发生在 5 个部位的心律失常:快速型房性心律失常、窦房结或窦房交接区折返性心律失常、房室结折返性心律失常、房室折返性心律失常及起搏器介导性心动过速等。

1. 诱发快速型房性心律失常

(1)心房易颤期:通常相当于在 R 波降支和 S(s)波处(图 37-1),病理情况下可延伸至 T 波终末部(图 37-2)。下列房性早搏易诱发快速型房性心律失常:①落在心房易颤期内;②偶联间期0.20～0.30s;③配对指数(偶联指数)<0.50。据笔者所观察到的病例,发现 P′波落在 T 波升支或顶峰上极易引发阵发性心房扑动或颤动(图 37-3)。

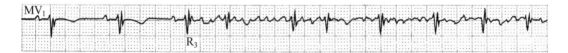

图 37-1 房性早搏 P′波落在 QRS 波群终末部诱发不纯性心房颤动

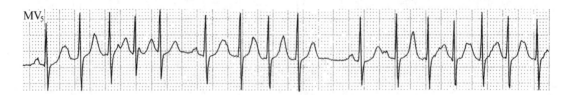

图 37-2 房性早搏 P′波落在 T 波上诱发短阵性房性心动过速

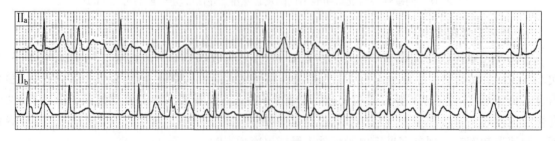

图 37-3 房性早搏 P′波落在 T 波上诱发不纯性心房扑动(Ⅱa、Ⅱb连续记录)

（2）早搏配对指数：由 Killip 和 Gault 提出，计算方法为房性早搏的偶联间期÷房性早搏前的窦性 P-P 间期。若配对指数＜0.50，则易引发快速型房性心律失常（图37-4）；若配对指数＞0.60，则不易引发快速型房性心律失常。

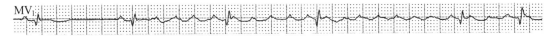

图 37-4　房性早搏诱发心房扑动（早搏配对指数 0.42÷1.26＝0.33），房室呈 3∶1～8∶1 传导

（3）诱发心房颤动并揭示预激综合征（图37-5）。

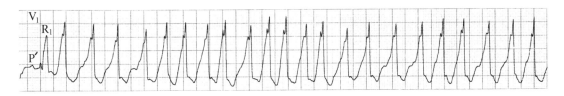

图 37-5　房性早搏（P′）诱发心房颤动伴快速心室率（平均 175 次/min）、
A 型预激综合征、完全性右束支阻滞（R₁）

2.诱发窦房结或窦房交接区折返性心动过速

房性早搏随着偶联间期由长→短，其激动在逆传窦房结过程中，可有 4 种不同反应区域：①窦房结周围干扰区（Ⅰ区）；②窦房结内干扰区（Ⅱ区）；③窦房结不应区（Ⅲ区）；④窦房折返区（Ⅳ区）。其中出现在Ⅳ区的房性早搏会诱发窦房结或窦房交接区折返性心动过速。即房性早搏逆传的激动沿着窦房交接区慢径路逆传侵入窦房结，同时又循快径路折回心房，周而复始，便形成窦房折返性心动过速。此种情况临床上较少见。

3.诱发房室结折返性心动过速

当患者存在房室结双径路传导时，适时的房性早搏可诱发慢快型、快慢型房室结折返性心动过速。但后者与房性心动过速（心房下部）、2∶1 心房扑动、顺向型房室折返性心动过速（慢旁道参与）及自律性增高型房室交接性心动过速等较难鉴别。幸好临床上以慢快型房室结折返性心动过速多见，此时房性早搏所诱发心动过速的 P′-R 间期显著延长，在下壁导联易出现假性 s 波，在 V₁ 导联形成假性 r′波，R-P⁻ 间期＜90ms（图30-42）。

4.诱发房室折返性心动过速

当患者存在显性或隐性房室旁道时，适时的房性早搏可诱发顺向型、逆向型房室结折返性心动过速。前者特征性表现为 R-P⁻ 间期＞90ms（图37-6）、出现房室或室房阻滞时心动过速将立即终止；后者属宽 QRS 心动过速，极易误诊为室性心动过速。

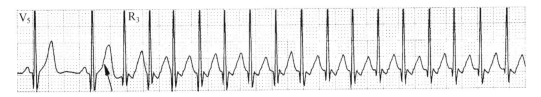

图 37-6　房性早搏诱发顺向型房室折返性心动过速（R-P⁻ 间期 90ms，188 次/min，左侧旁道参与折返）

5.诱发起搏器介导性心动过速

植入双腔起搏器患者，当房性早搏经 A-V 通道触发心室起搏后通过房室结逆传心房时，被心房电极感知后触发心室起搏，心室起搏后再次逆传至心房，心房电极感知后又触发心室起搏，如此周而复始，便形成起搏器介导性心动过速，其频率≤起搏上限频率（图37-7）。起搏器介导性心动过

速是双腔起搏器植入后较常见的并发症之一。

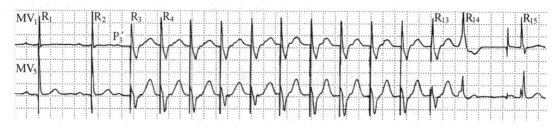

图 37-7　房性早搏诱发起搏器介导性心动过速

【临床资料】女性,66 岁,临床诊断:病窦综合征、植入双腔起搏器 3 年余。设置的基本起搏周期 1000ms,频率60～120 次/min,A-V 间期 220ms。【心电图特征】MV$_1$、MV$_5$ 导联(图 37-7)同步记录,定准电压 5mm/mV。R$_1$、R$_2$ 搏动为窦性搏动,其 QRS 波群起始部有心室脉冲重叠,P-P 间期 0.88s,频率 68 次/min,P-V 间期 0.22s;可见房性早搏(R$_3$ 搏动)诱发起搏器介导性心动过速,其起搏周期 0.51s,频率 118 次/min,R'-P¯ 间期 0.18s,R$_{14}$ 搏动为提前出现宽大畸形 QRS-T 波群,系室性早搏并终止了起搏器介导性心动过速,R$_{15}$ 为房室顺序起搏,其 QRS 波形介于窦性与起搏 QRS'波群之间,为两者所形成的室性融合波。【心电图诊断】①成对窦性搏动;②一度房室阻滞(P-V 间期 0.22s);③房性早搏诱发起搏器介导性心动过速(118 次/min);④室性早搏终止起搏器介导性心动过速;⑤双腔起搏器,多呈心室起搏心律、偶呈房室顺序起搏(VAT 、DDD方式);⑥可见真、假室性融合波;⑦建议程控适当延长心室后心房不应期。

二、房性早搏引发缓慢性心律失常

房性早搏引发缓慢型心律失常包括房性早搏未下传引发缓慢心室率、窦性停搏或短暂性全心停搏等。

1. 房性早搏未下传引发缓慢心室率

当患者原本就存在窦性心动过缓时,若持续出现房性早搏未下传,则将出现极缓慢心室率而引发血流动力学改变(图 37-8)。

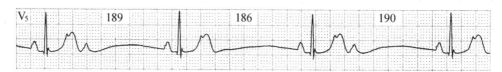

图 37-8　单发、成对房性早搏未下传引发极缓慢心室率(32 次/min)

2. 房性早搏引发窦性停搏

房性早搏逆传窦房结使其节律重整后,当窦房结功能正常时,可在较短时间内恢复发放激动;当窦房结功能低下时,可引发窦性停搏,期间可有房性、房室交接性或室性逸搏出现以避免心脏停搏(图 37-9、图 37-10、图 37-11)。

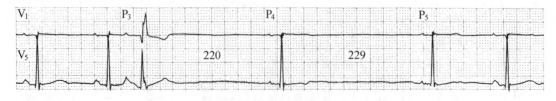

图 37-9　房性早搏引发窦性停搏、过缓的成对房性逸搏

【临床资料】女性,71 岁,晕厥 2 次,临床诊断:病窦综合征、晕厥待查。【心电图特征】V$_1$、V$_5$ 导联(图 37-9)同步记录,显示窦性 P-P 间期 1.08s,频率 56 次/min,P-R 间期 0.19s;P$_3$ 为房性早搏,其下传 QRS 波群呈右束支阻滞图形;P$_4$、P$_5$ 延迟出现,其形态与窦性 P 波不一致,为房性逸搏,逸搏周期 2.20～2.29s,频率 26～27 次/min,其 T 波负正双相或低平切迹。【心电图诊断】①过缓的窦性搏动(56 次/min);②房性早搏伴心室内差异性传导;③窦性停搏;④极缓慢的成对房性逸搏(26～27 次/min);⑤下级起搏点功能低下,提示双结病;⑥轻度 T 波改变;⑦建议植入双腔起搏器。

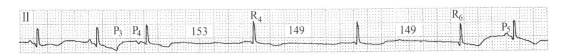

图 37-10　成对房性早搏(P_3、P_4)引发窦性停搏(P_4-P_5 间期 5.28s)、
房室交接性逸搏心律(39～40 次/min)、T 波改变

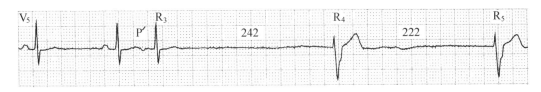

图 37-11　房性早搏引发窦性停搏、成对的室性逸搏(25～27 次/min)

【临床资料】男性,56 岁,临床诊断:晕厥待查。【心电图特征】V_5 导联(图 37-11)系 DCG 记录,显示窦性 P-P 间期 1.12s,频率 54 次/min;R_3 搏动为房性早搏,其后未见窦性 P 波出现,延迟出现宽大畸形 QRS-T 波群(R_4、R_5),逸搏周期 2.22～2.42s,频率 25～27 次/min,为室性逸搏。【心电图诊断】①过缓的成对窦性搏动(54 次/min);②房性早搏引发窦性停搏;③成对的室性逸搏(25～27 次/min);④下级起搏点功能低下,符合双结病的心电图改变;⑤建议植入双腔起搏器。

3.房性早搏引发短暂性全心停搏

当窦房结、房室结功能低下时,房性早搏一方面逆传窦房结使其节律重整并抑制其发放激动,另一方面顺传心室过程中也重整了房室交接区等下级起搏点节律并抑制其发放激动,从而引发短暂性全心停搏现象(图 37-12、图 37-13)。

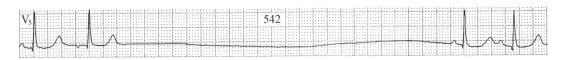

图 37-12　房性早搏引发短暂性全心停搏(5.42s)并揭示双结病

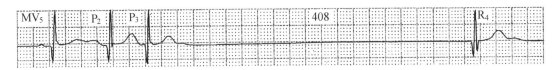

图 37-13　成对房性早搏(P_2、P_3)引发短暂性全心停搏(4.08s)并揭示双结病、
过缓的房室交接性逸搏(15 次/min)、异常 Q 波

三、房性早搏诱发混合性心律失常

适时的房性早搏可诱发阵发性心房颤动、心房扑动、房性心动过速等快速型心律失常,当其发作终止时,因这些快速型心律失常对主导节律点(窦房结)和下级起搏点(房室交接区、心室)进行节律重整和超速抑制,在恢复正常窦性心律之前,出现长 R-R 间歇,形成心动过速、心动过缓交替或反复发作,可引发一过性急性脑缺血而出现晕厥、阿斯综合征发作,甚至猝死。根据窦房结功能正常与否及有无房室旁道存在等将上述病症分为慢快综合征和快慢综合征两种类型。

1.房性早搏诱发短阵性心房扑动或房性心动过速伴未下传

房性早搏诱发短阵性心房扑动或房性心动过速伴未下传,可出现较长 R-R 间期(图 37-14、图 37-15、图 37-16)。

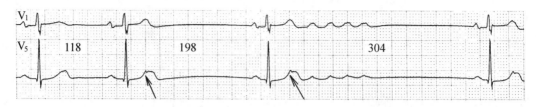

图 37-14　房性早搏诱发短阵性心房扑动未下传及短暂性心室停搏(3.04s)

【临床资料】男性,69 岁,阵发性头晕伴黑蒙,临床诊断:病窦综合征。【心电图特征】V$_1$、V$_5$ 导联(图 37-14)同步记录,显示窦性 P-P 间期 1.18s,频率 51 次/min,P-R 间期 0.22s;可见房性早搏落在 T 波升支而未下传,时而引发短阵性心房扑动未下传出现 3.04s 长 R-R 间期,其 F-F 间期 0.22s,频率 272 次/min;期间未见下级起搏点发放激动。【心电图诊断】①过缓的成对窦性搏动(51 次/min);②房性早搏未下传;③房性早搏诱发短阵性心房扑动未下传及短暂性心室停搏(3.04s);④下级起搏点功能低下,建议植入双腔起搏器。

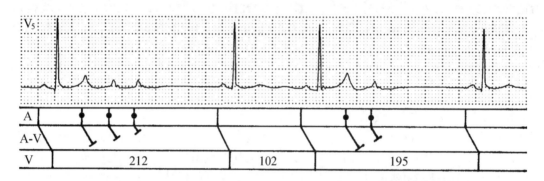

图 37-15　成对房性早搏、短阵性房性心动过速未下传引发长 R-R 间期(1.95、2.12s)

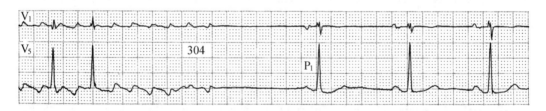

图 37-16　阵发性心房扑动终止后引发短暂性心室停搏(3.04s)、过缓的房性逸搏(P$_1$,46 次/min)、
提示房室交接区和心室起搏点功能低下、双结病可能

2. 慢快综合征

慢快综合征系窦房结严重病变而引发的心动过缓、心动过速现象,严重时可诱发晕厥或阿斯综合征发作(图 37-17、图 37-18、图 37-19)。

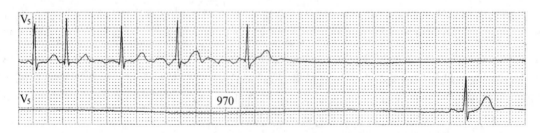

图 37-17　阵发性不纯性心房扑动终止后引发短暂性全心停搏(9.7s)、
符合慢快综合征及双结病的心电图改变,建议植入双腔起搏器

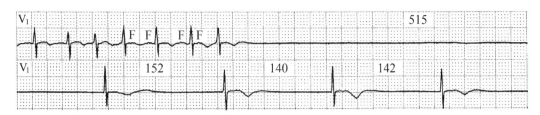

图 37-18　阵发性心房扑动终止后引发短暂性全心停搏(5.15s)、
房室交接性逸搏心律(40～43 次/min)、符合慢快综合征及双结病的心电图改变

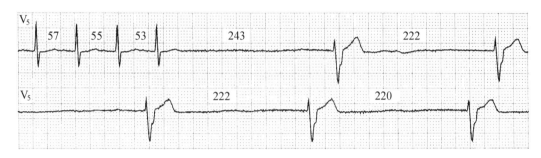

图 37-19　阵发性房性心动过速(105～113 次/min)终止后出现室性逸搏心律(25～27 次/min)、
符合慢快综合征及双结病的心电图改变(窦性停搏、房室交接性停搏)(与图 37-11 系同一病例)

3. 快慢综合征

快慢综合征系指无器质性心脏病、窦房结功能正常的预激综合征患者或阵发性心房颤动患者，在发生快速性心律失常终止时，出现严重的窦性心动过缓、二度以上窦房阻滞、窦性停搏等缓慢性心律失常(图 33-7)。

四、房性早搏诱发阵发性三度房室阻滞

1. 房性早搏未下传诱发阵发性三度房室阻滞

极少数房性早搏未下传诱发阵发性三度房室及心室停搏(图 37-20)。

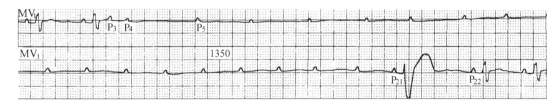

图 37-20　房性早搏未下传诱发阵发性三度房室阻滞伴心室停搏、室性逸搏诱发房室交接区韦金斯基现象
【临床资料】男性，70 岁，临床诊断：冠心病。【心电图特征】上、下两行 MV₁ 导联(图 37-20)连续记录，显示 P-P 间期 0.58～0.93s，频率 65～103 次/min，P-R 间期 0.17s；P₃、P₄ 为成对房性早搏未下传，代偿间歇后连续出现 18 个窦性 P 波下传受阻，在长达 13.5s 后出现 1 次呈左束支阻滞型 QRS 波群，其 P-R 间期 0.17s 与其他窦性搏动一致，故该搏动为窦性下传伴 4 相左束支阻滞或室性逸搏；若是室性逸搏，则通过房室交接区的韦金斯基现象恢复了正常的房室传导；夹着该 QRS 波群的长 P-P 间期(P₂₁-P₂₂ 间期 1.28s)恰好等于其前两个 P-P 间期之和。【心电图诊断】①窦性心律伴显著不齐(65～103 次/min)；②成对房性早搏未下传诱发阵发性三度房室阻滞伴心室停搏(13.5s)；③二度Ⅱ型窦房阻滞；④4 相(慢频率依赖性)完全性左束支阻滞或极缓慢室性逸搏诱发房室交接区韦金斯基现象；⑤下级起搏点功能低下；⑥建议植入双腔起搏器。

2. 2∶1 房性心动过速诱发阵发性三度房室阻滞

少数房性心动过速(部分 P′波呈未下传)也可诱发阵发性三度房室阻滞及心室停搏(图 37-21)。

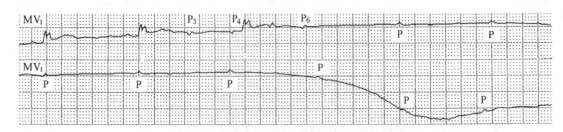

图 37-21　短阵性房性心动过速诱发阵发性三度房室阻滞伴心室停搏

【临床资料】男性,73 岁,临床诊断:冠心病。【心电图特征】上、下两行 MV₁ 导联(图 37-21)连续记录,定准电压 5mm/mV。显示窦性 P-P 间期 1.02～1.24s,频率 48～59 次/min,P-R 间期 0.16s,QRS 波群呈右束支阻滞图形,时间 0.12s;P_3～P_6 为连续提早出现呈负正双相 P′波,其 P′-P 间期 0.43～0.58s,频率 103～140 次/min,仅 P_4 能下传心室,其余 3 个 P′波均未能下传心室;代偿间歇后至少有连续 8 个窦性 P 波未能下传,也未见下级起搏点发放激动,心室至少停搏 11.04s。【心电图诊断】①窦性心动过缓伴不齐(48～59 次/min);②自律性增高型短阵性房性心动过速伴快频率依赖性二度房室阻滞;③阵发性三度房室阻滞伴心室停搏(11.04s),可能由 4 相完全性左束支阻滞所致;④完全性右束支阻滞;⑤下级起搏点功能低下,建议植入双腔起搏器。

五、房性早搏未下传诱发阵发性三度房室阻滞伴心室停搏机制

房性早搏未下传诱发阵发性三度房室阻滞伴心室停搏机制有以下 3 种:

(1)隐匿性传导:未下传的房性早搏在房室交接区内发生隐匿性传导,使其后的窦性激动在下传心室过程中亦在房室交接区、希氏束、束支及浦氏纤维等传导组织内发生连续的隐匿性传导,提前兴奋下级起搏点,不但影响了窦性 P 波下传,还抑制了下级起搏点激动的发放,直至室性逸搏激动隐匿性逆行传导终止窦性激动前向性隐匿性传导,方恢复正常的房室传导。

(2)房室交接区存在 3 相、4 相阻滞:房室交接区存在 3 相、4 相阻滞引发阵发性三度房室传导阻滞,因下级起搏点处于"沉睡"状态未能及时发放激动,或下级起搏点因缺血等因素影响,自律细胞的静息电位绝对值过度减小(膜电位－55mV 左右)时,致舒张期自动除极化难以到达阈电位而不能形成激动。房性早搏或短阵性房性心动过速 P′波未下传,系遇房室交接区 3 相阻滞,其后的窦性 P 波未能下传,系遇房室交接区 4 相阻滞,直至发生一次室性逸搏后通过韦金斯基现象才恢复正常的房室传导。

(3)阵发性希氏束阻滞、一侧永久性束支阻滞伴另一侧 4 相束支阻滞。

六、房性心律失常引发缓慢性心律失常的临床意义

(1)房性心律失常引发阵发性三度房室阻滞,无论其与频率快、慢是否相关,其阻滞部位大多发生在希氏束或希氏束以下(束支、分支内),多伴随低位起搏点激动形成障碍,不能及时发激动而出现较长时间的心室停搏,将导致晕厥或阿斯综合征发作而危及生命,应及时植入双腔起搏器。

(2)房性早搏引发短暂性全心停搏、慢快综合征均见于器质性病窦综合征患者,给临床用药带来困难,需要及时植入双腔起搏器。

(3)快慢综合征易引发晕厥、阿斯综合征发作,甚至猝死;因其发生在无器质性心脏病、窦房结功能正常的预激综合征或阵发性心房颤动患者,射频消融术阻断旁道或肺静脉肌袖电隔离术治疗后,可以得到根治,故不需植入起搏器。

第三十八章

严重的电解质异常

一、危急值指标

(1)提示严重低钾血症的心电图表现:Q-T(U)间期显著延长、出现快速性心律失常,并结合了临床、实验室检查。

(2)提示严重高钾血症的心电图表现:窦室传导,并结合了临床及实验室检查。

(3)Q-T 间期延长:Q-Tc≥550ms。

(4)显性 T 波电交替现象。

(5)Ron-T 型室性早搏。

二、电解质与心脏功能的关联性

电解质对维持心脏正常功能起着举足轻重的作用。正常心脏电活动和收缩有赖于各种电解质不均匀分布及其跨细胞膜运动。

1. 心肌细胞生理特性

(1)电生理特性:心肌细胞具有自律性、兴奋性、不应性及传导性 4 种电生理特性,是以心肌细胞膜的生物电活动为基础,由细胞内、外各种离子不均匀分布及其跨膜运动所决定,与心电产生及心律失常发生有着密切的关系。

(2)机械特性:心房、心室肌细胞具有收缩性和舒张性而无自律性,受心肌细胞电生理特性的影响,通过兴奋-收缩耦联机制,触发心房和心室有节律地收缩和舒张,并与瓣膜启闭相配合,使心脏具有泵血功能,从而形成血液循环。

2. 电解质与心脏功能的关联性

无论是心肌细胞的动作电位,还是自律性、兴奋性、传导性及收缩性均与 Na^+、K^+、Ca^{2+} 等各种离子有关。一旦发生电解质紊乱,势必影响心肌细胞各种生理特性,从而引发各种心律失常、传导阻滞及心肌收缩功能降低。

三、血钾浓度异常与心电图改变的关系

(1)血钾浓度高低并不一定与心电图改变平行一致:因心电图改变是取决于心肌细胞内 K^+ 含量,血清钾测定并不能及时真实地反映心肌细胞内 K^+ 含量,如急性失钾时,血钾已降低,但心电图检查无异常改变;又如慢性失钾时,由于细胞内 K^+ 释放到细胞外,血钾测定可正常范围,但心电图检查已显示低钾血症改变。

(2)Na^+、Ca^{2+} 等电解质及酸碱平衡失调亦可改变钾对心肌的影响:如低钠血症、低钙血症、酸中毒可加重高钾血症异常的心电图改变。

四、低钾血症

1. 基本概念

低钾血症是指血清钾浓度<3.5mmol/L的一种病理状态。可因钾摄入不足、排出过多或因稀

释及转移到细胞内而导致血清钾浓度降低。

2.低钾血症对心肌细胞电生理的影响

(1)低钾血症早期,心肌细胞膜静息电位负值增大,与阈电位之间的距离增大,导致心肌细胞自律性和兴奋性降低。

(2)随着血 K^+ 进一步降低,细胞膜对 K^+ 的通透性降低,静息电位负值轻度减小。一方面使 0 相除极化速度和幅度下降,引发传导速度减慢甚至阻滞(图 38-1);另一方面与阈电位水平之间的距离缩短,使心肌细胞的自律性和兴奋性增高(图 38-2、图 38-3)。

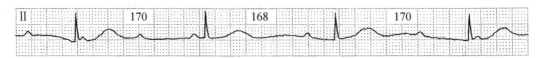

图 38-1　低钾血症(血钾浓度 3.01mmol/L)引发三度房室阻滞、过缓的房室交接性逸搏心律
(35～36 次/min)、T 波形态改变(宽钝)、Q-T 间期延长达 0.65s(正常最高值 0.59s)

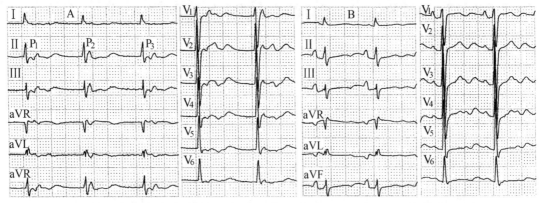

图 38-2　低钾血症引发非阵发性房室交接性心动过速、T 波低平或浅倒、U 波增高

【临床资料】女性,66 岁,四肢无力 1 周,临床诊断:低钾血症(血钾浓度 3.17mmol/L)。【心电图特征】常规心电图 A(图 38-2)显示 P_2 直立,重叠在 ST 段上,P_1、P_3 呈负正双相也重叠在 ST 段上,为房室交接性异位搏动逆传心房与窦性激动共同除极心房所形成的房性融合波;QRS 波形正常,其 R-R 间期 0.82s,频率 73 次/min,为非阵发性房室交接性心动过速;T 波在 Ⅱ 导联平坦,Ⅲ、aVF、V_4～V_6 导联浅倒,V_3 导联正负双相;下壁导联、胸前导联 U 波增高;Q-U 间期 0.55s。图 B 系起卧活动后记录,显示窦性 P-P 间期 0.71s,频率 85 次/min;V_3～V_6 导联 T 波切迹、低平;各导联 U 波增高。【心电图诊断】①窦性心律;②非阵发性房室交接性心动过速(73 次/min)伴逆传心房并形成房性融合波;③T 波、U 波改变,符合低钾血症的心电图改变。

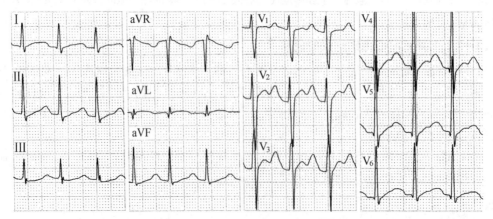

图 38-3　低钾血症引发房室交接性心动过速(113 次/min)、T 波低平、U 波增高及左心室高电压
(R_{V_5} ＝2.75mV)(男性,28 岁,四肢无力就诊,血钾浓度 2.93mmol/L)

（3）3 相复极时 K^+ 逸出减慢，复极时间延长，导致 Q-T 间期延长、T 波低平、U 波增高及心室肌复极离散度增大，有利于产生早期后除极及折返而引发室性心律失常。

3. 心电图特征

（1）ST 段多呈下斜型压低。

（2）T 波增宽伴切迹，振幅降低（图 38-4）。

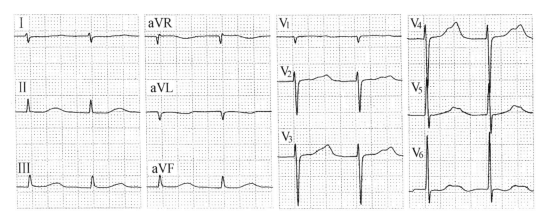

图 38-4　低钾血症引发加速的房室交接性逸搏心律、T 波改变及 Q-T 间期延长

【临床资料】男性，19 岁，四肢无力 1 周，临床诊断：低钾血症（血钾浓度 3.21mmol/L）。【心电图特征】常规心电图（图 38-4）未见各种心房波出现，QRS 时间 0.10s，R-R 间期 0.81s，频率 74 次/min；肢体导联 QRS 波幅<0.5mV，电轴＋107°；V_2～V_6 导联 T 波增宽伴切迹或 T 波与 U 波融合，且 U 波增高，V_6 导联 T 波低平，Q-T 间期 0.54s（正常最高值 0.38s）。【心电图诊断】①窦性停搏？②加速的房室交接性逸搏心律（74 次/min）；③肢体导联 QRS 波幅低电压；④电轴右偏＋107°；⑤T 波改变及 Q-T 间期延长，符合低钾血症的心电图改变。

（3）U 波增高，T-U 波融合：U 波振幅>0.2mV 或 U 波振幅>T 波振幅的 1/2（图 38-5、图 38-6），血 K^+ 越低，U 波改变越明显，甚至出现高大 U 波（图 38-7）。

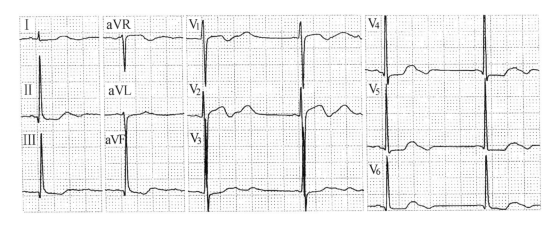

图 38-5　原发性醛固酮增多症引发低钾血症致窦性心动过缓、右胸导联 U 波增高

【临床资料】女性，30 岁，发现高血压 3 年、四肢无力 1 年，临床诊断：原发性醛固酮增多症。【心电图特征】常规心电图（图 38-5）显示 P-P 间期 1.22～1.26s，频率 48～49 次/min；R_{V_5} ＋S_{V_1} ＝2.1＋1.5＝3.6mV；Ⅱ、Ⅲ、aVF导联 ST 段呈下斜型压低 0.05mV，V_4～V_6 导联 ST 段呈水平型压低 0.08～0.10mV，T 波略低平；Q-T 间期 0.51s（正常最高值 0.52s）；V_1～V_3 导联 U 波增高，其中 V_2 导联高达 0.35mV；V_4～V_6 导联 U 波倒置。【心电图诊断】①窦性心动过缓（48～49 次/min）；②左心室高电压；③前侧壁轻度 ST-T 改变；④右胸导联 U 波增高，低钾血症待排，建议血钾检测（经检测血钾浓度 2.23mmol/L）；⑤左胸导联 U 波倒置，提示左心室劳损，请结合临床。

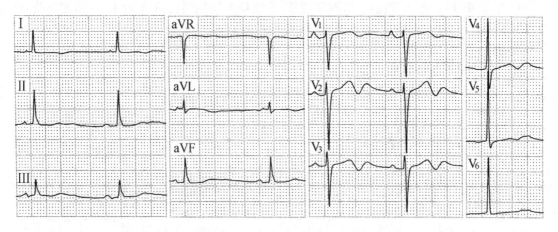

图 38-6　低钾血症(血钾浓度 2.91mmol/L)引发窦性心动过缓(52～59 次/min)、
下壁及侧壁轻度 T 波改变(低平)、U 波改变(增高)

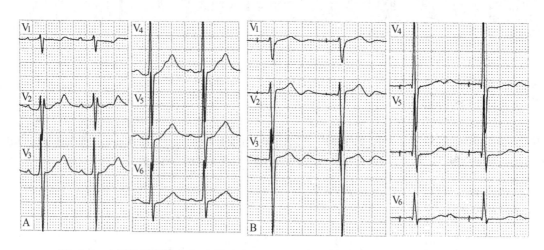

图 38-7　A 图显示低钾血症(血钾浓度 3.19mmol/L)引发 T 波与 U 波融合、U 波增高；
B 图显示低钾血症(血钾浓度 3.07mmol/L)引发心房起搏搏动的前侧壁 T 波低平、
Q-T 间期延长达 0.49s(正常最高值 0.43s)及 U 波增高

(4)Q-T 间期或 Q-U 间期延长。

(5)心律失常:以多源性或多形性室性早搏、短阵性室性心动过速多见(图 38-8),有时出现尖端扭转型室性心动过速等恶性室性心律失常。

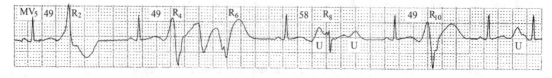

图 38-8　低钾血症引发多源性室性早搏、短阵性室性心动过速、T 波浅倒及 U 波高大

【临床资料】男性,70 岁,临床诊断:冠心病、低钾血症(血钾浓度 3.1mmol/L)。【心电图特征】MV₅ 导联(图 38-8)定准电压 5mm/mV,显示窦性 P-P 间期 0.62～0.74s,频率 81～97 次/min;可见频发提早出现宽大畸形 QRS-T 波群,其偶联间期不等(0.49、0.58s),形态不一致,为多源性室性早搏(R₂、R₈、R₁₀);R₄～R₆ 搏动为短阵性室性心动过速,其 R′-R′ 间期 0.34～0.49s,频率 122～176 次/min;T 波浅倒、U 波高大;落在高大 U 波顶峰上的室性早搏,可能由心室延迟后除极所引发;Q-U 间期 0.55s(正常最高值 0.55s)。【心电图诊断】①窦性心律;②频发多源性室性早搏;③短阵性室性心动过速(122～176 次/min);④T 波、U 波改变,符合低钾血症的心电图改变。

（6）传导阻滞：可出现心房内阻滞、房室阻滞、束支阻滞等（图38-9）。

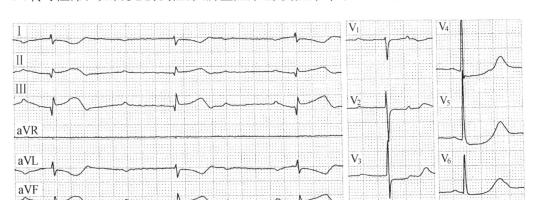

图38-9　急性冠状动脉综合征、低钾血症引发三度房室阻滞
及广泛导联ST段改变（抬高、压低）和U波增高

【临床资料】女性，72岁，恶心、呕吐、无力2d，胸闷2h。临床诊断：冠心病、低钾血症（血钾浓度3.0mmol/L）。【心电图特征】常规心电图（图38-9）显示Ⅰ、aVL导联P波倒置，Ⅱ、Ⅲ、aVF导联P波直立，但Ⅲ导联P波振幅高于aVF、Ⅱ导联，其P-P间期0.70s，频率86次/min，为加速的房性逸搏心律（起源于高位左心房）；P-R间期长短不一，R-R间期1.71s，频率35次/min，表明P波与QRS波群无关，存在三度房室阻滞；Ⅱ、Ⅲ、aVF导联QRS波群呈Qr型伴ST段抬高0.05～0.10mV，且$ST_{Ⅲ}↑>ST_{aVF}↑>ST_{Ⅱ}↑$；电轴+137°；Ⅰ、aVL、$V_3$～$V_6$导联ST段呈水平型压低0.10～0.18mV；Ⅰ、aVL导联T波倒置，V_2～V_4导联T波低平，并与U波融合，U波高大；Q-T间期0.62s（正常最高值0.60s）。【心电图诊断】①加速的房性逸搏心律（86次/min）；②三度房室阻滞引发缓慢心室率（35次/min）；③下壁异常Q波伴ST段轻度抬高，提示下壁AMI，需加做右心室、后壁导联；④广泛前壁ST段改变；⑤过缓的房室交接性逸搏心律（35次/min）；⑥电轴右偏+137°；⑦高侧壁、前壁及侧壁T波改变；⑧Q-T间期略延长；⑨U波改变（高大），符合低钾血症的心电图改变。

实验室检测显示高敏肌钙蛋白I、CK、CK-MB均在正常范围。冠状动脉造影显示前降支近端狭窄40%、第一对角支开口狭窄80%、回旋支弥漫性病变，近端狭窄70%，抽出少许血栓，中段狭窄60%，右冠状动脉中段全闭。

五、高钾血症

1. 基本概念

高钾血症是指血清钾浓度>5.5mmol/L的一种病理状态。多见于急慢性肾功能衰竭、溶血性疾病、挤压综合征、大面积烧伤、输血过多等。一旦出现高钾血症，预后严重，如不及时处理，可危及生命。

2. 高钾血症对心肌细胞的影响

（1）心肌细胞兴奋性先高后低：血K^+轻度增高，细胞膜静息电位负值减小，与阈电位的距离缩短，心肌细胞兴奋性增高；但随着血K^+进一步增高，膜电位负值减小到一定程度时，Na^+通道失活，阈电位水平上移，导致心肌细胞兴奋性降低。

（2）传导速度减慢：细胞膜静息电位负值减小，Na^+通道失活增多，0相除极化上升速度和幅度均下降，导致传导性降低而出现各种传导阻滞。

（3）快反应细胞自律性降低：因细胞膜对K^+通透性增加，使K^+外流速度加快，导致4相自动除极化速率减慢，下级起搏点频率降低。

（4）动作电位时程缩短：因细胞膜对K^+通透性增加，使3相复极化速度加快，时间缩短，出现T波高耸、Q-T间期缩短。

（5）对心肌细胞收缩性的影响：血K^+增高，抑制心肌的收缩性。当血K^+>8.0mmol/L时，心房肌处于麻痹状态，出现窦室传导；当血K^+>10.0mmol/L时，心脏将出现停搏。

3. 心电图特征

(1)帐篷状 T 波及 Q-T 间期缩短:当血 K^+>5.5mmol/L 时,以 R 波为主的导联便出现 T 波高尖、两支对称、基底部狭窄呈帐篷状,同时伴 Q-T 间期缩短。T 波高、尖、窄及两支对称是高钾血症最早的特征性心电图改变(图 38-10)。

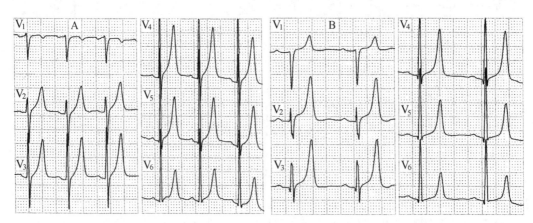

图 38-10　图 A、B 均为尿毒症、高钾血症患者(图 A 血钾浓度 5.87mmol/L、
图 B 血钾浓度 6.11mmol/L)引发左心室高电压、胸前导联 T 波呈帐篷状改变(高、尖、窄)

(2)各种传导阻滞:当血 K^+>6.5mmol/L 时,可出现窦房阻滞、心房内阻滞、房室阻滞、束支阻滞及非特异性心室内阻滞等;出现心室内阻滞时,Q-T 间期可延长。

(3)窦室传导:随着血 K^+ 增高,P 波振幅渐低、时间渐宽,直至消失。当血 K^+>8.0mmol/L 时,心房肌的兴奋性最先抑制、麻痹,出现 P 波消失,但窦性激动仍可通过传导组织传至心室,形成窦室传导(图 38-11)或伴窦室文氏现象(图 38-12)。

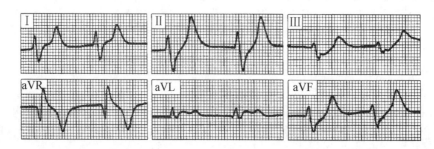

图 38-11　高钾血症(血钾浓度 8.83mmol/L)出现窦室传导、非特异性心室内阻滞(QRS 时间 0.16s)

(4)QRS-T 波群融合形成正弦波:当血 K^+>10mmol/L 时,QRS 波群振幅明显降低、时间更宽,T 波振幅反趋降低而圆钝,两者融合形成正弦波(图 38-13);频率缓慢而不规则,Q-T 间期延长,直至出现心脏停搏或心室扑动、颤动而死亡。

(5)偶尔可使心房颤动暂时转为窦性节律(图 38-14)及出现异常 Q 波、ST 段抬高和 J 波或 Brugada 波酷似前间壁 AMI(图 38-15),出现 Brugada 波与恶性心律失常高发生率和全因死亡率密切相关,需积极治疗。

4. 鉴别诊断

(1)高钾血症早期出现 T 波高耸、Q-T 间期缩短:需与心室早复极、短 Q-T 间期综合征、超急性期心肌梗死、左心室舒张期负荷过重、脑血管意外、变异型心绞痛等引发的 T 波高耸相鉴别。

(2)出现窦室传导时,需与室性异位心律(室性心动过速、加速的室性逸搏心律、室性逸搏心律)相鉴别。

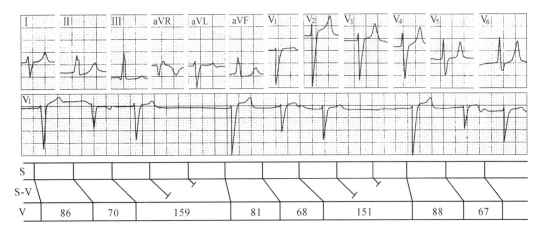

图 38-12　高钾血症引发窦室传导、窦室文氏现象及 QRS 波群与 T 波振幅心电阶梯现象

【临床资料】女性，43 岁，临床诊断：慢性肾炎、高钾血症（血钾浓度 7.2mmol/L）。【心电图特征】常规心电图（图 38-12）未见窦性 P 波，QRS 时间 0.14s，在 Ⅰ、aVL 导联呈 rS 型，$S_{aVL}>S_Ⅰ$，Ⅱ 导联呈 Rs 型，Ⅲ 导联呈 qR，aVF 导联呈 R 型，$R_Ⅲ>R_Ⅱ$，电轴由入院时＋51°增至＋112°，提示左后分支阻滞；$V_3\sim V_6$ 导联 T 波顶峰变尖，两支对称，基底部变窄呈帐篷状。长 V_1 导联 R-R 间期由 $0.81\sim0.86\rightarrow0.68\sim0.70\rightarrow1.51\sim1.59$s，呈顿挫型 5∶4 文氏现象，S 波的振幅由深→浅→稍深，T 波由直立→负正双相→低平，随文氏周期呈交替性改变，每一文氏周期末次搏动的 S 波、T 波振幅均介于其前后两个 QRS 波群、T 波振幅之间。经腹膜透析等处理，血钾浓度和心电图均恢复正常。【心电图诊断】①窦性心律，提示窦室传导；②左后分支阻滞；③非特异性心室内阻滞；④顿挫型 5∶4 窦室文氏现象（阻滞部位在窦房交接区、房室结或希氏束内）；⑤QRS 波幅、T 波呈心电阶梯现象；⑥符合高钾血症的心电图改变。

【温故知新】（1）通常房室文氏现象时，其长 R-R 间期小于任何两个短 R-R 间期之和，本例两个完整的文氏周期中，其长 R-R 间期均大于两个短 R-R 间期之和，故为顿挫型 5∶4 文氏现象而不是 4∶3 文氏现象，即窦性基本周期为 $0.60\sim0.63$s［（86＋70＋159）/5＝0.63、（81＋68＋151）/5＝0.60］，第 4 个搏动发生隐匿性传导，第 5 个搏动出现真正的阻滞。（2）心电阶梯现象的心电图特征：①心搏来源恒一，多为窦性（本例为窦室传导）；②QRS 波群时间固定不变，仅 QRS 波群的振幅如 R 波由低→高或由高→低、S 波由浅→深或由深→浅呈渐变的周期性改变，可同时伴有 ST 段、T 波形态与振幅周期性改变；③常为一过性出现；④与心外因素无关，如呼吸、体位、胸腔积液等。心电阶梯现象发生机制可能是部分心室肌不应期明显延长或膜电位水平出现周期性高低改变所致，它的出现多提示心肌有广泛而严重的病变，其预后则与原发病有关。（3）本例系高钾血症患者，常规十二导联及长 V_1 导联均未见 P 波，QRS 波群增宽，左胸导联 T 波呈帐篷状，强烈提示窦室传导。长 V_1 导联 R-R 间期由长→短→突长，符合文氏现象特点，因心房肌麻痹，未见 P 波，该文氏现象发生部位可能在窦房交接区、房室结或希氏束，明确部位有一定困难。

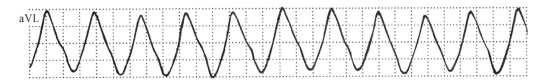

图 38-13　缓慢型心室扑动（引自朱同新）

【临床资料】男性，65 岁，糖尿病、酮症酸中毒、高钾血症（血钾浓度 8.6mmol/L）。【心电图特征】aVL 导联（图 38-13）显示 QRS 波群和 T 波难以分辨类似"正弦曲线"，频率 109 次/min，为缓慢型心室扑动。【心电图诊断】缓慢型心室扑动，提示高钾血症所致。

（3）出现右胸前导联 ST 段抬高：需与前间壁 AMI 相鉴别。

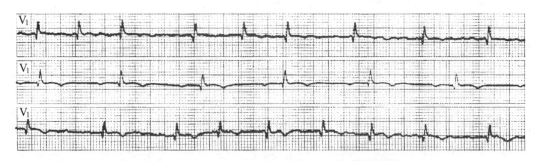

图 38-14　冠心病、心房颤动患者,上行显示心房颤动、中行高钾血症时(血钾浓度 6.5mmol/L)呈现窦性心律及一度房室阻滞、下行血钾恢复正常时(血钾浓度 4.0mmol/L)又呈现心房颤动(引自刘仁光老师)

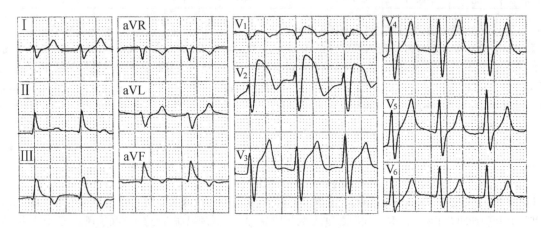

图 38-15　高钾血症引发窦室传导、非特异性心室内阻滞、Ⅰ型 Brugada 波

【临床资料】男性,21 岁,临床诊断:车祸、挤压综合征、急性肾功能衰竭、高钾血症(血钾浓度 8.12mmol/L)。【心电图特征】常规心电图(图 38-15)未见窦性 P 波,QRS 波群宽大畸形,时间 0.15s,R-R 间期 0.60s,频率 100 次/min;电轴＋106°;ST 段在 V_1 导联呈下斜型抬高 0.05～0.10mV,V_2 导联呈下斜型抬高 0.65～0.95mV 及 T 波倒置,V_3、V_4 导联 ST 段呈上斜型抬高 0.15～0.35mV;T 波在Ⅲ导联倒置,aVF 导联呈负正双相;Q-T 间期 0.40s(正常最高值 0.34s)。【心电图诊断】①提示窦性心律伴窦室传导;②电轴右偏＋106°;③非特异性心室内阻滞;④前间壁出现Ⅰ型 Brugada 波;⑤下壁轻度 T 波改变;⑥Q-T 间期延长;⑦符合高钾血症的心电图改变。

六、救治原则

(1)针对病因治疗:设法去除病因。

(2)针对低钾血症治疗:口服或静脉补充氯化钾。能口服者,应尽量口服。静脉补钾应遵循以下 4 个原则:①缓慢点滴;②每天补氯化钾 3～6g;③每升溶液中氯化钾 1.5～3.0g;④见尿补钾,尿量＞40ml/h。

(3)针对高钾血症治疗。①促使 K^+ 转入细胞内:静脉注射 5％碳酸氢纳 60～100ml,25％葡萄糖 200ml,每 5g 葡萄糖加 1U 胰岛素,静脉滴注;②血液透析;③四步系统降 K^+ 法:增加尿钾清除率、通过胃肠道增加钾排泄、对特定患者使用外源性盐皮质激素、透析疗法。

(4)防治心律失常。对高钾血症危及生命时,需立即静脉注射 10％葡萄糖酸钙 20ml,以拮抗、缓解 K^+ 对心肌的毒性作用。

第四篇

高危型综合征、心电现象及常见的心肌病

本篇共 6 章,配备了 62 幅图例。从高危综合征到致死性心电现象,从离子通道心肌病到常见三大致死性心肌病,均进行了系统的阐述。

二维码 4
学习资源

第三十九章

长 Q-T 间期综合征

一、基本概念

(1)长 Q-T 间期综合征:是以静态心电图 Q-T 间期延长、尖端扭转型室性心动过速引发的反复出现短暂性晕厥或心源性猝死为临床特征的一组综合征。它分为先天遗传性长 Q-T 间期综合征(CLQTS)和后天获得性长 Q-T 间期综合征(ALQTS)两种。

(2)先天性长 Q-T 间期综合征:又称为遗传性或特发性长 Q-T 间期综合征(LQTS),是指心肌离子通道蛋白的基因编码发生突变,导致心肌细胞离子通道和动作电位异常而引发心电图异常改变及发作性晕厥、心源性猝死等临床症候群,呈现肾上腺素能依赖性特征。是本章节所要重点阐述的内容。

(3)后天获得性长 Q-T 间期综合征:又称为继发性长 Q-T 间期综合征,是指继发于有据可查的各种原因而导致 Q-T 间期延长、尖端扭转型室性心动过速而危及生命的一组综合征,呈现长间歇依赖性特征。引起继发性 Q-T 间期延长的原因请见表 39-1。

表 39-1 引起继发性 Q-T 间期延长的原因

①电解质紊乱	低钾、低镁、低钙血症
②缓慢性心律失常	严重的窦性心动过缓或病窦综合征、高度或三度房室阻滞、突发长 R-R 间歇
③抗心律失常类药物	Ⅰa 类药物(奎尼丁等)、Ⅲ类药物(胺碘酮等)
④其他类药物	抗精神病药(氯丙嗪等)、三环和四环抗抑郁药、抗高血压药(普尼拉明等)、抗生素(红霉素等)、抗真菌药(酮康唑等)、抗组胺药(阿司咪唑等)、消化系统药(西沙比利)、钙离子通道阻断剂(尼卡地平等)、抗肿瘤药(三苯氧胺等)
⑤各类器质性心脏病	冠心病、AMI、各类心肌病、严重心肌炎、二尖瓣脱垂等
⑥颅内高压	脑血管意外、脑炎、颅脑损伤等
⑦内分泌疾病	甲状腺功能低下

二、致病基因及其相关特性

目前已发现了 13 种 CLQTS 致病基因,分别由 K^+、Na^+、Ca^{2+} 通道及膜连接蛋白编码基因变异所致。常见的类型包括 LQT1、LQT2、LQT3、LQT4 及 LQT5 型,其中前 3 种类型占所有LQTS 的 92% 以上。10 种 LQTS 的致病基因、相关离子流、诱发因素、发生率及临床特性请见表39-2。

表 39-2　　10 种 LQTS 的致病基因、相关离子流、诱发因素、发生率及临床特性

类型	基因	离子流	诱发因素	发生率及临床特性
LQT1	CKNQ1	I_{Ks}	交感神经兴奋:运动、情绪激动	42%～54%
LQT2	KCNH2	I_{Kr}	缓慢心率、惊吓、声音刺激	35%～45%
LQT3	SCN5A	I_{Na}	缓慢心率、夜间、睡眠	1.7%～8%,猝死率高
LQT4	ANK2	$I_{Na\text{-}K}$,$I_{Na\text{-}Ca}$,I_{Na}	运动	<1%
LQT5	KCNE1	I_{Ks}	交感神经兴奋:运动、情绪激动	<1%
LQT6	KCNE2	I_{Kr}	休息、运动	<1%
LQT7	KCNJ2	I_{K1}	休息、运动	周期性麻痹
LQT8	CACNAIC	$I_{Ca\text{-}L}$	运动、情绪激动	罕见,并指症
LQT9	CAV3	I_{Na}	休息、睡眠	罕见
LQT10	SCN4B	I_{Na}	运动、产后	<0.1%

I_{Ks}:缓慢激活的延迟整流钾离子流;I_{Kr}:快速激活的延迟整流钾离子流;I_{Na}:内向钠电流;

$I_{Na\text{-}K}$:Na^+-K^+ ATP 酶电流;$I_{Na\text{-}Ca}$:Na^+-Ca^{2+} 交换电流;I_{K1}:电压依赖性的背景钾电流;$I_{Ca\text{-}L}$:L 型 Ca^{2+} 电流

三、心电图特征

1. CLQTS

CLQTS 具有家族性遗传特征,猝死风险性高,主要由尖端扭转型室性心动过速和心室颤动所致,具有肾上腺素能依赖性的临床特征。其心电图特征:

(1)Q-T 间期延长或 Q-Tc 延长:男性 Q-Tc≥0.47s,女性 Q-Tc≥0.48s 是 LQTS 的最重要特征(图 39-1),但部分患者 Q-T 间期或 Q-Tc 正常或在临界范围(0.45～0.46s)。

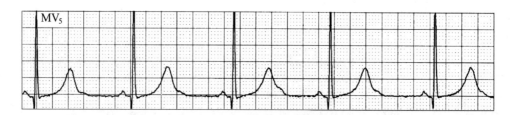

图 39-1　先天性长 Q-T 间期综合征患者出现窦性心动过缓(45～48 次/min)、
宽大 T 波并与 U 波融合、Q-T 间期延长达 0.62s(正常最高值 0.49s)

(2)T 波改变:T 波形态改变与致病基因的类型有关,可呈宽大、低平切迹或高尖等。

(3)U 波振幅多增高。

(4)出现 Q-T 间期长、短交替或 T 波、U 波电交替现象,具有诊断意义(图 39-2)。

(5)部分患者可出现尖端扭转型室性心动过速。

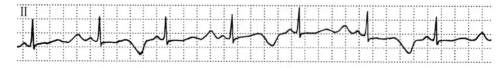

图 39-2　先天性 LQTS 患者出现 T 波宽钝,Q-T 间期延长达 0.56s(正常最高值 0.46s)
及 U 波电交替现象(直立与倒置交替)

2. 具有特征性 T 波改变的基因类型

(1)LQT1 型:Q-Tc 平均值为 0.49s,T 波宽大(图 39-3A),系 I_{Ks}(缓慢激活的延迟整流钾离子流)外流缓慢所致。

(2)LQT2 型:Q-Tc 平均值为 0.48s,T 波低平或双峰切迹(图 39-3B),系 I_{Kr}(快速激活的延迟整流钾离子流)外流缓慢所致。

(3)LQT3 型:Q-Tc 平均值为 0.52s,ST 段呈水平型延长,T 波高尖(图 39-3C),系 I_{Na}持久缓慢外流所致。

(4)LQT7 型:T 波降支延长,T 波与 U 波融合,U 波增高,类似低钾血症的心电图改变。

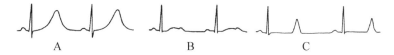

图 39-3　LQT1 型(图 A)、LQT2 型(图 B)、LQT3 型(图 C)的特征性 T 波改变

3. 继发性长 Q-T 间期综合征

继发性长 Q-T 间期综合征由药物(多由Ⅰ类和Ⅲ类抗心律失常药)、电解质紊乱(低钾、低钙、低镁血症)、甲状腺功能减退、脑血管意外、冠心病、心肌病、心肌梗死 12～24h 后伴随 T 波倒置时及缓慢性心律失常等所致,除 Q-T 间期或 Q-Tc 间期延长外,尖端扭转型室性心动过速常以长短周期顺序和长间歇依赖性的形式发作。

四、临床特征

CLQTS 具有肾上腺素能依赖性临床特征,常于运动、激动、惊恐等交感神经张力增高时诱发尖端扭转型室性心动过速。尖端扭转型室性心动过速是引发晕厥和心源性猝死最常见的诱因,晕厥一般持续 1～2min;也有发生在睡眠或休息时。

LQT1 型、LQT5 型约 90% 的患者于运动、激动、惊恐时出现晕厥或猝死,LQT2 型于运动、激动、惊恐、熟睡和唤醒之间出现晕厥或猝死,LQT3 型约 90% 的患者在睡眠或休息时出现晕厥或猝死。

五、3 种亚型的心电图和临床特征

(1)常染色体显性遗传性 LQTS(Romano-Ward 综合征):包括 LQT1 型～LQT6 型、LQT9 型～LQT13 型,特征是孤立性 Q-T 间期延长。

(2)常染色体显性遗传性 LQTS 伴有心外表现:①LQT7 型(Andersen-Tawil 综合征):表现为 Q-T 间期延长伴 U 波增高、多形性或双向性室性心动过速、面部先天性畸形及低钾型周期性麻痹;②LQT8 型(Timothy 综合征):表现为 Q-T 间期延长、并指畸形、心脏畸形等先天畸形。

(3)常染色体隐性遗传性 LQTS(Jervell and Lange-Nielsen 综合征):表现为 Q-T 间期延长及先天性耳聋。

六、心电图诊断标准

在排除继发性情况下,多次记录的 12 导联心电图显示女性 Q-Tc≥0.48s,男性 Q-Tc≥0.47s,即可作为独立的诊断标准;或者原因不明的晕厥患者 Q-Tc 为 0.46～0.48s,亦应考虑 LQTS。同时结合 T 波形态改变、U 波增高或 T 波、U 波电交替现象及尖端扭转型室性心动过速,可提高诊断的准确性和可靠性。

七、临床诊断标准

40 岁以下出现发作性晕厥或意外性猝死均应怀疑 CLQTS,尤其是儿童和年轻人,运动、情绪激动诱发的晕厥或猝死更提示 CLQTS 的可能。CLQTS 的晕厥常被误诊为神经源性晕厥,最易被误诊为癫痫,需特别注意。CLQTS临床诊断标准请见表39-3。

表39-3　CLQTS临床诊断标准

心电图标准	计分	临床标准	计分
(1)Q-Tc		(1)晕厥	
①≥0.48s	3	①与体力活动、精神压力有关	2
②0.46～0.47s	2	②与体力活动、精神压力无关	1
③0.45s(男性)	1		
(2)TdP(除外后天性因素)	2	(2)先天性耳聋	0.5
(3)T波电交替	1	(3)家族史	
		①家族中有确诊的LQTS患者	1
		②直系亲属中有30岁以下不明原因心源性猝死	0.5
(4)3个导联中出现T波切迹	1		
(5)心率低于同龄正常值2%	0.5		

评分:(1)4分及4分以上,CLQTS的诊断可能性大。

(2)2～3分,CLQTS的诊断为临界型。

(3)1分以下,CLQTS的诊断可能性小。

八、高危预测因子

出现以下表现时,是LQTS发生心源性猝死的先兆,应高度重视:

(1)Q-Tc≥0.60s。

(2)反复出现发作性晕厥。

(3)心脏骤停幸存者。

(4)先天性耳聋。

(5)心率低于同龄正常值。

(6)家族中有确诊的LQTS患者。

(7)直系亲属中有30岁以下不明原因心源性猝死。

九、救治原则

救治原则:终止室性心动过速、消除诱因、对因治疗及预防复发和猝死。

(1)尖端扭转型室性心动过速发作时治疗:不能自行终止的尖端扭转型室性心动过速或蜕变为心室颤动者,应立即实施电击复律或除颤。

(2)由缓慢性心律失常反复诱发尖端扭转型室性心动过速的治疗:使用提高心率药物如阿托品、异丙基肾上腺素,也可酌情植入临时起搏器或永久性双腔起搏器。

(3)寻找并消除引发Q-T间期延长的病因或诱因:这一点非常重要,要特别关注上述各类药物引发的继发性Q-T间期延长。

(4)补镁、补钾:静脉注射硫酸镁是终止尖端扭转型室性心动过速一线药物,同时也应补钾,使血钾浓度维持在4.5～5.0mmol/L。

(5)对于先天性长Q-T间期综合征者长期治疗:首选β受体阻滞剂,同时改变生活方式、避免诱发因素。

(6)预防性植入ICD:植入ICD能有效预防和降低心源性猝死,但也具有致心律失常作用,能介导和诱发心室电风暴,即产生ICD电风暴,需特别关注。

(7)左侧心脏交感神经阻断术(切除术)。

第四十章

短 Q-T 间期综合征

一、基本概念

(1)短 Q-T 间期或 Q-T 间期缩短:通常认为 Q-T 间期≤0.29s 或 Q-Tc≤0.33s 或小于预测值的 88%[预测值为 656÷(1+心率/100),单位 ms],即可诊断为短 Q-T 间期。它有特发性短 Q-T 间期与继发性短 Q-T 间期之分。

(2)特发性短 Q-T 间期综合征(SQTS):又称为原发性或遗传性 SQTS,是由单基因突变引发心肌离子通道功能异常而导致的一种常染色体显性遗传性疾病,以 Q-T 间期缩短、胸前导联 T 波对称性高尖、阵发性心房颤动和(或)室性心动过速或心室颤动、反复发作晕厥及心源性猝死为特征而心脏结构正常的原发性心电异常综合征(图 40-1)。是本章节所要重点阐述的内容。

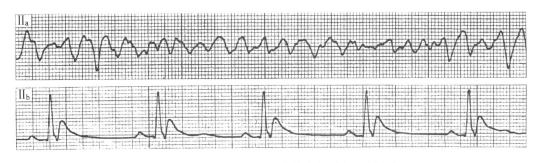

图 40-1 特发性短 Q-T 间期综合征引发心室颤动

【临床资料】男性,43 岁,反复晕厥半年。【心电图特征】Ⅱa 导联(图 40-1)系患者晕厥时记录,显示心室颤动。Ⅱb 系除颤复律后记录,显示 P-P 间期 1.25～1.32s,频率 45～48 次/min;P-R 间期 0.21～0.24s,QRS 时间 0.13s,ST 段消失,T 波上升支陡直,Q-T 间期 0.28s。【心电图诊断】①特发性心室颤动;②除颤复律后出现窦性心动过缓(45～48 次/min);③一度房室阻滞;④非特异性心室内阻滞;⑤ST 段消失、T 波形态改变及 Q-T 间期缩短;⑥符合特发性短 Q-T 间期综合征的心电图改变。

(3)继发性短 Q-T 间期:又称为获得性短 Q-T 间期,是指继发于有据可查的各种原因而引发 Q-T 间期缩短(图 40-2)。其原因请见表 40-1。

表 40-1 引起继发性短 Q-T 间期的原因

①电解质紊乱及酸碱平衡失调	高钙血症、高钾血症、酸中毒
②药物	洋地黄中毒、儿茶酚胺类药物(肾上腺素、异丙肾上腺素、多巴胺)等
③各类器质性心脏病	超急期 AMI、各类心肌病等
④交感神经兴奋性增高	发热、心动过速等
⑤迷走神经兴奋性异常增高	运动员、心室早复极等
⑥内分泌疾病	甲状腺功能亢进
⑦其他	心肺复苏后的危重病例等

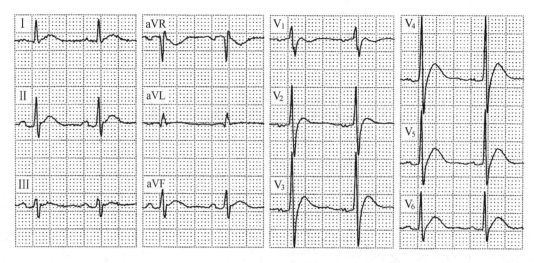

图 40-2 高钙血症出现继发性短 Q-T 间期

【临床资料】男性,50 岁,恶心、呕吐 11d,临床诊断:急性肾功能不全、高钙血症(血钙浓度 4.60mmol/L)。【心电图特征】常规心电图(图 40-2)显示 P-P 间期 0.71～0.74s,频率 81～85 次/min;各导联 ST 段几乎消失,T 波上升支较陡直,Q-T 间期 0.29s(正常值 0.33s)。【心电图诊断】心电图诊断:①窦性心律;②ST 段几乎消失、继发性短 Q-T 间期,符合高钙血症的心电图改变。

二、致病基因及其相关特性

目前已发现 6 种特发性短 Q-T 间期综合征单基因病变,由 K^+、Ca^{2+} 通道基因变异所致。

(1)SQT1 型:由 KCNH2 基因突变引发 I_{Kr} 外流加速,导致动作电位第 2、3 相时程明显缩短。

(2)SQT2 型:由 KCNQ1 基因突变引发 I_{Ks} 外流加速,导致心房肌和心室肌动作电位 2 相时程明显缩短。

(3)SQT3 型:由 KCNJ2 基因突变引发 I_{K1} 外流加速,导致心室肌动作电位后期复极(3 相末)明显缩短。

(4)SQT4 型、SQT5 型、SQT6 型:分别由 CACNA1C、CACNB2B、CACNA2D1 基因突变引发 L 型 Ca^{2+} 通道功能丧失,导致动作电位时程明显缩短,V_1、V_2 导联可出现 Brugada 波。

三、产生心律失常机制

Q-T 间期为心室除极和复极时间的总和,代表心室不应期,包括 QRS 波群、ST 段及 T 波时间。

(1)凡是能增加或促进 Ca^{2+} 持续内流,2 相平台期缩短,均可引起 ST 段缩短或消失。

(2)凡是能引起心肌细胞膜对 K^+ 通透性增加使 3 相复极加速,均可导致 T 波变窄,时间缩短。

(3)心房肌动作电位时程和不应期不均一性缩短,将使心房肌复极离散度增大而易引发快速性房性心律失常,如心房颤动等。

(4)心室肌动作电位时程和不应期不均一性缩短,将导致 Q-T 间期缩短、心室易颤期延长及 M 细胞与其他心肌细胞的复极离散度增加,促使致命性心律失常的发生。

(5)一过性矛盾性 Q-T 间期缩短常由心外因素所致,受自主神经调节。当心脏迷走神经张力异常增高时,释放过量的乙酰胆碱将抑制 I_{Ca} 电流和激活 $I_{K、Ach}$ 电流,导致心室复极时间缩短。

四、分类

特发性短 Q-T 间期综合征可有多种方法进行分类。

(1)按致病基因分类:分为 SQT1 型、SQT2 型、SQT3 型、SQT4 型 4 种类型。

（2）按与心率关系分类：分为非频率依赖性持续性短 Q-T 间期和慢频率依赖性矛盾性短 Q-T 间期两种类型。

（3）按 T 波形态分类：分为 T 波对称型（图 40-3）和 T 波不对称型（图 40-1）两种类型。

（4）按 ST 段和 T 波缩短程度分类。①A 型：ST 段、T 波时间均缩短，同时伴 T 波高尖（图 40-3），易发生房性和室性心律失常；②B 型：以 T 波高尖和时间缩短为主，ST 段改变不明显，以房性心律失常为主；③C 型：以 ST 段缩短为主，T 波时间缩短不明显，以室性心律失常为主。

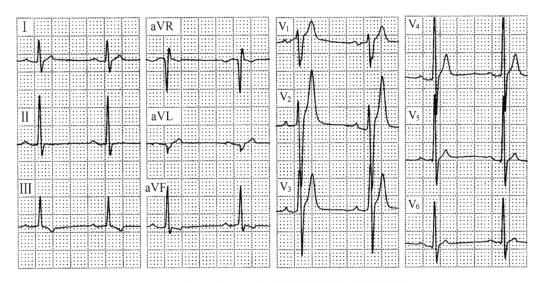

图 40-3　特发性短 Q-T 间期综合征患者的心电图改变

【临床资料】男性，53 岁，临床诊断：特发性短 Q-T 间期综合征。【心电图特征】常规导联心电图（图 40-3）显示 P-P 间期 0.77～0.84s，频率 71～78 次/min；ST 段近乎消失，T 波明显变窄，其中 V₁～V₄ 导联两支对称、尖耸，Ⅱ 导联平坦，Ⅲ、aVF 导联浅倒，V₆ 导联低平，Q-T 间期 0.25s（正常值 0.35s）。【心电图诊断】①窦性心律；②ST 段近乎消失、T 波改变及 Q-T 间期缩短，符合特发性短 Q-T 间期综合征的心电图改变。

五、心电图特征

（1）持续出现 Q-T 间期≤0.29s 或 Q-Tc≤0.33s 或小于预测值的 88%，Q-T 间期随心率改变的顺应性差。

（2）多数表现为非频率依赖性持续性短 Q-T 间期，少数表现为慢频率依赖性矛盾性短 Q-T 间期，即心室率较慢时，其 Q-T 间期缩短（图 40-4）；而心室率较快时，其 Q-T 间期反而恢复正常或延长。

（3）ST 段明显缩短（<50ms）或消失，T 波高尖，近似于对称，尤以胸前导联为明显（图 40-3）。

（4）可出现 J 点抬高、V₁、V₂ 导联可出现 Brugada 波及 Q-T 离散度增加（>60ms）。

（5）可出现心房或心室颤动、一过性心动过缓或二度至三度房室阻滞。

（6）电生理检查时，其心房、心室有效不应期均缩短（<170ms），易诱发心房颤动、室性心动过速、心室颤动。

（7）心肺复苏后出现继发性短 Q-T 间期，多伴随心动过缓、二度至三度房室阻滞、非特异性心室内阻滞及心室停搏等（图 40-5）。

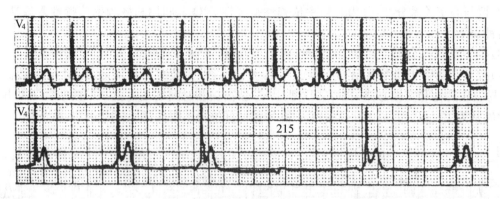

图 40-4　慢频率依赖性矛盾性短 Q-T 间期（引自洪江）

【临床资料】不详。【心电图特征】上、下两行 V₄ 导联（图 40-4）系 DCG 不同时间记录，上行显示 P-P 间期 0.54～0.77s，频率 78～111 次/min；P-R 间期 0.09～0.10s；T 波形态正常，Q-T 间期 0.32s。下行显示 P 波呈负正双相或浅倒，P′-P′间期 1.10～1.16s，频率 52～55 次/min；P′-R 间期 0.10s，有 P′ 波下传受阻 QRS 波群脱漏，出现 2.15s 长 R-R 间期，期间未见房室交接性、室性逸搏出现；ST 段消失，T 波变窄，两支基本对称，Q-T 间期 0.22s。【心电图诊断】①窦性心律不齐，时呈窦性心动过速（78～111 次/min）；②短 P-R 间期（0.09～0.10s）；③房性逸搏心律（52～55 次/min）伴短 P′-R 间期；④二度Ⅱ型房室阻滞；⑤提示下级起搏点功能低下；⑥慢频率依赖性矛盾性短 Q-T 间期。

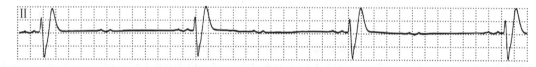

图 40-5　心肺复苏后出现继发性短 Q-T 间期

【临床资料】男性，67 岁，临床诊断：冠心病、车祸引发多发性损伤。【心电图特征】Ⅱ 导联（图 40-5）系心肺复苏后记录，显示 P-P 间期 1.20～1.24s，频率 48～50 次/min，P 波增宽呈双峰切迹，时间 0.22s，两峰距 0.15s；P-R 间期 0.28s，QRS 时间 0.16s，房室呈 2：1 传导，R-R 间期 2.42s，心室率 25 次/min，未见下级起搏点发放冲动；ST 段消失，T 波变窄，上升支陡直，Q-T 间期 0.31s。【心电图诊断】①窦性心动过缓（48～50 次/min）；②P 波增宽伴切迹，提示不完全性左心房内阻滞；③长 P-R 间期型二度房室阻滞引发极缓慢心室率（25 次/min），房室呈 2：1 传导；④非特异性心室内阻滞；⑤ST 段消失、T 波改变及继发性短 Q-T 间期；⑥下级起搏点功能低下。

【温故知新】①本例 Q-T 间期 0.31s，为预测值的 59%，预测值 656÷1.25＝525ms，310÷525×100%＝59%。②心肺复苏过程中，一方面临床上会使用肾上腺素等儿茶酚胺类药物，另一方面因心脏呼吸骤停，会引发心肌急性缺血、缺氧及损伤等导致细胞膜受损，出现 Ca^{2+} 持续内流，这些因素重叠导致心室肌复极时间明显缩短（ST 段消失、T 波变窄）。③心肺复苏中、复苏后出现短 Q-T 间期，是一种严重的心电现象，预示着很快会出现三度房室阻滞、心室停搏，是临终前的心电图表现之一。

六、临床特征

（1）具有家族遗传性，多数病例有心悸、头晕等症状，且有晕厥、心脏骤停、猝死或猝死家族史。

（2）无心脏结构异常和其他器质性心脏病。

（3）猝死可发生静息状态、睡眠及日间活动、噪声刺激等。

（4）年轻人出现孤立性心房颤动应高度警惕 SQTS。

七、诊断标准

在排除继发性短 Q-T 间期情况下，多次记录的 12 导联心电图显示 Q-T 间期≤0.29s 或 Q-Tc≤0.33s 或小于预测值的 88%，即可诊断为短 Q-T 间期；或者 Q-Tc 介于 0.34～0.36s 合并下列之一者应考虑 SQTS：①具有短 Q-T 间期家族史；②有 40 岁以下猝死家族史；③无心脏病史，曾出现不明原因晕厥或记录到室性心动过速或心室颤动(图 40-1)。

八、临床意义

SQTS 是 2000 年以来被重视和关注的一种新的致心律失常性猝死综合征,是一种严重的心电现象。

(1)Q-Tc 缩短者与平均 Q-Tc 正常者(360~440ms)相比,猝死的危险性增加 2 倍。表明短 Q-T 间期与长 Q-T 间期、Brugada 综合征一样,也是发生猝死的危险因素。

(2)心肺复苏中、复苏后出现的短 Q-T 间期,是一种严重的心电现象,预示着很快会出现二度、三度房室阻滞及心室停搏,是临终前的心电图表现之一。

(3)短 Q-T 间期尚见于服用雄性激素患者。有学者认为 Q-Tc<0.38s 是一项预测滥用雄性激素强有力的指标(敏感性 83%、特异性 88%),故提出检测 Q-T 间期,可作为运动员服用兴奋剂筛选的指标。

九、救治原则

救治原则:预防和终止快速性心率失常、对因治疗及预防复发和猝死。

(1)一旦发生快速性恶性心律失常,需立即行电击复律或电击除颤。

(2)预防性植入 ICD:有反复晕厥史、心脏骤停史和阳性家族史者,宜植入 ICD。

(3)酌情行导管射频消融术:经心内电生理检查,能确定诱发室性心动过速部位者,可尝试射频消融术。

(4)药物治疗:特发性 SQTS 可首选奎尼丁,次选氟卡尼、维拉帕米,晚近提出异丙胺也有治疗价值,普罗帕酮是治疗 SQTS 合并心房颤动时较有效的药物。

(5)对因治疗:对继发性短 Q-T 间期,需积极消除诱因和病因。

第四十一章

J 波综合征

2015 国际专家上海共识将 Brugada 综合征(BrS)和早复极综合征(ERS)归入 J 波综合征,其命名是基于心电图上出现显著的 J 波。

一、J 波概述

(1)基本概念:J 波是指心电图 J 点从基线明显偏移后,形成一定的幅度(≥0.1mV)和持续一定的时间(≥20ms),并呈圆顶状或驼峰状特殊形态,也称为 Osborn 波。

(2)形成机制:属心室提前发生的复极波,是因心室肌除极和复极过程同时减慢,但以除极速度减慢明显,使更多心肌除极尚未结束就已复极,导致心室除极和复极的重叠区增宽,从而形成了 J 波(Osborn 波)。这与短暂外向钾电流(I_{to})在跨室壁层面分布不均一及心室肌细胞呈"全"或"无"复极模式有关,I_{to}离子通道心外膜明显占优势,右室心肌较左室心肌更明显,即使右室心外膜心肌同一部位不同点的复极"全"或"无"现象也存在不均一。

(3)分类:J 波有特发性、继发性、缺血性及功能性之分,前三者属异常 J 波。

(4)临床意义:特发性、继发性、缺血性 J 波与恶性室性心律失常有密切关系(图 41-1)。

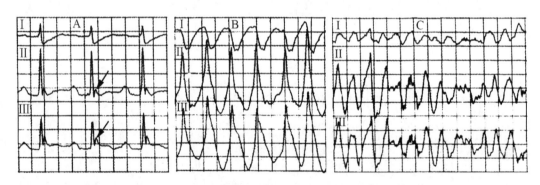

图 41-1　J 波综合征引发心源性猝死(引自张开滋教授)

【临床资料】男性,24 岁,突然晕厥 1h。【心电图特征】图 A、B、C 为动态心电图模拟标准导联(图 41-1)不同时间同步记录,图 A 显示 P 波增宽,时间 0.13s;P-R 间期 0.30s,QRS 时间 0.10s;Ⅱ、Ⅲ 导联可见 J 波(箭头所指),T 波低平。图 B 于图 A 4min 后记录,显示室性心动过速,R'-R'间期 0.33~0.43s,频率 140~182 次/min。图 C 于图 B30s 后记录,显示多形性室性心动过速,频率约 286 次/min。约 1min 后转为心室颤动而猝死。【心电图诊断】①窦性心律;②P 波增宽,左心房肥大待排;③一度房室阻滞;④异常 J 波;⑤阵发性室性心动过速、多形性室性心动过速,转为心室颤动而猝死;⑥提示 J 波综合征致心源性猝死。

二、J 波特征

(1)J 波常起始于 QRS 波群的 R 波降支部分,尖峰状 R 波与其特有的圆顶状或驼峰状波形构成了尖峰-圆顶状特殊形态。

(2)J 波形态可呈多样化,以下壁和左胸前导联最为明显。若 J 波在 V_1 导联明显直立呈类右束支阻滞的 R'波,则易误诊为右束支阻滞(图 41-2);若 J 波在 V_1 导联倒置,在 V_5 导联直立,则易误诊为左束支阻滞(图41-3)。

(3)J波形态和振幅呈频率依赖性改变,即心率减慢时J波明显,心率增快时J波可消失。

(4)J波尚受体温、PH值及电解质等因素影响,如体温越低、PH值越低、血钙越高,则J波越明显;反之,则J波变低或消失。

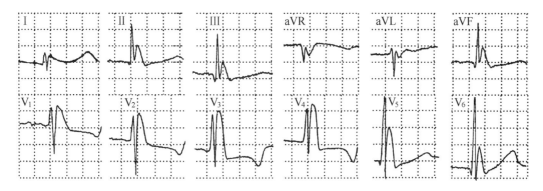

图41-2 脑外伤患者出现继发性异常J波

【临床资料】男性,48岁,车祸致颅底骨折、颅内血肿。【心电图特征】常规心电图(图41-2)显示P-R间期0.29s,各导联均可见明显J波酷似QRS波群增宽,V_1导联J波直立酷似右束支阻滞图形;Ⅱ、Ⅲ、aVF、V_5导联ST段呈上斜型压低0.1mV,$V_1 \sim V_4$导联呈下斜型或近水平型压低0.1~0.2mV伴T波倒置,Q-T间期0.68s。【心电图诊断】①窦性心律;②一度房室阻滞;③继发性异常J波;④前间壁、前壁ST-T改变;⑤Q-T间期延长。

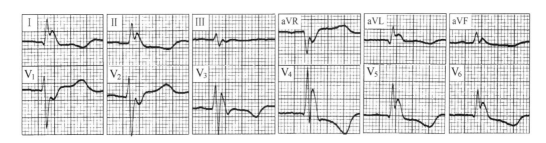

图41-3 脑出血患者出现继发性异常J波酷似左束支阻滞图形

【临床资料】男性,69岁,临床诊断:高血压病、脑出血。【心电图特征】常规心电图(图41-3)显示基本节律为窦性心律,各个导联可见明显J波,在V_1、V_2导联向下,V_5、V_6导联向上,酷似完全性左束支阻滞图形;Ⅰ、Ⅱ、aVF、$V_4 \sim V_6$导联ST段呈水平型或下斜型压低0.10~0.20mV,T波倒置;Q-T间期0.62s。【心电图诊断】①窦性心律;②继发性异常J波;③广泛导联ST-T改变;④Q-T间期延长。

三、特发性J波

特发性J波是指无引起异常J波的其他病因存在,常伴有反复发作的原因不明的室性心动过速、心室颤动甚至猝死,此时,也称为早复极综合征。平素常有迷走神经张力增高表现,具有慢频率依赖性心室内阻滞等特征。

四、继发性J波

继发性J波是指出现异常J波有据可查,如全身性低温(≤34℃)、高钙血症、高钾血症、颅脑疾患、心肺复苏过程中、脑死亡等均可引发巨大的异常J波(图41-2、图41-3),多伴心动过缓及Q-T间期延长,易诱发恶性室性心律失常。

五、缺血性J波

(1)基本概念:缺血性J波指严重的急性心肌缺血(如AMI、变异型心绞痛等)出现明显的J波或原有的 J 波振幅增高、时间延长,其出现的导联与心肌缺血的部位密切相关,是心肌严重缺血时伴发的一种超急性期的心电图改变。

(2)发生机制:心肌急性缺血引起心室外膜心肌细胞的 I_{to} 电流增加,并与心内膜心肌细胞出现 1 相和 2 相的复极电位差而形成缺血性 J 波。

(3)临床意义:①见于严重的急性心肌缺血,如 AMI、变异型心绞痛及 PCI 术中等,有时是急性心肌梗死早期唯一的心电图改变;②缺血性 J 波提示心肌存在明显而严重的复极离散度,预示心电极不稳定,易发生恶性室性心律失常(图 41-4)。

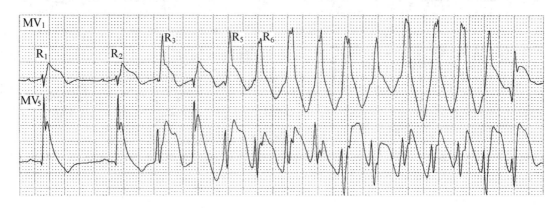

图 41-4　变异型心绞痛诱发缺血性 J 波、Ron-T 型室性早搏引发室性心动过速

【临床资料】男性,56 岁,临床诊断:冠心病、变异型心绞痛。【心电图特征】MV$_1$、MV$_5$ 导联(图 41-4)系患者 22:43 胸痛发作时同步记录,显示窦性 P-P 间期 1.0s,频率 60 次/min,P-R 间期 0.20s;窦性搏动(R$_1$、R$_2$)呈现明显的异常 J 波伴 ST 段呈下斜型抬高约 0.35~0.55mV,T 波倒置。R$_3$、R$_5$ 为高位室性早搏,时呈间位型,其 ST 段显著抬高;R$_6$ 为另一源室性早搏,落在前一搏动 T 波降支上并诱发了室性心动过速,其 R′-R′ 间期 0.36~0.40s,频率 150~167 次/min;【心电图诊断】①窦性心律;②高位室性早搏,时呈间位型;③另一源室性早搏呈 Ron-T 现象并诱发室性心动过速(150~167 次/min);④缺血性 J 波、下斜型 ST 抬高及 T 波倒置,符合变异型心绞痛的心电图改变。

六、Brugada 综合征

1. 基本概念

(1)Brugada 波:是指 V$_1$、V$_2$ 导联或 V$_1$～V$_3$ 导联出现 J 波、ST 段呈穹隆型或马鞍型抬高(≥0.1mV)、T 波倒置或正负双相酷似右束支阻滞图形,又称为右胸前导联"三联征"(图 41-5)。可分为Ⅰ型、Ⅱ型、Ⅲ型 3 种类型。将 V$_1$～V$_3$ 导联移至上一肋间或上两肋间记录,可提高 Brugada 波的检出率。

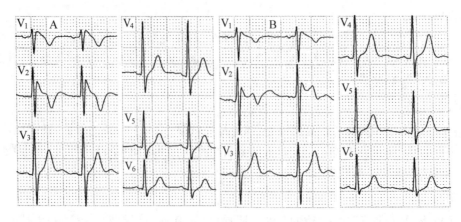

图 41-5　图 A、B 系 29 岁男性不同时间记录,分别显示穹隆型和马鞍型 ST 段抬高

（2）Brugada综合征：是指心电图呈现Brugada波伴临床上反复发作室性心动过速、心室颤动而猝死的一组临床综合征，是一种原发性心电离子通道缺陷的显性遗传疾病。

（3）病变部位：右心室流出道前壁。

2.发生机制

（1）J波形成和ST段抬高：因SCN5A、CACN1Ac等基因突变导致Na^+、Ca^{2+}通道功能改变或丧失，内向钠、钙电流（I_{Na}、I_{Ca}）减少和瞬间外向钾电流（I_{to}）增多，引发右室心外膜心肌动作电位2相切迹加深，从而形成圆顶状J波和ST段抬高，呈现Brugada波（图41-6）。

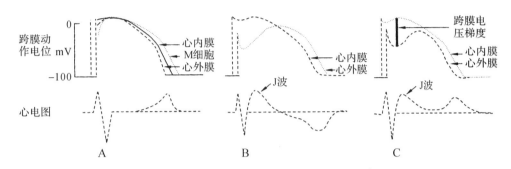

图41-6　Brugada综合征异常心电图形成机制

图A：心室肌细胞动作电位呈正常圆顶状　图B：心外膜心室肌细胞动作电位圆顶状完全消失引发ST段呈穹隆型抬高　图C：心外膜心室肌细胞动作电位圆顶状降低引发ST段呈凹面向上型或马鞍型抬高

（2）快速性室性心律失常：与右室心外膜与心内膜复极离散度明显增大及触发机制有关，产生2相折返引发室性早搏、室性心动过速或心室颤动而猝死。

（3）类右束支阻滞：与右束支分支传导延缓、右心室基底部及流出道心肌传导缓慢有关。

3.致病基因

Brugada综合征为常染色体显性遗传疾病，与SCN5A（I_{Na}↓）、CACNA1C（I_{Ca}↓）、CACNB2b（I_{Ca}↓）、SCN1B（I_{Na}↓）、KCNJ8（I_{K-ATP}↑）、SCN10A（I_{Na}↓）等18个基因变异有关。

4.心电图和临床特征

（1）心电图表现为V_1、V_2导联或$V_1 \sim V_3$导联（常规位置、上一肋间或上两肋间位置）出现Ⅰ型、Ⅱ型或Ⅲ型Brugada波。

（2）易反复发作多形性室性心动过速，且常以极短偶联间期的室性早搏起始，QRS'波形多变，频率极快（≥260次/min）而引发晕厥或猝死。

（3）心脏结构无明显异常，有家族性遗传特点，通常在夜间睡眠或休息时发生猝死。

（4）Brugada波具有4个特性。①多变性：上述3种类型图形可在同一患者出现（图41-7）。②隐匿性：一般情况下Brugada波不显现，应用药物激发试验可使其显露或更加明显、典型。③间歇性：交感神经张力增高、运动、心率增快可使Brugada波中抬高的ST段降低，甚至Brugada波消失；迷走神经张力增高、休息、心率减慢、抗心律失常药物（Ⅰa、Ⅰc、Ⅲ类）可使Brugada波、ST段抬高更明显。④好发男性：男性患病率是女性的8～10倍，与男性瞬间外向钾流（I_{to}）较强及雄性激素水平较高有关。

5.诱发因素

发热、过度饮酒或饱餐是触发心电图显现Ⅰ型Brugada波并诱发室性心动过速或心室颤动的常见因素。钠通道阻滞剂（氟卡尼、普鲁卡因酰胺、吡西卡尼及阿义马林等）激发试验能显现Ⅰ型Brugada波。

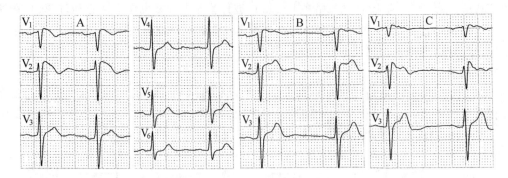

图41-7　图A(2012年11月23日)、图B(2015年10月13日)、图C(2019年10月16日)
系同一患者(男性,61岁)相隔3~4年记录,呈现Ⅰ型、Ⅱ型Brugada波动态改变

6.心电图改变类型

(1)Ⅰ型:以突出的穹隆型ST段抬高为特征,表现为J波或抬高的ST段顶点≥0.2mV,其ST段随即向下倾斜伴T波倒置(图41-8)。

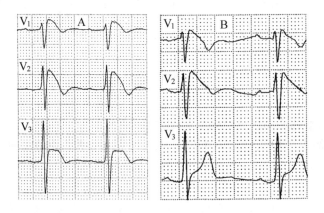

图41-8　图A(男性,27岁)、图B(男性,36岁)呈现Ⅰ型Brugada波

(2)Ⅱ型:形成马鞍型ST段抬高,表现为J波抬高(≥0.2mV),ST段呈下斜型抬高(在基线上方仍然≥0.1mV),紧随正相或双相T波(图41-9)。

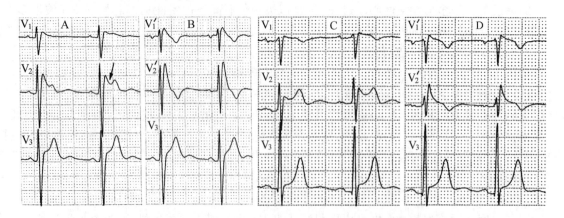

图41-9　图A、B与图C、D为两个患者,图A、图C为正常部位呈现Ⅱ型Brugada波;
图B、图D的V_1'、V_2'导联分别为上一肋间记录,呈现Ⅰ型Brugada波

(3)Ⅲ型:呈马鞍型或穹隆型或两者兼有,ST段抬高<0.1mV。

7. 诊断条件

上述 3 种 Brugada 波形在同一患者中可呈动态改变。若仅有心电图改变,则称为 Brugada 波。当符合下列条件时,可诊断为 Brugada 综合征:

(1)V_1～V_3 导联(常规位置、上一肋间或上两肋间位置)中有 1 个或 1 个以上导联符合 I 型 Brugada 波。

(2)伴有下列情况之一:①有记录的心室颤动或多形性室性心动过速或电生理检查中可诱发室性心动过速或心室颤动;②有 45 岁以下心源性猝死的家族史;③家系成员中有穹隆型 ST 段抬高;④患者反复出现心源性晕厥。

(3)心脏结构无明显异常改变。

(4)对于 II 型、III 型 Brugada 波只有在发热、过度饮酒、饱餐或钠通道阻滞剂激发试验后演变为 I 型 Brugada 波才可等同于 I 型 Brugada 波。

(5)需排除下列情况:前间壁或右心室 AMI、变异型心绞痛、急性心包炎或(和)心肌炎、右束支阻滞、左心室肥大、室壁瘤、主动脉夹层、急性肺栓塞、中枢神经系统疾患、电解质紊乱(高钙、高钾血症)、致心律失常性右室心肌病、维生素 B_1 缺乏、遗传性运动失调及右心室流出道机械性压迫损伤(漏斗胸、纵隔肿瘤等)等疾病。

8. Brugada 综合征诊断评分标准

该评分标准为国际专家制订的上海共识,依据心电图改变、临床病史、家族史及基因检测进行评分,认为具备至少一项心电图改变基础上,评分≥3.5 分,极可能或确诊为 Brugada 综合征;评分 2～3 分,可能为 Brugada 综合征;评分<2 分,无诊断意义。详见表 41-1。

表 41-1　Brugada 综合征诊断评分标准上海共识

评分项目	分值
(1)心电图改变(12 导联常规心电图或动态心电图),必须具备一项	
①标准位置或导联上移后记录到自发的 I Brugada 波	3.5
②标准位置或导联上移后记录到发热诱发的 I Brugada 波	3
③II、III 型 Brugada 波经药物激发后演变为 I 型 Brugada 波	2
(2)临床病史(评分按最高的一项计分)	
①不能用其他原因解释的心脏骤停或记录到心室颤动、多形性室性心动过速	3
②夜间濒死样呼吸	2
③疑似心律失常性晕厥	2
④机制或病因未明的晕厥	1
⑤年龄<30 岁且发生病因不明的心房扑动或颤动	0.5
(3)家族史(评分按最高的一项计分)	
①一级或二级亲属中有确诊的 Brugada 综合征	2
②一级或二级亲属中有疑诊为心源性猝死	1
③年龄<45 岁且一级或二级亲属发生不明原因的心源性猝死且死检阴性	0.5
(4)基因检测	
Brugada 综合征可能易感致病基因的突变	0.5

9. 鉴别诊断

诊断 Brugada 综合征须排除其他原因引发前间壁 ST 段抬高,如前间壁或右心室 AMI、变异型心绞痛、急性心包炎或（和）心肌炎、右束支阻滞、左心室肥大、室壁瘤、主动脉夹层、急性肺栓塞、中枢神经系统疾患、电解质紊乱（高钙、高钾血症）、致心律失常性右室心肌病、维生素 B_1 缺乏、遗传性运动失调及右心室流出道机械性压迫损伤（漏斗胸、纵隔肿瘤等）等疾病。其中与致心律失常性右室心肌病的鉴别特别困难，不过，后者具有明显的形态学或（和）功能异常改变（如扩张、膨出或瘤样扩张及室壁运动异常）、心电图无动态变化（持续性 T 波倒置、Epsilon 波）、疾病进展期 R 波幅降低及呈单形性左束支阻滞型室性心动过速，一定程度上可资鉴别。

七、获得性 Brugada 综合征

1. 基本概念

由后天环境因素而诱发的Ⅰ型 Brugada 波，因其出现与恶性心律失常高发生率和全因死亡率密切相关，国际专家上海共识中认为命名为"获得性 Brugada 综合征"较合适。

2. 诱发因素

（1）发热、饱餐、酒精或可卡因中毒。

（2）电解质异常：高钾血症、低钾血症、高钙血症（图 41-10）。

（3）药物：Ⅰc 类抗心律失常、β 肾上腺素受体阻断剂、α 肾上腺素受体激动剂、三环或四环类抗抑郁药等。

（4）急性心肌缺血：尤其是累及右心室流出道的急性心肌缺血。

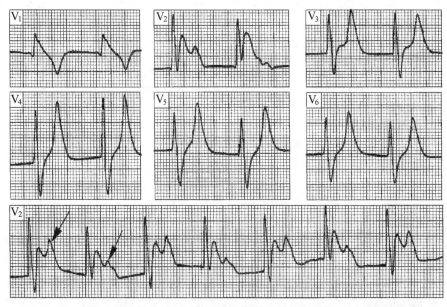

图 41-10　高钾血症诱发 Brugada 波、ST 段和 T 波电交替现象（引自刘仁光老师）

【临床资料】男性，49 岁，临床诊断：高血压病、脑出血、慢性肾功能不全、高钾血症（血钾浓度 8.83mmol/L）。【心电图特征】胸前导联（图 41-10）心电图未见各心房波，QRS 波群增宽，时间 0.16s，R-R 间期 0.87～0.91s，频率66～69 次/min；V_1 导联 QRS 波群呈 qR 型，J 点抬高，ST 段呈下斜型抬高 0.4mV，T 波倒置；V_2 导联 QRS 波群呈 qRs 型，出现明显 J 波，其宽度、高度呈交替性改变，ST 段呈马鞍型抬高，并与 T 波呈电交替现象（长 V_2 导联）；V_3 导联 ST 段呈水平型抬高 0.18mV；V_3～V_6 导联 T 波高耸，Q-T 间期 0.51s（正常最高值 0.41s）。【心电图特征】①提示窦性心律伴窦室传导；②非特异性心室内阻滞（QRS 时间 0.16s）；③局限性前间壁异常 Q 波伴 Brugada 波及 ST 段、T 波呈电交替现象；④获得性 Brugada 综合征，提示高钾血症所致；⑤前壁、侧壁 T 波高耸；⑥Q-T 间期延长；⑦符合高钾血症的心电图改变。随着血钾浓度降至 6.16mmol/L，重现窦性 P 波，QRS 波形正常（时间 0.10s），Brugada 波消失。

3. 临床特征及诊断

（1）V_1、V_2 导联或 V_1～V_3 导联呈现 Brugada 波改变。

（2）存在可确定的基础疾病或诱发因素。

（3）基础疾病纠正后Brugada波消失。

（4）无年轻（≤45岁）一级亲属猝死或Ⅰ型Brugada综合征心电图改变家族史。

（5）无晕厥、癫痫或夜间濒死呼吸等病史。

（6）钠通道阻断剂激发试验阴性。

八、心室早复极

（1）基本概念：心室早复极是指12导联心电图QRS时间正常时（≤0.11s）出现2个或2个以上相邻的以R波为主的导联（除外V_1～V_3导联），其R波降支的终末部顿挫、切迹或J点（J波）顶点≥0.1mV，伴或不伴ST段抬高（上斜型、水平型、下斜型或凹面向上型），如下壁导联（Ⅱ、Ⅲ、aVF）和（或）侧壁导联（Ⅰ、V_5、V_6），又称为心室早复极波（图41-11）。

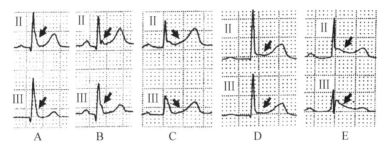

图41-11　心室早复极波的不同表现（图A显示J波顿挫，图B显示J波切迹，图C显示ST段呈上斜型抬高，图D呈水平型抬高，图E呈下斜型抬高；其中呈水平型、下斜型抬高预后相对较差）

（2）常见原因：多见于运动员、年青体力劳动者等健壮男性，绝大部分属正常变异（＞95%），为良性改变。但一小部分（≤5%）下壁或下侧壁导联出现明显J波，可显著增加恶性室性心律失常和心源性猝死的风险，属特发性J波的范畴。

（3）机制：系迷走神经张力过高引发心室肌不同步提前复极所致，也与低体温、低钙血症密切相关。

（4）心电图特征：①以R波为主的2个或2个以上相邻导联R波降支的终末部顿挫、切迹或J点（J波）顶点≥0.1mV，伴或不伴ST段抬高，T波高耸或直立（图41-12）；②运动后抬高的J点（J波）、ST段恢复正常或减轻；③QRS时间≤0.11s（在没有切迹或顿挫的导联进行测量）。

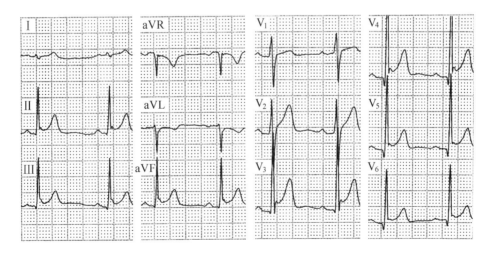

图41-12　下壁、前壁及侧壁出现心室早复极改变

【临床资料】男性，29岁，健康体检。【心电图特征】常规心电图（图41-12）显示Ⅱ、Ⅲ、aVF、V_3～V_6导联R波降支顿挫、切迹，并形成J波，ST段呈凹面向上型抬高0.10～0.25mV，T波直立。【心电图诊断】①窦性心律；②下壁、前壁及侧壁出现J波和ST段抬高，提示心室早复极所致。

九、早复极综合征

1. 基本概念

早复极综合征(ERS):是指具有心室早复极心电图特征及出现不明原因多形性室性心动过速、心室颤动而猝死的一组临床综合征,是一种原发性心电离子通道缺陷的显性遗传疾病。

2. 基因类型

已有报道指出家族性早复极综合征具有不完全外显率的常染色体显性遗传,KCNJ8、KCND3基因突变及 L 型 Ca^{2+} 通道基因突变,如 CACNA1C、CACNB2B、CACNA2D1、SCN5A 基因突变与特发性心室颤动合并早复极综合征相关。

3. 分型

有学者将早复极综合征分为 3 型或 4 型,其中 I 型最常见,约占 90% 以上,>95% 属良性。其他类型则多数为恶性。请见表 41-2。

表 41-2　早复极综合征分型

特征	I 型	II 型	III 型	IV 型
①J 波出现部位	左心室前侧壁	左心室下壁	左心室下壁和前侧壁	左心室和右心室
②J 波出现导联	I、$V_4 \sim V_6$	II、III、aVF	II、III、aVF+$V_4 \sim V_6$	II、III、aVF+V_1、V_2 或 $V_1 \sim V_6$
③J 波振幅	多<0.2mV	可≥0.2mV	≥0.2mV	≥0.2mV
④猝死家族史	多无	可有	可有	可有
⑤室速、室颤	边缘性	高危	高危	高危
⑥基因突变	有	有	有	最多,且可重叠
⑦伴遗传性心律失常	极少	无	无	有

4. 诊断标准

(1)符合心室早复极心电图特征,不明原因多形性室性心动过速、心室颤动生还者。

(2)心源性猝死患者,死检阴性且无既往药物服用史,生前心电图符合心室早复极特征。

2016 年 Antzelevitch 等提出早复极综合征诊断计分表(表 41-3):计分≥5 分可以诊断,3~4.5 分为可疑,计分<3 分可排除。

表 41-3　早复极综合征诊断计分表(国际专家上海共识与此基本一致)

A. 临床病史	B. 12 导联心电图	C. 动态心电图	D. 家族史
①不明原因心脏骤停,有肯定的心室颤动或多形性室性心动过速(3 分); ②心律失常性晕厥(2 分); ③不明原因晕厥(1 分)	①下壁或侧壁有 2 个或 2 个以上导联 R 波降支顿挫、切迹,振幅≥0.2mV,ST 段呈水平型或下斜型改变(2 分); ②下壁或侧壁有 2 个或 2 个以上导联 J 点抬高≥0.1mV,伴动态改变(1.5); ③下壁或侧壁有 2 个或 2 个以上导联 J 点抬高≥0.1mV(1 分)	有短偶联间期室性早搏,呈 Ron-T 现象(2 分)	①有亲属确诊为早复极综合征(2 分); ②2 个或 2 个以上一级亲属具有 B-①心电图改变(2 分); ③一级亲属具有 B-①心电图改变(1 分); ④年龄<45 岁且一级或二级亲属发生不明原因心源性猝死(0.5 分); ⑤上海共识中将检测到致病基因(0.5 分)

十、危险分层

1. Brugada综合征危险分层

Brugada综合征危险分层可依据临床症状、心电图及心内电生理检查进行判断。

(1)临床表现是预测Brugada综合征患者危险性最强有力的指标:曾有心脏骤停史者再发恶性室性心律失常的风险相当大,4年中约35%、7年中约44%、10年中约48%会发生。

(2)性别和年龄:Brugada综合征患者心脏骤停多发生在20～65岁,平均39～48岁,其中男性占64%～94%,故男性属高风险者。不过,无症状老年患者未来发生心脏事件的风险很低。

(3)自发性Ⅰ型Brugada波或上一、两肋间记录到Ⅰ型Brugada波时是预测恶性室性心律失常事件的独立因子。

(4)有些心电图指标与Brugada综合征患者风险相关:碎裂QRS波、并存下侧壁心室早复极波、显著的J波或ST段抬高且动态改变等。

(5)心内电生理检查:心室有效不应期过短(<200ms)是一个高风险的指标。

2. 早复极综合征危险分层

(1)J点或J波抬高≥0.2mV:发生恶性室性心律失常或心源性猝死显著增加。

(2)ST段抬高形态:下壁或下侧壁导联ST段呈水平型、下斜型抬高,致死性心律失常发生率较高。

(3)器质性心脏病伴有J波或早复极:具有预测心脏事件及预后价值,尤其在急性心肌缺血时出现新发的J波是发生恶性室性心律失常预警信号(图41-4)。

(4)具有猝死家族史:早复极综合征患者的猝死家族史是猝死的高危因素。

(5)合并Brugada波(V_1～V_3导联出现J波)、短Q-T间期者,也是猝死的高危因素。

十一、治疗措施

(1)加强宣传教育:①调整生活方式,避免诱因;②发热者,须积极使用退烧药;③避免使用钠通道阻断剂;④推荐患者家庭成员接受心肺复苏训练,建议购买家用自动除颤仪。

(2)植入ICD:对高危患者,植入ICD能有效预防心源性猝死。

(3)导管射频消融治疗:对Brugada综合征患者右室流出道心外膜记录到晚电位和双极电图记录到碎裂电位的位点进行消融,可使抬高ST段减轻或恢复正常、室性心律失常不再被诱发,显示了良好的治疗前景。

(4)药物:①奎尼丁是唯一能显著抑制I_{to}的药物,可使抬高的ST段恢复正常、预防2相折返及多形性室性心动过速的发生;②异丙基肾上腺素能增加L型钙通道电流,与奎尼丁合用,可有效控制心室颤动风暴并使ST段恢复正常,对儿童作用尤为明显;③磷酸二酯酶Ⅲ抑制剂西洛他唑能增加CAMP和心率增加钙电流(I_{ca})、减少I_{to},纠正抬高的ST段;④稳心颗粒可抑制I_{to},与低浓度奎尼丁联合应用,能抑制多形性室性心动过速的发作。

第四十二章

预激综合征

一、危急值

(1)各种类型室上性心动过速(包括心房颤动、心房扑动)的心室率≥200 次/min。

(2)心房颤动伴心室预激最短 R-R 间期≤0.25s。

(3)长 R-R 间期:有症状者 R-R 间期≥3.0s,无症状者 R-R 间期≥5.0s。

二、基本概念

(1)心室预激:是指窦性或房性异位激动由异常传导束(房室旁道、结室或束室旁道)下传提前激动一部分或全部心室肌,呈现 P-R 间期缩短(Kent 束)或 P-R 间期正常(Mahaim 纤维)、δ 波及 QRS 时间≥0.11s 特征。系这些旁道因胚胎发育过程中残存的房室间肌束连接未能完全退化所致。

(2)预激综合征:是指心电图呈现心室预激特征,临床上有反复发作由旁道参与的阵发性快速性心律失常(房室折返性心动过速、心房扑动或颤动)的一组症候群。若患者无阵发性心动过速史,只能诊断为心室预激,而不能诊断为预激综合征。

三、基本类型

(1)典型预激综合征:窦性或房性异位激动由 Kent 束下传心室,并有由 Kent 束参与的反复发作心动过速史,最为常见。多数没有器质性心脏病,少数可伴有器质性心脏病,如 Ebstein 畸形、二尖瓣脱垂等。

(2)变异型预激综合征:窦性或心房异位激动由 Mahaim 纤维下传心室,并有由 Mahaim 纤维参与的反复发作心动过速史,较为少见。包括房束旁道、房室旁道、结室旁道、束室旁道及结束旁道 5 种类型,以前两种类型多见。

四、风险性

(1)易反复发作快速性心律失常(阵发性室上性心动过速、心房颤动或扑动),极速心室率(≥200 次/min)可引发血流动力学改变。

(2)持续性快速性心律失常(心室率≥200 次/min)或有 δ 波最短 R-R 间期≤0.25s,极易引发恶性室性心律失常而猝死。

(3)出现逆向型房室折返性心动过速时,QRS 波群呈完全性预激波形,极易误诊为室性心动过速。

(4)少数患者可出现快慢综合征而引发晕厥,甚至猝死。

(5)不同程度掩盖 AMI 的心电图改变,出现下列 3 点可提示或疑有心室预激合并 AMI:①以 R 波为主导联出现 ST 段抬高≥0.1mV;②以 S 波为主导联出现 ST 段压低≥0.1mV 或 T 波深倒置;③ST-T 有动态演变。急性损伤性 ST-T 动态演变(具有定位意义)、结合临床症状、心肌损伤标志物检测是确诊心室预激合并 AMI 的主要依据。

(6)掩盖房室阻滞、束支阻滞图形:使一度或三度房室阻滞、旁道同侧的束支阻滞被掩盖而极易漏诊。若显性心室预激的 P-J 间期＞0.27s,则提示合并一度或三度房室阻滞或束支阻滞。

五、Kent 束引发快速性折返性心律失常

因存在房室旁道,为房室折返提供了解剖学的折返环路,故极易引发各种快速性心律失常,如顺向型或逆向型房室折返性心动过速(共约 80%)、心房颤动(约 11%～39%)、心房扑动,少数因极快心室率而诱发室性心动过速、心室颤动而危及生命。预激综合征患者绝大多数是因快速性心律失常发作而就诊。

1.顺向型房室折返性心动过速

正常心率时,房室快旁道有效不应期长于房室正道(房室结)及存在隐匿性房室旁道(旁道仅有逆传功能而无顺传功能),这是房室折返性心动过速 95% 呈顺向型的原因,表现为折返激动经房室正道顺传心室、旁道逆传心房,周而复始。其心电图基本特征为:

(1)QRS 波形可正常(多见)、束支阻滞型(含心室内差异性传导,图 42-1)或两者间歇性出现(图 42-2)。

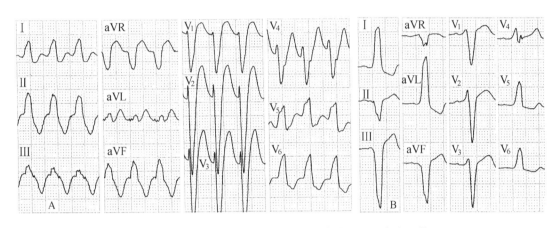

图 40-1 顺向型房室折返性心动过速伴完全性左束支阻滞

【临床资料】男性,71 岁,反复发作心动过速半年,临床诊断:高血压病、心动过速待查。【心电图特征】常规心电图 A(图 40-1)系心动过速发作时记录,未见明显的各种 P 波,QRS 波群呈左束支阻滞图形(时间 0.15s),R-R 间期 0.39s,频率 154 次/min,提示室上性心动过速伴心室内差异性传导或完全性左束支阻滞。图 B 系留存的图片,胸前导联定准电压 5mm/mV,显示 P-R 间期 0.12s,QRS 波群呈类左束支阻滞图形(时间 0.19s),起始部有 δ 波,P-J 间期 0.32s(正常值≤0.27s),为 B 型心室预激,提示合并左束支阻滞。【心电图诊断】①阵发性室上性心动过速,提示顺向型房室折返性心动过速(154 次/min)所致;②完全性左束支阻滞;③B 型心室预激综合征。

【心得体会】①若预激部位在束支阻滞的对侧,则两者图形能同时显现,如 A 型预激合并右束支阻滞、B 型预激合并左束支阻滞,此时 QRS 波群明显增宽,P-J 间期＞0.27s。②单纯心室预激时,窦性激动仅提早除极心室引发 δ 波和 QRS 波群增宽,但不延迟心室除极结束的时间(因窦性激动一旦通过房室结后将快速下传并除极心室),故 P-J 间期不延长(≤0.27s)。③随着心脏电生理及导管射频消融术的进展,认为显性心室预激的 P-J 间期＞0.27s 时,提示合并房室或束支阻滞。④本例图 B QRS 时间 0.19s,P-J 间期 0.32s,强烈提示合并左束支阻滞,故图 A 呈左束支阻滞图形不考虑为心室内差异性传导。⑤图 A 因胸前导联 QRS 波形酷似图 B 胸前导联 QRS 波形,极易误诊为室上性心动过速伴 B 型预激(逆向型房室折返性心动过速),但仔细观察两者下壁导联 QRS 波形(图 A 主波向上而图 B 主波向下),则不难鉴别。

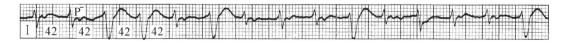

图 42-2 顺向型房室折返性心动过速伴间歇性右束支阻滞及左后分支阻滞、
左侧旁道参与折返(Ⅰ导联逆行 P⁻ 波倒置,R-P⁻ 间期 0.11s)

（2）R-R 间期可规则（多见）、长短交替（图 42-3）或呈间歇性束支阻滞（心室内差异性传导）时其 R-R 间期延长≥35ms（为束支阻滞侧旁道参与折返的佐证，图 42-4）。

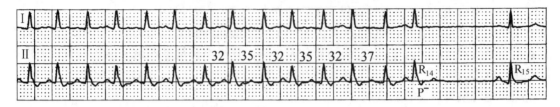

图 42-3　顺向型房室折返性心动过速、右侧旁道参与折返（Ⅰ导联 P⁻波低平直立、R-P⁻间期 0.09s）

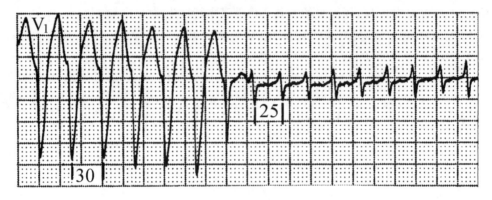

图 42-4　顺向型房室折返性心动过速伴间歇性左束支阻滞型心室内差异性传导、提示左侧旁道参与折返，
符合 Coumel 定律（呈左束支阻滞型的 R-R 间期较呈正常形态的 R-R 间期延长了 50ms）

（3）ST 段或 T 波上必有逆行 P⁻波跟随（肉眼可见或食管心电图），且 R-P⁻间期＞90ms（图 42-2、图 42-3、图 42-5）。

（4）依据逆行 P⁻波在Ⅰ、V₁ 及下壁导联极性和形态可进行初步定位：①P⁻波在Ⅰ导联倒置、V₁ 导联直立，为左侧旁道参与折返；②P⁻波在Ⅰ导联直立、V₁ 导联倒置，为右侧旁道参与折返；③P⁻波在Ⅱ、Ⅲ、aVF 导联呈深倒置，为后间隔旁道参与折返（图 42-5）。

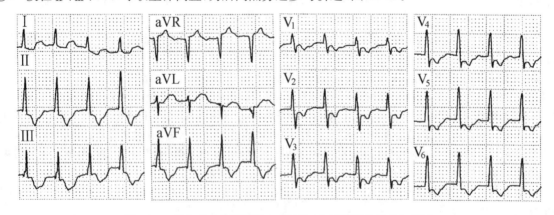

图 42-5　顺向型房室折返性心动过速、右后间隔旁道参与折返

【临床资料】男性，37 岁，突发心动过速 1h。【心电图特征】常规心电图（图 42-5）显示 QRS 波形正常，R-R 间期 0.36s，频率 167 次/min；ST 段上有逆行 P⁻波跟随，在Ⅱ、Ⅲ、aVF 导联呈深倒置，Ⅰ导联直立，V₁ 导联倒置，R-P⁻间期 0.09～0.11s；Ⅱ、Ⅲ、aVF、V₂～V₆ 导联 ST 段呈下斜型压低 0.10～0.12mV，Ⅱ、Ⅲ、aVF 导联 T 波倒置。【心电图诊断】①顺向型房室折返性心动过速（167 次/min）；②提示右后间隔旁道参与折返；③前壁、侧壁 ST 段改变及下壁 ST-T 改变。

2. 逆向型房室折返心动过速

少见(约占 5%)，表现为折返激动经房室旁道顺传心室、正道逆传心房，周而复始。与室性心动过速鉴别较困难。其心电图基本特征为：

(1)QRS 波群特别宽大畸形呈完全性预激波形，与既往预激波形类似(图 42-6)。

(2)心室率很快，通常≥200 次/min，R-R 间期规则。

(3)体表心电图很难辨认出逆行 P⁻波，如能辨认，则 R-P⁻间期＞P⁻-R 间期，且 P⁻-R 间期＜0.12s。

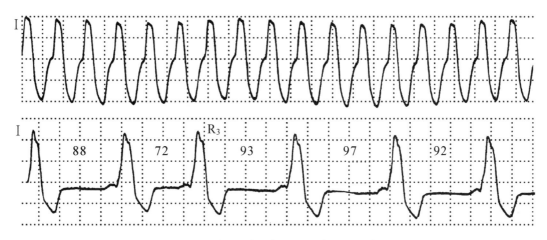

图 42-6　逆向型房室折返性心动过速(上行)

【临床资料】男性，38 岁，反复发作心动过速 1 年余，再发 1h。【心电图特征】I 导联上行(图 40-6)显示宽 QRS 心动过速，R-R 间期 0.30s，频率 200 次/min。下行系电击复律后记录，显示窦性 P-P 间期 0.88~0.97s，P-R 间期 0.11s，有 δ 波，QRS 波群宽大畸形(时间 0.18s)，与上行心动过速时波形类似；R₃ 为提早出现 P'-QRS-T 波群，P'形态与窦性 P 波一致，呈等周期代偿[为窦性 P-P 间期长短之和的均值，即(88＋97)÷2≈93]。【心电图诊断】①宽 QRS 心动过速，系逆向型房室折返性心动过速所致；②电击复律后转为窦性心律、窦性早搏及完全性心室预激；③符合预激综合征，建议行房室旁道射频消融术。

3. 多条旁道参与的折返性心动过速

此型少见，需作心内电生理检查方能确诊。构成折返环路方式有以下 3 种。

(1)一条旁道顺传，而另一条旁道逆传：其 QRS 波群呈完全性预激波形，与逆向型房室折返性心动过速相似(图 42-7C)。

(2)两条旁道间歇性顺传，而房室正道逆传：出现两种完全性预激波形及两种 R-R 间期。

(3)一条旁道及房室正道呈间歇性顺传，而另一旁道逆传：出现完全性预激、正常 QRS 波群两种形态及两种 R-R 间期。

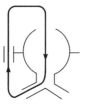　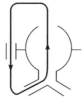　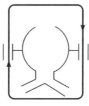　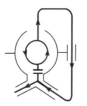

A. 顺向型　　　　B. 逆向型　　　　C. 双旁道参与　　　D. 无辜性旁道

图 42-7　房室旁道参与折返或顺传的心动过速示意图

六、房室结折返性心动过速伴无辜性旁道

(1)基本概念:当患者既有房室旁道,又存在房室结双径路传导,发生慢快型房室结折返性心动过速时,旁道不是折返环路的必需部分,对心动过速的发生与维持不起直接作用,仅充当房室间的顺传(前传)通路,故称为无辜性旁道。

(2)发生机制:心动过速发生时,折返激动经房室结慢径路缓慢顺传,经快径路逆传心房后再沿着房室旁道顺传心室,引起完全性预激宽 QRS 波群,此时经慢径路缓慢下传的激动恰好遇房室结下端或(和)心室不应期而不能下传或者不能激动心室(图 42-7D)。

(3)心电图特征:①心动过速 QRS 波群呈完全性预激波形,极易误诊为逆向型房室折返性心动过速;②体表心电图通常不易辨认逆行 P⁻ 波(因其重叠在宽大畸形 QRS 波群中),若能辨认,则其 R-P⁻ 间期<90ms;③若出现房室或室房阻滞而心动过速未能阻滞,则强烈提示为房室结折返性心动过速伴无辜性旁道,因心房、心室不是折返环路的必须组成部分而有别于房室折返性心动过速。

(4)处置对策:需对房室结双径路和房室旁道同时进行射频消融,方能根治心动过速。

七、Mahaim 纤维参与的逆向型房室折返性心动过速

1. Mahaim 纤维类型

近年来最新研究发现,Mahaim 纤维根据解剖走行分为房束型、房室型、结束型、结室型、束室型5 种类型(图 42-8)。经外科手术和导管消融术结果证实,Mahaim 纤维参与的心动过速绝大部分由房束型(右心房-右束支旁道)、房室型(右心房-右心室旁道)所引发。起于右心房侧壁,止于右束支末端、右室心尖部或游离壁。Mahaim 纤维类似房室结样结构,具有递减性传导特性。

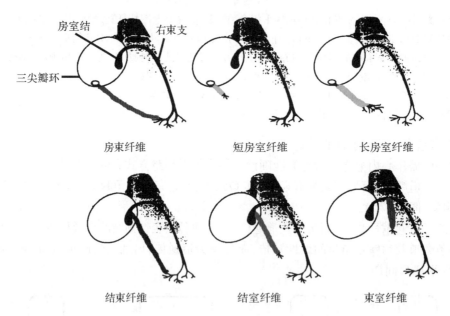

图 42-8　Mahaim 纤维类型示意图

(1)房束型:其传导径路为心房→房束纤维→右束支末端→浦肯野纤维→右心室,此型参与心动过速时是通过右束支末端-浦肯野纤维传导,故速度较快,频率较快,QRS 波群相对较窄(图 42-9)。

(2)房室型:心房→房室纤维→三尖瓣环附近→右心室。此型参与心动过速时是通过心室肌缓慢传导,故传导速度较慢,频率较慢,QRS 波群较宽(图 42-10)。

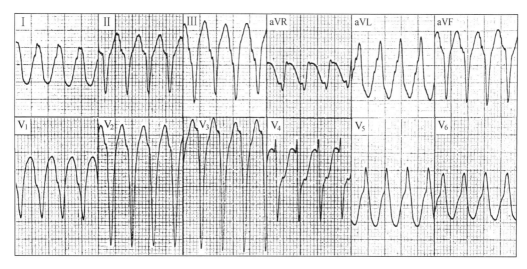

图 42-9 提示 Mahaim 纤维参与的逆向型房室折返性心动过速

【临床资料】男性,43 岁,反复发作心动过速 1 年,再发 1h。【心电图特征】常规心电图(图 42-9)未见明显的各种 P 波,QRS 波群呈类左束支阻滞图形(时间 0.12s),肢体导联及 V₁、V₂ 导联似有 δ 波,R-R 间期 0.25s,频率 240 次/min;电轴左偏,胸前导联 QRS 主波向下转为向上的过渡区在 V₅ 导联。【心电图诊断】①宽 QRS 心动过速,提示 Mahaim 纤维参与的逆向型房室折返性心动过速;②不能排除极速型室性心动过速,建议电击复律。

【心得体会】本例患者系 80 年代笔者在浙大二院工作时一位药房医生发作心动过速时记录,他经常反复发作心动过速伴血压降低,每次发作均需电击复律,限于当时的医疗条件未能开展心内电生理检查及射频消融术,始终未能明确引发心动过速的原因和机制,也未能记录到 Kent 束或 Mahaim 纤维预激的心电图波形,此处仅作为展示图片供参考。大家在日常工作中遇不明原因宽 QRS 心动过速时,应首先考虑室性心动过速,切记!

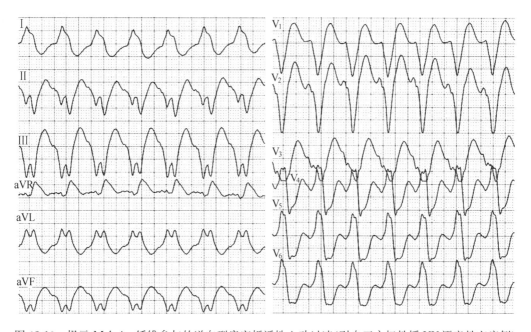

图 42-10 提示 Mahaim 纤维参与的逆向型房室折返性心动过速(引自王永权教授 YY 语音教室病例)

【临床资料】女性,30 岁,反复发作心动过速伴晕厥 2 年,加重 6 个月,再发 1h 入院。患者无器质性心脏病史(心脏超声检查正常),宽 QRS 心动过速频率 120 次/min 持续较长时间,外院曾用胺碘酮治疗后心室率上升至 160 次/min,入院后用利多卡因治疗无效,即改用普罗帕酮静脉点滴维持。【心电图特征】常规心电图(图 42-10)系改用普罗帕酮后记录,未见明显的各种 P 波,QRS 波群呈类左束支阻滞图形(时间 0.29s),其起始部顿挫,考虑为 δ 波,R-R间期 0.57s,频率 105 次/min;电轴左偏,胸前导联 QRS 主波向下转为向上的过渡区在 V₄ 导联。【心电图诊断】特宽型 QRS 心动过速,提示 Mahaim 纤维参与的逆向型房室折返性心动过速及药物引发严重的非特异性心室内阻滞(QRS 时间 0.29s)。

2.心电图特征

(1)心动过速的 QRS 波群呈类左束支阻滞图形,时间多<0.15s,起始部有 δ 波。

(2)心动过速的 R-R 间期在 0.22～0.45s,频率 140～275 次/min。

(3)QRS 波群在 Ⅰ 导联呈 R 型,Ⅲ 导联呈 rS 型,电轴左偏 0～－75°。

(4)胸前导联 QRS 主波向下转为向上的过渡区多在 V₄ 导联之后(图 42-11),V₅、V₆ 导联可呈 rS 型。

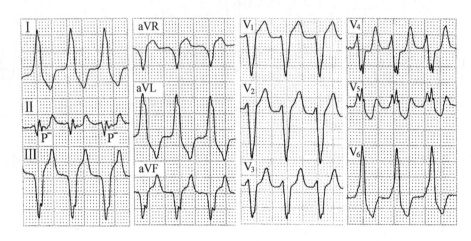

图 42-11   Mahaim 纤维参与的逆向型房室折返性心动过速

【临床资料】男性,51 岁,突发心动过速 2h。【心电图特征】常规心电图(图 42-11)V₁～V₃ 导联定准电压 5mm/mV,显示类左束支阻滞伴电轴左偏型宽 QRS 心动过速,V₄～V₆ 导联有 δ 波,QRS 时间 0.16s,R′-R′ 间期 0.45s,频率 133 次/min;Ⅱ 导联 ST 段上有逆行 P⁻ 波跟随,R-P⁻ 间期 0.15s,P⁻-R 间期 0.30s。心电图诊断:宽 QRS 心动过速,提示 Mahaim 纤维参与的逆向型房室折返性心动过速。

八、预激综合征引发心房颤动

1.概述

预激综合征引发心房颤动约占快速性心律失常 11％～39％,明显高于普通人群 0.5％～2％。显性预激多于隐性预激(高 5 倍)、多旁道多于单旁道。旁道经射频消融后,心房颤动发生率下降 91％,表明预激综合征心房颤动高发生率与旁道存在有关。

2.发生机制

存在房室旁道时,其心房颤动的发生率较高。可能与心脏内同时存在至少 2 个激动波所产生的波峰碰撞有关,即一个激动波经旁道逆传心房与心房内顺传的激动波发生碰撞,导致波峰的碎裂和扭转,形成多种途径的折返而触发心房颤动的发生,并参与了心房颤动的维持。

3.危害性

房室快旁道有效不应期随心率加速而缩短并呈全或无传导特性(不存在一度或文氏型阻滞),缺乏像房室结生理性传导延搁那样保护心室,极易引发快速心室反应,可导致:①心排血量降低引发血压降低及心源性休克;②急性心力衰竭;③蜕变为多形性室性心动过速、心室颤动而猝死(图 42-12);④少数患者可引发快慢综合征。

4.心电图特征

除具有心房颤动的基本特征外,QRS 波形多样化,是预激引发心房颤动的特征性改变。

(1)窦性 P 波消失,部分患者 f 波可不明显,但 R-R 间期绝对不规则。

(2)心室率极快:多达 180 次/min 以上,最高可达 300 次/min。

(3)QRS 波形多样化:完全性预激、部分性预激及正常形态 3 种图形并存,为预激引发心房颤

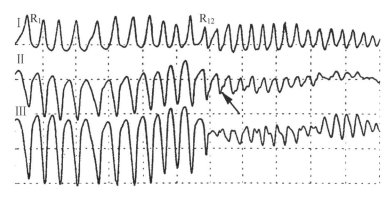

图 42-12　预激综合征引发心房颤动伴极速心室率(旁道下传优势型,箭头所指前半部分搏动)、
多形性室性心动过速及心室颤动(箭头所指后半部分搏动)

动的特征性改变(图 42-13)。

(4)若有 δ 波 R-R 间期≤0.25s,则极易恶化为心室颤动而猝死。

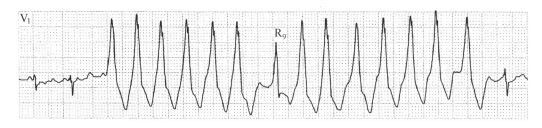

图 42-13　心房颤动伴快速心室率(平均 160 次/min)、A 型预激综合征(QRS 波形多变)

5.分型

根据房室旁道和正道顺传功能的强弱,可分为房室旁道顺传(前传、下传)优势型、房室正道顺传(前传、下传)优势型及中间型 3 种类型。

(1)旁道顺传优势型:常见于显性预激患者。f 波主要经旁道下传心室,心室率极快而不规则,心室率常达 180 次/min 以上,最高可达 300 次/min,QRS 波群多呈完全性预激图形(图 42-12)。平均心室率、平均 R-R 间期或最短 R-R 间期是预测高危患者的指标。

(2)正道顺传优势型:常见于隐性预激或间歇性预激患者。f 波主要由房室正道下传,偶由旁道下传,心室率快而不规则,在 100~150 次/min,QRS 波群多以正常形态为主,少数为部分性或完全性预激图形。

(3)中间型:介于上述两型之间,f 波经旁道、正道下传,心室率快而不规则,在 150~180 次/min,可见完全性预激、部分性预激和正常形态 3 种 QRS 波群(图 42-14)。该型心房颤动在患者交感神经兴奋性增高时,如激动、惊恐等或不适当使用洋地黄或维拉帕米等药物,可恶化为旁道顺传优势型,甚至蜕变为心室颤动。

6.急诊治疗

(1)有条件者建议首选电击复律(单相波 100~200J,双相波 50~100J)。

(2)采用药物治疗首选普罗帕酮,慎用胺碘酮,因其能抑制房室结传导,促使 f 波经房室旁道下传;禁用腺苷、维拉帕米、地尔硫卓、β 受体阻滞剂及洋地黄。

(3)若心室率极快、最短 R-R 间期≤0.25s 或药物治疗不能控制心室率者,应及时选用低能量电击复律。

(4)房室旁道射频消融术是根治预激引发快速性心律失常最有效的手段。

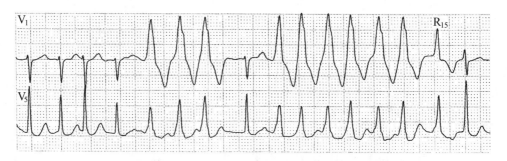

图 42-14　心房颤动伴快速心室率(平均 160 次/min)、A 型预激综合征(QRS 波形多变)

九、预激综合征引发心房扑动

临床上较少见。QRS 波群宽大畸形呈完全性预激图形,房室常呈 1∶1 传导引发极速心室率(图 42-15),可达 300～400 次/min,极易引起心室颤动,十分危急。也有房室呈 2∶1 传导。此时的旁道实为无辜性旁道,仅作为顺传心室的通路。

若规则的宽 QRS 心动过速的心室率≥300 次/min,则应首先考虑预激引发心房扑动,需紧急电击复律以拯救生命。

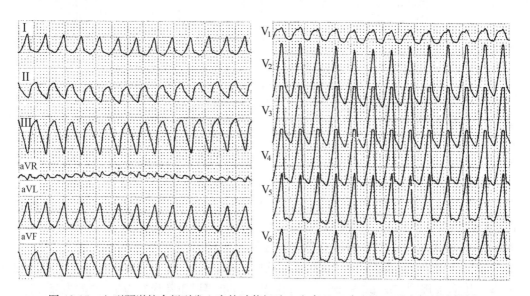

图 42-15　A 型预激综合征引发心房扑动伴极速心室率(261 次/min)(引自郭继鸿教授)

十、预激性心动过速

1.基本概念

预激性心动过速是特指各种心动过速(>100 次/min)经房室旁道顺传(前传)心室所产生的部分性或完全性预激 QRS 波群的总称。

2.基本类型

(1)广义室上性心动过速伴旁道下传:窦性心动过速、房性心动过速(图 42-16)、心房颤动、心房扑动伴旁道下传。

(2)狭义室上性心动过速伴旁道下传:逆向型房室折返性心动过速、多旁道引发房室折返性心动过速及房室结折返性心动过速伴无辜性旁道。

(3)经 Mahaim 纤维下传的各种心动过速。

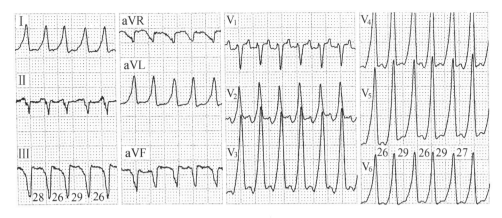

图 42-16 预激性心动过速(右后间隔旁道)

【临床资料】女性,51 岁,突发心动过速 2h。【心电图特征】常规心电图(图 42-16)显示 QRS 波群与既往预激波形类似但更宽大(时间 0.18s),R-R 间期 0.26~0.29s,频率 207~231 次/min;QRS 波群在下壁导联呈 QS 型,V_1 导联呈 rS 型,V_2~V_6 导联呈 R 型,提示旁道位于右后间隔;V_1 导联 T 波较尖,提示有 P^- 或 P' 波跟随或重叠。【心电图诊断】①预激性心动过速,逆向型房室折返性心动过速或房性心动过速伴旁道下传心室;②提示房室旁道位于右后间隔。

【心得体会】①本例宽 QRS 心动过速其起始部有 δ 波,与既往预激波形(部分性预激)类似但更宽大(完全性预激图形),预激性心动过速诊断应该是明确。②因 P^- 或 P' 波无法辨认,故难以确定是逆向型房室折返性心动过速还是房性心动过速伴旁道下传心室,可借助食管心电图加以判定。③R-R 间期多呈长短交替,若是逆向型房室折返性心动过速,则与激动经房室结逆传的 R-P^- 间期呈长短交替有关;若是房性心动过速,则与房性 P'-P' 间期呈长短交替有关。④本例 QRS 波群 V_1 导联主波向下,而 V_2~V_6 导联主波向上,结合下壁导联主波向下,符合右后间隔旁道的心电图特征。

十一、快慢综合征

请见第三十三章病窦综合征与双结病(五、快慢综合征)。

十二、获得性心室预激

获得性心室预激是指部分房室慢旁道因不应期太长,其顺传(前传)功能在房室正道传导功能良好时未能显现,只有在正道发生三度阻滞时,旁道才显示出传导功能,出现完全性预激波形(图 42-17)。

十三、心房颤动合并间歇性心室预激

因窦性心律时心室预激波形可呈间歇性出现,故基本节律为心房颤动时心室预激波形也可呈间歇性出现(图 42-18),此时心房颤动合并间歇性心室预激与预激综合征引发心房颤动出现间歇性预激波形的机制、治疗及预后均截然不同(表 41-1)。

表 41-1 心房颤动合并间歇性心室预激与预激综合征引发心房颤动的鉴别

鉴别要点	心房颤动合并间歇性心室预激	预激综合征引发心房颤动
①发病年龄	老年多见	中、青年多见
②持续时间	多呈持续性或永久性心房颤动	阵发性心房颤动
③发生机制	多由各种器质性心脏病引发	由房室旁道引发
④平均心室率	不是很快,多在 100~150 次/min	多较快,在 150 次/min 以上
⑤风险性	一般不出现严重的血流动力学改变,不引发严重室性心律失常	极速心室率可引发血压降低、心源性休克及严重室性心律失常
⑥治疗	控制心室率 80~100 次/min	电击复律、射频消融旁道

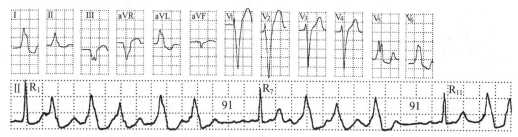

图 42-17　获得性完全性 B 型心室预激、房室正道三度阻滞、加速的房室交接性逸搏

【临床资料】男性，64 岁，临床诊断：冠心病、心房颤动、服用地高辛。【心电图特征】常规 12 导联心电图（图 42-17）V₃～V₆ 导联定准电压 5mm/mV，显示 QRS 波群呈类左束支阻滞图形，时间 0.18s，部分导联起始部似有 δ 波，于 V₁、V₂ 导联呈 rS 型，V₅、V₆ 导联呈 R 型，考虑为完全性 B 型心室预激。长 Ⅱ 导联显示基本节律为心房颤动，平均心室率 115 次/min；延迟出现 QRS 波形正常，其逸搏周期 0.91s，频率 66 次/min，为加速的房室交接性逸搏；而心率增快时 QRS 波群宽大畸形，起始部有 δ 波，表明 f 波始终未能由房室结下传。【心电图诊断】①心房颤动（细颤型）伴快速心室率（平均 115 次/min）；②获得性完全性 B 型心室预激；③提示房室正道存在三度阻滞；④加速的房室交接性逸搏（66 次/min）；⑤提示洋地黄中毒。

【温故知新】①洋地黄能延长房室结有效不应期并降低其传导速度，可引发不同程度的房室阻滞。②洋地黄能缩短房室旁道有效不应期并加快其传导速度，故预激综合征引发心房颤动、逆向型房室折返性心动过速时，严禁使用洋地黄类药物。③大部分 Kent 束顺传不应期极短（≤0.35s），与心房肌不应期相近，称为快旁道；其顺传具有"全或无"特性，不出现传导延缓或递减性传导，即不存在一度阻滞或文氏型阻滞。④小部分 Kent 束不应期相当长，可在 0.60s 以上，称为慢旁道；由希浦传导组织构成，内含 P 细胞，具有自律性，可出现旁道性早搏或逸搏及 3 相、4 相阻滞或文氏型阻滞，表现为间歇性、频率依赖性或潜在性心室预激。⑤本例既往心电图未记录到心室预激波形，但在应用地高辛后出现 f 波经旁道下传呈完全性预激图形，但 f 波始终未能由房室结下传，强烈提示房室结存在三度阻滞、获得性心室预激。⑥因宽 QRS 波群的 R-R 间期极不规则，故不考虑自律性增高型短阵性室性心动过速。

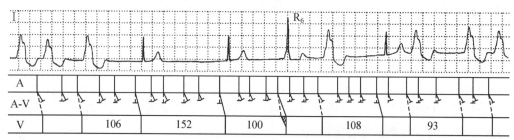

图 42-18　心房颤动合并快频率依赖性心室预激

【临床资料】与图 42-17 系同一患者。【心电图特征】Ⅰ 导联（图 42-18）系停用地高辛 3d 后记录，平均心室率 75 次/min；于心室率增快时（R-R 间期≤0.93s）出现完全性心室预激波形，表明 f 波由旁道下传，而房室正道下传受阻，显示房室正道存在快频率依赖性阻滞（3 相阻滞）；心室率减慢时（R-R 间期≥1.06s）出现正常 QRS 波群，表明 f 波由正道下传，而旁道下传受阻，显示房室旁道存在慢频率依赖性阻滞（4 相阻滞）。当 R-R 间期 1.0s 时出现介于两者之间的 QRS 波群，其前有明确的 δ 波如 R₆（A-V 行中实线表示房室正道下传、虚线表示房室旁道下传、实线与虚线共同下传表示预激，V 行中斜影部分表示预激程度）。【心电图诊断】①心房颤动伴正常心室率（平均 75 次/min）；②快频率依赖性二度房室阻滞（正道）；③房室旁道慢频率依赖性二度阻滞。

十四、治疗原则

主要针对病因、快速性心律失常治疗。

（1）病因治疗：①若患者仅存在心室预激而无心动过速史，则可无需治疗；②若有反复发作心动过速，则需行旁道射频消融术。

（2）快速性心律失常：可根据心室率、有无血流动力学改变酌情选择药物、食管调搏超速抑制或电击复律，对于怀孕者可首选食管调搏予以终止。

第四十三章

少见的心电综合征与心电现象

一、家族性广泛导联 ST 段压低综合征

请见第十八章巧辨 ST 段异常改变(九、家族性广泛导联 ST 段压低综合征)。

二、心脏震击猝死综合征

1. 基本概念

心脏震击猝死综合征是指健康青少年运动时,心前区受到低能量钝性撞击后即刻发生晕厥、昏迷、心脏停搏而猝死。

2. 发生机制

心前区受到低能量钝性撞击后,机械能转化为生物能,激活心肌细胞的 ATP 敏感性 K^+ 通道,导致 ST 段抬高、心室颤动的阈值降低,最终引发心室颤动、心脏停搏而猝死。

3. 临床特征

(1)易发年龄:喜爱运动的青少年,多见于 16 岁以下的男性(约占 70％以上),与发育中胸廓富有弹性易将撞击能量传递到心脏有关。

(2)易发运动:多见于棒球(约占 57％)、垒球(约占 10％)及冰球(约占 10％),尚见于足球、橄榄球、拳击等。

(3)易发震击部位:心脏解剖位置相关的心前区,以左侧中胸部多见。

(4)易发方式:心前区受到低能量钝性撞击,但胸廓、肋骨无明显损伤。

(5)出现症状:心前区遭到低能量钝性撞击后,多数患者即刻倒地,发生晕厥、昏迷、心脏停搏,及时行心肺复苏是患者生还的决定因素。

(6)预后:该病征非常凶险,有着极高的致死性。

4. 心电图特征

心前区受到低能量钝性撞击后,根据撞击点落在 QRS-T 波群的不同位置上而有以下心电图表现。

(1)若落在 QRS 波群中,则出现一过性高度至三度房室阻滞(图 43-1A)。

(2)若落在 QRS 波群终末部和 ST 段上,则出现 ST 段呈损伤型抬高(图 43-1B)。

(3)若落在 T 波顶峰前、后 0.03s 附近,则因遇心室易损期而引发室性心动过速、心室颤动(图 43-1C)。

(4)若落在 T 波下降支上,则引发室上性心动过速。

(5)此外,尚可出现左束支阻滞、窦性心动过缓、窦性停搏等。

5. 防治原则

(1)改进训练用球:使用质地较软的球类能明显减少心室颤动、心脏震击猝死综合征的发生率。

(2)穿戴防护服:运动、训练及比赛时均应穿戴胸部防护服。

(3)心肺复苏(CPR)培训:对教练员、运动员及运动场地的其他工作人员进行 CPR 上岗培训。

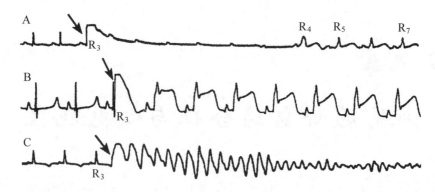

图 43-1　撞击点落在 QRS-T 波群的不同位置上而引发不同的心电图改变(引自郭继鸿教授)

图 A 系撞击点落在 QRS 波群中引发阵发性三度房室阻滞,R₄ 为室性逸搏,R₅～R₇ 为非阵发性室性心动过速伴室性融合波;图 B 为撞击点落在 J 点附近引发 ST 段呈上斜型抬高伴 T 波宽大;图 C 为撞击点落在落在 T 波顶峰上引发极速型室性心动过速、心室颤动。

(4)配备并培训使用体外自动除颤仪(AED):在运动场地配备 AED,对教练员、运动员及运动场地的其他工作人员进行 AED 使用操作培训。

(5)争分夺秒救治:心脏呼吸骤停者约80%系心室颤动所致,故需争分夺秒进行电击除颤复律。若无法获取 AED,则可先拳击患者心前区数次,然后进行 CPR 并呼叫 120 急救。

三、短偶联间期尖端扭转型室性心动过速综合征

1. 基本概念

短偶联间期尖端扭转型室性心动过速综合征是指尖端扭转型室性心动过速被极短偶联间期(<0.30s)的室性早搏所诱发,不伴 Q-T 间期延长和相关病因,且维拉帕米是唯一有效的治疗药物,则可诊断之。

2. 发生机制

尚不清楚,可能与交感神经兴奋性增高、触发活动及折返有关;触发活动是尖端扭转型室性心动过速启动机制,而折返是其维持机制。

3. 临床特征

(1)常有反复发作尖端扭转型室性心动过速,多无器质性心脏病依据。

(2)心动过速发作时可出现晕厥甚至猝死。

(3)多见于中青年。

(4)维拉帕米是唯一有效的治疗药物,其他抗心律失常药物无效。

(5)无相关病因可寻。

4. 心电图特征

(1)频发出现极短偶联间期(<0.30s)的室性早搏,其形态一致(图 43-2)。

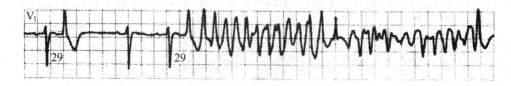

图 43-2　极短偶联间期(0.29s)室性早搏(Ron-T 现象)引发尖端扭转型室性心动过速(引自郭继鸿教授)

(2)尖端扭转型室性心动过速均由上述室性早搏所诱发(图 43-3)。

(3)室性心动过速的频率极快,多在 250 次/min 左右。

(4)Q-T 间期正常。

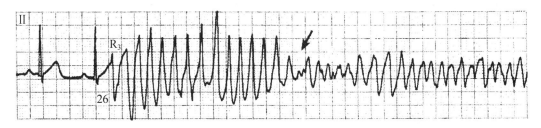

图43-3　极短偶联间期(0.26s)室性早搏(Ron-T 现象)引发尖端扭转型室性心动过速(引自郭继鸿教授)

5.注意诊断名词

通常将室性心动过速 QRS'波形围绕基线扭转伴 Q-T 间期延长者称为尖端扭转型室性心动过速,而不伴 Q-T 间期延长且有因可寻者(如 Brugada 综合征、致心律失常型右室心肌病、儿茶酚胺敏感型室性心动过速等)称为多形性室性心动过速。短偶联间期尖端扭转型室性心动过速综合征虽然不伴 Q-T 间期延长,但未发现任何相关病因且维拉帕米治疗有奇效,故认为它是一个独立的心电疾病。

四、窄高 QRS 波群综合征

1.基本概念

窄高 QRS 波群综合征是指 QRS 波群时间小于正常值,而下壁、左胸前导联出现 R 波振幅异常增高伴非特异性 ST-T 改变,患者反复发作晕厥、运动导致先兆晕厥或有家族性心源性猝死一组心电图与临床症候群。

2.发生机制

(1)离子通道改变:快 Na^+ 通道功能增强,致 0 期上升速度加快、幅度增大,心室除极速度加快,进而易产生触发活动。

(2)心肌细胞之间联系增强:心室肌细胞之间缝隙连接密度增大,导致细胞之间联系改善及传导速度加快。

(3)浦氏纤维分布改变:浦氏纤维数量增加或(和)浦氏纤维穿越心室壁深度增加,导致跨壁传导时间缩短,QRS 波群变窄。

3.心电图特征

(1)QRS 波群变窄,时间小于正常值。

(2)R 波振幅增高,起始上升支异常陡峭,以下壁、左胸前导联明显。

(3)同一导联不同时间非特异性 ST-T 改变具有多变性,T 波多呈正负双相(图 43-4)。

4.临床特征

(1)患者反复发作晕厥、运动导致先兆晕厥或有家族性心源性猝死。

(2)无器质性心脏病依据。

(3)无相关病因可寻。

5.临床意义

可能代表一个新的临床病种,为预测潜在的致命性室性心律失常一个新的心电图指标。

五、运动员心脏综合征

1.基本概念

运动员心脏综合征又称为运动员心脏,是指长期、超大运动量耐力训练后引发心肌肥厚、心腔扩大及缓慢心率等心脏代偿性结构与功能方面的适应性改变,通常较难界定这种改变是生理性还

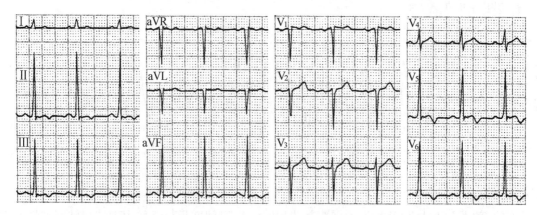

图 43-4　窄高 QRS 波群综合征的心电图改变（引自王福军）

【临床资料】不详。【心电图特征】常规心电图（图 43-4）胸前导联定准电压 5mm/mV，显示 P-P 间期 0.67s，频率 90 次/min；P-R 间期 0.14s；Ⅱ、Ⅲ、aVF 导联 R 波振幅 2.1～2.4mV，$R_{V_5}+S_{V_1}=6.5mV$，QRS 时间 0.07s，Ⅱ、Ⅲ、aVF、V_5、V_6 导联 T 波呈正负双相或浅倒置。【心电图诊断】①窦性心律；②左心室高电压；③下壁、侧壁轻度 T 波改变；④符合窄高 QRS 波群综合征的心电图改变，请结合临床。

是病理性所致。

2.猝死率

无论是群众性体育运动还是竞技性运动或比赛，屡有猝死报道，剧烈运动可使心源性猝死较常人增加 2.5 倍。运动员心源性猝死率 1/10 万至 1/2.3 万，男性高于女性。运动强度愈高的项目，其猝死率也愈高，如足球比赛是猝死率名列首位的运动项目，马拉松比赛也是猝死率很高的运动项目。此外，停止一段时间训练后再次复出时高强度训练也极易引发猝死。

3.猝死病因

运动员猝死的主要原因为心源性（约占 60%～85%）和脑源性（脑出血）。引发心源性猝死主要有以下疾病。

(1)冠心病：为 35 岁以上运动员猝死的最主要疾病。

(2)肥厚型心肌病：为 35 岁以下年轻运动员猝死的首位疾病

(3)致心律失常性右室心肌病：为欧洲年轻运动员最重要的致死疾病。

(4)遗传性心律失常：先天性长 Q-T 间期综合征、特发性短 Q-T 间期综合征、儿茶酚胺敏感性室性心动过速、Brugada 综合征及早复极综合征等，约占运动员猝死 10%。

(5)其他：预激综合征、心脏震击猝死综合征、心肌炎、主动脉夹层破裂及心脏瓣膜疾病等。

4.发生机制

长期高强度训练使心脏结构、心肌细胞及内分泌激素发生重塑和改变。

(1)心脏结构重塑：心室壁增厚（等长运动训练，如举重等）、心室腔扩大（等张运动训练，如长跑等），因心肌细胞肥大、结缔组织增生引发心脏质量（重量）增加。

(2)心肌细胞重塑：心肌纤维增粗、肌节变长引发心肌细胞肥大。

(3)内分泌因素：高强度训练时，交感神经兴奋性增高，体内儿茶酚胺、肾素-血管紧张素大量分泌，一方面加重心血管负荷，另一方面产生"交感风暴"使心脏不应期缩短、复极离散度增大，极易引发致命性心律失常；此外，生长激素、生殖激素（睾酮、孕酮）分泌增加，也促使和影响心肌细胞代谢而增生。

5.临床表现

(1)心脏肥大：心房、心室均有不同程度的肥厚和扩大，有学者甚至称为运动性心肌病（图

43-5),但随着停止运动一段时间后,这些适应性改变能够消失。

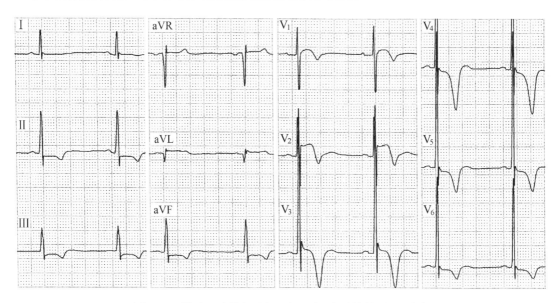

图 43-5　举重运动员出现左心室肥大、广泛导联 ST-T 改变

【临床资料】男性,30 岁,举重运动员,诉心电图异常来院复查。【心电图特征】常规心电图(图 43-5)显示 P-P 间期 1.10~1.16s,频率 52~55 次/min;R_{V₃} = 5.2mV,R_{V₅} = 4.85mV,R_{V₅}+S_{V₁} = 6.2mV;Ⅱ、Ⅲ、aVF 导联 ST 段呈水平型压低 0.10~0.15mV,T 波浅倒置;V₁~V₃ 导联 ST 段抬高 0.15~0.35mV,T 波倒置;V₄~V₆ 导联 ST 段呈下斜型压低 0.10~0.15mV,T 波倒置。【心电图诊断】①窦性心动过缓(52~55 次/min);②左心室高电压,提示左心室肥大;③广泛导联 ST-T 改变,其中前壁类冠状 T 波;④符合心尖肥厚型心肌病心电图改变,建议心脏超声检查(被心脏超声证实)。

(2)心率减慢:与心脏每搏输出量增加、迷走神经张力增高等因素有关,可表现为显著的窦性心动过缓或伴显著不齐,少数运动员可同时存在窦性停搏、二度窦房阻滞或一度至二度Ⅰ型房室阻滞等。

6.心电图表现

(1)显著的窦性心动过缓:运动员在安静或休息状态下心率多<45 次/min,甚至慢至 30 次/min。

(2)显著的窦性心律不齐:部分运动员 P-P 间期互差可达 0.40s 以上。

(3)窦性停搏、二度窦房阻滞:少数运动员夜间可出现窦性停搏、二度Ⅰ型窦房阻滞,甚至二度Ⅱ型窦房阻滞。

(4)房室阻滞:可出现一度、二度Ⅰ型房室阻滞,尤其是夜间。

(5)逸搏及其心律:可继发性出现房室交接性或室性逸搏及其逸搏心律

(6)左心室高电压或左心室肥大:肢体导联或(和)胸前导联 R 波振幅显著增高。

(7)心室复极异常:①心室早复极,表现为 J 点、ST 段抬高及 T 波高耸;②ST 段压低;③T 波倒置、双相或低平;④Q-T 间期延长。

7.运动员心电图判定标准

根据 2017 年至 2018 年《美国心脏病学会杂志》《英国运动医学》《欧洲心脏杂志》发表的《运动员心电图解释的国际专家建议》,将运动员心电图分为正常心电图、临界心电图及异常心电图三类,每类又有若干评判标准。

(1)正常心电图:①显著的窦性心动过缓,心率≥30 次/min,无疲乏、眩晕等供血不足症状;②呼吸性窦性心律不齐;③一度房室阻滞(P-R 间期 0.21~0.40s);④二度Ⅰ型房室阻滞;⑤不完全性右束支阻滞;⑥单纯性左心室或右心室高电压;⑦心室早复极;⑧小于 16 岁年轻运动员,仅出现 $V_1 \sim V_3$ 导联 T 波倒置而无临床症状;⑨房性逸搏心律或加速的房性逸搏心律;⑩房室交接性逸搏心律。

(2)临界心电图:①电轴左偏 $-30° \sim -90°$ 或右偏 $> +120°$;②左心房肥大或右心房肥大;③完全性右束支阻滞。

(3)异常心电图。①严重的窦性心动过缓,其心率 < 30 次/min 或窦性停搏 $\geq 3.0s$;②严重的房室阻滞:P-R 间期 $\geq 0.40s$,二度 II 型至三度房室阻滞;③异常 Q 波(III、aVR 导联除外);④完全性左束支阻滞;⑤非特异性心室内阻滞:其 QRS 时间 $\geq 0.14s$;⑥心室预激;⑦Epsilon 波、I 型 Brugada 波;⑧ST 段压低:以 R 波为主 2 个或 2 个以上导联 ST 段呈水平型或下斜型压低 $\geq 0.05mV$;⑨T 波倒置:以 R 波为主导联出现 T 波倒置,如前壁、侧壁、下壁及下侧壁;⑩其他:Q-T 间期延长(男性 Q-Tc $\geq 0.47s$,女性 Q-Tc $\geq 0.48s$)、快速性室上性心律失常(心房扑动、颤动及室上性心动过速)、室性心律失常(每 10s 记录的心电图中出现 2 次或 2 次以上室性早搏、成对室性早搏、短阵性室性心动过速)。

8. 重在预防

(1)筛选与评估:根据《运动员心电图解释的国际专家建议》定期进行心血管疾病筛选与系统性健康评估,包括详细询问个人史、家族史、常规心电图及酌情进一步相关检查等。①对于正常心电图或仅单独出现一项临界心电图者,无需做进一步检查进行评估;②若具有 2 项或 2 项以上临界心电图者,则需进一步做动态心电图、平板运动试验、心脏超声及血生化指标检查,必要时还需进行 CT、心脏磁共振等影像学检查。③对于异常心电图者,必须做上述相关检查,进行风险评估。据报道,意大利通过健康筛选与评估,已大幅度降低运动员心源性猝死率(下降了 89%),成效明显。

(2)监测与治疗:严密监测和有效治疗已有的心血管疾病(高血压、高脂血症、心肌炎等)及心血管疾病高危因素(糖尿病、吸烟等)。

(3)培训与配备:相关人员进行 CPR 培训及相关场地配备 AED,以防不测。

9. 结束语

每天坚持适量运动是有益或有助于身体健康,但超大运动、竞技性运动或比赛则是一把双刃剑,一定程度上危害健康,甚至危及生命。对于挑战自我和极限的"更快、更高、更强"奥运精神,从医学健康角度需要正确认识和解读。

六、呼吸睡眠暂停综合征

1. 概述

呼吸睡眠暂停综合征(SAS)在人群中发病率为 $2\% \sim 4\%$。属呼吸道疾病,除了严重影响睡眠质量外,低氧血症还能对机体多器官造成伤害,尤其是引发心脑血管病的死亡率显著高于正常人群。夜间睡眠时气道堵塞引发心律紊乱是发生猝死的主要原因。

2. 基本概念

呼吸睡眠暂停综合征是指中枢或气道等原因导致睡眠状态下反复出现呼吸暂停和(或)低通气,引起低氧血症、高碳酸血症,从而使机体发生一系列病理生理改变的临床综合征。

3. 基本类型

(1)外周型:由扁桃体肥大、舌头后坠、肥胖、咽喉部肌肉组织松弛及鼻部疾病(鼻炎、鼻中隔偏曲、鼻息肉)等引发上呼吸道通气不畅(图 43-6)。

(2)中枢型:由中枢神经系统疾病引发患者夜间睡眠时咽喉部肌肉组织松弛或塌陷而出现气道阻塞现象。

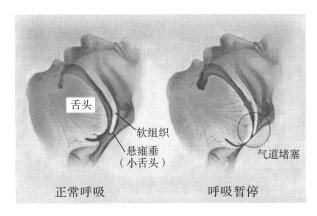

图 43-6　咽喉部气道正常与堵塞时示意图

4.临床表现

睡眠时极易打呼噜及呼吸暂停,血氧饱和度降低;白天瞌睡提不起精神、工作效率低下。

5.心电图表现

(1)快速性心律失常:各种早搏、心房颤动及室性心动过速等。

(2)缓慢性心律失常:窦性心动过缓、窦性停搏、二度以上窦房阻滞及房室阻滞等。

(3)心肌缺血:ST 段抬高或压低、T 波倒置等。

6.治疗

(1)控制体重:控饮食、戒烟酒及增运动、强锻炼,努力降低体重。

(2)改进睡姿:抬高床头、侧卧睡眠。

(3)器械治疗:经鼻持续正压通气治疗。

(4)手术治疗。①鼻腔手术:鼻中隔矫正术、鼻息肉摘除术;②扁桃体摘除术、悬雍垂软腭咽成形术是目前最常用的手术方法;③其他:激光辅助咽成形术、低温射频消融咽成形术等。

七、阿斯综合征

1.基本概念

阿斯综合征又称为急性心源性脑缺血综合征,是指突然发作严重的快速性或缓慢性心律失常或急性心脏排血功能受阻引发短时间内心排血量急剧锐减,导致急性短暂性脑缺血、缺氧而出现意识丧失、抽搐、面色苍白或发绀及小便失禁等为特征的一组威胁生命的临床综合征。本征极其危急,预后不良,需争分夺秒救治。

2.常见病因

(1)器质性心脏病:AMI、暴发性心肌炎、各类心肌病、心瓣膜病、先心病等。

(2)电解质紊乱:低钾血症、高钾血症。

(3)药物:引发 Q-T 间期延长的各种药物。

3.临床表现

(1)症状:①根据脑缺血时间长短,可出现眩晕、黑蒙(缺血时间 2.0～3.0s)、晕厥(缺血时间 ≥5.0s)及抽搐(缺血时间≥15.0s);②多为突然发生,可反复发作;③心脏停搏45.0s 后出现瞳孔散大,1.0min 后自主呼吸逐渐停止,3.0min 开始出现脑水肿,4.0～5.0min 脑细胞开始死亡。

(2)体征:面色苍白或发绀、瞳孔散大、呼吸与脉搏消失、血压测不到。

4.心电图表现

(1)极速型室性心律失常:持续性单形性室性心动过速(心室率≥200 次/min)及尖端扭转型、多形性、双向性室性心动过速或心室扑动、心室颤动。

（2）极速型室上性心律失常（包括心房颤动、心房扑动）：持续性心室率≥200 次/min。

（3）严重的缓慢性心律失常：①心动过缓、高度及三度房室阻滞引发平均心室率≤35 次/min；②短时间内反复出现长 R-R 间期≥3.0s；③一过性出现 R-R 间期≥5.0s。

（4）慢快综合征（图 43-7）、快慢综合征。

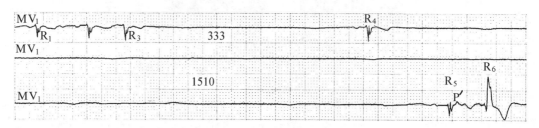

图 43-7　慢快综合征、双结病引发全心停搏（15.10s）及阿斯综合征发作

【临床资料】女性，71 岁，临床诊断：晕厥待查。【心电图特征】上、中、下三行系 MV$_1$ 导联（图 43-7）连续记录，显示阵发性心房颤动（R$_1$～R$_3$ 搏动）终止 3.33s 后出现房性逸搏或窦性搏动（R$_4$），之后又出现 15.1s 长 R-R 间期，长短周期后房性早搏 P′ 波重叠在窦性搏动（R$_5$）ST 段上又诱发了心房颤动及心室内差异性传导（R$_6$），长 R-R 间期中始终未见下级起搏点发放激动。【心电图诊断】①阵发性心房颤动；②全心停搏（15.10s），各级起搏点功能低下；③偶见极缓慢的窦性搏动及房性逸搏；④房性早搏诱发阵发性心房颤动伴心室内差异性传导；⑤符合慢快综合征及双结病的心电图改变；⑥提示心源性晕厥，建议立即植入双腔起搏器。

5. 紧急救治

（1）确认抢救现场安全后，立即就地 CPR。

（2）若心电图显示快速性心律失常，则立即 AED 电击复律；如为缓慢性心律失常，则酌情选用肾上腺素、异丙基肾上腺素、阿托品或紧急临时起搏或植入永久性起搏器。

八、巨 R 波综合征

1. 基本概念

巨 R 波综合征是指急性大面积心肌缺血的极早期（数秒至数分钟）出现以 QRS 波群增宽、振幅增高为主要表现的一组心电图改变，在 ST 段抬高幅度最大的导联尤为明显，也称为急性损伤性阻滞。

2. 发生机制

QRS 波群增宽与大面积心肌缺血引发心肌细胞传导延缓有关，振幅增高与缺血区心肌延迟除极造成没有与之相抵消的向量有关。当缺血加重引发心肌坏死或供血改善恢复正常传导时，本综合征的心电图改变也随之消失。

3. 心电图特征

面向缺血区导联 QRS 波群增宽、振幅增高，S 波消失，R 波下降支与 ST-T 融合成一斜线，致使 QRS 波群、ST 段与 T 波形成峰尖、边直、底宽类似三角形的宽波（图 43-8）。

4. 临床意义

（1）巨 R 波综合征为急性大面积心肌缺血极早期的特征性心电图改变，如超急期 MI、变异性心绞痛等。

（2）尚见于暴发性心肌炎、重症颅脑损伤及电击伤如雷电、高压电、电复律等患者。

（3）因 QRS 波群增宽，极易误诊为心室内阻滞、室性心律失常。

（4）正确识别及诊断对于早期干预、拯救濒死心肌具有重要意义。

九、Takotsubo 综合征

请见第四十四章常见的猝死高危型心肌病（六、应激性心肌病，第 449 页）。

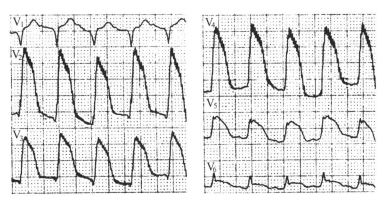

图 43-8　巨 R 波综合征心电图改变(引自王红宇教授)

【临床资料】男性,70 岁,临床诊断:AMI。【心电图特征】V$_1$～V$_6$ 导联同步记录(图 43-8),显示 P-P 间期 0.45s,频率 133 次/min;P-R 间期 0.17s;QRS 波群在 V$_1$ 导联呈 QS 型,V$_2$、V$_3$ 导联呈 qR 型,V$_4$、V$_5$ 导联呈 R 型,V$_5$、V$_6$ 导联 R 波振幅<0.5mV;ST 段在 V$_2$～V$_5$ 导联呈巨 R 型抬高约 0.5～1.7mV,V$_1$、V$_6$ 导联抬高 0.1～0.2mV。【心电图诊断】①窦性心动过速(133 次/min);②广泛前壁 ST 段抬高,其中前间壁、前壁呈巨 R 型抬高,符合 AMI 心电图改变;③前间壁异常 Q 波;④左胸导联低电压。

十、长短周期现象

1. 基本概念

房性、室性早搏易发生在较长的心动周期后,而较长周期后出现早搏所形成的短偶联间期,则易引发快速性心律失常,如房性或室性心动过速等,这种现象称为长短周期现象。

2. 发生机制

较长心动周期将使各级传导组织产生相对长的不应期,包括心房、心室的易颤期也相应延长,使心房、心室肌的复极不均一性及离散度均增大,易促发折返性心律失常和快速性心律失常的发生,也易引发早期后除极出现触发性心律失常,如尖端扭转型室性心动过速。

3. 心电图特征

(1)较长心动周期可由窦性心动过缓、窦性停搏、二度以上窦房或房室阻滞、各种早搏的代偿间歇及心房颤动长 R-R 间期产生,短周期则由早搏偶联间期构成。

(2)若长短周期现象发生在心房,则表现为长 P-P 间期后的房性早搏引发快速性房性心律失常,如房性心动过速、心房扑动或颤动(图 43-7)。

(3)若长短周期现象发生在心室,则表现为长 R-R(R'-R)间期后的室性早搏引发快速性室性心律失常,如室性心动过速、心室扑动或颤动。其室性心动过速多为尖端扭转型或多形性室性心动过速(图 43-9),很少为单形性室性心动过速。

(4)长短周期现象可反复出现或通过电生理检查复制。

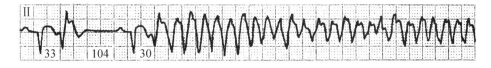

图 43-9　长短周期现象(短长短周期现象)诱发多形性室性心动过速(引自郭继鸿教授)

4. 临床意义

(1)长短周期现象发生在心室水平时,极易引发恶性室性心律失常而危及生命。有学者推论 50%以上心源性猝死与此现象相关。

(2)心房颤动引发恶性心律失常与此现象有关(图 43-10)。

(3)起搏治疗可消除长短周期现象,故可预防和治疗这种恶性心律失常。

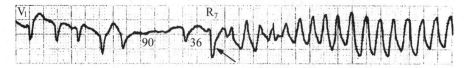

图 43-10　心房颤动长短周期现象诱发多形性室性心动过速(引自郭继鸿教授)

十一、短长短周期现象

1.基本概念

短长短周期现象是由 3 个部分组成,第 1 个短周期为第 1 个早搏所产生的短偶联间期,接下来的长周期为前者所形成较长的代偿间歇,第 2 个短周期则是第 2 个早搏所形成的短偶联间期,由此引发了室性或房性快速性心律失常,这种现象称为短长短周期现象。

2.发生机制

类似长短周期现象的机制。

3.心电图特征

呈室性早搏-代偿间歇-室性早搏引发快速性室性心律失常的序列,极易引发恶性室性心律失常而猝死(图 43-11)。

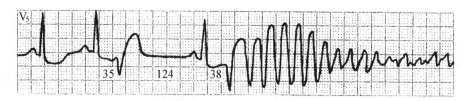

图 43-11　短长短周期现象引发多形性室性心动过速、心室颤动

十二、阻滞性心室电分离现象

1.基本概念

阻滞性心室电分离现象(简称心室分离)又称为局限性完全性心室内阻滞,系指心室肌的某一部分与心室肌的其余部分,分别由两个独立的、互不干扰的起搏点所激动。通常前者由心室内异位起搏点控制(各种频率的室性异位节律、心室扑动、心室颤动),所产生的 QRS 波幅较低矮,后者多由窦性激动下传心室,所产生的 QRS 波幅较高(图 43-12)。

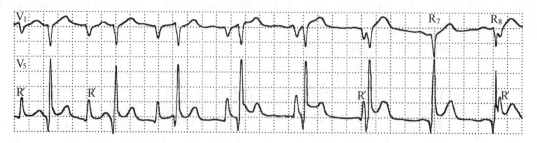

图 43-12　窦性心律与加速的室性逸搏心律形成心室电分离现象

【临床资料】不详。【心电图特征】V_1、V_5 导联同步记录(图 43-12),显示 R_7、R_8 搏动其前有窦性 P 波,P-P 间期 0.86s,频率 70 次/min,P-R 间期 0.18s;值得关注的是振幅较低 QRS 波群(标有 R')逐渐靠近窦性 QRS 波群直至重叠其中,其 R'-R' 间期 0.96s,频率 63 次/min。【心电图诊断】①窦性心律;②加速的室性逸搏心律(63 次/min);③局限性完全性心室内阻滞,即心室电分离现象。

2.发生机制

心室电分离现象系心室内多部位严重病变,阻碍心脏传导系统和心室肌的电传导,导致阻滞圈内的心肌出现双向阻滞,阻滞圈内的起搏点与另一起搏点各自控制一部分心室肌或单侧心室,互不干扰对方的频率和节律。

3.类型

(1)室上性节律(窦性、房性、房室交接性)伴心室扑动或颤动(图43-13)。

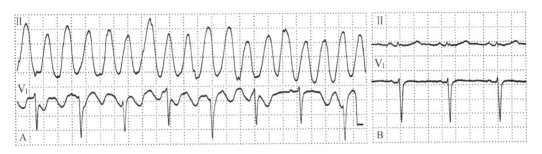

图 43-13　图 A、图 B 系同时不连续记录,图 A 显示心室电分离现象
(窦性心律合并阵发性心室扑动),图 B 显示窦性心律

(2)室上性节律伴各种频率的室性异位节律(图43-12)。

(3)心室异位节律伴心室扑动或颤动(图43-14、图43-15)。

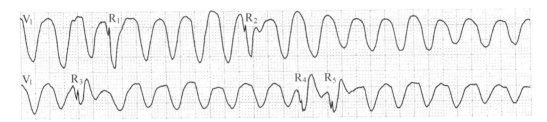

图 43-14　心室电分离现象(心室逸搏心律、室性早搏合并心室扑动)

【临床资料】男性,89 岁,临床诊断:冠心病、陈旧性下壁心肌梗死。【心电图特征】上、下两行 V$_1$ 导联(图43-14)系动态心电图 03:30 连续记录,02:32 模拟 V$_4$、V$_5$ 导联显示 ST 段呈下斜型压低 0.15～0.25mV,后转为三度房室阻滞、房室交接性逸搏心律、室性逸搏心律(图片未刊出)。至 03:30 出现心室扑动,频率143～167 次/min;R$_1$、R$_2$、R$_3$、R$_4$ 搏动延迟出现呈类左束支阻滞图形(时间 0.16s),其 R$'$-R$'$间期 1.81～4.68s,频率 13～33 次/min,为室性逸搏心律伴显著不齐;R$_5$ 搏动提早出现,为室性早搏;这些室性异位搏动均重叠在心室扑动波中,呈现心室电分离现象。【心电图诊断】①心室扑动;②室性早搏;③室性逸搏心律伴显著不齐;④心室电分离现象。

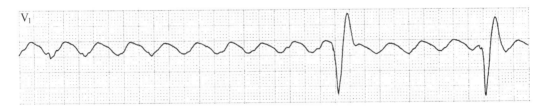

图 43-15　心室电分离现象(心室扑动与成对室性逸搏并存)(与图 43-14 系同一患者,03:39 记录)

(4)心室内有两个互不干扰的异位节律。

(5)同源性心室分离:①室上性激动经传导束下传分别使左右心室除极产生两个互不相关的 QRS 波群;②先引发心室大部分心肌除极产生较高波幅 QRS 波群,后除极小部分的心室心肌形成

较窄、较低矮 QRS 波群,两者之间可有短暂等电位线,但复极波重叠在一起,故只有 1 个 T 波(图 43-16、图 43-17)。为严重的心室内传导障碍,QRS 波群明显增宽,时间≥0.18s。多见于大面积心肌梗死、各种心肌病等严重的弥漫性心脏疾病。

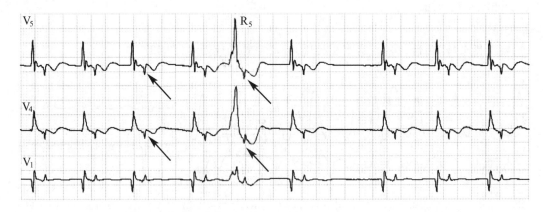

图 43-16　心房颤动(细颤型)、同源性心室电分离现象(浙江省台州医院王锦伟主任供图)

【临床资料】女性,60 岁,临床诊断:复杂性先天性心脏病术后。【心电图特征】V₅、V₄、V₁ 导联(图 43-16)系 DCG 同步记录,未见明显的各种心房波,但 R-R 间期绝对不规则,结合既往心电图,考虑为心房颤动,平均心室率 80 次/min;R₅ 搏动提早出现呈宽大畸形 QRS-T 波群,为室性早搏;值得关注的是每个 QRS 波群后均有窄尖小波跟随,表明该窄尖小波与其前 QRS 波群相关,是逆行 P⁻ 波、伪差波,还是同源性心室电分离引发的 2 个 QRS 波群? 若是逆行 P⁻ 波,因患者基本节律为心房颤动,显然不可能再产生逆行 P⁻ 波或出现窄尖逆行 P⁻ 波;若是伪差波,患者无论是常规心电图还是 24h 动态心电图均长时间持续存在,显然也不能解释;故强烈提示该窄尖小波为同源性心室电分离所引发;QRS 时间 0.23s,Q-T 间期 0.54s(正常最高值 0.39s)。【心电图诊断】①心房颤动(细颤型)伴正常心室率(平均 80 次/min);②室性早搏;③持续性同源性心室电分离现象;④Q-T 间期显著延长。

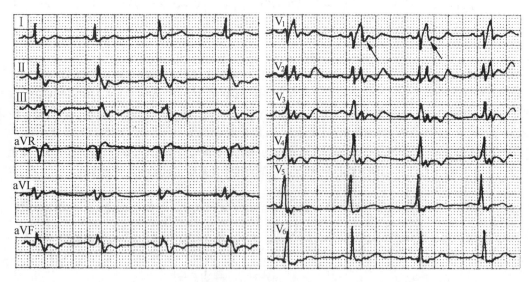

图 43-17　同源性心室电分离现象(QRS 时间 0.27s,引自陈清启教授)

4. 临床意义

心室电分离现象多见于严重的器质性心脏病或临终期。Katz 等认为心室电分离现象是一种不可逆的病理现象,它使血流动力学及冠状动脉灌注严重恶化,继而导致心肌缺血,在心肌的不同层次发生碎裂波,表现了心电离散。因此,心室电分离现象提示心肌病变严重而广泛,预后极差。

十三、电-机械分离现象

1. 基本概念

电-机械分离现象是指虽有可辨认的心电波出现,如 P 波、f 波而无 QRS 波群或(和)出现极缓慢而不规则宽大畸形 QRS′波群(不包括各种极速型室性心动过速、心室扑动或颤动),但均不能引发有效的心室收缩,触摸不到大动脉搏动,测不到血压(图 43-18、图 43-19)。常见于临终前,又称为临终期或濒死心电图。

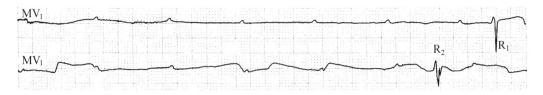

图 43-18　三度房室阻滞、极缓慢房室交接性逸搏(R₁)和室性逸搏(R₂)、
短暂性心室停搏及电-机械分离现象(上、下两行 MV₁ 导联连续记录)

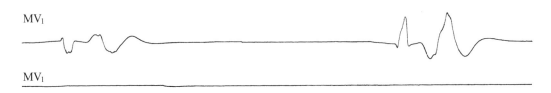

图 43-19　窦性停搏、由极缓慢双源性室性逸搏和特宽型双源性室性早搏组成的心室异位心律、
电-机械分离现象(上行)→心电消失(下行)(上、下两行 MV₁ 导联连续记录)

2. 类型

(1)原发性电-机械分离:是指心室肌对 QRS 波群的电活动不能产生有效收缩以致无有效心排出量,多见于严重的器质性心脏病心电、心肌功能衰竭等临终前改变。

(2)继发性电-机械分离:是指继发于心脏负荷突然改变(如房室瓣口被黏液瘤堵塞、左心室流出道梗阻等)引发心排出量显著减少,但心电活动、心脏功能尚好。

3. 机制

(1)Ca^{2+}学说:①心肌缺血时,Ca^{2+} 不能从心肌浆网中释放,收缩过程对 Ca^{2+} 的敏感性降低;②心脏停搏时,心肌浆网泵和细胞膜 Na^+-Ca^{2+} 交换转运功能障碍,引发细胞内 Ca^{2+} 浓度增高出现心肌纤维静息张力增加及挛缩。

(2)能量学说:心肌缺血或心脏停搏时,心肌细胞 ATP 合成受到抑制或障碍。

(3)自主神经学说:副交感神经活性急剧增强或(和)交感神经活性急剧降低。

4. 心电图特征

请见第四十六章濒死心电图。

第四十四章

常见的猝死高危型心肌病

一、扩张型心肌病

1.基本概念

扩张型心肌病是指由原发性或混合性心肌疾病导致一侧或双侧心腔扩大,继以心室收缩功能减退原因不明的心肌病,约30%～50%的患者具有家族遗传特点,常伴有骨骼肌和神经肌肉病变。

2.病理、生理改变

心肌细胞肥大、纤维组织增生,并出现非特异性退行性改变及间质纤维化;病变弥漫,波及全心,但以左心室扩大为主,心室壁肥厚相对不明显甚至变薄;心脏收缩功能减退,心排血量减少引发心力衰竭。病变累及传导组织时,可引发各种心律失常和传导阻滞。附壁血栓脱落可引发心、脑、肾等重要器官栓塞。

3.心电图改变

心电图异常改变发生率高,具有复杂性、易变性及缺乏特异性。以QRS波群改变"三联征"最为典型,以异位搏动和异位心律最为常见,其次是传导阻滞和ST-T改变。

(1)QRS波群改变"三联征"。①左胸前导联高电压:$R_{V_5} + S_{V_1} \geqslant 3.5mV$(女性)、$4.0mV$(男性)或(和)$R_{V_6} \geqslant 3.5mV$,$V_5$或$V_6$导联中最高R波幅与肢体导联中最高R波幅的比值$\geqslant 3$或$V_6$导联QRS波群总电压$(R+S) > V_5$导联QRS波群总电压;②肢体导联低电压;③胸前导联R波振幅递增不足或逆递增(图44-1)。

(2)异位搏动和异位心律:①90%的患者有复杂的室性心律失常,如多源性和(或)多形性室性早搏、成对室性早搏、短阵性室性心动过速等;②10%～20%的患者出现房性心律失常,如房性早搏、短阵性房性心动过速及心房颤动等(图44-2)。有时,一些顽固性、难治性心律失常可能是扩张型心肌病早期诊断的重要线索。

(3)传导阻滞:最常见的是房室阻滞,以二度、三度阻滞多见,阻滞部位多在希氏束分叉以下;其次为非特异性心室内阻滞、束支阻滞、双分支或三分支阻滞。传导阻滞的出现与病变累及传导组织及继发于心脏扩大,导致希浦系统广泛受损有关。

(4)异常Q波:约占11%～20%,常见于左胸前导联及肢体导联,与心肌细胞片状坏死、疤痕形成(纤维化)有关。出现异常Q波,意味着心肌有较严重的病理学改变(图44-3)。

(5)QRS波碎裂(f-QRS):系不同部位心肌纤维化导致疤痕形成和冲动传导异常,尤其是病变部位中存活的心肌除极形成f-QRS。

(6)非特异性ST-T改变:约占40%～50%,以R波为主导联ST段呈水平型或下斜型压低$\geqslant 0.05mV$,T波低平、负正双相或倒置。

(7)Q-T间期延长:约占20%,与心室除极、复极时间延长有关。

(8)P波增宽:约占20%,与左心房负荷过重、扩大及左心房传导延缓有关。

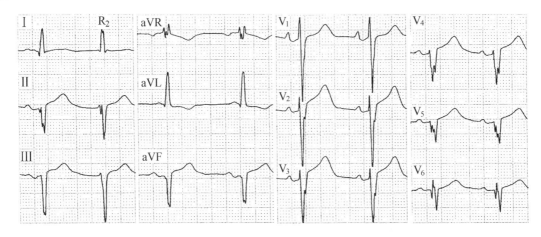

图 44-1　扩张型心肌病患者出现房间隔阻滞型 P 波、下壁异常 Q 波合并左前分支阻滞、
非特异性心室内阻滞、前间壁和前壁 r 波振幅逆递增、侧壁异常 Q 波

【临床资料】女性,65 岁,临床诊断:扩张型心肌病。【心电图特征】常规心电图(图 44-1)显示 P-P 间期 0.90～
1.04s,P 波时间 0.16s,在 Ⅰ 导联呈双峰切迹,Ⅱ、Ⅲ、aVF 及 V₁～V₆ 导联均呈正负双相,符合房间隔阻滞型 P 波
特征;QRS 时间 0.12s,在 Ⅰ、aVL 导联呈 QRs、qR 型,R_{aVL}>R_Ⅰ,Ⅱ、Ⅲ、aVF 导联呈 QrS、QS 型,S_Ⅲ>S_Ⅱ,电轴
−70°;V₁、V₂ 导联呈 RS 型,V₃、V₄ 导联呈 rS 型,R(r)波振幅逐渐递减,V₅ 导联呈 rS 型,V₆ 导联呈 QrS 型;Ⅰ、
aVL 导联 T 波低平或浅倒置;Ⅰ、Ⅱ、Ⅲ 导联 R₂ 搏动为房室交接性早搏,其形态与窦性 QRS 波群略异。【心电图
诊断】①窦性心律;②房间隔阻滞型 P 波,提示上房间束完全阻滞;③房室交接性早搏伴非时相性心室内差异性传
导;④下壁异常 Q 波合并左前分支阻滞;⑤非特异性心室内阻滞;⑥前间壁、前壁 r 波振幅逆递增及侧壁异常 Q
波;⑦高侧壁轻度 T 波改变。

【心得体会】①因非特异性心室内阻滞部位在浦氏纤维、心室肌内,当肢体导联心电图符合左前分支阻滞特征
时,左前分支阻滞仍需诊断,不可遗漏。②非特异性心室内阻滞时,心电图出现异常 Q 波、ST 段抬高或压低、T 波
振幅或极性发生改变,亦应同时诊断,不能遗漏。③左前分支阻滞合并下壁心肌梗死临床上并不少见,两者均表现
为电轴显著左偏,确定两者并存是一个诊断难题,在无既往心电图作比较,建议左前分支阻滞的诊断同时写上。

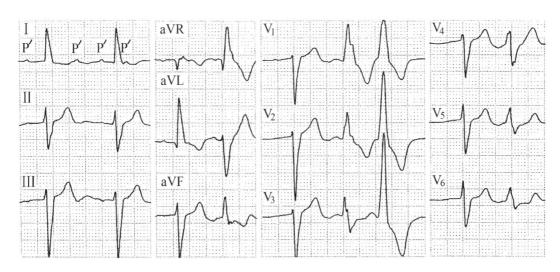

图 44-2　扩张型心肌病患者出现房性心动过速、左前分支阻滞、非特异性心室内阻滞、
前间壁和前壁 r 波振幅递增不良、高度顺钟向转位、双源性室性早搏

【临床资料】女性,44 岁,临床诊断:扩张型心肌病、晕厥待查。【心电图特征】胸前导联定准电压 5mm/mV,常规心
电图(图 44-2)显示Ⅰ导联 P′-P′间期 0.30s,频率 200 次/min,为房性心动过速,房室呈 3∶1 传导;QRS 时间 0.13s,在Ⅰ、
aVL 导联呈 R、qR 型,R_{aVL}>R_Ⅰ,Ⅱ、Ⅲ、aVF 导联呈 rS 型,S_Ⅲ>S_Ⅱ,电轴−45°;V₁～V₄ 导联呈 rS 型,r 波振幅递增量
<0.1mV,V₅、V₆ 导联呈 RS 型,R/S<1;可见频发双源性室性早搏,时呈成对出现(V₁ 导联);平均心室率 90 次/min。
【心电图诊断】①房性心动过速(200 次/min)伴正常心室率(平均 90 次/min),房室呈 3∶1 传导;②频发双源性室性早
搏,时呈成对出现;③左前分支阻滞;④非特异性心室内阻滞;⑤前间壁、前壁 r 波振幅递增不良;⑥高度顺钟向转位。

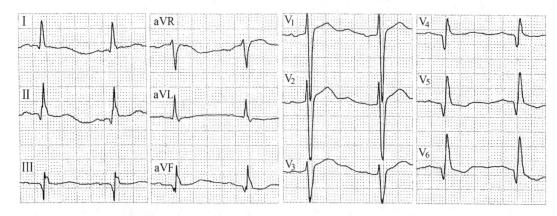

图 44-3　扩张型心肌病患者出现下壁、前侧壁异常 Q 波及非特异性心室内阻滞

【临床资料】男性,63 岁,心脏超声显示左心房和左心室增大、心功能不全(EF 值 20%),冠状动脉造影仅显示前降支中段狭窄 30%。临床诊断:扩张型心肌病。【心电图特征】常规心电图(图 44-3)显示 P-P 间期 1.0s,频率 60 次/min,P-R 间期 0.23s;QRS 时间 0.15s,Ⅱ、Ⅲ、aVF 导联呈 QR、Qr 型;V_1、V_2 导联呈 RS 型,V_3 导联呈 rS 型,V_4～V_6 导联呈 QR 型,Q 波时间 0.06s,伴 T 波低平、浅倒。【心电图诊断】①窦性心律;②一度房室阻滞;③下壁、前侧壁异常 Q 波和局限性前壁 r 波振幅逆递增;④非特异性心室内阻滞;⑤前侧壁轻度 T 波改变。

二、肥厚型心肌病

1. 基本概念

肥厚型心肌病是指原因不明的左室心肌不对称、不均匀性进行性肥厚,心室腔进行性缩小,以左心室血液充盈受阻及舒张期顺应性降低为基本病变的心肌病。是青年人猝死最常见的原因之一,约 50% 的患者具有家族遗传特点,由基因突变导致肌节功能异常所致,为常染色体显性遗传的家族遗传性疾病。

2. 病理、生理改变

心室肌纤维肥大,排列紊乱,病变主要累及室间隔和左心室,导致室间隔呈显著不对称性肥厚、左心室游离壁部分或全部非对称性或弥漫性肥厚,前者出现左心室流出道狭窄而成为梗阻型心肌病。心肌细胞间质纤维化、结缔组织增生,心室僵硬度增高,左心室舒张功能受损导致舒张期顺应性明显降低。因心室腔缩小、舒张期顺应性降低及左心室充盈受阻,故心搏出量下降,可引发心肌缺血或心绞痛。若病变累及传导组织,则可引发各种心律失常和传导阻滞,严重者可导致猝死。

3. 分型

根据病理解剖所见,可分为 4 型:室间隔肥厚型、心尖部肥厚型、室间隔后部肥厚型及左心室侧壁肥厚型。

4. 心电图特征

以左心室高电压或左心室肥厚伴持续性 ST-T 改变最为常见和典型(图 44-4)。

(1)P 波增宽:P 波时间≥0.11s,与左心房肥大、左心房内传导延缓或阻滞有关,因左心室顺应性降低,左心室舒张期末压增高,导致左心房负荷过重,久之将引发左心房肥大和左心房内传导阻滞。

(2)左心室高电压或左心室肥厚:R_{V_5} 及 $R_{V_5}+S_{V_1}$ 电压均明显增高,有时 V_1 导联 QRS 波群呈 Rs 型,R 波振幅>1.0mV,这不是右心室肥大的表现,而是异常增厚的室间隔左侧面除极时所产生的向右前向量增大所致(图 44-5)。

(3)深而窄异常 Q 波:具有特征性改变,约占 20%～50%,多见于室间隔肥厚型心肌病。该 Q 波常见于Ⅱ、Ⅲ、aVF 导联或 V_5、V_6 导联,同时这些导联 R 波振幅增高,T 波常是直立(图 44-5),而

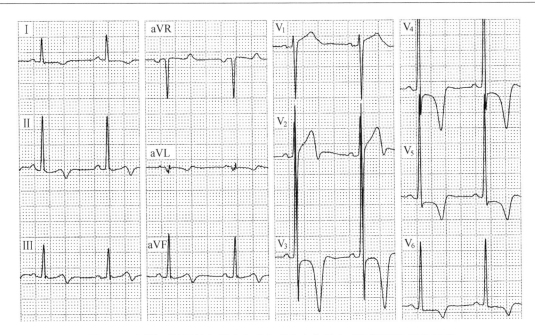

图 44-4　梗阻型肥厚性心肌病患者出现左心室肥大、ST 段压低、T 波巨倒

【临床资料】男性，59 岁，临床诊断：梗阻型肥厚性心肌病。【心电图特征】常规心电图（图 44-4）显示 $R_{V_3}=5.0mV$，$R_{V_5}=3.4mV$，$R_{V_5}+S_{V_1}=5.1mV$；$V_3\sim V_6$ 导联 ST 段呈水平型压低 0.08～0.20mV；T 波在 I、$V_3\sim V_6$ 导联 T 波浅倒或巨倒，II、III、aVF、V_2 导联呈正负双相。【心电图诊断】①窦性心律；②左心室高电压，提示左心室肥大；③前壁、侧壁 ST 段改变及广泛导联 T 波改变；④符合肥厚型心肌病的心电图改变。

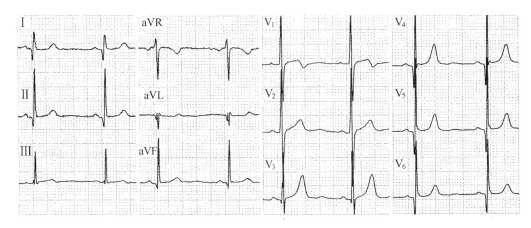

图 44-5　室间隔肥厚型心肌病出现左右胸导联高电压、深而窄异常 Q 波

【临床资料】女性，54 岁，临床诊断：肥厚型心肌病、晕厥待查。【心电图特征】常规心电图（图 44-5）显示 P-P 间期 1.0～1.04s，频率 58～60 次/min；I、aVL、$V_4\sim V_6$ 导联出现深而窄异常 Q 波；$R_{V_1}=1.7mV$，$R_{V_5}=2.6mV$，$R_{V_5}+S_{V_1}=3.9mV$。【心电图诊断】①窦性心动过缓（平均 59 次/min）；②左心室高电压，提示左心室肥大；③高侧壁、前侧壁异常 Q 波（深而窄）及 V_1 导联 R 波振幅增高，提示室间隔肥厚所致。

有别于心肌梗死的异常 Q 波；此外，V_1 导联 R 波振幅也明显增高。

（4）电轴左偏。

（5）持续性 ST-T 改变：最常见且最具特征性。ST 段呈水平型或下斜型压低 0.1～0.3mV，T 波常呈对称性倒置，深度≥1.0mV，酷似冠状 T 波，以胸前导联尤其是 V_3、V_4 导联最为明显，多见于心尖部肥厚型心肌病。

（6）心律失常：可见各种的房性心律失常（房性早搏、房性心动过速、心房颤动等）、传导阻滞（房室阻滞、束支阻滞)及室性心律失常(多源或多形性室性早搏、短阵性室性心动过速等),以室性心律失常多见且易引发恶性心律失常而猝死。

(7)部分患者可出现心室预激图形。

5.诊断线索

(1)年轻男性患者,无高血压病史,出现左胸前导联 R 波振幅增高伴 ST 段压低、胸前导联 T 波巨倒,应高度怀疑心尖部肥厚型心肌病(图 44-6)。

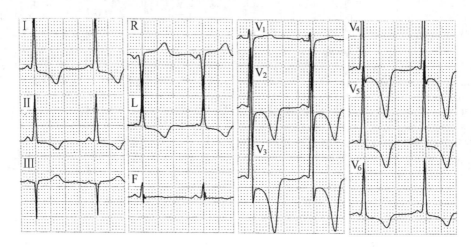

图 44-6　心尖部肥厚型心肌病患者出现左心室肥大、ST 段压低、T 波巨倒

【临床资料】男性,35 岁,临床诊断:心尖部肥厚型心肌病。【心电图特征】常规心电图(图 44-6)显示 $R_{V_3}=4.1mV,R_{V_5}=2.6mV,R_{V_5}+S_{V_1}=4.25mV$;Ⅰ、Ⅱ、aVL 导联 ST 段呈水平型压低 0.08～0.12mV,$V_2～V_6$ 导联 ST 段呈弓背向上型或水平型压低 0.15～0.35mV;Ⅰ、Ⅱ、aVL、$V_2～V_6$ 导联 T 波浅倒或巨倒。【心电图诊断】①窦性心律;②左心室高电压,提示左心室肥大;③广泛导联 ST-T 改变;④符合心尖部肥厚型心肌病的心电图改变。

(2)年轻男性患者,无高血压病史,出现左胸前导联深而窄异常 Q 波伴 T 波直立及 V_1 导联 R 波振幅增高,应高度怀疑室间隔肥厚型心肌病(图 44-7)。

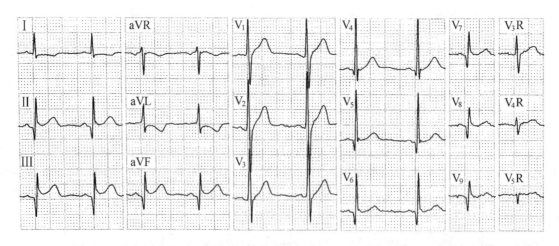

图 44-7　室间隔肥厚型心肌病出现右胸导联高电压、下壁及侧后壁深而窄异常 Q 波

【临床资料】男性,28 岁,临床诊断:青光眼。【心电图特征】常规心电图(图 44-7)显示 Ⅱ、Ⅲ、aVF、$V_6～V_9$ 导联出现深而窄异常 Q 波;$R_{V_1}=1.25mV$;Ⅰ、aVL 导联 ST 段压低 0.05～0.1mV,T 波浅倒置;Ⅲ、aVF 导联 ST 段抬高 0.1mV。【心电图诊断】①窦性心律;②下壁、侧后壁异常 Q 波(深而窄)及 V_1 导联 R 波振幅增高;③高侧壁轻度 ST-T 改变;④建议心脏超声检查,诊除室间隔肥厚型心肌病(被心脏超声证实)。

三、致心律失常性右室心肌病

1. 基本概念

致心律失常性右室心肌病是指右室心肌被脂肪浸润及纤维组织所替代,导致右心室弥漫性扩大、心室壁变薄变形、心肌萎缩、收缩运动进行性减弱,出现右室心力衰竭、右室源性心律失常及发作性晕厥为特征的原因不明的心肌病。主要见于青少年,约30%有家族史,为常染色体显性遗传,是年轻人猝死的常见原因之一。

2. 病理、生理改变

右室心肌被脂肪浸润及纤维组织所替代,导致右心室扩大、收缩性减弱及右室心力衰竭,出现右心房负荷过重、扩大;病变累及传导组织,出现右心室内传导障碍及室性心律失常。

3. 心电图特征

(1)P波高尖:系右心房负荷过重或肥大所致。

(2)局限性 QRS 波群增宽:右室部分心肌除极延迟,导致局限性 $V_1 \sim V_3$ 导联 QRS 时间 ≥0.11s,其特异性为100%,敏感性为55%;如$(V_1+V_2+V_3)$QRS 时间/$(V_4+V_5+V_6)$QRS 时间≥1.2,则特异性为100%,敏感性为93%,反映了右室部分心肌除极延迟,同时 $V_1 \sim V_3$ 导联的 Q-T 间期相应延长。

(3)右束支阻滞图形:约33%的患者出现不同程度右束支阻滞图形,但阻滞部位并非发生在右束支主干,而是发生在右心室壁内。如在右束支阻滞基础上,$V_1 \sim V_3$ 导联 QRS 时间比 V_6 导联延长 0.05s 以上,极具诊断意义。

(4)Epsilon 波:V_1、V_2 导联 QRS 波群终末部或 ST 段起始处,出现向上小棘波,偶呈凹缺状,约持续 0.02s,有时出现在右胸 V_3R、V_4R 导联。放大定准电压(20mm/mV),加快纸速(50mm/s),可提高检出率,或者用双极胸前导联(将右上肢导联用吸球吸在胸骨柄处作为阴极,左上肢导联用吸球吸在剑突处作为阳极,左下肢导联用吸球吸在 V_4 导联位置作为阳极,选择在Ⅰ、Ⅱ、Ⅲ导联进行记录),可提高 2～3 倍检出率。Epsilon 波是致心律失常性右室心肌病一个特异性较强的心电图指标,具有诊断价值,是右心室被脂肪组织包绕的岛样有活性心肌细胞延迟除极所致(图 44-8)。

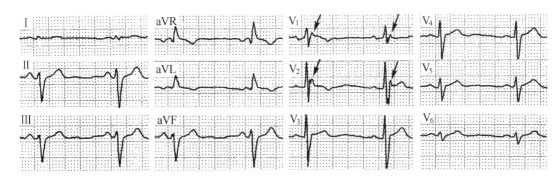

图 44-8　V_1、V_2 导联出现 Epsilon 波

【临床资料】男性,28 岁,临床诊断:致心律失常性右室心肌病。【心电图特征】常规心电图(图 44-8)显示窦性 P-P间期 1.03s,频率 58 次/min;电轴−90°,Ⅱ、Ⅲ、aVF 导联呈 rS 型,$S_Ⅲ=S_Ⅱ$,$R_{aVL}<R_{aVR}$;V_1、V_2 导联可见向上 Epsilon 波及间歇性 T 波浅倒;V_3 导联呈 RS 型,V_4 导联呈 rS 型,V_5、V_6 导联均呈 rs 型,振幅<1.0mV;$V_4 \sim V_6$ 导联 r 波振幅逐渐降低呈逆递增现象。【心电图诊断】①窦性心动过缓(58 次/min);②假性电轴左偏−90°;③右胸前导联出现 Epsilon 波及间歇性 T 波浅倒,符合致心律失常性右室心肌病的心电图改变;④高度顺钟向转位及前侧壁 r 波逆递增。

(5)心律失常:主要表现为起源于右心室的室性早搏和室性心动过速,其 QRS 波群呈类左束支阻滞图形(图 44-9),其次为房性心律失常,如房性早搏、房性心动过速、心房扑动及颤动等。

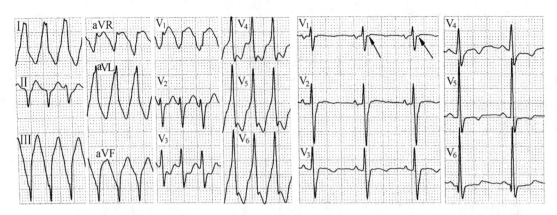

图 44-9　致心律失常性右室心肌病患者出现左束支阻滞型室性心动过速(图 A)及 Epsilon 波(图 B)

【临床资料】男性,32 岁,临床诊断:致心律失常性右室心肌病、频发室性心动过速。【心电图特征】图 A(图44-9)显示宽 QRS 心动过速,其形态呈类左束支阻滞型伴电轴左偏,R'-R'间期 0.29s,频率 207 次/min,为室性心动过速。图 B 系电击复律后记录,显示 V₁ 导联 QRS 波群终末部出现向下的 Epsilon 波,QRS 时间 0.11s;V₃~V₅ 导联 T 波浅倒。【心电图诊断】①极速型左束支阻滞型室性心动过速(207 次/min);②电击复律后转为窦性心律;③可见 Epsilon 波;④前壁 T 波改变;⑤符合致心律失常性右室心肌病的心电图改变。

(6)胸前导联 T 波倒置:为该心肌病的特征性表现之一,绝大多数发生在 V₁~V₃ 导联(图 44-10),偶尔发生在 V₁~V₆ 导联。

(7)心室晚电位阳性。

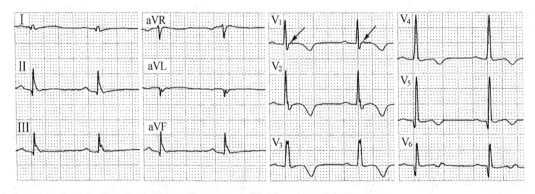

图 44-10　致心律失常性右室心肌病患者(男性,42 岁)出现高侧壁及侧壁异常 Q 波(Ⅰ、aVL、V₆ 导联)、
Epsilon 波(V₁ 导联箭头所指)、逆钟向转位、下壁及广泛前壁 T 波改变

4.心电图诊断标准

Fisher 提出致心律失常性右室心肌病的心电图诊断标准为:①V₁~V₃ 导联 T 波倒置;②出现在 V₁~V₃ 导联局限性 QRS 时间≥0.11s;③Epsilon 波;④频发类左束支阻滞型的室性早搏(>1000 次/24h);⑤反复出现类左束支阻滞型室性心动过速;⑥心室晚电位阳性。

四、儿茶酚胺介导的多形性或双向性室性心动过速

1.概述

儿茶酚胺介导的多形性或双向性室性心动过速(CPVT)是一种较少见而严重的原发性遗传性心律失常,常因交感神经兴奋而诱发多形性或双向性室性心动过速,出现晕厥、猝死为主要临床表现。好发于年轻人,多无器质性心脏病。

2.基因类型

目前认为有 5 种基因(RyR2、CASQ2、TRDN、CALM1、KCNjz)突变可诱发 CPVT。60%的患

者有 RyR2 基因突变,1%~2%的患者有 CASQ2 基因突变。

3. 心电图特征

(1)平时心电图无异常表现,包括 Q-Tc,少数患者可有窦性心动过缓。

(2)运动或静脉滴注异丙肾上腺素试验时,将出现下列改变:①随着窦性频率增快,将出现室性早搏,并逐渐增多,呈二、三联律。②窦性频率增快到一定程度时,将出现多形性或双向性室性心动过速。③若继续试验,将发展为心室颤动而猝死;若停止试验,室性心律失常减少,最后常自行终止。④部分成年患者可出现房性心律失常,如心房颤动。

4. 临床特征

典型表现为运动或情绪激动时诱发晕厥或猝死,多发生在 20 岁以前,常因晕厥时出现抽搐、大小便失禁,易被误诊为"癫痫"。

5. 诊断标准

(1)心电图正常的无器质性心脏病者,运动或情绪激动诱发多形性室性心动过速或双向性室性早搏和(或)双向性室性心动过速(图 44-11)。

(2)先证者的家系成员无器质性心脏病,运动后诱发室性早搏、多形性或双向性室性心动过速。

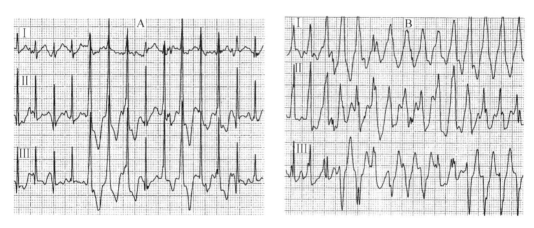

图 44-11　儿茶酚胺介导的多形性室性心动过速

【临床资料】男性,14 岁,常于跑步时出现晕厥 2 年入院。入院后心脏超声、AEEG、Holter、冠脉 CT、心脏 MRI 等检查均未见异常。【心电图特征】平板运动试验至 6 分 10 秒(图 44-11A),心率达 195 次/min 时,出现短阵性室性心动过速;运动至 6 分 20 秒(图 44-11B),心率达 200 次/min 时,出现多形性室性心动过速,患者发生晕厥先兆,立即终止运动,室性心动过速自行终止。【心电图特征】运动诱发多形性室性心动过速(195~200 次/min),符合 CPVT。

五、离子通道心肌病

离子通道心肌病包括长 Q-T 间期综合征、短 Q-T 间期综合征、Brugada 综合征、早复极综合征、儿茶酚胺介导的多形性室性心动过速等。具体内容请见相关章节。

六、应激性心肌病

1. 基本概念

应激性心肌病又称为 Takotsubo 综合征、心碎综合征、心尖球样综合征,是指由精神刺激或躯体应激所引发的左心室功能不全、影像学与心电图呈一过性改变的一组症候群。表现为发病初期患者出现胸痛,左心室造影及心脏超声心动图均有左心室心尖和前壁下段运动减弱或消失,基底部心肌运动代偿性增强;左心室平均射血分数降低;冠状动脉造影正常。

2. 发病机制

体内过高儿茶酚胺对心肌细胞直接毒性介导的心肌顿抑及引发冠状动脉微循环障碍在发病中

起着关键作用。

3. 触发因素

(1)情感应激。①消极事件:如悲伤、人际关系冲突、恐惧和恐慌、愤怒、焦虑、财务或就业问题、身处困境及地震等自然灾害;②积极事件(乐极生悲):如赢得头奖、惊喜的生日聚会或应聘成功等)。

(2)躯体应激。①体力活动:如重体力劳动、剧烈运动;②疾病状态:如急性呼吸衰竭,慢性阻塞性肺疾病、胰腺炎、胆囊炎、气胸、外伤、甲状腺功能亢进、恶性肿瘤包括化疗和放疗、妊娠、剖宫产、雷击、溺水及低温、一氧化碳中毒等;③药物影响:如可卡因、酒精或鸦片戒断、多巴酚丁胺应激试验、应用异丙肾上腺素或肾上腺素进行电生理试验等。

4. 分型

根据室壁运动异常分布的区域可以将 Takotsubo 综合征分为 4 种类型:①心尖气球样扩张;②心室中间型;③心室基底部型;④局灶型。其中心尖气球样扩张为 Takotsubo 综合征最典型、最常见的类型。

5. 临床特征

常由情绪应激(如过度悲伤、愤怒等)或躯体应激所诱发的急性胸痛、心悸、呼吸困难或晕厥等,少数以其并发症为首发表现,如心力衰竭、肺水肿、脑卒中、心源性休克或心脏骤停等。

6. 心电图改变

(1)类似急性心肌梗死,一般出现在发病 4~24h。

(2)发病急性期,绝大多数患者胸前导联出现 ST 段抬高 0.2~0.6mV。

(3)半数患者在急性期和亚急性期(2~18d)T 波逐渐转为倒置,当 T 波出现深倒置时,是患者处于恢复期的心电图特征性表现。

(4)约 1/3 患者出现病理性 Q 波,常见于 $V_1 \sim V_4$ 导联。

(5)Q-T 间期延长出现在发病后 48h 内,但很快恢复正常。

(6)可出现各种心律失常。

7. 诊断依据

(1)发病年龄与性别:多发生于老年绝经期后的女性,女性发病率是男性的 7 倍。

(2)病史:发病前有强烈的心理或躯体应激状态。

(3)症状:绝大多数患者出现类似急性心肌梗死胸痛和呼吸困难。

(4)辅助检查:①心电图异常;②左心室造影及心脏超声心动图均提示一过性心室壁运动异常,左室心尖和前壁下段运动减弱或消失,基底部心肌运动代偿性增强;③左心室平均射血分数降低;④冠状动脉造影正常;⑤心肌酶谱、肌钙蛋白正常或轻度增高。

(5)转归:心功能常在短时间内恢复正常,预后一般良好。

8. 鉴别诊断

主要与 AMI 相鉴别。因该病患者在不良因素刺激下突发胸痛和呼吸困难、异常 Q 波及 ST 段抬高(0.2~0.6mV)、心脏超声检查显示左室心尖和前壁下段运动减弱或消失、心肌损伤标志物升高、EF 值降低酷似 AMI,冠状动脉造影是其鉴别诊断的金标准。当然,心电图、心肌损伤标志物动态观察也有助于两者的鉴别。

第五篇

心源性猝死防治

　　本篇共 4 章,配备了 48 幅图例。从心源性猝死心电图预警指标到濒死心电图表现,从心源性猝死防治到心肺复苏最新操作要领,也进行了着重的阐述。

二维码 5
学习资源

第四十五章
心源性猝死心电图预警和检测指标

一、基本概念

心源性猝死(SCD)是指各种已知或潜在的心脏病发作而出乎意料地在 1h 内突然死亡。其院外抢救成功率很低,生存率<5%。

二、病因及原因

1. 病因

(1)冠心病:是国内外公认的 SCD 最常见的原因(>80%)。

(2)各类心肌病:扩张型心肌病、肥厚型心肌病、致心律失常性右室心肌病等。

(3)原发性心电活动异常:离子通道心肌病,如先天性长短 Q-T 间期综合征、Brugada 综合征、早复极综合征、CPVT 等。

(4)电解质紊乱:高钾血症、低钾血症。

(5)引发 Q-T 间期延长的各种药物。

2. 原因

引起 SCD 最常见的直接原因是心电活动异常和心室功能异常。

(1)心电活动异常:大部分(80%～90%)是由快速性室性心律失常(极速型室性心动过速、心室扑动及心室颤动)所致,少部分(10%～20%)是由缓慢性心律失常或心室停搏引起。

(2)心室功能异常:包括急性心力衰竭、房室瓣口被黏液瘤堵塞、左心室流出道梗阻等引发心排出量急剧减少。

三、发生机制

SCD 主要由心肌基质异常(心肌梗死、心肌病、心脏结构异常改变等)、心肌易损性增加(心肌缺血、离子通道病等)、心电生理异常及自主神经系统调节异常(交感神经过度兴奋、迷走神经张力减低)四大因素所致。

四、发病概况

(1)高发时间:时间生物学及流行病学研究表明,冬季、周一及每天的凌晨是 SCD 高发时间。

(2)性别:发病概率男性是女性的 4～7 倍。

(3)年龄峰值:不同年龄均可发生,但以 45～75 岁多发。

(4)生活方式。①吸烟:有 10 年吸烟史,SCD 发生率将增加 2～3 倍;②体重:体重超重,SCD 发生率将增加 30%～70%;③运动:剧烈运动与低水平或不运动相比 SCD 发生率将增加 17 倍。

五、运动性 SCD

剧烈运动可使心源性猝死较常人增加 2.5 倍。南非开普敦大学医学院生理学教授发表的"运动与猝死"论文中指出:①年龄 40 岁以上人群中运动性 SCD 的罪魁祸首是冠心病;②年龄 40 岁以下人群中运动性 SCD 的首位病因则是肥厚型心肌病。此外,部分青少年运动性 SCD 可能由儿茶酚胺介导的多形性或双向性室性心动过速(CPVT)所致。

六、预警 SCD 检测指标

(一)检测心肌基质异常

检测心肌基质异常指标包括 QRS 波群、T 波、Q-T 间期、心室晚电位(VLP)、Ⅰ 型 Brugada 波、异常 J 波、Epsilon 波、Lambda 波(λ 波)及左心室射血分数(LVEF 值)等。

1. QRS 波群

(1)异常 Q 波:①Q 波愈宽、出现导联数愈多,则预示病变愈严重,预后愈差,多见于心肌梗死、扩张型心肌病、心肌纤维化及急性心肌缺血引发心肌顿抑现象;②左胸导联出现深而窄 Q 波多见于室间隔肥厚型心肌病。

(2)特宽型 QRS 波群:QRS 时间≥0.16s,具有诊断及预后意义,因其宽度与心室负荷程度及心肌病变严重程度相关。QRS 波群愈宽,预示病变愈严重,预后愈差。

(3)低电压:由心脏疾病如 AMI、心力衰竭、急性心肌炎及扩张型心肌病等引发的全导联低电压或胸前导联低电压,意味着心肌病变严重。

(4)电压异常增高:如肥厚型心肌病、窄高 QRS 波群综合征等。

(5)碎裂 QRS 波群:①出现碎裂 QRS 波群意味着有心肌瘢痕形成,并与心室功能障碍、充血性心力衰竭的发生相关;②对冠心病、各类心肌病患者的死亡率和心血管事件的发生率有很好或较高的预测价值,是高危心肌梗死患者预警新指标(图 45-1);③同时出现 J 波和碎裂 QRS 波群,已成为心力衰竭引发猝死新的心电学指标。

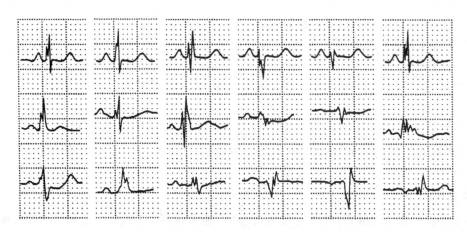

图 45-1　碎裂 QRS 波群的不同表现形式

2. T 波

(1)T 波高耸。①由急性心肌缺血引发:超急期心肌梗死、变异型心绞痛、de Winter 综合征(图 45-2);②离子通道心肌病:LQT3 型先天性长 Q-T 间期综合征、特发性短 Q-T 间期综合征、早复极综合征;③其他:高钾血症、脑出血等。

(2)巨大倒置:Niagara(尼加拉)瀑布样 T 波、心内膜下心肌梗死(非 ST 段抬高型 AMI)、肥厚型心肌病、Ⅰ 型 Wellens 综合征及 AMI 后持续呈现冠状 T 波。

(3)T 波电交替:有 T 波电交替者,发生致命性室性心律失常的危险性增加 14 倍。T 波电交替已成为识别心源性猝死高危患者一个重要而非常直观的指标。

3. Q-T 间期

Q-T 间期异常延长和缩短,均易引发严重的室性心律失常而猝死。

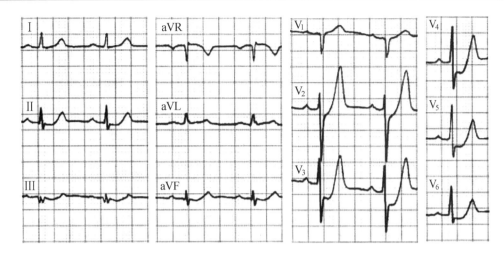

图 45-2 de Winter 综合征的心电图改变（V_2～V_6 导联 ST 段显著压低伴 T 波高尖）

4.心室晚电位（VLP）

心室晚电位阳性表明心肌存在缓慢传导的区域，易形成折返而引发快速性室性心律失常。对心肌梗死患者的预后预测、冠心病、心力衰竭患者猝死危险性预测均有重要意义。

5.Ⅰ型 Brugada 波、异常 J 波、Epsilon 波及 Lambda 波（λ 波）

（1）Ⅰ型 Brugada 波：易引发多形性室性心动过速、心室颤动而猝死。

（2）异常 J 波：特发性、继发性、缺血性 J 波与恶性室性心律失常有密切关系。

（3）Epsilon 波：多见于致心律失常性右室心肌病，易引发室性心动过速，是年轻人猝死的常见原因之一（图 45-3）。

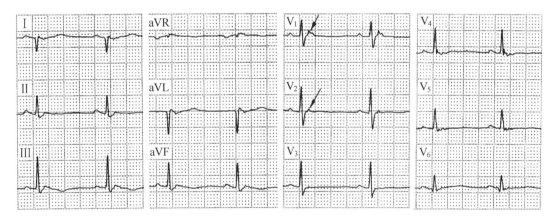

图 45-3 致心律失常性右室心肌病患者出现 Epsilon 波

【临床资料】女性，27 岁，临床诊断：致心律失常性右室心肌病、频发左束支阻滞型室性心动过速。【心电图特征】常规心电图（图 45-3）显示 QRS 波群在Ⅰ、aVL 导联呈 Qrs 型，V_1 导联呈 Rsr′型（r′波实为 Epsilon 波），时间 0.18s，V_1、V_2 导联 QRS 波群终末部出现向上 Epsilon 波，V_5、V_6 导联 QRS 波幅<1.0mV；T 波在下壁导联平坦或浅倒，在胸前导联均平坦。【心电图诊断】①窦性心律；②高侧壁异常 Q 波；③右胸前导联出现 Epsilon 波，符合致心律失常性右室心肌病的心电图改变；④非特异性心室内阻滞；⑤左胸前导联 QRS 波幅低电压；⑥广泛导联轻度 T 波改变。

（4）Lambda 波（λ 波）：Lambda 波（λ 波）是心室除极与复极均有异常，且与心源性猝死相关的一个心电图波。心电图表现为Ⅱ、Ⅲ、aVF 导联 QRS 波群上升支的终末部和降支均出现切迹，且 ST 段呈下斜型抬高伴 T 波倒置（图 45-4）；可合并室性心动过速、心室颤动或心脏骤停而猝死（图 45-5）。其临床特征：①常见于年轻男性患者；②有晕厥或猝死的家族史；③无器质性心脏病依据；

④有恶性室性心律失常的发生及心电图记录;⑤常在夜间发生猝死。发生机制:尚不清楚,属原发性心电离子通道缺陷疾病,可能与 SCN5A 基因突变有关。其猝死系原发性心脏停搏所致,即在短时间内突发心电波消失而成一条直线(图 45-5)。

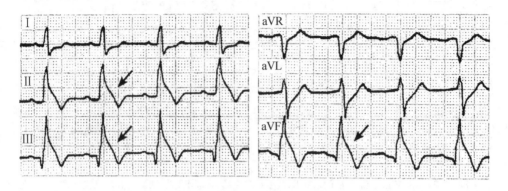

图 45-4　　下壁导联出现特征性的 Lambda 波(λ波)(引自郭继鸿)

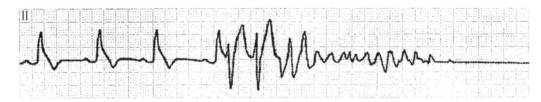

图 45-5　下壁导联出现特征性的 Lambda 波(λ波),2 次室性早搏后出现心室颤动、心电波消失成一条直线

(二)检测心肌易损性

检测心肌易损性指标包括 T 波电交替、T 波变异性分析、Q-T 间期异常(延长或缩短)及 Tp-Te 间期延长等。

Q-T 间期延长的主要风险是因心室易颤期和相对不应期延长而诱发严重的室性心律失常。Tp 位于 T 波顶峰,Te 位于 T 波终点。Tp-Te 间期对应于心室的相对不应期,代表跨室壁的不同层面的心肌细胞复极的离散度(图 45-6),当该值增大时,就易引发恶性的室性心律失常。Tp-Te 间期正常值为 80~100ms,不同导联的 Tp-Te 间期互差可达 15~45ms。Tp-Te 间期延长预警恶性室性心律失常(心源性猝死)的价值明显优于 Q-T 间期延长。

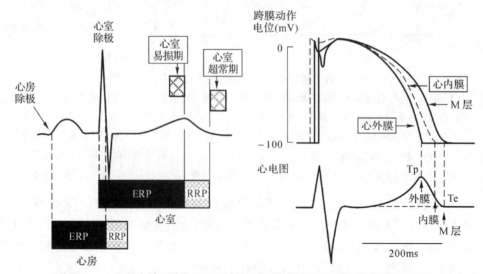

图 45-6　心室的有效不应期(ERP)与相对不应期(RRP)、Tp-Te 间期示意图

（三）自主神经系统调节异常

检测自主神经系统调节异常指标包括心率变异性（HRV）、窦性心律震荡（HRT）、心脏变时性功能不全及心率减速力测定等。

1. 心率变异性（HRV）

自主神经系统与心源性猝死密切相关，心电稳定性有赖于交感、副交感神经和体液调节之间的平衡。若交感神经张力过度增高，则有利于致命性心律失常的发生；而副交感神经激活，则具有保护心脏和抗心室颤动作用。

SDANN 值<50ms、SDNN$_{index}$值<20ms 为降低，表明交感神经张力增高；r-MSSD 值<15ms、PNN$_{50}$值<0.75% 为降低，表明副交感神经张力降低，但需结合年龄加以判断。可作为预测 AMI、充血性心力衰竭患者死亡危险性的指标。

2. 窦性心律震荡（HRT）

室性早搏对随后的窦性频率的影响有两种情况：①窦性频率先加速，后减速，形成双相涨落式变化，这种特征性的变化称为窦性心律震荡现象，见于正常人及心肌梗死后猝死低危患者；②窦性频率改变不明显或消失，见于心肌梗死后猝死高危患者。

震荡初始（TO）和震荡斜率（TS）指标对猝死高危患者预测作用稳定而可靠。

（1）预测急性心肌梗死后猝死危险性：TO、TS 均异常时，是猝死最敏感的预测指标，其阳性预测精确度达 32%，同时阴性预测度达 90%。

（2）预测慢性心力衰竭患者的预后和猝死的危险性。

3. 心脏变时性功能不全

（1）基本概念：窦房结对运动或代谢等病理、生理变化丧失了应有的正常心率反应，即心率增快未达到一定程度，称为心脏变时性功能不全。

（2）评定标准：平板运动试验时，其最快心率小于预测最高心率（220－年龄）的 75% 时，为明显的变时性功能不全。

（3）临床意义：冠心病、病窦综合征、严重的左心室功能不全等器质性心脏病可导致心脏变时性功能不全。运动试验中出现变时性功能不全是诊断冠心病一个独立而敏感的阳性指标，也是冠心病事件（如心绞痛、心肌梗死、猝死）发生风险及预后判断指标之一。

4. 心率减速力检测

（1）基本概念：心率减速力（DC）检测是指通过 24h 心率的整体趋向性分析和减速能力的测定来评估受检者迷走神经张力的高低，进而筛选和预警猝死高危患者。

（2）评定标准及临床意义。①高危值：DC 值≤2.5ms，提示迷走神经调节心率减速的能力显著降低，属于猝死的高危患者；②中危值：DC 值 2.6～4.5ms，调节能力中度降低，属于猝死的中危患者；③低危值：DC 值>4.5ms。

七、冠心病预警 SCD 指标

1. 急性 ST 段显著抬高

（1）首发急性 ST 段显著抬高（≥0.2mV）：为 ST 段抬高型 AMI、变异型心绞痛的心电图改变。急性心肌缺血、损伤愈严重，其 ST 段抬高愈明显，尤其是呈墓碑型、巨 R 型抬高者（图 45-7），极易引发 SCD；ST 段抬高导联数愈多，意味着心肌缺血、损伤范围愈大，易引发急性心力衰竭、严重心律失常（室性心律失常、三度房室阻滞）而危及生命（图 45-8）。

（2）心肌梗死后再发急性 ST 段抬高：原发生过心肌梗死者，又出现不能缓解的胸痛或不明原因的心力衰竭、心源性休克，同时伴有 ST 段抬高≥0.1mV 或在原有基础上再抬高 0.1mV，应高度警惕再发 AMI，意味着病情在进展和恶化。

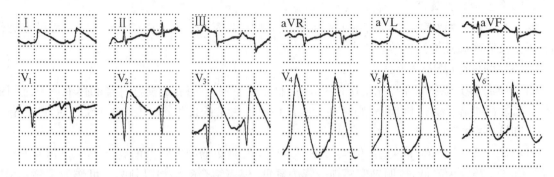

图 45-7　广泛前壁 AMI 出现巨 R 型 ST 段抬高

【临床资料】男性,65 岁,胸痛 1h,临床诊断:冠心病。【心电图特征】常规心电图(图 45-7)显示窦性 P-P 间期 0.50s,频率 120 次/min,P-R 间期 0.18s;肢体导联 QRS 波幅<0.5mV,V_1、V_2 导联呈 QS 型;Ⅰ、aVL、V_2~V_6 导联 ST 段呈巨 R 型抬高约 0.3~1.8mV;V_4~V_6 导联 T 波浅倒置。【心电图诊断】①窦性心动过速(120 次/min);②广泛前壁 ST 段呈巨 R 型抬高,提示 AMI 所致,请做心肌损伤标志物检测;③肢体导联低电压;④局限性前间壁异常 Q 波,请结合临床;⑤前侧壁 T 波改变。

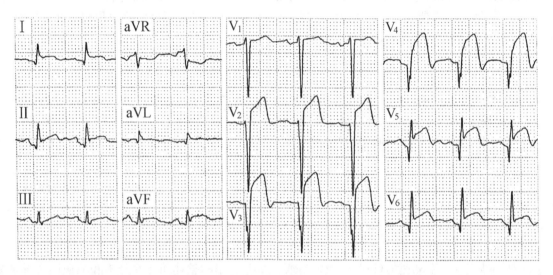

图 45-8　广泛前壁异常 Q 波伴 ST 段抬高及 T 波直立、下壁 ST 段抬高

【临床资料】男性,50 岁,胸痛 0.5d,临床诊断:AMI 待排。【心电图特征】常规心电图(图 45-8)显示窦性 P-P 间期 0.58~0.62s,频率 97~103 次/min;QRS 波群在 V_1、V_2 导联呈 rS 型,r 波振幅呈逆递增,V_3、V_4 导联呈 QS 型,V_5、V_6 导联呈 QRs 型,Q 波>1/4R,时间 0.03s;Ⅰ、Ⅱ、Ⅲ、aVF 导联 ST 段抬高 0.05~0.15mV,aVR 导联压低 0.1mV;V_1~V_6 导联 ST 段呈上斜型抬高 0.10~0.55mV 伴 T 波直立,以 V_2~V_4 导联最为明显。【心电图诊断】①窦性心律,时呈心动过速(103 次/min);②广泛前壁异常 Q 波(含等位性 Q 波)伴 ST 段抬高及 T 波直立,提示 AMI 所致;③下壁轻度 ST 段抬高。

　　实验室检查:高敏肌钙蛋白 I 15.88ng/ml(正常值 0.00~0.11ng/ml)、CK 值 1107IU/L(正常值 40~200 IU/L)、CK-MB 值 50IU/L(正常值 0~24IU/L)、超敏 C 反应蛋白 142.9mg/L(正常值 0~57mg/L)。冠状动脉造影显示:前降支近端完全闭塞、回旋支弥漫性病变伴管腔 50%~80% 狭窄、钝缘支近端 60% 狭窄、右冠状动脉近端 40% 狭窄。于前降支近端植入支架 1 枚,TIMI 血流 3 级。

　　2.急性 ST 段显著压低

　　急性 ST 段呈水平型、下斜型压低≥0.2mV,多见于非 ST 段抬高型 AMI、心绞痛发作等,要特别关注"6+2"现象(图 45-9)。

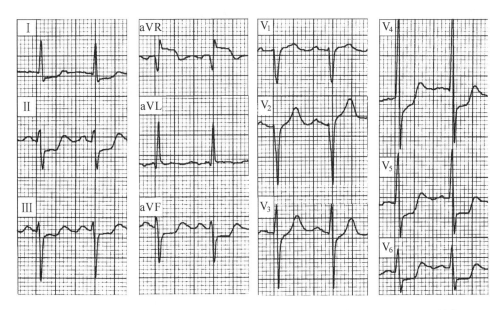

图 45-9　心绞痛发作时出现下壁、前侧壁 ST 段呈水平型显著压低及 aVR 导联抬高

【临床资料】男性,69 岁,反复发作左肩部、左上肢痛麻半年余,临床诊断:颈椎病。【心电图特征】常规心电图(图 45-9)系患者来院拆动态心电图上楼时出现左肩部、左上肢痛麻数分钟时记录,显示窦性 P-P 间期 0.56s,频率 107 次/min。QRS 波群在 Ⅰ、aVL 导联呈 qRs、qR 型,$R_{aVL} > R_I$;Ⅱ、Ⅲ、aVF 呈 rS 型,$S_Ⅲ > S_Ⅱ$,电轴－47°;V_1、V_2 导联呈 rS 型,其 r 波振幅递增量<0.1mV,V_3、V_4 导联呈 qRS 型。ST 段在 Ⅰ、Ⅱ、Ⅲ、aVF、V_4~V_6 导联呈水平型压低 0.1~0.4mV,V_3 导联呈上斜型压低 0.12mV,aVR、V_1 导联分别抬高 0.2、0.1mV。【心电图诊断】①窦性心动过速(107 次/min);②下壁及前侧壁 ST 段显著压低及右侧导联(aVR、V_1)ST 段抬高(呈现"7＋2"现象),提示左主干或三支血管病变引发急性心肌缺血;③需排除非 ST 段抬高型 AMI(患者经治疗后左肩部、左上肢痛麻缓解,心肌损伤标志物正常,符合心绞痛的心电图改变);④左前分支阻滞;⑤前间壁、前壁等位性 Q 波。冠状动脉造影显示回旋支近端几乎全部阻塞、左前降支 95％狭窄,各植入支架 1 枚,TIMI 血流 3 级。

【心得体会】①本例患者系本院职工家属,因平时心电图显示正常范围,一直被误诊为"颈椎病"。此次因拆动态心电图背包上楼梯时又出现左肩部、左上肢痛麻,笔者发现其面色苍白,立即给予心电图检查,明确了"颈椎病"的元凶,及时住院行 PCI 术,避免了发生 AMI 可能。②对老年患者,出现腹痛、肩颈痛,莫名其妙的牙疼,左上肢痛、气急及头痛等,应行常规心电图检查,以避免引发上述症状的真凶——急性心肌缺血被漏诊而危及生命。③心电图出现 6 个导联 ST 段压低、2 个导联 ST 段抬高呈"6＋2"现象,通常被认为左主干病变或多支血管病变,而本例冠状动脉造影显示回旋支近端和左前降支病变,两者相加基本上类似于左主干病变。

3.急性缺血性 T 波巨大倒置或高耸

(1)急性缺血性 T 波巨大倒置:见于 Niagara(尼加拉)瀑布样 T 波(图 45-10)、非 ST 段抬高型 AMI(心内膜下心肌梗死)等。

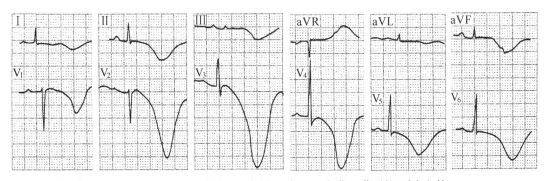

图 45-10　Niagara(尼加拉)瀑布样 T 波、Q-T 间期显著延长(引自文献)

（2）急性缺血性 T 波高耸：见于超急期心肌梗死、变异型心绞痛、de Winter 综合征及部分脑出血患者等（图 45-11、图 45-12）。

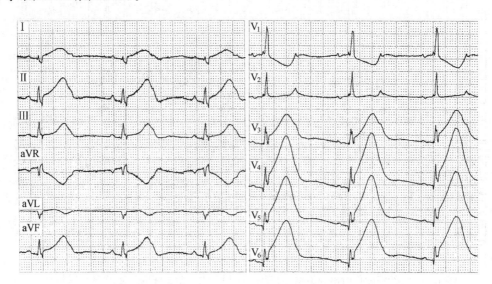

图 45-11　下壁、前壁及侧壁超急期 AMI 引发 ST 段抬高、T 波高耸和宽大（金华市中医院兰景良主任供图）

【临床资料】女性，84 岁，胸痛 2h，临床诊断：AMI。【心电图特征】常规心电图（图 45-11）显示 P-P 间期 0.68s，频率 88 次/min，房室呈 2∶1 传导，心室率 44 次/min；基本 QRS 波群呈完全性右束支阻滞图形（时间 0.12s），在 Ⅰ、aVL、V_5、V_6 导联呈 Qrs、QS 型，Q 波＞1/4R；电轴＋108°，V_5、V_6 导联波幅＜1.0mV；值得关注的是：Ⅰ、Ⅱ、Ⅲ、aVF、V_3～V_6 导联 ST 段呈上斜型抬高 0.1～0.6mV，T 波高耸、宽大，Q-T 间期 0.64s（正常最高值 0.53s）。【心电图诊断】①窦性心律；②下壁、前壁及侧壁 ST 段呈上斜型显著抬高伴 T 波高耸、宽大，符合超急期心肌梗死的心电图改变；③二度房室阻滞引发缓慢心室率（44 次/min），房室呈 2∶1 传导；④完全性右束支阻滞伴电轴右偏＋108°；⑤高侧壁、侧壁异常 Q 波；⑥左胸导联低电压；⑦Q-T 间期延长。

实验室检查：高敏肌钙蛋白 Ⅰ 4.79ng/ml（正常参考值 0.00～0.06ng/ml）、CK 值 463IU/L（正常参考值 40～200IU/L）、CK-MB 值 42IU/L（正常参考值 0.5～24.0IU/L）。

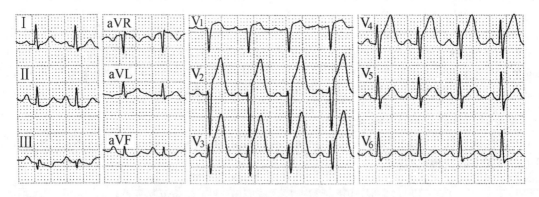

图 45-12 前间壁、前壁 AMI（超急期）引发 ST 段抬高及 T 波高耸

【临床资料】男性，42 岁，胸痛 1h，临床诊断：高血压病、胸痛待查。【心电图特征】常规心电图（图 45-12）显示 P-P 间期 0.49s，频率 122 次/min；V_2～V_4 导联 ST 段呈上斜型抬高 0.35～0.55mV，T 波高耸。【心电图诊断】①窦性心动过速（122 次/min）；②前间壁、前壁 ST 段呈上斜型显著抬高伴 T 波高耸，提示 AMI（超急期）所致，请做心肌损伤标志物检测。

4. AMI 合并复杂性室性心律失常

复杂性室性心律失常是指频发成对的、多源性、多形性、Ron-T 型室性早搏等，是心电不稳定的标志，极易诱发室性心动过速、心室颤动而危及生命。

5. AMI 合并新发的束支阻滞和(或)房室阻滞

(1)新发左束支或右束支阻滞:预示病情在进展、梗死面积在扩大,易伴发心力衰竭、三度房室阻滞、心室颤动和高死亡率。为独立的危险因子,其死亡率分别比无束支阻滞者高出 5 倍和 2 倍,需高度重视。

(2)新发三度房室阻滞:预示病情在进展、梗死面积在扩大。

6. Wellens 综合征、de Winter 综合征

(1)Wellens 综合征:胸痛发作时心电图未见明显异常,而胸痛缓解若干时间后在 V₂、V₃ 或 V₂～V₄ 导联(偶尔在 V₁～V₆ 导联)T 波呈现深而对称性倒置(Ⅰ型)或正负双相(Ⅱ型)(图45-13)。属 AMI 的前期,预示前降支近端严重狭窄,应积极治疗。否则,极易发展为前壁 AMI。

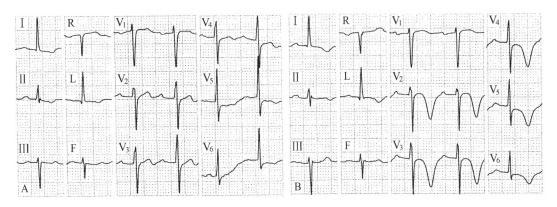

图 45-13　Ⅰ型 Wellens 综合征心电图改变(V₂～V₆ 导联 T 波倒置)

【临床资料】男性,57 岁,胸痛、晕厥 0.5h 来院急诊。【心电图特征】常规心电图 A(图 45-13)系急诊时记录,显示 P-P 间期 0.62s,频率 97 次/min,P-R 间期 0.22s;Ⅰ、Ⅱ、aVL、V₅、V₆ 导联 T 波浅倒置。图 B 系第 3 天记录,显示 V₃～V₆ 导联 ST 段呈弓背向上型压低 0.05～0.10mV,Ⅰ、aVL、V₂～V₆ 导联 T 波倒置。【心电图诊断】①窦性心律;②急诊心电图显示一度房室阻滞及高侧壁、侧壁轻度 T 波改变;③复查心电图显示前壁、侧壁轻度 ST 段改变及广泛前壁 T 波改变;④符合Ⅰ型 Wellens 综合征心电图改变。

冠状动脉造影显示左主干狭窄 50%、前降支近中段狭窄 90%、第一对角支近端狭窄 90%、回旋支细小,右冠状动脉粗大呈弥漫性病变,其中近端狭窄 70%、中段狭窄 80%、远端狭窄 95%。转入心血管外科行搭桥手术。

(2)de Winter 综合征:为前降支近端急性闭塞或次全闭塞引发超急期心肌梗死一种特殊的心电图表现形式,具有重要的定位和定性价值(图45-14)。

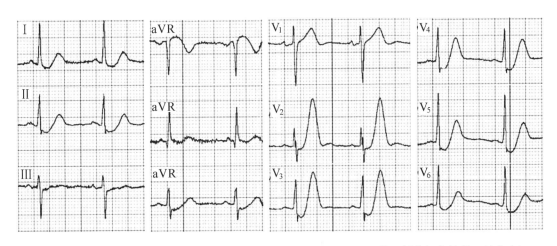

图 45-14　de Winter 综合征的心电图改变(Ⅱ、V₂～V₆ 导联 ST 段显著压低伴部分导联 T 波高尖)

八、极其危险的 Ron-T 现象

心室易颤期相当于在 T 波顶峰前及后 30～40ms 处,历时 60～80ms(图 45-6)。据笔者观察,落在 T 波降支(后支)前半部分的室性早搏极易诱发室性心动过速或心室颤动(图 45-15)。故室性早搏或其他搏动落在前一搏动 T 波上是极其危险的,又称为 Ron-T 现象。

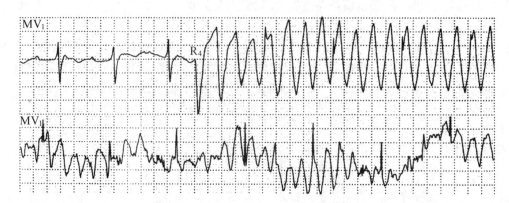

图 45-15　Ron-T 型室性早搏诱发极速型室性心动过速、心室颤动而猝死

【临床资料】男性,66 岁,临床诊断:冠心病、陈旧性前壁心肌梗死、高度房室阻滞、左前分支阻滞、心力衰竭、植入心室起搏器 7d。设置的起搏周期 1000ms,频率 60 次/min。【心电图特征】上、下两行系 MV$_1$ 导联(图 45-15)相隔 6min 记录,上行显示窦性 P-P 间期 0.41s,频率 146 次/min,房室呈 2：1 传导;下传的 P-R 间期 0.30s,QRS 波群呈 rS 型;R$_4$ 搏动为室性早搏,落在窦性搏动 T 波后支上而诱发极速型室性心动过速,其 R'-R'间期 0.24～0.27s,频率 222～250 次/min;期间可见心室起搏脉冲落在宽大畸形 QRS-T 波群的不同部位上,其起搏周期 1.0s,频率 60 次/min。下行显示多形性室性心动过速或心室扑动、颤动交替出现,仍可见心室起搏脉冲以 60 次/min 的频率固定地发放。经数小时抢救无效,患者死亡。【心电图诊断】①窦性心动过速(146 次/min);②Ron-T 型室性早搏诱发极速型室性心动过速、多形性室性心动过速、心室扑动及颤动而猝死;③长 P-R 间期型二度房室阻滞,房室呈 2：1 传导;④左前分支阻滞;⑤心室起搏器,开启噪声反转功能酷似起搏器感知功能不足。

九、严重的快速性心律失常

1. 极速型室性心动过速

(1)持续性室性心动过速:心室率≥150 次/min、持续时间≥30.0s 或连续出现室性 QRS'波群数目≥100 个的室性心动过速,多不能自行终止,需要药物或电击复律使其终止。常见于器质性心脏病患者,属于危重型心律失常。死亡率约 57%,猝死率约 24%(图 45-16)。

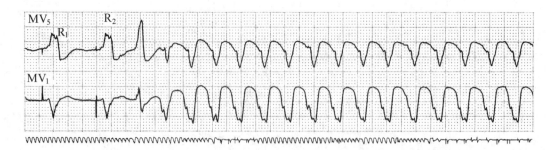

图 45-16　扩张型心肌病患者呈现希氏束起搏(R$_1$、R$_2$ 搏动)、完全性左束支阻滞、双源性室性早搏引发无休止性室性心动过速(176 次/min)(定准电压 5mm/mV)

(2)多形性、尖端扭转型、双向性及多源性室性心动过速是一种严重的心律失常(图 45-17),绝大部分伴发于器质性心脏病患者,极易导致血流动力学改变,不仅使心功能恶化,还可引发心电紊乱,出现心室扑动或心室颤动而猝死。

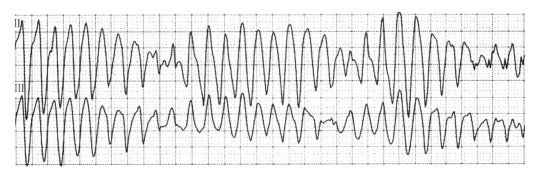

图 45-17　多形性室性心动过速（261～286 次/min）

2.极速型室上性心动过速

当室上性心动过速（含房性心动过速、心房扑动或颤动伴极速心室率）持续时间较长且频率≥200 次/min伴有血流动力学改变时（图 45-18、图 45-19），易使心功能恶化及引发心电紊乱，出现心室扑动或心室颤动而猝死。

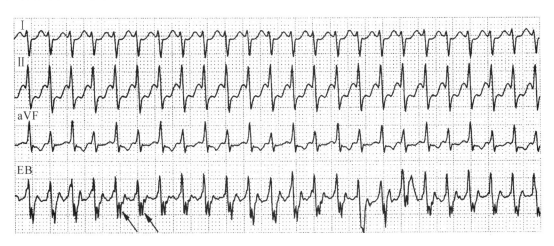

图 45-18　慢快型房室结折返性心动过速（240 次/min，R-P⁻ 间期 70ms）、QRS 波幅电交替现象
（aVF 导联）、ST-T 改变（EB 为食管心电图，箭头所指为逆行 P⁻ 波）

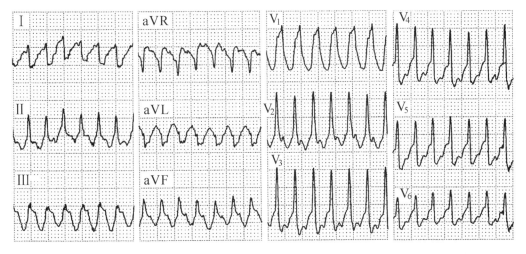

图 45-19　阵发性室上性心动过速伴心室内差异性传导（286 次/min），提示心房扑动 1∶1 下传、
电轴右偏＋135°、左胸导联 QRS 波幅低电压及前侧壁 ST 段改变

3.预激引发极速型心房颤动

预激引发极速型心房颤动时,即平均心室率>180 次/min(图 45-20、图 45-21),一方面将使心脏排出量急剧下降,导致心肌严重缺血而诱发心室颤动;另一方面,过短的 R-R 间期尤其是有 δ 波最短 R-R 间期≤0.25s,将使搏动落在心室易颤期内而诱发心室颤动。

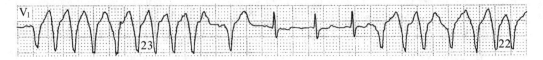

图 45-20　预激引发极速型心房颤动

【临床资料】男性,33 岁,突发心悸、气急 1h。【心电图特征】V₁ 导联(图 45-20)定准电压 5mm/mV,显示 P 波消失,代之以 f 波,R-R 间期绝对不规则,平均心室率 190 次/min;绝对部分 QRS 波群宽大畸形,起始部有 δ 波,V₁ 导联主波向下呈 QS 型,为 B 型心室预激,其最短 R-R 间期 0.22s;正常 QRS 波群呈 RS 型,R/S<1。【心电图诊断】①心房颤动伴极速心室率(平均心室率 190 次/min),房室旁道下传优势型;②间歇性 B 型心室预激,提示预激综合征。

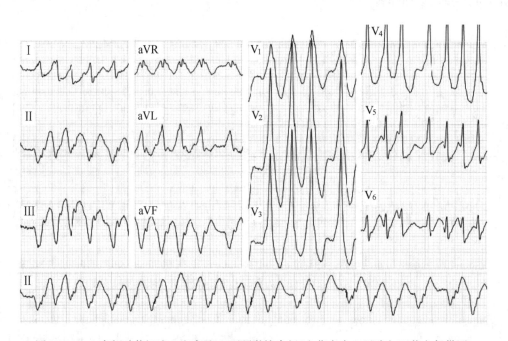

图 45-21　心房颤动伴极速心室率及 A 型预激综合征(金华市中心医院包丽芳主任供图)

【临床资料】男性,31 岁,突发心动过速 1h。【心电图特征】常规心电图(图 45-21)显示基本节律为心房颤动,平均心室率 210 次/min,QRS 波群呈 A 型心室预激特征,其中 V₄~V₆ 导联的最短 R-R 间期为 0.22s。【心电图特征】①心房颤动伴极速心室率(平均 210 次/min),房室旁道下传优势型;②A 型预激综合征。

4.预激合并 1∶1 心房扑动

预激合并 1∶1 心房扑动临床上较少见,但十分危急。QRS 波群呈完全性预激图形,房室呈 1∶1 传导,心室率可达 300~400 次/min,极易引发心室颤动。若规则的宽 QRS 心动过速的心室率≥300 次/min,应首先考虑为预激引发心房扑动。

5.房性心动过速并存室性心动过速

两者并存较少见,多发生在严重器质性心脏病、洋地黄中毒等患者。持续出现极速心室率(图 45-22),将导致心肌耗氧量增加、心排血量降低而引发血流动力学改变,极易使心功能恶化和心电紊乱而猝死。

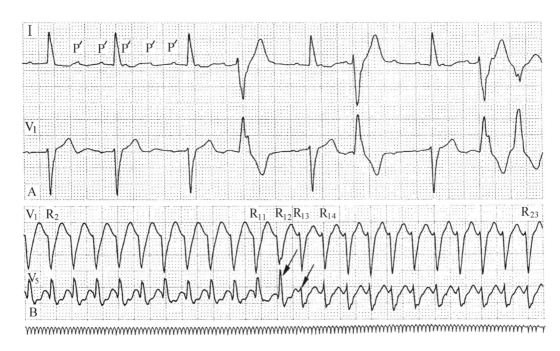

图 45-22　扩张型心肌病患者出现持续性房性心动过速合并阵发性室性心动过速

【临床资料】女性,44 岁,临床诊断:扩张型心肌病、晕厥待查。【心电图特征】A 图 I、V₁ 导联(图 45-22)同步记录,其中 V₁ 导联定准电压 5mm/mV,显示 P′-P′间期 0.30～0.32s,频率 188～200 次/min,为房性心动过速,房室呈 3∶1 传搏;QRS 时间 0.13s,可见频发多源性室性早搏,时呈成对出现;平均心室率 90 次/min。B 图为动态心电图模拟 V₁、V₅ 导联同步记录,定准电压 5mm/mV,显示宽大畸形 QRS-T 波群有 4 种形态:①R₂～R₁₁ 在 V₁ 导联呈 QS 型、V₅ 导联呈 QRs 型,其 R′-R′间期 0.29s,频率 207 次/min,为室性心动过速;②R₁₄～R₂₃ 在 V₁、V₅ 导联均呈 rS 型,与常规心电图波形类似,其 R′-R′间期 0.28～0.29s,频率 207～214 次/min,为房性心动过速;③R₁₂、R₁₃ 波形各异,考虑室性融合波(箭头所指)。【心电图 A 诊断】①持续性房性心动过速(188～200 次/min)伴正常心室率(平均 90 次/min),房室呈 3∶1 传搏;②频发多源性室性早搏,时呈成对出现;③非特异性心室内阻滞。【心电图 B 诊断】①持续性房性心动过速(207～214 次/min);②阵发性室性心动过速(207 次/min)伴室性融合波;③不完全性干扰性房室分离(R₂～R₁₁ 搏动干扰房性 P′波下传)。

十、严重的缓慢性心律失常

病窦综合征、双结病及持久性或阵发性三度窦房、房室阻滞伴心室停搏,尤其是较长时间的心室停搏(≥5.0s)或短时间内出现高频度的心室停搏(≥3.0s)等,极易引发阿斯综合征而猝死(图 45-23、图 45-24、图 45-25、图 45-26),是植入双腔起搏器的绝对指征。

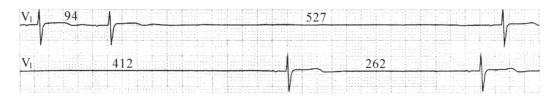

图 45-23　双结病伴下级起搏点功能低下引发短暂性全心停搏

【临床资料】女性,72 岁,临床诊断:晕厥待查。【心电图特征】上、下两行系动态心电图 MV₁ 导联(图 45-23)连续记录,定准电压 5mm/mV,显示窦性 P-P 间期长短不一,短 P-P 间期 0.94s,长 P-P 间期分别为 5.27、4.12、2.62s,与短 P-P 间期无倍数关系,期间未见各种逸搏出现。【心电图诊断】①窦性心律伴显著不齐;②频发短暂性全心停搏(4.12、5.27s);③各级起搏点功能低下;④符合双结病的心电图改变;⑤提示心源性晕厥,建议立即植入双腔起搏器。

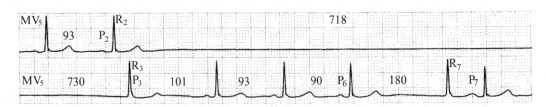

图 45-24　二度Ⅱ型及阵发性三度窦房阻滞、下级起搏点功能低下引发短暂性全心停搏

【临床资料】女性,63 岁,临床诊断:晕厥待查。【心电图特征】上、下两行系动态心电图 MV₅ 导联(图 45-24)连续记录,定准电压 5mm/mV,显示窦性 P-P 间期长短不一,短 P-P 间期 0.90~1.01s,长 P-P 间期分别为 7.30(P₂-P₃ 间期)、1.80s(P₆-P₇ 间期),分别为部分短 P-P 间期的 9、2 倍;R₃、R₇ 搏动延迟出现,其逸搏周期分别为7.18、1.30s。【心电图诊断】①窦性心律;②二度Ⅱ型及阵发性三度窦房阻滞伴下级起搏点功能低下引发短暂性全心停搏(7.18s);③房室交接性逸搏及停搏;④符合双结病的心电图改变;⑤提示心源性晕厥,建议立即植入双腔起搏器。

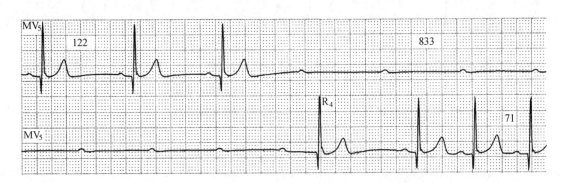

图 45-25　阵发性三度房室阻滞伴下级起搏点功能低下引发短暂性心室停搏

【临床资料】女性,62 岁,临床诊断:晕厥待查。【心电图特征】上、下两行 MV₅ 导联(图 45-25)连续记录,显示 P-P 间期 0.71~1.22s,频率 49~85 次/min,P-R 间期 0.18s;连续出现 8 个窦性 P 波下传受阻,引发长达 8.33s 心室停搏,R₄ 为房室交接性逸搏,之后恢复正常的房室传导;QRS 波群呈 QR 型,Q 波>1/4R。【心电图诊断】①窦性心律伴显著不齐(49~85 次/min);②阵发性三度房室阻滞伴下级起搏点功能低下引发短暂性心室停搏(8.33s);③极缓慢的房室交接性逸搏并引发房室交接区韦金斯基现象;④异常 Q 波,请结合常规心电图;⑤提示心源性晕厥,建议立即植入双腔起搏器。

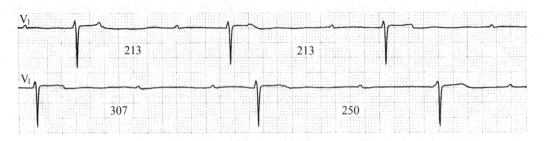

图 45-26　窦性心动过缓(53~60 次/min)、三度房室阻滞、
过缓的房室交接性逸搏心律伴不齐(20~28 次/min)、下级起搏点功能低下

十一、严重的慢快型、快慢型综合征

这两种综合征的心电图表现均为快速性心律失常终止后,出现显著的窦性心动过缓、Ⅱ度以上窦房阻滞、窦性停搏等缓慢性心律失常,可引发一过性急性脑缺血,出现晕厥、阿斯综合征发作,甚至猝死。但其发生的本质和治疗方案却截然不同。

1. **严重的慢快型综合征**

慢快型综合征又称为心动过缓-过速综合征,是指窦房结及其周围组织器质性病变引发各种缓慢性心律失常(显著的窦性心动过缓、二度Ⅱ型以上窦房阻滞、窦性停搏)的基础上,出现阵发性快速性心律失常(心房颤动、扑动、房性心动过速及室上性心动过速等),两者常呈间歇性或交替性出现。病变通常同时累及心房和房室交接区,当快速性心律失常终止时,窦房结因快速性心律失常对其超速抑制及呈慢性衰竭状态而不能及时发放冲动出现短暂性全心停搏现象(图45-27、图45-28),是植入起搏器的绝对指征。

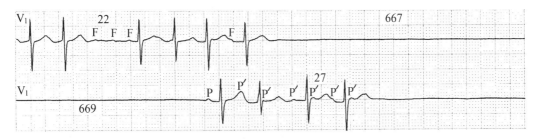

图 45-27 慢快型综合征引发短暂性全心停搏

【临床资料】女性,73岁,临床诊断:晕厥待查。【心电图特征】上、下两行 V₁ 导联(图45-27)为 DCG 连续记录,上行显示窦性 P 波消失,代之以 F 波,其 F-F 间期 0.22s,频率 272 次/min;心房扑动终止后出现 6.67s 长 R-R 间期,期间未见各种逸搏出现。下行偶见窦性 P 波,房性早搏 P' 波落在窦性搏动 T 波上诱发了短阵性房性心动过速,其 P'-P' 间期 0.27s,频率 222 次/min,房室呈 2∶1 传导,终止后又出现短暂性全心停搏。【心电图诊断】①阵发性心房扑动终止后引发短暂性全心停搏(6.67s);②偶见过缓的窦性搏动(9 次/min);③房性早搏诱发短阵性房性心动过速(222 次/min),房室呈 2∶1 传导;④各级起搏点功能低下;⑤符合慢快型综合征及双结病的心电图改变;⑥提示心源性晕厥,建议立即植入双腔起搏器。

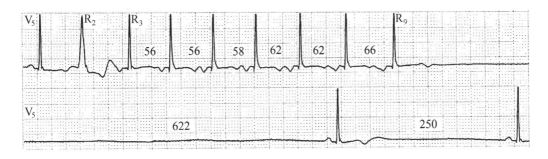

图 45-28 室性早搏诱发快慢型房室结折返性心动过速及短暂性全心停搏

【临床资料】女性,67岁,临床诊断:晕厥待查。【心电图特征】上、下两行 V₅ 导联(图45-28)为 DCG 连续记录,显示室性早搏(R₂)诱发了短阵性长 R-P⁻ 间期型心动过速(R₃~R₉),其 R-P⁻ 间期 0.43~0.54s(其中 R₂-P⁻ 间期为最长 0.54s),P⁻-R 间期 0.14~0.17s,导致 R-R 间期 0.56~0.66s,频率 91~107 次/min,为室性早搏诱发了快慢型房室结折返性心动过速;心动过速终止后出现了 6.22s 长 R-R 间期及窦性 P-P 间期 2.50s(24 次/min),期间未见各种逸搏出现;T 波浅倒置或呈正负双相,Q-T 间期 0.54s(正常最高值 0.35s)。【心电图诊断】①严重的窦性心动过缓(24 次/min),提示窦性停搏所致;②室性早搏诱发快慢型房室结折返性心动过速(91~107 次/min);③各级起搏点功能低下引发短暂性全心停搏(6.22s);④符合慢快型综合征及双结病的心电图改变;⑤提示心源性晕厥,建议植入双腔起搏器;⑥房室结双径路传导;⑦轻度 T 波改变、Q-T 间期显著延长。

2. **严重的快慢型综合征**

快慢型综合征是指无器质性心脏病、窦房结功能正常的预激综合征患者或阵发性房性心动过速、心房颤动或扑动患者,在快速性心律失常终止后出现严重的窦性心动过缓、二度以上窦房阻滞、窦性停搏等缓慢性心律失常。有学者称为假性病窦综合征,可能与心动过速发作引发急性冠状动脉供血不足及对窦房结、下级起搏点超速抑制引发急性窦房结功能不全有关,行射频消融术后可避免植入起搏器。

十二、Q-T间期异常改变

1. Q-T间期延长

Q-T间期延长 ACC/AHA/ESC推荐的诊断标准:男性Q-T间期$>0.45s$,女性Q-T间期$>0.46s$(或男性Q-Tc$\geq0.47s$,女性Q-Tc$\geq0.48s$)。Q-T间期$>0.50s$意义更大。推荐在V_2或V_3导联上确定Q-T间期起止点。分为特发性Q-T间期延长和继发性Q-T间期延长两种。

2. Q-T间期缩短

当Q-T间期$\leq0.29s$或Q-Tc$<0.33s$时或小于预测值的88%时,即认为Q-T间期缩短或短Q-T间期。分为特发性Q-T间期缩短和继发性Q-T间期缩短两种。

3. Tp-Te间期延长

Tp位于T波顶峰,Te位于T波终点,故Tp-Te间期对应于心室肌的相对不应期,其正常值$80\sim100ms$。Tp-Te间期延长意味着心室肌的相对不应期延长,易引发恶性室性心律失常。Tp-Te间期延长预警SCD的价值明显优于Q-T间期延长,是近年提出的一个新指标。

十三、特殊波形及综合征

1. 特殊波形

与心源性猝死相关的特殊波形包括Brugada波(图45-29)、异常J波(特发性、继发性、缺血性J波)(图45-30)、Epsilon波(图45-3)、Lambda波(图45-4、图45-5)及早复极波等。

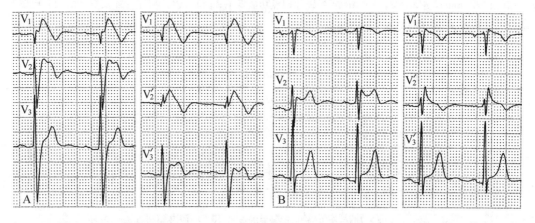

图45-29　A图为Ⅰ型Brugada波、B图为Ⅱ型Brugada波(标有"′"为上一肋间记录)

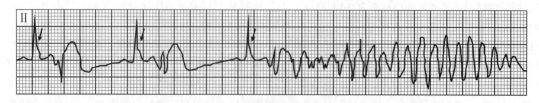

图45-30　异常J波、Ron-T型室性早搏诱发恶性心律失常(引自文献)

【临床资料】男性,34岁,临床诊断:异常J波。【心电图特征】Ⅱ导联(图45-30)显示窦性QRS波群降支出现顿挫,符合异常J波特征;每隔1个窦性搏动出现1次室性早搏,落在窦性搏动T波上,并诱发了室性心动过速、心室颤动。【心电图诊断】①窦性心律;②频发室性早搏,呈二联律;③Ron-T型室性早搏诱发室性心动过速、心室颤动而猝死;④异常J波,提示J波综合征。

2.特殊综合征

与心源性猝死相关心电综合征主要包括长短 Q-T 间期综合征、Wellens 综合征、de Winter 综合征、J 波综合征(Brugada 综合征、早复极综合征)、慢快综合征、快慢综合征及窄高 QRS 波群综合征等。

十四、各类心肌病

1.扩张型心肌病

与猝死发生率相关的是左心室功能不全的程度、束支阻滞及复杂性室性心律失常。QRS 波群异常增宽(≥0.16s)、双分支阻滞的患者预后很差;而复杂性室性心律失常多为室性心动过速、心室颤动的先兆;进展性 QRS 波群低电压、Q-T 间期或 Q-Tc 显著延长者,也属于高危心电图表现。

2.肥厚型心肌病

肥厚型心肌病是年轻人运动性猝死的主要原因,具有家族史遗传性疾病,其中 Arg^{403}Gln 突变型预后很差(40 岁以前约 50%的猝死率)。出现复杂性室性心律失常、Q-T 间期或 Q-Tc 显著延长、有预激时并发极速型心房颤动或房室折返性心动过速,极易诱发严重的室性心律失常而猝死。

3.致心律失常性右室心肌病

Epsilon 波是致心律失常性右室心肌病特征性心电图改变,常出现呈左束支阻滞型的室性早搏或室性心动过速,心室晚电位阳性率高。具有家族性遗传特点,是青年人猝死的原因之一。若伴有左心室受累及功能异常,则更增加了其猝死的风险。

4.离子通道病心肌病

离子通道病心肌病包括先天性长 Q-T 间期综合征、特发性短 Q-T 间期综合征、J 波综合征及儿茶酚胺介导的多形性或双向性室性心动过速等。

十五、碎裂 QRS 波群

1.基本概念

(1)窄 QRS 碎裂波:是指 QRS 时间<0.12s,在冠状动脉供血区相邻的有 2 个或 2 个以上导联中新出现或已经存在三相波或多相波(如 RSR′、rSr′、rsR′等)或 R 波、S 波出现挫折,并排除了不完全性束支阻滞。

(2)宽 QRS 碎裂波:是指 QRS 时间≥0.12s(完全性束支阻滞、非特异性心室内阻滞、室性异位搏动及室性起搏心律等),在冠状动脉供血区相邻的有 2 个或 2 个以上导联中出现 R(R′)波有 2 个切迹或 S 波降支或升支有 2 个或 2 个以上切迹(图 45-31)。

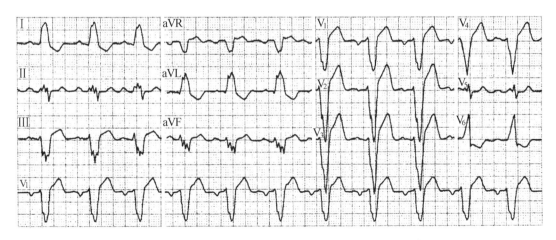

图 45-31　完全性左束支阻滞时下壁导联所显示的碎裂 QRS 波群(引自文献)

2.发生机制

碎裂 QRS 波群形成与心肌瘢痕组织或纤维化引发心室除极顺序、方向及速率异常改变有关，即心室除极在病变区域和周围发生类曲折形(Zigzag)不规则激动，呈现梗死区内阻滞或(和)梗死区周围阻滞的心电图表现。

3.心电图特征

QRS 波群呈三相波或多相波(如 RSR′、rSr′、rsR′等)或 R 波、S 波出现多个挫折(图 45-1)，并排除了不完全性束支阻滞。

4.临床意义

出现碎裂 QRS 波群意味着有心肌瘢痕形成，并与心室功能障碍、充血性心力衰竭的发生相关，对冠心病、各类心肌病患者的猝死风险有一定的预测价值。

十六、Masquerading 型心室内阻滞

1.基本概念

Masquerading 型心室内阻滞是指 QRS 时间≥0.12s、肢体导联呈左束支阻滞图形而胸前导联却呈右束支阻滞图形奇特现象，是独立于右束支阻滞、左束支阻滞及非特异性心室内阻滞之外的一种较少见的心室内阻滞(图 45-32)。

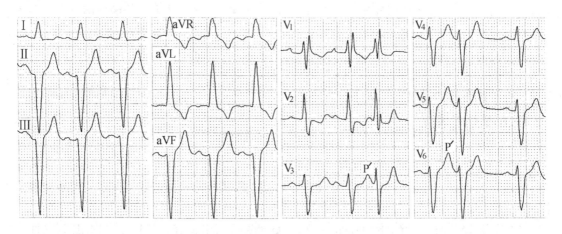

图 45-32　Masquerading 型心室内阻滞

【临床资料】男性，82 岁，临床诊断：冠心病、高血压病、主动脉瓣重度关闭不全。【心电图特征】常规心电图(图 45-32)显示窦性 P-P 间期 0.62s，频率 97 次/min；胸前导联可见房性早搏；QRS 时间 0.15s，Ⅰ、aVL 导联呈 R、qR 型，$R_{aVL} > R_I$，Ⅱ、Ⅲ、aVF 导联呈 rS 型，$S_{III} > S_{II}$，电轴−74°，aVR 导联呈 R 型；V_1 导联呈 rSR′型，$V_3 \sim V_6$ 导联呈 rS 型，r/S<1，r 波振幅递增不良或逆递增。【心电图诊断】①窦性心律；②房性早搏；③Masquerading 型心室内阻滞伴电轴左偏，提示合并左前分支阻滞；④高度顺钟向转位，右心室肥大待排；⑤前壁、侧壁 r 波振幅递增不良或逆递增。

心脏超声显示主动脉瓣慢性病变伴重度关闭不全、左心房及左心室增大、左心室收缩比协调。

2.心电图特征

(1)QRS 时间≥0.12s。

(2)肢体导联呈左束支阻滞图形(Ⅰ、aVL 导联呈 R 型)，且多伴电轴左偏。

(3)胸前导联呈右束支阻滞图形(V_1 导联呈 rSR′或 qR 型)。

3.临床意义

(1)Masquerading 型心室内阻滞国外文献报道多见于后侧壁陈旧性心肌梗死、严重的心室肥大，多发展为三度房室阻滞和危重型心脏病。

(2)易误诊为完全性右束支阻滞伴左前分支阻滞，但两者临床意义、预后不同。

第四十六章

濒死心电图(临终期心电图)

一、基本概念

濒死心电图又称为临终期心电图,是指从严重或致死性心律失常发展为死亡心电图短暂的过渡性心电图改变。

二、表现形式

无论是快速性还是缓慢性心律失常,若不积极施救,则最后将殊途同归,呈现一条直线即心电消失。濒死心电图可有以下表现。

1.各种极速型心动过速

各种极速型心动过速如多形性、尖端扭转型室性心动过速及心室预激引发极速型心房颤动等可表现为无脉性心动过速,若未能及时治疗和复律,则易转为心室扑动、颤动而猝死(图 46-1、图46-2、图 46-3)。

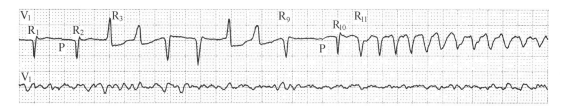

图 46-1　Ron-T 型室性早搏诱发极速型室性心动过速、心室颤动而猝死

【临床资料】女性,64 岁,临床诊断:扩张型心肌病。【心电图特征】上、下两行 V₁ 导联(图 46-1)系动态心电图00:41连续记录,定准电压 5mm/mV。显示 R₁、R₂、R₁₀ 为窦性搏动,其 P-P 间期 0.56s,频率 107 次/min,P-R 间期0.20s;R₃~R₉ 系多源性室性早搏组成的短阵性室性心动过速,频率 150~182 次/min;长短周期后室性早搏 R₁₁ 落在前一搏动 T 波顶峰上而诱发极速型室性心动过速(273 次/min)、心室颤动,约 20s 后转为一条直线,心电波消失。【心电图诊断】①窦性心动过速(107 次/min);②由多源性室性早搏组成的短阵性室性心动过速(150~182 次/min);③Ron-T 型室性早搏诱发极速型室性心动过速(273 次/min)、心室颤动而猝死。

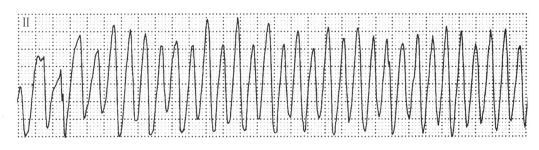

图 46-2　多形性室性心动过速(250~353 次/min)

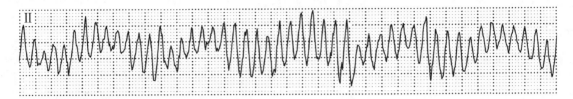

图 46-3　多形性室性心动过速(约 460 次/min)后转为心室颤动而猝死

2.心室扑动

心室扑动是介于室性心动过速与心室颤动之间的一种快速而规则严重的室性心律失常,表现为 QRS 波群和 T 波难以分辨类似"正弦曲线",频率可快可慢,多在 180~250 次/min(图 46-4)。

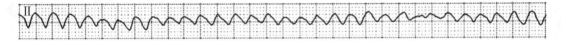

图 46-4　心室扑动(频率约 300 次/min)

3.心室颤动

(1)基本概念:心室颤动是一种极速型的室性心律失常,表现为 QRS-T 波群消失,代之以波形、波幅及时距均不等的小圆钝波,频率 250~500 次/min(图 46-5)。

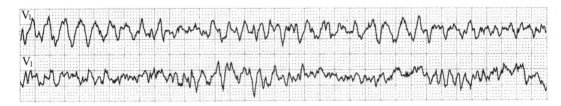

图 46-5　粗大型心室颤动(上、下两行 V₁ 导联连续记录)

(2)分型:可根据颤动波振幅、病因进行分型。

根据颤动波振幅的高低可分为粗大型心室颤动(波幅≥0.5mV)和细小型心室颤动(<0.5mV)两种类型,前者电击除颤成功率高。

根据病因不同可分为原发性、继发性及特发性心室颤动 3 种类型。①原发性心室颤动:是由心室肌存在具体的电生理异常所致,且发作前无严重的血流动力学紊乱,冠心病为最常见的病因;②继发性心室颤动:是继发于心肌严重损害、心力衰竭而引发的心室颤动;③特发性心室颤动:是指经临床详尽检查未能发现心脏有结构异常、原因不明的自发性心室颤动。

4.心室电分离现象

心室扑动与室性逸搏心律并存呈现电-机械分离现象,后转为心室扑动、心电消失(图 46-6)。

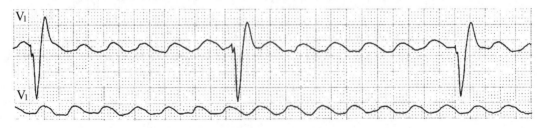

图 46-6　心室电分离现象(室性逸搏心律与心室扑动并存)→心室扑动(143~158 次/min)

(上、下两行 V₁ 导联系 03:52 连续记录)

5. 出现三度房室阻滞伴心室停搏

有 P(P′)波或 F(f)波出现,但均不能下传心室,无或偶尔有 QRS 波群出现(图 46-7、图 46-8),呈现电-机械分离现象。

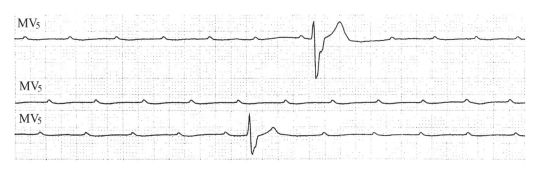

图 46-7　三度房室阻滞、极缓的双源性室性逸搏、心室停搏及电-机械分离现象(上、中、下三行 MV₅ 导联连续记录)

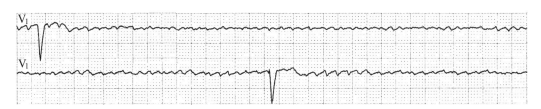

图 46-8　心房颤动、三度房室阻滞、极缓慢房室交接性逸搏、
心室停搏(10.18s)及电-机械分离现象(上、下两行 V₁ 导联连续记录)

6. 室性心动过速与室性逸搏交替出现

可表现为短阵性室性心动过速与室性逸搏交替出现(图 46-9),持续一段时间后将呈心电衰竭现象,出现全心停搏。

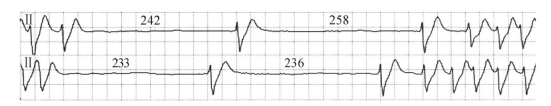

图 46-9　短阵性室性心动过速与室性逸搏交替出现、ST 段近乎消失(上、下两行Ⅱ导联连续记录)

7. 停搏、逸搏、早搏混合性心律失常

可表现为窦性停搏、极缓慢而不规则房室交接性或(和)室性逸搏心律,偶尔以早搏形式出现(图 46-10),呈现电-机械分离现象。

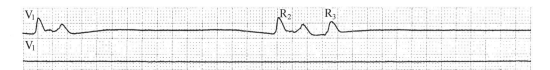

图 46-10　上、下两行 V₁ 导联连续记录,上行显示窦性停搏、室性早搏(R₃)、室性逸搏(R₂,频率 20 次/min),
呈现电-机械分离现象;下行显示全心停搏呈一条直线(心电波消失)

8. 特宽型 QRS 波群伴 ST 段消失

特宽型 QRS 波群是指 QRS 波群时间≥0.16s。若伴 ST 段消失或难以辨认,T 波前支陡峭,后

肢平缓,则多见于心肺复苏过程中或临终期(图 46-11、图 46-12)。

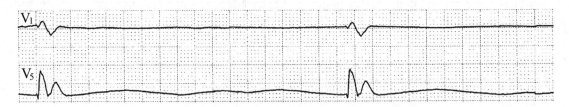

图 46-11　极缓慢室性逸搏(R′-R′间期 3.5s,频率 17 次/min)、
短 Q-T 间期(0.30s)、呈现电-机械分离现象(V₁、V₅ 导联同步记录)

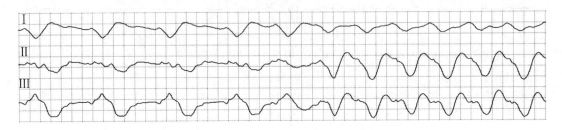

图 46-12　特宽型双源性加速的室性逸搏心律(QRS 时间 0.40s,频率 47～81 次/min)

9. QRS 波群渐宽、渐低、渐慢

QRS 波群逐渐增宽,振幅逐渐降低,频率逐渐减慢直至停搏呈一条直线(图 46-12、图 46-13)。

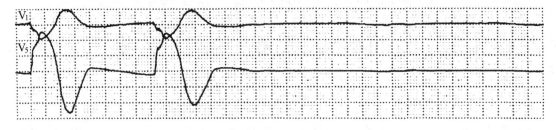

图 46-13　成对的特宽型室性逸搏(QRS 时间 0.38s,频率 37 次/min)→全心停搏

10. 全心停搏或心室颤动伴起搏器无效起搏

全心停搏或心室颤动伴起搏器无效起搏多见于心肌对电刺激脉冲失去了反应性(图 46-14)。对突发快速性室性心律失常,若植入起搏器没有电击复律或除颤功能(不具备 ICD 功能),则也难以避免死亡(图 46-15)。持续性三度房室阻滞伴下级起搏点功能低下及起搏脉冲失夺获心室引发心室停搏(图 46-16)。

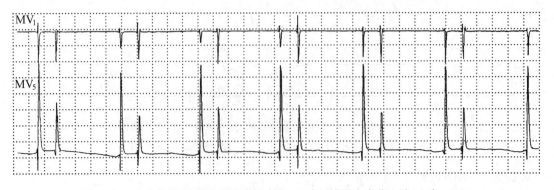

图 46-14　全心停搏、心肌组织应激性丧失、双腔起搏器失夺获心脏(心房、心室)

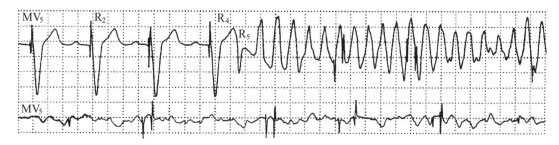

图 46-15　Ron-T 型室性早搏诱发多形性室性心动过速→细小型心室颤动→猝死

【临床资料】男性,72 岁,临床诊断:冠心病、三度房室阻滞、植入双腔起搏器 3 年。【心电图特征】上、下两行 MV₅ 导联(图 46-15)系 DCG 不同时间记录,上行显示窦性 P-P 间期 0.78s,频率 77 次/min;R₂～R₄ 搏动为心室起搏心律(VAT 方式),其 P-V 间期 0.20s;R₅ 搏动为室性早搏,且落在前一搏动 T 波降支上而诱发多形性室性心动过速(274～315 次/min);心房和心室起搏脉冲落在其 QRS-T 波群不同部位上,A-V 间期 0.12s,为心室安全起搏脉冲发放,提示起搏器开启噪声反转功能。下行显示心室颤动(细颤型),心室起搏脉冲后均未见相应的 QRS′波群跟随,其起搏周期长短不一,可能与心室电极感知了部分心室颤动波后引发起搏器节律重整有关,A-V 间期 0.12、0.22s 两种,前者为安全起搏脉冲。【心电图诊断】①窦性心律;②Ron-T 型室性早搏诱发多形性室性心动过速和心室颤动;③双腔起搏器,呈心室起搏心律(VAT 方式)、房室顺序起搏心律(DDD 方式、无效起搏);④提示起搏器开启噪声反转功能和心室安全起搏;⑤符合心源性猝死的心电图改变。

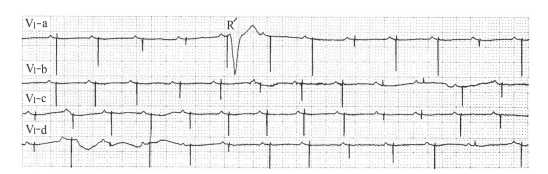

图 46-16　三度房室阻滞、下级起搏点功能低下及心室起搏功能异常引发心室停搏(吴旭燕主任供图)

【临床资料】男性,68 岁,程控后反复出现晕厥 1d,临床诊断:冠心病、三度房室阻滞、植入双腔起搏器 2 年、晕厥待查。【心电图特征】V₁-a、b、c、d 导联(图 46-16)系动态心电图 05:17 连续记录,显示窦性 P-P 间期 0.51～0.59s,频率 102～118 次/min;所有 P 波均未能下传心室,P-V 间期 0.13s,V 脉冲仅出现 1 次夺获心室(标有 R′搏动),其余 V 脉冲均未能夺获心室,也未见下级起搏点发放激动,引发至少 25s 心室停搏。【心电图诊断】①窦性心动过速(102～118 次/min);②三度房室阻滞、下级起搏点功能低下及心室起搏功能异常引发心室停搏(至少 25s);③双腔起搏器,呈 VAT 方式工作,心室起搏功能异常;④请立即程控调高起搏电压。

患者因阿斯综合征发作,经 120 送至医院急救中心,通过程控将起搏电压从 1.5V 调至 2.5V,V 脉冲均能夺获心室,患者转危为安。

三、临床意义

因濒死心电图是从严重或致死性心律失常发展为死亡心电图短暂的过渡性心电图改变,及早识别濒死心电图表现,尽早干预和积极施救,有可能拯救濒临死亡的生命,则将是功德无量的善举。否则,生命将稍纵即逝。

第四十七章

心源性猝死防治要领

一、建立危急重症心电图报告制度

1. 建立报告制度的重要性

因心电图危急值可随时引发患者严重的血流动力学障碍，甚至危及生命，故建立危急重症心电图报告制度的重要性不言而喻。

(1)有利于患者第一时间接受有效治疗和抢救，拯救生命。

(2)有利于和谐医疗、规避风险。

(3)彰显心电图检查的临床价值，提高心电图室医生的地位。

2. 建立报告制度的程序

建立危急重症心电图报告制度必须遵循以下 4 个程序或步骤：

(1)报告制度：一旦发现和诊断危急重症心电图，必须立即启动危急值上报程序，遵循"谁诊断、谁记录、谁报告"的原则，通知相关科室的主管医师和本科室负责人，登记患者基本信息、危急重症心电图内容、报告时间、报告者及主管医师的姓名。

(2)告知义务：酌情将相关检查结论和病情如实告知家属或(和)患者，并进行安抚。

(3)酌情处置：用平车(床)或轮椅陪同家属护送患者至急诊室(抢救室)或所在病区，使患者能及时地接受有效的治疗。

(4)及时随访：及时了解患者救治情况、病情转归，必要时复查心电图。

二、不适宜剧烈运动的心电图改变

2014 年，Prutkin 等教授在世界心律学会第 35 届年会上提出可能增加高中学生运动性猝死的异常心电图改变标准，以下情况不宜参加剧烈运动：

(1)左心房肥大：I 导联或 II 导联 P 波时间$\geq$0.12s，伴 Ptf V_1 绝对值增大。

(2)右心室肥大：$R_{V_1}+S_{V_5}>$1.2mV，伴电轴右偏$>+120°$。

(3)异常 Q 波：有 2 个或 2 个以上导联出现 Q 波时间$\geq$0.04s、深度$\geq$0.3mV(除外 III、aVR 导联)。

(4)完全性左束支阻滞或非特异性心室内阻滞 QRS 时间$\geq$0.14s。

(5)二度 II 型至三度房室阻滞。

(6)心室预激。

(7)ST 段压低：有 2 个或 2 个以上导联 ST 段呈水平型或下斜型压低$\geq$0.05mV(注：笔者认为应压低$\geq$0.1mV，且出现在以 R 波为主导联)

(8)有下列 2 组或 2 组以上导联出现 T 波倒置$\geq$0.1mV：$V_2\sim V_6$ 导联、II 和 aVF 导联、I 和 aVL 导联。

(9)Q-T 间期延长(Q-Tc 男性$\geq$0.47s，女性$\geq$0.48s)或 Q-T 间期缩短(Q-Tc$<$0.32s)。

(10)快速性房性心律失常：心房扑动、颤动及室上性心动过速。

(11)室性早搏:记录 10s 心电图出现 2 次或 2 次以上室性早搏、成对室性早搏或短阵性室性心动过速。

(12)出现Ⅰ型 Brugada 波。

(13)出现严重的窦性心动过缓(心室率<30 次/min)或心室停搏≥3.0s。

三、高强度、竞技性体育赛事前的筛选

无论是群众性体育运动还是竞技性运动,屡有猝死报道,剧烈运动可使心源性猝死较常人增加 2.5 倍。运动员心源性猝死率 1/10 万至 1/2.3 万,男性高于女性。运动强度愈高的项目,其猝死率也愈高。故参加高强度、竞技性体育赛事前进行心血管疾病筛选与系统性健康评估非常重要,是规避风险和尊重生命的具体体现。健康评估包括详细询问个人史、家族史、常规心电图、动态心电图、平板运动试验、心脏超声及血液生化指标等检查。通过筛选和健康评估能有效地降低运动员心源性猝死率,值得推广。

四、养成健康的生活方式

古代圣医孙思邈曾指出"上医"治未病、"中医"治已病、"下医"治未病,先人道出了疾病预防为主的真谛。虽然现代医学突飞猛进、日新月异,各种高科技医疗器械、治疗手段及特效药物层出不穷,但各大医院仍然每天人满为患,医护人员忙得不可开交,患者就医的时间成本、治疗费用连年递增。因此,养成健康的生活方式,防患于未然,将健康牢牢地掌握在自己手中,显得非常重要! 健康的生活方式主要包括饮食习惯、适度运动、作息时间及健康体检等环节。

(一)健康的饮食习惯

古人云,开门七件事,柴、米、油、盐、酱、醋、酒,这是烹调食物时所需的配料。我们每天必需的营养素有七种:碳水化合物、蛋白质、脂肪、维生素、矿物质、纤维素及水。

近期发布的《中国健康生活方式预防心血管代谢疾病指南》中指出,不合理膳食是造成我国心血管代谢疾病死亡和疾病负担的重要危险因素之一,保持健康合理的膳食习惯是预防心血管代谢疾病的有效方法。2016 年,国家卫生健康委员会发布了由中国营养学会制定的中国居民平衡膳食宝塔图(图 47-1)。

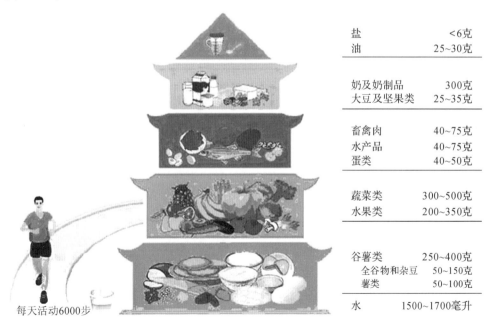

盐	<6克
油	25~30克
奶及奶制品	300克
大豆及坚果类	25~35克
畜禽肉	40~75克
水产品	40~75克
蛋类	40~50克
蔬菜类	300~500克
水果类	200~350克
谷薯类	250~400克
全谷物和杂豆	50~150克
薯类	50~100克
水	1500~1700毫升

每天活动6000步

图 47-1　中国居民平衡膳食宝塔图(2016)(国家卫生健康委员会发布、中国营养学会制定)

1.食物多样、谷类为主

食物多样、谷类为主是平衡膳食模式的重要特征和基本原则。

(1)每天的膳食应包括谷薯类、蔬菜水果类、畜禽鱼蛋奶类、大豆坚果类等食物。平均每天摄入12种以上食物,每周25种以上食物。

(2)每天摄入谷薯类食物250～400g,其中全谷物和杂豆类50～150g,薯类50～100g。

2.多吃蔬菜、水果

蔬菜、水果是平衡膳食的重要组成部分。①餐餐有蔬菜:保证每天摄入300～500g蔬菜,其中深色蔬菜应占50%;②天天吃水果:保证每天摄入200～350g新鲜水果,果汁不能代替鲜果。

3.适量吃鱼、禽、蛋及瘦肉

每周吃鱼280～525g,畜禽肉280～525g,蛋类280～350g,平均每天摄入总量120～200g。多选择鱼和禽,吃蛋不弃蛋黄;少吃肥肉和熏腌制肉制品。

4.坚持喝奶,常吃豆类和坚果

奶类富含易吸收的钙质,大豆富含优质蛋白质,每天应吃各种各样的奶制品,相当于液态奶300g。常吃豆制品,适量吃坚果。

5.少盐少油、控糖限酒

(1)控盐限油(少盐少油):养成清淡饮食习惯,少吃高盐和油炸食品;成人每天食盐不超过6g,烹调油25～30g。

(2)控糖限酒:①每天摄入糖量不超过50g,最好控制在25g以下;②儿童、少年、孕妇、乳母不应饮酒;③成人如饮酒,男性一天饮用酒的酒精量不超过25g,女性不超过15g。

(3)控制反式脂肪酸摄入:每天摄入反式脂肪酸量不超过2g。

(4)足量饮水:成人每天饮水7～8杯(1500～1700ml),提倡饮用白开水和茶水,不喝或少喝可乐、雪碧等含糖和碳酸饮料。

6.拒烟戒烟、远离毒品

烟草、毒品对人类身心健康的危害性远超想象,必须自觉做到拒烟戒烟、远离毒品。

(二)适度运动、吃动平衡

各年龄段人群均应坚持饮食均衡有度、天天适度运动、保持健康体重。

(1)饮食均衡有度:食材丰富、食不过量,控制总能量摄入,保持能量平衡。

(2)适度运动:①每天最好坚持健步走6000步;②每周至少进行5天中等强度运动锻炼,累计时间达2.5h以上,首选游泳,次选慢跑;③减少久坐时间,每小时起来走一走、动一动。

(三)遵守作息时间

饮食有节、起居有常、劳逸结合是健康养生的基本要求。"日出而作、日落而息""人天合一"更是道出了尊重自然规律、遵守人体生物钟、确保身体健康的真谛。现代人生活节奏加快、竞争激烈、工作强度大、压力重及休息睡眠少等,极大地危害身心健康,以致好多人英年早逝,痛失生命,给家庭、社会和国家造成了不可估量的损失。

(1)早起早睡:每天早晨6点至7点起床,晚上10点以前睡觉。

(2)中午小睡:有条件者,最好中午小睡0.5～1.0h,以恢复体能。

(3)保证充足睡眠:每天至少保证8h的睡眠时间。

(四)健康体检

每年应进行一次健康体检,防患于未然。

五、预防心血管病饮食原则

近期,英国心血管预防和康复协会(BACPR)饮食健康工作组提出了预防心血管病的9条饮食基本原则。

（1）摄入足量蛋白质：摄入足量蛋白质对于预防肌肉减少必不可少。建议选择瘦肉、鱼、奶制品和坚果来源的高质量蛋白质。老年人要考虑多吃一点蛋白质；但肾病患者要少吃。

（2）建议摄入纤维素含量高的食物：如全麦面包和非淀粉类蔬菜。需要改善血糖的人要注意控制比例，减少总碳水化合物摄入量。

（3）建议减少饱和脂肪酸摄入：如少吃加工烘烤糕点。

（4）适当喝奶制品：在参考整个饮食模式和健康需求的基础上，考虑适当喝奶制品。

（5）每天1个鸡蛋：鸡蛋可作为减少饱和脂肪酸摄入的健康饮食模式的一部分，但家族性高胆固醇血症患者需注意控制鸡蛋或膳食胆固醇摄入量。

（6）建议摄入天然富含不饱和脂肪酸的食物：如传统地中海饮食模式中包含的坚果、种子、鱼、特级初榨橄榄油等。

（7）建议摄入大量水果和蔬菜：包括各种各样的水果、根茎类蔬菜和绿叶类蔬菜（如甘蓝、菠菜、生菜），最好吃新鲜或冷藏的水果；糖代谢紊乱的人需特别注意蔬果中总碳水化合物和游离糖的含量。

（8）限酒，避免酗酒。

（9）根据个人健康状况和需求，采用传统的地中海饮食模式和个体化模式。

六、传统的地中海饮食模式

英国饮食健康工作组指出，传统的地中海饮食模式和低碳水化合物饮食模式均可改善心血管病的预后。传统的地中海饮食模式，是以蔬菜、水果、坚果、豆类及未加工谷物为主，加入适量的鱼和贝类及发酵的乳制品，少吃红肉和加工肉，橄榄油是厨房主要用油。

七、加强 CPR 培训及配备 AED

普及心肺复苏（CPR）培训尤其是心源性猝死高危患者家庭成员接受心肺复苏训练。机场、火车站、客运中心、医院等人流集中场所，应配备自动体外除颤仪（AED）。心源性猝死高危患者建议购买家用自动除颤仪并进行操作培训。

八、预防性植入 ICD

对心源性猝死高危患者，植入 ICD 能有效预防心源性猝死。

第四十八章

心肺复苏最新操作要领

一、心脏骤停的后果

心脏骤停的后果是以秒(s)为计算单位:①停跳 3s 出现黑蒙;②停跳 15～30s 出现抽搐,阿斯综合征发作;③停跳 45s出现瞳孔散大;④停跳 1min 出现自主呼吸逐渐停止;⑤停跳 3min 开始出现脑水肿;⑥停跳 4～5min 脑细胞开始死亡;⑦停跳 8min 脑死亡,进入植物人状态。

二、急救的黄金时间

倒地 3～5min 内是猝死患者急救的黄金时间。急救时间越早,成活率越高,后遗症越少。每延搁 1min 施救,患者生存率将下降 10%。故院前心肺复苏非常重要,提倡第一时间、第一现场、第一目击者进行人工心肺复苏。

三、心肺复苏的基本概念

心肺复苏(CPR)是指对心脏骤停患者给予循环和呼吸支持。10s 内确认心脏、呼吸骤停,并向附近的人大声呼救,请求帮助,尽可能取得自动体外除颤仪(AED)。

(1)基础生命支持(BLS):有条件者先行 AED 电击除颤,再行 C→A→B 流程,即胸外按压→开放气道→人工呼吸。对于溺水者先行 A→B→C,即开放气道→人工呼吸→胸外按压。

(2)高级生命支持(ACLS):应用器械和药物进行进一步后续治疗。

四、早期识别和启动应急系统

1. 早期识别

(1)确认现场环境安全。

(2)确认心脏、呼吸骤停:①用双手轻拍患者双肩,问"喂!你怎么了?"——无反应;②检查呼吸:观察患者胸廓起伏 5～10s——无呼吸;③判断有无颈动脉搏动——无搏动。

2. 启动应急系统

(1)呼救,请求帮助。①院外:"来人啊!快来帮忙!请打 120",有条件者获取 AED 进行电击除颤。②院内:呼叫同事帮助,推抢救车和除颤仪,呼叫院内抢救小组。

(2)启动基础生命支持、高级生命支持。

3. 触摸颈动脉方法

(1)触摸颈动脉位置要准确,用右手食指、中指触摸患者气管正中(男性患者可触摸到喉结),再滑向颈外侧气管旁开 2 指处触摸颈动脉搏动。

(2)注意触摸颈动脉不宜用力过大,以免压迫气道造成呼吸道阻塞;不可同时触摸两侧颈动脉,防止头部供血障碍。

(3)触摸颈动脉时间为 5～10s。

五、胸外按压

(1)将患者置于现场环境安全的平地或木板上,使其平卧于硬、平的表面。

（2）移去厚重的衣物。

（3）胸外按压部位：两乳头连线中点的稍下方（胸骨下半段）。

（4）按压手法及力量：用左或右手掌根紧贴患者裸露的胸部按压部位，两手重叠，双臂伸直，用上身力量用力按压使胸骨下陷 5～6cm（儿童 5cm，婴儿 4cm，酌情用单手掌根按压）。

（5）按压后确保胸骨完全回弹，但手掌根部不得离开胸骨按压点。

（6）按压频率 100～120 次/min，并大声计数。

（7）心脏按压与人工呼吸按照 30∶2 的比例进行，操作 5 个周期。

（8）双人施救时，每 2min 更换 1 次胸外按压，替换时间<5s。

六、开放气道

（1）确保口腔内无分泌物、无假牙：若有分泌物，则将患者头侧向一方，用右手食指清理口腔内异物。

（2）仰头抬颌法：一只手置于患者前额并轻压头部使其后仰，另一手食指、中指指尖放在颌骨下方并提起下颌开放气道。

七、人工呼吸

（1）口对口或口对面罩：急救者常规吸气后进行吹气。吹气时不宜过猛、过快，量不宜过大（约 0.5L），胸廓有起伏即可。每次吹气用时>1s。

（2）30 次胸外按压后给予 2 次呼吸，2 次呼吸要求在 10s 内完成。

（3）简易呼吸器：适用于双人施救时。一手以"CE"手法固定，一手挤压简易呼吸器，每次通气量约 0.5L 或见到胸廓隆起即可，2 次通气在 10s 内完成。

（4）判断复苏是否有效：自主胸廓起伏或闻及呼吸音。

八、心肺复苏期间的评估

心肺复苏后约每 2min 进行一次检查颈动脉搏动是否恢复，检查时间为 5～10s，如有脉搏后再检查呼吸、血压和其他生命体征情况。心肺复苏成功后再继续给予高级生命支持的措施。

九、急救简易流程图

简单地归纳为：叫→压→吹。

（1）判断意识：拍双肩、唤双耳、观胸廓、搭脉搏（图 48-1），5～10s 内完成意识、呼吸和脉搏的判断。

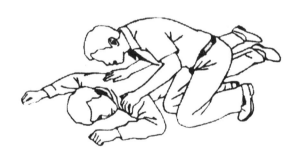

图 48-1　第 1 步：判断意识

（2）呼救：请求帮助、拨打 120（图 48-2）。

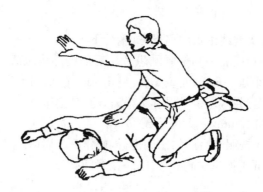

图 48-2 第 2 步:呼救

(3)摆放体位:仰卧位,平卧于硬、平的表面(图 48-3)。

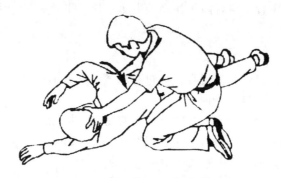

图 48-3 第 3 步:摆放体位

(4)胸外按压:注意按压部位、手法、力量、频率(图 48-4)。

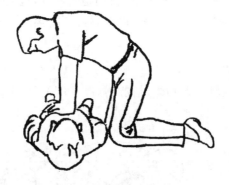

图 48-4 第 4 步:胸外按压

(5)开放气道:采用仰头抬颌法(图 48-5)。

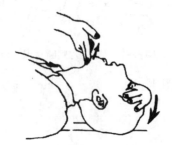

图 48-5 第 5 步:开放气道

（6）人工呼吸：采用口对口，注意吹气时不宜过猛、过快，量不宜过大（图 48-6）。

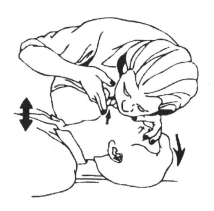

图 48-6　第 6 步：口对口人工呼吸

十、气道异物梗阻急救法

1. 气道异物梗阻临床表现

（1）特殊体征：突发剧烈的干咳、声音嘶哑、呼吸困难。常常不由自主地以一手呈"V"字状紧贴于颈部，以示痛苦和求救，成为一个特殊的体征。

（2）呼吸道部分梗阻：除上述表现外，患者出现面色苍白、发绀。

（3）呼吸道完全梗阻：面色灰暗、发绀，意识丧失、昏迷倒地。

2. 现场急救与海氏手法

在现场主要采用手拳腹部冲击法（又称 Heimlich 急救法），是通过手拳冲击腹部脐上两横指处，引发腹压升高、膈肌抬高、胸腔压力瞬间增高后，迫使肺内空气排出，形成人工咳嗽，使呼吸道内的异物上移或驱出。

（1）立位腹部冲击法：适用于意识清楚的患者。取立位，急救者站在患者背后，患者弯腰头部前倾，以双臂环绕其腰，左手或右手握拳，使拇指倒顶住其腹部正中线脐上两横指处。右手或左手紧握此拳以快速向内、向上冲击，连续冲击直至异物排出或患者转为昏迷（图 48-7）。每次冲击应是独立、有力的动作。注意施力方向，防止胸部和腹内脏器损伤。急救成功后应去医院检查胸、腹部脏器有无损伤。

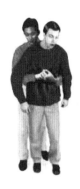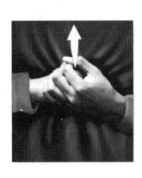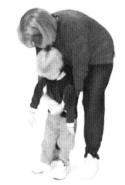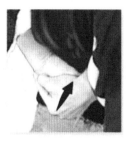

图 48-7　立位腹部冲击法

（2）卧位腹部冲击法：适用于急救者身体矮小不能环抱住清醒者的腰部时。将患者置仰卧位，使其头后仰，开放气道。急救者跪其大腿旁或骑跨在两大腿上，以左手或右手的掌根部平放在其腹部正中线脐上两横指处。右手或左手直接放在第一只手背上，两手重叠，一起快速向内、向上冲击患者腹部,连续进行4～6次。检查异物是否排出在口腔内,若在口腔内,则用手取异物法取出。若无异物排出,再冲击腹部4～6次进行检查(图48-8)。

(3)患者昏迷时急救方法:气道梗阻者从清醒转入昏迷状态时,应立即将其安置于地面,启动急救系统并开始CPR(图48-4)。在胸外心脏按压30次后,打开口腔查看异物。仅在明确有可见异物时才可小心地用手指清除并尝试通气,简单的查看不应延搁通气和30次胸外按压的时间。持续进行心肺复苏直至专业人员到达接替。

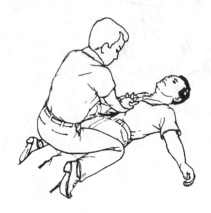
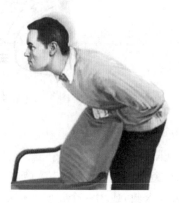

图48-8　卧位腹部冲击法　　　　　图48-9　自救法

(4)自救法:左手握空心拳放于脐上两横指处,右手握住此拳快速有力向内、向上冲击4～6次;或将上腹抵压在椅背等坚硬处,挤压4～6次(图48-9),直至异物排出。

(5)婴幼儿背部拍击法:将患儿骑跨并俯卧于急救者的胳臂上,头低于躯干,一手托住其下颌并固定头部,将其胳臂放在急救者的大腿上,然后用另一手的掌根部用力拍击患儿两肩胛骨之间的背部4～6次(图48-10)。

(6)胸部手指猛击法:患儿取仰卧位,抱持于急救者手臂弯中,头略低于躯干,急救者用两手指按压两乳头连线与胸骨中线交界点一横指处4～6次(图48-11)。必要时可与以上方法交替使用。

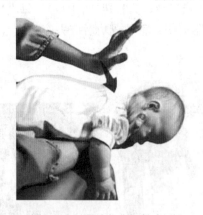
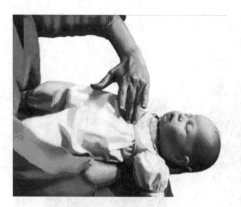

图48-10　婴幼儿背部拍击法　　　　图48-11　胸部手指猛击法

3. 取出异物方法

异物被挤压到口腔时,用一手拇指和食指抓住患者的舌和下颌并向下牵拉,另一只手的食指沿口腔颊部轻轻伸向舌头根部,食指弯曲如钩状将误入的食物抠出,或鼓励患者咳嗽吐出。千万注意不要用手指直接捅食物以免将其推入气道更深处。应注意不要被患者反射性闭嘴咬伤自己的手指。

(本章内容得到浙江大学医学院附属邵逸夫医院技能培训中心张悦怡主任斧正和润色,特此致谢!)

附　表

表一　P-R间期正常最高值

P-R间期(s)　心率(次/min)　年龄	<70	71~90	91~110	111~130	>130
成年人(高大)	0.21	0.20	0.19	0.18	0.17
成年人(瘦小)	0.20	0.19	0.18	0.17	0.16
14~17岁	0.19	0.18	0.17	0.16	0.15
7~13岁	0.18	0.17	0.16	0.15	0.14
1.5~6岁	0.17	0.165	0.155	0.145	0.135
0~1.5岁	0.16	0.15	0.145	0.135	0.125

表二　Q-T间期正常最高值

（单位:s）

心率(次/min)	男性	女性	心率(次/min)	男性	女性
35	0.57	0.60	81	0.37	0.39
36	0.56	0.59	86	0.36	0.38
37	0.55	0.58	91	0.35	0.37
38	0.54	0.57	94	0.35	0.36
40	0.53	0.56	97	0.34	0.36
42	0.52	0.54	100	0.34	0.35
44	0.51	0.53	103	0.33	0.35
46	0.49	0.52	107	0.32	0.34
48	0.48	0.51	115	0.31	0.33
50	0.47	0.50	120	0.31	0.32
52	0.47	0.49	125	0.30	0.32
54	0.46	0.48	130	0.29	0.31
56	0.46	0.47	136	0.29	0.30
58	0.44	0.46	143	0.28	0.30
60	0.43	0.46	150	0.27	0.29
65	0.42	0.44	158	0.27	0.28
68	0.41	0.43	167	0.26	0.27
70	0.40	0.42	176	0.26	0.27
75	0.39	0.41	187	0.25	0.26
79	0.38	0.40	200	0.24	0.26

表三 小格数、R-R 间期与心率对照表

小格数	R-R 间期 （s）	心率 （次/min）	小格数	R-R 间期 （s）	心率 （次/min）	小格数	R-R 间期 （s）	心率 （次/min）
2.5	0.10	600	16	0.64	94	30.5	1.22	49
2.75	0.11	543	16.5	0.66	91	31.5	1.26	48
3	0.12	500	17	0.68	88	32	1.28	47
3.5	0.14	400	17.5	0.70	86	32.5	1.30	46
4	0.16	375	18	0.72	83	33	1.32	45
4.5	0.18	333	18.5	0.74	81	34	1.36	44
5	0.20	300	19	0.76	79	35	1.40	43
5.5	0.22	274	19.5	0.78	77	36	1.44	42
6	0.24	250	20	0.80	75	37	1.48	41
6.5	0.26	230	20.5	0.82	73	37.5	1.50	40
7	0.28	214	21	0.84	71	38	1.52	39
7.5	0.30	200	21.5	0.86	70	39	1.56	38
8	0.32	188	22	0.88	68	40	1.60	37
8.5	0.34	176	22.5	0.90	67	41.5	1.66	36
9	0.36	167	23	0.92	65	43	1.72	35
9.5	0.38	156	23.5	0.94	64	44	1.76	34
10	0.40	150	24	0.96	62	45.5	1.82	33
10.5	0.42	143	24.5	0.98	61	47	1.88	32
11	0.44	136	25	1.00	60	48.5	1.94	31
11.5	0.46	130	25.5	1.02	59	50	2.00	30
12	0.48	125	26	1.04	58	53.5	2.14	28
12.5	0.50	120	26.5	1.06	56	57.5	2.30	26
13	0.52	115	27	1.08	55	62.5	2.50	24
13.5	0.54	111	27.5	1.10	54	67.5	2.70	22
14	0.56	107	28.5	1.14	53	75	3.00	20
14.5	0.58	103	29	1.16	52	100	4.00	15
15	0.60	100	29.5	1.18	51	125	5.00	12
15.5	0.62	96	30	1.20	50	150	6.00	10

表四　根据Ⅰ、Ⅲ导联 QRS 波幅的代数和查心电轴偏移　　（单位:(°)）

Ⅲ \ Ⅰ	−10	−9	−8	−7	−6	−5	−4	−3	−2	−1	0	1	2	3	4	5	6	7	8	9	10
−10	240	242	244	246	248	251	254	257	261	265	−90	−84	−78	−72	−66	−60	−53	−47	−41	−35	−30
−9	238	240	242	244	247	249	252	256	260	264	−90	−83	−77	−70	−63	−56	−49	−42	−36	−30	−25
−8	236	238	240	242	245	247	251	255	259	263	−90	−82	−75	−68	−59	−51	−43	−37	−30	−24	−19
−7	234	236	238	240	243	245	249	253	257	262	−90	−81	−73	−64	−55	−45	−37	−30	−23	−17	−13
−6	232	234	235	237	240	243	246	251	256	261	−90	−80	−70	−60	−49	−39	−30	−22	−16	−11	−7
−5	229	231	233	235	237	240	244	248	254	260	−90	−77	−65	−53	−41	−30	−19	−14	−9	−4	0
−4	226	228	230	231	234	236	240	244	251	258	−90	−74	−58	−43	−30	−19	−11	−5	−1	3	6
−3	223	225	226	228	230	232	235	240	246	255	−90	−68	−50	−30	−15	−7	−1	4	8	11	13
−2	220	221	222	223	224	227	230	234	240	250	−90	−54	−30	−10	−1	6	11	13	16	18	19
−1	215	216	217	218	219	220	222	225	230	240	−90	−30	−2	8	14	18	20	21	22	23	24
0	210	210	210	210	210	210	210	210	210	210	0	30	30	30	30	30	30	30	30	30	30
1	206	204	203	202	200	198	194	187	178	150	90	60	50	44	42	40	39	38	37	36	35
2	199	197	195	193	190	185	179	168	150	124	90	70	60	52	50	47	45	43	42	41	40
3	192	190	188	184	180	173	163	150	132	112	90	75	66	60	56	52	50	48	46	44	43
4	186	184	179	175	169	161	150	137	120	106	90	78	70	65	60	56	54	52	50	48	47
5	180	176	172	166	159	150	139	127	114	103	90	80	74	68	64	60	57	55	53	51	49
6	173	169	161	158	150	141	130	120	110	100	90	82	76	71	67	63	60	58	56	54	52
7	167	162	157	150	143	134	125	113	107	99	90	83	77	73	69	66	63	60	58	56	54
8	161	156	150	144	136	129	120	112	105	98	90	83	79	75	71	68	65	62	60	58	56
9	155	150	145	138	131	125	116	110	103	97	90	84	80	76	73	70	67	64	62	60	58
10	150	145	140	135	127	120	114	108	101	96	90	85	81	77	74	71	68	66	64	62	60

（一）查表法注意事项

（1）若Ⅰ、Ⅲ导联电压超过表内数字，则均折半后查表。

（2）根据Ⅰ和Ⅲ导联 QRS 波幅的代数和进行查表，有 2 种方法：①计算 QRS 波群最高的正相波振幅减去最深的负相波振幅，如 R−S 或 R−Q，其方法简便，也更为精确；②计算 QRS 波群所有向上和向下各波幅的代数和，如（R+R′)−（Q+S）。

（二）电轴偏移的分类标准

（1）目前国内常用标准：①+30°～+90°，电轴正常；②+30°～0°，电轴轻度左偏；③0°～−30°，电轴中度左偏；④−30°～−90°，电轴重度左偏；⑤+90°～+120°，电轴轻度右偏；⑥+120°～+180°，电轴中度右偏；⑦+180°～−90°，电轴重度右偏。

（2）世界卫生组织推荐的标准：①−30°～+90°，电轴正常；②−30°～−90°，电轴左偏；③+90°～+180°，电轴右偏；④−90°～+180°，电轴不确定。

参考文献

［1］岑泽民,钱海,楼钶楠,等.aVR ST 段抬高心电图 13 例分析[J].心电与循环,2019,38(3)：224-227.

［2］陈黎,何方田.缓慢性心律失常引发危急心电图改变 11 例分析[J].心电与循环,2017,36(1)：35-41.

［3］次仁央宗,崔凯军.《2019ESC 室上性心动过速患者管理指南》解读[J].心血管病学进展,2020,41(5)：531-536.

［4］丁怀玉,黄榕翀.2018 Takotsubo 综合征国际专家共识解读[J].中国循环杂志,2018,33(2)：74-79.

［5］樊雪婷,韩梦晶,买力旦木·艾克拜.缺血性 J 波的特征及临床意义[J].实用心电学杂志,2017,26(3)：222-225.

［6］顾东风,翁建平,鲁向锋.中国健康生活方式预防心血管代谢疾病指南[J].中国循环杂志,2020,35(3)：209-230.

［7］郭继鸿.CLBBB＋AMI 的心电图诊断[J].临床心电学杂志,2020,29(3)：217-230.

［8］郭继鸿.成人室上速处理 2015 指南的解读[J].临床心电学杂志,2016,25(1)：65-72.

［9］郭继鸿.新概念心电图[M].4 版.北京:北京大学医学出版社,2014.

［10］郭继鸿.阵发性房室阻滞[J].临床心电学杂志,2019,28(2)：129-144.

［11］何方田.临床心电图精典——从分析思路到诊断规范[M].杭州:浙江大学出版社,2018.

［12］何方田.临床心电图详解与诊断[M].杭州:浙江大学出版社,2010.

［13］何方田.起搏心电图学(修订本)[M].杭州:浙江大学出版社,2019.

［14］黄忆,顾良其,沈虹,等.Wellens 综合征 31 例心电图改变及临床特点分析[J].心电与循环,2016,35(3)：191-193.

［15］李学斌.2019 ESC 成人室上速管理指南解读[J].临床心电学杂志,2020,29(2)：81-96.

［16］刘曦,华伟.希浦氏起搏临床应用最新进展[J].心电与循环,2019,38(4)：277-280.

［17］刘霄燕,揭起强.J 波综合征专家上海共识:概念与认知的更新[J].临床心电学杂志,2016,25(3)：161-179.

［18］刘正湘,吴杰.临床心电图全解——案例分析与学习精要[M].北京:科学出版社,2004.

［19］柳志红.2019 年欧洲心脏病学会《急性肺栓塞诊断和治疗指南》解读[J].中国循环杂志,2019,34(12)：1155-1157.

［20］鲁端.碎裂 QRS 波群与临床[J].心电与循环,2017,36(4)：217-223,227.

［21］鲁端.运动性室性心律失常与临床[J].心电与循环,2019,38(1)：1-7.

［22］宋洁,侯建萍,贾邢倩,等.心室除极异常合并急性心肌梗死的心电图诊断[J].中国心脏起搏与电生理杂志,2017,31(5)：471-475.

[23] 孙秀华,屈百鸣,金钦阳,等.急性 ST 段抬高型心肌梗死发病时间与住院期间恶性心律失常事件的关系研究[J].心电与循环,2019,38(3):200-203.

[24] 孙毅,李学勇,田福利.心肌病合并心室分离二例[J].中国心脏起搏与电生理杂志,2019,32(2):194-195.

[25] 王炳银,刘峰.缺血性 U 波[J].临床心电学杂志,2017,26(1):19-21.

[26] 王辰等.肺血栓栓塞症诊治与预防指南[J].中华医学杂志,2018,98(10):1060-1087.

[27] 王福军,尹春娥,向芝青.对同源性心室分离诊断的思考[J].实用心电学杂志,2020,29(2):126-129.

[28] 王红宇.《运动员心电图解释的国际专家建议》最新解读[J].实用心电学杂志,2019,28(1):7-10.

[29] 王卫定,张旭,陈子良,等.抗心律失常药物分类与进展[J].实用心电学杂志,2020,29(3):191-195.

[30] 吴浩,李忠杰.R-R 间期变化的阵发性室上性心动过速[J].心电与循环,2016,35(1):54-57.

[31] 吴浩,刘星,厉剑,等.V1RP-间期值在慢快型房室结折返性心动过速中的诊断价值[J].心电与循环,2019,38(1):38-40.

[32] 徐立文,陈士良,辛卫朋.心脏骤停时抢救方法的探讨[J].心电与循环,2018,37(1):30-32.

[33] 杨帆,张静华,赵洛沙,等.心电图在急性肺动脉干及左右主肺动脉栓塞早期诊断中的价值[J].中华急诊医学杂志,2017,26(7):790-794.

[34] 余涛.中国公众心肺复苏思考与探索[J].中国实用内科杂志,2019,39(10):851-854.

[35] 郑炜平,陈峰,李峰,等.心脏性猝死相关疾病诊断及预警心电图再评价[J].实用心电学杂志,2015(6):381-390.

[36] 中国心电学会危急值专家工作组.心电图危急值 2017 中国专家共识[J].临床心电学杂志,2017,26(6):401-402.

[37] 中国心血管病预防指南(2017 年)写作组,中华心血管病杂志编辑委员会.中国心血管病预防指南(2017 年)[J].中华心血管病杂志,2018,46(1):10-25.

[38] 中国医师协会急诊医师分会,国家卫健委能力建设与继续教育中心急诊学专家委员会,中国医疗保健国际交流促进会急诊急救分会.急性冠脉综合征急诊快速诊治指南(2019)[J].临床急诊杂志,2019,20(4):253-262.

[39] 中国医师协会心血管外科医师分会,大血管外科专业委员会.主动脉夹层诊断与治疗规范中国专家共识[J].中华胸心血管外科杂志,2017,33(11):641-654.

[40] 中华医学会,中华医学会杂志社,中华医学会全科医学分会,等.室性心动过速基层诊疗指南(2019 年)[J].中华全科医师杂志,2019,18(11):1047-1056.

[41] 中华医学会,中华医学会杂志社,中华医学会全科医学分会,等.预激综合征基层诊疗指南(2019 年)[J].中华全科医师杂志,2020,19(6):482-485.

[42] 中华医学会儿科学分会心血管学组,中华医学会儿科学分会心血管学组心肌炎协作组,中华儿科杂志编辑委员会,等.儿童心肌炎诊断建议(2018 年版)[J].中华儿科杂志,2019,57(2):87-89.

[43] 中华医学会急诊医学分会,中国医疗保健国际交流促进会胸痛分会.急性胸痛急诊诊疗专家共识[J].中华急诊医学杂志,2019,29(4):413-420.

[44] 中华医学会急诊医学分会,中国医学科学院海岛急救医学创新单元,海南医学院急救与创伤研究教育部重点实验室,等.中国 AED 布局与投放专家共识[J].中华急诊医学杂志,2020,29(8):1025-1031.

[45] 中华医学会肾病学分会专家组.中国慢性肾脏病患者血钾管理实践专家共识[J].中华肾脏病杂志,2020,36(10):781-792.

[46] 中华医学会心电生理和起搏分会,中国医师协会心律学专业委员会.2020室性心律失常中国专家共识(2016共识升级版)[J].中国心脏起搏与心电生理杂志,2020,34(3):189-253.

[47] 中华医学会心血管病学分会,中华心血管病杂志编辑委员会.急性ST段抬高型心肌梗死诊断和治疗指南(2019)[J].中华心血管病杂志,2019,47(10):766-783.

[48] 周瑞,姜文兵.急性心肌梗死相关心脏骤停生存预后及其影响因素的研究进展[J].心电与循环,2019,38(3):249-253.